Rudolf Voigt
Pharmazeutische Technologie

Pharmazeutische Technologie

Für Studium und Beruf

Von Rudolf Voigt, Berlin
Bearbeitet von Alfred Fahr, Jena

10., überarbeitete und erweiterte Auflage

Mit 312 Abbildungen und 109 Tabellen

Deutscher Apotheker Verlag Stuttgart

Anschrift des Verfassers:
PROF. DR. HABIL. RUDOLF VOIGT
Siegfriedstraße 24
13156 Berlin

Anschrift des Bearbeiters:
PROF. DR. ALFRED FAHR
unter Mitarbeit von Dr. Heike Bunjes und Dr. Stefan Scheler
Lehrstuhl für Pharmazeutische Technologie
Friedrich-Schiller-Universität Jena
Lessingstraße 8
07743 Jena

Ein Warenzeichen kann warenrechtlich geschützt sein, auch wenn ein Hinweis auf etwa bestehende Schutzrechte fehlt

Bibliografische Information der Deutschen Bibliothek

Die Deutsche Bibliothek verzeichnet diese Publikation in der Deutschen Nationalbibliografie; detaillierte bibliografische Daten sind im Internet unter http://dnd.ddb.de abrufbar.
ISBN 3-7692-3511-8

© 2006 Deutscher Apotheker Verlag Stuttgart
Birkenwaldstraße 44, 70191 Stuttgart
Printed in Germany
Satz: Fotosatz Otto Gutfreund GmbH, Darmstadt
Druck und Bindung: W. Kohlhammer, Stuttgart
Umschlaggestaltung: Atelier Schäfer, Esslingen

Vorwort des Bearbeiters zur 10. Auflage

Die neunte Auflage des „Voigt" ist unter meiner erstmaligen Bearbeitung so gut aufgenommen worden, dass bereits nach kurzer Zeit eine Neuauflage notwendig wurde.

Dies fiel in die Zeit kurz nach meiner Neuberufung an den Lehrstuhl in Jena, also in eine Stufe meines Lebens, in der auch andere, sehr zeitraubende Arbeiten anstanden.

Aber auch diesem Anfang wohnte ein Zauber inne, denn ich konnte Dr. Heike Bunjes und Dr. Stefan Scheler für die große Aufgabe der weiteren Umstrukturierung des Buches als Mitarbeiter gewinnen.

Der Leser wird nach dem Lesen der jetzt vorliegenden Überarbeitung feststellen, dass die Hilfsstoffe nun der besseren Übersicht halber ein eigenes Kapitel fanden und dass z. B. die physiko-chemischen Grundlagen in Kapitel 2 wesentlich erweitert wurden, um nicht nur zu erahnen, sondern auch besser zu verstehen, was die Arzneiform „im Innersten zusammenhält".

Aus Unterhaltungen mit vielen Studenten war mir auch bewusst, dass der Anhang zwar sehr nützlich ist, aber nicht so oft zu Rate gezogen wurde, wie es in dessen Konzeption beabsichtigt war. Deshalb haben wir die relevanten Arzneibuchvorschriften in Form von „Arzneibuch-Kästen" an den Ort des aktuellen Bezugs gesetzt, um Vorschrift und Verstand zusammenzuführen... Hier galt es vor allem, das richtige Maß für die Zahl der Kästen zu finden, damit der Text auch weiterhin so lesbar bleibt, wie es seit den ersten Auflagen eine der Stärken des „Voigt" ist. Selbstverständlich wurden alle Kapitel aktualisiert und Fehler korrigiert.

All dies konnte nicht ohne weitere freundliche Hilfe bewerkstelligt werden. Frau Apothekerin Judith Kuntsche gelang es, viele Abbildungen mit ihrem pharmazeutischen Sachverstand und ihrer künstlerischen Begabung so zu zeichnen, dass Klarheit und Anschaulichkeit keine Gegensätze sind. Herrn Prof. Heinz Sucker (Basel) danke ich auch bei dieser Auflage für die zahlreichen Ratschläge und das Korrekturlesen des Manuskriptes. Dank auch an Herrn Dipl. Ing. Rolf Kaiser (Rödermark) für seine Beiträge zum Filtrationsabschnitt, Frau Sabine Fahr für ihre Hilfe beim Erstellen des Sachwortregisters und allen Doktoranden in Jena für das Korrekturlesen vor der Drucklegung. An dieser Stelle sei auch den sehr engagierten Helfern für die Bearbeitung der 9. Auflage, Dr. Kristina Müller (Berlin), Dr. Christian Welz (Kundl), Dr. Theo Wember (Waltrop) sowie Herrn Klaus Keim (Marburg) nochmals herzlich gedankt.

Ganz besonderer Dank gilt Frau Dr. Christa Reiber und Herrn Dr. Eberhard Scholz vom Deutschen Apotheker Verlag, die den aufwändigen Prozess der Umstrukturierung des Buches zur 10. Auflage wohlwollend begleiteten und sich öfters meinem Wunsch nach einer weiteren Abbildung nicht verschlossen zeigten.

Alle, die dieses Buch lesen und Unstimmigkeiten darin feststellen, bitte ich um Nachsicht, aber auch um Nachricht. Einige Fehler der

9. Auflage konnten schon durch die Mithilfe zahlreicher Leser ausge-
merzt werden, aber durch die weit reichenden Veränderungen könnten
sich wieder neue Fehler eingeschlichen haben. Ich werde deshalb auch
für diese Auflage jedes halbe Jahr unter den Einsendern objektiv nach-
prüfbarer Korrekturvorschläge einen Dreierpack edlen Weines aus meiner Heimat am Bodensee verlosen (nachzulesen dann auch unter
www.alfred-fahr.com).

Jena, im Juli 2005   Alfred Fahr

Vorwort zur 1. Auflage (gekürzt)

Unter den Disziplinen der Arzneimittelwissenschaften hat sich die pharmazeutische Technologie in den letzten Jahrzehnten am stärksten entwickelt. Sie ging aus der galenischen Pharmazie (Galenik) hervor, worunter man die überwiegend in der Apotheke vorgenommene Arzneianfertigung nach ärztlichen Rezepten und nach Vorschriften der Arzneibücher verstand. Ureigenstes Anliegen der Pharmazie war von alters her, Arzneistoffe zu geeigneten, gebrauchsfertigen Arzneizubereitungen (Arzneiformen) zu verarbeiten und damit Applikationsformen zu schaffen, die am Patienten zur Anwendung kommen. In immer stärkerem Maße verlagerte sich in neuerer Zeit die Herstellung von Arzneiformen in den halbindustriellen und industriellen Bereich. Damit löste sich das Fach endgültig von der oft noch auf Empirie beruhenden Herstellung von Arzneizubereitungen, deren Palette sich wesentlich durch moderne Arzneiformen erweiterte. Neue Wirkstoffträger und Hilfsstoffe, neu entwickelte Arbeitsverfahren und der hiermit verbundene ständige Fortschritt auf dem Sektor der Apparate-, Maschinen- und Automatentechnik sowie die kontinuierliche Verbesserung der Methoden und Geräte zur Prüfung von Arzneiformen gaben diesem pharmazeutischen Fachgebiet, für das im internationalen Rahmen auch weitere Bezeichnungen, wie Arzneiformentechnologie, Arzneiformung, pharmazeutische Technik, pharmazeutische Verfahrenstechnik u. a. üblich sind, ein neues Profil. Bei der Schaffung optimaler Arzneiformen sind darüber hinaus in jedem Falle auch biopharmazeutische Aspekte in der pharmazeutischen Technologie zu berücksichtigen, da die Wirkungsintensität und -dauer eines Arzneistoffs im wesentlichen Maße durch die Arzneiform, und zwar sowohl durch die eingesetzten Grund- und Hilfsstoffe als auch durch die angewendete Verfahrenstechnik beeinflussbar sind.

Das vorliegende Buch beinhaltet alle Teilgebiete der pharmazeutischen Technologie, wobei es darauf ankam, sie in einem ausgewogenen Verhältnis zur Darstellung zu bringen. Die Stofffülle und Heterogenität des Fachgebiets erforderte eine konsequente Begrenzung des Darzubietenden und eine Konzentrierung auf das Wesentliche. So wurde bewusst auf die Erörterung einiger älterer, nicht mehr zeitgemäßer Arzneizubereitungen verzichtet. Den Umfang der Darstellung der Einzelarzneiformen bestimmten die jeweilige Bedeutung und der Entwicklungstrend. Den theoretischen und den generellen Aspekten der pharmazeutischen Technologie wurde im Vergleich zu den einzelnen Arzneiformen Vorrang eingeräumt. Der Inhalt des Buches veranschaulicht die Vielfältigkeit der pharmazeutisch-technologischen Wissens- und Arbeitsgebiete.

Besondere Akzente liegen auf der wissenschaftlichen Durchdringung der bei der Arzneiformung ablaufenden Vorgänge, wobei physikalische, physikalisch-chemische, chemische und mathematische Gesetzmäßigkeiten Erörterung finden. Grundsätzlich enthalten alle Einzelkapitel einen Abschnitt über Prüfung der betreffenden Arzneiform, die auf physikalischen, biologischen oder chemischen Verfahren beruhen kann.

Das Lehrbuch wendet sich vorrangig an Studierende der Pharmazie an Hochschulen und Universitäten und bildet die Grundlage für die Ausbildung in pharmazeutischer Technologie, es ist allerdings nicht in der Lage, diese zu repräsentieren. Erst durch Vorlesungen, Seminare, Kolloquien, durch ein Praktikum (mit entsprechenden Büchern bzw. Skripten), insbesondere aber durch die schöpferisch-wissenschaftliche Tätigkeit während des Studiengangs und im Rahmen der Diplomarbeit sowie durch eine ausreichende Kenntnis pharmazeutisch-technologischer Einrichtungen in Industrie und im Gesundheitswesen wird eine den modernen Erfordernissen Rechnung tragende pharmazeutisch-technologische Ausbildung gesichert. Einige Grundkenntnisse auf dem Gebiet der Herstellung von Arzneiformen, die in einem Berufspraktikum erworben werden, sind vorausgesetzt. Auch kann, da naturgemäß die pharmazeutisch-technologischen Lehrveranstaltungen vorwiegend im letzten Teil des Studiengangs liegen, auf entsprechende im Pharmaziestudium vermittelte naturwissenschaftliche Grundlagen und auf ein pharmazeutisches Fachwissen aufgebaut werden.

Das Buch gibt aber auch allen Pharmazeuten, gleichgültig, ob sie in Apotheken und anderen Einrichtungen des Gesundheitswesens, in der pharmazeutischen Industrie oder in Lehre und Forschung tätig sind, die Möglichkeit, sich über die beträchtlichen Fortschritte auf dem Gebiet der pharmazeutischen Technologie zu orientieren, und bildet somit zugleich die Grundlage für die Fort- und Weiterbildung von Apothekern. Darüber hinaus richtet sich das Buch an alle in der Arzneimittelforschung, -produktion und -kontrolle tätigen Hochschulkader, z. B. Chemiker, Physikochemiker, Biochemiker, Biologen, Pharmakologen und Toxikologen usw. Schließlich soll es gleichermaßen Medizinern aller Fachrichtungen Anregungen und die Möglichkeit geben, ihr Wissen über Arzneiformen und die hiermit im Zusammenhang stehenden Probleme zu vervollständigen.

Zur Bezeichnung der Arzneimittel werden weitgehend die von der World Health Organization (WHO) empfohlenen, gesetzlich nicht schutzfähigen internationalen Kurzbezeichnungen herangezogen. Gelegentlich sind Arzneimittel (bzw. Grund- und Hilfsstoffe) auch mit ihrer Markenbezeichnung (®) genannt.

Für die tatkräftige Mitarbeit bei der Abfassung dieses Buches und zugleich für Diskussionen und Anregungen danke ich freundlichst Herrn Oberassistent Dr. M. Bornschein. Mein Dank gilt weiterhin meinen Mitarbeitern, die mich unterstützten, insbesondere Herrn Chem.-Ing. H. Döhnert, in dessen Händen die Anfertigung der Abbildungen lag.

Dem Verlag danke ich für das großzügige Eingehen auf meine Wünsche.

Anregungen und kritische Hinweise nehme ich jederzeit dankbar entgegen.

Berlin, 1971   R. Voigt

Inhaltsverzeichnis

Allgemeine und technologische Grundlagen und Grundoperationen

Arzneiformen

Die Arzneiform

Gasförmige Arzneiformen

Durch Drogenextraktion gewonnene Arzneiformen

Neuere Arzneiformen und Entwicklungstendenzen

Anhang

Verzeichnis der Arzneibuchkästen

Abkürzungsverzeichnis

AA	Anionenaustauscher
AAS	Atomabsorptionsspektroskopie
ACTH	Adreno-corticotropes Hormon
AM FarbV	Arzneimittelfarbstoffverordnung
AMG	Arzneimittelgesetz
ApBetrO	Apothekenbetriebsordnung
APV	Arbeitsgemeinschaft für Pharmazeutische Verfahrenstechnik
ANM	Amylum non mucilaginosum
ASTM	American Society for Testing and Materials
AUC	Area under the curve (Blutspiegelkurve)
BEP	Bakterien-Endotoxin-Prüfung
BET-Theorie	Theorie nach Brunauer, Emmet und Teller
BHA	Butylhydroxyanisol
BHT	Butylhydroxytoluol
BSE	Bovine Spongiforme Enzephalopathie
BV	Bioverfügbarkeit
CAP	Celluloseacetatphthalat
CEN	Comité Européen de Normalisation
CMC = KMK	kritische Mizellbildungskonzentration
DAB	Deutsches Arzneibuch
DAC	Deutscher Arzneimittel-Codex
DIN	Deutsches Institut für Normung
DLVO-Theorie	Derjaguin, Landau, Verwey, Overbeek
DOE	Design of Experiments
DP	Durchschnittlicher Polymerisationsgrad
DS	Durchschnittlicher Substitutionsgrad
DSC	Differential Scanning Calorimetry
EDTA	Ethylendiamintetraacetat
FCKW	Fluorchlorkohlenwasserstoffe
FDA	Food and Drug Administration, amerikanische Gesundheitsbehörde
FIP	Fédération Internationale Pharmaceutique
FTIR-Spektrum	Fourier-Transformations-Infrarot-Spektrum
GIT	Gastrointestinaltrakt
GME	Gelatin Manufacturers of Europe
GMP	Good Manufacturing Practice
GRAS	generally recognized as safe (als unbedenklich geltende Substanzen)
HAB	Homöopathisches Arzneibuch
HEC	Hydroxyethylcellulose
HEMA	Polyhydroxyethylmethacrylat

HEPA-Filter	High Efficiency Particulate Air(-Filter)
HES	Hydroxyethylstärke (früher: HAES = Hydroxyaethyl-stärke)
HFA	Hydrofluoroalkane
HFKW	Hydrofluorkohlenwasserstoffe
HLB	Hydrophilie-Lipophilie-Balance
HOSCH-Filter	Hochleistungs-Schwebstoff(-Filter)
HPE	Hochdruckpolyethylen
HPMCP	Hydroxypropylmethylcellulosephthalat (neu: Hypro-mellosephthalat)
i.d.R.	In der Regel
IUPAC	International Union of Pure and Applied Chemistry
KA	Kationenaustauscher
LADME	Liberation, Absorption, Distribution, Metabolismus, Exkretion
LAF	Laminar Air Flow
LAL	Limulus-Amöbozyten-Lysat(-Test)
MAK	maximale Arbeitsplatzkonzentration
MC	Methylcellulose
MCC	microcrystalline cellulose (mikrokristalline Cellulose)
MCT	medium chain triglyceride
MDI	metered dose inhaler (treibgashaltige Dosieraerosole)
MEC	minimal effective concentration
MFG	Modifizierte flüssige Gelatine
MRT	mean residence time
MVD	Maximum Valid Dilution
Na-CMC	Natriumcarboxymethylcellulose
NDGA	Nordihydroguajaretsäure
NMR	nuclear magnetic resonance (Magnetresonanz)
NPE	Niederdruckpolyethylen
NT	Nachtrag (des Arzneibuchs)
OPC	one-point-cut(-Ampulle)
PCS	photon correlation spectroscopy (Photonenkorrelati-onsspektroskopie)
PE	Polyethylen
PEG	Polyethylenglykol (Macrogol)
PE-LD	low density polyethylene (Polyethylen niederer Dichte)
PEO	Polyethylenoxid
PETP	Polyethylenterephthalat
PEX	Pressure-Expansion(-Verfahren)
PharmBetrV	Pharmabetriebsverordnung
Ph. Eur.	Pharmacopoea Europaea, Europäisches Arzneibuch
PIC	Pharmaceutical Inspection Convention
PIT	Phaseninversionstemperatur
PMMA	Polymethylmethacrylat
PTFE	Polytetrafluorethylen
PVA	Polyvinylalkohol

PVC	Polyvinylchlorid
PVDC	Polyvinylidenchlorid
PVP	Polyvinylpyrrolidon
Quats	quartäre Ammoniumverbindungen
RMS	root mean square
RRSB	Rosin, Rammler, Sperling, Bennet(-Verteilung)
RSE	Referenz-Standard-Endotaxin
SOP	standard operation procedure
SR	Standardrezeptur (DDR)
TA	Technische Anleitung
TOC	total organic carbon (gesamter organischer Kohlenstoff)
TPE, TPN	Totale Parenterale Ernährung
TTS	transdermales therapeutisches System
UAP	Ultraamylopectin®
USP	United States Pharmacopeia
WHO	World Health Organisation

Allgemeine und technologische Grundlagen und Grundoperationen

Technologische Grundoperationen

1. 1
Zerkleinern

1.1.1
Allgemeines

Die meisten Wirk- und Hilfsstoffe für die Arzneiformung lassen sich erst nach Zerkleinerung verwenden. Die Teilchen- bzw. Korngröße ist mitbestimmend für die Homogenität und für die optimale Wirkung und Reizlosigkeit der Arzneimittel. Für manche Arzneiformen, wie z. B. Inhalationsaerosole, ist das Unterschreiten einer bestimmten Teilchengröße Voraussetzung für das Erreichen des Wirkortes. Auch Drogen müssen zunächst zerkleinert werden, um bei Auszügen eine möglichst quantitative Gewinnung der Inhaltsstoffe zu sichern. Grundsätzlich ist die Zerkleinerung mit einer Oberflächenvergrößerung verbunden, die einen großen Einfluss auf z. B. biopharmazeutische Parameter wie Freisetzung oder Resorption haben kann.

1.1.2
Mechanismen der Zerkleinerung

Das Ausmaß der Zerkleinerung eines Gutes wird durch den Zerkleinerungsgrad definiert:

$$Z = \frac{d_0}{d_1} \tag{1.1}$$

Z Zerkleinerungsgrad
d_0 Ausgangskorngröße
d_1 Korngröße nach der Zerkleinerung

Die Teilchenzerkleinerung wird durch Druck-, Schlag-, Reibungs-, Prall- und Scherkräfte erreicht. Welcher Mechanismus am effektivsten zur Zerkleinerung führt, hängt von den Eigenschaften des Materials, v.a. von seiner Härte und Elastizität ab. Unter Einwirkung der Zerkleinerungskräfte wird das Material zunächst elastisch bzw. plastisch verformt, bis es beim Überschreiten einer bestimmten Kraft zum Bruch kommt. Feststoffpartikel weisen meist verschiedene Schwachstellen wie z. B. Versetzungen im Kristallgitter oder Risse auf (s. Kapitel 2.1), an denen Brüche bevorzugt auftreten. Die Anzahl geeigneter Schwachstellen nimmt mit zunehmender Zerkleinerung ab, so dass mit steigendem Zerkleinerungsgrad immer mehr Energie für eine weitere Korngrößenreduktion benötigt wird. Auch beim Vermahlen von Granulaten treten Brüche zunächst immer an Schwachstellen auf, hier also v.a. an Bindemittel- und Feststoffbrücken zwischen den Einzelpartikeln.

Von der gesamten zur Zerkleinerung eingesetzten Energie wird nur die Arbeit zur Neubildung von Oberflächen als Oberflächenenergie im zerkleinerten Gut gespeichert, der Rest wird als Wärme abgegeben. Um den Energiebedarf der Zerkleinerung möglichst klein zu halten, sollte

- Sprödbruch angestrebt werden, d.h. das Material sollte sich möglichst wenig elastisch verformen lassen (ggf. Kaltmahlung);
- der Feinanteil vor und möglichst auch während der Zerkleinerung abgetrennt werden;
- ein hoher Zerkleinerungsgrad durch stufenweises Zerkleinern und Klassierung realisiert werden und
- das Gut nur so fein wie notwendig vermahlen werden.

1.1.3
Arten der Zerkleinerung

Neben der überwiegend angewandten **Trockenmahlung** kann das Material auch unter Zusatz von Flüssigkeiten (Nassmahlung) bzw. bei tiefen Temperaturen (Kaltmahlung) zerkleinert werden.

Nassmahlung. Das zu zerkleinernde Gut wird mit einer Flüssigkeit versetzt, in der es unlöslich ist, und dann einer geeigneten Behandlung unterzogen. Bevorzugt werden Flüssigkeiten mit hoher Polarität wie Wasser oder Alkohole. Gegebenenfalls ist der Zusatz von oberflächenaktiven Stoffen notwendig. Durch die Nassmahlung kann die Mahleffektivität durch bessere Übertragung der Scherkräfte deutlich erhöht und damit die erreichbare Korngröße reduziert werden. Ein weiterer Vorteil ist die Verringerung der Energie der neu geschaffenen Oberflächen durch Lösungsmitteladsorption, die Abnahme der Agglomerationstendenz sowie geringere Wärmebelastung des Gutes. In der Regel muss die Dispergierflüssigkeit nach dem Mahlen wieder aus dem Gut entfernt werden, was jedoch zur Reagglomeration beim Trocknen führen kann.

Kaltmahlung. Hier erfolgt die Zerkleinerung bei tiefen Temperaturen. Mit abnehmender Temperatur steigt die Sprödigkeit eines gegebenen Stoffes, so dass Brüche leichter entstehen. Die Kaltmahlung wird v.a. bei Stoffen mit niedrigem Schmelzpunkt bzw. beim Vermahlen von Stoffen angewandt, die zur Bildung von Eutektika neigen. Kondensation von Luftfeuchte auf dem Mahlgut sollte vermieden werden.

1.1.4
Probleme bei der Zerkleinerung

Bei der Zerkleinerung kommt es bei der Trockenmahlung meistens zu einer Wärmebelastung des Guts, die z.B. zu Modifikationsumwandlungen führt. Eine starke Zerkleinerung verschlechtert durch erhöhte Agglomerationstendenz das Fließverhalten des Pulvers. Aufgrund der großen Oberfläche weisen stark zerkleinerte Stoffe meist eine erhöhte Reaktivität auf, die zu einem Abbau empfindlicher Stoffe führen kann.

Bei der Trockenmahlung von organischen Stoffen, wie z.B. stärkehaltigen Produkten, besteht die Gefahr einer Staubexplosion durch elektrostatische Aufladung der Partikeloberflächen. Wesentliche Einflussfaktoren sind Partikelgröße und Feststoffkonzentration in der Luft. Zur Vermeidung einer Staubexplosion können die Mühlen mittels Einbau elektrostatischer Ableitungen geerdet oder ein Inertgas zugesetzt werden, um den Sauerstoffgehalt der Luft abzusenken. Bei der Nassmahlung ist durch die Bindung des Feinanteils des Mahlguts die Gefahr der Staubexplosion nicht gegeben.

Um eine Kontamination des Mahlguts durch Verschleiß bzw. Abrieb von den verwendeten Mühlen zu vermeiden, sollten die Mahlwerkzeuge immer mindestens einen Mohs'schen Grad härter als das Mahlgut sein.

1.1.5
Geräte zur Zerkleinerung

Im Rezepturmaßstab bedient man sich zur Zerkleinerung oft manueller Methoden, z.B. der Reibschale und des Pistills. Drogen lassen sich mit Hilfe von Stampfmörsern oder, sofern sie nicht zu hart sind, mit Stampf-, Wiege- oder Rollenmessern zerkleinern. Zur Zerkleinerung von Frischpflanzen oder Kräuterdrogen dienen Kräuterschneidemesser. Sollen größere Mengen zerkleinert werden, bieten sich verschiedene maschinelle Zerkleinerungsgeräte wie z.B. Mühlen an.

Welche Zerkleinerungsgeräte im Einzelfall zur Anwendung kommen sollten, hängt von der Menge und von den physikalischen Eigenschaften (Härte, Elastizität, Klebrigkeit) des Materials, von der Stückgröße des Ausgangsmaterials und von der gewünschten Teilchengröße des Endprodukts ab. Je nach dem zu erzielenden Zerkleinerungsgrad können Geräte zur Grob-, Mittel- und Feinzerkleinerung unterschieden werden (Tab. 1.1).

Walzen- und Backenbrecher. *Backenbrecher* eignen sich v.a. zur Zerkleinerung harter bis mittelharter Stoffe. Der Mahlraum ist meist trich-

Tab. 1.1: Leistungsfähigkeit von Zerkleinerungsmaschinen
(Aufgrund der unterschiedlichen Bauarten der einzelnen Mühlentypen und der Abhängigkeit des Zerkleinerungsgrades vom Gut sind die Angaben der Feinheit als Richtwerte aufzufassen.)

Zerkleinerungsmaschinen	Prinzip	Feinheit des Produkts
Walzenbrecher, -mühlen	Reibung, Druck	10–1 mm
Hammermühlen	Prall, Schlag	2–0,3 mm
Scheibenmühlen	Reibung, Scherung	5–0,1 mm
Kugelmühlen	Reibung, Druck, Schlag	2–0,001 mm
Stiftmühlen	Prall, Schlag	500–20 µm (bis 5 µm)
Mörsermühlen	Druck, Reibung	100–10 µm
Luftstrahlmühlen	Prall, Reibung	100–<1 µm
Kolloidmühlen	Reibung, Scherung	30–<1 µm

terförmig ausgebildet; die Spaltweite des Produktaustrags lässt sich in Abhängigkeit der gewünschten Feinheit des Produkts einstellen. Die Zerkleinerung erfolgt v.a. durch Druckbeanspruchung zwischen einem feststehenden und einem beweglichen Brecharm. Beim *Walzenbrecher* (Abb. 1.1) wird das Mahlgut zwischen zwei oder mehrere gegenläufig rotierende Walzen gepresst, wobei die Oberfläche der Walzen unterschiedlich gestaltet sein kann (glatt, gezahnt usw.). Die Zerkleinerung erfolgt durch Druck und Reibung, bei unterschiedlichen Walzengeschwindigkeiten auch durch Scherung. Für die Grobzerkleinerung ist die Oberfläche der Walzen mit Nocken, Zähnen oder anderen Brechorganen ausgestattet. Für die Feinzerkleinerung werden Walzen mit glatter Oberfläche eingesetzt (s.a. Dreiwalzenstuhl, Kapitel 15.5.2).

Mörsermühle. In *Mörsermühlen* (Abb. 1.2) wird das Mahlgut zwischen den rauen Oberflächen von Reibschale und Pistill zerrieben. Die Relativbewegung zwischen Schalenwand und Pistill wird meist durch Rotation der Reibschale erreicht. Um das Gut in der Mahlzone zu halten, ist ein ständiges Abkratzen des an der Wandung anhaftenden Pulvers notwendig. Dies geschieht durch einen Abschaber, der auch für die Durchmischung des Mahlguts sorgt.

Scheibenmühlen. Diese Mühlen werden zur Zerkleinerung elastischer bzw. fasriger Stoffe verwendet. Die Zerkleinerung erfolgt im Spalt zwischen zwei Scheiben, von denen eine feststeht (*Stator*) und die andere mit hoher Geschwindigkeit rotiert (*Rotor*). Beide Scheiben können glatt sein oder mit Rippen, Nuten oder

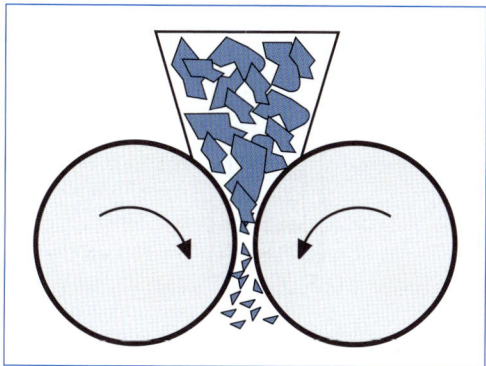

Abb. 1.1: Walzenbrecher

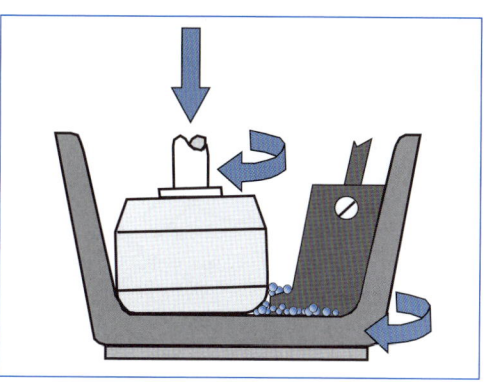

Abb. 1.2: Mörsermühle

Zähnen besetzt sein. Der Scheibenabstand ist je nach gewünschter Korngröße einstellbar. Bei niedrigen Umdrehungsgeschwindigkeiten erfolgt die Zerkleinerung v.a. durch Druck- und Scherkräfte, bei höheren Geschwindigkeiten zusätzlich durch Schlagbeanspruchung.

Schlag- und Prallmühlen. Durch schnell rotierende Schlagbalken, -kreuze oder -stifte im Mahlraum wird das Gut gegen das Mühlengehäuse geschleudert. Die Zerkleinerung erfolgt v.a. durch Prall. Die Effektivität der Mahlung ist umso größer, je schneller das Schlagwerkzeug rotiert und je höher die Dichte der Substanz ist. Das entstehende Feingut kann peripher durch Siebe ausgetragen werden. *Hammermühlen* (Abb. 1.3) tragen als Mahlwerkzeuge am Rotor pendelnd aufgehängte oder fest stehende Hämmer. Bewegliche Hämmer, die durch die Fliehkraft im Betrieb radial nach außen gerichtet sind, haben den Vorteil, dass sie bei schwer oder nicht mahlbarem Gut ausweichen können (Überlastungsschutz). Häufig sind die Mühlen mit einem Siebrost zur Austragung des Feingutes und der oberen Begrenzung der Produktkorngröße ausgestattet. Die *Stiftmühle* (Abb. 1.4) besteht aus zwei vertikal angeordneten Stiftträgern aus Metall, die jeweils eine größere Anzahl konzentrisch angeordneter Schlagstifte

tragen. Die Stiftträger rotieren gegenläufig mit hoher Geschwindigkeit, wodurch das Zerkleinerungsgut nach außen durch die Stiftreihen geschleudert wird und v.a. durch Prall und Schlag zerkleinert wird. Der Abstand der beiden Stiftträger ist in Abhängigkeit von der Feinheit des Auftrageguts und der gewünschten Endkorngröße einstellbar.

Kugelmühlen. In den mehr oder weniger zylindrischen Mühlengefäßen wird das Gut durch rollende und/oder fallende Kugeln zerkleinert. Die Kugeln können aus Stahl, Hartporzellan oder Achat bestehen. Das Prinzip dieses Mühlentyps kann an einer *horizontal gelagerten Kugelmühle* (Abb. 1.5) dargestellt werden. Durch die Rotation der Mahlkammer werden die Kugeln ein Stück an der Mahlkammerwand mitgenommen, bis sie durch ihr Eigengewicht wieder auf das Mahlgut zurückfallen. Diese fallende Bewegung der Kugeln bei höheren Umdrehungszahlen führt zu einer gröberen Zerkleinerung als das „Verreiben in der Kugelschleppe" bei geringeren Umdrehungszahlen. Zur gröberen Zerkleinerung werden bevorzugt größere, schwerere Kugeln eingesetzt. Für die Fein- und Feinstzerkleinerung werden viele kleinere Kugeln verwendet. Ab einer kritischen Drehzahl bleiben die Mahlkörper aufgrund der Zentrifugalkraft an der

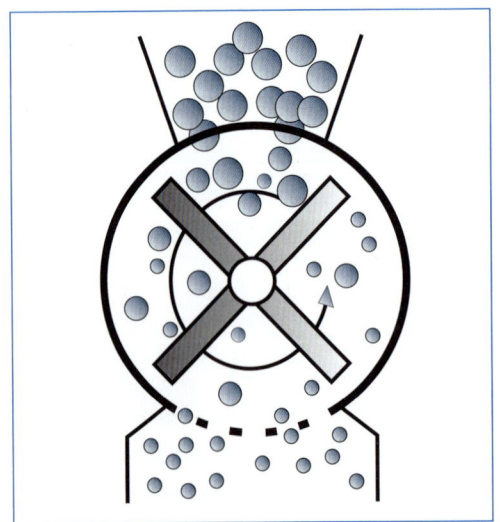

Abb. 1.3: Hammermühle

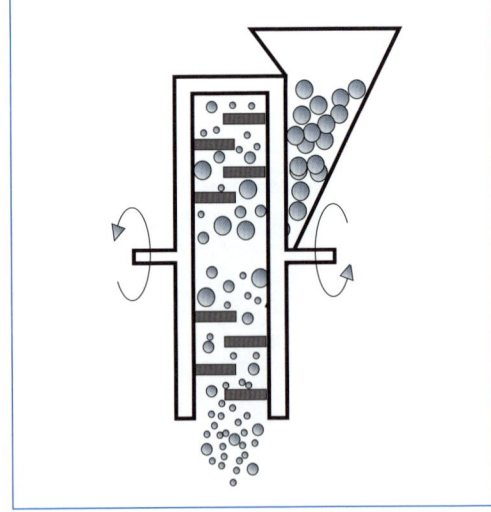

Abb. 1.4: Stiftmühle

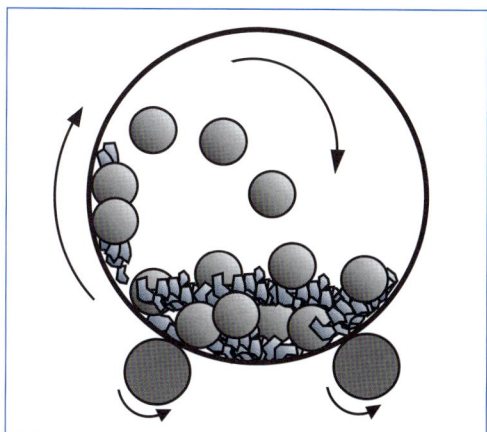

Abb. 1.5: Kugelmühle

Die *Fliehkraftkugelmühle* führt eine horizontale Rotationsbewegung aus. Eine exzentrische Lagerung des Mühlengefäßes bewirkt, dass die Kugeln neben der rollenden auch eine der Fallbewegung der Kugeln in der horizontal gelagerten Kugelmühle ähnliche Bewegung ausführen. Bei der *Planetenkugelmühle* führt die Mahltrommel neben der Kreisbewegung noch eine Rotation um die eigene Achse aus. Es wirken nun neben der Zentrifugalbewegung der Kreisbewegung noch die Zentrifugalkraft der Eigenrotation und die Corioliskraft auf das Gut, was zu einer höheren Mahlbeanspruchung des Zerkleinerungsgutes führt.

Bei der *Schwingmühle* wird das federnd gelagerte Mahlgefäß mit Probengut und Mahlkugel(n) in Schwingungen versetzt. Die beabsichtigte Unwucht des Mahlgefäßes bei der Bewegung begünstigt die Zerkleinerung, die durch die Schwingungen der Mahlkugel und die Vibration des Mahlguts erfolgt.

Mühlenwand haften, so dass keine Mahlung mehr möglich ist.

Bei der kritischen Drehzahl n_{krit} ist die auf die Kugeln wirkende Zentrifugalkraft (F_Z) genauso groß wie die Gewichtskraft (F_G) der Kugeln:

$$F_Z = m \cdot (2\pi n)^2 \cdot \frac{D}{2} \quad \text{gleich} \quad F_G = m \cdot g, \tag{1.2}$$

somit gilt: $m \cdot (2\pi n)^2 \cdot \dfrac{D}{2} = m \cdot g$

Durch Umstellen der Gleichung nach n kann die kritische Drehzahl berechnet werden:

$$n_{krit} = \frac{1}{2\pi} \cdot \sqrt{\frac{2g}{D}} \approx \frac{43{,}3}{\sqrt{D}} \tag{1.3}$$

m Masse einer Mahlkugel [g]
n Drehzahl der Mühle [U/min]
D Innendurchmesser der Mahlkammer [m]
g Erdbeschleunigung [m/s²]

Als Richtwerte für die optimale Drehzahl und den Füllungsgrad können folgende Gleichungen verwendet werden:

Trockenmahlung $n \approx \dfrac{32}{\sqrt{D}}$ Nassmahlung $n \approx \dfrac{25}{\sqrt{D}}$

Luftstrahlmühle. Luftstrahlmühlen werden zur Fein- und Feinstzerkleinerung von Pulvern eingesetzt. Es sind unterschiedliche Bauweisen bekannt (Abb. 1.6). Das Mahlgut wird einem Druckluftstrom zugegeben, der mit Schall- oder Überschallgeschwindigkeit in die Mühle führt. Der Zusammenprall sowie das Aufprallen der Teilchen auf die Gehäusewand bewirken den Mahleffekt. Gegebenenfalls ist eine Vorzerkleinerung des Mahlgutes notwendig. Meist wird über einen Zyklon im Zentrum der Mühle die Luft abgesaugt, wodurch die Pulverteilchen je nach Korngröße auf Spiralbahnen bewegt und stark beschleunigt werden. Während das Feingut die Mühle durch den zentralen Austrag verlässt, verbleibt das Grobgut aufgrund seiner Trägheit in der Mühle und wird weiter zerkleinert, bis der gewünschte Zerkleinerungsgrad erzielt ist. Wegen dieses klassierenden Effekts werden relativ enge Korngrößenverteilungen erhalten. Es lassen sich Teilchengrößen bis in den unteren Mikrometerbereich, zum Teil auch in den Nanometer-

Füllungsgrad $\quad \varphi = \dfrac{\text{Schüttvolumen (Mahlkörper + Mahlgut)}}{\text{Mahlraumvolumen}} = 0{,}25 - 0{,}45$ $\tag{1.4}$

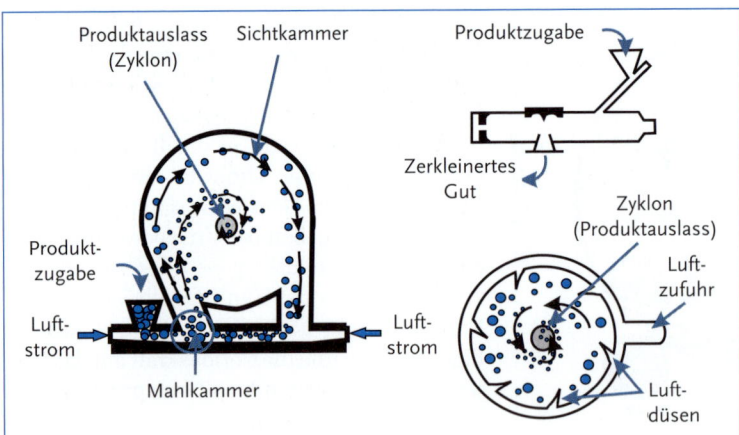

Abb. 1.6: Luftstrahl-mühlen
(**links:** Gegenstrahlmühle, **rechts:** Spiralstrahlmühle in Seiten- und Aufsicht)

bereich erzielen. Durch den kühlenden Luft-strom ist die Wärmebelastung des Gutes in die-sen Mühlen gering, so dass man den hohen En-ergiebedarf in Kauf nimmt, um thermolabile Arzneistoffe schonend auf den gewünschten Feinheitsgrad zu bringen. Ein Nachteil ist die hohe Agglomerationstendenz und meist auch schlechte Benetzbarkeit der entstehenden Teil-chen.

Kolloidmühle. In einem Gehäuse bewegt sich ein konischer Rotor mit hoher Geschwindig-keit. Der regelbare Abstand zwischen Rotor und dem Mühlengehäuse beträgt nur Bruch-teile eines Millimeters (Abb. 1.7). Das Mahlgut wird suspendiert zugeführt und v.a. durch Scherkräfte beim Passieren des feinen Spalts zerkleinert. Mit Kolloidmühlen sollen Teil-chengrößen bis unter 1 μm erreicht werden.

1.2
Mischen

1.2.1
Allgemeines

Mischvorgänge dienen der möglichst gleich-mäßigen Verteilung mehrerer Stoffe. Eine ho-mogene Verteilung der Bestandteile ist Voraus-setzung für die exakte Dosierung von Arzneimitteln. Der Oberbegriff Mischen um-fasst *Rühren* (Vermischen von Flüssigkeiten mit flüssigen, festen oder gasförmigen Sub-stanzen), *Kneten* (Behandeln teigiger oder plas-tischer Massen) und *Vermengen* (Vereinigung pulverförmiger oder körniger Materialien).

Beim Mischen schieben sich die Teilchen einer Stoffart zwischen die Teilchen einer oder mehrerer anderer Stoffarten. Idealerweise ist die dabei entstehende Verteilung rein zufällig (Abb. 1.8), so dass die Wahrscheinlichkeit für das Vorhandensein an einem bestimmten Ort des Mischers für jedes Einzelpartikel gleich ist (stochastische Homogenität, gleichmäßige Zu-fallsmischung). Eine ideale bzw. perfekte Ho-mogenität, bei der jede noch so kleine Probe exakt die gleiche Zusammensetzung aufweist, kann durch Mischvorgänge nicht erreicht wer-den. Eine Annäherung an den idealen Misch-zustand liegt bei den so genannten geordneten

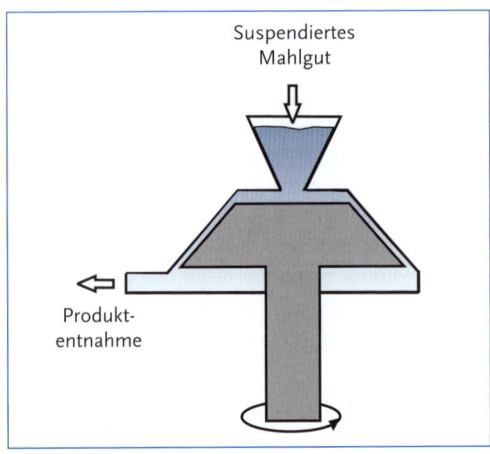

Abb. 1.7: Kolloidmühle

Abb. 1.8: Ideale und stochastische Homogenität

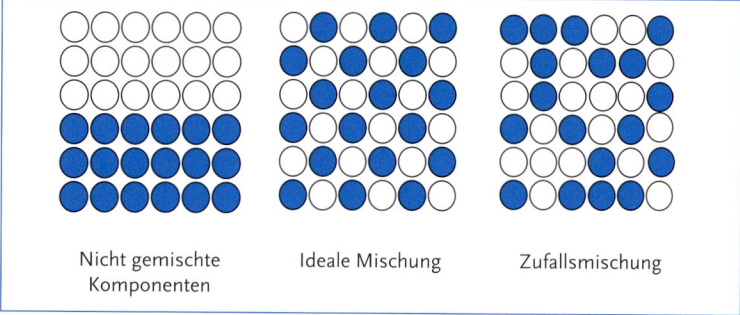

Nicht gemischte Komponenten   Ideale Mischung   Zufallsmischung

Mischungen vor. Geordnete Mischungen werden z. B. durch Adhäsion feiner Pulverpartikel an größere Teilchen, Überziehen von Partikeln mit einem wirkstoffhaltigen Film oder Einbettung von Partikeln in eine Matrix erzielt. Hierbei handelt es sich nicht um eigentliche Mischvorgänge.

Für den Mischeffekt ist die Häufigkeit des Platzwechsels der Teilchen je Zeiteinheit in alle drei Raumrichtungen ausschlaggebend. Beim Mischen wirken drei Kräftearten auf das Gut ein: Zug- und Druckkräfte, die lediglich eine Volumenänderung des Gutes bewirken, und dreidimensionale Scherkräfte, die für den eigentlichen Mischvorgang verantwortlich sind. Günstig ist ein turbulenter Bewegungsablauf, um auch eventuell vorhandene Agglomerate zu zerstören. Um die dreidimensionale Bewegung zu ermöglichen, darf der Mischer nicht zu voll befüllt werden. Im Wesentlichen unterliegt das Mischgut drei Bewegungsarten (Abb. 1.9):

- *diffusionsartige* Bewegung der Einzelpartikel relativ zueinander durch Zufallsbewegung,
- *konvektionsartige* Bewegung von Teilchengruppen relativ zueinander,
- *Scherbewegung* – Verschiebung von Teilchenschichten durch Ausbildung von Gleitebenen.

Das Mischen ist ein zeitabhängiger Prozess, der anfangs schnell verläuft und nach einer bestimmten Mischzeit nicht mehr zu einer Zunahme der Mischgüte führt. Korngröße, -form und -größenverteilung sowie Konzentration und Fließverhalten beeinflussen in besonderem Maß den Mischeffekt. Die Dichte der Teilchen spielt als Einflussgröße lediglich bei erheblichen Dichtedifferenzen der einzelnen

Komponenten eine Rolle. Kräfte, die die Agglomeratbildung begünstigen (Kohäsions- und Adhäsionskräfte, elektrische Ladungen, Feuchte), verringern den Verteilungseffekt. Da solche Oberflächenkräfte mit Verringerung der Teilchengröße an Bedeutung gewinnen, ergeben sich beim Mischen besonders feiner Pulver oftmals Probleme. Problematisch ist auch die Verarbeitung sehr niedrig dosierter Komponenten.

Je nach Eigenschaften des Mischgutes kann es beim Mischvorgang zu einer stetigen Zunahme der Mischgüte (kohäsive Güter) oder zum Durchlaufen eines Mischoptimums kommen, nach dessen Überschreiten verstärkt Entmischungen auftreten (freifließende Güter). Güter, die zu Entmischungen neigen, sollten möglichst erst direkt vor der Herstellung bzw. Weiterverarbeitung gemischt werden. Erschütterungen, Vibrationen und Vorgänge, die mit

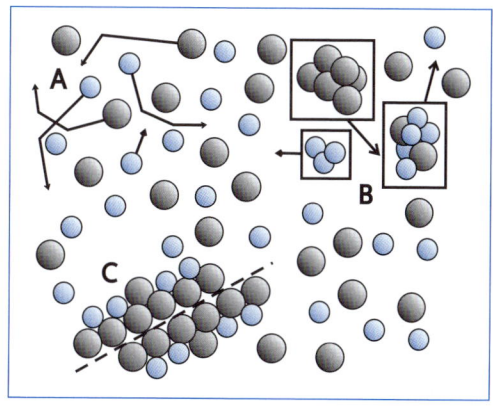

Abb. 1.9: Bewegungsarten des Mischgutes
A: Diffusionsartige Bewegung von Einzelpartikeln
B: Konvektionsartige Bewegung von Partikelkollektiven
C: Scherbewegung

einem Fließen oder dem freien Fall der Partikel verbunden sind, sollten möglichst vermieden werden. Mit starken Entmischungstendenzen muss bei nadelförmigen Stoffen gerechnet werden, die durch ihre Sperrigkeit Hohlräume bilden, durch die feinpulverige Mischkomponenten hindurchfallen, oder bei Komponenten, die sich in ihrer Partikelgröße wesentlich unterscheiden. Bei etwa gleich großen kugelförmigen Partikeln treten dagegen derartige Entmischungen nicht auf.

Zur Ermittlung der optimalen Mischzeit und Sicherstellung der Gleichförmigkeit des Gehalts von Arzneiformen wird die *Mischgüte* herangezogen. Die Beurteilung der Mischgüte erfolgt mit Hilfe statistischer Parameter wie z. B. der Standardabweichung oder Varianz. Wichtig ist eine ausreichende Anzahl (mind. 20) und Größe repräsentativer Stichproben. Die Entnahme der Stichproben erfolgt nach dem Zufallsprinzip an unterschiedlichen Stellen des Mischers.

1.2.2
Flüssigkeitsmischer

Rührprozesse dienen dem Vermischen von Flüssigkeiten, dem Lösen von Feststoffen, dem Wärmeaustausch beim Aufheizen oder Abkühlen eines flüssigen Mischgutes oder dem Dispergieren von Feststoffen oder Emulgieren von Flüssigkeiten. Sie werden meist in geschlossenen Ansatzbehältern durchgeführt (Abb. 1.10). Das Behältnis kann mit einem Temperiermantel und – um das Eintragen von Luft in die Flüssigkeit zu vermeiden – mit einer Vakuumvorrichtung versehen sein.

Die Auswahl des Rührers richtet sich vor allem nach der Art der Rühraufgabe: Dispergier- und Emulgiervorgänge erfordern z. B. eine höhere Scherwirkung des Rührers, während bei reinen Vermischungsvorgängen die Umwälzbewegung im Vordergrund steht. Bedeutsam ist weiterhin die Viskosität der Flüssigkeit, und u.a. auch die Ansatzgröße. Die verschiedenen Rührertypen entfalten ihre Mischwirkung über unterschiedliche Förderung des Mischgutes: entweder axiale (Propeller-, Schrägblatt-, Wendelrührer), radiale (Blatt-, Gitter-, Kreuzbalken-, Impeller- und Scheibenrührer) oder

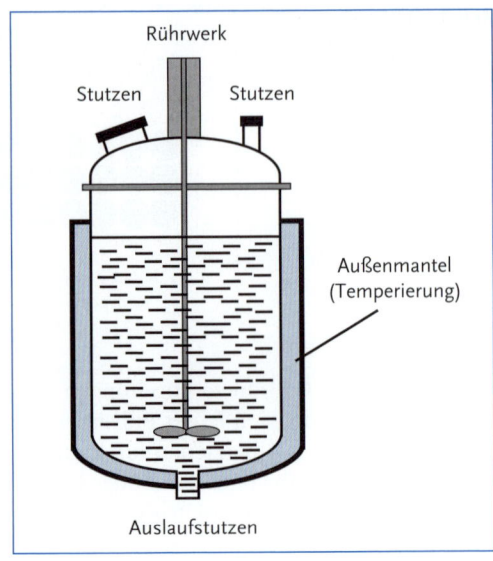

Abb. 1.10: Rührbehälter

tangentiale (Ankerrührer) Förderung des Mischgutes (Abb. 1.11).

Zur Durchmischung niedrigviskoser Ansätze eignen sich Propeller-, Scheiben-, Schrägblatt- und Impellerrührer, für mittlere Viskositäten Kreuzbalken-, Gitter- oder Blattrührer, während hochviskose Ansätze z. B. den Einsatz von Anker- oder Wendelrührern erfordern. Rührelemente, die für die Durchmischung höherviskoser Ansätze verwendet werden, haben meist eine im Vergleich zum Durchmesser des Rührbehälters größere Abmessung als Rührer für niedrigviskose Medien und werden mit einer geringeren Geschwindigkeit betrieben.

Vor allem bei hochviskosen Mischgütern ist es ratsam, durch wandgängige Mischelemente für einen guten Stoffaustausch im Wandbereich des Rührbehälters zu sorgen, damit es nicht zur Ausbildung höherviskoser oder fester, den Wärmeübergang beeinträchtigender Schichten (z. B. beim Abkühlen) oder thermischer Überlastungen kommt. Der zentrische Einbau von Rührern kann zum reinen „Mit-Rotieren" des Mischguts sowie zur Ausbildung eines zentralen Wirbels, einer Trombe, führen. Diesen Phänomenen kann durch den Einbau von Strombrechern (z. B. wandständig senkrecht angebrachten Blechen) begegnet

Abb. 1.11: Bauformen von Rührern mit Strömungsschema einiger Rührer MIG = (**M**ehrstufen-**I**mpuls**G**egenstromrührer)

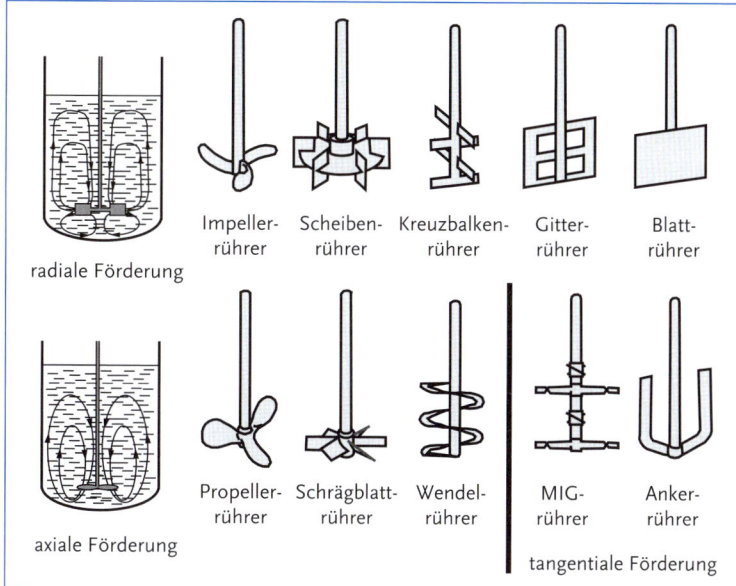

radiale Förderung

Impeller-rührer Scheiben-rührer Kreuzbalken-rührer Gitter-rührer Blatt-rührer

axiale Förderung

Propeller-rührer Schrägblatt-rührer Wendel-rührer MIG-rührer Anker-rührer

tangentiale Förderung

1

werden. Diese erhöhen allerdings den Kraftaufwand und verlängern infolge des Auftretens von „toten Zonen" die Mischzeit. Bei ausreichend kleinformatigen Rührern kann ihr exzentrischer oder schräger Einbau in den Rührbehälter Abhilfe schaffen (Abb. 1.12).

Für komplexe Mischaufgaben, wie sie z. B. bei der Herstellung disperser Systeme oder halbfester Zubereitungen auftreten, ist es häufig sinnvoll, die hier beschriebenen Rührer mit Mischelementen höherer Dispergierwirkung zu kombinieren. So lassen sich z. B. Ankerrührer mit Rotor-Stator-Systemen (s. Kap. 18.7) gemeinsam in ein Rührbehältnis einbauen. In neuerer Zeit werden auch häufiger statische

Mischer eingesetzt. Der statische Mischer besteht in der Mehrzahl der erhältlichen Systeme aus einem glatten Rohr mit eingebauten links- und rechtssteigenden Wendeln. Der Mischer führt das durchfließende Produkt gegen die Rohrwandung und wieder zurück. Durch die wechselseitige Anordnung von rechts- und linksgängigen Mischelementen wird eine Rotationsumkehr und Stromteilung verursacht. Die Vorteile der statischen Mischer gegenüber den gerührten Systemen liegen dabei in der kontinuierlichen Prozessführung, dem niedrigen Druckverlust, der geringen und gleichmäßigen Verweilzeit und der sicheren Auslegung der Mischgüte.

Abb. 1.12: Exzentrischer und schräger Einbau eines Propellerrührers, Strombrecher

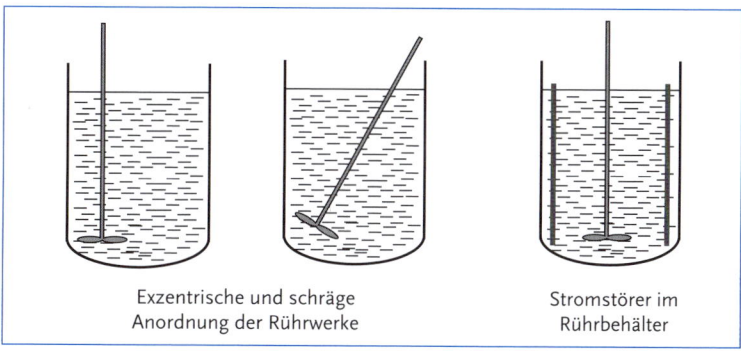

Exzentrische und schräge Anordnung der Rührwerke

Stromstörer im Rührbehälter

1.2.3
Mischer für feste Stoffe

Es gibt eine große Anzahl verschiedener Mischertypen, die, je nach Bauart, unterschiedliche Kräfteeinwirkungen auf das Mischgut erlauben. Die Wahl des Mischers richtet sich nach den Eigenschaften und der Menge des zu mischenden Gutes. Um eine optimale Mischerwirkung zu erzielen, sind v.a. folgende Punkte zu beachten:

- Die Expansion des Pulverbetts ist Voraussetzung für das gegenseitige Durchdringen der Pulverbestandteile. Die Beladung erfolgt daher je nach Mischertyp bis max. 30–80 % des Fassungsvermögens.
- Beim Mischen sollten Kräfte aus allen Raumrichtungen auf das Mischgut einwirken. Eine turbulente Bewegung der Partikel ist für den Mischvorgang besonders günstig. Bei zweidimensionaler Bewegung des Gutes erfolgt die Durchmischung nur sehr langsam.
- Die gesamte Masse sollte gleichzeitig in Bewegung sein, um tote Zonen ruhenden Materials zu vermeiden.
- Der Mischer sollte ausreichende Scherkräfte auf das Gut ausüben, die v.a. zum Zerteilen kohäsiver Güter notwendig sind. Mit Zunahme der Scherkräfte steigt jedoch auch die Gefahr der Zerkleinerung empfindlicher Güter.
- Um Entmischungen vorzubeugen, sollten v.a. Bewegungen, die mit einem freien Fall der Partikel verbunden sind, vermieden werden.
- Für jedes Gut und jeden Mischer muss eine geeignete Mischdauer gewählt werden.

1.2.3.1
Rotierende Fallmischer (Schwerkraftmischer)

Zu diesem Mischertyp gehören alle sich drehenden Mischtrommeln verschiedener Größe, Form und Arbeitsweise (Abb. 1.13). Beim kontinuierlich arbeitenden *Zick-Zack-Mischer* (Abb. 1.14) erfolgt an dem einen Ende die Befüllung, am anderen Ende wird das gemischte Produkt entnommen. Durch Rotation des zickzack-artigen, zum Auslass hin geneigten Mischarms wird das Gut gemischt und zum Auslass bewegt.

Das Mischen in Schwerkraftmischern erfolgt v.a. durch Konvektions- und Scherbewegungen ohne starke Belastung des Gutes. Es tritt keine Kornzerkleinerung auf, so dass dieser Mischertyp auch für das Mischen von empfindlichen Granulaten geeignet ist. Durch den Einbau von sog. Schikanen kann die Mischeffektivität gesteigert werden. Für sehr feine oder stark kohäsive Güter sind diese Mischer nicht geeignet, da die Scherkräfte für die Zerstörung größerer Agglomerate nicht ausreichen. Durch den dreidimensionalen Bewegungsablauf des *Turbula-Mischers* mit Rotations-, Translations- und Inversions-Bewegungen kommt es zu einer gewissen Scher-Beanspruchung und einer verstärkten diffusionsartigen Bewegung der Partikel.

1.2.3.2
Scher- und Zwangsmischer

Schaufelmischer enthalten Schaufeln und Schaber, die meist gegenläufig arbeiten und so das Vermengen des Gutes bewirken. Im sog.

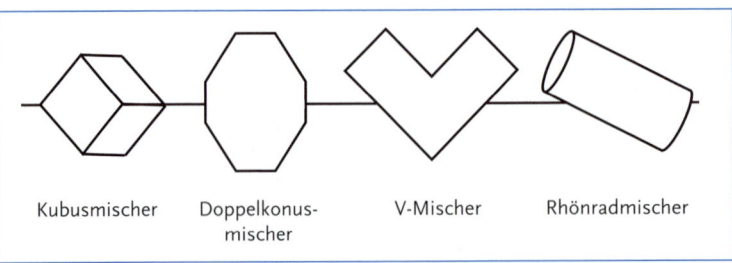

Abb. 1.13: Schematische Darstellung rotierender Fallmischer

Kubusmischer   Doppelkonusmischer   V-Mischer   Rhönradmischer

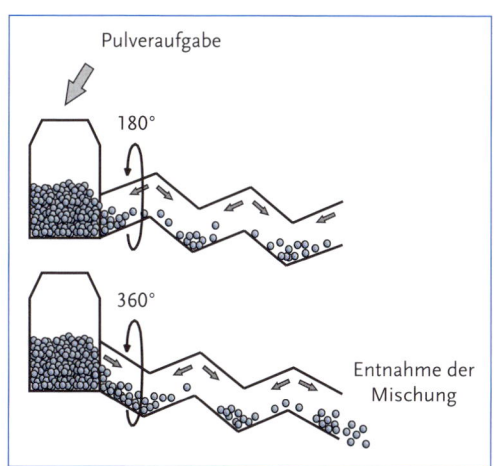

Abb. 1.14: Zick-Zack-Mischer (Neigung des Mischarms überzeichnet)

Schnellmischer (Abb. 1.15), der z. B. für die Mischgranulierung eingesetzt werden kann, sorgen horizontal rotierende Mischflügel und seitlich angebrachte Zerhacker für die Durchmischung des Gutes. Durch die hohe Drehgeschwindigkeit der Rührwerke führen starke Scherkräfte zwar zu einer guten Mischwirkung und kurzen Prozesszeiten, sie sind aber wegen der hohen Scherkräfte nicht für mechanisch empfindliche Güter geeignet. Im *kontinuierlich arbeitenden Schneckenmischer* wird das Gut (analog dem Transport in einem Fleischwolf) mit Hilfe einer horizontalen Welle, die eine Spirale oder spiralförmig versetzte Schaufeln trägt, zum Auslass transportiert und vermengt. Er ist für mechanisch empfindliche Güter wenig geeignet, da zwischen Schnecke und Gehäusewand starke Reibungskräfte auftreten.

Der *Kegelschneckenmischer* (Abb. 1.16) besteht aus einem aufrecht stehenden kegelförmigen Behälter, in dem sich eine spiralenförmige Schraube planetenförmig dreht. Das Mischgut wird entlang der Kegelwand nach oben geführt und fällt dann in den Kegelraum zurück, wodurch die Gutumwälzung zustande kommt. Die mechanische Belastung des Gutes ist geringer als beim kontinuierlich arbeitenden Schneckenmischer.

**1.2.3.3
Rezepturmäßige Herstellung von Pulvermischungen**

Das Mischen kleinerer Quantitäten im Rezepturmaßstab geschieht meist durch Verreiben. Die in der Reibschale mit dem Pistill durchgeführten Mischvorgänge unterscheiden sich deutlich von denen in den o. g. Mischertypen. Der Mischvorgang ist hier viel ungleichmäßiger, da immer nur der Teil des Gutes in Bewegung ist, der gerade vom Pistill verrieben wird. Mit zunehmender Füllung der Reibschale nehmen die Ungleichmäßigkeiten des Mischvorgangs und die Gefahr des Auftretens von toten Zonen zu. Ein häufiges Abkratzen der Schalen-

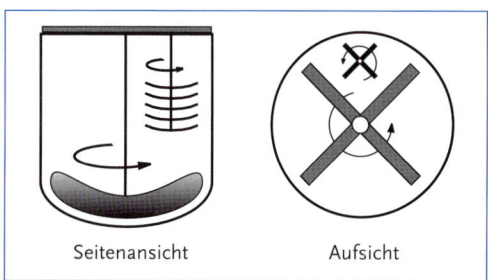

Abb. 1.15: Schnellmischer

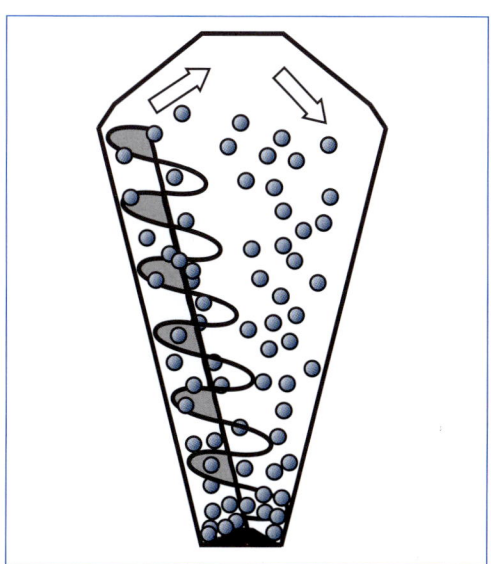

Abb. 1.16: Kegelschneckenmischer

wand und des Pistillkopfes ist zum Erreichen einer hohen Mischgüte unerlässlich. Durch die hohe Druck- und Scherbeanspruchung kommt es zu einer Kornzerkleinerung. Beim Mischen von kleinen Wirkstoffmengen mit Hilfsstoffen in der Reibschale ist eine geometrische Verdünnung (Abb. 1.17) zweckmäßig. Hierbei wird, nach Ausreiben der Reibschale mit Hilfsstoff, der Wirkstoff vorgelegt und jeweils anteilig mit den Hilfsstoffen verrieben, woraus eine hohe Mischgüte resultiert.

1.3
Trennen

1.3.1
Filtrieren

1.3.1.1
Allgemeines

Durch Filtration wird entweder ein Filterrückstand als Hauptprodukt gewonnen – man spricht dann von einer *Trennfiltration* – oder die Flüssigkeit wird von unerwünschten Inhaltsstoffen befreit; dies wird als *Klär- bzw. Entkeimungsfiltration* bezeichnet. Bei pharmazeutisch-technologischen Trennvorgängen handelt es sich in der Regel um Klär- bzw. Entkeimungsfiltrationen. Erfolgt die Filtration ohne zusätzliches Anlegen von Druck oder Vakuum, so spricht man von einer *Schwerkraftfiltration*. Die Durchflussleistung (Durchsatz) ist von der Abscheideleistung, von der Größe der filtrierenden Fläche, von der Menge, Größe und Struktur der abzufiltrierenden Inhaltsstoffe, der Viskosität der Flüssigkeit und dem zur Verfügung stehenden Differenzdruck abhängig. Sie lässt sich durch Anwendung von Überdruck (*Druckfiltration*) oder vermindertem Druck (*Unterdruckfiltration*) erhöhen. Dies lässt

sich quantitativ durch die Darcy-Gleichung beschreiben:

$$\frac{v}{A} = \frac{\Delta p}{\eta \cdot (\beta_S \cdot h_S + \beta_K \cdot h_K)} \tag{1.5}$$

v Filtrationsgeschwindigkeit (Volumen/Zeit)
A Filterfläche
Δp Druckunterschied
η Viskosität des Filtrates
β_i spezifischer Widerstand, fiktive Porenlänge in der Filter- (S) oder Kuchenschicht (K)
h_i entsprechende Schichthöhe

Die Abscheideleistung ist gegeben als diejenige Partikelgröße, die durch den betreffenden Filter gerade noch zurückgehalten wird. Sie ist ein genaueres Maß für die Filterleistung als die Porenweite, denn die Partikeladsorption im Filter spielt eine ebenfalls große Rolle, die durch die alleinige Angabe der Porenweite nicht berücksichtigt würde.

Eine *Oberflächenfiltration* liegt vor, wenn die Inhaltsstoffe infolge Siebwirkung auf der Oberfläche des Filtermaterials zurückgehalten werden. Bei der *Tiefenfiltration* werden die Inhaltsstoffe nicht an der Filteroberfläche zurückgehalten, sondern in der Tiefe der Matrix, d.h. im Inneren der gewinkelten oder gewundenen Poren abgeschieden. In der Praxis treten fast immer beide Abscheidemechanismen nebeneinander auf.

In Abhängigkeit von der Anströmung unterscheidet man zwischen statischer und dynamischer Filtration (Abb. 1.18). Bei der *statischen Filtration* (auch „dead-end-Filtration" genannt) wird die Trübe (auch als „Unfiltrat" bezeichnet) gegen die Filteroberfläche gedrückt. Verunreinigungen werden in und auf dem Filter abgeschieden und das Filtrat gesammelt. Bei der *dynamischen Filtration* (auch Querstromfiltration, Crossflow-Filtration oder Tangentialflow-Fil-

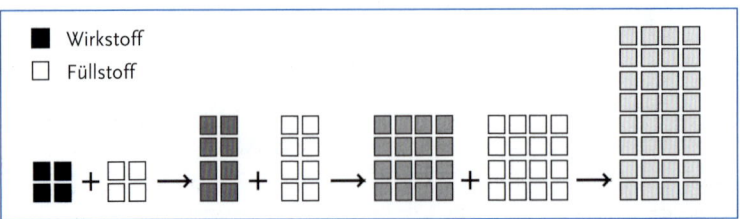

■ Wirkstoff
□ Füllstoff

Abb. 1.17: Mischen im Rezepturmaßstab – bei stufenweiser geometrischer Verdünnung

Abb. 1.18: Statische (**links**) und dynamische Filtration (**rechts**)

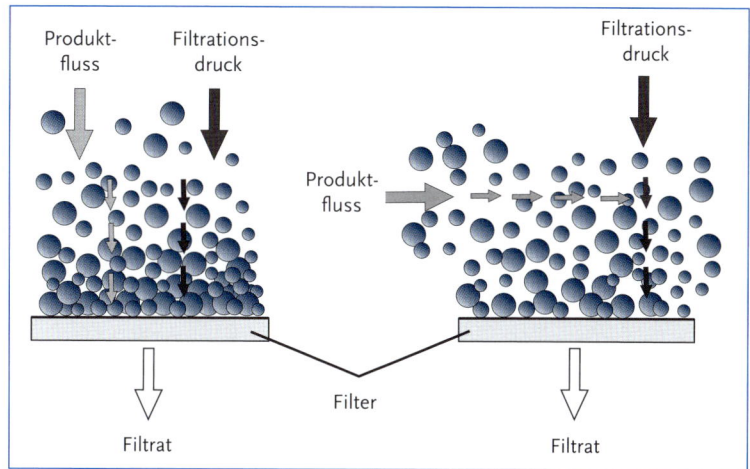

tration genannt) wird die Trübe im Kreislauf tangential über den Filter geleitet. Da der Druck auf der Unfiltratseite höher ist als auf der Filtratseite, wird ein Teil des Volumenstromes durch den Filter gedrückt. Diesen Anteil bezeichnet man als Permeat. Die Verunreinigungen werden dabei nicht in oder auf dem Filter abgeschieden, sondern überströmen dessen Oberfläche, wodurch einem Zusetzen des Filters vorgebeugt wird. Den mit Verunreinigungen angereicherten Anteil bezeichnet man als Retentat.

1.3.1.2
Traditionelle Filtrationstechniken

Zum Filtrieren im Labormaßstab sind unter anderem Filterpapiere in Gebrauch. Die Filtriergeräte bestehen aus Glas oder Porzellan, gelegentlich auch aus Metall oder Kunststoff. Um bei großen Trichtern ein durch das Eigengewicht der Flüssigkeit bedingtes Reißen des Filters an der Spitze zu verhindern, können *Filtereinsätze* verwendet werden.

In vielen Fällen, z. B. zur Entfernung von Schwebstoffen aus pharmazeutischen Lösungen, sind die üblichen Filterpapiere nicht geeignet, da sie stets Fasern abgeben. Hier können Glassinterfilter *(Glassintertiegel, Fritten,* d. h. in gläserne Trichter eingeschmolzene Filterschichten aus gesintertem Glas) eingesetzt werden, die in verschiedenen Filtergrößen und Porenweiten zur Verfügung stehen. Sie weisen

zahlreiche Vorteile gegenüber Papierfiltern auf. So sind sie gegen saure und alkalische Agenzien beständig, lassen sich nach Reinigung wieder verwenden und durch Heißluft oder Autoklavieren sterilisieren.

1.3.1.3
Membranfilter

Es gibt verschiedene Typen von Membranfiltern, die sich bedingt durch Ausgangsmaterial und Herstellverfahren im Aufbau und bezüglich ihrer Einsatzgebiete wesentlich unterscheiden.

Geschäumte Membranen (Abb. 1.19, Tab. 1.2), die eine gleichförmige schwammartige Struktur besitzen, werden üblicherweise nach dem Phaseninversionsverfahren hergestellt. Hierbei trennt man homogene Polymerlösungen in eine polymerreiche feste Phase und eine flüssige Phase. Durch Verdampfen der flüssigen Phase entstehen die Poren als Hohlräume zwischen den aus der festen Phase gebildeten Schaumlamellen. Die klassischen Materialien zur Herstellung dieses Membrantyps sind Celluloseacetat, -nitrat, -mischester und regenerierte Cellulose. Da diese Materialien meist den Zusatz von Weichmachern und/oder Netzmitteln erfordern, werden heute in der Industrie Polyamide, Polyvinylidenfluorid oder Polyethersulfon eingesetzt. Die typische Abscheideleistung dieser Membranen beträgt 20 nm – 5 μm, die Schichtdicke liegt bei ca. 100 μm und

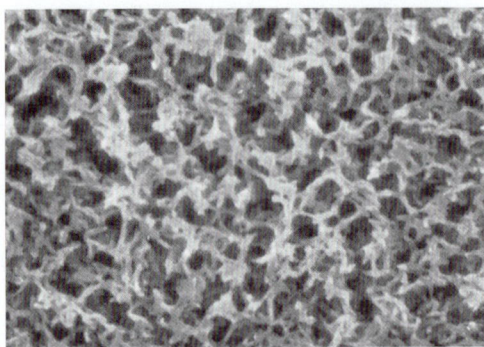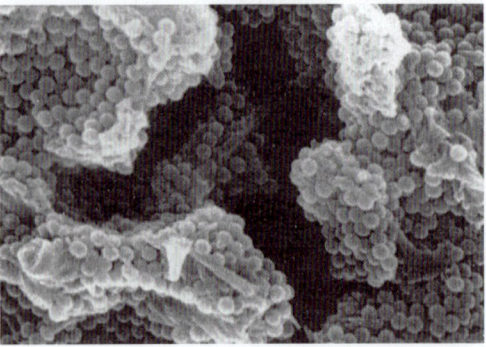

Abb. 1.19: Links: geschäumte Polyamidmembran (Ultipor N_{66}®, Fa. Pall); **rechts**: geschäumte positiv geladene Polyamidmembran mit adsorbierten negativ geladenen Latexpartikeln (Posidyne N_{66}®, Fa. Pall, stärkere Vergrößerung)

der Porenanteil bei bis zu 80 %. Häufig werden diese Membranen durch eingearbeitete Stützschichten mechanisch verstärkt.

Geschäumte Membranen sind im Allgemeinen hydrophil und werden daher vorzugsweise zur Sterilfiltration von wässrigen Flüssigkeiten eingesetzt.

Polyamidmembranen sind in einer Variante verfügbar, die eine positive Oberflächenladung besitzt. Hierdurch werden zusätzlich Adsorptionskräfte wirksam, die negativ geladene Mikroorganismen und bakterielle Endotoxine binden (Abb. 1.19 Bsp. Latexpartikel).

Bei den *gereckten Membranen* (Abb. 1.20, Tab. 1.3) werden die Poren durch kontrollierte zweidimensionale Reckung von Polymerfolien gebildet und geformt. Das typische Material für diesen Membrantyp ist Polytetrafluorethylen. Typische Abscheideleistungen für diesen Membrantyp sind 0,04–0,45 μm bei einer Schichtdicke von 20 μm und einem Porenan-

teil von 60 %. Gereckte Membranen sind materialbedingt hydrophob und werden daher zumeist als Luft- und Gassterilfilter oder als Belüftungsfilter eingesetzt.

Da die Abscheideleistung eines Membranfilters wesentlich von der Tiefe der Matrix abhängt, werden zur Erhöhung der Sicherheit häufig Doppelmembranfilter eingesetzt. Hierbei werden entweder zwei Membranen mit gleicher Porenweite oder auch Membranen mit unterschiedlicher Porenweite kombiniert, z. B. eine 0,1 μm Membran mit einer 0,2 μm-Membran. Zusätzlich gewährleisten diese Doppelmembranen infolge der partiellen Abdeckung der möglicherweise vorhandenen „großen" Poren eine weitere Erhöhung der Sicherheit.

Asymmetrische Membranen bestehen aus einem homogenen Material, dessen Porengröße innerhalb der Schicht abnimmt, z. B. von 10 μm auf 0,1 μm, so dass sich größere Partikel im oberen Bereich absetzen und die feineren

Material	Hersteller	Produktbezeichnung
Polyamid	Cuno Pall Sartorius	Zeta Plus Ultipor N_{66}, N_{66} Posidyne Sartolon
Polyethersulfon	Pall Sartorius	Supor Sartopore
Polyvinylidenfluorid	Millipore Pall	Durapore Fluorodyne
Celluloseacetat	Sartorius	Sartobran
Cellulosemischester	Domnick Hunter	Asypore

Tab. 1.2: Beispiele für geschäumte Membranen

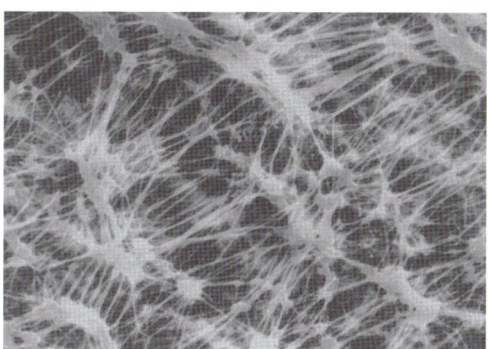

Abb. 1.20: Gereckte Polytetrafluorethylenmembran (Emflon®, Fa. Pall)

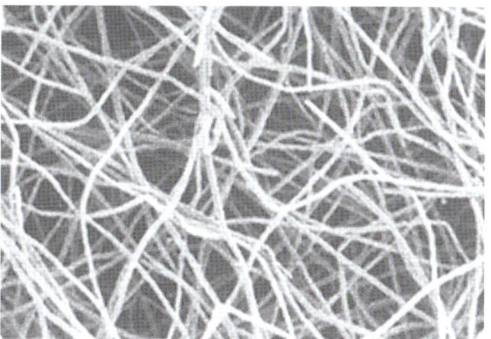

Abb. 1.21: Polypropylenmikrofadenmembran (HDC®, Fa. Pall)

Poren so nicht verstopft werden. Dadurch besitzen diese Filter sehr gute Durchflussleistungen.

Bei *Mikrofadenmembranen* sind die Fäden vollständig vernetzt, um Partikeldurchbrüche zu verhindern (Abb. 1.21). Zur Herstellung dieses Membrantyps sind alle Materialien geeignet, die sich in Faserform herstellen lassen, also Polymere wie Polypropylen, Polyamid, Polyvinylchlorid und Polyaramid, aber auch die unterschiedlichsten organischen und anorganischen Materialien wie Cellulose, Glas, Edelstahl usw. (Tab. 1.4). Wichtig ist eine vollständige Vernetzung der Mikrofäden, da es ansonsten zu Faseraustragungen und Deformation der Membranstruktur, verbunden mit Partikeldurchbrüchen, kommen kann. Dieser Membrantyp umfasst einen sehr weiten Abscheideleistungsbereich, der von ca. 0,5 µm bis über 100 µm reicht. Die Schichtdicke liegt üblicherweise bei 200–300 µm und kann in Einzelfällen auch weit größer sein. Der Porenanteil liegt bei ca. 50–80 % je nach Material und Feinheit. Mikrofadenmembranen werden fast ausschließlich als Vor- und Partikelfilter eingesetzt.

Kernspurmembranen stellen eine Besonderheit auf dem Membranfiltergebiet dar. Dünne Folien, z.B. Polycarbonatfolien, werden mit Neutronen beschossen. Diese Neutronen erzeugen entlang ihrer Spur ein verändertes Material, das durch chemische Ätzverfahren entfernt werden kann, so dass Poren entstehen (Abb. 1.22). Der Porenanteil liegt bei diesen Membranen nur bei etwa 10 %. Höhere Porenanteile würden eine dichtere Bestrahlung erfordern, wodurch es zur Ausbildung von Mehrfachporen kommen kann. Kernspurmembranfilter sind reine Oberflächenfilter und haben in der industriellen Produktion aufgrund ihrer Verstopfungsgefahr und geringen Durchflussleistung praktisch keine Bedeutung. Ihre enge Porengrößenverteilung hat in der Partikel- und mikrobiologischen Analytik zu großer Verbreitung geführt.

Die Filtration mit den vorgenannten Membranen erfolgt in der Regel unter Druck oder mittels Vakuum, wobei die Filter in Haltevorrichtungen fixiert sind. Für kleinere Chargen setzt man üblicherweise Filterscheiben ein, für größere Chargen bevorzugt man Filterkerzen. Membranfilter haben sich in der Pharmazeuti-

Tab. 1.3: Gereckte Membranen

Material	Hersteller	Produktbezeichnung
Polytetrafluorethylen	Cuno	Microfluor
	Domnick Hunter	Highflow Tetpor
	Millipore	Aerex
	Pall	Emflon
	Sartorius	Sartofluor

Material	Hersteller	Produktbezeichnung
Glasfasern	Domnick Hunter Millipore Pall Sartorius	Prepor GF Lifegard Ultipor GF plus, Preflow Sartopure GF
Polypropylen	Cuno Domnick Hunter Millipore Pall Sartorius	PolyPro, Betafine Peplyn Plus Polygard HDC, Profile Star, Profile Star Sartopure PP

Tab. 1.4: Mikrofaden-membranen

schen Industrie und in der Biotechnologie seit Jahrzehnten in der Flüssigkeits- und Gasfiltration bewährt.

Filterscheiben

Die älteste Form der Membranfiltration ist der Einbau von Filterscheiben in einen Membranhalter (Abb. 1.23). Diese Form der Filtration ist im Rezeptur- und Defekturmaßstab noch üblich. Auch die in Labor und Rezeptur gebräuchlichen Spritzenvorsatzfilter beruhen auf diesem Prinzip (Abb. 1.24).

Obwohl Membranfilter üblicherweise einen Porenanteil von etwa 80 % besitzen, kann dieser hohe Anteil an aktiver Filterfläche bei der Filtration nur ungenügend genutzt werden, da der Lochanteil der vom Filter belegten Stützsiebplatte in der Regel nur etwa 25 – 40 % beträgt und die glatten Flächen der Platten (meist photogeätzte Siebplatten aus rostfreiem Edelstahl) die Poren der aufliegenden Filterschicht abdecken. Somit reduziert sich der nutzbare Porenanteil auf etwa 20 – 32 % der effektiven Filteroberfläche und somit auch die Durchflussleistung und die Kapazität des Filters gegenüber Feststoffen. Gewebeunterlagen verringern die Auflagefläche der Membranfilter beträchtlich und vergrößern somit den Durchsatz.

Filterkerzen

In der Industrie werden heute fast ausschließlich Filterkerzen eingesetzt, die aus gefaltetem Filtermaterial bestehen. Diese werden in ein

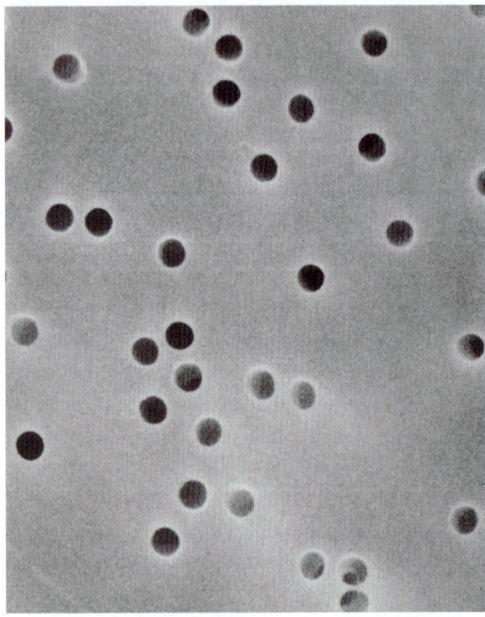

Abb. 1.22: Rasterelektronenmikroskopische Aufnahme der Oberfläche eines Nuclepore®-Filters (Corning Costar, Bodenheim)

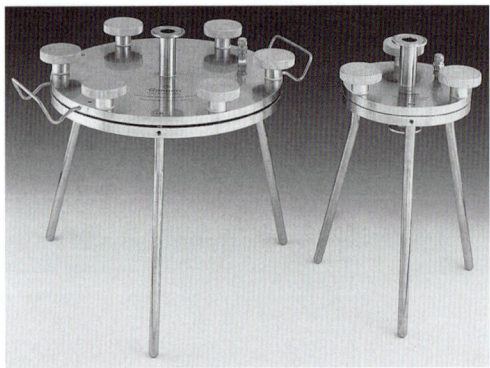

Abb. 1.23: Filterscheibenhalter

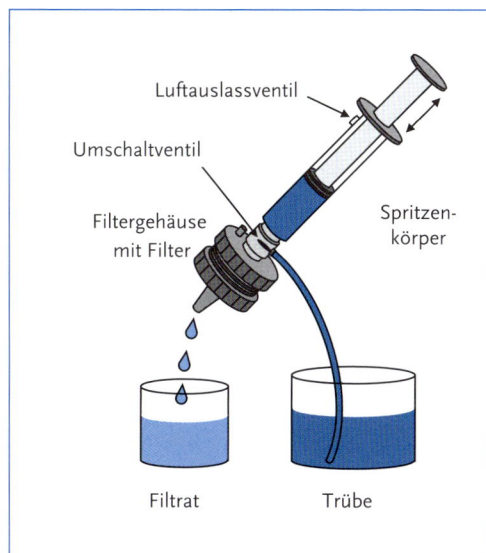

Luftauslassventil

Umschaltventil

Filtergehäuse mit Filter

Spritzenkörper

Filtrat   Trübe

Abb. 1.24: Filtration kleiner Chargen

Filtergehäuse eingebaut, welches in der Regel aus Edelstahl besteht. Für Spezialanwendungen stehen auch Filtergehäuse aus anderen Metallen oder Kunststoffen zur Verfügung.

Der entscheidende Vorteil von Filterkerzen besteht darin, dass auf kleinstem Raum eine große filtrierende Oberfläche untergebracht ist. Für eine Standardfilterkerze von 70 mm Durchmesser und 10 Zoll Länge (üblich sind hier die Durchmesserangabe in mm und die Länge in Zoll) sind dies je nach Struktur der Faltung 0,5 bis 1,6 m². Dies erreicht man durch sternförmige Faltung des Membranmaterials unter Mithilfe eines geeigneten Stütz- und Drainagematerials (Abb. 1.25). Das Stützmaterial erhöht hierbei die Festigkeit der gefalteten Struktur und somit den maximal zulässigen Differenzdruck, während die Drainageschichten sicherstellen, dass die Oberfläche in vollem Umfang genutzt wird.

In der Vor- und Partikelfiltration werden neben den *gefalteten Filterkerzen* wegen der höheren Schmutzaufnahmekapazität auch *Tiefenfilterkerzen* eingesetzt. Hierbei unterscheidet man zwischen Wickelkerzen und gesinterten Filterkerzen. Bei den Wickelkerzen sind Fäden aus den unterschiedlichsten Materialien wie Cellulose, Baumwolle, Glasfasern oder Poly-

meren um einen Kern gewickelt. Gesinterte Filterkerzen bestehen aus Metall-, Keramik-, Glas- oder Polymerpulver, welches mit oder ohne zusätzliche Bindemittel thermisch verfestigt wird.

Diese Filterkerzen gestatten je nach Betriebsbedingungen Durchflussleistungen von einigen m³/h. Für größere Leistungen werden mehrere Filterkerzen gemeinsam in einem Filtergehäuse installiert. Hierbei ordnet man die Filterkerzen sowohl übereinander als auch nebeneinander an, um die größtmögliche Packungsdichte zu erzielen. In der pharmazeutischen Industrie sind Filtergehäuse mit 20 bis 30 Filterkerzen nicht unüblich. In der chemischen Industrie und der Getränkeindustrie kann die Anzahl über 100 betragen. Im Standardbetrieb werden Filterkerzen bei der Filtration von außen nach innen durchströmt.

Sofern die Betriebsweise des Filters eine Reinigung des Filters von Resten des Lösungsmittels gestattet, sollte diese durch Spülen in Fließrichtung geschehen, um Verunreinigungen auf der Filtratseite auszuschließen. Im Inneren der Filtermatrix abgeschiedene Partikel können in der Regel auch durch Rückspülung nicht ausgetragen werden.

Komplettfilter

Bei den Komplettfiltern bilden Filterkerze und Filtergehäuse eine nicht lösbare Einheit. Dieser Filtertyp wird in der pharmazeutischen Industrie immer häufiger eingesetzt, da die bei Filtergehäusen mit Filterkerzen notwendige Validierung der Reinigungsprozedur entfällt. Auch bei Filtration von toxischen oder anderen kritischen Produkten hat sich dieser Filtertyp bewährt.

1.3.1.4
Filterschichten

Filterschichten sind Tiefenfilter und basieren auf Cellulose als Matrixmaterial. Die einzelnen Cellulosefasern werden mittels Harzen zu einem Raumgeflecht zusammengefügt. Die Harze selbst geben der Matrix die erforderliche Nassfestigkeit und haben Einfluss auf die Ladung. Durch Zusatz von Kieselguren, Perlit

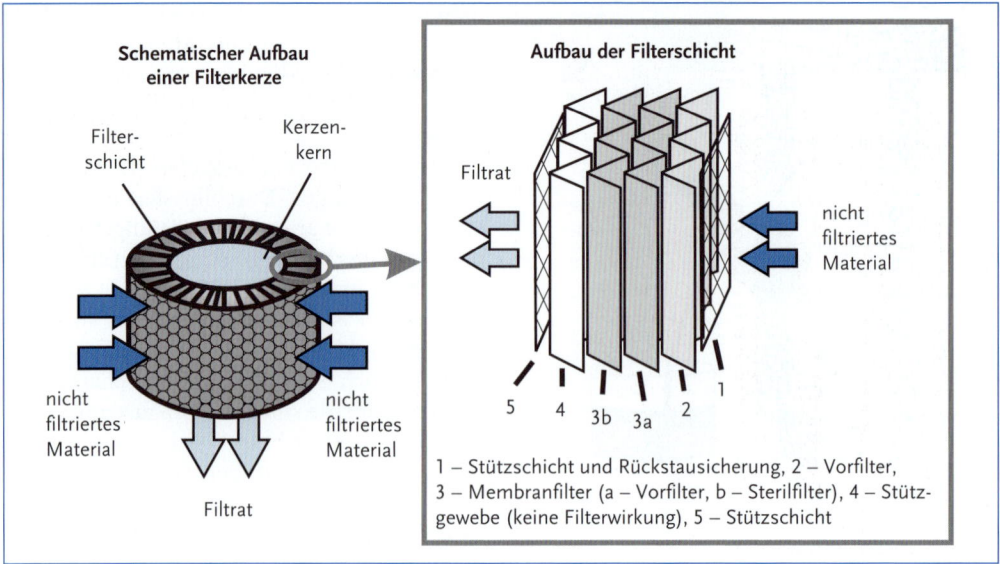

**Schematischer Aufbau
einer Filterkerze**

Filter-
schicht

Kerzen-
kern

Aufbau der Filterschicht

Filtrat

nicht
filtriertes
Material

nicht
filtriertes
Material

nicht
filtriertes
Material

Filtrat

5   4   3b   3a   2   1

1 – Stützschicht und Rückstausicherung, 2 – Vorfilter,
3 – Membranfilter (a – Vorfilter, b – Sterilfilter), 4 – Stützgewebe (keine Filterwirkung), 5 – Stützschicht

Abb. 1.25: Gefaltete Filterkerze

oder Aktivkohle können die Filtrationseigenschaften beeinflusst werden.

Filterschichten sind aufgrund ihres strukturellen Aufbaus vergleichbar mit einem labyrinthartigen, äußerst engmaschigen Raumsieb mit einer Porosität von 70–85 %. Die zu filtrierende Flüssigkeit durchströmt die Kanäle dieses Raumsiebes relativ langsam, so dass eine lange Kontaktzeit mit dem Filtermedium gegeben ist. Partikel, Mikroorganismen, Kolloide, Viren und Pyrogene werden auf ihrem Weg durch dieses feine Labyrinth festgehalten, wobei die Oberflächenladung durch Adsorption die mechanische Raumsiebwirkung ergänzt.

Schichtenfilter (Rahmenfilterpresse)

Schichtenfilterkonstruktionen zur Aufnahme von Filterschichten sind seit langen Jahren etablierte Geräte zur Klär- und Vorfiltration, Anschwemmfiltration und zur Abtrennung größerer Feststoffmengen. Sie sind diskontinuierlich arbeitende Druckfilter mit vertikal oder horizontal angeordneten Filterkammern, zwischen denen Filterschichten unterschiedlicher Trennwirkung eingesetzt werden können. Ihr Einsatz bietet die Möglichkeit, die Filtermedien und die Filterfläche jederzeit sich ändern

den Anforderungen anzupassen, so dass große Anlagen existieren, die mehrere Meter lang und entsprechend breit sind und die durch die oft verwendeten Stahlkonstruktionen erhebliches Gewicht haben.

Standard-Schichtenfilter bestehen aus einem Gestell mit einer variablen Zahl von Filterkammern in vertikaler Reihenanordnung, wobei sich Unfiltrat- und Filtratkammern abwechseln und jeweils durch Filterschichten voneinander getrennt sind (Abb. 1.26). Die gesamte Konstruktion wird nach dem Zusammensetzen manuell (z.B. durch Handspindel) oder automatisch mittels Hydraulik zusammengepresst.

Jede Kammer ist mit zwei oder mehr runden Zu- bzw. Ablaufstutzen (Kanal-Augen) versehen. Durch das Zusammenpressen der Kammern bilden die durch die Dichtungen gegeneinander abgedichteten Kanal-Augen den Zu- bzw. Ablaufkanal. Die Trübe tritt über die Zulaufkanäle in die Zulaufkammer ein und wird über die Filterschicht filtriert. Das Filtrat fließt in die Ablaufkammern und schließlich über die Ablaufkanäle ab.

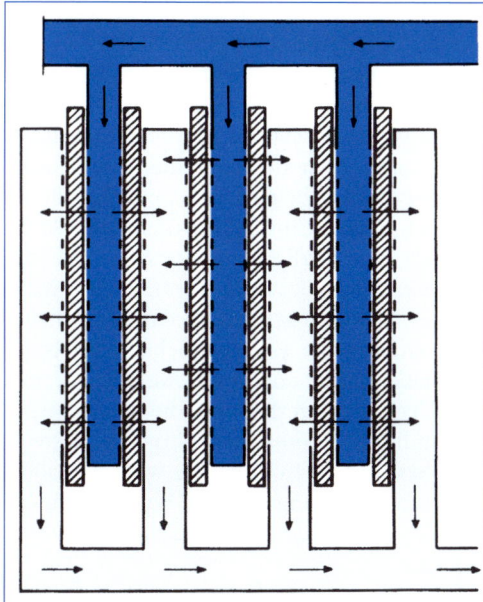

Abb. 1.26: Prinzip der Schichtenfiltration

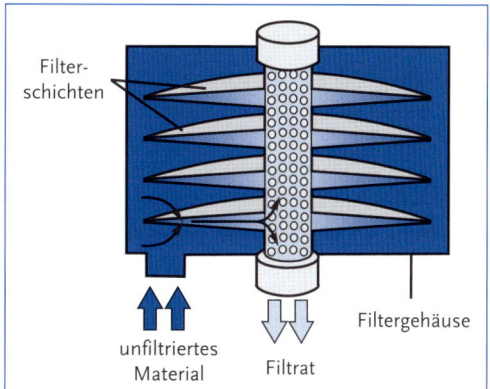

Abb. 1.27: Modulfilteraufbau

Modulfilter

Eine technologische Weiterentwicklung der Schichtenfilter sind die Modulfilter, die im Wesentlichen aus Filterzellen und dem Zentralrohr bestehen (Abb. 1.27). Die einzelnen Filterzellen bestehen aus Filterschichtenmaterial und Drainagesystem und werden im Spritzgussverfahren randversiegelt. Die einzelnen Filterzellen werden auf dem Zentralrohr gestapelt, komprimiert und zu einer Einheit verbunden. Spezielle Adapter dichten den Modulfilter im Filtergehäuse ab. Insgesamt entsteht ein komplett geschlossenes verlustfreies Filtersystem, während beim Schichtenfilter prinzipbedingt Leckstellen auftreten können.

1.3.2
Zentrifugieren

Für Trennaufgaben werden in der Industrie u. a. *Siebzentrifugen* (Filterzentrifugen) verwendet. Diese bestehen aus einer um eine Achse rotierenden Siebtrommel, die an der Innenseite mit einem Filter ausgekleidet ist. Die Trübe wird in das Innere der Trommel geleitet.

Durch die Rotation schlagen sich die Feststoffe auf dem Filter nieder, das von der Flüssigkeit passiert wird.

Zur Klärung von Flüssigkeiten im Dauerbetrieb eignen sich weiterhin *Separatoren*. Je nach Bautyp werden sie zur Flüssigkeitstrennung, zur Entwässerung von Ölen, zur Entschleimung oder zum Befreien von Flüssigkeiten von Feststoffen eingesetzt (Abb. 1.28). Auf der Unterseite der Tellerelemente fließt der spezifisch schwerere Anteil nach unten und damit nach außen, sammelt sich durch die Zentrifugalkraft an der Wandung und wird nach oben ausgetragen, während die spezifisch leichteren Anteile auf der Oberseite der Teller nach innen wandern und dort abgeführt werden.

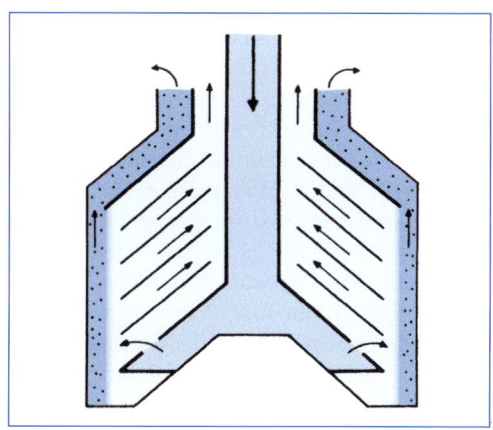

Abb. 1.28: Separator

1.4
Trocknen

1.4.1
Allgemeines

Trocknen ist der Entzug von Flüssigkeiten, in der Regel Wasser, durch Verdunsten, Verdampfen oder Sublimieren. Als Trockenmittel fungiert meist Luft, die bis zur Sättigung Wasserdampf aufnehmen kann. Da mit Zunahme der Temperatur das Wasseraufnahmevermögen der Luft und die Trocknungsgeschwindigkeit beträchtlich ansteigen, wird bei Trocknungsvorgängen meist Wärme zugeführt. Diese dient auch zur Kompensation der Verdunstungskälte. Das Trocknungsgut sollte in dünner Schicht ausgebreitet werden, da eine größere Oberfläche und eine verkürzte Diffusionsstrecke des Dampfes die Trocknungsgeschwindigkeit erhöhen. Im Allgemeinen ist eine restlose Trocknung nicht möglich, da sich ein Gleichgewicht zwischen der Feuchtigkeit der zu trocknenden Substanz und derjenigen der Luft einstellt. Erfolgt das Trocknen bei Temperaturen unter dem Siedepunkt der Gutfeuchte, und ist der Dampfdruck im umgebenden Trägergas geringer als im Trocknungsgut, liegt eine Verdunstungstrocknung vor; entsprechen die Temperaturen und Dampfdrücke dagegen nahezu dem Siedepunkt der Flüssigkeit, spricht man von einer Verdampfungstrocknung. Bei der Gefriertrocknung erfolgt die Verdunstung aus dem festen Zustand des Wassers (Sublimation).

Die Zufuhr und Übertragung der Wärme kann durch Konvektion (Konvektionstrocknung), Strahlung (Strahlungstrocknung) oder Leitung (Kontakttrocknung) erfolgen. Bei der *Konvektionstrocknung* wird die Wärme von einem strömenden Medium (i.d.R. Luft) an das zu trocknende Gut herangeführt. Das strömende Trocknungsmedium übernimmt gleichzeitig den Abtransport des Wasserdampfs. Bei der *Strahlungstrocknung* erfolgt die Umwandlung von absorbierter Strahlung (IR-Strahlung) in Wärme. Hierbei können hohe Oberflächentemperaturen auftreten. Bei der *Kontakttrocknung* berührt das Trocknungsgut unmittelbar eine beheizte Fläche; Wärmestrom und Wasser wandern in die gleiche Richtung von der Heizfläche zur Gutoberfläche.

Trocknungsoperationen führen in den meisten Fällen zu einer erhöhten Stabilität der Stoffe, da im trockenen Zustand chemische Zersetzungsreaktionen und mikrobiologische Vorgänge mit sehr geringer Geschwindigkeit ablaufen. Das gilt sowohl für chemische Stoffe als auch für pflanzliche und tierische Produkte. Wasserentzug stellt somit eine besonders wirksame Stabilisierungsmethode dar. Bei Wärmeanwendung sollte eine möglichst kurzfristige Wärmebelastung angestrebt werden, da mit einer Temperaturerhöhung die Reaktionsgeschwindigkeit chemischer Vorgänge ansteigt und physikalische Instabilitäten wie z.B. Modifikationsumwandlungen begünstigt sein können.

1.4.2
Trocknungsverlauf

Wasser kann auf unterschiedliche Art an Feststoffe gebunden sein (Abb. 1.29). Die Art der Bindung ist für den Trocknungsverlauf entscheidend. Ein Maß für die Bindungsstärke ist die Bindungswärme, die dem Energiebetrag entspricht, der zur Aufhebung der Bindung erforderlich ist.

Haftwasser befindet sich an der Oberfläche sowie in größeren Hohlräumen und Makrokapillaren (r > 0,1 μm) der Feststoffe. Es ist ungebunden, frei beweglich und weist den gleichen Dampfdruck wie ungebundenes Wasser auf. Haftwasser lässt sich leicht entfernen.

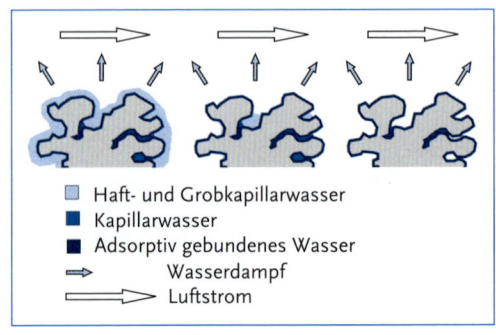

☐   Haft- und Grobkapillarwasser
■   Kapillarwasser
■   Adsorptiv gebundenes Wasser
⇨   Wasserdampf
⟾   Luftstrom

Abb. 1.29: Trocknungsverlauf am Beispiel eines Granulatkorns

Kapillarwasser. Bei Mikrokapillaren ($r < 0,1$ μm) hängt der Dampfdruck vom Krümmungsradius der Flüssigkeitsoberfläche ab. Über wassergefüllten Mikrokapillaren ist der Dampfdruck deutlich niedriger als in groben Kapillaren oder über ungebundenem Wasser. Mit abnehmendem Kapillarradius nimmt die Dampfdruckerniedrigung zu. Kapillarwasser ist daher schwerer zu entfernen als Haftwasser.

Quellungswasser. Hydrophile, organische Makromoleküle wie z.B. Cellulosederivate und Gelatine vermögen Wasser unter Quellung zu adsorbieren. Die Stärke der Bindung ist relativ gering, so dass Quellungswasser durch einfache Trocknung entfernt werden kann.

Adsorbiertes Wasser. An Oberflächen von Feststoffen sind Adhäsionskräfte wirksam, die Wassermoleküle festhalten. Hierbei handelt es sich um substanzspezifische Bindungskräfte. Die Beladung von Oberflächen beginnt mit der Ausbildung einer Monomolekularschicht, die hohe Bindungskräfte aufweist. An diese können sich weitere Wassermolekülschichten mit entsprechend geringer Bindungsstärke anlagern. Die Anlagerung kann durch Wasserdipole an Ionen von Salzen oder über Wasserstoffbrücken zu geeigneten funktionellen Gruppen (z.B. Hydroxyl-, Carboxyl-, Aminogruppen) erfolgen. Das vollständige Entfernen adsorptiv gebundenen Wassers erfordert intensive Trocknungsmaßnahmen.

Hydratwasser. Von kristallinen Stoffen kann Wasser unter Bildung von Hydraten aufgenommen werden, wobei die Wassermoleküle Strukturelemente des Kristallgitters sind. Infolge der starken Bindung ist ein Entfernen des Wassers erst bei hohen Temperaturen unter Verlust der entsprechenden Kristallstruktur möglich.

Bei den meisten pharmazeutischen Stoffen handelt es sich um hygroskopische Stoffe, die im Gegensatz zu nicht hygroskopischen Stoffen neben dem oberflächlichen Haftwasser auch Wasser in kleineren Kapillaren binden. Beim Trocknen hygroskopischer Güter werden mehrere charakteristische Trocknungsschritte

beobachtet. Zunächst erfolgt die Abtrocknung des nur lose gebundenen Haftwassers mit relativ konstanter Trocknungsgeschwindigkeit. Die Trocknungsluft wird fast vollständig mit Wasserdampf gesättigt. Die Geschwindigkeit des Abtrocknens des Haftwassers ist von der Strömungsgeschwindigkeit und Feuchte der Trocknungsluft abhängig. Nach Entfernen des Haftwassers wandert der Verdunstungsort immer weiter in das Korninnere. Die Trocknungsgeschwindigkeit hängt nun vor allem von der Dampfdiffusionsgeschwindigkeit ab. Die Entfernung des adsorptiv gebundenen Oberflächenwassers erfordert drastische Trocknungsmaßnahmen und erfolgt auch dann sehr langsam. Trocknungsdiagramme, in denen die Abhängigkeit der Trocknungsgeschwindigkeit von der Gutfeuchte dargestellt wird, weisen meist Knickpunkte im Kurvenverlauf auf, die für die einzelnen Trocknungsabschnitte charakteristisch sind (Abb. 1.30). Eine vollständige Trocknung wird häufig nicht angestrebt, da eine geringe Restfeuchte z. B. in Granulaten für das weitere Verarbeiten (z. B. das Verpressen) notwendig sein kann.

1.4.3
Trocknungsverfahren

Die Wahl des Trocknungsverfahrens hängt vom Zustand, von der Menge und von den physikalisch-chemischen Eigenschaften des zu trocknenden Materials (dünn-/dickflüssig, pastenartig, fest) ab.

Schrank- und Vakuumtrockner

Zur Trocknung bei erhöhten Temperaturen dienen elektrisch beheizte Trockenschränke. Die Warmluft wird über das im Innenraum auf Horden lagernde Trocknungsgut geleitet. Moderne Trockenschränke sind mit Ventilatoren und Luftumwälzern ausgestattet, die eine gleichförmige Temperatur innerhalb des Schrankes und eine ausreichende Strömungsgeschwindigkeit der Luft sicherstellen sollen. Die mit Wasser gesättigte Trocknungsluft muss ständig abgeführt werden. Temperaturempfindliche Stoffe können unter vermindertem Druck in Vakuumtrockenschränken ge-

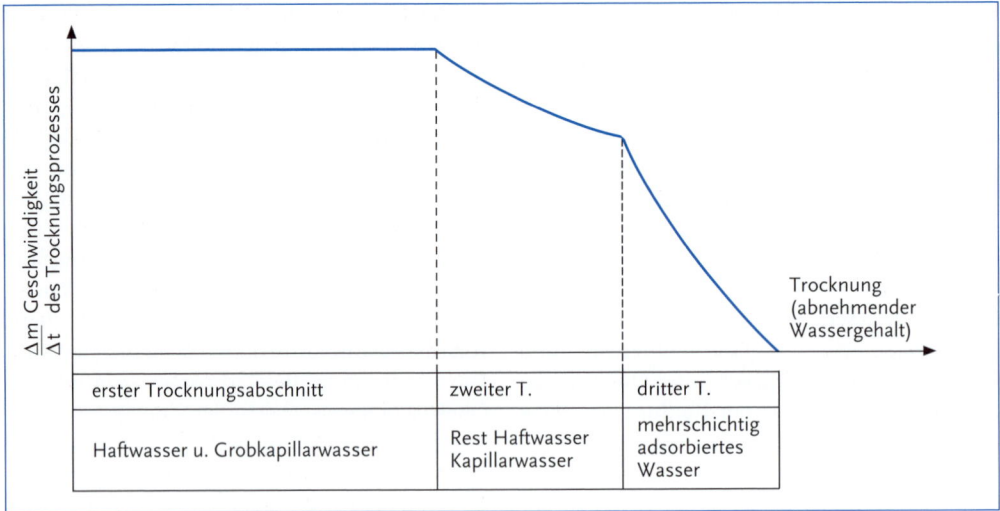

Abb. 1.30: Trocknungsdiagramm

trocknet werden. Die Zufuhr von Wärme ist hier z. B. über das Beheizen der Stellflächen möglich.

Kanal- und Trommeltrocknung

In der Industrie erfolgt die Trocknung häufig im kontinuierlichen Betrieb. In *Kanaltrocknern* wird das ausgebreitete Feuchtgut auf einem Transportband mechanisch fortbewegt und in einen Kanal eingeführt, der durch Dampf, Heißwasser oder heiße Luft beheizt wird. Ventilatoren sorgen für eine Luftumwälzung. Das getrocknete Gut kann am anderen Kanalende entnommen werden. Der *Trommeltrockner* besteht aus einer auf Rollen gelagerten, schwach geneigten Trommel. Das stetig aufgegebene Trocknungsgut wird durch die Trommeldrehung gemischt und durch die Neigung der Trommel zum Auslass bewegt. Das Trockengas kann sowohl im Gleichstrom als auch im Gegenstrom zur Bewegung des Trocknungsgutes geführt werden. In anderen Trocknern, z. B. Schnecken-, Schaufel- und Muldentrocknern, wird das Gut durch verschiedene Einbauten durch den Trockner bewegt. Sie werden gleichfalls beheizt und gestatten einen kontinuierlichen Materialdurchfluss.

Wirbelschichttrocknung

Bei der Wirbelschichttrocknung wird feuchtes körniges Gut (Korngröße 0,01 bis 10 mm), das sich auf einer porösen Unterlage (Siebboden) befindet, von unten mit einem Warmluftstrom durchströmt und in der Wirbelschicht getrocknet. Der hohe Luftdurchsatz bedingt eine sehr rasche Trocknung. Zu beachten ist ein möglicher Verlust von sehr feinen Bestandteilen durch Austrag und Abscheidung im Filter des Gerätes bei zu starker Strömungsgeschwindigkeit der Trocknungsluft.

Walzentrocknung

Walzentrockner (Abb. 1.31) dienen der Trocknung von flüssigen, brei- und pastenartigen Trocknungsgütern. Sie eignen sich besonders zur Herstellung großer Chargen von z. B. Milchpulver, Pigmentfarben u. Ä., gelegentlich auch zur industriellen Herstellung größerer Mengen von pharmazeutischen Trockenextrakten. Aus einem Vorratsbehältnis wird das Gut mit Hilfe von Auftragswalzen in dünner Schicht auf eine beheizte Metallwalze aufgebracht. Die Wärmeübertragung erfolgt direkt von der Walze auf das Trocknungsgut. Der Trockenprozess dauert bei entsprechend aufgeheizter Walzenoberfläche nur einige Sekun-

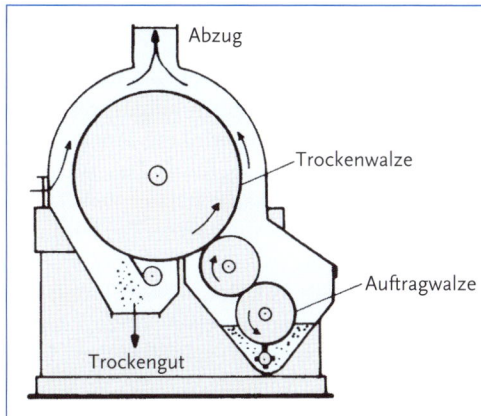

Abb. 1.31: Feinschichtwalzentrockner

den, denn bereits nach einer knappen Umdrehung wird das getrocknete Material mit Schabern von der Walze abgenommen. Für Substanzen, die selbst dieser kurzfristigen Erhitzung nicht standhalten, können Vakuumwalzentrockner eingesetzt werden.

Lufttrocknung

Ein einfaches Trocknungsverfahren, das v.a. für die Trocknung von Arzneipflanzen eine Bedeutung hat, ist die Lufttrocknung. Das Gut wird flach ausgebreitet auf Horden, Regalen oder in Kästen vor direkter Sonneneinstrahlung geschützt an der Luft getrocknet.

Infrarottrocknung

Infrarotstrahlen ($\lambda > 800$ nm) äußern sich vorwiegend durch ihre Wärmewirkung. Beim Trocknen von wasserhaltigen Gütern mit derartigen Wärmestrahlen ist der Idealzustand dann gegeben, wenn genügend Energie bis nahe an die Unterlage durchdringt, so dass die Absorption der Infrarotstrahlen in der gesamten zu trocknenden Schicht erfolgt.

Mikrowellentrocknung

Beim Mikrowellentrockner regen die Mikrowellen hauptsächlich die Wassermoleküle zum Schwingen an. Die dabei entstehende Wärme lässt das Wasser verdampfen. Unterstützt wird

der Verdampfungsprozess durch ein anliegendes Vakuum, welches den Siedepunkt des Wassers gegenüber dem Siedepunkt bei Normaldruck erniedrigt. Das verdampfte Wasser wird abgepumpt und aus der Vakuumkammer entfernt.

Sprühtrocknung (Zerstäubungstrocknung)

Eine besonders schnelle Trocknung flüssiger Güter lässt sich in Sprühtürmen erzielen (Abb. 1.32). Durch Versprühen fließfähiger Lösungen oder Dispersionen zu feinen Tröpfchen im Heißluftstrom trocknet das Gut aufgrund der hohen Oberflächenvergrößerung in Bruchteilen einer Sekunde zu einem feinen Pulver. Das Versprühen kann durch Zerstäuberscheiben oder Sprühdüsen erfolgen.

Zerstäuberscheiben (Abb. 1.33). Die Flüssigkeit wird auf die Mitte einer schnell rotierenden Scheibe (4000 – 50000 U/min) aufgegeben. Durch die Zentrifugalkraft wird die Flüssigkeit zum Scheibenrand transportiert, wobei sich ein dünner Flüssigkeitsfilm ausbildet, der am Rand der Scheibe in kleine Tröpfchen zerreißt.

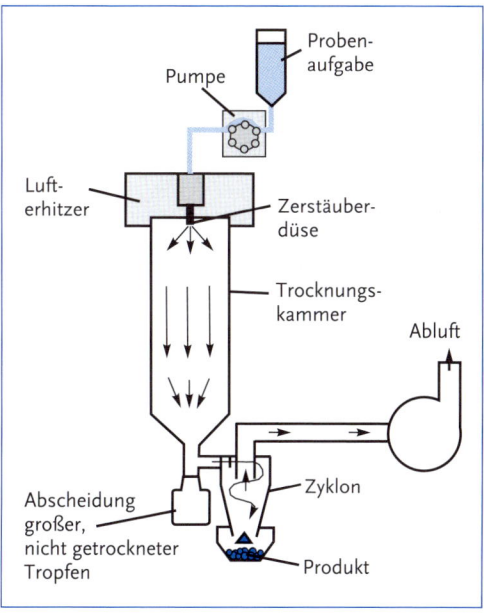

Abb. 1.32: Sprühtrockner

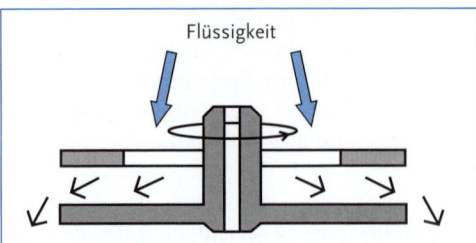

Abb. 1.33: Zerstäuberscheibe

Zerstäuberdüsen (Abb. 1.34). Bei *Einstoffdüsen* wird die Flüssigkeit mit hohem Druck durch ein enges Lumen gepresst und in einer Drallkammer in eine spiralig rotierende Bewegung versetzt. Beim Austritt aus der Düsenöffnung zerreißt der Flüssigkeitsfilm in kleine Tröpfchen. Einstoffdüsen neigen aufgrund ihres geringen Durchmessers zu Verstopfungen und eignen sich daher weniger für das Versprühen von Dispersionen. *Zweistoffdüsen* sind aus zwei ineinander geschobenen Röhren aufgebaut. In der inneren Röhre wird die Flüssigkeit einer zentralen Austrittsöffnung zugeführt. Aus einem diese Öffnung umgebenden Ringspalt strömt ein Gas (normalerweise Druckluft) mit hoher Geschwindigkeit. Dieses zerreißt die Flüssigkeit beim Austritt aus der Düsenöffnung zu einem feinen Sprühnebel.

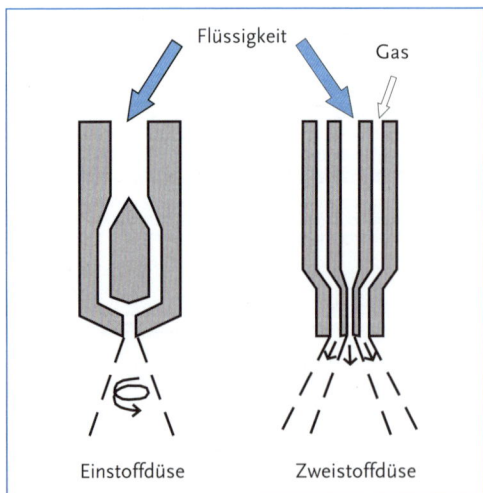

Abb. 1.34: Einstoff- und Zweistoffdüse

Zweistoffdüsen sind weniger anfällig für Verstopfungen als Einstoffdüsen.

Die zu trocknende Flüssigkeit wird meist von oben in den Sprühturm eingesprüht. Bei der *Gleichstromtrocknung* wird die Trocknungsluft in Sprührichtung geführt. Das wärmste Gas trifft auf die flüssigkeitsreichsten Tröpfchen, die durch die frei werdende Verdunstungskälte ständig gekühlt und somit schonend getrocknet werden. Die Tröpfchen verweilen allerdings nur relativ kurze Zeit im Luftstrom; durch eine spiralförmige Luftführung kann die Verweilzeit etwas verlängert werden. Wird die Trocknungsluft entgegengesetzt zur Sprührichtung geführt, spricht man von *Gegenstromtrocknung*. Die Tröpfchen verbleiben länger im Luftstrom, allerdings trifft die wärmste Trocknungsluft auf die schon getrockneten Partikel, so dass die Wärmebelastung des Gutes höher als bei der Gleichstromtrocknung ist. Sehr feine Tropfen können mit dem Gasstrom wieder hochgetragen werden und durch Flüssigkeitsanlagerung wachsen, so dass das getrocknete Gut eine relativ enge Korngrößenverteilung aufweist.

Bei der Sprühtrocknung werden hohlkugelförmige Partikel (20–200 μm) bzw. deren Bruchstücke erhalten, die einen Trockenschaumcharakter besitzen und damit eine schnelle Auflösung und gute Komprimierbarkeit aufweisen. Die Sprühtrocknung wird auch zur Mikroverkapselung von ätherischen Ölen und oxidationsempfindlichen Verbindungen, z. B. Vitaminen, eingesetzt.

Gefriertrocknung

Die Gefriertrocknung (Lyophilisation) ist ein besonders schonendes Verfahren zum Trocknen von thermolabilen und hydrolyseempfindlichen Wirkstoffen. Sie wird angewendet zum Trocknen von Antibiotika, Vitaminen, Hormonen, Blutplasma, Seren, Impfstoffen, Proteinen, empfindlichen Pflanzenextrakten sowie auch für kolloidale Zubereitungen, z. B. Liposomenformulierungen.

Das Prinzip der Gefriertrocknung beruht darauf, dass selbst gefrorenes Wasser noch einen deutlichen Dampfdruck besitzt und daher durch Sublimation entfernt werden kann. Abbildung 1.35 zeigt das Phasendiagramm des Wassers. Die Sublimation von gefrorenem Wasser ist nur dann möglich, wenn der Wasserdampfpartialdruck in der Umgebung des Eises niedriger ist als der Sättigungsdampfdruck; der entstehende Dampf muss also ständig durch Abpumpen und/oder Kondensation aus dem System entfernt werden.

Gefriertrocknungsanlagen bestehen aus einer temperierbaren Trocknungskammer mit Einstellplatten für das Gut, einer Kondensatorkammer zur Abscheidung des entstehenden Wasserdampfes und einer Vakuumpumpe (Abb. 1.36).

Die Gefriertrocknung kann in 3 Phasen unterteilt werden (Abb. 1.35):

- Einfrieren,
- Primärtrocknung (Sublimation) und
- Sekundärtrocknung.

Das *Einfrieren* erfolgt unter Normaldruck. Dabei sind die Verhältnisse bei pharmazeutischen Zubereitungen komplexer als bei reinem Wasser. Durch die Anwesenheit gelöster Arznei- und Hilfsstoffe wird der Gefrierpunkt des Wassers erniedrigt, und im Zustandsdiagramm treten Mehrphasengebiete auf (s. Kap. 2.1.5). Beim Abkühlen wird zunächst nur reines Wasser als Eis aus der Lösung abgeschieden (die Größe der sich bildenden Eiskristalle beein-

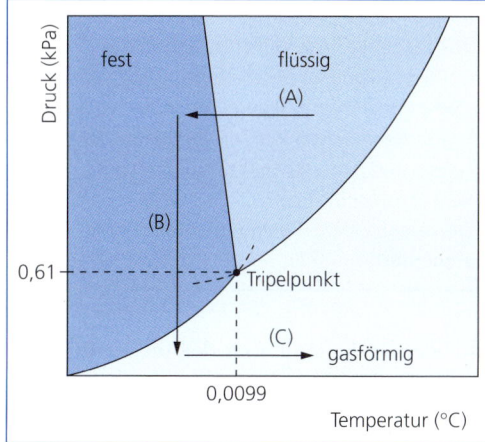

Abb. 1.35: Phasendiagramm des Wassers und Schritte der Gefriertrocknung: (A) Einfrierphase, (B) Primärtrocknung, (C) Sekundärtrocknung.

flusst sowohl das Verhalten bei der Trocknung als auch beim späteren Wiederauflösen des Trocknungsgutes), so dass die Konzentration der übrigen Bestandteile in der Lösung zunimmt. Liegt einfaches eutektisches Verhalten vor, kristallisieren die letzten flüssigen Bereiche beim Erreichen der eutektischen Temperatur des Gesamtsystems (bei pharmazeutisch üblichen Produkten meistens zwischen −20 °C und −30 °C). Es kann im Laufe des Einfriervorganges jedoch auch zu einem amorphen Erstarren der konzentrierten Lösung neben den Eiskristallen kommen. Ein solches Verhalten, das z. B. oft in Gegenwart von Zuckern zu beobachten ist, kann der Stabilität empfindlicher Wirkstoffe, z. B. Proteine, sehr förderlich sein, da schädigende Einflüsse (z. B. durch extrem hohe Salzkonzentrationen oder das Ausfallen von Puffersalzen) vermindert werden (Kryoprotektion). In jedem Fall muss durch Wahl der Einfrierbedingungen eine vollständige Verfestigung des Trocknungsgutes gewährleistet sein.

Bei der *Primärtrocknung* wird das gefrorene Wasser durch Sublimation bei vermindertem Druck entzogen. Der Wasserdampf wird an einem Kondensator, dessen Temperatur unterhalb derer des Trocknungsgutes liegt, abgeschieden. Dem Abkühlen der Probe durch den Verlust von Sublimationswärme wird durch Wärmezufuhr über die beheizbaren Stellflächen entgegengewirkt. Es darf nur so viel Wärme zugeführt werden, dass die Guttemperatur unter der eutektischen Temperatur des Gemisches bzw. der Glasübergangstemperatur der amorphen Bereiche bleibt, damit es nicht durch Erweichung zum Verlust der Struktur des sich bildenden porösen Trocknungsproduktes kommt. Die Schichthöhe des Trocknungsgutes sollte möglichst klein sein, um einen ausreichenden Transport des verdampfenden Wassers aus den tieferen Schichten des Gutes zu gewährleisten.

Die *Sekundärtrocknung* dient der Entfernung von am Gut anhaftender Restfeuchte. Das Produkt wird bei erhöhter Temperatur (z. B. 20 °C) im Vakuum nachgetrocknet.

Für die Herstellung parenteraler Produkte muss die Gefriertrocknung unter aseptischen Bedingungen durchgeführt werden. Eine End-

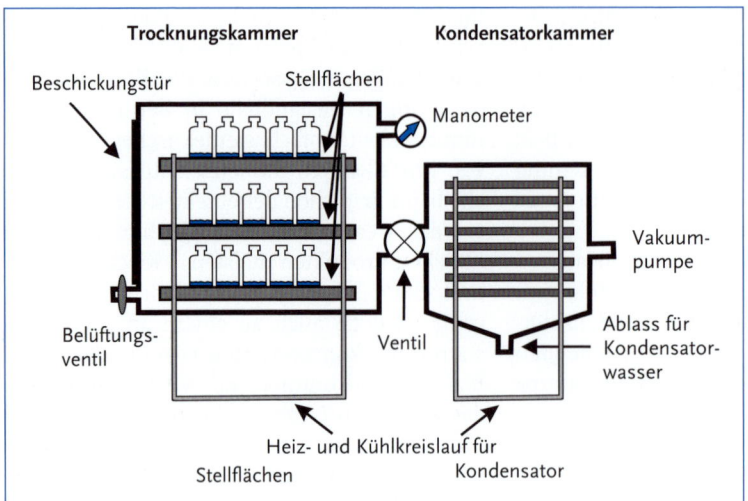

Trocknungskammer　　　**Kondensatorkammer**

Beschickungstür　　　Stellflächen

Manometer

Vakuum-
pumpe

Belüftungs-
ventil

Ventil

Ablass für
Kondensator-
wasser

Heiz- und Kühlkreislauf für
Stellflächen　　　Kondensator

Abb. 1.36: Gefriertrockner

Ph. Eur. 1.2 Begriffsbestimmungen in den allgemeinen Kapiteln und Monographien (Temperaturangaben)

Die Ph. Eur. unterscheidet folgende Temperaturangaben:

Tiefgekühlt	unterhalb von	−15 °C
Kühlschrank	zwischen	2 und 8 °C
Kalt oder kühl	zwischen	8 und 15 °C
Raumtemperatur	zwischen	15 und 25 °C

Ph. Eur. 1.4 Lagerung

Die Ph. Eur. definiert zwei Begriffe zur Charakterisierung von Lagerungsbedingungen: „Dicht verschlossen" und „Vor Licht geschützt".
In der Apothekenbetriebsordnung § 16 (3) werden weiterhin „vorsichtig" und „sehr vorsichtig" zu lagernde Stoffe und Zubereitungen unterschieden. Eine Einstufung der Arzneibuchsubstanzen gemäß dieser Kategorisierung findet sich in der Anlage K des Deutschen Arzneimittel Codex.
„Vorsichtig zu lagern" bedeutet, von den übrigen Arzneimitteln getrennt zu lagern und Vorratsbehältnisse mit roter Schrift auf weißem Grund zu beschriften.
„Sehr vorsichtig zu lagern" bedeutet, in einem besonderen Schrank unter Verschluss zu lagern und Vorratsbehältnisse mit weißer Schrift auf schwarzem Grund zu beschriften. Diese Vorschriften gelten nicht für Fertigarzneimittel.

---

sterilisation ist i.d.R. nicht möglich. Die Beschickung der Gefriertrocknungsanlage sollte von einem Sterilraum aus möglich sein, während sich die notwendigen technischen Aggregate (Vakuumpumpen, Kompressoren usw.) außerhalb des Reinraums befinden sollten. Nach der Trocknung erfolgt ein automatisches Verschließen der Gefäße innerhalb der Trocknungskammer.

Die Restfeuchte gefriergetrockneter Produkte ist sehr gering (< 1 %). Die Lyophilisate haben eine feine, hochporöse Struktur, die ein schnelles Auflösen ermöglicht, da Flüssigkeit sehr gut eindringen kann. Oft werden dem zu trocknenden Gut Hilfsstoffe mit zahlreichen Hydroxylgruppen im Molekül (meist Zucker oder Zuckeralkohole) zugesetzt, die Polypeptide und Proteine stabilisieren können, das Auflösen des Lyophilisats erleichtern und zu-

sätzlich der Isotonierung der rekonstituierten Zubereitung dienen können.

Kapitel 2

Physikalische und physikalisch-chemische Grundlagen der Arzneiformung

2.1
Pharmazeutische Feststoffe

Die meisten Arznei- und Hilfsstoffe liegen im festen Zustand vor. Kenntnisse über Festkörpereigenschaften sind deshalb in der Arzneiformung unentbehrlich. Feste pharmazeutische Rohsubstanzen und Zubereitungen können in unterschiedlichen kristallinen Zuständen, im amorphen oder teilkristallinen Zustand vorliegen und durch ihren Zustand die Biopharmazie der verarbeiteten Wirkstoffe beeinflussen.

2.1.1
Kristallinität

Viele feste Materialien weisen eine kristalline Struktur auf, d.h. ihre Moleküle oder deren atomare Bausteine befinden sich an definierten Punkten eines dreidimensionalen Kristallgitters. Der Aufbau eines Kristallgitters aus organischen Molekülen ist aufgrund der sehr viel komplexeren Struktur seiner Bausteine erheblich komplizierter als der anorganischer Materialien. Der Zusammenhalt eines solchen Molekülkristalls beruht einerseits auf den kovalenten Bindungen innerhalb der einzelnen Moleküle, andererseits auf unterschiedlichen zwischenmolekularen Wechselwirkungen. Die Form der auftretenden Kristalle eines gegebenen Materials hängt dabei nicht nur von der inneren Struktur des Kristallgitters ab, sondern auch davon, welche Flächen bei der Kristallisation bevorzugt ausgebildet werden. So können aus unterschiedlichen Lösungsmitteln gewonnene Kristalle bei identischer innerer Struktur völlig unterschiedliche Gestalt annehmen. Für die Arzneiformung ist die Gestalt von Kristallen vor allem im Hinblick auf ihre Verarbeitungseigenschaften wie z.B. das Fließ- und Verdichtungsverhalten von Bedeutung.

2.1.1.1
Polymorphie

Viele Substanzen bilden nicht nur eine einzige Kristallstruktur, sondern treten in mehreren *Modifikationen* auf. Diese Eigenschaft wird als *Polymorphie* bezeichnet. Man geht davon aus, dass die Mehrzahl der pharmazeutischen Wirkstoffe in der Lage ist, polymorphe Formen auszubilden (Tab. 2.1). Die verschiedenen Kristallmodifikationen kommen durch unterschiedliche Lage der Moleküle im Kristallgitter zustande, so dass auch die herrschenden Bindungskräfte und die entsprechende Gitterenergie unterschiedlich sind. Daraus ergeben sich Konsequenzen für die physikalisch-chemischen Eigenschaften der Substanzen: Kristallmodifikationen unterscheiden sich z.B. in ihrer Dichte, dem Schmelzpunkt, der Schmelz- und Lösungswärme, ihrer Löslichkeit sowie ihrem mechanischen Verhalten. Unter gegebenen äußeren Bedingungen ist immer nur eine Kristallmodifikation stabil, und zwar diejenige mit der niedrigsten freien Enthalpie bzw. dem jeweils niedrigsten Dampfdruck. Unstabile Modifikationen werden sich nach Möglichkeit in die stabile Modifikation umwandeln. Die Umwandlung zwischen unterschiedlichen polymorphen Kristallzuständen ist aufgrund der eingeschränkten Beweglichkeit der Moleküle im Kristallgitter oft kinetisch gehemmt und erfordert eine hohe Aktivierungsenergie, so dass thermodynamisch unstabile Formen durchaus über pharmazeutisch relevante Zeiträume *metastabil* erhalten bleiben können.

Sind bei unterschiedlichen äußeren Bedingungen (z.B. in unterschiedlichen Temperaturbereichen) jeweils unterschiedliche Modifikationen stabil, so ist die Umwandlung reversibel, wenn sich die Umweltbedingungen ändern (*Enantiotropie*). Abb. 2.1a zeigt den

2

Acetylsalicylsäure
Ampicillin
Barbiturate
Cefazolin
Chininhydrochlorid
Chloramphenicolpalmitat
Cimetidin
Clotrimazol
Coffein, Theophyllin
Cortisonacetat, Hydrocortison
Cyclophosphamid
Digitoxin, Digoxin
Erythromycin
Estradiol, Progesteron, Testosteron
Glibenclamid
Griseofulvin
Indometacin
Meprobamat
Morphin
Nifedipin, Nitrendipin
Nystatin
Paracetamol
Spironolacton
Sulfanilamid, Sulfathiazol
Tetracyclin, Oxytetracyclin

Tab. 2.1: Beispiele für Arzneistoffe mit polymorphem Verhalten

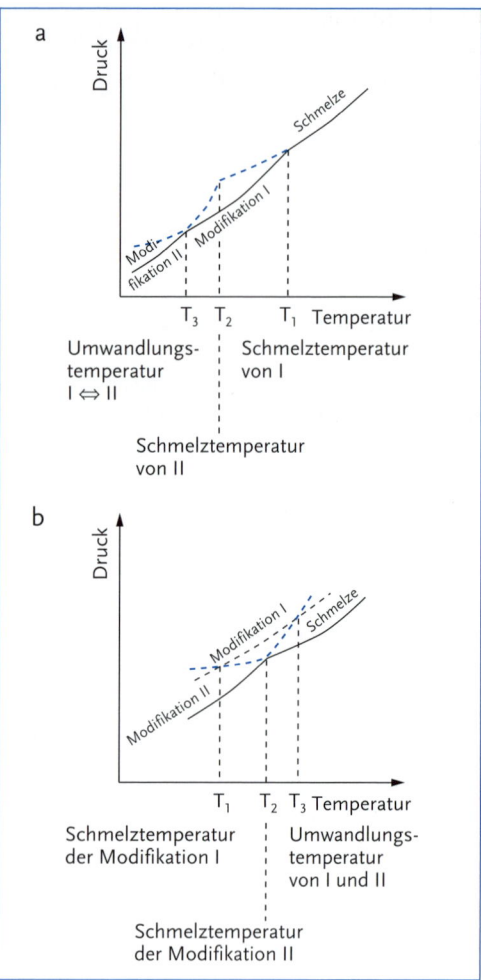

Abb. 2.1: Modifikationen. Schematischer Verlauf der Dampfdruckkurve; **a** bei einem Paar enantiotroper Modifikationen, **b** bei einem Paar monotroper Modifikationen

schematischen Verlauf der Dampfdruckkurven bei einem Paar enantiotroper Modifikationen. Bei niedrigen Temperaturen ist hier Modifikation II stabil. Diese wandelt sich bei der Temperatur T_3 reversibel in Modifikation I um. Beim weiteren Erwärmen bleibt Modifikation I bis zum Schmelzpunkt T_1 stabil. Es gibt aber auch polymorphe Substanzen, bei denen im betrachteten Temperaturbereich immer nur eine Modifikation stabil ist, so dass die Umwandlung in diese stabile Modifikation irreversibel erfolgt (*Monotropie*). Der schematische Verlauf der Dampfdruckkurven bei einem Paar

monotroper Modifikationen ist in Abb. 2.1b dargestellt. Die Modifikation I ist hier im gesamten Temperaturbereich instabil und nur durch Unterkühlung der Schmelze bis zur Temperatur T_1 zu erhalten. Sie geht mehr oder weniger schnell in die beständigere Modifikation II über. Eine Umwandlung in der entgegengesetzten Richtung ist hier nicht möglich, denn beim Erwärmen von II bildet sich bei der theoretischen Umwandlungstemperatur T_3 nicht die energiereichere Modifikation I, sondern es tritt bereits ein Schmelzen bei T_2 ein.

Unterschiedliche Modifikationen können

bei der Kristallisation aus verschiedenen Lösungsmitteln oder durch unterschiedliche thermische Behandlung entstehen, z. B. Kristallisation aus der Lösung oder Schmelze bei unterschiedlichen Temperaturen. Auch bestimmte Faktoren (v. a. Druck, Temperatur) bei Verarbeitungsprozessen (z. B. beim Vermahlen oder Tablettieren) führen zu Modifikationsumwandlungen. In fertigen Arzneiformen, die metastabile Kristallformen enthalten, kann auch während der Lagerung eine Umwandlung in die stabilere Modifikation stattfinden.

Die unterschiedlichen physikalischen Eigenschaften der Kristallmodifikationen können erhebliche Konsequenzen für ihr pharmazeutisches Verhalten haben. So können sich Unterschiede in Kristallform und mechanischen Eigenschaften z. B. auf das Tablettierverhalten auswirken. Der unterschiedliche Energieinhalt der verschiedenen Formen beeinflusst auch Löslichkeit und demzufolge Lösungsgeschwindigkeit (s. Kap. 2.6). Dies kann bei sehr schwer wasserlöslichen Wirkstoffen, für die die Auflösung der geschwindigkeitsbestimmende Schritt der Resorption ist, gravierende Folgen für ihr biopharmazeutisches Verhalten haben. Auch eine unterschiedliche Stabilität der verschiedenen Kristallformen gegenüber chemischen oder enzymatischen Veränderungen ist möglich. So wird z. B. Chloramphenicolpalmitat in Abhängigkeit von der Art der vorliegenden Modifikation unterschiedlich schnell durch Esterasen gespalten. Auch die Lichtempfindlichkeit von Substanzen kann modifikationsabhängig sein (z. B. bei Oxytetracyclinhydrochlorid).

2.1.1.2
Pseudopolymorphie

Bei der Kristallisation von Substanzen aus Lösungen kann es zum Einschluss von Lösungsmittelmolekülen in die Kristallstruktur kommen. Dadurch entstehen so genannte *Solvate*, die im Falle des Einschlusses von Wassermolekülen als *Hydrate* bezeichnet werden. Da Solvate und Hydrate normalerweise eine von der solvatfreien Substanz abweichende Kristallstruktur aufweisen, spricht man von *Pseudopolymorphie*. Technologisch ist bei diesen Formen

vor allem ein verändertes Lösungsverhalten sowie die Möglichkeit zur Abgabe oder Aufnahme von Lösungsmittelmolekülen während der Verarbeitung von Bedeutung.

2.1.1.3
Realkristalle

Unter üblichen Bedingungen gewonnene Kristalle weisen nur über räumlich sehr begrenzte Bereiche eine hochgeordnete Struktur auf. Störungen des Kristallaufbaus entstehen z. B. bereits durch die Anwesenheit geringster Anteile von Fremdbestandteilen. Jedoch können auch die „eigentlichen" Gitterbausteine eine von der normalen Struktur leicht abweichende Anordnung einnehmen und so zu *Kristalldefekten* führen. Defekte können entweder nur einzelne Punkte des Kristallgitters betreffen (z. B. Leerstellen, Fremdbausteine auf Zwischengitterplätzen), als Stufen- und Schraubenversetzungen zu Störungen entlang so genannter Versetzungslinien führen (Liniendefekte) oder im Bereich von Korngrenzen flächenförmig ausgedehnt sein (Flächendefekte). An Korngrenzen treffen die Kristallgitter verschiedener Kristallindividuen in einem gewissen Winkel aufeinander, z. B. in Aggregaten miteinander verwachsener Kristalle, die in technischen Prozessen häufig anfallen (*Polykristallinität*). Aber selbst in Einkristallen sind gewöhnlich so genannte *Domänen* (typische Größe ~ 1 µm) vorhanden, deren Kristallgitter leicht gegeneinander verwinkelt sind. Weitere Unregelmäßigkeiten im kristallinen Materialaufbau können z. B. durch das Vorliegen von Mischungen verschiedener kristalliner Bestandteile oder durch makroskopische Defekte wie Mikrorisse oder Poren entstehen.

2.1.2
Amorphe Feststoffe

Besonders im Bereich der Polymere (z. B. Milchsäure-Glykolsäure-Copolymere) finden sich Substanzen, die aufgrund ihrer Molekülstruktur nicht in der Lage sind, ein hochgeordnetes Kristallgitter aufzubauen. Sie erstarren beim Abkühlen ihrer Schmelze amorph, das heißt in einem Zustand ohne Fernordnung, der auch als „erstarrte Flüssigkeit" aufgefasst werden kann. Anstelle eines definierten Schmelzpunktes wird für solche Substanzen ein „Erweichungsbereich" beobachtet, der durch die sog. *Glasübergangstemperatur* gekennzeichnet ist. Auch für eine Reihe niedermolekularer, normalerweise kristallin vorliegender Substanzen kann ein amorpher Zustand beobachtet werden. So neigen z. B. viele Zucker, aber auch manche Wirkstoffe, beim raschen Abkühlen ihrer Schmelze oder beim schnellen Trocknen dazu, glasartig zu erstarren. Ebenfalls kann starke mechanische Beanspruchung, wie sie z. B. beim Vermahlen auftritt, zu einer Amorphisierung führen. Da für solche Substanzen der amorphe Zustand nicht bzw. nur metastabil ist, kann es im Verlaufe der weiteren Verarbeitung oder der Lagerung zu Rekristallisationserscheinungen kommen. Weil sich z. B. mechanisches Verhalten, Hygroskopizität und Löslichkeit amorpher Substanzen z. T. erheblich von den Eigenschaften kristalliner Materialien unterscheiden (Tab. 2.2), kann dies zur Veränderung von wesentlichen Produkteigenschaften führen. Substanzen können auch gleichzeitig amorphe und kristalline Bereiche aufweisen. So enthalten auch „kristalline" Polymere wie z. B. Cellulose normalerweise noch einen beträchtlichen amorphen Anteil, weil sich ihre Ketten nur in Teilbereichen zu kristallinen Strukturen zusammenfinden.

2.1.3
Charakterisierungsmethoden

Da es sich bei den unterschiedlichen Festkörperzuständen um Strukturen aus chemisch völlig identischen Molekülen handelt, sind sie mit üblichen chemischen Analysenverfahren nicht zu identifizieren, zumal diese häufig ein Auflösen der Substanz voraussetzen. Daher werden physikalische Untersuchungsverfahren eingesetzt, die in der Lage sind, direkt oder indirekt Aussagen zum molekularen Aufbau der Festsubstanz zu machen. Häufig genutzte Verfahren sind die Röntgendiffraktometrie sowie thermoanalytische und spektroskopische Methoden. Auf die Anwesenheit von Lösungsmittelmolekülen im Kristallgitter kann auch mit chemischen Verfahren geprüft werden.

2.1.3.1
Röntgendiffraktometrie

Die Wellenlänge von Röntgenstrahlung liegt im Größenbereich des Abstandes von Atomen im Kristallgitter. Daher kommt es beim Auftreffen von Röntgenstrahlen auf einen Kristall zu charakteristischen Beugungserscheinungen, die sich für Strukturuntersuchungen nutzen lassen. Jede kristalline Substanz besitzt ein durch ihre Kristallstruktur bestimmtes, charakteristisches Röntgenbeugungsmuster (vergleichbar einem „IR-Fingerprint"). Im Rahmen der Entwicklung von Arzneiformen werden vor allem pulverdiffraktometrische Methoden verwendet, mit deren Hilfe gepulverte Ausgangsmaterialien, aber auch Formulierungen charakterisiert werden können. Auf diese Weise ist sowohl die Unterscheidung zwischen kristallinem und amorphem Material (welches kein scharfes Beugungsmuster ausbildet), als auch zwischen unterschiedlichen polymorphen und pseudopolymorphen Formen möglich, selbst innerhalb von Arzneiformen wie z. B. Tabletten

Kristalliner Festkörper	Amorpher Festkörper
Über große Abstände hochgeordnete, dreidimensionale innere Struktur (Fernordnung)	Ungeordnete innere Struktur bzw. nur Nahordnungsbereiche
Definierter Schmelzpunkt	Erweichungsbereich (Glasübergang)
Optisch anisotrop (Ausnahme: kubische Kristallstruktur), Doppelbrechung	Optisch isotrop
Mechanisch anisotrop	Mechanisch isotrop
Geringere (scheinbare) Löslichkeit	Höhere (scheinbare) Löslichkeit

Tab. 2.2: Unterschiedliche Eigenschaften von kristallinem und amorph-festem Zustand

(Abb. 2.2). Bei entsprechender Durchführung lassen sich auch quantitative Informationen gewinnen, z. B. zum Anteil an kristallisierter Substanz in einer ansonsten amorphen Probe oder zum Mengenverhältnis unterschiedlicher Modifikationen.

2.1.3.2
Thermische Analyse

Eine im Rahmen der Charakterisierung von organischen Festsubstanzen sehr häufig eingesetzte Methode ist die *Differentialthermoanalyse* (Differential Scanning Calorimetry (DSC), Abb. 2.2). Hierbei wird die Aufnahme oder Abgabe von Wärmeenergie durch die Probe während eines Temperaturprogrammes registriert. Auf diese Weise können alle mit einer Wärmetönung verbundenen Vorgänge wie Schmelzen, Kristallisation, Glasübergang, Abgabe von Hydratwasser oder chemische Zersetzung charakterisiert werden. So ist z. B. eine Unterscheidung zwischen amorphem (Glasübergang) und kristallinem Material (scharfer Schmelzpunkt) oder über die Bestimmung von Schmelztemperaturen und Schmelzwärmen eine Identifizierung von polymorphen Formen möglich. Thermisch induzierte Vorgänge, die mit einem Masseverlust oder -gewinn verbunden sind, können mit Hilfe der *Thermogravimetrie (s. Ph. Eur. 2.3.34)* identifiziert werden. Im Polarisationsmikroskop lassen sich amorphe und kristalline Substanzen (außer beim Vorliegen kubischer Kristallstrukturen) bereits bei Raumtemperatur aufgrund ihrer optischen Ei-

genschaften unterscheiden: amorphe Substanzen sind optisch isotrop, die meisten Kristalle optisch anisotrop. Die mikroskopische Betrachtung während eines Temperaturprogrammes (*Thermomikroskopie*) gibt zusätzliche Hinweise auf polymorphe Umwandlungen oder das Vorliegen von Solvaten.

> ### Ph. Eur. 2.3.34 Thermogravimetrie
>
> Die Thermogravimetrie ist eine Methode, bei der die Masse einer Substanz während des Durchlaufens eines definierten Temperaturprogramms gemessen wird. Dabei ist es möglich, die Masse als Funktion der Temperatur oder – unter isothermen Bedingungen – als Funktion der Zeit zu registrieren.
> Zur Kalibrierung der Wägefunktion kann die Wasserabgabe von Calciumoxalat-Monohydrat CRS herangezogen werden. Ein geeigneter Fixpunkt zur Überprüfung der Temperaturanzeige ist die Curie-Temperatur von Nickel. Die Änderung der magnetischen Eigenschaft von Nickel am Curie-Punkt bewirkt bei 385 °C eine scheinbare Gewichtsänderung, wenn in der Nähe der Probe ein Magnet angebracht wurde.

2.1.3.3
Spektroskopische Methoden

Obwohl die *Infrarotspektroskopie* auf Wechselwirkungen der Strahlung mit Bindungen innerhalb einzelner Moleküle beruht, äußern sich in den Spektren, vor allem im Fingerprint-

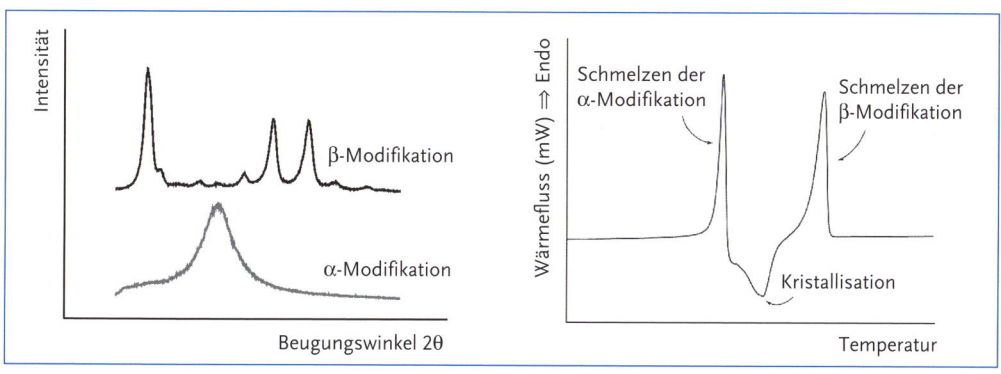

Abb. 2.2: Links: Röntgendiffraktogramme einer polymorphen Substanz, **rechts:** DSC-Kurve derselben Substanz

Bereich, auch Unterschiede in der Kristallstruktur. Für Polymorphieuntersuchungen werden vorrangig FTIR-Spektren aufgenommen, aus denen auch quantitative Aussagen über die Anteile der interessierenden Form gewonnen werden können. Informationen über die Umgebung einzelner Atome oder Gruppen in unterschiedlichen Festkörperzuständen lassen sich auch mit Hilfe der Festkörper-NMR-Spektroskopie gewinnen. Diese Technik wird allerdings aufgrund des hohen Aufwandes nicht für Routineuntersuchungen eingesetzt.

2.1.4
Kristallisation

Die Kristallisation von Substanzen ist in der Pharmazie nicht nur bei der Gewinnung von Wirkstoffen, sondern auch bei deren Verarbeitung von Bedeutung. Als Beispiele seien Vorgänge bei der Gefrier- und Sprühtrocknung, der Erstarrung von Zäpfchengrundlagen, der Zuckerdragierung oder der Granulierung genannt. Der Kristallisationsvorgang aus einer Schmelze oder einer Lösung der Substanz setzt sich aus zwei Elementarprozessen zusammen: der *Keimbildung* und dem *Kristallwachstum*. Als Voraussetzung für die Kristallbildung muss entweder eine Schmelze der Substanz unter den Schmelzpunkt abgekühlt oder eine Lösung der Substanz bis über die Sättigungskonzentration konzentriert werden. Nach Unterschreiten des Schmelzpunktes bzw. Überschreiten der Sättigungskonzentration wird die Kristallisation jedoch nicht sofort einsetzen. Die Bildung eines Kristallkeims ist zunächst ein energieaufwändiger Prozess, bei dem sich eine ausreichende Anzahl Moleküle aus der Schmelze oder Lösung in der richtigen Orientierung zusammenlagern müssen (Abb. 2.3). Die Keimbildungswahrscheinlichkeit nimmt mit zunehmender Unterkühlung bzw. Übersättigung des Systems zu; ab einer kritischen Unterkühlung bzw. Übersättigung bilden sich spontan viele Kristallkeime. Innerhalb des metastabilen Bereichs zwischen der Schmelztemperatur bzw. Sättigungsgrenze und dem Gebiet der spontanen Keimbildung wird zwar normalerweise keine spontane Keimbildung beobachtet, ein Kristallwachstum ist jedoch möglich, wenn

z. B. einer Schmelze *Impfkristalle* des gewünschten Materials zugesetzt werden. Auf diese Weise ist auch die gezielte Kristallisation einer bestimmten polymorphen Form möglich. Bei Schmelzen nimmt mit zunehmender Unterkühlung auch die Viskosität zu. Dadurch wird die spontane Zusammenlagerung der Moleküle zu Kristallkeimen behindert, so dass die Keimbildungsgeschwindigkeit wieder sinken und die Keimbildung zum Stillstand kommen kann. Die hohe Viskosität ist auch der Grund dafür, dass eine Keimbildung in amorphen Festkörpern (z. B. Fensterglas) oft nur sehr schwer oder gar nicht möglich ist.

Der Prozess des sich an die Keimbildung anschließenden Kristallwachstums bestimmt ganz wesentlich die äußere Form der entstehenden Kristalle. Die Kristallflächen, an die sich die Moleküle aus der Flüssigkeit bevorzugt anlagern, an denen das Wachstum also am schnellsten erfolgt, sind im fertigen Kristall relativ klein oder können sogar ganz verschwinden. Kristallebenen, an die sich Moleküle nur langsam anlagern, wachsen hingegen zu großen Flächen heran. Durch die Anwesenheit von Fremdbausteinen (z. B. „fremde" Ionen oder Tenside) kann die Anlagerung an bestimmte Flächen gehemmt und dadurch die Form der entstehenden Kristalle beeinflusst werden.

2.1.5
Mischungen im festen Zustand

Eutektisches Verhalten. Die meisten kristallinen Materialien mischen sich im festen Zustand nicht, selbst wenn sie im flüssigen Zustand unbegrenzt miteinander mischbar sind. Mischungen solcher Substanzen weisen oft ein eutektisches Verhalten auf (Abb. 2.4), welches sich makroskopisch vor allem durch eine Verringerung der Schmelztemperatur gegenüber derjenigen der beteiligten Komponenten bemerkbar macht. Der niedrigste Schmelzpunkt findet sich bei einer Zusammensetzung des Systems, die als *eutektische Mischung* oder *Eutektikum* bezeichnet wird und im festen Zustand aus einer Mischung sehr feiner Kristalle der beiden Komponenten besteht. Die Bildung sehr feiner Kristalle beim Erstarren einer eu-

Bei der Entstehung eines Kristallkeims werden zwischen den neu zusammengelagerten Molekülen erhöhte Bindungskräfte wirksam, was zu einem negativen Beitrag zur freien Enthalpie des Systems („Kristallisationswärme"), also einer Begünstigung des Vorgangs führt. Die Keimbildung ist jedoch auch mit einem positiven Enthalpiebeitrag verknüpft, weil zwischen der Mutterphase und den zusammengelagerten Molekülen eine neue, energiehaltige Grenzfläche entsteht. Im Anfangsstadium der Keimbildung überwiegt dieser Grenzflächenbeitrag den Volumenbeitrag durch die Zusammenlagerung der Moleküle, so dass die Keimbildung nicht begünstigt ist und die Kristallembryos dazu neigen, sich wieder aufzulösen. Erst nach Überschreiten eines kritischen Keimradius beginnt der Gesamtbetrag der freien Enthalpie wieder zu sinken, der Keim ist stabil und kann wachsen. Die Anzahl der zur Bildung eines stabilen Keims notwendigen Moleküle nimmt mit zunehmender Unterkühlung bzw. Übersättigung des flüssigen Systems ab, so dass die Keimbildung immer wahrscheinlicher wird.

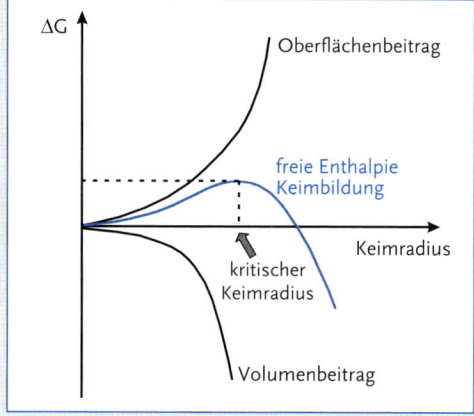

Abb. 2.3: Vorgänge bei der Kristallkeimbildung

tektischen Mischung aus einer leicht wasserlöslichen Substanz mit einem schwer löslichen Wirkstoff kann dem Produkt vorteilhafte Lösungseigenschaften verleihen (s. Abschnitt 2.6). Im Fertigarzneimittel Emla®-Creme ermöglicht der Einsatz einer bei Raumtemperatur flüssigen eutektischen Mischung zweier sonst fester Lokalanästhetika die Verarbeitung im flüssigen Zustand. Auf der anderen Seite kann eine Verflüssigung bei der Verarbeitung (z.B. Granulierung, Tablettierung) von Mischungen pulverförmiger Komponenten mit eutektischem Verhalten zu Komplikationen im Verarbeitungsprozess führen. Eutektisches Verhalten von Wirkstoffen mit Suppositoriengrundlagen kann über die Senkung des Schmelzpunktes der Grundlage nichtakzeptable Produkteigenschaften zur Folge haben, die durch den Einsatz entsprechend höherschmelzender Grundlagen wieder ausgeglichen werden müssen. Eine wichtige Rolle spielt das eutektische Verhalten auch bei der Gefriertrocknung, wobei die Systeme oft sehr komplex sind.

Feste kristalline Lösungen. In diesen kristallisieren die beiden Komponenten gemeinsam in Mischkristallen aus. Meist ist die Mischbarkeit auf die Randbereiche des Zustandsdiagrammes beschränkt, gelegentlich kann auch im kristallinen Zustand eine vollständige Mischbarkeit beobachtet werden (Abb. 2.5). Dabei werden im Kristallgitter entweder Moleküle der einen Komponente durch Moleküle der anderen ersetzt, oder kleine Moleküle setzen sich zwischen die Gitterbausteine des „Lösungsmittels". Das letztere Verhalten wird z.B. bei Lösungen in festen Makromolekülen beobachtet (z.B. Hydrocortisonacetat in Polyethylenglykol 6000).

Mischungen mit amorphen Komponenten. Eine Substanz kann in einem amorphen Feststoff in ähnlicher Weise wie in einer Flüssigkeit vollständig gelöst oder auch in kristalliner Form suspendiert vorliegen. Amorphe Matrices können z.B. durch Citronensäure, Harnstoff, Zucker, Polyvinylpyrrolidon oder Polyethylenglykol gebildet werden. Auch die Präzipitation eines amorphen Wirkstoffes in einer kristallinen Matrix ist möglich.

2.1.6
Mechanisches Verhalten von Feststoffen

Die mechanischen Eigenschaften von Festkörpern unter Belastung spielen in der Pharmazeutischen Technologie vor allem im Hinblick auf Zerkleinerungs- und Verformungsprozesse (Tablettierung) eine Rolle. Das allgemeine mechanische Verhalten eines Festkörpers kann in Abhängigkeit von der herrschenden Belastung in mehrere charakteristische Bereiche (ideal- und überproportional elastisches Verhalten,

Bei eutektischem Verhalten von Feststoffen liegt der Klarschmelzpunkt der Mischungen unterhalb dem der Einzelkomponenten. Im flüssigen Zustand können sich die Substanzen im Bereich oberhalb der beiden gebogenen Liquidus-Linien im Zustandsdiagramm unbegrenzt mischen. Beim Unterschreiten einer der beiden Linien (z. B. für die Mischung mit der Zusammensetzung X_0 im Beispieldiagramm a) bei der Temperatur T_0) kommt es im Gleichgewichtszustand zur Abscheidung von kristallinem Material einer der beiden Reinkomponenten (im Beispiel die Komponente B), so dass eine Mischung aus fester Reinkomponente und flüssiger Mischung der beiden Komponenten resultiert. Die Zusammensetzung der flüssigen Mischung entspricht dabei der auf der Liquidus-Linie bei der entsprechenden Temperatur. Bei weiterer Abkühlung der Mischung kristallisiert immer mehr die Reinkomponente aus, so dass die flüssige Mischung an dieser Komponente verarmt und sich in ihrer Zusammensetzung der *eutektischen Zusammensetzung* annähert (über X_1 und X_2 nach X_3). Beim Unterschreiten der *eutektischen Temperatur* erstarrt schließlich das gesamte System, wobei die beiden Reinkomponenten getrennt voneinander auskristallisieren.

Nur bei einer Zusammensetzung des Systems, die der der *eutektischen Mischung* (auch als *Eutektikum* bezeichnet) entspricht, kann es beim Abkühlen sofort zu einer vollständigen Erstarrung des Systems kommen. Die eutektische Mischung weist den niedrigstmöglichen Schmelzpunkt des Zweikomponentensystems auf. Von dieser Zusammensetzung abweichende Mischungen schmelzen über einen mehr oder weniger weiten Bereich.

In realen Systemen findet sich normalerweise auch in Systemen mit eutektischem Verhalten eine gewisse gegenseitige Löslichkeit der beiden Komponenten im festen Zustand. Diese äußert sich im Zustandsdiagramm in Bereichen einer „Randlöslichkeit" (Abb. b)). Es kristallisieren daher nicht die Reinkomponenten, sondern die jeweiligen festen Lösungen. Bei manchen Mischungen ist die Position der „eutektischen" Mischung ganz auf die Seite einer der beiden Komponenten verschoben. In diesem Fall spricht man von einem *Monotektikum*.

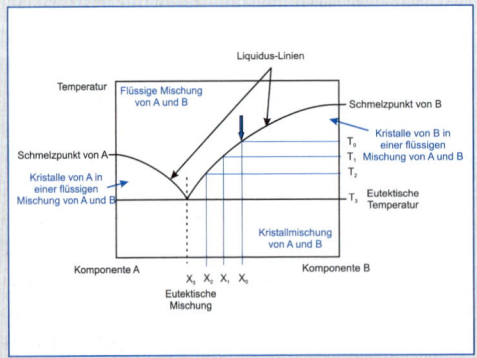

a) Zustandsdiagramm einer Mischung mit rein eutektischem Verhalten

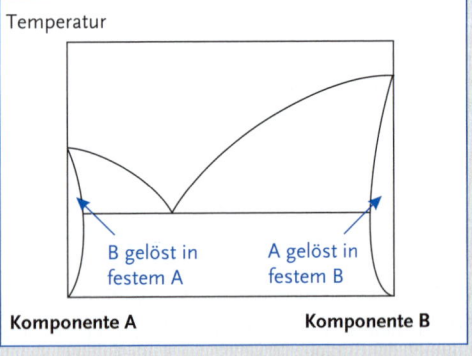

b) Eutektisches Verhalten mit Randlöslichkeit

Abb. 2.4: Eutektisches Verhalten

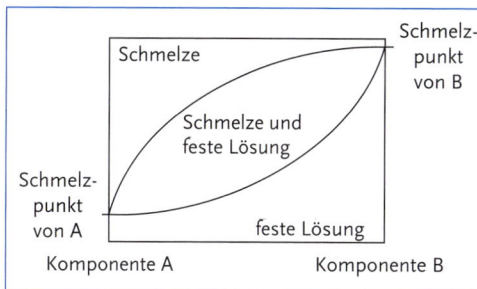

Abb. 2.5: Zustandsdiagramm einer kontinuierlichen kristallinen festen Lösung

plastisches Fließen, Bruch) eingeteilt werden (Abb. 2.6). Im Gegensatz zu kristallinen Festkörpern sind fest-amorphe Substanzen bei der Verformung mechanisch isotrop, d.h. ihre mechanischen Eigenschaften sind richtungsunabhängig. Kristalline Substanzen hingegen können hier eine ausgeprägte Anisotropie aufweisen. Ihre plastische Verformung verläuft entlang von bevorzugten *Gleitebenen*, entlang derer sich die Kristallbausteine relativ leicht gegeneinander verschieben lassen. *Fehlstellen* im Kristallgitter spielen eine große Rolle beim mechanischen Verhalten kristalliner Stoffe. Im Zusammenhang mit der plastischen Verformung sind z.B. *Stufenversetzungen* von Bedeutung. Sie können relativ leicht durch den Kristall „wandern" und so zu einer guten Verformbarkeit beitragen. Verschiedenste Arten von Kristalldefekten, auch auf makroskopi-

Tab. 2.3: Ritzhärte nach Mohs

Substanz	Härte
Talk	1
Gips	2
Kalkspat	3
Flussspat	4
Apatit	5
Kalifeldspat	6
Quarz	7
Topas	8
Korund	9
Diamant	10

scher Ebene (Sprünge, Anrisse), sind bevorzugt Angriffspunkte für den Bruch von Kristallen, da der Bruch an solchen Stellen weit weniger energieaufwändig ist als bei der Zerstörung des intakten Kristallgitters.

Die *Härte* von Feststoffen ist vor allem für die Auswahl von Mahlwerkzeugen von Bedeutung. Sie äußert sich im Widerstand des Materials gegen das Eindringen eines Fremdkörpers und kann auf unterschiedliche Weise gemessen werden. Eine sehr einfache Einteilungsmöglichkeit bietet die *Härteskala nach Mohs* (Tab. 2.3), bei der die Stoffe nach Ritzbarkeit durch das nächsthärtere Material geordnet sind. Wirkstoffkristalle weisen i.d.R. eine geringe Härte auf. Mahlkörper sollten immer so ausgewählt werden, dass sie eine größere Härte besitzen als das zu vermahlende Material, um Abrieb der Mahlkörper zu vermeiden.

2.2
Teilchengröße

Die Teilchengröße steht in engem Zusammenhang mit pharmazeutisch bedeutsamen physikalisch-chemischen Stoffeigenschaften, z.B. Lösungsgeschwindigkeit, Adsorptionsvermögen, Haftvermögen und Fließeigenschaften. Vor allem für schwer lösliche Arzneistoffe ist eine geringe Partikelgröße die Voraussetzung für eine ausreichende Lösungsgeschwindigkeit und damit für die Arzneistoffresorption.

Das in der pharmazeutischen Technologie relevante Korngrößenspektrum reicht vom Nanometerbereich bis hin zu Teilchen von einigen Millimetern Größe. Diese Breite bedingt, dass es kein für den gesamten Bereich anwendbares Messverfahren gibt (Tab. 2.4). Bei der Auswahl der Methode müssen v.a. Korngrößenbereich und Eigenschaften (Pulver, Suspensionen, Emulsionen, etc.) der Probe berücksichtigt werden. Die Forderungen an Genauigkeit und Schnelligkeit der Methode sind entscheidend für die pharmazeutische Industrie, um durch eine Inprozesskontrolle die Qualität der Produktion halten zu können. Bei der Angabe der Korngrößen einer Probe ist immer die verwendete Methode mit anzugeben, da sich die Größenangaben je nach Messmethode unterscheiden können (s. Kap. 2.2.1).

Das mechanische Verhalten von Festkörpern unter Zugspannung lässt sich mit Hilfe eines Spannungs-Dehnungs-Diagramms beschreiben:

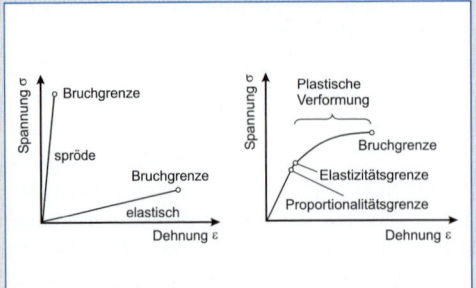

Bei relativ geringer mechanischer Beanspruchung verhält sich ein Festkörper ideal-elastisch, d.h. es zeigt sich eine lineare Abhängigkeit der Verformung von der angelegten Spannung, die durch das Hooke'sche Gesetz beschrieben wird:

$$\frac{F}{A} = E \cdot \frac{\Delta l}{l_0} \quad \text{mit} \quad \frac{F}{A} = \sigma \quad \text{und} \quad \frac{\Delta l}{l_0} = \varepsilon$$

σ　Spannung: Zugkraft F pro Fläche A
ε　relative Änderung der Länge (Δl) in Bezug auf die Ausgangslänge l_0
E　Elastizitätsmodul

Je leichter dehnbar das Material ist, desto kleiner ist sein Elastizitätsmodul. Im ideal-elastischen Verformungsbereich nimmt das Material bei Wegnahme der Zugspannung seine ursprüngliche Länge wieder an. Dies gilt auch noch im überproportional-elastischen Bereich, der sich an den Hooke'schen Bereich an-

schließt, in dem jedoch keine lineare Proportionalität zwischen Spannung und Längenänderung mehr zu beobachten ist. Wird eine noch höhere Belastung auf das Material ausgeübt, beginnt es, sich plastisch zu verformen, es fließt. Bei Wegnahme der Zugspannung in diesem Bereich erfolgt eine Rückverformung nur noch entsprechend der zuvor durchgeführten elastischen Verformung, der Fließvorgang ist hingegen irreversibel. Eine noch weitere Steigerung der Zugbelastung führt irgendwann zum Bruch des Materials.

Die hier allgemein beschriebenen Bereiche sind zwar prinzipiell in allen Materialien zu beobachten, sie können jedoch relativ zueinander sehr unterschiedlich stark ausgeprägt sein (z.B. bei spröden im Vergleich zu plastisch verformbaren Materialien). Zudem hängt das mechanische Verhalten häufig von der Temperatur („Kälteversprödung") und der Geschwindigkeit der Krafteinwirkung ab (schnelle Prozesse können zu einer Unterdrückung plastischer Verformung führen).

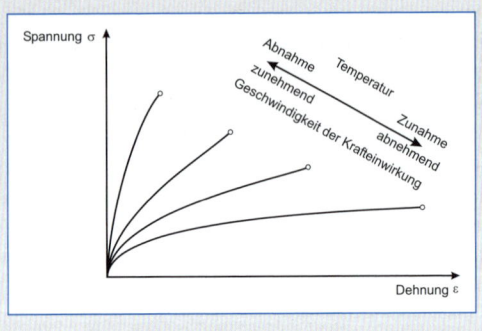

Abb. 2.6: Spannungs-Dehnungs-Diagramm

2.2.1
Korngrößen und Korngrößenverteilung

Ansammlungen von Teilchen wie z.B. Pulver sind in der Regel heterogen; es liegen verschiedene Partikelgrößen in einem mehr oder weniger breiten Partikelgrößenspektrum vor. Nur bei genau sphärischer Gestalt der Partikel wird die Größe eines Partikels durch eine Durchmesserangabe exakt beschrieben. Die in der

pharmazeutischen Technologie gebräuchlichen Partikel weisen i.d.R. eine mehr oder weniger stark anisometrische, von der Kugelgestalt abweichende Form auf. Zur Größenangabe werden je nach Messmethode verschiedene statistische Durchmesser und Äquivalentdurchmesser definiert, die unterschiedliche Werte ergeben.

Tab. 2.4: Übersicht über die Partikelgrößenmessverfahren

Verfahren	Ungefährer Messbereich	Anwendungsbeispiel
Siebanalyse	5 µm bis 125 mm	Pulver, Granulate
Mikroskopie		
Lichtmikroskopie	0,5 bis 250 µm	Pulver, Suspensionen, Emulsionen
Elektronenmikroskopie	1 nm bis 10 µm	Kolloidale Suspensionen und Emulsionen
Streulichtverfahren		
Laserbeugung	1 bis 2000 µm	Pulver, Suspensionen,
mit Polarisationsausstattung	40 nm bis 2000 µm	Emulsionen, Aerosole
Photonenkorrelationsspektroskopie	5 nm bis 1 µm	Suspensionen, Emulsionen
Sedimentationsverfahren		
Pipettenanalyse	1 bis 100 µm	Suspensionen, Emulsionen
Sedimentationswaage	1 bis 100 µm	Suspensionen, Emulsionen
Sedimentation im Fliehkraftfeld	50 nm bis 5 µm	Suspensionen, Emulsionen
Impulsverfahren	0,4 bis 1200 µm	Suspensionen, Emulsionen
Sichtung		
Schwerkraftsichtung	5 µm bis einige mm	Pulver, Granulate
Fliehkraftsichtung	2 bis 80 µm	Pulver
Lichtblockadegerät	1 bis 2500 µm	Emulsionen, Suspensionen, Pulver

2

Statistischer Durchmesser und Äquivalentdurchmesser

Statistischer Durchmesser. Zwei statistische Durchmesserdefinitionen sind in der mikroskopischen Teilchengrößenanalyse üblich: der Durchmesser nach Martin und der Durchmesser nach Feret. Unter dem Durchmesser nach Martin (d_M) versteht man die Länge der Strecke, die – parallel zur Messrichtung – die Projektion des Teilchens in zwei gleiche Hälften teilt. Der Durchmesser nach Feret (d_{Fer}) ist definiert als Abstand zweier Tangenten an die Teilchenprojektionsfläche senkrecht zur Messrichtung. Aus Abbildung 2.7 ist ersichtlich, dass jeder der definierten Durchmesser demselben anisometrischen Teilchen unterschiedliche Werte als kennzeichnende Größe zuordnet. Durch das Ausmessen einer statistisch bedeutsamen Anzahl von Teilchen, die auf dem Objektträger zufällig ausgerichtet sind, erhält man die mittlere Feinheit des Partikelkollektivs.

Äquivalentdurchmesser. Beispiele für gebräuchliche Äquivalentdurchmesser sind:
- *Stokes-Durchmesser* (Durchmesser einer Kugel mit den gleichen Sedimentationseigenschaften wie das betreffende Partikel),

- *Siebdurchmesser* (Durchmesser einer Kugel, die gerade noch durch das Sieb gleicher Maschenweite geht wie das entsprechende Partikel) und
- *Volumenäquivalentdurchmesser* (Durchmesser einer Kugel mit dem gleichen Volumen wie das entsprechende Partikel).

In der Mikroskopie kann aus der gemessenen Teilchenprojektionsfläche der Äquivalentdurchmesser des flächengleichen Kreises bestimmt werden.

Graphische Darstellung

Im Allgemeinen reicht ein mittlerer Wert der Feinheit zur Beschreibung eines Teilchenkollektivs nicht aus. Wichtig ist die Häufigkeit bestimmter Partikelgrößen in der Probe und die Breite der Verteilung. Tabellen bilden die einfachste Art der Darstellung von Korngrößenverteilungen, sind jedoch meist wenig anschaulich. Aus diesem Grund werden die Messwerte graphisch dargestellt, indem auf der Abszisse die unabhängige Variable (Korngröße, Feinheitswert) und auf der Ordinate die abhängige Variable (z.B. Masse oder Anzahl der Teilchen) aufgetragen wird.

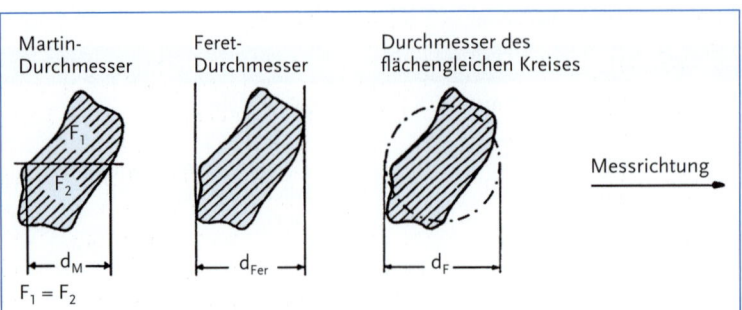

Abb. 2.7: Charakterisierung des Teilchendurchmessers in der Mikroskopie

Histogramm. Das Histogramm (Säulendiagramm) ist die einfachste graphische Darstellung. Das Probenkollektiv wird in einzelne Partikelgrößenklassen eingeteilt (bei der Siebanalyse ist die Breite der Klassen durch die Maschenweiten der verwendeten Siebe bestimmt). Auf der Abszisse werden die Korngrößenparameter der einzelnen Fraktionen, auf der Ordinate die zu jeder Kornklasse gehörende Teilchenanzahl, die Masse, die relative Häufigkeit oder die Verteilungsdichte (Abb. 2.8) aufgetragen.

Dichteverteilungskurve. Wird bei allen Klassen die relative Häufigkeit durch die Klassenbreite dividiert, so erhält man eine diskrete Dichteverteilung mit einer Gesamtfläche von 100 % bzw. 1. Durch Verteilungsmodellannahmen (z. B. Normalverteilung) erhält man eine Dichteverteilungskurve mit einem kontinuierlichen Verlauf (Abb. 2.8).

Summenverteilungskurve. Trägt man auf der Ordinate die Summe der Massen oder Teilchenanzahlen pro Kornklasse auf, so erhält man eine Summenverteilungskurve. Üblich ist die Darstellung der Durchgangs- und der Rückstandssumme (Abb. 2.9).

Masse- und Anzahlverteilung

Bei Partikelgrößenmessungen werden je nach Methode entweder die Massen- bzw. die Volumenanteile (sind hier als äquivalent anzusehen) oder die Anzahl der Partikel in den entsprechenden Korngrößenklassen bestimmt. Da große Partikel einen größeren Effekt in der Masse- und Volumenverteilung als in der Anzahlverteilung haben, findet man deutliche Unterschiede zwischen den beiden Verteilungen (Abb. 2.10). Bei den meisten in der pharmazeutischen Technologie gebräuchlichen Methoden wird eine Masseverteilung erhalten,

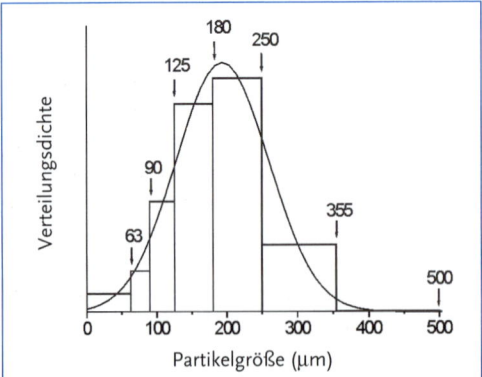

Abb. 2.8: Histogramm und Dichteverteilungskurve einer Siebanalyse (die Beschriftungen am Histogramm bezeichnen die Maschenweiten der verwendeten Siebe).

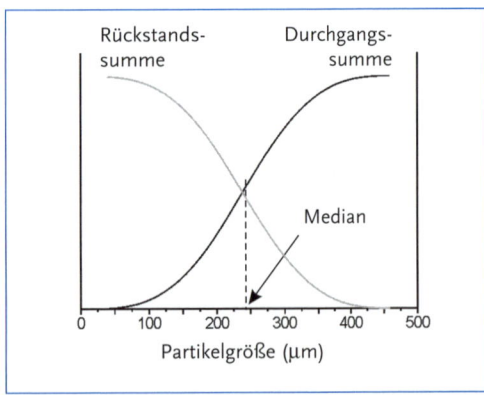

Abb. 2.9: Summenverteilungskurven

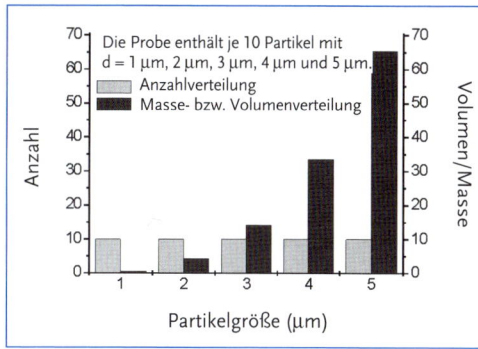

Abb. 2.10: Masse- und Anzahlverteilung

z. B. bei der Siebanalyse, der Sedimentationsanalyse und den Streulichtverfahren. Mikroskopie und Impulsverfahren sind dagegen Beispiele für Methoden, bei denen man eine Anzahlverteilung ermitteln kann. Unter bestimmten Annahmen (z. B. gleiche Form und Dichte aller Partikel) lassen sich die beiden Verteilungsarten rechnerisch ineinander überführen.

Lage- und Streuparameter

Der *Lageparameter* ist ein Maß für die mittlere Feinheit eines Haufwerks. In der Praxis sind unterschiedliche Lageparameter gebräuchlich: Der *Medianwert (D_{50})* (engl. median) ist die Partikelgröße bei 50 % Durchgang bzw. Rückstand in der Summenverteilung. Der Medianwert teilt die Dichteverteilungskurve in genau zwei gleiche Flächenteile. Der *Modalwert* (engl. mode) gibt die häufigste Partikelgröße in der Probe an; er entspricht dem Maximum der Dichteverteilung (Dichtemittel). Der *Mittelwert* (engl. mean) wird definiert als das *arithmetische Mittel* aller gemessenen Partikelgrößen. Nur bei einer Gauß'schen Normalverteilung besitzen alle drei Lageparameter den gleichen Wert.

Der *Streuparameter* ist ein Maß für die Breite einer Verteilung. Bei einer Gauß'schen Normalverteilung entspricht er der Standardabweichung.

Modellverteilungen

Die Bestimmung von Lage- und Streuparametern, der Umgang mit einer gemessenen Partikelgrößenverteilung sowie der Vergleich verschiedener Messungen oder Chargen wird erheblich einfacher, wenn man die gemessene Verteilung mittels einer mathematischen Funktion nachbilden kann, wobei aufgrund fehlender allgemein gültiger Gesetzmäßigkeiten meist nur Näherungen möglich sind. Bei vielen Korngrößenverteilungen pharmazeutischer Systeme ist eine Linearisierung durch die Darstellung der Summenverteilung in speziellen Auswertungsnetzen zumindest näherungsweise möglich. In der Praxis ist es günstig, die Ergebnisse einer Korngrößenanalyse in verschiedenen linearisierten Netzen graphisch darzustellen, um daraus mit Hilfe der „besten" Geraden Lage- und Streuparameter bestimmen zu können.

Die einfachste Modellverteilung ist die Normalverteilung. Weitere häufig verwendete Modellverteilungen sind die logarithmische Normalverteilung und die RRSB-Verteilung (Abb. 2.11). Alle genannten Modellverteilungen setzen eine monomodale Verteilung mit nur einem Maximum in der Dichteverteilungskurve voraus. Für die mathematische Beschreibung von bi- oder multimodalen Verteilungen (zwei bzw. mehrere Maxima) sind aufwendigere Auswertungsverfahren notwendig.

Normalverteilung. Partikel aus natürlichen Wachstumsprozessen, wie z. B. Stärkekörner, entsprechen häufig einer Normalverteilung. Das Maximum der Verteilung entspricht dem arithmetischen Mittelwert und dient als Lageparameter, der die Gesamtfläche unter der Kurve in zwei gleich große Flächen teilt (Modalwert = Mittelwert = Medianwert). Als Streuparameter dient die Standardabweichung. Durch das Auftragen in einem Wahrscheinlichkeitsnetz (s. Kap. 6.4) kann die Summenverteilung linearisiert werden.

Logarithmische Normalverteilung. Bei dieser Modellverteilung handelt es sich um eine unsymmetrische, monomodale Verteilung, deren Maximum zu kleineren Partikelgrößen ver

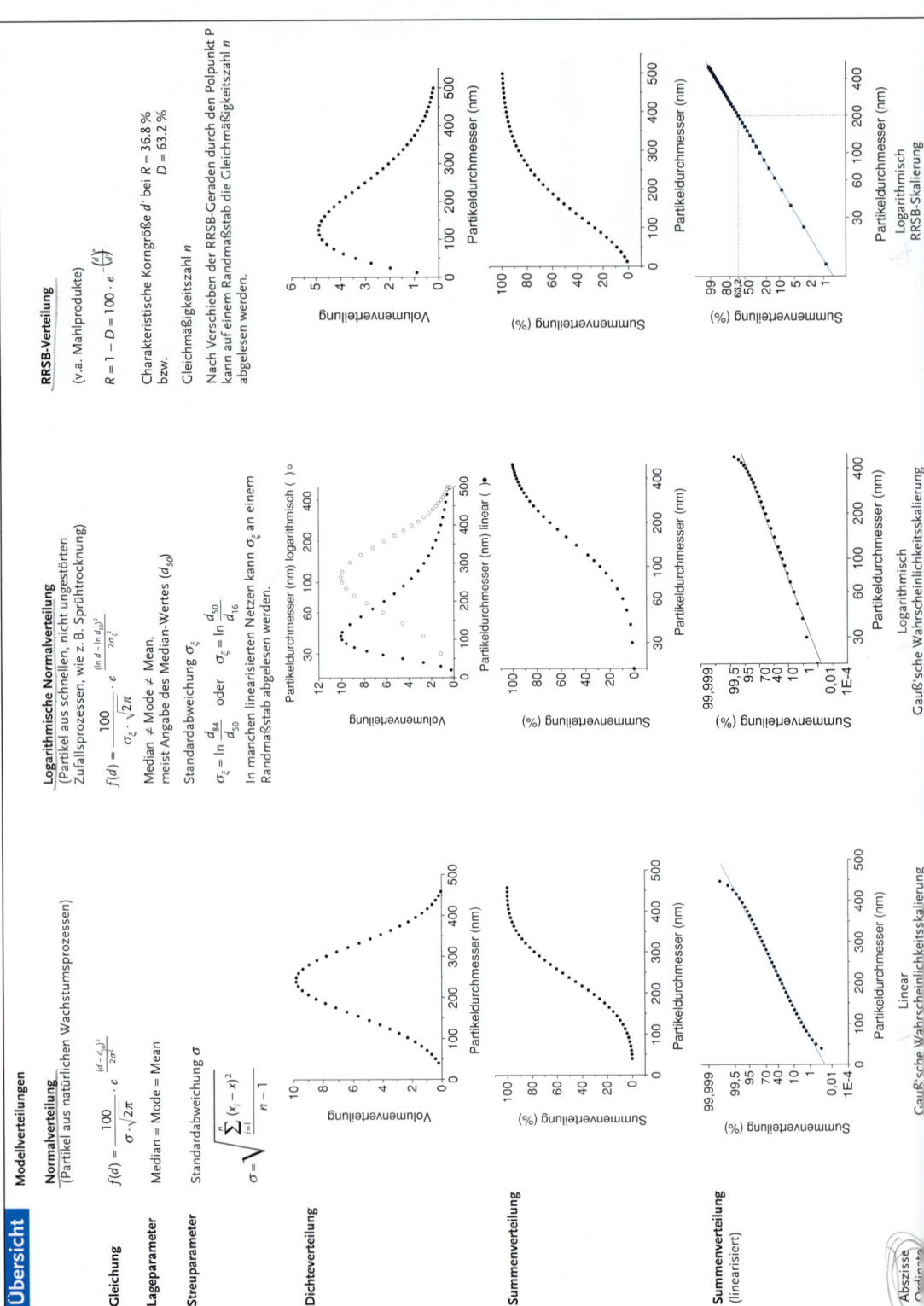

Abb. 2.11: Modellverteilungen

schoben ist. Durch Logarithmierung der Abszisse wird eine symmetrische Glockenkurve erhalten, die dann wie eine Normalverteilung ausgewertet werden kann. Die häufigste Korngröße (Modalwert) ist nicht gleich der zentralen Korngröße (Medianwert) und diese nicht gleich dem arithmetischen Mittelwert; eine mittlere Durchmesserangabe als Lageparameter muss also unbedingt spezifiziert werden. Durch das Auftragen in einem logarithmierten Wahrscheinlichkeitsnetz kann die Summenverteilung linearisiert und ein Streuparameter bestimmt werden. Partikel, die mit Hilfe schnell ablaufender, also nicht ungestörter Prozesse gewonnen werden, folgen oft dieser Modellverteilung. Beispiele für solche Herstellungsprozesse sind die Sprühtrocknung, Hochdruckhomogenisation und Pulverherstellung durch Fällung.

RRSB-Verteilung. Viele Materialien, v.a. solche, die mit Hilfe von Mahlprozessen gewonnen werden, können mit den o.g. Verteilungen nicht beschrieben werden. Für diese Stoffe wird oft eine gute Approximation durch Darstellung im doppelt logarithmischen Körnungsnetz nach Rosin, Rammler, Sperling und Bennet (RRSB-Verteilung) erzielt, bei dem die Abszisse logarithmisch und die Ordinate doppelt logarithmisch geteilt ist (Abb. 2.11). Diese Verteilung wird durch folgende empirische Näherungsgleichung beschrieben:

$$1 - D = R = 100 \cdot e^{-\left(\frac{d}{d'}\right)^n} \tag{2.1}$$

D = Durchgangssumme (%)
R = Rückstandssumme (%)
d = Korndurchmesser (µm)
d' = Korngrößenparameter (µm)
n = Gleichmäßigkeitszahl

Durch Darstellung in einem RRSB-Netz, in welchem der Rückstand oder Durchgang aufgetragen wird, erhält man eine Gerade, wenn die Probe einer RRSB-Verteilung folgt. Der Lageparameter entspricht der charakteristischen Korngröße d' bei einem Rückstand von 36,8 % bzw. einem Durchgang von 63,2 %:

Für $d = d'$ gilt: $R = 100 \cdot e^{-\left(\frac{d'}{d'}\right)^n}$

$$= 100 \cdot e^{-1} = \frac{100}{e} = 36,8\,\% \tag{2.2}$$

Die Breite der Verteilung (Streuparameter) wird durch die Steigung der Geraden beschrieben und kann auf einem Randmaßstab des RRSB-Netzes direkt abgelesen werden. Dazu wird die erhaltene Gerade so parallel verschoben, dass sie durch den Polpunkt P läuft. Der Schnittpunkt der Verlängerung der parallelverschobenen Geraden mit dem Randmaßstab liefert die Gleichmäßigkeitszahl n. Je kleiner n ist, desto breiter ist die Partikelgrößenverteilung in der Probe. Weiterhin kann man auf dem Randmaßstab meist die dimensionslose Oberflächenkennzahl O_k ($O_k = S_V \cdot d' / Formfaktor$) ablesen, mit der die volumenbezogene Oberfläche S_V errechnet werden kann (s. Kap. 2.3.1).

2.2.2
Probenahme

Vor Beginn jeder Teilchengrößenanalyse muss aus der meist großen Gutmenge eine repräsentative Stichprobe entnommen werden. Dabei ist ein Entmischen des Ausgangsmaterials zu vermeiden, da aus einer entmischten Probe entweder bevorzugt Fein- oder Grobgut entnommen wird. Durch eine sehr sorgfältige Probenahme kann dieser systematische Fehler gering gehalten werden. Bei sehr großen Gutmengen müssen mehrere Proben gezogen werden, wobei die Orte der Probenahme nach Stichprobenplänen ausgewählt werden sollen.

2.2.3
Messmethoden

2.2.3.1
Siebanalyse

Das Sieben ist ein Klassierverfahren für Haufwerke aus Teilchen unterschiedlicher Korngröße, die zu präparativen oder analytischen Zwecken in zwei oder mehrere Kornklassen getrennt werden sollen. Man benutzt dazu Metalloder Textilgewebe, u. U. auch Lochplatten, mit jeweils einheitlicher Maschen- bzw. Öffnungsweite. Diese werden von Hand oder mechanisch horizontal kreisend oder vertikal schwingend bewegt. Um die Bewegung des Siebgutes zu intensivieren, können Siebhilfen wie z. B. Gummikugeln oder Bürsten verwendet werden. Während bei der präparativen Siebung eine weitere Zerkleinerung im Rahmen des Siebprozesses zuweilen ein gewünschter Nebeneffekt ist, muss bei einer analytischen Siebung jede Teilchengrößenveränderung unbedingt vermieden werden.

Der Siebeffekt ist von der Größe und Form der Sieböffnungen, von deren Verhältnis zur Gesamtsiebfläche sowie von der Bewegungsart abhängig. Anwesenheit von Feuchtigkeit, ungünstige Kristallformen und elektrische Aufladung der Partikel reduzieren die Siebleistung und verfälschen das Ergebnis.

Die beiden mit einem einzelnen Sieb erhaltenen Fraktionen bezeichnet man als *Siebdurchgang* (Feinkorn) und *Siebrückstand* (Grobkorn). Diejenige Korngröße, die gerade noch das Sieb passiert, heißt *Grenzkorn*. Die Pharmakopöen führen Siebe mit definierten Maschenweiten an, deren Siebnummern auch herangezogen werden können, um den Zerkleinerungsgrad eines Pulvers zu beschreiben (Ph. Eur. 2.1.4 und Ph. Eur. 2.9.12).

Für eine Fraktionierung in mehr als zwei Kornklassen werden mehrere Siebe nach fallenden Maschenweiten untereinander angeordnet (Siebsatz, Siebturm). Dadurch kann eine Partikelgrößenverteilung von Haufwerken bestimmt werden.

Der Korngrößenbereich für die Anwendung der Analysensiebung reicht von ca. 5 μm bis 125 mm Sieböffnungsweite:

- Handsiebung und Siebturm: ca. 40 μm bis 125 mm,
- Luftstrahlsiebung: ca. 10 bis 500 μm,
- Nasssiebung mit Mikropräzisionssieben: ca. 5 bis 50 μm.

Ein Beispiel für die Auswertung einer Siebanalyse zeigt Abb. 2.12.

Mit einer herkömmlichen Vibrations- oder Schüttelsiebung kann – gegebenenfalls unter Einsatz von Siebhilfen – eine Partikeltrennung bis hinab zu einer Größe von ca. 40 μm erfol-

---

Ph. Eur. 2.1.4 Siebe

Die Siebtabelle der Ph. Eur. führt 18 genormte Siebe auf; als Siebnummern benutzt sie die lichten quadratischen Maschenweiten in μm.

Nominelle Siebnummer (lichte Maschenweite in μm)	
11 200	500
8 000	355
5 600	250
4 000	180
2 800	125
2 000	90
1 400	63
1 000	45
710	38

In den USA werden die Siebe in Mesh per Inch gekennzeichnet, d. h. Maschen je Zoll (= 2,54 cm).

Ph. Eur. 2.9.12 Siebanalyse

Die Feinheit von Pulvern kann durch Angabe von einer oder zwei Siebnummern charakterisiert werden, wobei der Prozentsatz (*m/m*) des Materials bestimmt wird, der das jeweilige Sieb passiert.

Bei Verwendung von zwei Sieben bestimmt man diejenige Siebgröße (A), die für $\geq 95\,\%$ der Probe durchgängig ist, und eine zweite Siebgröße (B), die von $\leq 40\,\%$ passiert wird. Auf Basis dieser Methode definiert die Ph. Eur. vier Kornklassen:

Kornklasse	Siebnummer A	Siebnummer B
Grobkörniges Pulver	1400	355
Mittelfeines Pulver	355	180
Feines Pulver	180	125
Sehr feines Pulver	125	90

Wird ein Pulver nur durch eine Siebnummer charakterisiert, so müssen 95 % das Sieb mit dieser Nummer passieren.

Beispiel

Klasse i	Untergrenze der Klasse x_{iu} (µm)	Obergrenze der Klasse x_{io} (µm)	Klassenbreite Δx_i (µm)	Mittlerer Klassenwert x_m (µm)	Teilmasse ΔM_i (g)	Summe der Teilmassen $\Sigma\Delta M_i$ (g)	Relative Häufigkeit h_i (%)	Summenhäufigkeit Q_{3i} (%)	Verteilungsdichte q_{3i} (%/µm)
	Sieb mit der kleineren Siebnummer	Sieb mit der größeren Siebnummer	$\Delta x_i = x_{io} - x_{iu}$	$x_m = \frac{(x_{io} + x_{iu})}{2}$	ausgewogene Massen auf den Sieben	Summe der ausgewogenen Massen	$h_i = \frac{\Delta M_i}{M_{ges}} \cdot 100$	$Q_{3i} = \sum \frac{\Delta M_i}{M_{ges}} \cdot 100$	$q_{3i} = \frac{h_i}{\Delta x_i}$
					Darstellung im Histogramm (A)		Darstellung im Histogramm (A)	Darstellung in der Summenverteilungskurve (B) Durchgangssumme	Darstellung im Histogramm oder Dichteverteilungskurve (C)
1	0	63	63	31,5	4,25	4,25	2,8	2,8	$4,44 \cdot 10^{-2}$
2	63	90	27	76,5	4,04	8,29	2,7	5,5	$1,00 \cdot 10^{-1}$
3	90	125	35	107,5	14,08	22,37	9,4	14,9	$2,69 \cdot 10^{-1}$
4	125	180	55	152,5	41,94	64,31	28,0	42,9	$5,09 \cdot 10^{-1}$
5	180	250	70	215	59,84	124,15	39,9	82,8	$5,70 \cdot 10^{-1}$
6	250	355	105	302,5	25,67	149,82	17,1	99,9	$1,63 \cdot 10^{-1}$
7	355	500	145	427,5	0,11	149,93	0,07	99,97	$4,83 \cdot 10^{-4}$
8	500	700	200	600	0,05	149,98	0,03	100,0	$1,50 \cdot 10^{-4}$

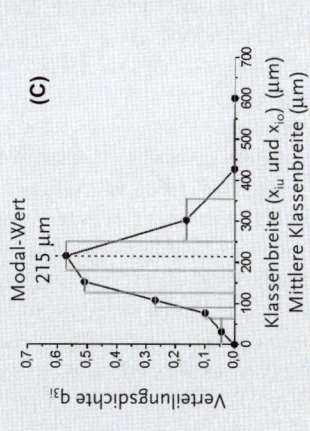

(C)

Modal-Wert 215 µm

Klassenbreite (x_{iu} und x_{io}) (µm)
Mittlere Klassenbreite (µm)

Darstellung der Verteilungsdichte in Histogramm und Dichteverteilung.

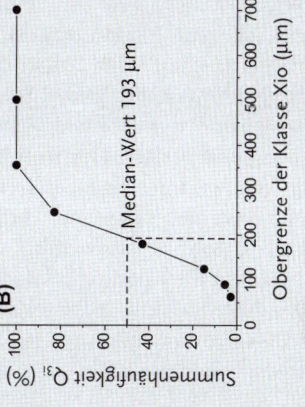

(B)

Median-Wert 193 µm

Obergrenze der Klasse X_{io} (µm)

Darstellung der Summenverteilung (Durchgangssumme) gegen die Klassenobergrenze.

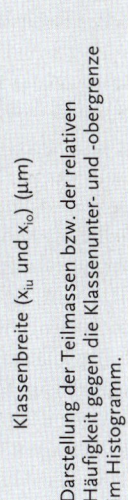

(A)

Klassenbreite (x_{iu} und x_{io}) (µm)

Darstellung der Teilmassen bzw. der relativen Häufigkeit gegen die Klassenunter- und -obergrenze im Histogramm.

Abb. 2.12: Auswertung einer Siebanalyse von Calciumhydrogenphosphat-Dihydrat (Emcompress®)

gen. Bei kleineren Teilchen wird der Siebdurchgang in der Regel durch eine Agglomeration der Partikel verhindert.

Nasssiebung

Mittels Nasssiebung lassen sich Haufwerke bis herab zu einer Teilchengröße von 5 µm klassieren. Das Gut wird dazu in einer indifferenten Flüssigkeit suspendiert, wodurch die Agglomerationstendenz der Teilchen stark vermindert wird. Die Siebe werden in eine Vibrations- oder Schüttelbewegung versetzt und gleichzeitig von einem Flüssigkeitsstrom durchspült.

Handsiebung

Bei der Handsiebung wird das Pulver zunächst auf das feinste Sieb aufgegeben, um Feinstaub zu eliminieren, der zur Agglomeration, Verstopfen von Siebmaschen oder Adhäsion an größere Partikel führen kann. Der Rückstand wird auf das Sieb mit der größten Maschenweite aufgegeben und gesiebt. Der Durchgang wird dann in Sieben mit absteigenden Maschenweiten fraktioniert. Eine so durchgeführte Siebung ist sehr zeitaufwändig, bietet aber den Vorteil, den Siebvorgang zu beobachten und während der Siebung auftretende Probleme, wie z. B. Agglomeratbildung und Kornzerkleinerung, zu beheben.

Maschinensiebung

Siebturm. Die Probe wird durch einen Satz von 5 bis 10 Sieben mit absteigender Maschenweite von oben nach unten gesiebt. Unter dem Sieb mit der kleinsten Maschenweite befindet sich eine Auffangschale (Abb. 2.13). Das Gut wird oben auf das Sieb mit der größten Maschenweite aufgegeben und der Siebturm durch einen Deckel verschlossen. Der Turm wird dann durch Vibrationen in Bewegung versetzt. Die Massen der Fraktionen werden durch Auswägen der Rückstände auf den einzelnen Sieben ermittelt. Die Siebzeit beträgt meist 10 bis 20 Minuten, ist aber stark von den Eigenschaften des Haufwerkes (z. B. Partikelgröße, -dichte, Agglomerationsneigung) abhängig.

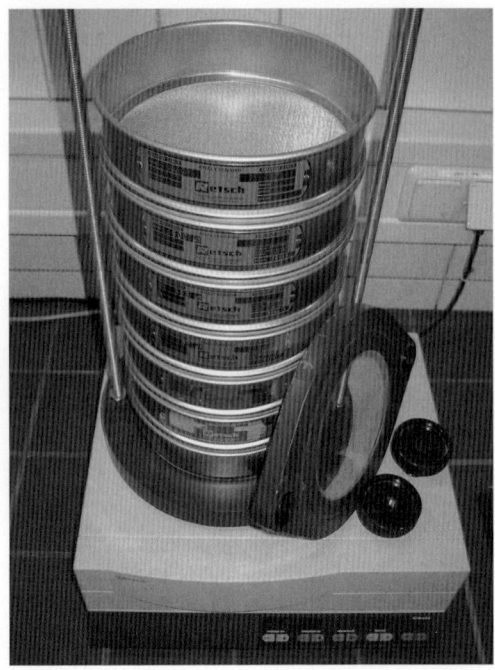

Abb. 2.13: Siebturm

Mit einer speziellen Ausrüstung ist im Siebturm auch eine Nasssiebung möglich.

Luftstrahlsieb. Sehr feinkörnige, trockene Siebgüter können mittels *Luftstrahlsiebung* klassiert werden. Scharfe Druckluftstrahlen zerteilen dabei die Agglomerate und säubern verstopfte Siebmaschen (Abb. 2.14). Das Siebgewebe wird zunächst von einem aufwärts gerichteten Luftstrom durchspült, der aus einer dicht unterhalb des Gewebes kreisenden schlitzförmigen Düse austritt. Der Luftstrom hält das Siebgut in Bewegung. An den anderen Stellen des Siebes kehrt sich die Richtung des Luftstroms um. Er tritt von oben nach unten durch die Maschen, nimmt das Material, das feiner als die Maschenweite ist, mit und wird zusammen mit dem Feinkorn abgesaugt. Die Luftstrahlsiebung ermöglicht die Verwendung von Mikrosieben mit Maschenweiten bis zu 10 µm. Die Siebung beginnt mit dem Sieb kleinster Maschenweite. Der Rückstand auf dem Sieb wird ausgewogen und anschließend wird gegebenenfalls mit Sieben aufsteigender Maschenweiten weiter klassiert.

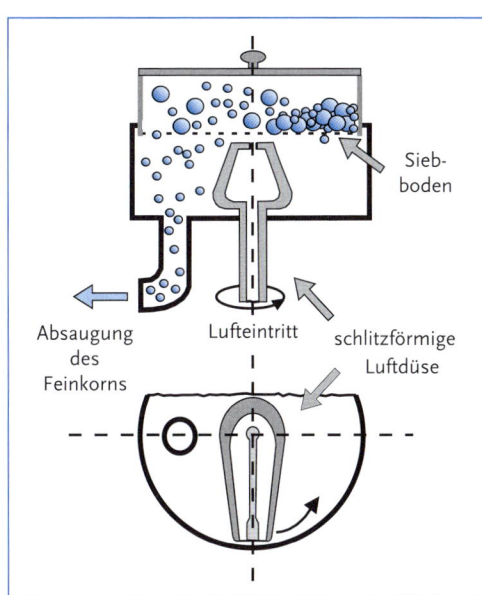

Abb. 2.14: Luftstrahlsieb (oben Schnittbild, unten Teilaufsicht)

Absaugung des Feinkorns　*Lufteintritt*　*schlitzförmige Luftdüse*　*Siebboden*

Probleme und Fehler der Siebanalyse

Aufgabemenge. Die Aufgabemenge kann die Siebanalyse deutlich beeinflussen. Einerseits sollte sich nur eine dünne, agglomeratfreie Probenschicht auf den Sieben befinden, andererseits ist bei einer zu geringen Aufgabemenge der Fehler beim Auswägen sehr groß. Für Siebe mit einem Durchmesser von 100 mm werden gewöhnlich 50 bis 100 g, für Siebe mit einem Durchmesser von 200 mm 200 g Pulver verwendet.

Siebzeit. Die optimale Siebzeit ist stark von den Pulvereigenschaften abhängig und muss für jedes Haufwerk empirisch bestimmt werden. Die Siebung gilt als beendet, wenn sich die Masse der Rückstände auf den Analysensieben nicht mehr als 0,1 % je Minute ändert.

Nicht alle Güter eignen sich für eine Siebanalyse. Vor allem folgende Eigenschaften können zu Problemen bzw. Fehlern während der Siebanalyse führen:
- starke Agglomerationstendenz und Adhäsion an den Analysensieben (Abhilfe:

Nasssiebung, Zugabe von hochdispersem Siliciumdioxid, Siebhilfen),
- elektrostatische Aufladungen des Pulvers während des Siebvorgangs (Abhilfe: Nasssiebung),
- abriebempfindliche Haufwerke wie z.B. Granulate (Abhilfe: Handsiebung) und
- stark anisometrische, nadelförmige Partikel.

2.2.3.2
Mikroskopie

Mit Hilfe mikroskopischer Methoden können neben der Größe der Partikel auch ihre Gestalt und eine eventuelle Agglomeratbildung beurteilt werden. Es werden jedoch immer nur zwei Dimensionen der Partikel erfasst. Bei der Probenpräparation kommt es zu einer Ausrichtung der Partikel, so fallen die Partikel i.d.R. mit ihrer flachsten Seite auf den Objektträger. Vor allem beim Vergleich mit Partikelgrößen, die mit Hilfe von Verfahren gewonnen wurden, die keine Abhängigkeit der Partikelgröße von der Orientierung der Partikel aufweisen, kann es zu Abweichungen kommen. Es ist daher wichtig, die Methode der Partikelgrößenbestimmung immer mit anzugeben. Zur Beurteilung der mittleren Partikelgröße (statistischer Durchmesser) muss eine ausreichende Anzahl Partikel ausgemessen werden. Die Einführung computergestützter Bildanalyseverfahren erlaubt die Erhebung von Anzahlverteilungen und Umrechnung in Volumenverteilungen in annehmbarer Zeit.

Lichtmikroskop. Die Auflösung eines Mikroskops ist durch die Wellenlänge des sichtbaren Lichts und der numerischen Apertur der Mikroskopobjektive gegeben, welche eine maximale Auflösung von ca. 0,5 μm zulassen. Objekte dieser und kleinerer Größe sind im Lichtmikroskop beobachtbar, aber nicht messbar. Partikel, deren Größe das Auflösungsminimum des Mikroskops unterschreiten, erscheinen z.B. meist zu groß. Mit einer geeigneten Beleuchtung (Dunkelfeld) können auch kleinere lichtstreuende Partikel beobachtet werden. Diese Methode zum Auszählen sehr kleiner Partikel im Lichtmikroskop wird Ultramikroskopie genannt.

2

Beim Auftragen von Dispersionen auf den Objektträger kann es zu einem gewissen Klassierungseffekt kommen, da beim Auseinanderlaufen des Tropfens auf dem Objektträger kleinere Teilchen stärker nach außen an den Deckglasrand getragen werden.

Die direkte, manuelle Ausmessung der Partikelgrößen wurde fast gänzlich von computergestützten Verfahren verdrängt. Sie wird genutzt, um schnell einen Überblick über die Partikelgrößen und -formen zu erhalten. Durch geeignete Hilfsmittel, wie z. B. spezielle Okulareinsätze, wird das Größenklassieren und Zählen erleichtert. Moderne Rechentechnik in Verbindung mit hochauflösenden Videochips erlaubt die Analyse des mikroskopisches Bildes auf Partikelanzahl und -form. So kann die Anzahlverteilung durch Formfaktorverteilung, Partikelflächenverteilung und dadurch abgeschätzter Volumenverteilung ergänzt werden.

Ph. Eur. 2.9.12 Bestimmung der Teilchengröße durch Mikroskopie

Mittels lichtmikroskopischer Analyse können Teilchen ab ca. 3 μm charakterisiert werden. Das Pulver wird in einer geeigneten Flüssigkeit, in der es unlöslich ist, falls erforderlich durch Zusatz eines Netzmittels, suspendiert. Ein Teil der homogenen Suspension wird in eine Zählkammer gebracht. Unter dem Mikroskop werden innerhalb einer Fläche, die mindestens 10 μg Pulver entspricht, alle Teilchen, deren Größe über dem vorgeschriebenen Grenzwert liegt, ausgezählt. Die Methode findet insbesondere Anwendung bei der Prüfung von Suspensions-Augentropfen und -Augensalben.

Elektronenmikroskop. Die Grenzen der Anwendungsbereiche der Elektronenmikroskopie liegen etwa zwischen 1 nm und 10 μm. Für die Teilchengrößenanalyse wird ein Bild aufgenommen, das später noch nachvergrößert werden kann. Die Auswertung des Bildes kann analog zur Auswertung der lichtmikroskopischen Aufnahmen erfolgen. Die Probenpräparation ist vergleichsweise aufwändig und teuer.

2.2.3.3
Streulichtverfahren

Bei allen Streulichtverfahren dient ein Laser als Strahlenquelle, also monochromatisches, kohärentes und linear polarisiertes Licht mit hoher Intensität. Unter Streuung wird hier ganz allgemein eine Richtungsänderung der Lichtausbreitung verstanden, deren physikalische Ursache Beugung, Brechung oder Reflexion sein kann.

Laserbeugung. Laserbeugungsgeräte (Abb. 2.15) werden heute im Rahmen der Arzneiformung häufig zur Partikelgrößenbestimmung eingesetzt, z. B. in der Qualitätskontrolle von Pulvern, Aerosolen, Emulsionen und Suspensionen. Die Methode beruht auf der Wechselwirkung von Laserlicht mit in den Strahlengang eingebrachten Partikeln. Die dabei auftretenden Phänomene lassen sich für viele pharmazeutisch relevante Zubereitungen mit Hilfe der Fraunhofer-Beugung beschreiben: Die Lichtwellen breiten sich in homogenen Medien zunächst geradlinig aus. Befindet sich ein kugelförmiges Partikel im Lichtstrahl, so gehen von den Partikelrändern zwei Lichtwellensysteme aus. Im Schattenraum des Partikels kommt es zur Interferenz, da beide Lichtwellensysteme in Wellenlänge und Schwingungsphase übereinstimmen. Auf einem Bildschirm kann man ein typisches Beugungsbild mit Beugungsringen beobachten.

Kleinere Partikel beugen das Licht stärker als größere Partikel. Das Beugungsbild von größeren Partikeln ergibt kleine Beugungsringe mit hoher Intensität, das von kleineren Partikeln große Ringe mit geringerer Intensität. Spezielle Detektoren gleichen diesen Intensitätsunterschied aus, so dass gleiche Teilchenvolumina unabhängig von den in der Probe vorhandenen Partikelgrößen in etwa gleichgroße Signale (Intensitäten) liefern und somit eine Berechnung der Partikelgrößenverteilung aus dem Beugungsbild eines Teilchenkollektivs möglich machen.

Die Beugungstheorie nach Fraunhofer gilt streng genommen nur für Partikel, deren Durchmesser deutlich größer ist als die Wellenlänge des verwendeten Laserlichts. Für klei-

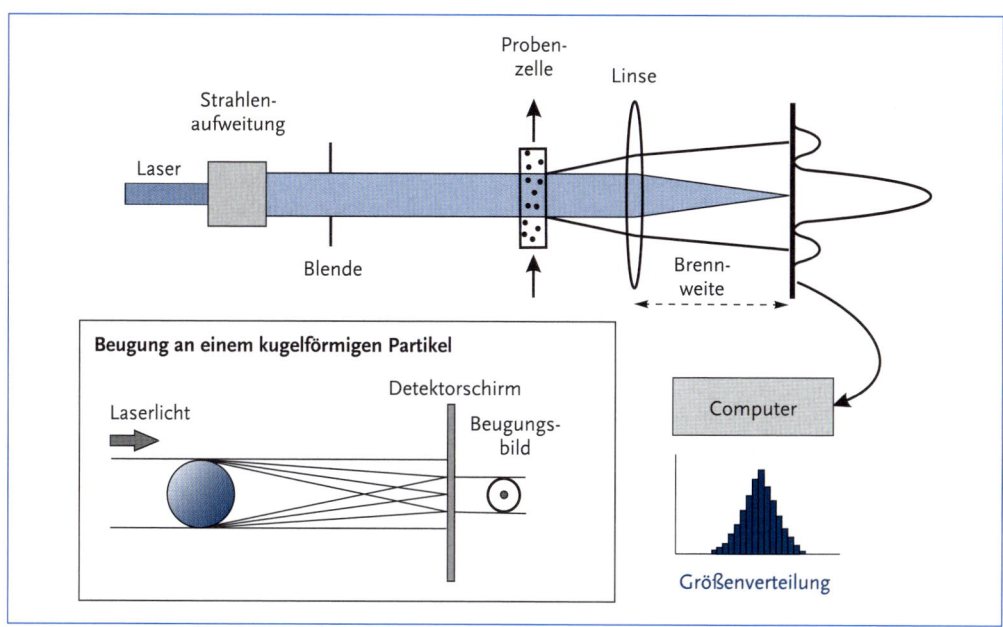

Abb. 2.15: Beugung an einem kugelförmigen Partikel

nere Partikel kommt die Mie-Theorie zur Anwendung, die aber zusätzliche Angaben zu optischen Materialeigenschaften der Teilchen wie Brechungsindex und Absorption erfordert.

Die Beugungsbilder von Partikeln mit Durchmessern im Nanometerbereich unterscheiden sich nur noch geringfügig, so dass eine Auswertung solcher Beugungsbilder problematisch ist. Zur Analyse derartiger Teilchen kann z. B. die unterschiedliche Streuung von li-

near polarisiertem Licht ausgenutzt werden. Zwischen der Intensität des gestreuten Lichts und der Polarisationsebene, der Wellenlänge des eingestrahlten Lichts, der Teilchengröße und dem Winkel zwischen eingestrahltem und gestreutem Licht besteht eine Abhängigkeit, die zusätzlich zu „normalen" Beugungsdaten bestimmt werden kann. Damit kann der Gesamtmessbereich bis hinab zu 40 nm erweitert werden.

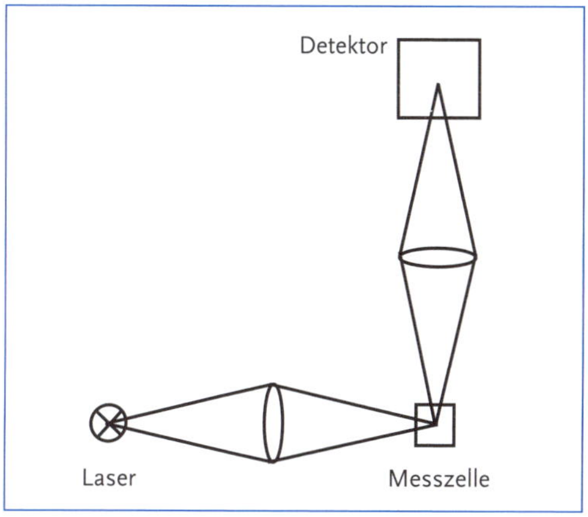

Dynamische Lichtstreuung – Photonenkorrelationsspektroskopie (PCS). Bei der dynamischen Lichtstreuung wird die Streuung des Lichts durch die Teilchen in einer kolloidalen Dispersion gemessen, meist unter einem Winkel von 90° zum einfallenden Laserstrahl (Abb. 2.16). Mit der am Detektor angeschlossenen Auswerteelektronik werden die Intensitätsschwankungen des Streulichtes zeitlich registriert. Diese Intensitätsschwankungen werden durch die Bewegung der lichtstreuenden Teilchen im Messvolumen verursacht. Der Diffusionskoeffizient und damit auch die Diffusionsgeschwindigkeit sind von der Teilchengröße abhängig und somit auch die zeitlichen Schwankungen des an den Partikeln gestreu-

Abb. 2.16: Schematischer Aufbau eines PCS-Messgerätes

ten Laserlichts. Je kleiner die Teilchen sind, umso schneller bewegen sie sich und umso hochfrequenter sind die Streulichtschwankungen. Mit geeigneten Auswertealgorithmen kann bei Kenntnis weiterer Parameter (z.B. Viskosität des Mediums) die Teilchengröße berechnet werden. Dieses Verfahren eignet sich für Teilchengrößen vom unteren Nanometerbereich bis zu etwa 1 µm.

2.2.3.4
Lichtblockade (Single Particle Optical Sensing)

Bei diesem Verfahren werden einzelne Partikel gezählt und ihre Größe bestimmt. Die Probe wird durch eine Kapillare geleitet, die von einem Laser gleichmäßig durchstrahlt wird (Abb. 2.17). Während der Passage schwächen die Partikel den Lichtstrahl in Abhängigkeit von ihrer Größe mehr oder weniger stark ab, die Intensitätsabnahme des Laserlichts wird von einem Detektor gemessen und in entsprechende Impulse umgewandelt. Moderne Geräte weisen Zählraten von bis zu 10 000 Partikeln je Sekunde auf, wodurch in wenigen Minuten eine Partikelgrößenverteilung erhalten werden kann. Durch die Auszählung diskreter Partikel wird eine sehr gute Auflösung erreicht. Da jedes Partikel einzeln den Laserstrahl passieren muss, können nur ausreichend verdünnte Proben vermessen werden.

Dieses Verfahren kann auch zur Qualitätssicherung von parenteralen Lösungen verwendet werden, um eine partikuläre Kontamination auszuschließen.

2.2.3.5
Sedimentationsmethoden

Auch die Teilchengrößenabhängigkeit der Sedimentationsgeschwindigkeit von Partikeln kann zur Partikelgrößenanalytik genutzt werden. Da heute jedoch für den von den Sedimentationsmethoden erfassten Teilchengrößenbereich präzisere, schnellere und weniger störanfällige Methoden (z.B. Lichtstreuverfahren) zur Verfügung stehen, sind Sedimentationsmethoden in der pharmazeutischen Praxis kaum noch von Bedeutung.

2.2.3.6
Impulsverfahren (Electrical Zone Sensing)

Das Verfahren wurde ursprünglich von der Firma Coulter zur Zählung von Blutzellen entwickelt. Obwohl heute auch Geräte von anderen Herstellern erhältlich sind, wird das Verfahren häufig noch als Coulter-Counter-Verfahren bezeichnet. Bei dieser Methode handelt es sich um ein Zählverfahren (Abb. 2.18). Die zu vermessenden Teilchen werden in einer Elektrolytlösung suspendiert, die die Partikel nicht lösen, quellen oder chemisch verändern

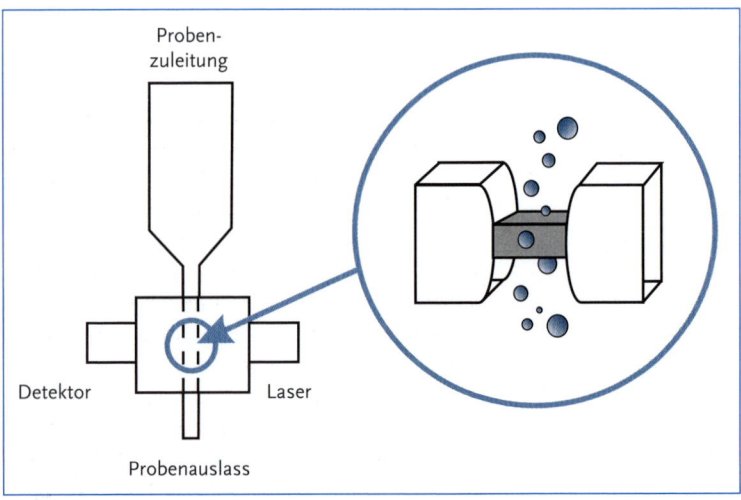

Abb. 2.17: Schematischer Aufbau eines Lichtblockadegerätes (AccuSizer®)

Proben-zuleitung

Detektor

Laser

Probenauslass

Abb. 2.18: Messprinzip des Impuls-Verfahrens

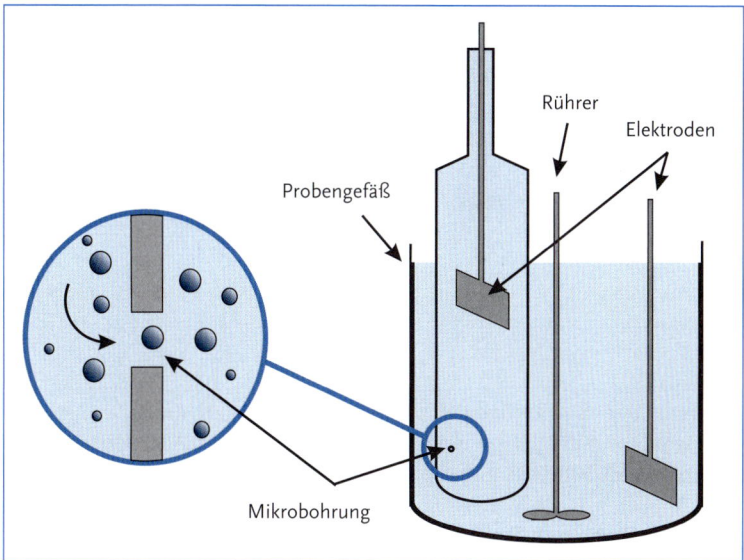

2

darf. In das Gefäß mit der stark verdünnten Probe taucht ein geschlossenes Rohr ein, das ebenfalls mit der Elektrolytlösung gefüllt und über eine Mikrobohrung mit dem Probengefäß verbunden ist. In beiden Gefäßen befindet sich jeweils eine Elektrode. Durch ein Pumpsystem wird ein definiertes Probevolumen durch die Mikrobohrung gesaugt, deren Durchmesser (20 bis 2000 µm) je nach dem vorliegenden Partikelgrößenspektrum auszuwählen ist (ca. 3- bis 50-mal größer als die Partikeldurchmesser). Beim Durchgang eines Teilchens durch das in der Mikrobohrung bestehende starke elektrische Feld ändert sich der elektrische Widerstand der Mikrobohrung kurzzeitig; die Änderung des Widerstands ist dem Teilchenvolumen proportional. Der Vorteil der Methode liegt in der Schnelligkeit der Analyse und der geringen Probenmenge, die für eine Bestimmung gebraucht wird. Nachteilig ist die Anfälligkeit der Mikrobohrung für Verstopfungen und mögliche Fehlzählungen, wenn gleichzeitig zwei Teilchen die Öffnung passieren. Zudem sind viele pharmazeutische Zubereitungen in den verwendeten Elektrolytlösungen nicht stabil. Auch Luftblasen in der Elektrolytlösung und Vibrationen während der Analyse können zu Fehlmessungen führen.

2.2.3.7
Sichtung

Bei der *Sichtung* wird das Probengut ähnlich wie beim Sieben in wenigstens zwei Partikelgrößenklassen (Grob- und Feingut) getrennt. Es werden v.a. zwei Prinzipien der Sichtung für präparative Zwecke angewendet: die Gegenstrom- und die Querstromsichtung. Beide können einzeln oder auch in Kombination unter Wirkung von Schwer- oder Fliehkraft angewendet werden. Da in den Sichtern i.d.R. keine scharfe Trenngrenze vorliegt, sondern sich auch immer mehr oder weniger Teilchen im Trennbereich aufhalten, spricht man hier von einem Trenngrenzenbereich.

Schwerkraft-Gegenstrom-Sichter. Der Trenngrenzenbereich liegt zwischen ca. 5–40 µm. Das Gerät besteht aus einem zylindrischen, senkrechten Rohr, das von unten nach oben von einem konstanten Luftstrom durchströmt wird (Abb. 2.19). Das zu untersuchende Pulver wird in den Luftstrom eingebracht. Teilchen, deren Sinkgeschwindigkeit kleiner ist als die Strömungsgeschwindigkeit der Luft, werden mit dem Luftstrom nach oben getragen; Teilchen mit größeren Sinkgeschwindigkeiten als die Strömungsgeschwindigkeit der Luft setzen sich unten auf dem Gefäßboden ab. Partikel,

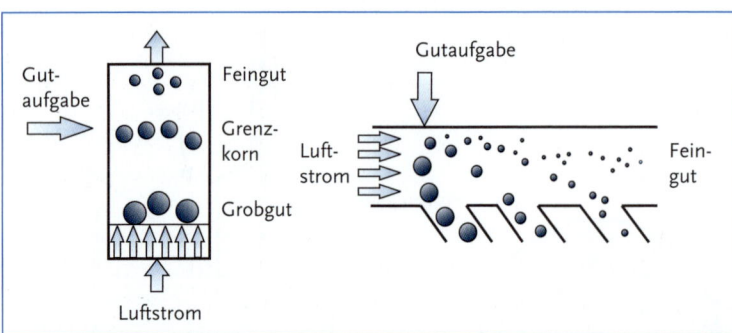

die eine der Strömungsgeschwindigkeit der Luft ähnliche Sinkgeschwindigkeit aufweisen, werden in der Schwebe gehalten.

Fliehkraft-Querstrom-Sichter. Der Trenngrenzenbereich dieser Sichter liegt zwischen 2 und 30 µm. Der Sichter besteht aus einem zylindrischen, senkrechten Rohr, das um seine Achse rotiert und von unten nach oben mit Luft konstanter Strömungsgeschwindigkeit durchströmt wird. Durch die Rotation des Zylinders wird der Luft in der Trennzone eine Rotationskomponente aufgeprägt, die über die Rohrlänge beibehalten wird. Das Gut wird am oberen Ende der Trennzone aufgegeben und in der strömenden Luft dispergiert. Die Partikel werden nun längs der Rohrachse in Klassen mit abnehmender Sinkgeschwindigkeit aufgetrennt und an der Innenwand des Zylinders abgeschieden. Das Gut kann so in mehr als zwei Fraktionen aufgetrennt werden.

Schwerkraft-Querstrom-Sichter. Auch mit diesem Prinzip kann das Probengut in mehr als zwei Fraktionen aufgetrennt werden. Der Trenngrenzenbereich liegt zwischen ca. 10 µm und einigen mm. Das zu trennende Gut wird senkrecht zur Strömungsrichtung in das horizontal liegende zylindrische Sichtrohr in die Trennzone aufgegeben (Abb. 2.19). Die Partikel bewegen sich dann auf Bahnen, die ihrer Sinkgeschwindigkeit entsprechen, nach unten und werden in der Trennzone aufgefächert. Auf der der Probenaufgabestelle gegenüberliegenden Wand werden sie dann nach Sinkgeschwindigkeitsklassen geordnet abgeschieden.

2.2.4
Aerodynamische Beurteilung von Aerosolen

Mit Hilfe mehrstufiger Impaktoren können die aerodynamischen Eigenschaften von Aerosolpartikeln bestimmt werden. Mit diesen Verfahren wird ein aerodynamischer Durchmesser bestimmt, der dem Durchmesser einer Kugel der Dichte 1 g/cm³ entspricht, die bei Einwirkung äußerer mechanischer Kräfte im Kräftegleichgewicht die gleiche Wanderungsgeschwindigkeit gegenüber dem Dispersionsmittel aufweist wie das zu untersuchende Aerosol-Partikel. In diesen Geräten sollen die Verhältnisse im Respirationstrakt weitestmöglich nachgeahmt und somit das Verhalten von den zur Inhalation bestimmten Aerosolpartikeln beurteilt werden. Die physiologischen Verhältnisse werden jedoch nur begrenzt berücksichtigt, so dass kein direkter Rückschluss auf das Verhalten im Respirationstrakt möglich ist. Die Verfahren dienen dem Vergleich verschiedener Inhalationsgeräte und der Qualitätskontrolle.

Prinzip des Impaktors

Das Prinzip der Impaktoren beruht auf der Trägheitsabscheidung der Partikel längs gekrümmter Bahnlinien eines Gases wie z.B. Luft. Partikel einer bestimmten Größe bzw. Masse weichen aufgrund ihrer Trägheit von den Bahnlinien des Gases ab und werden abgeschieden. Durch Zunahme der Strömungsgeschwindigkeiten des Gases und durch stärkere Krümmung der Bahnlinien werden immer kleinere Partikel abgeschieden. Die einzelnen

Ph. Eur. 2.9.15 Zubereitungen zur Inhalation: Aerodynamische Beurteilung feiner Teilchen

Die Ph.Eur. beschreibt vier Geräte zur Bestimmung des Feinanteils und der Größenverteilung von Teilchen in Aerosolen. Alle Geräte können für Druckgas-Dosierinhalatoren und für Pulver-Inhalatoren verwendet werden, die Geräte A und B darüber hinaus auch zur Prüfung von Verneblern. Aus den fraktioniert abgeschiedenen Wirkstoffmengen lassen sich bei den Geräten C und D kumulative Größenverteilungen errechnen, bei den Geräten A und B reicht dafür die Stufenzahl nicht aus. Es kann in diesen Fällen nur die Menge der Feinfraktion bestimmt werden (Trenngrenzen: Gerät A: 6,4 µm, Gerät B: 10 µm).

Gerät	A Inhalationsprüfgerät aus Glas (Twin-Impinger)	B Inhalationsprüfgerät aus Metall	C Mehrstufiger Flüssigkeitsimpaktor	D Andersen-Kaskadenimpaktor
Stufenzahl incl. Probeneinlass und Filter	3	3	5	9
Analysenergebnis	Menge der Feinfraktion	Menge der Feinfraktion	Kumulative Größenverteilung	Kumulative Größenverteilung
Verwendbarkeit	Druckgas-Dosieraerosole, Pulverinhalatoren, Vernebler	Druckgas-Dosieraerosole, Pulverinhalatoren, Vernebler	Druckgas-Dosieraerosole, Pulverinhalatoren	Druckgas-Dosieraerosole, Pulverinhalatoren

Stufen eines Impaktors stellen die Trenngrenzen dar. Die Trenngrenzen sind definiert als 50 %ige Abscheidungswahrscheinlichkeit einer Partikelgrößenklasse. Die Strömungsgeschwindigkeit des Gases wird durch die Durchmesser der Öffnungen bestimmt, die Krümmung der Bahnlinien durch den Abstand der Öffnungen von der Prallplatte (Abb. 2.20).

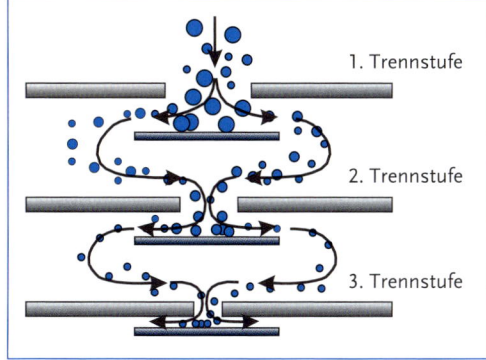

Abb. 2.20: Schematische Darstellung des Funktionsprinzips eines Kaskaden-Impaktors anhand von 3 Trennstufen

1. Trennstufe

2. Trennstufe

3. Trennstufe

Im *Kaskaden-Impaktor* ist eine Reihe von immer enger werdenden Öffnungen hintereinander geschaltet, so dass die Geschwindigkeit des Gasstroms von Stufe zu Stufe steigt. Gleichzeitig nimmt der Abstand zwischen Öffnung und Aufprallplatte von Stufe zu Stufe ab, so dass die Krümmung der Strömungslinien immer stärker wird. Je größer die Partikel sind, desto schwerer können sie dem Luftstrom auf seiner gekrümmten Bahn folgen; sie werden schon bei geringer Geschwindigkeit des Luftstroms abgeschieden. Feine Teilchen werden mit dem Gasstrom mitgeführt und erst bei höheren Luftgeschwindigkeiten abgeschieden. Schließlich wird eine Gehaltsbestimmung des auf den Platten abgeschiedenen Wirkstoffes durchgeführt.

2.2.5
Funktionsweise von Zyklonen

Gaszyklon. Gaszyklone dienen der Abscheidung von feinen Partikeln. Sie können bestimmten Herstellungsprozessen, wie z.B. der Kornzerkleinerung in Luftstrahlmühlen oder der Sprühtrocknung, nachgeschaltet sein.

Das Gas mit den dispergierten Partikeln strömt tangential in den zylindrischen Teil des Zyklons ein (Abb. 2.21). Durch die zylindrische Bauweise entsteht eine Spiralströmung, die sich nach unten hin fortsetzt und schließlich durch das in den Zyklon hineinragende Tauchrohr abgeführt wird. Die im Gas enthaltenen Partikel werden aufgrund der Fliehkraft nach außen an die zylindrische Zyklonwand geschleudert, von wo sie dann in spiraligen Bahnen an der Zyklonwand nach unten rutschen. Sehr feine Partikel können den Gasstromlinien folgen und werden mit dem Gas aus dem Zyklon ausgetragen. Die Größe der abgeschiedenen Partikel kann hauptsächlich durch die Größe des Zyklons und die Strömungsgeschwindigkeit des Gases gesteuert werden.

2.3
Oberflächenmessmethoden

Die Oberfläche einer Pulverprobe wird außer durch die Partikelgröße auch durch die Porosität der Partikel bestimmt. Es wird zwischen äußerer und innerer Oberfläche unterschieden, wobei die innere Oberfläche durch Poren und Kapillaren im Partikel gebildet wird. Die spezifische Oberfläche kann volumen- oder massebezogen angegeben werden, beide Größen sind verknüpft über die Beziehung

$$S_m = \frac{S_V}{\varrho_s} \qquad (2.3)$$

S_m massenbezogene, spezifische Oberfläche
S_V volumenbezogene, spezifische Oberfläche
ϱ_s Feststoffdichte

Die Oberfläche eines Pulvers beeinflusst z. B. die Benetzung und die Lösungsgeschwindigkeit des Materials.

Die Oberfläche wird in der Praxis durch indirekte Methoden bestimmt:

● Aus der Partikelgrößenverteilung: Dabei wird nur die geometrische Oberfläche ohne Oberflächenrauigkeiten und Poren erfasst.

● Gaspermeabilitätsverfahren: Es wird der Durchflusswiderstand gemessen, den eine Pulverprobe bekannter Abmessung einem Gasstrom entgegensetzt. Hier wird v.a. die äußere Oberfläche bestimmt, wobei Oberflächenrauigkeiten miterfasst werden.

● Gasadsorptionsverfahren: Die von der Pulveroberfläche adsorbierte Gasmenge wird bestimmt. Neben der äußeren Oberfläche wird auch der zugängliche Teil der inneren Oberfläche erfasst.

● Entropieeffekt: Bei der Benetzung einer Pulverprobe wird eine bestimmte Wärmemenge freigesetzt, die von der äußeren und inneren Oberfläche abhängig ist.

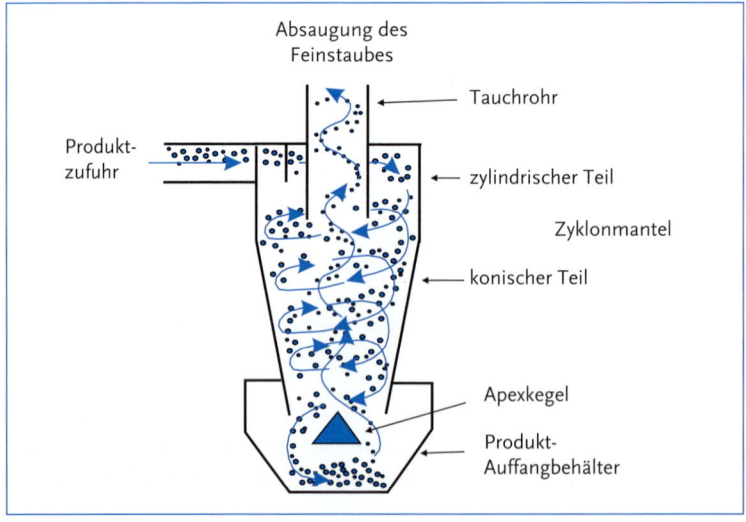

Abb. 2.21: Funktionsweise eines Zyklons

Die unterschiedlichen physikalischen Messverfahren ergeben unterschiedliche Resultate. Die Wahl der Methode erfolgt deshalb nach Zweck und Fragestellung der Messung.

2.3.1
Bestimmung der spezifischen Oberfläche aus der Partikelgrößenverteilung

Die Partikelgröße korreliert mit der äußeren, geometrischen Oberfläche eines Haufwerks, so dass eine Oberflächenberechnung aus einer Partikelgrößenverteilung theoretisch möglich ist. Die Verteilungsbreite und v.a. die meist uneinheitliche und anisometrische Form der Partikel machen diese Bestimmung ungenau; deshalb ist nur eine Abschätzung der äußeren Oberfläche möglich. Die Methode kann z.B. zur Bestimmung des Gleitmittelanteils zur Tablettierung verwendet werden.

Folgt eine Pulverprobe der RRSB-Verteilung, kann an einem Randmaßstab des RRSB-Netzes nach Verschieben der Geraden durch den Polpunkt P die Oberflächenkennzahl O_k abgelesen werden, aus der mittels folgender Gleichung die volumenbezogene, spezifische Oberfläche S_V berechnet werden kann:

$$S_V = \frac{O_k \cdot f}{d'}$$

(2.4)

S_V volumenbezogene, spezifische Oberfläche
O_k Oberflächenkennzahl
d' charakteristische Korngröße bei D = 63,2 % (siehe Kap. 2.2.1)
f Formfaktor, der die anisometrische Form der Partikel berücksichtigt

2.3.2
Bestimmung der spezifischen Oberfläche durch Permeabilitätsverfahren

Hier wird die Reibung von Gasen an der Partikeloberfläche beim Durchströmen der Probe ausgenutzt. Die Strömungsgeschwindigkeit des Gases ist umso größer, je kleiner die Oberfläche des Feststoffes ist. Für laminare Strömungen durch zylindrische Kapillaren gilt das Gesetz nach Hagen und Poiseuille:

$$v = \frac{\Delta V}{\Delta t} = \frac{\Delta P \cdot \pi \cdot r^4}{8 \cdot \eta \cdot l}$$

(2.5)

v mittlere Geschwindigkeit des strömenden Mediums
V durchströmendes Volumen
ΔP Druckdifferenz zwischen den Kapillarenden
r Radius des Strömungsquerschnitts
η dynamische Viskosität des strömenden Mediums
l Kapillarlänge

Die Carman-Kozeny-Beziehung berücksichtigt irregulär geformte Kapillaren und turbulente Strömungen in realen Pulverbetten:

$$\frac{dV}{dt} = \frac{A \cdot \Delta P \cdot \rho \cdot \varepsilon^3}{S_V^2 \cdot \eta \cdot l \cdot K \cdot (1 - \varepsilon)^2}$$

(2.6)

dV/dt Durchströmungsgeschwindigkeit
A Querschnitt der durchströmten Substanzsäule
ΔP Druckdifferenz
ρ Dichte der Manometerflüssigkeit
ε Porosität des Pulverbetts
S_V spezifische Oberfläche des Pulvers
η dynamische Viskosität der Luft
l Länge bzw. Höhe des Pulverbetts
K kapillarformspezifische Konstante

Beim Blaine-Gerät (Abb. 2.22) wird die Pulverprobe in einem Probengefäß mittels eines Kolbens so verdichtet, dass eine definierte Porosität eingestellt wird. Die benötigte Einwaage wird mit Hilfe des definierten Volumens der Probenzelle und der einzustellenden Porosität errechnet:

$$m = V \cdot \varrho_s \cdot (1 - \varepsilon)$$

(2.7)

m Masse des Pulvers
V Volumen der Probenzelle
ϱ_s Feststoffdichte
ε Porosität des Pulverbetts

Die einzustellende Porosität hängt von der Art und Feinheit des Stoffes ab. Sie ist so zu wählen, dass sich in Verbindung mit der errechneten Einwaage eine leicht zu verdichtende Probe ergibt. Häufig wird eine Porosität von 0,5 angesetzt. Die Probenzelle wird auf einen Schenkel eines offenen U-Rohr-Mano-

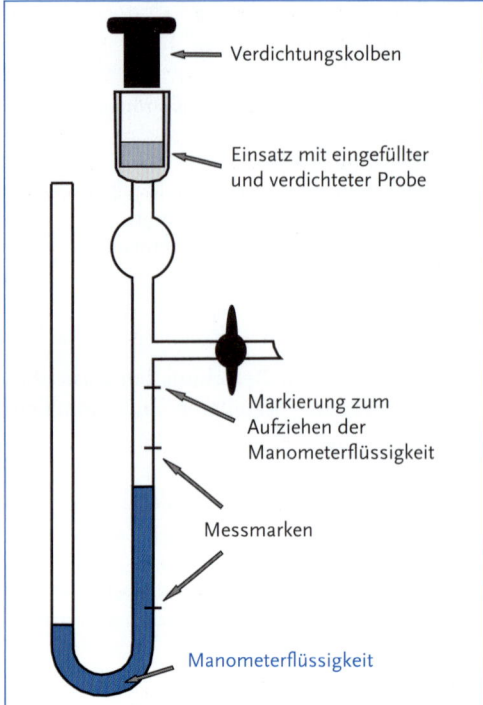

Verdichtungskolben

Einsatz mit eingefüllter und verdichteter Probe

Markierung zum Aufziehen der Manometerflüssigkeit

Messmarken

Manometerflüssigkeit

Abb. 2.22: Blaine-Gerät

meters aufgesetzt und der Kolben aus der Probenzelle entfernt. Durch die absinkende Manometerflüssigkeit wird Luft durch die Probe gesaugt und die Zeit gemessen, die der Meniskus der Manometerflüssigkeit benötigt, um von der oberen zur unteren Messmarkierung abzusinken. Die massenbezogene, spezifische Oberfläche errechnet sich dann nach folgender Gleichung:

$$S_m = \frac{k \cdot \sqrt{\varepsilon^3} \cdot \sqrt{t}}{\varrho_s \cdot (1 - \varepsilon) \cdot \sqrt{\eta}} \qquad (2.8)$$

S_m massenbezogene, spezifische Oberfläche
k Apparatekonstante
ε Porosität des Pulverbetts
t Permeationszeit
ϱ_s Feststoffdichte
η dynamische Viskosität der Luft

Ph. Eur. 2.9.14 Bestimmung der spezifischen Oberfläche durch Luftpermeabilität

Das in der Ph. Eur. beschriebene Gerät entspricht der Blaine-Apparatur nach DIN 66126, Teil 2, und ermöglicht die Messung spezifischer Oberflächen im Bereich von 0,1 bis 0,4 m²/g. Die Apparatur besteht aus einer Permeationszelle und einem U-Rohr-Manometer, welches mit Dibutylphthalat gefüllt ist. Die Pulverprobe wird in die Permeationszelle eingewogen und mittels eines zum Gerät gehörenden Kolbens verdichtet. Die Packung muss so fest sein, dass beim Durchströmen keine Luftkanäle entstehen und die Teilchen ihre gegenseitige Lage nicht verändern. Andererseits dürfen die Partikel durch die Verdichtung aber nicht verformt oder zerkleinert werden. Nach dem Ansaugen der Manometerflüssigkeit bis zum obersten Markierungsring wird die Zeit gemessen, die der Flüssigkeitsspiegel benötigt, um den Abstand zwischen den zwei Messmarken zu durchlaufen. Die zur Umrechnung der Durchflusszeit in die spezifische Oberfläche anzuwendende Formel entstand aus der Kozeny-Carman-Gleichung durch Zusammenfassung aller verfahrensabhängigen Größen zur Apparatekonstanten. Diese Apparatekonstante wird bei der Kalibrierung des Gerätes mit Hilfe eines Referenzpulvers mit bekannter Dichte und spezifischer Oberfläche bestimmt.

2.3.3
Bestimmung der Oberfläche mit Hilfe der Gasadsorption

Bei diesem Messverfahren wird auch die Gasmolekülen zugängliche innere Oberfläche miterfasst. Man unterscheidet folgende Arten der Adsorption von Gasen auf Festkörperoberflächen:

● Chemisorption. Die Gasmoleküle werden fest an die Festkörperoberfläche gebunden (chemische Bindung). Es kommt zur Ausbildung einer monomolekularen Schicht auf der Oberfläche; die Bindung ist nur teilweise reversibel.

● Physisorption. Hier erfolgt die Bindung der Gasmoleküle über ungerichtete, unspezifische Van-der-Waals-Kräfte. Die Adsorption ist durch Temperaturerhöhung und/oder Druckreduktion vollständig reversibel.

Für die Bestimmung der spezifischen Oberfläche wird die Physisorption ausgenutzt. Die Messung erfolgt mit inerten Gasen wie Stickstoff oder Krypton, die in die zuvor evakuierte Probenzelle dosiert werden.

Verlauf der Gasadsorption an der Feststoffoberfläche. Nach Zugabe von Messgas stellt sich ein Gleichgewicht zwischen freien und auf der Oberfläche adsorbierten Gasmolekülen ein. Mit jeder weiteren Messgaszugabe steigt der Druck, und mehr Gasmoleküle werden auf der Probenoberfläche adsorbiert, wobei trotzdem nie alle vorhandenen Gasmoleküle adsorbiert werden. Um einen Relativdruck messen zu können, wird bei der Messung auf eine Temperatur unterhalb der kritischen Temperatur des Messgases ($-147\,°C$ bei N_2) abgekühlt. Das übliche Verfahren ist die Adsorption von Stickstoff bei dessen Verflüssigungstemperatur ($-196\,°C$). Bei Pulvern mit kleiner spezifischer Oberfläche ($< 1\,m^2/g$) ist der Anteil des adsorbierten Gases nur gering. In diesen Fällen wird Krypton aufgrund des geringeren Dampfdrucks als Messgas verwendet.

Theorie nach Brunauer, Emmet und Teller (BET). Die BET-Theorie beschreibt die Adsorption von Gasen an Feststoffoberflächen unter Bildung mehrerer Adsorptionsschichten (Abb. 2.23). Für Adsorptionsisotherme Typ II gilt:

$$\frac{1}{V_A \cdot \dfrac{P_0}{(P-1)}} = \frac{1}{V_M \cdot C} + \frac{(C-1)}{V_M \cdot C} \cdot \frac{P}{P_0} \qquad (2.9)$$

V_A Volumen des adsorbierten Gases
V_M Zur Belegung der Monoschicht erforderliches Gasvolumen
C substanzspezifische Konstante inkl. der Enthalpie der Gasadsorption
P Partialdruck des Gases im Gleichgewicht
P_0 Sättigungsdampfdruck des Gases

Durch Auftragen des linken Terms gegen den jeweiligen Relativdruck *(P/P_o)* erhält man für den Bereich der monomolekularen Adsorption im Bereich von Relativdrücken zwischen 0,05 und 0,3 die sog. BET-Gerade. Aus der Steigung und dem Ordinatenabschnitt kann das zur Belegung der Monoschicht erforderliche Gasvolumen und damit die Oberfläche der Probe berechnet werden:

$$S_m = \frac{V_M \cdot N \cdot a}{m \cdot 22\,400} = 4{,}35 \cdot \frac{V_M}{m} \qquad (2.10)$$

S_m spezifische, massenbezogene Oberfläche
V_M Zur Belegung der Monoschicht erforderliches Gasvolumen
N Avogadro-Zahl ($6{,}023 \cdot 10^{23}\,mol^{-1}$)
a Querschnittsfläche eines adsorbierten Prüfgasmoleküls (für N_2 $0{,}162\,nm^2$)
m Probenmasse
22400 Normalvolumen in ml (Molvolumen des Gases)

Messmethode. Vor der eigentlichen Messung wird die Probe mittels Vakuum oder Inertgasbehandlung entgast, um oberflächengebundene Fremdstoffe (z.B. Solvatschichten) zu entfernen. Druck und Temperatur sind so einzustellen, dass die Probenoberfläche nicht verändert wird. Die anschließende Messung erfolgt unter Aufnahme von mindestens drei Messwerten (*Mehrpunktmethode*) bei verschiedenen Relativdrücken oder von nur einem Messwert bei einem einzigen Relativdruck (*Einpunktmethode*). Die Einpunktmethode wird verwendet, wenn die substanzspezifische Konstante C in der BET-Gleichung sehr viel größer ist als 1 und damit der Ordinatenschnittpunkt nahe dem Nullpunkt liegt. Sie kann auch durchgeführt werden, wenn eine Reihe ähnlicher Proben vermessen werden, bei denen C als unveränderlich betrachtet werden kann und die Konstante C einmalig mit Hilfe der Mehrpunktmethode bestimmt wird.

Der prinzipielle Aufbau eines Gerätes für Oberflächenbestimmungen mittels Mehrpunktmethode und volumetrischer Bestimmung ist in Abb. 2.24 dargestellt. Durch Einleiten von unterschiedlichen definierten Prüfgasvolumina wird das bei den jeweiligen Relativdrücken von der Probe adsorbierte Gasvolumen be-

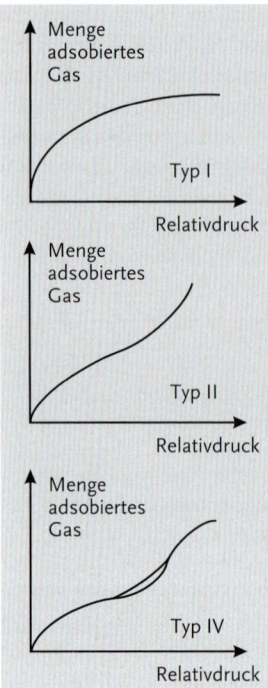

Adsorptionsisothermen veranschaulichen die Beziehung zwischen adsorbierter Gasmenge und dem Gleichgewichtsdruck bei einer konstanten Temperatur. Die IUPAC unterscheidet sechs verschiedene Arten von Adsorptionsisothermen:

Bei **Typ I** erfolgt die Adsorption großer Gasmengen schon bei geringen Relativdrücken und anschließend eine Plateaubildung. Die Gasmoleküle werden durch relativ hohe Oberflächenenergien z. B. in mikroporösen Systemen (Porenradien < 1 nm) festgehalten. Die Typ-I-Adsorptionsisotherme ist weiterhin typisch für die Chemisorption. Bei den Adsorptionsisothermen von **Typ II** ist die adsorbierte Gasmenge wesentlich geringer. Bis zum Wendepunkt der Kurve erfolgt der Aufbau einer Monoschicht auf dem nicht porösen Probenmaterial. Anschließend lagern sich mehrere Gasschichten übereinander. Dieses Verhalten wird quantitativ durch die Theorie von Brunauer, Emmet und Teller beschrieben und für die Oberflächenbestimmung mit Hilfe der Gasadsorption genutzt. Die **Typ IV**-Adsorptionsisotherme weist eine charakteristische Hysterese auf, die auf das Füllen von Meso- (Porenradien zwischen 1 und 25 nm) und Makroporen (Porenradien größer 25 nm) mit Adsorbat zurückzuführen ist. Bei geringen Relativdrücken kann die Adsorption entsprechend Typ II nach der BET-Theorie beschrieben werden. **Typ III**, **V** und **VI**-Adsorptionsisothermen (nicht abgebildet) sind seltene und komplexe Fälle.

Abb. 2.23: Arten der Adsorption auf festen Oberflächen

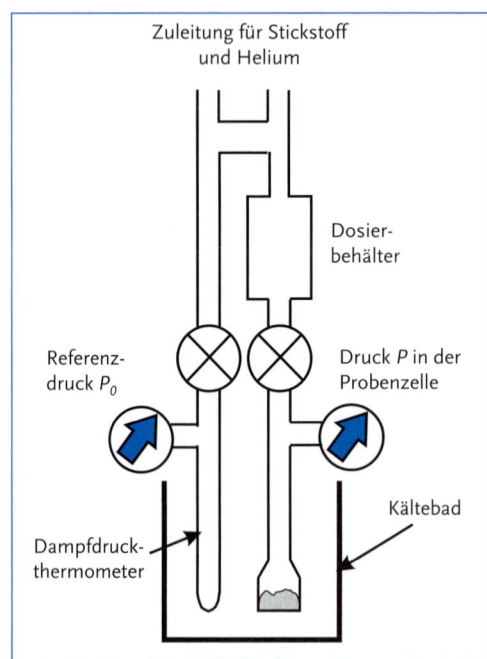

Abb. 2.24: Mehrpunktmethode – Messanordnung für die volumetrische Bestimmung

stimmt. Das adsorbierte Gasvolumen wird durch Differenzbildung aus dem für das definierte Prüfgasvolumen zu erwartenden Druck nach der Zudosierung und dem sich tatsächlich in der Probenzelle einstellenden Druck berechnet.

Die Oberflächenbestimmung mittels Einpunkt-Differenzverfahren nach Haul und Dümbgen (Areameter) ist apparativ wesentlich einfacher (Abb. 2.25). Die Apparatur besteht aus zwei volumengleichen Gefäßen, von denen eines die entgaste Probe enthält und das andere als Vergleichskammer dient. Beide Gefäße sind über ein Differenzmanometer miteinander verbunden. Zu Beginn der Messung wird Stickstoff eingefüllt (Druckdifferenz 0 zwischen den beiden Gefäßen). Nach Eintauchen der Gefäße in ein Kältebad mit flüssigem Stickstoff sinkt im Probengefäß der Druck stärker ab, da Stickstoff an der Probenoberfläche adsorbiert wird. Die Berechnung der spezifischen, massenbezogenen Oberfläche der Probe erfolgt aus Druckdifferenz, Atmosphärendruck und Probenmasse.

2

Ph. Eur. 2.9.26 Bestimmung der spezifischen Oberfläche durch Gasadsorption

Für die „*Volumetrische Bestimmung*" wird die Probe in einem Messröhrchen mit flüssigem Stickstoff auf −196 °C gekühlt. Nach dem Evakuieren des Messgefäßes bis mindestens 2,66 Pa werden definierte Volumina gasförmigen Stickstoffs eingeleitet und die jeweils nach Einstellung des Adsorptionsgleichgewichtes resultierenden Drücke gemessen. Daraus können die adsorbierten Volumina V_a sowie die korrelierenden relativen Drücke P/P_0 (Partialdruck des Prüfgases im Gleichgewicht mit der Oberfläche/Sättigungsdruck) errechnet werden. Ph. Eur. verlangt in der Regel die Bestimmung von mindestens drei Messpunkten, d.h. drei Wertepaaren von V_a und zugehörigem P/P_0 (Mehrpunktmethode). Unter gewissen Bedingungen (z. B. Vergleich sehr ähnlicher Pulverproben) ist auch eine Einpunktmethode zulässig.

Daneben beschreibt die Ph. Eur. ein zweites Verfahren zur Bestimmung der Adsorption eines Prüfgases (N_2 oder Kr) an die zu messende Probenoberfläche: Beim „*Messen im dynamischen Gasstrom*" durchströmt eine Mischung aus Prüfgas (im Allgemeinen Stickstoff) und Helium zuerst eine Wärmeleitfähigkeitszelle, danach die Probe und erneut eine Wärmeleitfähigkeitszelle. Die Wärmeleitfähigkeitszelle liefert ein Signal, das nach Integration dem Volumen des durchströmenden Gases proportional ist. Beim Abkühlen der Probenzelle mit flüssigem Stickstoff adsorbiert die Probe gasförmigen Stickstoff aus der Prüfgasmischung, wodurch zwischen beiden Wärmeleitfähigkeitszellen ein Differenzsignal auftritt. Zur Auswertung wird das flächengleiche aber entgegengesetzte Differenzsignal eingesetzt, welches während des Desorptionsvorganges nach Entfernen des Kühlmittels gemessen werden kann.

Ph. Eur. 2.2.5 Relative Dichte

Die relative Dichte d_{20}^{20} ist das Verhältnis zwischen der Masse eines bestimmten Volumens dieser Substanz bei 20 °C und der Masse eines gleichen Volumens Wasser bei derselben Temperatur. Gebräuchlich ist auch die Bestimmung von d_4^{20}, die sich auf die Masse eines Wasservolumens bei 4 °C bezieht.

Auf Basis der nachfolgend angegebenen Werte für die absolute Dichte von Wasser bei 20 °C und 4 °C ergeben sich die aufgeführten Umrechnungsformeln zwischen der relativen Dichte und der absoluten Dichte, ausgedrückt in $kg \cdot m^{-3}$:

$$\rho_{20(H_2O)} = 0,998203 \; \frac{g}{cm^3}$$

$$\rho_{4(H_2O)} = 0,999972 \; \frac{g}{cm^3}$$

$$\rho_{20} = 998,202 \; d_{20}^{20}$$

$$d_{20}^{20} = 1,00180 \cdot 10^{-3} \; \rho_{20}$$

$$\rho_{20} = 999,972 \; d_4^{20}$$

$$d_4^{20} = 1,00003 \cdot 10^{-3} \; \rho_{20}$$

$$d_4^{20} = 0,998230 \; d_{20}^{20}$$

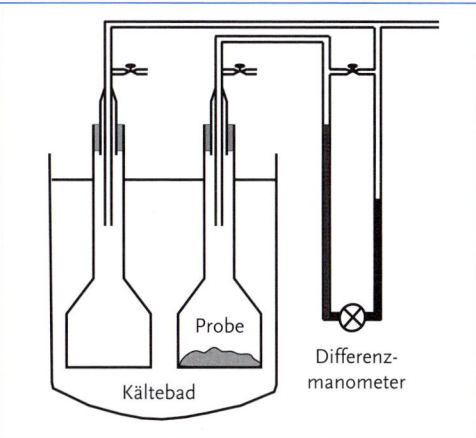

Abb. 2.25: Einpunktmethode – Aufbau eines Areameters

2.4
Dichte

Die Dichte ρ ist eine temperaturabhängige Stoffkonstante für homogene feste, flüssige und gasförmige Körper. Sie ist definiert als Verhältnis der Masse *(m)* eines Stoffes zu seinem Volumen *(V)*.

$$\rho = \frac{m}{V} \quad \left(\frac{kg}{m^3} \right) \qquad (2.11)$$

Die Temperaturabhängigkeit der Dichte bzw. des Volumens einer Substanz wird durch den stoffspezifischen *Ausdehnungskoeffizienten* κ (1/K) ausgedrückt, der für viele Stoffe über ein gewisses Temperaturintervall praktisch konstant und für Flüssigkeiten deutlich größer als für Festkörper ist:

$$\frac{dV}{dT} = \kappa \cdot V \qquad (2.12)$$

Die *relative Dichte* ist das Verhältnis zwischen der Dichte des zu prüfenden Systems und der Dichte eines Bezugssystems unter Bedingungen, die für beide Systeme angegeben sein müssen. Sie ist dimensionslos. Die relative Dichte wird meist auf die Dichte des Wassers bei 4 °C bezogen. Die Dichte ist ein wichtiges Stoffcharakteristikum, das zur Identitäts- und Reinheitsprüfung von Arznei- und Hilfsstoffen, insbesondere von Flüssigkeiten und Substanzen wachsartiger Beschaffenheit, herangezogen wird.

2.4.1
Dichte von Flüssigkeiten

Neben ihrer Eignung als Identitäts- und Reinheitskriterium von Stoffen ist die Dichte von Flüssigkeiten eine kritische Größe bei der Entwicklung von Mehrphasensystemen wie z. B. Emulsionen. Zudem ist ihre Kenntnis Voraussetzung für bestimmte analytische Verfahren, z. B. zur Viskositätsbestimmung (s. 2.9) oder zur Bestimmung der Dichte von Feststoffen (s. u.). Sie kann durch Wägen eines definierten Volumens der Flüssigkeit, durch Nutzung von Auftriebsphänomenen oder über andere Verfahren bestimmt werden. Alle Messungen müssen unter Vermeidung von Gasblasen und wegen der starken Temperaturabhängigkeit der Dichte unter exakter Temperierung durchgeführt werden.

Dichtebestimmung mittels Pyknometern

Nach Ermittlung der Masse einer Flüssigkeit in einem Gefäß mit definiertem Volumen kann die Dichte aus diesen Größen direkt berechnet werden. Zur Bestimmung der Masse werden zweckmäßigerweise *Flüssigkeitspyknometer* eingesetzt, die auf ein exaktes Volumen aufgefüllt werden können.

Bestimmung unter Nutzung von Auftriebsphänomenen

Auch die Tatsache, dass Festkörper in Flüssigkeiten einen Auftrieb erfahren, kann zur Bestimmung der Flüssigkeitsdichte genutzt werden. Der Auftrieb *b* entspricht der Masse der durch den Festkörper verdrängten Flüssigkeit m_{fl} bzw. dem Produkt aus dem verdrängten Volumen *V* und der Dichte der Flüssigkeit ρ:

$$b = m_{fl} = \rho \cdot V \qquad (2.13)$$

Aräometer. Aräometer, auch als Spindeln bezeichnet, bestehen aus einem hohlen Glaskörper, dessen unteres Ende mit z. B. Blei beschwert ist. Das obere Ende läuft in eine dünne Glassäule aus, an der eine Dichteskala angebracht ist. Zur Messung wird das Aräometer in die zu messende Flüssigkeit eingetaucht, so dass es frei in dieser schwebt. An der Messmarke, die sich auf Höhe des Flüssigkeitsspiegels befindet, kann die Dichte abgelesen werden. Selbst unter Verwendung eines Gerätesatzes, der mehrere Aräometer für unterschiedliche Messbereiche umfasst, ermöglicht die Methode jedoch keine sehr genauen Messungen.

Hydrostatische Wägung. Bei dieser Methode wird die scheinbare Masse m_S eines Messkörpers mit bekanntem Volumen *V* in einer Flüssigkeit bestimmt. Die in Luft ermittelte Masse m_{Luft} des Messkörpers verringert sich nach Eintauchen in die Flüssigkeit um seinen Auftrieb bzw. die Masse der verdrängten Flüssigkeit m_{fl}:

$$m_s = m_{Luft} - m_{fl} = m_{Luft} - \rho \cdot V \quad \text{bzw.}$$

$$\rho = \frac{m_{Luft} - m_S}{V} \qquad (2.14)$$

Spezielle Aufbauten auf modernen Analysenwaagen ermöglichen eine einfache Durchführung dieser Messung, wobei die Dichte oft direkt an der Waage abgelesen werden kann.

Biegeschwinger-Methode. Diese geräteaufwendige, dafür aber schnelle und genaue Methode eignet sich auch zur Bestimmung der Dichte sehr kleiner Flüssigkeitsvolumina (< 1 ml). Genutzt wird die Tatsache, dass die Eigenfrequenz eines mechanischen Schwingers von seiner Masse abhängt. Als Schwinger wird z. B. eine U-förmig gebogene Kapillare mit definiertem Volumen verwendet, die mit der Messflüssigkeit gefüllt ist ($m_{Schwinger} = m_{Kapillare} + V_{Kapillare} \cdot \rho_{Flüssigkeit}$).

2.4.2
Dichte von Feststoffen

Im Gegensatz zu den Flüssigkeiten ist für inhomogene Festkörper und Pulver, die Poren und Hohlräume besitzen, die Dichte nicht eindeutig definiert. In Bezug auf das Einzelpartikel wird zwischen wahrer und scheinbarer Dichte unterschieden. Unter *wahrer Dichte* ist der Quotient aus Masse und Volumen eines poren- und hohlraumfreien Festkörpers zu verstehen, während die *scheinbare Dichte* das durch Poren bedingte größere Partikelvolumen mit berücksichtigt. Die scheinbare Dichte ist stets kleiner als die wahre Dichte.

Die Schütt- und Stampfdichte charakterisiert die scheinbare Dichte eines Haufwerkes (s. Kap. 8.7.3) und bezieht sich nicht auf das Einzelkorn. Die Zwischenräume zwischen den Einzelpartikeln werden im Volumen des Haufwerkes miterfasst (Ph. Eur. 2.2.42).

Bestimmung der wahren Dichte

Die wahre Dichte körniger und pulverförmiger Stoffe kann mit Hilfe manometrischer Methoden gemessen werden. Hierbei wird das wahre Probenvolumen mit Hilfe eines inerten Gases, wie z. B. Luft oder Helium, die in feine Poren eindringen können, ohne selbst sorbiert zu werden, bestimmt. Da das Messgas in geschlossene Hohlporen nicht eindringen kann, sollte die Probe möglichst fein gepulvert sein.

Ph. Eur. 2.2.42 Dichte von Feststoffen

Das Arzneibuch unterscheidet drei Arten von Dichteangaben bei Feststoffen:

Kristalldichte: Sie umfasst ausschließlich die festen Anteile des Materials und wird auch als wahre Dichte bezeichnet.
– Berechnete Kristalldichte (aus kristallographischen Daten und relativer Molekülmasse)
– Gemessene Kristalldichte (Verhältnis von Masse zu Volumen eines Einkristalls)

Partikeldichte: Sie umfasst auch das Volumen der Poren innerhalb der Einzelpartikel
– Pyknometrisch ermittelte Dichte (Bestimmung mit Hilfe der Gasverdrängungsmethode Ph. Eur. 2.9.23)
– Quecksilber-porosimetrisch ermittelte Dichte = Korndichte. Von einer Probe können unterschiedliche Korndichten erhalten werden, da für jeden angewendeten Druck, der zum Einbringen des Quecksilbers verwendet wird, eine Dichte bestimmt werden kann, die dem Grenzwert der Porengröße bei diesem Druck entspricht.

Schütt- und
Stampfdichte: Sie umfasst außerdem das im Pulverbett gebildete Leervolumen zwischen den Teilchen und wird auch als scheinbare Dichte bezeichnet. Die Bestimmung beruht auf Konventionsmethoden. Bei der Angabe ist es erforderlich, die Messbedingungen zu spezifizieren (Durchführung s. Kap. 8.7.3).

Beckmann-Vergleichspyknometer. Das Beckmann-Vergleichspyknometer besteht aus zwei Kammern mit definierten, gleichen Volumina. Beide Kammern sind über ein Differenzdruckmanometer miteinander verbunden. In die Probenkammer wird die zu untersuchende Probe eingebracht, wodurch sich das Gasvolumen in der Probenkammer um das Volumen der Probe verringert und in beiden Kammern der gleiche Druck herrscht. Das Gasvolumen wird nun in beiden Kammern simultan durch Einschieben von Kolben bei gleichem Druck komprimiert. Aufgrund des geringeren Gasvolumens lässt sich das Gasvolumen in der Probenkammer bei einem gegebenen Druck nicht so stark wie in der Expansionskammer komprimieren, was zu einer Differenz der beiden Kolbenhübe führt. Das Produkt dieser Wegdifferenz der Kolben und der Kolbenfläche ist direkt proportional zum Probenvolumen (Abb. 2.26):

$$V_P = \frac{a \cdot A_0 \cdot V_1}{(V_1 - V_2)}$$ (2.15)

V_P Volumen der Probe
V_1 Volumen der Kammern vor der Kompression
V_2 Volumen der Expansionskammer nach der Kompression
a Wegdifferenz der Kolben
A_0 Kolbenfläche

Gaspyknometer. Die Probe wird in eine Probenkammer mit einem definierten Leervolumen eingebracht. Die Probenkammer ist über ein Manometer und ein Ventil mit einer Expansionskammer mit definiertem Volumen verbunden. Nach Begasung der Probe mit Helium wird bei geöffneten Ventilen der Referenzdruck P_r abgelesen und ggf. auf null abgeglichen. Das Ventil zwischen Proben- und Expansionskammer wird nun geschlossen und durch Einleiten von Messgas der Druck in der Probenkammer erhöht und abgelesen (Anfangsdruck P_i). Anschließend wird das Ventil zwischen Proben- und Expansionskammer geöffnet; das sich in der Probenkammer befindliche Messgas expandiert aufgrund des Druckgefälles in die Expansionskammer und es stellt sich nach Druckausgleich zwischen beiden Kammern der Enddruck P_f ein (Abb. 2.2.7), womit das Probenvolumen nach folgender Gleichung berechnet werden kann:

$$V_s = V_C + \frac{V_r}{\left(1 - \dfrac{P_i}{P_f}\right)}$$ (2.16)

V_s Volumen der Probe
V_C Volumen der Probenkammer
V_r Volumen der Expansionskammer
P_i Anfangsdruck in der Probenkammer
P_f Enddruck nach Druckausgleich zwischen Proben- und Expansionskammer

Vor der eigentlichen Messung werden die Volumina der Proben- und der Expansionskammer durch Messungen in leerer Probenkammer und mittels Stahlkugeln definierten Volumens ermittelt (Ph. Eur. 2.9.23).

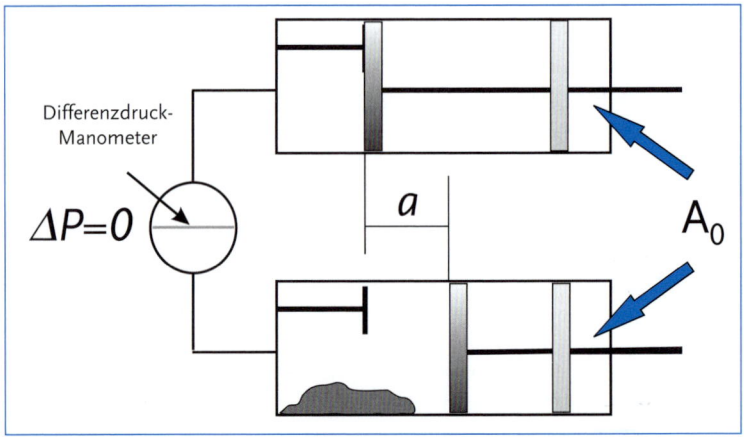

Abb. 2.26: Beckmann-Vergleichspyknometer

Differenzdruck-Manometer

$\Delta P = 0$

a

A_0

Herleitung   **Gaspyknometer**

Grundlage für die Berechnung des Probenvolumens ist das ideale Gasgesetz:

$$P \cdot V = n \cdot R \cdot T$$

Situation zu Beginn der Messung:

Expansionskammer $P_r \cdot V_r = n_3 \cdot R \cdot T$

Probenkammer $P_r \cdot (V_C - V_S) = n_1 \cdot R \cdot T$

Vor der eigentlichen Messung kann P_r auf null abgeglichen werden, um die Auswertung zu erleichtern. Es wird dann das Ventil zwischen der Proben- und Expansionskammer geschlossen und in der Probenkammer durch Einlassen von Messgas (n_2 Teilchen) ein Druck aufgebaut, der die erste Messgröße darstellt (Anfangsdruck P_i):

Probenkammer $P_i \cdot (V_C - V_S) = (n_1 + n_2) \cdot R \cdot T$

Nach Ablesen des Anfangsdrucks P_i in der Probenkammer wird das Ventil zwischen Proben- und Expansionskammer geöffnet; es kommt zu einem Druckausgleich zwischen beiden Kammern und Einstellung des Enddrucks P_f:

$$P_f \cdot (V_C - V_S + V_r) = (n_1 + n_2 + n_3) \cdot R \cdot T$$

$P \cdot V = \text{const.}, T = \text{const.}, P_r = 0$ $P_i \cdot (V_C + V_S) = P_f \cdot (V_C - V_S + V_r)$

Für das Probenvolumen ergibt sich somit

$$V_S = V_C + \frac{V_r}{\dfrac{p_i}{P_f} - 1}$$

Die o.a. Gleichungen gelten so nur, wenn zu Messbeginn der Anfangsdruck P_r auf null abgeglichen wurde, anderenfalls muss P_r in den Gleichungen mit berücksichtigt werden.

Formelzeichen

V_r, V_C, V_S	Volumen der Expansionskammer, der leeren Probenkammer bzw. der Probe
P_r	Referenzdruck (Abgleich auf 0) vor der Messung
P_i	Anfangsdruck nach Gaszugabe in die Probenkammer
P_f	Enddruck nach Druckausgleich zwischen Proben- und Expansionskammer
n_1, n_2, n_3	Anzahl der Gasteilchen in der Probenkammer vor dem Einlass des Messgases, zusätzliche Anzahl Gasteilchen durch das Einfüllen von Messgas, Anzahl von Gasteilchen in der Expansionskammer vor Beginn der Messung
R	Allgemeine Gaskonstante
T	Absolute Temperatur

Abb. 2.27: Gaspyknometer und Herleitung des Probenvolumens

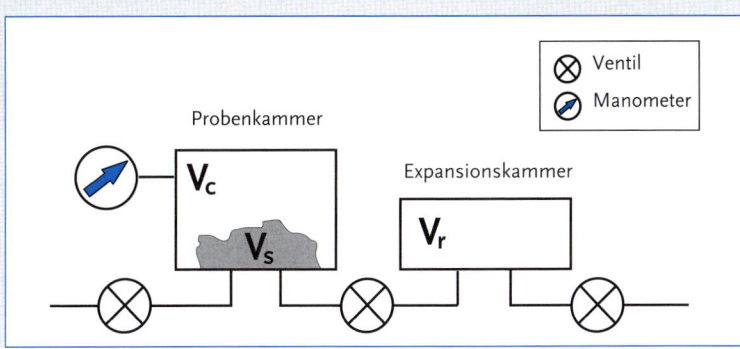

Ph. Eur. 2.9.23 Bestimmung der Dichte von Feststoffen mit Hilfe von Pyknometern

Die Bestimmung der Partikeldichte eines Pulvers erfolgt durch Messen des Gasvolumens, das unter definierten Bedingungen durch das Pulver verdrängt wird. Das dafür verwendete Gaspyknometer besteht aus einer Prüfzelle mit einem definierten Leervolumen V_C, die über ein Ventil mit einem Referenzvolumen V_r verbunden ist, sowie einem Manometer und einem System, welches ermöglicht, ein Messgas (z. B. He oder N_2) unter definiertem Druck in die Prüfzelle einzuleiten.

Nachdem eine gegebene Masse des Substanzpulvers in die Prüfzelle gefüllt wurde, wird diese dicht verschlossen und flüchtige Bestandteile mit Hilfe eines konstanten Gasstroms oder unter Vakuum entfernt. Bei geöffneter Verbindung zwischen Prüf- und Referenzzelle misst man den Referenzdruck P_r des Systems. Nach dem Schließen des Verbindungsventils wird die Prüfzelle bis zu einem Anfangsdruck P_i mit Messgas gefüllt. Das Ventil wird zum Druckausgleich zwischen Prüfzelle und Referenzvolumen geöffnet und der Enddruck P_f gemessen. Nach Abschluss der Messung wird die Endmasse m des Pulvers bestimmt.

Das Probevolumen berechnet sich nach folgender Gleichung:

$$V_S = V_C - \frac{V_r}{\left(\dfrac{P_i - P_r}{P_f - P_r}\right) - 1}$$

Die Dichte ρ ergibt sich als Quotient aus Endmasse und Probevolumen:

$$\rho = \frac{m}{V_S}$$

Vor der Messung werden Zellen- und Referenzvolumen mittels polierter Stahlkugeln bekannten Volumens kalibriert.

DAB 2.2.N1 Bestimmung der relativen Dichte von Wachs (Schwebemethode)

Durch Ausgießen geschmolzener Substanz in dünner Schicht und anschließendes Zuschneiden werden würfelförmige Stücke von 2–4 mm Kantenlänge hergestellt. Nach 24 Stunden gibt man 10 Stück davon in ein etwa 40 %iges Ethanol-Wasser-Gemisch von 20,0 °C, dessen Dichte man anschließend durch Zumischen von Wasser oder 96 %igem Ethanol so lange verändert, bis die Stücke schweben. Danach wird die Dichte der Flüssigkeit bestimmt. Sie entspricht der Dichte der Festsubstanz.

Bestimmung der scheinbaren Dichte

Zur Bestimmung der scheinbaren Dichte können Flüssigkeitspyknometer eingesetzt werden. Es wird die Masse der vom Pulver verdrängten Flüssigkeit ermittelt. Über die Dichte der Flüssigkeit kann das Volumen der verdrängten Flüssigkeit und damit das Probenvolumen bestimmt werden. Es können verschiedene Flüssigkeiten, die das Pulver nicht quellen oder anlösen dürfen, als Pyknometerflüssigkeit eingesetzt werden. Bevorzugt wird Quecksilber eingesetzt, da es auf Grund seiner hohen Oberflächenspannung nicht in die Poren einzudringen vermag. Durch Anlegen eines äußeren Druckes kann das Quecksilber in die Poren der Pulverpartikel eingepresst werden. Mit steigendem Druck dringt das Quecksilber in immer feinere Poren ein, so dass sich über die Messung der Abhängigkeit des in die Partikel eindringenden Quecksilbervolumens vom angelegten Druck die Porengrößenverteilung bestimmen lässt (*Quecksilberintrusionsverfahren*).

2.5 Relative und absolute Feuchte

2.5.1 Wasserdampf-Luft-Gemische

Unter Annahme eines idealen Verhaltens ergibt sich der Gesamtdruck eines Wasserdampf-Luft-Gemisches aus der Summe der Partialdrücke des Wasserdampfes und der Luft. Der

Sättigungsdampfdruck ist der maximal mögliche Partialdruck des Wasserdampfes in einem Wasserdampf-Luft-Gemisch bei einer bestimmten Temperatur; er entspricht dem Dampfdruck des Wassers bei der gegebenen Temperatur.

Die *absolute Luftfeuchte* gibt den Wassergehalt in Gramm pro Kilogramm trockene Luft an. Die absolute Feuchte ist unabhängig von Druck und Temperatur. In der Praxis wird jedoch meist mit der *relativen Luftfeuchtigkeit* gearbeitet:

$$\varphi = \frac{P_D}{P_S} \cdot 100\,\%$$ (2.17)

φ relative Luftfeuchte
P_D Wasserdampfpartialdruck
P_S Sättigungsdampfdruck

Der Sättigungsdampfdruck und damit die relative Feuchte sind stark temperatur- und druckabhängig.

Mollier-Diagramm

Der Zusammenhang zwischen relativer Feuchte, absoluter Feuchte, Enthalpie und Temperatur von Wasserdampf/Luft-Gemischen kann im modifizierten h-x-Diagramm nach Mollier dargestellt werden (Abb. 2.28). Auf der Abszisse ist der absolute Wassergehalt und auf der Ordinate die Temperatur aufgetragen. Die Adiabaten (Geraden mit gleicher Enthalpie) verlaufen schräg zur Abszisse. Da in der Praxis nur die Enthalpieänderungen von Interesse sind, ist die Enthalpie bei 0 °C für wasserfreie Luft gleich null gesetzt. Die Isopsychren (Geraden gleicher relativer Feuchte) verlaufen kurvenförmig. Die Isopsychre mit 100 % relativer Feuchte wird als Sättigungs- oder Taupunktkurve bezeichnet. Die dargestellten Verhältnisse gelten immer nur für einen bestimmten Druck, der im Diagramm mit angegeben ist.

Aus dem Mollier-Diagramm lassen sich z. B. folgende Informationen gewinnen:
- Taupunkt der Luft in Abhängigkeit von der relativen Feuchte,
- absolute Feuchte der Luft mit einer bestimmten relativen Feuchte in Abhängigkeit von der Temperatur,

- Wärmebetrag, der zum isothermen Befeuchten oder Trocknen von Luft zu- oder abgeführt werden muss,
- Temperaturunterschiede, die sich unter adiabatischen Bedingungen, d.h. ohne Wärmeaustausch mit der Umgebung, ergeben, und
- Änderung der relativen Luftfeuchtigkeit bei Temperaturänderung.

Die relative Luftfeuchtigkeit ist v.a. für Trocknungsprozesse von Bedeutung. In Produktionsräumen liegt sie normalerweise zwischen 30 und 50 %.

2.5.2 Bestimmung der relativen Feuchte – Hygrometrie

Haarhygrometer. Als Messfühler dienen makromolekulare Stoffe wie Kollagen, Nylon oder Keratin, deren Länge sich in Abhängigkeit vom Feuchtegehalt ändert. Der Vorteil derartiger Geräte liegt in ihrem geringen Preis. Als Nachteile sind die Fehlerbreite der Messergebnisse (mindestens 3 % relativer Feuchte), die Wartung und Regenerierung sowie die lange Einstellzeit zu nennen. Haarhygrometer werden v.a. für orientierende Messungen verwendet.

Taupunkt-Hygrometer. Beim Abkühlen von ungesättigter Luft wird bei einer bestimmten Temperatur der gesättigte Zustand (Taupunkt) erreicht; es kommt zum Abscheiden von Wasserdampf in Form feinster Tautröpfchen an einer kühlen Fläche. Zur Bestimmung bedient man sich eines blank polierten Metallspiegelchens, dessen Temperatur mittels Thermoelementmessung laufend genau erfasst werden kann. Die Rückseite des Spiegels wird mit einer Kühlflüssigkeit langsam abgekühlt, bis der erste Taubeschlag auf der Spiegelfläche visuell sichtbar wird (Abb. 2.29). Die relative Feuchte ergibt sich aus dem ermittelten Taupunkt und der ursprünglichen Temperatur der Luft und kann z. B. mit Hilfe eines Mollier-Diagramms ermittelt werden.

Psychrometer. Ein Psychrometer besteht aus zwei Thermometern, wobei das Quecksilberge-

Beispiel

Mollier-Diagramm

1. Luft mit einer relativen Feuchte von 50 % und einer Temperatur von 20 °C wird in einem abgeschlossenen Raum auf 45 °C erwärmt. Die absolute Feuchte von ca. 7,5 g Wasser je kg trockene Luft ändert sich nicht. Die Zustandsänderung erfolgt also entlang der Senkrechten (konstante absolute Feuchte) im Mollier-Diagramm: Die relative Feuchte sinkt auf 12 % und die Enthalpie der Luft steigt von 40 kJ/kg auf 65 kJ/kg (Pfeil ①).
2. Die Luft aus Beispiel 1 (relative Feuchte = 50 %, Temperatur = 20 °C) wird in einem geschlossenen Raum abgekühlt. Hierbei nimmt die relative Feuchte zu, bis bei 9 °C der Taupunkt erreicht wird (Pfeil ②). Bei weiterer Abkühlung kommt es zur Kondensation von Wasser. Die Zustandsänderung erfolgt dann auf der Taupunktlinie; der absolute Wassergehalt der Luft nimmt ab.
3. Die erwärmte Luft aus Bsp. 1 (relative Feuchte 12 %, Temperatur 45 °C) soll zum Trocknen eines Granulats eingesetzt werden. Die zugeführte Energie soll hierbei unverändert bleiben (Enthalpie der Luft = 65 kJ/kg). Die Luft nimmt aus dem Trockengut Wasser auf (Zunahme der absoluten Feuchte von 7,5 auf 17 g Wasser je kg trockene Luft) und wird im Idealfall mit Wasserdampf gesättigt (relative Feuchte = 100 %). Die Temperatur der Luft sinkt von 45 °C auf 22 °C (Pfeil ③). Aus dem Wassergehalt des Granulats und der Differenz zwischen der absoluten Feuchte der zugeführten und der gesättigten Trocknungsluft kann nun die zum Trocknen des Granulats benötigte Menge Trockenluft abgeschätzt werden.

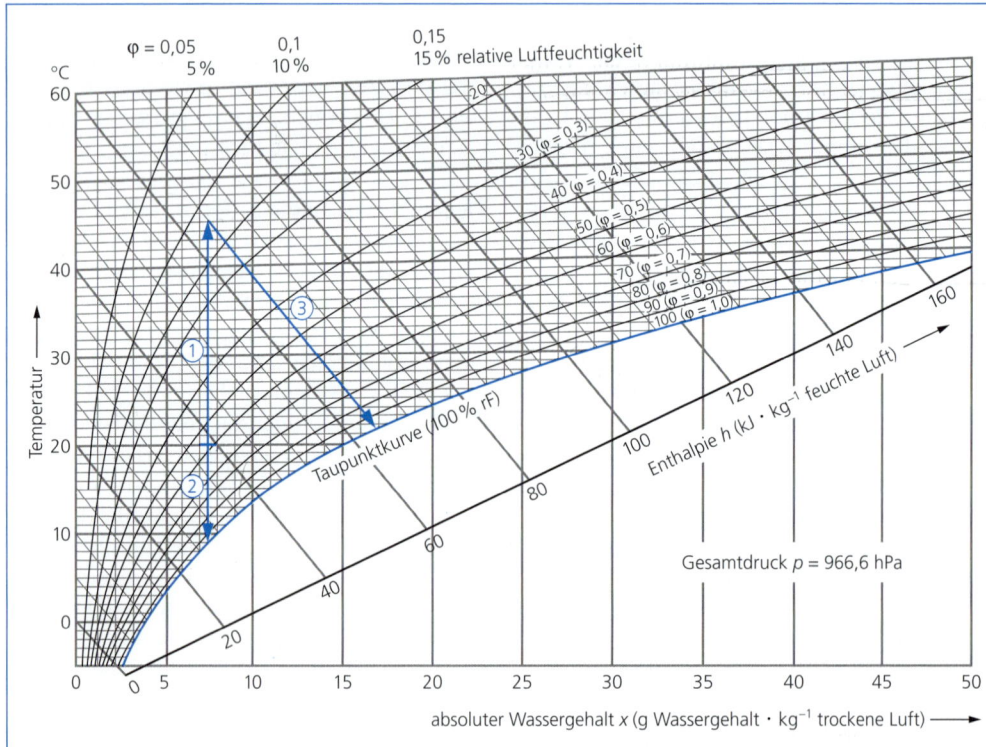

Abb. 2.28: Mollier-Diagramm

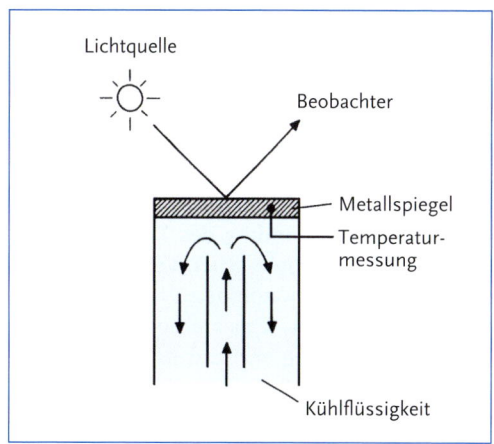

Abb. 2.29: Taupunkt-Hygrometer

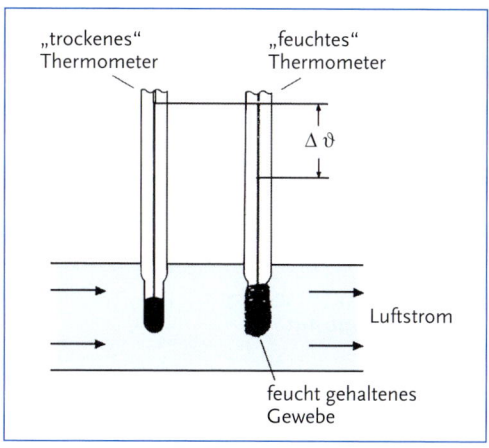

Abb. 2.30: Psychrometer

2

fäß des einen Thermometers mit einem feucht gehaltenen Gewebe umhüllt ist (Feuchtthermometer). Die Luft wird mit einer bestimmten Strömungsgeschwindigkeit an beiden Thermometern vorbeigeführt (Abb. 2.30). Bedingt durch den Entzug von Verdunstungswärme treten am Feuchtthermometer tiefere Temperaturen auf als am nicht umhüllten. Die Temperaturdifferenz (psychromatische Differenz) ist als Maß für die Luftfeuchtigkeit umso größer, je trockener die Luft ist.

Lithiumchlorid-Hygrometer. Zwei Drahtelektroden, an denen Wechselspannung anliegt, umschlingen ein mit gesättigter Lithiumchloridlösung getränktes Glasfasergewebe, das das Quecksilbergefäß eines Thermometers umhüllt (Abb. 2.31). Durch den fließenden Strom erfolgt eine Erhitzung der Lösung, wobei Wasser verdampft. Mit dem Eintrocknen der Lithiumchloridlösung steigt der Widerstand, der Stromfluss nimmt ab und die Temperatur fällt. Das hygroskopische Lithiumchlorid nimmt nun Feuchtigkeit aus der Luft auf, und der Vorgang beginnt von neuem. Auf diese Weise stellt sich eine Temperatur (Umwandlungstemperatur) ein, bei der ein Gleichgewicht zwischen dem Dampfdruck der Lithiumchloridlösung und dem des Wasserdampfes in der umgebenden Luft entsteht. Zwischen Umwandlungs- und Taupunkttemperatur besteht eine lineare Beziehung, so dass über den Taupunkt und die

ursprüngliche Lufttemperatur die relative Luftfeuchtigkeit bestimmt werden kann. Dieses Messverfahren findet z. B. bei der Automation des Dragierprozesses Anwendung (s. Kap. 10.6.1).

2.5.3
Wassergehalt von Feststoffen

Die Bestimmung des absoluten Feuchtigkeitsgehalts (Wassergehalts) von Feststoffen ist bedeutsam für die Herstellung und Charakterisierung von pulverförmigen Substanzen, von Tabletten und Dragees sowie in vielen anderen Bereichen der Herstellung. So beeinflusst der

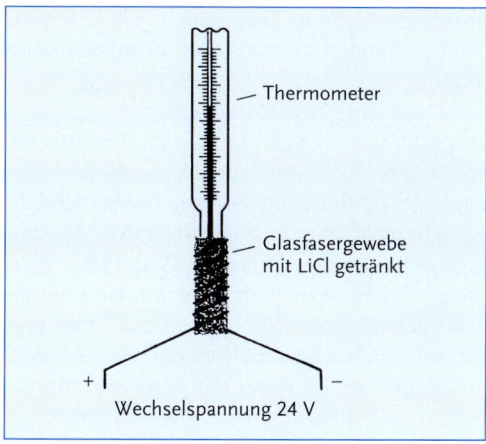

Abb. 2.31: Lithiumchlorid-Hygrometer

Wassergehalt von Pulvern die Fließfähigkeit, Agglomerationstendenz und Mischbarkeit von Haufwerken. Bei der Herstellung von Tabletten ist der Feuchtigkeitsgehalt v. a. wichtig für die Granulierung, Komprimierung, den Zerfall und die Härte der Tabletten. Die Begriffe Feuchte bzw. Feuchtigkeit finden für Gase und feste Materialien Anwendung, angestrebt wird jedoch für Feststoffe der Begriff Wassergehalt.

Hygroskopizität

Wasser kann auf unterschiedliche Weise an das Gut gebunden sein. Die Bindungsstärke ist abhängig von der Art der Bindung. Auf welche Weise das Wasser an das Gut gebunden wird, hängt von den Substanzeigenschaften ab (s. Kap. 1.4.2).

Man unterscheidet hygroskopische und nichthygroskopische Stoffe. *Nichthygroskopische Stoffe* binden Wasser nur schwach an der Oberfläche; der Dampfdruck entspricht dem Sättigungsdampfdruck von Wasser. Es handelt sich meist um grobporige, schwer wasserlösliche Stoffe. Solche Stoffe können ohne drastische Trocknungsmaßnahmen vollständig ausgetrocknet werden. Bei *hygroskopischen Stoffen* kommt es aufgrund einer stärkeren Wasserbindung zu einer Dampfdruckerniedrigung ab einem bestimmten Wassergehalt im Gut. Oberhalb dieses kritischen Wassergehalts verhalten sie sich wie nichthygroskopische Stoffe. Hygroskopische Stoffe lassen sich häufig nicht vollständig trocknen. Bei den meisten in der pharmazeutischen Technologie verwendeten Stoffen handelt es sich um hygroskopische Stoffe.

Ist das Gut den Umgebungsbedingungen ausgesetzt, stellt sich ein Gleichgewicht zwischen dem Wassergehalt des Guts und der relativen Luftfeuchtigkeit ein. Dieses Gleichgewicht ist abhängig von Temperatur, Art und Eigenschaften des Guts. Trägt man den Wassergehalt einer Probe als Funktion zunehmender relativer Feuchte (Adsorptionsisotherme) bzw. abnehmender relativer Feuchte (Desorptionsisotherme) bei einer konstanten Temperatur auf, so erhält man eine Wasserdampfsorptionsisotherme des betreffenden Stoffs. Bei hygroskopischen Stoffen wird die Desorptions-

isotherme höhere Wassergehaltswerte des Gutes als bei der Adsorptionsisotherme aufweisen (Hysterese).

Bestimmung des Wassergehalts von Feststoffen

Gravimetrie (Bestimmung des Trocknungsverlustes). Die gravimetrischen Verfahren basieren auf Differenzwägungen, wobei im einfachsten Fall das Trocknungsgut (Pulver, Tabletten, Granulat) vor und nach der Trocknung (z. B. im Trockenschrank) gewogen wird und der Wassergehalt prozentual als Differenz (Masseverlust) angegeben wird. Das Verfahren ist nicht anwendbar, wenn das zu trocknende Gut flüchtige Bestandteile enthält. Moderne Verfahrensweisen arbeiten mit einer Infrarot-Prozentwaage oder einem Wassergehalts-Absolutbestimmer (Ph. Eur. 2.2.32).

Ph. Eur. 2.2.32 Trocknungsverlust

Der Trocknungsverlust ist der in Prozent angegebene Masseverlust während einer Trocknung nach einem der folgenden Verfahren:

- „im Exsikkator" (über P_2O_5 bei Atmosphärendruck und Raumtemperatur),
- „im Vakuum" (über P_2O_5 bei 1,5 bis 2,5 kPa und Raumtemperatur),
- „im Vakuum, mit Angabe der Temperatur" (über P_2O_5 bei Atmosphärendruck),
- „im Trockenschrank, mit Angabe der Temperatur",
- „im Hochvakuum" (über P_2O_5 bei $\leq$ 0,1 kPa und der angegebenen Temperatur).

Wenn eine Trocknungsdauer nicht vorgeschrieben ist, wird bis zur Massekonstanz getrocknet. Nach 1.2 (Begriffsbestimmungen) ist diese bei einer Differenz von höchstens 0,5 mg zwischen zwei aufeinander folgenden Wägungen erreicht. Mit dieser Definition ist die relative Genauigkeit von der Substanzeinwaage abhängig.

Karl-Fischer-Titration. Die Methode beruht auf der Reduktion von Iod durch Schwefeldioxid, die nur in Anwesenheit von Wasser abläuft (Ph. Eur. 2.5.12). Die Endpunktsanzeige kann visuell oder elektrochemisch erfolgen, wobei die elektrochemische Endpunktsanzeige genauere Werte liefert.

$$I_2 + SO_2 + 2\,H_2O \Leftrightarrow SO_4^{2-} + 2\,I^- + 4\,H^+$$

Ph. Eur. 2.5.12 Karl-Fischer-Methode

Der Karl-Fischer-Methode zur Titration von Wasser liegt die Tatsache zugrunde, dass Iod, Schwefeldioxid und Wasser sich in Gegenwart von basischen Puffersubstanzen, die das Gleichgewicht auf die Seite der Reaktionsprodukte verschieben, quantitativ zu Iodid und Sulfat umsetzen.

Der Endpunkt, der auch visuell erkannt werden kann, wird nach Ph. Eur. ausschließlich elektrometrisch, zumeist biamperometrisch, bestimmt. Bei Verwendung des klassischen Karl-Fischer-Reagenz kommt es zu einer schleppenden Gleichgewichtseinstellung. Heute sind modifizierte Reagenzien als Fertiglösungen im Handel, die durch einen schnelleren Reaktionsverlauf eine sicherere Endpunktserkennung ermöglichen. Neben einer höheren Messgenauigkeit besitzen diese Reagenzien eine verbesserte Titerbeständigkeit infolge stark verminderter Hygroskopizität. Das Arzneibuch verlangt bei Einsatz modifizierter Reagenzien, deren Eignung (Stöchiometrie und Abwesenheit von Inkompatibilitäten) in jedem Einzelfall sicherzustellen.

Azeotrope Destillation.   Das zu untersuchende Gut wird mit einem nicht mit Wasser mischbaren Lösungsmittel, das mit Wasser jedoch ein azeotropes Gemisch bildet, destilliert (z. B. mit Toluol oder Chloroform). Durch Abscheidung des Wassers in einem graduierten Messrohr kann der Wassergehalt der Probe bestimmt werden. Die Methode eignet sich nicht für Güter mit geringem Wassergehalt.

Messung der hygroskopischen Gleichgewichtsfeuchte.   Es wird die relative Luftfeuchtigkeit über dem Gut gemessen. Mit Hilfe einer Sorptionsisotherme des Guts kann der ungefähre Wassergehalt der Probe bestimmt werden.

2.6 Löslichkeit

Allgemeines

Als *Lösungen* werden homogene Mischungen unterschiedlicher Stoffe bezeichnet, wobei die gelöste Komponente normalerweise den geringeren Mengenanteil der Mischung ausmacht und die Komponente mit dem größeren Mengenanteil das Lösungsmittel darstellt. Neben flüssigen Lösungen von Gasen, Flüssigkeiten und Feststoffen existieren auch Lösungen im festen Zustand (z. B. Glas, Legierungen, Mischkristallbildungen). Die gelöste Komponente liegt oft *moleculardispers* (s. Kap. 4.2) im Lösungsmittel vor (*echte Lösungen*). In manchen Fällen kann eine Lösung jedoch auch fein verteilte größere Einheiten enthalten (*kolloidale Lösungen*)

Beim Entstehen einer Lösung gehen die Eigenschaften des gelösten Stoffes weitgehend verloren und die Systemeigenschaften werden vom Lösungsmittel bestimmt. Jedoch weist eine Lösung im Vergleich zum reinen Lösungsmittel Veränderungen charakteristischer Eigenschaften auf, z. B. in Bezug auf ihr osmotisches und thermisches Verhalten (Gefrierpunktserniedrigung, Siedepunktserhöhung), ihre Dichte, ihren Brechungsindex und ihre Leitfähigkeit (Elektrolytlösungen).

Für die Herstellung von Arzneiformen und auch für das biopharmazeutische Verhalten sind insbesondere Lösungssysteme fester Stoffe in Flüssigkeiten von Bedeutung. Im Folgenden wird deshalb vor allem auf diese Systeme eingegangen.

Konzentrationsangaben

Zur Charakterisierung der Konzentration der gelösten Substanz im Lösungsmittel sind die folgenden Gehaltsangaben gebräuchlich:
- Masseprozente (Masse% oder %): Gramm Substanz in 100 g Lösung,
- Volumenprozente (Vol.%): Milliliter Substanz in 100 ml Lösung,

---

Ph. Eur. 1.3 Löslichkeit

Die in den Arzneibuchmonographien unter „Eigenschaften" zu findenden Angaben zu Löslichkeit haben, bezogen auf eine Temperatur zwischen 15 und 25 °C, die in der Tabelle angegebene Bedeutung:

Bezeichnung	Ungefähre Anzahl Volumenteile Lösungsmittel für 1 Masseteil Substanz		
sehr leicht löslich	weniger als	1 Teil	
leicht löslich	von	1 Teil	bis 10 Teile
löslich	von	10 Teilen	bis 30 Teile
wenig löslich	von	30 Teilen	bis 100 Teile
schwer löslich	von	100 Teilen	bis 1000 Teile
sehr schwer löslich	von	1000 Teilen	bis 10000 Teile
praktisch unlöslich	über	10000 Teile	

Die Angaben im Abschnitt „Eigenschaften" sind nicht als analytische Norm anzusehen und nicht verbindlich.

- Molarität (mol · l^{-1}): Mol Substanz in 1000 ml Lösung,
- Molalität (mol · kg^{-1}): Mol Substanz in 1000 g Lösungsmittel (Eliminierung der Volumenvariabilität).

Für Spezialfälle sind auch andere Angaben üblich, wie z. B. Internationale Einheiten (I. E.) für Seren und Antibiotikalösungen. Die im Arzneibuch verwendeten Angaben zur Löslichkeit von Substanzen sind im Arzneibuchkasten zur Löslichkeit (Ph. Eur. 1.3) aufgeführt.

2.6.1
Elementare Prozesse beim Lösungsvorgang

Unter *Löslichkeit* eines Stoffes versteht man seine Sättigungskonzentration in einem bestimmten Lösungsmittel bei einer bestimmten Temperatur und Normaldruck. Welche Menge eines Stoffes eine Flüssigkeit maximal zu lösen vermag, ist von der chemischen Natur beider Komponenten abhängig. Als Faustregel gilt, dass sich Ähnliches in Ähnlichem löst (Similia similibus solvuntur), d.h. dass Substanzen mit polaren Gruppierungen hauptsächlich in polaren Medien und apolare Substanzen bevorzugt in apolaren Medien löslich sind. So lösen sich Nichtelektrolyte, die zur Ausbildung von Wasserstoffbrückenbindungen befähigt sind, in Wasser, während sie in apolaren Lösungsmitteln (z. B. Petrolether) praktisch unlöslich sind. Da die Löslichkeit von Wirkstoffen für die Entwicklung von Arzneiformen von enormer Bedeutung ist, sind viele Versuche unternommen worden, diesen Parameter aus der Struktur eines gegebenen Stoffes vorherzusagen. Zwar gibt es bis heute keine allgemein gültige Theorie, die eine solche Vorhersage exakt ermöglichen würde, es lassen sich jedoch aus der Kenntnis bestimmter Parameter gewisse Schlussfolgerungen in Bezug auf die Löslichkeit ziehen, so dass zumindest vergleichende Betrachtungen möglich sind.

Die Durchmischung zweier Substanzen, zwischen deren Molekülen vollkommen identische Wechselwirkungen herrschen (*ideale Mischungen* bzw. *Lösungen*), wird gegenüber dem entmischten Zustand stets begünstigt sein, da sie mit einer Entropiezunahme verbunden ist. Die vollständige Mischbarkeit von gasförmigen Substanzen, zwischen deren Molekülen nur sehr geringe Wechselwirkungen bestehen, ist auf diese Tatsache zurückzuführen. Eine solche Situation ist jedoch in dieser Form in realen Systemen nicht zu beobachten. Hier werden die Wechselwirkungen der Moleküle der gelösten Substanz untereinander zumindest ein wenig anders sein als zwischen den Molekülen des gelösten Stoffes und des Lösungsmittels. Daher ist beim Übertritt der Moleküle des zu lösenden Stoffes in das Lösungsmittel mit einem Wärmeumsatz zu rechnen. Dieser lässt sich formal als aus den Wärmeumsätzen dreier Elementarprozesse zusammengesetzt auffassen, die schematisch in Abb. 2.32 dargestellt sind:

1. Um in die Lösung übertreten zu können, muss ein Molekül des zu lösenden Festkörpers zunächst den festen Substanzverband verlassen. Hierbei muss zur Überwindung der Anziehungskräfte zwischen den Feststoffmolekülen Arbeit (W_{22}) geleistet werden. Der aufgewendete Energiebetrag W_{22} entspricht der Verdampfungswärme dieses Moleküls. Das „Loch", welches das ausgetretene Molekül im Substanzverband hinterlässt, kann durch Umordnung der umgebenden Moleküle wieder geschlossen werden.

2. Damit das Molekül in die Lösung aufgenommen wird, muss ein entsprechender „Hohlraum" in der Flüssigkeit geschaffen werden, dazu sind durch den Energieaufwand W_{11} die Anziehungskräfte

zwischen den Flüssigkeitsmolekülen zu überwinden.

3. Nach Übertritt des Feststoffmoleküls in den „Hohlraum" der Flüssigkeit werden zwischen diesem Molekül und denen der umgebenden Flüssigkeit Wechselwirkungskräfte wirksam, das Molekül wird *solvatisiert* (bzw. bei Verwendung von Wasser als Lösungsmittel *hydratisiert*). Dadurch wird eine Energie $2W_{12}$ frei, die der Stärke der entstehenden Wechselwirkungen entspricht. Der Energiebetrag dieses 3. Prozesses wird normalerweise als Summe zweier identischer Energiebeiträge ausgedrückt, weil zwei „Oberflächen" – die des Feststoffmoleküls und die „Hohlraumoberfläche" in der Flüssigkeit – beteiligt sind, die miteinander wechselwirken.

Der Gesamt-Arbeitsaufwand ist damit:

$$W_{ges} = W_{22} + W_{11} - 2\,W_{12} \qquad (2.18)$$

Ist die für die beiden ersten Prozesse aufzuwendende Energie in der Summe kleiner als die im dritten Prozess frei werdende Energie (Solvatationswärme), so wird der Lösungsprozess *exotherm* ablaufen (Erwärmung der Lösung). Ist die Summe von W_{22} und W_{11} kleiner als $2\,W_{12}$, so ist dies ein *endothermer* Lösungsprozess (Abkühlung der Lösung).

Aus dem Bisherigen wird deutlich, dass bei theoretischen Betrachtungen zur Löslichkeit weitere Überlegungen eine Rolle spielen: Es müssen insbesondere etwaige Wechselwirkungen zwischen den gelösten Molekülen und den Molekülen des Lösungsmittels sowie die intermolekularen Bindungen innerhalb des zu lösenden Festkörpers und innerhalb des Lösungsmittels berücksichtigt werden. Die intermolekularen Bindungen des Lösungsmittels werden dabei eine geringere Bedeutung haben als die des Festkörpers.

Die Stärke der Bindungen innerhalb des zu lösenden Stoffes hängt u.a. von seinem Festkörperaufbau ab. Die Bindungsstärke ist z.B. im amorphen Zustand eines gegebenen Stoffes geringer als in der entsprechenden kristallinen Form. Die Schmelz- und Verdampfungswärme – sowie näherungsweise der Schmelz- und Siedepunkt der Substanz – spiegeln annähernd

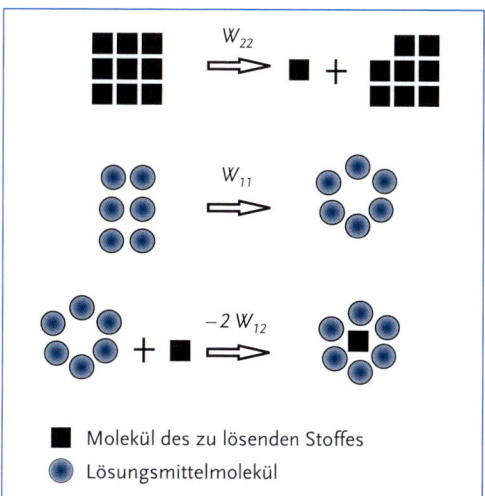

W_{22}

W_{11}

$-2\,W_{12}$

■ Molekül des zu lösenden Stoffes
● Lösungsmittelmolekül

Abb. 2.32: Elementare Vorgänge beim Lösungsvorgang

die Bindungskräfte wider. So zeigen Substanzen mit einem hohen Schmelzpunkt und einer hohen Schmelzwärme häufig unabhängig vom Lösungsmittel ein schlechtes Lösungsverhalten.

Erheblich komplexer sind die Verhältnisse in Bezug auf die Abschätzung der möglichen Wechselwirkungen zwischen gelöstem Stoff und Lösungsmittel. Für die Wechselwirkung mit Wasser spielt insbesondere der Anteil der auf der Oberfläche der gelösten Moleküle zur Verfügung stehenden polaren Gruppen eine Rolle. Substituenten am Molekülgerüst können zur Abschätzung ihrer Wechselwirkungsmöglichkeiten mit Wasser in hydrophobe (z. B. Alkylgruppen, Halogene), leicht hydrophile (z. B. Methoxy-, Nitro- und Carboxylgruppen), hydrophile (z. B. primäre Amino- und Aldehydgruppen) und sehr hydrophile Gruppen (z. B. Hydroxyl-, Ammonium und Carboxylatgruppen) eingeteilt werden. Dabei hängen die Möglichkeiten dieser Substituenten zur Ausbildung von Wechselwirkungen mit Wasser nicht nur von ihrer Art und Anzahl, sondern auch von ihrer Positionierung am Molekülgerüst ab.

2.6.2
Abhängigkeit der Löslichkeit von der Temperatur

Die Löslichkeit ist meist eine temperaturabhängige Größe. Bei Temperaturerhöhungen kann es zu einem Anstieg, zu einer Erniedrigung oder zu einer nur geringfügigen Veränderung der Löslichkeit kommen (Abb. 2.33). Für Lösungsvorgänge, die mit einem Wärmeumsatz einhergehen, ist nach dem Prinzip von Le Chatelier eine Temperaturabhängigkeit in der Weise zu erwarten, dass die Löslichkeit von Substanzen, die sich unter Wärmeentwicklung lösen, bei erhöhter Temperatur vermindert, und die von Substanzen, die einen endothermen Lösungsprozess aufweisen, unter gleichen Bedingungen erhöht werden. Lösungsanomalien (Knickpunktkurven) sind für Salze charakteristisch, die in verschiedenen Hydratformen auftreten (z. B. Na_2SO_4), da die Löslichkeit der Hydrate von denen des Anhydrats abweicht (s. u.).

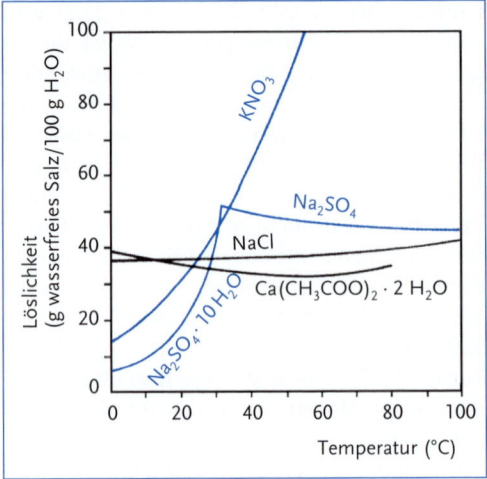

Abb. 2.33: Abhängigkeit der Löslichkeit von der Temperatur

2.6.3
Abhängigkeit der Löslichkeit schwacher Elektrolyte vom pH-Wert

Die meisten Wirkstoffe sind schwache Basen oder Säuren und können daher in Abhängigkeit vom pH-Wert sowohl in ionischer als auch in nichtionischer Form vorliegen. Infolge des großen Polaritätsunterschieds der beiden Formen ist auch ihre Wasserlöslichkeit unterschiedlich. Diese pH-Abhängigkeit der Löslichkeit, die sowohl aus technologischer als auch aus biopharmazeutischer Sicht von großer Bedeutung ist, kann mit Hilfe einfacher Gleichungen beschrieben werden. Darin wird die Gesamtlöslichkeit des Wirkstoffes (Summe der Löslichkeit von dissoziierter und undissoziierter Form) mit c_S und die Löslichkeit der undissoziierten Form mit c_{S_0} bezeichnet. Das Dissoziationsgleichgewicht für eine schwache Säure (HA) lautet

$$HA + H_2O \rightleftarrows H_3O^+ + A^-$$

Die entsprechende Gleichung für die Säurekonstante K_a ist $K_a = \dfrac{[H_3O^+]\,[A^-]}{[HA]}$

Einsetzen von c_{S_0} für [HA] ergibt nach Umformen $\dfrac{K_a}{[H_3O^+]} = \dfrac{[A^-]}{c_{S_0}}$

Durch Einsetzen von $c_S - c_{S_0}$ für $[A^-]$ erhält man

$$\frac{K_a}{[H_3O^+]} = \frac{c_S - c_{S_0}}{c_{S_0}} \text{ bzw. nach Logarithmieren}$$

$$pH - pK_a = \log\left(\frac{c_S - c_{S_0}}{c_{S_0}}\right)$$

Für eine schwache Base ergibt sich entsprechend $pH - pK_a = \log\left(\frac{c_{S_0}}{c_S - c_{S_0}}\right)$

Sofern die Löslichkeit der undissoziierten Form und der pK_a-Wert bekannt sind, kann somit die Löslichkeit der schwachen Elektrolyte bei jedem pH-Wert berechnet werden. Die Gleichungen gehen allerdings von einer unendlich hohen Löslichkeit der ionisierten Form aus, die in der Praxis wegen der Überschreitung des Löslichkeitsproduktes von Salzen durch die in der Lösung vorhandenen Gegenionen eingeschränkt sein kann.

2.6.4
Abhängigkeit der Löslichkeit von der Zustandsform und Partikelgröße

Abhängigkeit von der Zustandsform

Metastabile Kristallmodifikationen und amorphe Substanzen weisen eine höhere Löslichkeit auf als die thermodynamisch stabile Kristallform, da die in ihnen herrschenden Bindungskräfte geringer sind. Unabhängig vom Lösungsmittel ergibt sich bei nicht zu hoher Konzentration des gelösten Stoffes eine Beziehung der relativen Löslichkeiten polymorpher Formen

zum Verhältnis ihrer Dampfdrücke (als Ausdruck ihrer thermodynamischen Stabilität):

$$\frac{c_{S_1}}{c_{S_2}} = \frac{p_1}{p_2} \qquad (2.19)$$

$c_{S_{1,2}}$ Löslichkeit (Sättigungskonzentration) der Modifikation 1 bzw. 2
$p_{1,2}$ Dampfdruck der Modifikation 1 bzw. 2

Die aus den metastabilen Formen entstehenden Lösungen sind gegenüber der stabilen Kristallmodifikation übersättigt, so dass es zur Abscheidung von kristallinem Material kommt, sobald sich im System ein Kristall der stabilen Modifikation bildet (Abb. 2.34). Mit der Zeit sinkt daher die Konzentration der Lösung wieder auf die Sättigungskonzentration der stabilen Form ab. Man spricht daher auch von einer *„scheinbaren Gleichgewichtslöslichkeit"* der energiereichen Formen. Diese können somit nicht zur Herstellung lagerstabiler Lösungen mit höherer Konzentration als der Sättigungskonzentration der stabilen Form eingesetzt werden. In Fällen, in denen eine Lagerstabilität der entstehenden Lösung nicht erforderlich ist oder die Sättigungskonzentration während des Lösungsvorganges gar nicht erreicht wird, kann die erhöhte Löslichkeit jedoch durchaus von pharmazeutischem Nutzen sein. Insbesondere kann sie zur Erhöhung der Lösungsgeschwindigkeit schwer löslicher Wirkstoffe im Gastrointestinaltrakt ausgenutzt werden (s.u.). Die daraus folgenden Wirkungsdifferenzen zwischen kristallinen und amorphen Wirkstoffen können bei schwer wasser-

Abb. 2.34: Übersättigte Lösungen

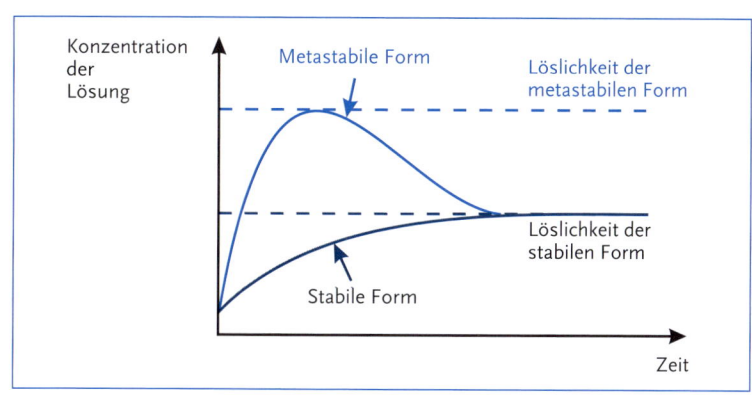

löslichen Substanzen sehr ausgeprägt sein. So ist z. B. das Antibiotikum Novobiocin nur nach Gabe der amorphen Form biologisch aktiv.

Auch pseudopolymorphe Formen von Wirkstoffen (Solvate, Hydrate) weisen eine vom solvatfreien Kristall abweichende Löslichkeit auf, die gleichfalls für das Auflösungsverhalten nach Applikation von Bedeutung sein kann. Im Allgemeinen sind hydratwasserfreie Wirkstoffe besser löslich als die entsprechenden Hydrate. So ist z. B. die Löslichkeit wasserfreien Theophyllins bei Raumtemperatur etwa doppelt so hoch wie die des Hydrats. Im Gegensatz dazu besitzen solvathaltige Kristalle mit organischen Lösungsmitteln oft höhere Löslichkeiten als solvatfreie. Dies wurde unter anderem bei Hydrocortisonestern (in Ethanol) und Succinylsulfathiazol (in n-Pentanol) nachgewiesen. In Tab. 2.5 sind einige Beispiele von Löslichkeiten unterschiedlicher Feststoffformen angegeben.

Abhängigkeit von der Partikelgröße

Nach der von Ostwald gefundenen Beziehung

$$\ln \frac{c_S}{c_{S_0}} = \frac{2\,\gamma \cdot V}{r \cdot R \cdot T} \tag{2.20}$$

c_S Löslichkeit (Sättigungskonzentration) der feinen Partikel mit dem Radius r
c_{S_0} Löslichkeit (Sättigungskonzentration) relativ grober Pulverpartikel
V Molvolumen
R allgemeine Gaskonstante
T absolute Temperatur
γ Grenzflächenspannung

ist die Löslichkeit auch von der Teilchengröße abhängig. Kleine Teilchen haben eine höhere Löslichkeit als große. Allerdings ist diese Abhängigkeit nur für äußerst feine Partikel von Bedeutung. Um eine praktisch bedeutsame Löslichkeitsverbesserung zu erreichen, müssen Pulver mit kolloidaler Partikelgröße verwendet werden, deren Herstellung und Manipulierbarkeit schwierig sind.

Der Zusammenhang zwischen Partikelgröße und Löslichkeit ist für das Phänomen der *Ostwaldschen Reifung* verantwortlich, das in Arzneiformen beobachtet werden kann, die feinverteilte Wirkstoffpartikel enthalten (z. B. Suspensionen und Suspensionssalben). Aufgrund der unterschiedlichen Löslichkeit kleiner und größerer Partikel kann es hier mit der Zeit zu einem Wachstum der größeren auf Kosten der kleineren Partikel und dementsprechend zu einer unerwünschten Verschiebung der Partikelgrößenverteilung kommen.

2.6.5
Lösungsmitteleigenschaften von Wasser

Wasser als wichtigstes Lösungsmittel in der Arzneiformung weist besondere Eigenschaften auf. Die Realdaten des Wassers wie Dichte, Verdampfungswärme, Oberflächenspannung, Wärmeleitfähigkeit u. a., insbesondere die Lösungseigenschaften, weichen von den aus der homologen Reihe errechneten Daten ab. Von Bedeutung für diese Anomalien des Wassers sind – wie bei allen Wasserstoffbrücken bildenden Flüssigkeiten – die besonders großen und

Wirkstoff (Temperatur)	Besser lösliche / weniger lösliche Form	Löslichkeits- verhältnis
Glibenclamid (37 °C)	II/I	1,6
Mebendazol (25 °C)	B/A	7,2
Meprobamat (25 °C)	II/I	1,9
Ampicillin (20 °C)	Anhydrat/Hydrat	2,2
Erythromycin (30 °C)	Anhydrat/Dihydrat	2,2
Theophyllin (25 °C)	Anhydrat/Monohydrat	2,0
Coffein (25 °C)	Amorph/kristallin	6,5
Theophyllin (17 °C)	Amorph/kristallin	58
Morphin (20 °C)	Amorph/kristallin	268

Tab. 2.5: Beispiele für Wirkstoffe mit deutlich unterschiedlicher (scheinbarer) Löslichkeit unterschiedlicher Feststoffformen

stark gerichteten zwischenmolekularen Kräfte. Diese Ausnahmestellung ist durch den Aufbau des Wassermoleküls bedingt. Es ist das einzige Molekül, das von einem einatomigen Zentrum aus nach allen vier Ecken eines Tetraeders über die beiden Wasserstoffatome und die beiden einsamen Elektronenpaare Wasserstoffbrücken ausbilden kann. Im exakt symmetrischen Aufbau des Gitters von Eis sind die Wassermoleküle so angeordnet, dass jedes Sauerstoffatom tetraedrisch von vier Wasserstoffatomen umgeben ist. Beim Schmelzen bricht das Eisgitter zusammen, jedoch bleibt ein erheblicher Anteil der Wasserstoffbrücken erhalten. Der Anteil der freien, nicht gebundenen OH-Gruppen liegt lediglich zwischen etwa 10 % bei 0 °C und 21 % bei 100 °C. Bei vielen Strukturtheorien des flüssigen Wassers geht man davon aus, dass Molekülverbände kleine Nahordnungsbereiche mit einem tetraedrisch strukturierten, räumlichen Netzwerk bilden (*Clustermodell*), aus denen Einzelmoleküle ständig abgespalten und an anderer Stelle wieder angelagert werden (Abb. 2.35). Mit Hilfe des Cluster-Strukturmodells sind einige (aber keinesfalls alle) Anomalien des Wassers zu erklären.

Unterschiedliche Verbindungen können Einfluss auf die Wasserstruktur nehmen. So wie bei einer Temperaturerhöhung der Anteil der Wasserstoffbrückenbindungen des Wassers abnimmt, kann beim Lösen zahlreicher Salze die Anzahl der Wasserstoffbrückenbindungen reduziert und der Ordnungszustand des Wassers verringert werden. Mit dem Anwachsen der Wasserstoffbrückenfehlstellen wird das Wasser „hydrophiler", wodurch sich

seine Lösungseigenschaften für polare Stoffe verbessern (*Einsalzeffekt*). Derartige Ionen werden als *Strukturbrecher* bezeichnet. Auch Harnstoff hat z. B. einen solchen Effekt. Andererseits führen einige Substanzen zur Erhöhung des Anteils an Wasserstoffbrückenbindungen, also zu einem analog beim Abkühlen von reinem Wasser auftretenden Effekt, wodurch das Wasser „hydrophober" wird und sich die Lösungseigenschaften verringern (*Aussalzeffekt*). Solche Verbindungen werden als *Strukturbildner* bezeichnet.

2.6.6
Maßnahmen zur Erhöhung der Löslichkeit

Für die Verarbeitung von Wirkstoffen ist insbesondere ihre Löslichkeit in wässrigen Medien von großer Bedeutung. Während für topisch anzuwendende und perorale Arzneiformulierungen gegebenenfalls auch auf andere Lösungsmittel als Wasser zurückgegriffen werden kann, kommt z. B. für die Herstellung von Injektionslösungen, vor allem solchen zur großvolumigen intravenösen Anwendung, in den meisten Fällen nur ein wässriges Trägermedium in Frage. Die Wasserlöslichkeit spielt jedoch auch bei der Verabreichung fester Arzneiformen eine zentrale Rolle, da Wirkstoffe nur in der in Wasser gelösten Form resorbiert werden können.

Durch chemische und technologische Maßnahmen lässt sich die Löslichkeit von Wirkstoffen ändern (Tab. 2.6). Eine Erhöhung der Löslichkeit kann durch Veränderungen am Arzneistoffmolekül (Salzbildung bzw. Dissoziation nach Änderung des pH-Wertes der Lösung, Einführung hydrophiler Gruppen) sowie durch den Zusatz von *Lösungsvermittlern* (Komplexbildner, Cosolventien, Tenside) erreicht werden. Lösungsvermittelnde Hilfsstoffe müssen pharmakologisch unbedenklich sein und dürfen gegenüber den Wirkstoffen keine Unverträglichkeiten aufweisen. Eine besondere Form der Lösungsvermittlung erfolgt mit Tensiden als Mizellbildnern. Sie wird als *Solubilisation*, die angewandten Tenside werden als *Solubilisatoren* bezeichnet. Besonders bei der Herstellung von Injektionslösungen ist man oft auf den Zusatz lösungsvermittelnder Stoffe

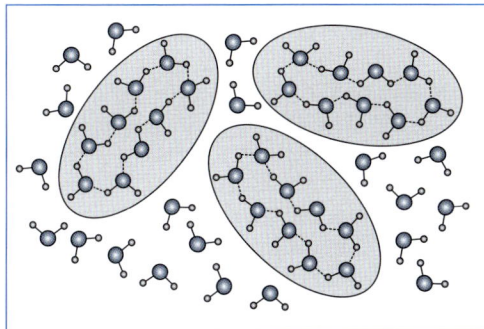

Abb. 2.35: Clusterstruktur des Wassers

Tab. 2.6: Maßnahmen zur Verbesserung des Auflösungsverhaltens

Maßnahmen zur Erhöhung der Löslichkeit	Beispiele
Maßnahmen am Wirkstoffmolekül	
• Salzbildung, Änderung des pH-Wertes	Alkaloid-Salze
• Einführung hydrophiler Gruppen	
Zusatz lösungsvermittelnder Hilfsstoffe	
• Komplexbildung	Cyclodextrin-Einschlussverbindungen
• Verwendung von Cosolventien	Zusatz von Ethanol, Propylenglykol
• Solubilisation in Mizellen	Zusatz von Polysorbat, Cremophor EL
Maßnahmen zur Erhöhung der Lösungsgeschwindigkeit	
Erhöhung der Löslichkeit/Sättigungskonzentration: Alle oben genannten Maßnahmen, zusätzlich:	
• Verringerung der Partikelgröße	Nanopartikuläre Wirkstoffe
• Einsatz metastabiler Modifikationen, amorpher Substanzen, Solvate	Amorphes Novobiocin
Erhöhung der für den Auflösungsvorgang zur Verfügung stehenden Oberfläche	
• Verringerung der Partikelgröße	Mikro- und nanopartikuläre Wirkstoffe
• Umkristallisation aus tensidhaltiger Lösung	
• Sprüh- und Gefriertrocknung	
• Sprüheinbettung	
• Schmelzeinbettung, Coevaporate	

angewiesen, um ausreichend hohe Arzneistoff-konzentrationen zu erhalten.

Wahl des pH-Wertes von Lösungen

Aus dem unter 2.6.3 dargelegten exponentiellen Zusammenhang zwischen pH-Wert und Löslichkeit schwacher Säuren und Basen ist ersichtlich, dass durch Einstellen eines geeigneten pH-Wertes eine erhebliche Löslichkeitsverbesserung erzielt werden kann. Bei der Wahl des pH-Wertes sind allerdings die physiologische Verträglichkeit und die chemische Stabilität sowie Auswirkungen auf das biopharmazeutische Verhalten zu berücksichtigen. Weiterhin ist zu beachten, dass sich bei einer Verdünnung ungepufferter Lösungen während der Applikation die pH-Verhältnisse und somit auch die Löslichkeit des Wirkstoffes ändern können (u. U. Präzipitation des Wirkstoffes). Bei entsprechender Verträglichkeit kann dieser Effekt durch den Einsatz von Puffersubstanzen zurückgedrängt werden.

Bildung wasserlöslicher Salze

Diese Methode, die zu einer erheblichen Löslichkeitsverbesserung führen kann (Tab. 2.7), findet bei schwer löslichen Arzneistoffbasen, wie Alkaloiden (z. B. Pilocarpinhydrochlorid, Morphinhydrochlorid), und Arzneistoffsäuren (z. B. Natriumbenzoat) umfangreiche Anwendung. Die Löslichkeit des Wirkstoffes hängt dabei oft erheblich von der Art des verwendeten Gegenions ab.

Einführung polarer Gruppen in die Moleküle

Zum Hydrophilisieren können polare Gruppen in die Moleküle eingeführt werden (z. B. Carboxyl-, Hydroxyl-, Hydroxyalkyl-, Polyoxyethylen-, Sulfat-, Sulfonat- oder Aminogruppen). Die Möglichkeiten einer Löslichkeitsverbesserung durch chemische Maßnahmen sind allerdings beschränkt, da nicht selten durch die Strukturveränderungen die pharmakologische Eigenschaft verändert, die Toxizität erhöht oder die Stabilität verringert wird.

Tab. 2.7: Beispiele für durch Salzbildung erzielbare Erhöhung der Löslichkeit

Arzneistoff	Gegenion	Löslichkeit in Wasser	
		Säuren- oder Basenform	Salzform
Phenobarbital	Na^+	1+5000	1+1,5
Phenoxymethyl-Penicillin	Ca^{2+}	1+1700	1+120
	K^+		1+1,5
Papaverin	Cl^-	1+50000	1+40
Procain	Cl^-	1+770	1+1
Acetylsalicylsäure	Ca^{2+}	1+300	1+4

Komplexbildung

Unter Komplexen sind hier Verbindungen zu verstehen, die u.a. durch Wasserstoffbrücken oder Dipol-Dipol-Kräfte, häufig auch durch hydrophobe Wechselwirkungen zwischen verschiedenen Arzneistoffen sowie zwischen Arzneistoffen und ausgewählten Hilfsstoffen zustande kommen. Die Komplexbildung ist oft mit einer Veränderung der Eigenschaften des Arzneistoffs, wie Beständigkeit, Resorbierbarkeit und Verträglichkeit, verbunden, so dass in jedem Falle eine entsprechende sorgfältige Überprüfung notwendig ist. Die Verbindung Coffein-Procain ist ein Beispiel für die Verbesserung der Wasserlöslichkeit durch Komplexbildung zwischen niedermolekularen Substanzen.

Eine erhebliche Löslichkeitsverbesserung lässt sich durch den Einsatz von Einschlussverbindungen mit Cyclodextrinen erreichen (s.a. 5.3.3). Cyclodextrine sind cyclische Oligosaccharide, die aus 6–8 hohlzylinderförmig verbundenen Glucoseeinheiten aufgebaut sind und entsprechend unterschiedliche Ringgrößen aufweisen (Abb. 2.36). Je nach Ringgröße werden sie als α- (6 Glucoseeinheiten), β- (7 Einheiten) oder γ-Cyclodextrine (8 Einheiten) bezeichnet. Die äußere Fläche der Hohlzylinder ist hydrophil, während die innere Fläche des Hohlraums hydrophobe Eigenschaften besitzt und mit unpolaren Wirkstoffmolekülen Wechselwirkungen eingehen kann. Da der ringförmige Hohlraum ein begrenztes Volumen aufweist (für den Hohlraumdurchmesser wurden je nach Ringgröße Werte von etwa 0,45–0,9 nm ermittelt), können jedoch nur Arzneistoffe mit entsprechender Struktur und Molekülgröße eingeschlossen werden. In den meisten Fällen bilden sich 1:1-Komplexe,

wobei auch nur Teile des Gastmoleküls vom Cyclodextrin umschlossen sein können. Die verschiedenen Cyclodextrine sind unterschiedlich gut in Wasser löslich. Durch Derivatbildung lässt sich ihre Löslichkeit verbessern, was besonders im Fall des β-Cyclodextrins von Bedeutung ist (z.B. Hydroxypropyl-β-cyclodextrin, Sulfobutyl-β-cyclodextrin). Für zahlreiche schwer lösliche Wirkstoffe wird durch Komplexierung mit Cyclodextrinen eine wesentliche Erhöhung der Löslichkeit und Lösungsgeschwindigkeit erzielt (Tab. 2.8). Darüber hinaus kann der Einschluss empfindlicher Wirkstoffe zu einer Stabilitätsverbesserung führen. In getrockneter Form lassen sich Cyclodextrin-Einschlussverbindungen z.B. auch zu Tabletten und Kapseln verarbeiten.

Komplex- oder Assoziatbildungen können nicht nur löslichkeitsverbessernd wirken, sondern in manchen Fällen auch eine Lösungs- oder Freisetzungsverzögerung herbeiführen.

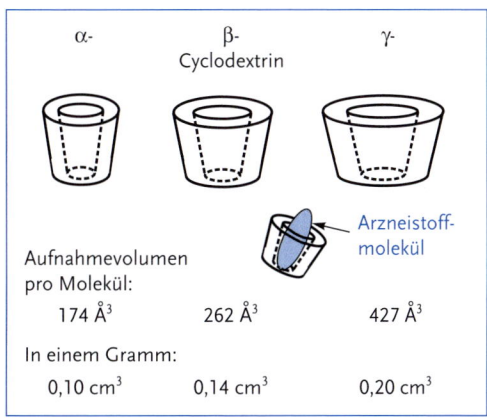

Abb. 2.36: Cyclodextrine

Tab. 2.8: Beispiele für Lösungsvermittlung durch Cyclodextrine

Wirkstoff	Cyclodextrin	Handelspräparat	Anwendung
Alprostadil	α-Cyclodextrin	Prostavasin®	Infusionslösung
Itroconazol	Hydroxypropyl-β-cyclodextrin	Sempera® Liquid	Lösung zur oralen Anwendung
Voriconazol	Sulfobutyl-β-cyclodextrin	VFend®	Infusionslösung
Ziprasidonmesilat	Sulfobutyl-β-cyclodextrin	Zeldox®	Injektionslösung

Verwendung von Cosolventien

Cosolventien sind wassermischbare oder teilweise wassermischbare organische Lösungsmittel, wie z. B. Ethanol, Propylenglykol, Polyethylenglykol 400, Glycerol und Dimethylacetamid, die einerseits die Möglichkeit zur Ausbildung von Wasserstoffbrückenbindungen besitzen und andererseits kleine Kohlenwasserstoffbereiche aufweisen. Durch ihre Zumischung zu Wasser kommt es zur Verringerung der Wechselwirkungsmöglichkeiten zwischen den Wassermolekülen und zu einer Verbesserung der Lösungseigenschaften für nichtpolare Substanzen. Die Lösungsmitteleigenschaften der resultierenden Mischung liegen zwischen denen des reinen organischen Lösungsmittels und denen von Wasser, wobei für Lösungen unpolarer Substanzen (geringere Polarität als das Cosolvens) näherungsweise der folgende Zusammenhang beobachtet werden kann (Abb. 2.37):

$$\log c_{S_{misch}} = \log c_{S_W} + m \cdot f_C \qquad (2.21)$$

$c_{S_{misch}}$ Löslichkeit im Cosolvenssystem
c_{S_W} Löslichkeit in Wasser
m Konstante
f_C Volumenanteil des Cosolvens

Liegt die Polarität der zu lösenden Substanz hingegen zwischen der von Wasser und dem gewählten Cosolvens, ist ein Maximum in der Löslichkeitskurve zu erwarten, da die höchste Löslichkeit dann erreicht wird, wenn die Polarität des Lösungsmittelgemisches mit derjenigen der zu lösenden Substanz übereinstimmt.

Der Einsatz von Cosolventien ist eine häufig angewendete Methode zur Erhöhung der Löslichkeit organischer Substanzen in wässrigen Medien (Tab. 2.9), wobei die Verträglichkeit der

entsprechenden Lösungsmittelgemische zu berücksichtigen ist. So ist z. B. das in oralen Lösungen verbreitet gebrauchte Cosolvens Ethanol in Zubereitungen für Kinder ungünstig. Für ophthalmologische Zubereitungen kann Ethanol wegen seiner Reizwirkung nicht eingesetzt werden. Glycerol und Propylenglykol können bei intravenöser Applikation hoher Konzentrationen zu Hämolyse und Thrombophlebitis führen. Bei intramuskulärer Anwendung von Cosolventien sind Gewebeirritationen möglich. Gegebenenfalls kann der Anteil bestimmter Cosolventien durch die Kombination mehrerer entsprechender Substanzen in den erforderlichen Grenzen gehalten werden. Wie beim Einsatz unterschiedlicher pH-Werte ist auch bei der Verwendung von Cosolventien durch den logarithmischen Zusammenhang zwischen Löslichkeit und Konzentration des Cosolvens eine mögliche Präzipitation der gelösten Substanz beim Verdünnen der Lösung vor oder während der Applikation zu beachten.

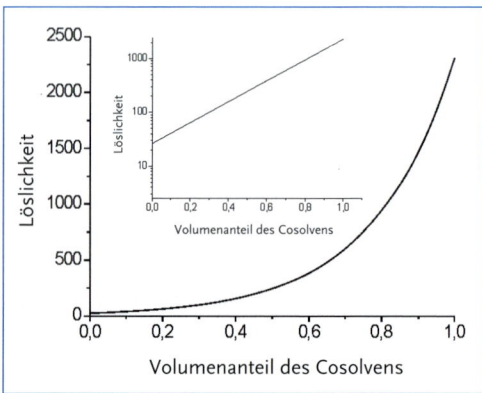

Abb. 2.37: Typischer Verlauf der Löslichkeit einer unpolaren Substanz in einem Cosolvens-System. Das Insert zeigt die Daten in logarithmischer Darstellung

Tab. 2.9: Beispiele für Fertigarzneimittel auf der Basis von Cosolvens-Systemen

Wirkstoff	Fertigarzneimittel	Arzneiform	Cosolvens
Carmustin	Carmubris® Pulver und Lösungsmittel zur Herstellung einer Infusionslösung	iv-Infusion nach Verdünnung	Ethanol
Nifedipin	Adalat® pro infusione	Infusionslösung	Ethanol Macrogol 400
Nimodipin	Nimotop® S Infusionslösung	Infusionslösung	Ethanol Macrogol 400
Glyceroltrinitrat	Perlinganit® Lösung	Infusionslösung	Propylenglykol
Esmolol-HCl	Brevibloc®	Injektionslösungskonzentrat zur Verdünnung	Ethanol Propylenglykol
Piroxicam	Clinit®	Injektionslösung	Ethanol Propylenglykol
Prednisolonacetat	Ultracortenol®	Augentropfen	Macrogol 400
Digitoxin	Digimerck®	Injektionslösung	Propylenglykol Ethanol
Digoxin	Lanicor® Lenoxin® Liquidum	Injektionslösung Lösung zum Einnehmen	Propylenglykol Ethanol

2

Bildung und Eigenschaften von Mizellen

Mizellen sind Assoziate von Tensidmolekülen mit Teilchengrößen im unteren Nanometerbereich (z. B. ca. 3 nm für Mizellen aus Natriumlaurylsulfat oder ca. 10 nm für Mizellen aus polyoxyethyliertem Rizinusöl), die z. B. mit Hilfe der dynamischen Lichtstreuung bestimmt werden können. Sie entstehen in wässrigen Lösungen oberflächenaktiver Substanzen oberhalb der so genannten *kritischen Mizellbildungskonzentration* (CMC). Die Fähigkeit zur Mizellbildung beruht auf der besonderen chemischen Struktur der Tenside, die normalerweise aus einem hydrophilen und einem hydrophoben Teil aufgebaut sind, wobei der hydrophile Teil ionischer oder nichtionischer Natur sein kann (s. Kap. 5.3.6 u. 18.4). Während der hydrophile Molekülteil intensiv mit den Wassermolekülen in der Umgebung wechselwirken kann, ist dies für den hydrophoben Molekülteil nicht der Fall. Daher ist es oberhalb der CMC für das System vorteilhafter, wenn sich die einzelnen Tensidmoleküle zu Mizellen zusammenlagern. In diesen sind die hydrophoben Reste der Tensidmoleküle einander zugewandt und bilden einen fluiden Kern, der durch die polaren Kopfgruppen vom umgebenden wässrigen Medium abgeschirmt wird (Abb. 2.38). Der fluide Charakter der Mizelle bietet die Möglichkeit zur Einlagerung von hydrophoben und amphiphilen Fremdmolekülen (Solubilisation).

Je nach Art des Tensids und seiner Konzentration können die Mizellen aus relativ wenigen Tensidmolekülen bestehen (z. B. Natriumlaurylsulfat-Mizellen aus ca. 60–80). Sie können aber auch aus Hunderten bis Tausenden von Molekülen aufgebaut sein. Zudem weisen Mizellen unterschiedliche Formen auf. Direkt nach Überschreiten der CMC liegen sie zumeist in Kugelform vor, bei weiterer Konzentrationserhöhung kann es z. B. zur Bildung stäbchenförmiger Assoziate kommen. Auch scheibchenförmige Strukturen sind möglich. In noch höheren Konzentrationen können schließlich flüssigkristalline Strukturen gebildet werden (s. Kap. 15).

Nicht alle Tenside können in Wasser Mizellen bilden. Hingegen treten Mizellen beim Einsatz entsprechender Tenside auch in organischen Lösungsmitteln bzw. in Lipoidflüssigkeiten auf („*inverse Mizellen*"). Hier befinden sich die hydrophilen Gruppen des Tensids im Inneren der Mizelle; die Löslichkeit des Assoziats in der entsprechenden Flüssigkeit vermit-

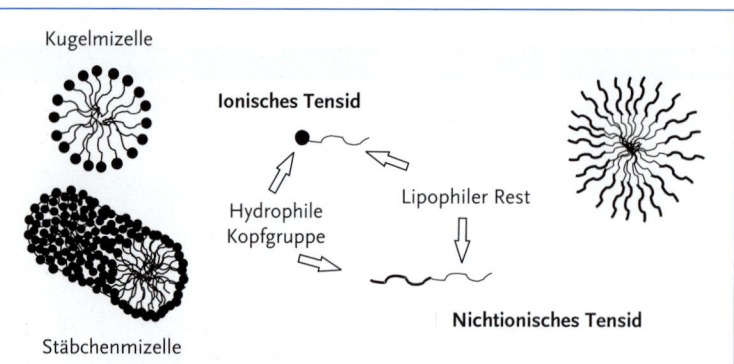

Abb. 2.38: Mizellformen

teln die dem Lösungsmittel zugewandten hydrophoben Reste.

Das Auftreten von Mizellen geschieht bei steigender Tensidkonzentration in einem recht engen Konzentrationsbereich, der CMC (Abb. 2.39). Unterhalb der CMC liegen einzelne Tensidmoleküle in der Lösung vor, manchmal auch Assoziate einiger weniger Moleküle. Die Tensidmoleküle neigen stark zur Adsorption an der Oberfläche der Lösung, weshalb in diesem Konzentrationsbereich bis zum Erreichen der CMC eine stetige Abnahme der Oberflächenspannung zu beobachten ist. Zwischen den Tensidmonomeren in Lösung und in der Grenzfläche besteht dabei ein Gleichgewicht. Im Bereich der CMC kommt es dann plötzlich zum Auftreten von Mizellen. Die Mizellbildung verläuft spontan; der wesentliche treibende Faktor ist eine Entropiezunahme im System, deren Ursache

jedoch noch nicht vollständig geklärt ist. Einen wesentlichen Beitrag leistet der so genannte „hydrophobe Effekt": Beim Vorliegen einzelner Tensidmoleküle entstehen im Kontaktbereich der hydrophoben Ketten mit den Wassermolekülen geordnetere Wasserstrukturen. Durch die Umlagerung der hydrophoben Ketten in den Kern der Mizellen wird diese Ordnung wieder aufgehoben, und es kommt zur Entropiezunahme. Möglicherweise trägt auch eine Konformationsänderung der lipophilen Ketten beim Übertritt in die Mizellen zur Erhöhung der Entropie bei. Das entstehende mizellare System ist thermodynamisch stabil und in einem Gleichgewichtszustand, der dadurch gekennzeichnet ist, dass die Tensidmoleküle in den Mizellen in regem Austausch mit den in der Lösung verbleibenden Tensidmonomeren stehen. Die Konzentration der Tensidmonomere nimmt

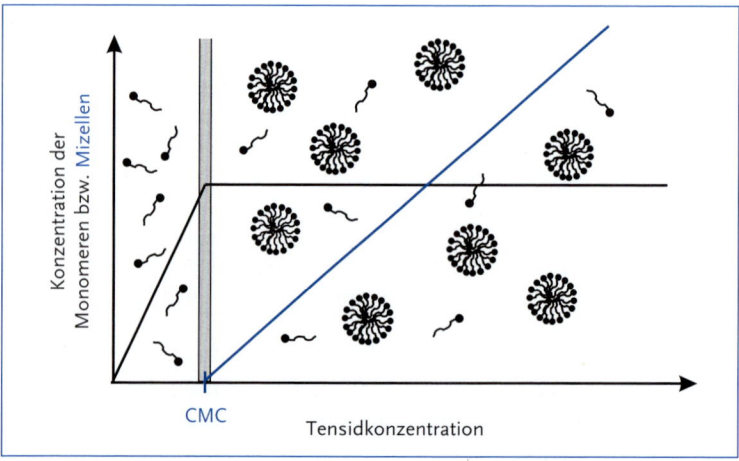

Abb. 2.39: Mizellbildung in Abhängigkeit von der Tensidkonzentration

oberhalb der CMC kaum noch zu, weshalb z. B. hier kaum noch eine Veränderung der Oberflächenspannung zu beobachten ist.

Ob bei einer gegebenen Tensidkonzentration in der Lösung einzelne Tensidmoleküle, Assoziate einiger weniger Monomere oder Mizellen vorliegen, hängt neben einigen äußeren Parametern (z. B. Temperatur, Lösungsmittel, Elektrolytgehalt) hauptsächlich von der Art des Tensids ab. Tenside mit einem relativ hohen lipophilen Anteil lagern sich bereits bei erheblich geringeren Konzentrationen zu Mizellen zusammen als vergleichsweise hydrophile Tenside. Bei ionischen Tensiden liegt die CMC wiederum höher als bei vergleichbaren nichtionischen Tensiden, da zum Einbau von Tensidmonomeren in Mizellen erst die elektrostatische Abstoßung zwischen den Kopfgruppen überwunden werden muss. Eine Mizellbildung kann grundsätzlich nur dann eintreten, wenn die Löslichkeit der Tenside hoch genug ist, um die CMC zu erreichen. Vor allem Tenside mit relativ langen, starren lipophilen Ketten lösen sich unterhalb einer bestimmten Temperatur nur schlecht in Wasser (z. B. Natriumcetylstearylsulfat). Erst bei der Temperatur, bei der die Löslichkeit dieser Tenside die CMC erreicht (Krafft-Punkt), können sich Mizellen bilden. Für viele nichtionische Tenside, insbesondere solche, die Polyoxyethylengruppen enthalten, gibt es eine obere kritische Temperaturgrenze, die aufgrund einer „wolkenartigen" Trübung der Lösung als Cloud-Punkt bezeichnet wird.

Bei dieser Temperatur nimmt die Hydratation der Polyoxyethylengruppen stark ab. Es kommt zur Fusion der Mizellen und zur Ausbildung einer separaten, tensidreichen Phase. Dieses Phänomen ist z. B. beim Autoklavieren solcher Tensidlösungen zu beachten. Das Lösungsverhalten ionischer Tenside hängt dagegen nur wenig von der Temperatur ab.

Die Strukturänderung, die im Bereich der CMC wässriger Lösungen stattfindet, äußert sich in einer sprunghaften Änderung der physikalisch-chemischen Eigenschaften der Lösung, nicht nur ihrer Oberflächenspannung, sondern auch z. B. der Äquivalentleitfähigkeit, des osmotischen Druckes, der Gefrierpunktserniedrigung, der Viskosität, des Brechungsindex und spektroskopischer Eigenschaften (Abb. 2.40). Diese Tatsache kann zur Bestimmung der CMC ausgenutzt werden. Einfache Methoden nutzen z. B. Messungen der Oberflächenspannung, der Äquivalentleitfähigkeit (bei der Verwendung von ionischen Tensiden), eine einsetzende Zunahme der Lichtstreuung oder die Solubilisationsfähigkeit von Mizellen für lipophile Farbstoffe, die dazu führt, dass mit einsetzender Mizellbildung eine Färbung der Lösung bzw. Änderung des Absorptionsspektrums zugesetzter Stoffe eintritt.

Solubilisation

Unter Solubilisation wird in der Regel eine Löslichkeitsverbesserung durch oberflächenaktive

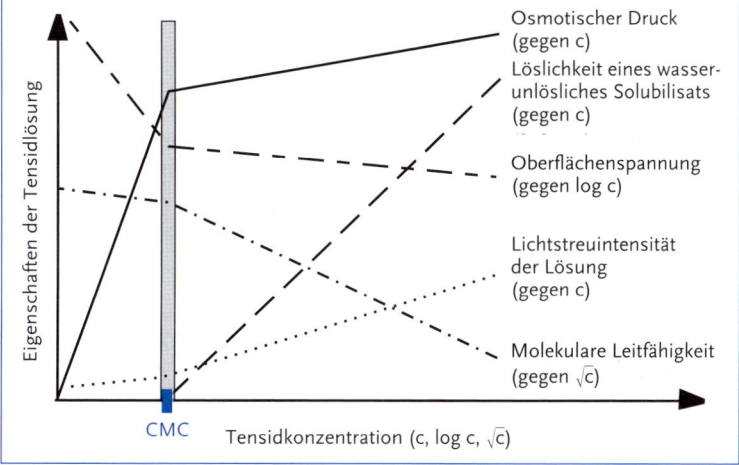

Abb. 2.40: Änderung der physikalischen Eigenschaften von Tensidlösungen im Bereich der CMC

Eigenschaften der Tensidlösung

Osmotischer Druck (gegen c)

Löslichkeit eines wasserunlösliches Solubilisats (gegen c)

Oberflächenspannung (gegen log c)

Lichtstreuintensität der Lösung (gegen c)

Molekulare Leitfähigkeit (gegen √c)

CMC　Tensidkonzentration (c, log c, √c)

Verbindungen (*Tenside*) verstanden, die in der Lage sind, schlecht wasserlösliche oder wasserunlösliche Arzneistoffe in klare, höchstens opaleszierende wässrige Lösungen zu überführen, ohne dass sich hierbei die chemische Struktur der Wirkstoffe verändert. Die Solubilisationsfähigkeit von Tensiden beruht auf der Ausbildung von Mizellen. Neben Tensidmizellen können auch andere kolloidale Strukturen (d.h. feinstdisperse Teilchen mit Größen im unteren Nanometerbereich), z.B. Liposomen oder Emulsionstropfen, zur Solubilisation schwer wasserlöslicher Substanzen genutzt werden.

Schwer wasserlösliche Stoffe können in Mizellen inkorporiert werden, wobei ihre Lokalisation in der Mizellstruktur von ihren chemischen Eigenschaften, insbesondere ihrer Polarität, abhängt (Abb. 2.41). Sehr unpolare Stoffe werden im hydrophoben „Kern" der Mizelle eingelagert, polarere Molekülgruppen können sich hingegen auch in den stärker polaren Randbereichen der Mizelle aufhalten. In Mizellen aus Tensiden mit Polyoxyethylengruppen ist auch eine Assoziation von Molekülen entsprechender Affinität mit der „Polyoxyethylenschale" der Mizellen möglich. Die Aufnahme von Fremdsubstanzen in den Kern der Mizelle führt zu deren Größenwachstum, da einerseits der Kern „aufquillt", andererseits weitere Tensidmoleküle angelagert werden, um den größer gewordenen unpolareren Bereich abzuschirmen.

Mizellare Lösungen von Wirkstoffen sind thermodynamisch stabile Systeme. Dennoch sind auch für diese kolloidalen Lösungen gewisse Stabilitätsaspekte zu beachten. Mizellen können z.B. mit solubilisierten Stoffen übersättigt werden. Bei längerer Lagerung solcher Solubilisate besteht dann die Gefahr, dass sich der solubilisierte Arzneistoff in kristalliner Form aus der Lösung ausscheidet oder es zur Bildung von Aggregaten kommt. Eine Übersättigung kann auch beim Verdünnen mizellarer Lösungen eintreten, da sich dabei das Gleichgewicht zwischen den monomeren und in den Mizellen befindlichen Tensiden durch „Nachlösen" von Tensidmolekülen aus den Mizellen neu einstellen muss. Der Tensidzusatz kann sich sowohl positiv als auch negativ auf die chemische Stabilität des solubilisierten Wirkstoffes auswirken. So erwiesen sich z.B. einige Substanzen in Mizellen als besonders oxidationsanfällig. Andererseits nimmt die Hydrolysegeschwindigkeit für Ester oberhalb der CMC häufig ab. Auch die verwendeten Tenside selbst können chemische Veränderungen erfahren (z.B. unterliegen Polysorbate und Polyoxyethylenfettalkoholether der Autooxidation).

In der pharmazeutischen Technologie werden vor allem solche nichtionischen Tenside (s. Kap. 5.3.6) als Solubilisatoren verwendet, die sich gegenüber rein chemischen Einflüssen als weitgehend indifferent erweisen (Tab. 2.10). Häufig werden lipophile Vitamine (Vitamin A, D, E und K), Steroide oder Zytostatika in wässrige Solubilisate für die perorale und parenterale Applikation überführt. Von ätherischen Ölen oder deren Inhaltsstoffen lassen sich mit-

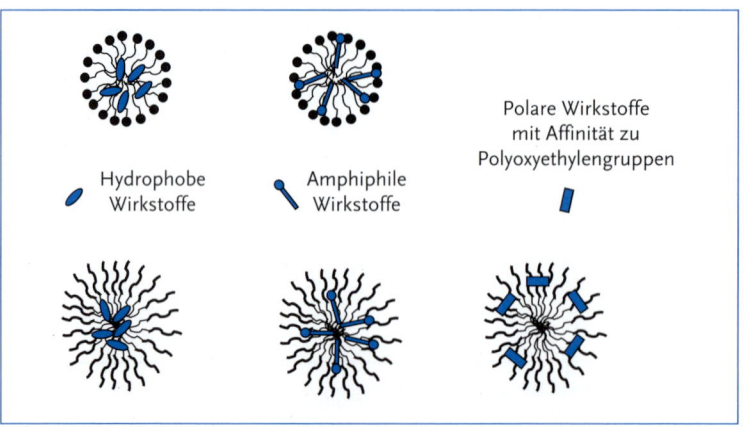

Abb. 2.41: Lokalisation von Wirkstoffen in Mizellen

Hydrophobe Wirkstoffe

Amphiphile Wirkstoffe

Polare Wirkstoffe mit Affinität zu Polyoxyethylengruppen

Tab. 2.10: Beispiele für Tenside als Solubilisatoren

Wirkstoff	Fertigarzneimittel	Arzneiform	Tensid (+ Cosolvens)
Prednisolonacetat	Inflanefran®	Augentropfen	Polysorbat 80
Dexamethason	Isopto-Dex®	Augentropfen	Polysorbat 80
Diclofenac-Natrium	Voltaren® ophta	Augentropfen	Macrogolricinoleat
Tocopherolacetat	E-Vicotrat®	Injektionslösung	Polysorbat 80
u.a. Vit. A, D, E	Multibionta®-Tropfen	Lösung zum Einnehmen	Macrogol-1500-glyceroltriricinoleat
Phytomenadion	Konakion® MM	Lösung zum Einnehmen	Lecithin Glycocholsäure
u.a. Vit. A, D, E	Cernevit®	Lyophilisat zur Herstellung einer Injektionslösung	Phospholipide Glycocholsäure
Travoprost	Travatan®	Augentropfen	Macrogolglycerol-hydroxystearat
Etoposid	Vepesid®	Konzentrat zur Herstellung einer Infusionslösung	Macrogol 300 Polysorbat 80 30 % Ethanol
Paclitaxel	Taxol®	Konzentrat zur Herstellung einer Infusionslösung	Macrogol-1500-glyceroltricicinoleat Ethanol
Teniposid	VM 26-Bristol®	Konzentrat zur Herstellung einer Infusionslösung	Macrogol-1500-glyceroltricicinoleat Ethanol Dimethylacetamid
Tacrolimus	Prograf®	Infusionslösungskonzentrat	Macrogolricinoleat 60 Ethanol

2

tels Solubilisation klare wässrige Lösungen herstellen (aromatische Wässer). Auch bei der Extraktion von ätherischen Ölen und anderen Naturstoffen aus Drogen sind durch Tensidzusätze beachtliche Ausbeutesteigerungen möglich. Für die parenterale Applikation von Wirkstoffen werden auch Mischmizellen aus Phospholipiden und Gallensalzen verwendet, wie z.B. für die Solubilisation von Menadion in Konakion® MM. Bei der Lösungsvermittlung in lipophilen Lösungsmitteln (inverse Mizellen) kommen meist die lipophileren Sorbitanester oder Polysorbate zur Anwendung.

Grundsätzlich muss bei der Verwendung von Solubilisatoren beachtet werden, dass Tenside eine physiologische Eigenwirkung besitzen können, so dass toxische Reaktionen nicht auszuschließen sind. Besonders beim Einsatz von Solubilisatoren zur Herstellung von Injektions- und Infusionslösungen müssen eingehende pharmakologische und toxikologische Prüfungen erfolgen. So ist bekannt, dass viele oberflächenaktive Verbindungen hämolytisch wirken. Auch anaphylaktische Reaktionen sind im Zusammenhang mit der Verwendung tensidhaltiger Infusionszubereitungen (z.B. mit Cremophor EL®) beschrieben worden. Am Auge haben Tenside häufig eine reizende Wirkung. Für die perorale Anwendung ist zu berücksichtigen, dass Tenside wegen ihres unangenehmen Geschmacks nicht in jedem Fall und oft nur unter Anwendung von Geschmackskorrigenzien eingesetzt werden können.

Durch Solubilisatoren kann die Wirkung von Arzneistoffen verstärkt, aber auch abgeschwächt werden. Eine Wirkungsverringerung wurde z.B. bei Anästhetika und Antibiotika beobachtet. Konservierungsmittel entfalten in Gegenwart von Tensiden unter Umständen nicht ihre volle Hemmwirkung (s. Kap. 27.4.2). Anionenaktive Mizellbildner können mit stickstoffhaltigen Arzneistoffen schwer lösliche Komplexe und Salze bilden und so Einbußen des therapeutischen Effekts bedingen.

2.7
Lösungsgeschwindigkeit

Allgemeines

Die Lösungsgeschwindigkeit macht Aussagen über den zeitlichen Verlauf des Lösungsvorgangs. Sie ist insbesondere deshalb von grundsätzlicher Bedeutung für die Arzneiformung, weil sie bei vielen schwer löslichen Arzneistoffen den geschwindigkeitsbestimmenden Schritt für den Resorptionsvorgang darstellt. Dies ist immer dann der Fall, wenn die Lösungsgeschwindigkeit eines Stoffes geringer ist als seine Resorptionsgeschwindigkeit. Durch eine Erhöhung der Lösungsgeschwindigkeit können sich daher die Voraussetzungen für eine schnelle Resorption (s. Kap. 7.6.2) verbessern.

Gesetzmäßigkeiten

Die grundlegenden Gesetzmäßigkeiten zur Lösungsgeschwindigkeit wurden bereits im Jahr 1897 von Noyes und Whitney formuliert:

$$\frac{\mathrm{d}c}{\mathrm{d}t} = k \cdot (c_S - c_t) \qquad (2.22)$$

$\mathrm{d}c/\mathrm{d}t$ Lösungsgeschwindigkeit (Änderung der Konzentration pro Zeiteinheit)

c_S Löslichkeit (Sättigungskonzentration des Stoffes im Lösungsmittel)

c_t Stoffkonzentration der Lösung zur Zeit t

k Konstante, die den Diffusionskoeffizienten, das Volumen der gesättigten Lösung und die Dicke der Diffusionsschicht berücksichtigt

Die Gleichung sagt aus, dass die Lösungsgeschwindigkeit vom Konzentrationsgradienten zwischen der Sättigungskonzentration und der Konzentration zum Zeitpunkt t abhängt. Beim Lösevorgang einer festen Substanz bildet sich an deren Oberfläche eine dünne Schicht ihrer gesättigten Lösung, aus der Diffusion in die übrigen Teile der umgebenden Lösung erfolgt (Abb. 2.42).

Durch Berücksichtigung der Diffusionsverzögerung lässt sich daher die Gleichung von Noyes und Whitney präzisieren: Durch Einsetzen des 1. Fickschen Diffusionsgesetzes ergibt sich die von Nernst und Brunner abgeleitete Beziehung.

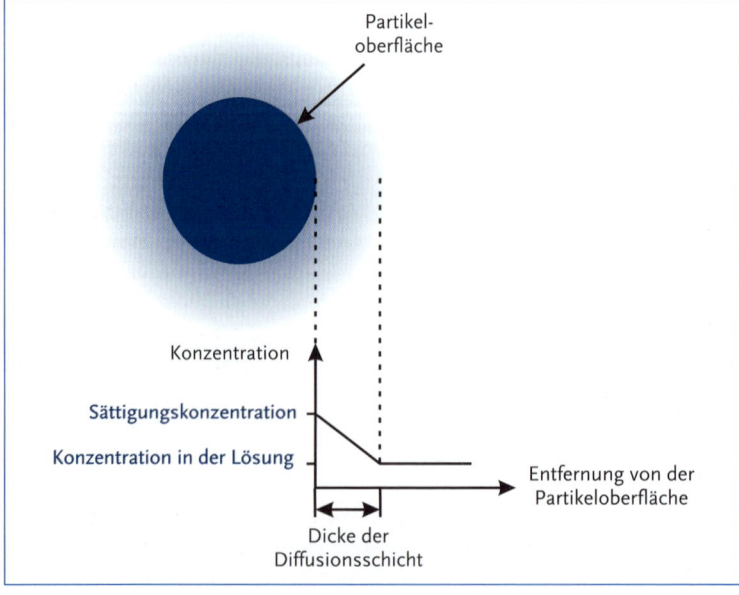

Abb. 2.42:
Diffusionsschicht

Partikeloberfläche

Konzentration

Sättigungskonzentration

Konzentration in der Lösung

Entfernung von der Partikeloberfläche

Dicke der Diffusionsschicht

$$\frac{\mathrm{d}c}{\mathrm{d}t} = \frac{D \cdot A}{h \cdot V}\,(c_s - c_t) \qquad (2.23)$$

$\mathrm{d}c/\mathrm{d}t$ Lösungsgeschwindigkeit (Änderung der Konzentration pro Zeiteinheit)

D Diffusionskoeffizient des Arzneistoffs im betreffenden Lösungsmittel (in der Diffusionsschicht)

A Teilchenoberfläche des ungelösten Arzneistoffs

h Dicke der Diffusionsschicht um ein Arzneistoffteilchen

V Volumen der Lösung

c_S Sättigungskonzentration (Löslichkeit)

c_t Konzentration des Arzneistoffs zur Zeit t

Die Lösungsgeschwindigkeit ist demnach direkt proportional zur Oberfläche des Feststoffs, zum Diffusionskoeffizienten seiner Moleküle im Lösungsmittel sowie zum Konzentrationsgefälle über die sich um den Feststoffpartikel bildende Diffusionsschicht zur Zeit t. Sie ist umgekehrt proportional zur Dicke dieser Diffusionsschicht. Für schwer lösliche Stoffe nimmt der Konzentrationsgradient $(c_S - c_t)$ einen so geringen Zahlenwert an, dass die Oberfläche der Partikel zur praktisch maßgeblichen Einflussgröße wird. Die Lösungsgeschwindigkeit lässt sich daher durch extreme Oberflächenvergrößerung (z. B. Mikronisierung) wesentlich erhöhen. Bei der Anwendung der Gleichung nach Nernst und Brunner ist zu beachten, dass sich die Teilchenoberfläche während der Auflösung unter Realbedingungen mit der Zeit ändert, so dass die Lösungsgeschwindigkeit abnimmt.

Kubikwurzelgesetz

Im *Kubikwurzelgesetz nach Hixson und Crowell* ist neben dem Transport durch die Diffusionsschicht auch die Abnahme der Partikelgröße und damit die Abnahme der für den Auflösungsvorgang zur Verfügung stehenden Oberfläche während der Auflösung berücksichtigt. Diese Gesetzmäßigkeit geht von einer einheitlichen Partikelgröße bzw. der Auflösung eines einzelnen Partikels aus. Es gilt

$$\sqrt[3]{m_0} - \sqrt[3]{m} = k \cdot t \ \text{ mit } k\,\frac{\sqrt[3]{m_0}}{d} \cdot \frac{2\,D \cdot c_S}{h \cdot \rho} \qquad (2.24)$$

m_0 Feststoffmasse zur Zeit 0

m Feststoffmasse zur Zeit t

k Lösungsgeschwindigkeitskonstante für das Kubikwurzelgesetz

d Partikeldurchmesser

D Diffusionskoeffizient

h Dicke der Diffusionsschicht

c_S Löslichkeit, Sättigungskonzentration

ρ Feststoffdichte

Diese Gleichungen veranschaulichen zwar die Grundprinzipien des Vorgangs, ihre exakte Anwendbarkeit setzt jedoch streng standardisierte Bedingungen voraus, die bei Arzneistoffen und Arzneiformen (unterschiedliche Partikelgrößen und -formen) nicht vorliegen. Auch die geometrischen Verhältnisse der Versuchsapparatur und die Strömungsverhältnisse in der Lösung müssen zur Erzielung auswertbarer Ergebnisse genau definiert sein. Die Gegebenheiten der Praxis werden daher durch Freisetzungsuntersuchungen (dissolution tests) besser berücksichtigt (s. Kap. 9.8.3.1).

2.7.1
Maßnahmen zur Erhöhung der Lösungsgeschwindigkeit

Mögliche Maßnahmen zur Erhöhung der Lösungsgeschwindigkeit lassen sich aus der Noyes-Whitney bzw. Nernst-Brunner-Gleichung (2.23) ableiten. Technologisch zu beeinflussen sind vor allem die Sättigungskonzentration c_S (Maßnahmen s. o.) sowie die für den Auflösungsvorgang zur Verfügung stehende Oberfläche A des ungelösten Wirkstoffes. Eine Vergrößerung der Wirkstoffoberfläche lässt sich durch mechanische Zerkleinerung (z. B. Mikronisierung) oder durch Einsatz von Hilfsstoffen und Prozessen erreichen, die neben anderen Effekten im Wesentlichen zu einer Verringerung der Teilchengröße der Wirkstoffpartikel führen (Sprühtrocknungs-, Sprüh- oder Schmelzeinbettungsprodukte, feste Dispersionen).

Erhöhung der Sättigungskonzentration

Von den unter 2.6.6 genannten Maßnahmen zur Erhöhung der Sättigungskonzentration sind im Zusammenhang mit der Erhöhung der

Lösungsgeschwindigkeit fester Wirkstoffe im Gastrointestinaltrakt vor allem die Veränderungen der Moleküleigenschaften (Salzbildung, Einführung hydrophiler Gruppen) von Bedeutung. Die Eigenschaften des zur Verfügung stehenden „Lösungsmittels" (gastrointestinale Flüssigkeit) sind technologisch kaum zu beeinflussen. Zusätzlich kann hier auch der unter 2.6.4 besprochene Einfluss des physikalischen Zustandes ausgenutzt werden (Verwendung geeigneter polymorpher Formen oder amorpher Substanzen, Einsatz sehr kleiner Teilchen), da eine Stabilität der gesättigten Lösung für die Erhöhung der Lösungsgeschwindigkeit im Gastrointestinaltrakt nicht erforderlich ist. Bei sehr schwer löslichen Substanzen, bei denen die Auflösung den geschwindigkeitsbestimmenden Schritt für die Absorption darstellt, wird es gar nicht zur Ausbildung einer gesättigten Lösung kommen, da der Wirkstoff vorher abtransportiert wird.

Zerkleinerung

Die Verringerung der Partikelgröße ist eine der wichtigsten Maßnahmen zur Erhöhung der Lösungsgeschwindigkeit. Während der Einfluss einer Zerkleinerung auf die Löslichkeit meist nur relativ gering ist (s.o.), kann durch die damit verbundene Zunahme der spezifischen Oberfläche oftmals eine erhebliche Zunahme der Lösungsgeschwindigkeit erzielt werden. Das ist vor allem für schwer lösliche Stoffe von Bedeutung, bei denen eine Mikronisierung notwendig werden kann. Neben einer Vergrößerung der spezifischen Oberfläche kann es bei dieser Verarbeitungstechnik auch zu einer Amorphisierung von Teilen des Materials kommen, wodurch die Auflösung weiter beschleunigt wird. Ein bekanntes Beispiel für die durch Mikronisierung zu erzielende Wirksamkeitsverbesserung ist Griseofulvin, ein praktisch wasserunlösliches Antimykotikum (s. Kap. 7.6.2). In der letzten Zeit werden zudem verstärkt Verfahren entwickelt, mit denen auch die Herstellung von Wirkstoffteilchen im Nanometerbereich („Nanoisierung") möglich ist, um so die Lösungsgeschwindigkeit auf diesem Weg noch weiter zu optimieren. Hier kann dann auch die Erhöhung der Löslichkeit rele-

vant werden. Im Gegenzug kann versucht werden, durch eine Erhöhung der Partikelgröße eine verlangsamte Auflösung und Wirkstofffreisetzung zu erzielen, um damit Depoteffekte auszulösen. Häufig ist es möglich, durch Kombination von großen und kleinen Kristallen oder durch Mischen unterschiedlicher Kristallformen der Substanz eine Wirkungsverlängerung zu erzielen.

Umkristallisieren aus tensidhaltiger Lösung

Bei ausgeprägt hydrophoben Arzneistoffen (z. B. Propyphenazon) kann eine Teilchenzerkleinerung nicht zu einer Verbesserung, sondern zu einer Verschlechterung der Lösungseigenschaften führen. Dies hat seine Ursache darin, dass sich mit der erfolgenden Oberflächenvergrößerung zugleich die nichtbenetzbare Grenzfläche erhöht. Da eine Benetzung durch das Lösungsmittel jedoch die Voraussetzung für den Vorgang ist, wird dadurch die Auflösung stark verzögert. Beim Auftreten derartiger Probleme lässt sich die Lösungsgeschwindigkeit steigern, wenn man die Substanz aus tensidhaltiger Lösung (z. B. 0,5 % Polysorbat) umkristallisiert. Hierbei erleichtern Spuren von Tensid, die bei der Umkristallisation an der Partikeloberfläche angelagert werden, offensichtlich die Benetzung und damit den Lösungsprozess.

Sprüh- und Gefriertrocknung

Bei der Sprühtrocknung (s. Kap. 1.4.3) von flüssigen Lösungen bilden sich meist Hohlkugeln (ca. 20–200 µm) aus, die einen Trockenschaumcharakter besitzen und, bedingt durch die damit erzielte Oberflächenvergrößerung, gegenüber dem kristallinen Pulver ein beschleunigtes Auflösungsverhalten zeigen. Zudem können Wirkstoffe, die normalerweise kristallin vorliegen, mittels Sprühtrocknung teilweise oder vollständig in den amorphen Zustand übergeführt werden, wodurch sich eine Erhöhung der Löslichkeit und Lösungsgeschwindigkeit ergibt. Auch mittels Gefriertrocknung (s. Kap. 1.4.3) erhaltene Produkte zeigen wegen ihrer hochporösen Struktur und der Ausbildung hydrophiler Oberflächen eine gesteigerte Lösungsgeschwindigkeit (*"Lyophili-sation"*).

Feste Dispersionen

Die Lösungsgeschwindigkeit von schwer löslichen Arzneistoffen kann weiterhin durch gemeinsame Verarbeitung mit einem sehr gut wasserlöslichen Trägerstoff (z. B. Polyvinylpyrrolidon, Polyethylenglykol, Cellulosederivate, Zucker und Zuckeralkohole, Harnstoff) erhöht werden. Die Verarbeitung erfolgt durch Zusammenschmelzen des Arzneistoffs mit dem Trägerstoff und anschließendem raschen Erstarren der Schmelze (*Schmelzeinbettung*) oder durch Lösen des Wirkstoffes und des Trägers in einem organischen Lösungsmittel (ggf. auch überkritischem Kohlendioxid) und Abdampfen des Lösungsmittels (*Coevaporate*) mit anschließender Mahlung. Alternativ können feste Dispersionen auch durch Versprühen einer Schmelze in eine kalte Umgebung (*Sprüherstarrung*) oder durch *Sprüh-* oder *Gefriertrocknung* der zumeist wässrigen Lösung der beiden Komponenten hergestellt werden. Die dabei entstehenden Produkte können eutektische Mischungen, feste Lösungen, Lösungen oder Suspensionen in einem glasartigen Träger, amorphe Präzipitate in einem kristallinen Trägerstoff, Komponenten- oder Komplexverbindungen sein. Sie enthalten den festen Wirkstoff in feinstdisperser Verteilung im inerten, gleichfalls festen Trägerstoff. Nach dem schnellen Auflösen der hydrophilen Matrix steht daher eine enorme Wirkstoffoberfläche (bis hin zu einzelnen Wirkstoffmolekülen) für den Übertritt in das Lösungsmittel zur Verfügung. Die verbesserten Lösungsverhältnisse beruhen somit auf der feinstdispersen Verteilung, gelegentlich auch auf Wechselbeziehungen zwischen Wirkstoff und polymerem Träger (z. B. gewissen solubilisierenden Eigenschaften des Trägermaterials), vor allem aber auf einer unterschiedlich ausgeprägten Umwandlung kristalliner Arzneistoffe in einen amorphen Zustand. Bei der Entwicklung von festen Dispersionen, die metastabile Zustände wie z. B. amorphes Material enthalten, ist allerdings ein besonderer Augenmerk darauf zu richten, dass sich relevante Produkteigenschaften nicht im Laufe der Zeit durch Übergang in stabilere Zustände verändern.

2.8
Grenzflächenphänomene

Eine *Grenzfläche* ist die Kontaktfläche zweier unterschiedlicher Phasen, die gleicher oder unterschiedlicher chemischer und/oder physikalischer Natur sein können (z. B. Wasser/Öl oder Eis/Wasser). Demnach können Grenzflächen in den Systemen fest/fest, fest/flüssig, fest/gasförmig (feste Grenzflächen) sowie in den Systemen flüssig/flüssig und flüssig/gasförmig (flüssige Grenzflächen) existieren. Ist eine der beteiligten Phasen ein Gas, wird die entsprechende Grenzfläche auch als *Oberfläche* bezeichnet. An Grenzflächen ändern sich die physikochemischen Eigenschaften sprunghaft, und es können z. T. recht komplexe Grenzflächenphänomene beobachtet werden, die auch in der Arzneiformung von Bedeutung sind.

Fest/fest-Grenzflächen entstehen z. B. bei der Herstellung fester Dispersionen oder von Suspensionszäpfchen. Vorgänge an fest/flüssig-Grenzflächen haben eine große Bedeutung bei Auflösungsvorgängen (s. Kap. 2.6, 2.7) und der Stabilisierung von Suspensionen (s. Kap. 19.3). Feste Oberflächen sind z. B. Angriffsflächen für Adsorptionsvorgänge aus der Gasphase wie bei der Adsorption von Wasserdampf oder bei der Bestimmung der spezifischen Oberfläche pulverförmiger Stoffe mittels Gasadsorption. Prozesse an flüssig/flüssig-Grenzflächen sind entscheidend bei der Bildung und der Stabilität von Emulsionen (s. Kap. 18), während die Eigenschaften flüssiger Oberflächen unter anderem für Tropfenbildungsprozesse – z. B. bei der Sprühtrocknung – von Bedeutung sind.

An manchen Grenzflächenprozessen sind nicht nur zwei, sondern drei Phasen beteiligt. Hierbei handelt es sich um *Benetzungsprozesse* an festen oder flüssigen Grenzflächen durch eine Flüssigkeit. Solche Vorgänge sind zum Beispiel bei der Verarbeitung pulverförmiger Substanzen mit Flüssigkeiten, der Verteilung flüssiger Überzugsformulierungen auf Tablettenoberflächen oder der Entleerung von Injektionsflaschen zu beobachten.

2

Eine besondere Rolle im Zusammenhang mit Grenzflächenphänomenen spielen Tenside (s. Kap. 5.3.6, 18.4), die eine große Neigung zur Grenzflächenanreicherung (*Grenzflächenaktivität*) besitzen.

Die spezifische Problematik der einzelnen Grenzflächenphänomene wird in den entsprechenden Kapiteln behandelt. Im Folgenden werden lediglich die Grundlagen der Grenzflächenspannung und der Benetzung sowie die jeweiligen Messverfahren dargestellt.

2.8.1
Grenzflächenspannung, Oberflächenspannung

Die intermolekularen Wechselwirkungen an der Grenzfläche zweier Phasen unterscheiden sich von denen in der reinen Phase, woraus das Phänomen der *Grenzflächenspannung* γ bzw. *Oberflächenspannung* σ (als Sonderfall) resultiert. Die Oberflächenspannung einer Flüssigkeit hat ihre Ursache in der gegenseitigen Anziehung der Flüssigkeitsmoleküle. Da im Inneren der Flüssigkeit die Moleküle von allen Seiten gleichermaßen beeinflusst werden, kompensieren sich hier die Anziehungskräfte (Abb. 2.43). An der Flüssigkeitsoberfläche können hingegen die Kräfte nicht kompensiert werden, da die Wechselwirkungskräfte mit den Molekülen aus der Gasphase (Luft) sehr gering sind. Die resultierende, senkrecht zur Flüssigkeitsoberfläche nach innen gerichtete Kraft erzeugt die Oberflächenspannung. Die Moleküle an der Grenzfläche werden dem nach innen gerichteten Zug nachgeben, bis die Grenzfläche die kleinstmögliche Ausdehnung erreicht hat. Soweit nicht Gravitationskräfte oder andere äußere Kräfte störend einwirken, wird die betreffende Flüssigkeitsphase Kugelgestalt annehmen (z. B. Tropfen in einer Emulsion oder im freien Fall), da die Kugel der geometrische Körper mit der kleinsten volumenbezogenen Oberfläche ist. Häufig sind jedoch auch noch andere Kräfte beteiligt. So wird sich ein Wassertropfen in der Regel selbst auf einer nicht benetzbaren Unterlage durch die einwirkende Schwerkraft ein wenig ausbreiten.

Zur Vergrößerung der Oberfläche einer Flüssigkeit muss Arbeit aufgewendet werden (Abb. 2.44). Sie wird als *Oberflächenarbeit* oder als *freie Oberflächenenergie* bezeichnet und ist gleich dem Produkt aus Oberflächenspannung σ und Oberflächenvergrößerung. Die Ober-(Grenz)flächenspannung σ (γ) ist somit definiert als diejenige mechanische Arbeit, die aufzuwenden ist, um eine Ober(Grenz)fläche unter isothermen und isobaren Bedingungen um eine Flächeneinheit zu vergrößern:

$$\sigma = \Delta W / \Delta A \qquad (J/m^2 = N/m) \qquad (2.25)$$

ΔW aufzuwendende mechanische Arbeit/Energie
ΔA Ober(Grenz)flächenvergrößerung

Die Werte der im pharmazeutischen Bereich an flüssigen Grenzflächen auftretenden Grenzflächenspannungen liegen im Bereich von 0 bis 80 mN/m; z. B. 72,8 mN/m für die Oberflächenspannung von Wasser bei 20 °C (Tab. 2.11). Das bedeutet, dass $72,8 \cdot 10^{-7}$ J aufzuwenden sind, um die Oberfläche von Wasser um 1 cm² zu vergrößern. Die Größe der Grenz- bzw. Oberflächenspannung richtet sich nach den Unterschieden zwischen den im Inneren der betrachteten Phase möglichen Wechselwirkungskräften (*Kohäsionskräfte*) im Vergleich zu denen zwischen den Molekülen der beiden beteiligten Phasen über die Grenzfläche hinweg (*Adhäsionskräfte*). Je größer diese Unterschiede sind, desto größer ist die Grenz- bzw. Oberflächenspannung. Daher ist die Oberflächenspannung eines Festkörpers größer als die der flüssigen Form. Wasser hat aufgrund seiner Wasserstoff-

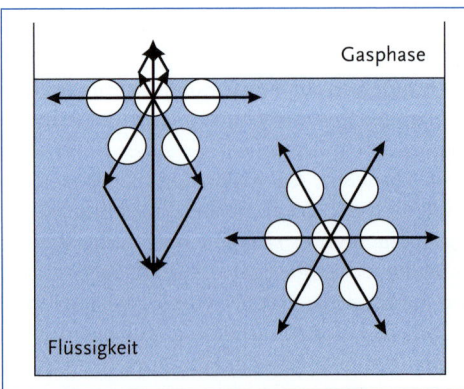

Abb. 2.43: Krafteinwirkung auf Substanzteilchen an der Oberfläche und im Volumen der Flüssigkeit

Tab. 2.11: Beispiele für Grenz- und Oberflächenspannungen bei 20 °C

Substanz	Oberflächenspannung (mN/m)	Grenzflächenspannung gegen Wasser (mN/m)
Wasser	72,8	–
Glycerol	63	–
Ethanol	22	–
Chloroform	27	33
Olivenöl	36	23
Quecksilber	476	375

brückenbindungen eine im Vergleich zu anderen Lösungsmitteln besonders hohe Oberflächenspannung. Grenzflächenspannungen zwischen zwei Flüssigkeiten liegen häufig zwischen den Werten für die Oberflächenspannungen der einzelnen Flüssigkeiten; bei besonderen Wechselwirkungsmöglichkeiten der beteiligten Phasen werden auch Werte unterhalb der Oberflächenspannung beider Flüssigkeiten beobachtet.

Bei der Zerteilung einer Phase in kleinere Volumeneinheiten nimmt die Grenzfläche

Die Wirkung der Grenzflächenspannung lässt sich durch die Betrachtung einer in einem Drahtrahmen aufgespannten Flüssigkeitslamelle veranschaulichen (s. Abb.): Wird die Lamelle mit Hilfe eines am Rahmen befestigten beweglichen Bügels auseinander gezogen, vergrößert sich die Flüssigkeitsoberfläche um $\Delta A = 2 \cdot l \cdot \Delta s$ (der Faktor 2 beruht auf der Tatsache, dass die Lamelle zwei Oberflächen besitzt). Zur Vergrößerung der Oberfläche muss eine Kraft entlang der Strecke Δs aufgewendet werden, woraus sich eine Oberflächenarbeit $\Delta W = F \cdot \Delta s$ ergibt. Unter Zuhilfenahme der Definition der Oberflächenspannung (Formel 2.25) errechnet sich die Oberflächenspannung der Flüssigkeit aus

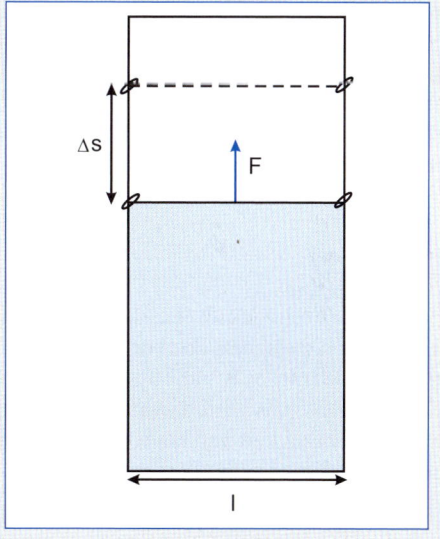

$$\sigma = \frac{\Delta W}{\Delta A} = \frac{F \cdot \Delta s}{2 \cdot l \cdot \Delta s} = \frac{F}{2 \cdot l}$$

Aus der Betrachtung der Verhältnisse am Drahtbügel geht hervor, dass sich die Oberflächenspannung auch als Kraft pro Längeneinheit ausdrücken lässt. Entsprechend ergibt sich die aus der Oberflächenspannung resultierende Kraft F_σ entlang einer Kontaktlinie der Länge l (in diesem Fall der des beweglichen Bügels) als

$$F_\sigma = \sigma \cdot l$$

Diese Betrachtungsweise wird zur Beschreibung der Verhältnisse bei vielen Methoden zur Bestimmung der Grenz- bzw. Oberflächenspannung verwendet. Auch die Drahtbügelmethode lässt sich mittels eines geeigneten Versuchsaufbaus zur Bestimmung der Oberflächenspannung nutzen (*Drahtbügelmethode nach Lenard*), ist aber keine gebräuchliche Messmethode.

Abb. 2.44: Beispiel für die Wirkung der Grenzflächenspannung

stark zu, wobei in den neu entstehenden Grenzflächen Energie gespeichert wird (s. Tab. 2.12). Durch das wachsende Verhältnis zwischen Grenzfläche und Volumen des Stoffes treten bei der Zerteilung Grenzflächenerscheinungen immer stärker in den Vordergrund. Das System wird bestrebt sein, der Erhöhung der Grenzflächenenergie durch Verringerung der Grenzfläche entgegenzuwirken. Dies ist auch die Triebkraft zur Destabilisierung von Emulsionen (s. Kap. 18.3).

Die Grenzflächenspannung hängt nicht nur von der Natur der beiden beteiligten Phasen ab, sondern kann auch noch durch andere Faktoren beeinflusst werden. Die technologisch wichtigste Möglichkeit zur Einflussnahme besteht im Zusatz grenzflächenaktiver Substanzen (Tenside), die die Grenzflächenspannung herabsetzen und damit z.B. Emulgier- und andere Dispergiervorgänge erleichtern. Aber auch andere gelöste Komponenten können die Grenzflächenspannung von Flüssigkeiten verändern. Zudem ist die Grenzflächenspannung temperaturabhängig, was auch bei der Durchführung von Messungen von Grenz- und Oberflächenspannungen zu berücksichtigen ist.

2.8.2
Benetzung

Benetzung ist ein Phänomen, das vor allem an Grenzflächen zwischen Festkörpern und Flüssigkeiten auftritt, z.B. im System Feststoff, Flüssigkeit, Gas. Es wird darunter das Vermögen einer Flüssigkeit verstanden, sich auf der Oberfläche eines Festkörpers auszubreiten. In der Arzneiformung spielt die Benetzbarkeit von Feststoffen eine wichtige Rolle, unter anderem beim Tablettenzerfall, bei Lösungsvorgängen sowie bei der Dispergierung und Agglomerierung von Feststoffen. Zudem ist die Benetzung bei vielen Methoden zur Bestimmung von Grenzflächenspannungen von Bedeutung.

Ein Maß für die Benetzbarkeit ist der *Randwinkel* (Benetzungswinkel, Kontaktwinkel) θ, der sich an der Kontaktlinie Festkörper/Flüssigkeit/Gasraum zwischen Festkörper und Flüssigkeit bildet (Abb. 2.45). Der Grad der Benetzbarkeit hängt vom Verhältnis der Grenzflächenspannungen Festkörper/Flüssigkeit ($\gamma_{fl/fl}$), Festkörper/Luft ($\sigma_{fl/g}$) sowie Flüssigkeit/Luft ($\sigma_{fl/g}$) ab. Am Tropfen herrscht zwischen diesen Grenzflächenspannungen ein Gleichgewicht, für das die Young-Gleichung gilt (man beachte, dass die die Grenzflächenspannungen repräsentierenden Vektoren parallel zur bzw. in der Grenzfläche liegen):

$$\sigma_{fl/g} = \gamma_{fl/fl} + \sigma_{fl/g} \cdot \cos \theta \qquad (2.26)$$

Der Term $\sigma_{fl/g} \cdot \cos \theta$ steht hierbei für die senkrechte Projektion des Vektors der Oberflächenspannung der Flüssigkeit.

Der Cosinus des Randwinkels θ beschreibt somit die Wechselwirkungen zwischen den drei Grenzflächenspannungen. Es sind verschiedene Ausprägungen des Benetzungszustandes möglich (Abb. 2.45): Wird der Kontaktwinkel 0, so spricht man von vollständiger Benetzung. Ein Kontaktwinkel von 180° steht für vollständige Unbenetzbarkeit.

Die Benetzungsverhältnisse lassen sich auch über den Vergleich der *Adhäsions-* und der

Tab. 2.12: Entwicklung der Oberflächenparameter bei der Zerteilung eines Wassertropfens mit 1 cm Durchmesser in kleinere Einheiten

Tropfen-durchmesser	Anzahl der Tropfen	Gesamtoberfläche aller Tropfen	Volumenspezifische Oberfläche	Oberflächenenergie des Gesamtsystems
1 cm	1	3,14 cm^2	6 cm^{-1}	0,02287 mJ
1 mm	10^3	31,4 cm^2	60 cm^{-1}	0,2287 mJ
100 µm	10^6	314 cm^2	600 cm^{-1}	2,287 mJ
10 µm	10^9	3140 cm^2	6000 cm^{-1}	22,87 mJ
1 µm	10^{12}	31400 cm^2	60000 cm^{-1}	228,7 mJ
100 nm	10^{15}	314000 cm^2	600000 cm^{-1}	2287 mJ

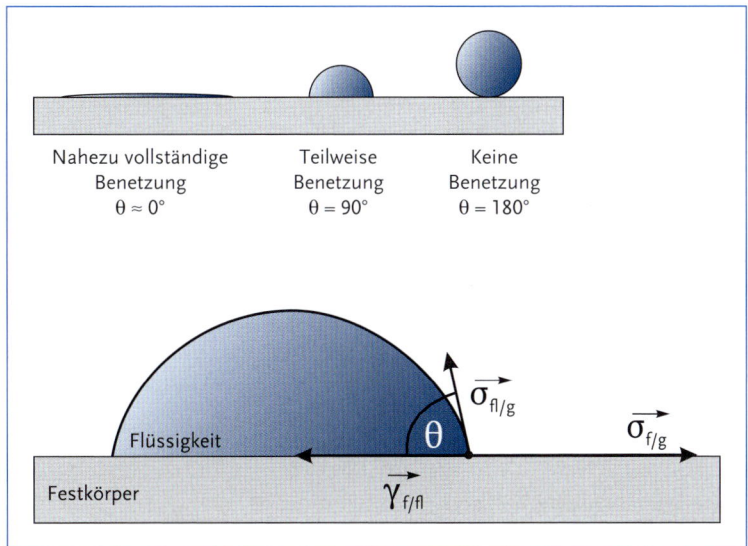

2

Kohäsionsarbeit ausdrücken. Die Adhäsionsarbeit $W_{adh.}$ ist diejenige Arbeit, die erforderlich ist, um das System entlang der fest-flüssig-Grenzfläche A zu trennen (bzw. diejenige Energie, die frei wird, wenn sich diese Grenzfläche bildet). Sie ist somit ein Ausdruck für die Wechselwirkungsmöglichkeiten zwischen der Flüssigkeit und dem Festkörper. Bei der Trennung des Systems bilden sich jeweils eine neue fest/gasförmig- und eine flüssig/gasförmig-Grenzfläche, während die fest/flüssig-Grenzfläche verschwindet. Entsprechend gilt

$$W_{adh.} / A = \sigma_{f/g} + \sigma_{fl/g} - \gamma_{f/fl} \qquad (2.27)$$

Die Kohäsionsarbeit $W_{koh.}$ ist ein Maß für die Wechselwirkungskräfte der Flüssigkeitsmoleküle untereinander. Sie lässt sich als diejenige Arbeit ausdrücken, die aufzuwenden ist, um ein Flüssigkeitsvolumen zu zerteilen, so dass dabei zwei neue flüssig/gasförmig-Grenzflächen entstehen:

$$W_{koh.} / A = 2\,\sigma_{fl/g} \qquad (2.28)$$

Ist die Adhäsionsarbeit größer als die Kohäsionsarbeit, wird der Festkörper durch die Flüssigkeit benetzt, im umgekehrten Fall ist ein schlechtes Benetzungsverhalten zu beobachten.

Die Einstellung des durch die Young-Gleichung beschriebenen Gleichgewichts ist zeit- und temperaturabhängig. In der Praxis wird zwischen dem so genannten Vorrückwinkel (Benetzung des trockenen Festkörpers) und dem Rückzugswinkel (ausgehend von der bereits benetzten Festkörperoberfläche) unterschieden, die sich deutlich voneinander unterscheiden können.

Ähnliche Verhältnisse wie bei der Benetzung von Festkörperoberflächen findet man auch an flüssigen Oberflächen. Im Gleichgewicht beobachtet man hier normalerweise die Bildung einer Flüssigkeitslinse.

2.8.3
Methoden zur Untersuchung von Grenzflächenphänomenen

2.8.3.1
Messung der Grenz- und Oberflächenspannung

Zur Messung von Grenz- und Oberflächenspannungen von Flüssigkeiten lassen sich eine Reihe unterschiedlicher Methoden verwenden, die jedoch nicht alle sowohl für die Messung von Ober- als auch von Grenzflächenspannungen geeignet sind. Die Methoden lassen sich einteilen in solche, bei denen die Größe der betrachteten Grenzfläche konstant bleibt (statische Methoden), und solche, bei deren Durchführung sich die Grenzflächengröße verändert (dynamische Methoden). Mit Methoden, bei denen sich die zeitliche Veränderung der Grenzflächengröße kontrollieren lässt, können auch kinetische Prozesse untersucht werden, wie z. B. die Geschwindigkeit der Diffusion von Tensidmolekülen an neu entstehenden Grenzflächen.

Alle nachfolgend aufgeführten Methoden nutzen eine typische Eigenschaft von Flüssigkeiten, ihre Verformbarkeit. Daher lassen sich mit ihnen keine Grenzflächenspannungen von Festkörpern bestimmen. Diese sind in der Regel nur durch indirekte Bestimmungsmethoden zugänglich.

Ringtensiometermethode nach du Noüy

Diese gebräuchliche Methode (Abb. 2.46) ähnelt der bereits besprochenen Drahtbügelmethode. Als Messkörper dient ein waagerecht aufgehängter Ring definierter Abmessungen, meist aus Platin-Iridium-Draht, der möglichst vollständig von der Untersuchungsflüssigkeit benetzt werden sollte. Der Ring wird zunächst in die Flüssigkeit eingetaucht, um dann in deren Oberfläche gebracht zu werden. Anschließend wird der Ring langsam aus der Flüssigkeit herausgezogen (bzw. der Flüssigkeitsspiegel abgesenkt), wobei sich eine am Ring anhaftende Flüssigkeitslamelle bildet. Auf den Ring wirkt nun eine nach unten gerichtete Kraft, die sich aus der Gewichtskraft der unter dem Ring in der Lamelle hängenden Flüssigkeit F_G (um die der Messwert später korrigiert werden muss) und einer aus der Oberflächenspannung resultierenden, entlang der Benetzungslinie am Ring angreifenden Kraft F_σ zusammensetzt.

$$F_\sigma = \sigma \cdot 2\,\pi \cdot (r_i + r_a) \cdot \cos\theta \quad \text{bzw.}$$

$$\sigma = \frac{F_\sigma}{2\,\pi \cdot (r_i + r_a) \cdot \cos\theta} \quad (2.29)$$

σ Oberflächenspannung der Flüssigkeit
r_i, r_a innerer bzw. äußerer Ringradius ($2\,\pi \cdot (r_i + r_a)$: benetzte Länge l des Ringes)
θ Kontaktwinkel (bei vollständiger Benetzung (Idealfall) ist $\theta = 0$)

Prinzip der Ringmethode. Die den Ring nach unten ziehende Kraft wird maximal, wenn der infolge der Oberflächenspannung angreifende Kraftvektor genau senkrecht zur Flüssigkeitsoberfläche bzw. zur Ringebene steht (Abb. 2.46). Wird der Ring nach Erreichen dieses Kraftmaximums noch weiter aus der Flüssigkeit herausgezogen, kommt es zum Lamellenabriss. Die am Ring angreifende Gesamtkraft kann z. B. in einfachen Geräten mit Hilfe einer *Torsionswaage* gemessen werden. Dabei ist der Ring an einem Waagebalken aufgehängt, dessen Ende mit einem senkrecht dazu stehenden, verdrillbaren Draht verbunden ist. Der Waagebalken wird während der Messung stets in waagerechter Position gehalten, indem das Drehmoment, das am Draht über die auf den Ring wirkende Kraft entsteht, durch eine entgegengesetzte Verdrillung des Drahtes kompensiert wird. Über den Verdrillungswinkel lässt sich so die am Ring angreifende Kraft bestimmen. Moderne Geräte besitzen digitale Wägesysteme und messen mit einer Präzision von ± 0,1 mN/m.

Als Messwert wird die Kraft im Maximum kurz vor dem Lamellenabriss verwendet. Dieser Wert muss zur Bestimmung der Grenz-

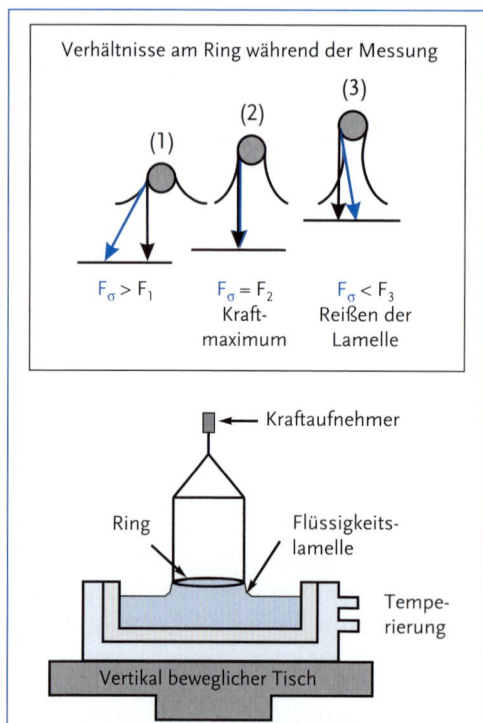

Abb. 2.46: Ringtensiometer

flächenspannung um das Gewicht der am Ring hängenden Flüssigkeitslamelle korrigiert werden (in der Praxis wird dazu meist ein Korrekturfaktor verwendet):

$$\sigma = \frac{F_{max} - F_G}{2\,\pi \cdot (r_i + r_a) \cdot \cos\theta} \qquad (2.30)$$

F_{max} am Ring angreifende Gesamtkraft kurz vor dem Lamellenabriss
F_G Gewichtskraft durch Flüssigkeitslamelle
r_i, r_a Radii des Ringes
θ Benetzungswinkel

Mit der Ringmethode ist auch eine Bestimmung von Grenzflächenspannungen möglich, wenn der Ring anstatt in eine Flüssigkeitsoberfläche in eine Grenzfläche zwischen zwei flüssigen Phasen eingebracht wird.

Vertikalplattenmethode nach Wilhelmy

Bei dieser Methode entsprechen die Messanordnung und die Kraftmessung denen der Ringmethode. Anstelle des Ringes wird jedoch ein dünnes, angerautes Platinplättchen definierter Abmessungen verwendet (Abb. 2.47).

Zur Messung wird das Plättchen kurz in die Flüssigkeit eingetaucht, um seine Benetzung mit der Flüssigkeit zu gewährleisten. Bei Verwendung eines angerauten Platinplättchens ist die Benetzung in der Regel vollständig, d.h. der Kontaktwinkel $\theta = 0$. Anschließend wird die Unterkante des Plättchens auf die Höhe des Flüssigkeitsspiegels angehoben. Aufgrund der Oberflächenspannung greift nun entlang der Benetzungslinie des Plättchens eine nach unten gerichtete Kraft F_σ an, die mit Hilfe des Wägesystems gemessen wird.

$$F_\sigma = \sigma \cdot l \cdot \cos\theta \quad \text{bzw.} \quad \sigma = \frac{F_\sigma}{l \cdot \cos\theta} \qquad (2.31)$$

l benetzte Länge (Umfang) des Plättchens

Bei der Plattenmethode wird während der Messung keine neue Oberfläche gebildet, es handelt sich also um ein statisches Verfahren. Daher können hiermit auch zeitliche Veränderungen der Oberflächenspannung untersucht werden. Die Bestimmung von Grenzflächenspannungen ist mit dieser Methode ebenfalls möglich. In diesem Fall muss allerdings der Auftrieb des Plättchens in der oberen Phase berücksichtigt werden. Zudem ermöglicht das entsprechende Messgerät bei Verwendung einer Messflüssigkeit mit bekannter Oberflächenspannung auch die Bestimmung des Benetzungswinkels ($< 90°$) von Feststoffproben, wenn anstelle des Platinplättchens definierte Probenkörper des Feststoffes eingesetzt werden.

Der Kontaktwinkel errechnet sich in diesem Fall über

$$\cos\theta = \frac{F_\sigma}{\sigma \cdot l} \qquad (2.32)$$

Tropfenvolumenmethode und Tropfengewichtsmethode

Mit dieser dynamischen Methode lassen sich sowohl Oberflächen- als auch Grenzflächenspannungen bestimmen. Dazu lässt man ein definiertes Volumen bzw. eine bestimmte Masse der Untersuchungsflüssigkeit aus einer Kapillare mit definierter Abtropffläche austropfen und ermittelt die Anzahl der entstehenden Tropfen. Die Größe der gebildeten Tropfen (bzw. ihre Anzahl pro Untersuchungsvolumen) hängt direkt von der Oberflächen- bzw. Grenzflächenspannung der Flüssigkeit zum umgebenden Medium ab. Der sich am Kapil-

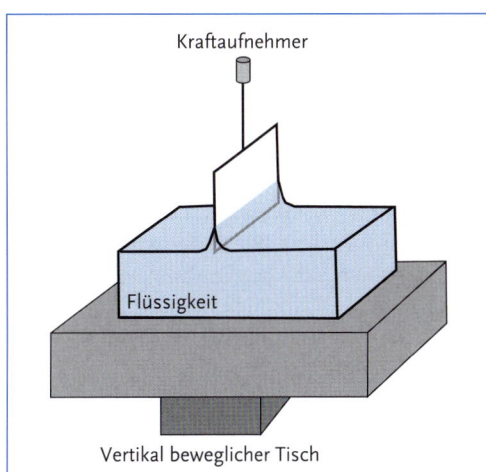

Abb. 2.47: Prinzip der Plattenmethode

larende bildende Tropfen wächst so lange, bis die auf ihn wirkende Gewichtskraft F_G die durch die Ober- oder Grenzflächenspannung wirkende Kraft F_σ überwiegt und es dadurch zum Tropfenabriss kommt.

Die Verhältnisse an der Abtropfstelle sind oft nur schwer physikalisch exakt zu beschreiben. Daher führt man in der Praxis häufig Relativmessungen mittels Kalibrierflüssigkeiten (z. B. Wasser) durch. Dazu verwendet wird oft das *Stalagmometer nach Traube*, eine graduierte Glaskapillare mit horizontal plangeschliffener Verbreiterung am Fußteil. Hierbei wird die Proportionalität ausgenutzt, die zwischen Grenzflächenspannung einerseits und Masse, Volumen oder Zahl der sich bildenden Tropfen andererseits besteht. Je größere Tropfen sich bilden, d. h., je kleiner die Tropfenzahl pro Messvolumen ist, desto größer ist die Oberflächenspannung. Aus der Tropfenzahl eines gegebenen Volumens der Untersuchungsflüssigkeit z_x und der der Kalibrierflüssigkeit z_K lässt sich die Oberflächenspannung der Untersuchungsflüssigkeit σ_x berechnen:

$$\frac{\sigma_x}{\sigma_K} = \frac{m_x}{m_K} = \frac{V_x \cdot \rho_x}{V_K \cdot \rho_K} = \frac{z_K}{z_x} \cdot \frac{\rho_x}{\rho_K} \quad \text{bzw.}$$

$$\sigma_x = \frac{z_K}{z_X} \cdot \frac{\rho_x}{\rho_K} \cdot \sigma_K \qquad (2.33)$$

σ_x, σ_K Oberflächenspannung der Untersuchungs- bzw. der Kalibrierflüssigkeit

m_x, m_K Tropfenmassen der Untersuchungs- bzw. der Kalibrierflüssigkeit

V_x, V_K Tropfenvolumen der Untersuchungs- bzw. der Kalibrierflüssigkeit

ρ_x, ρ_K Dichte der Untersuchungs- bzw. der Kalibrierflüssigkeit

z_x, z_K Tropfenzahl eines gegebenen Volumens der Untersuchungs- bzw. der Kalibrierflüssigkeit

Diese Vorgehensweise geht davon aus, dass sich die Benetzungsverhältnisse am Kapillarende für die Untersuchungsflüssigkeit nicht grundsätzlich von der der Kalibrierflüssigkeit unterscheiden. Dies ist z. B. für wässrige Tensidlösungen häufig nicht der Fall. Hinzu kommt, dass sich infolge der schnellen Tropfenbildung im Stalagmometer das Adsorptionsgleichgewicht der Tenside an der sich neu

bildenden Grenzfläche oft nicht schnell genug einstellt. Daher eignet sich das Stalagmometer hauptsächlich für die Bestimmung der Oberflächenspannung reiner Flüssigkeiten.

Die für das Stalagmometer beschriebenen Verhältnisse gelten in ähnlicher Weise auch bei der Verwendung des Normaltropfenzählers zur Dosierung von Flüssigkeiten (z. B. ätherischen Ölen oder Stammlösungen). Auch hier hängt die Größe der gebildeten Tropfen von Dichte und Oberflächenspannung der zu dosierenden Flüssigkeit ab, so dass das Gerät für jede verwendete Flüssigkeit kalibriert werden muss.

Ph. Eur. 2.1.1 Normaltropfenzähler

In der Rezeptur werden kleine Flüssigkeitsmengen häufig „tropfenweise" dosiert. Da die Tropfenmasse u. a. von der Gestalt und Größe der Abtropffläche abhängt, ist eine exakte Dosierung nur mit dem Pipettenrohr eines genormten Tropfenzählers möglich. Der im Arzneibuch beschriebene Normaltropfenzähler entspricht der Maßgabe, dass 20 Tropfen frisch destillierten Wassers von 20 °C eine Masse von 1,000 g (± 0,05 g) besitzen. Das im unteren Bereich enge Lumen verlangsamt die Abtropfgeschwindigkeit und verhindert so, dass der Tropfen durch die kinetische Energie der nachströmenden Flüssigkeit vorzeitig abreißt. Im DAC findet sich eine Tabelle mit den Tropfenmassen wichtiger in der Rezeptur verwendeter Flüssigkeiten.

Blasendruckmethode

Das Blasendruckverfahren beruht auf einer Druckmessung in einer Kapillare, aus deren Öffnung eine Luftblase in eine Flüssigkeit gedrückt wird (Abb. 2.48). Dabei wird die Tatsache ausgenutzt, dass der Druck in der Blase von ihrem Radius abhängt (*Krümmungsdruck*). Dieses Phänomen wird durch die Gauß-Laplace-Gleichung beschrieben:

$$p_k = \frac{2\sigma}{r} \qquad (2.34)$$

p_K Krümmungsdruck der Blase
r Krümmungsradius der Blase

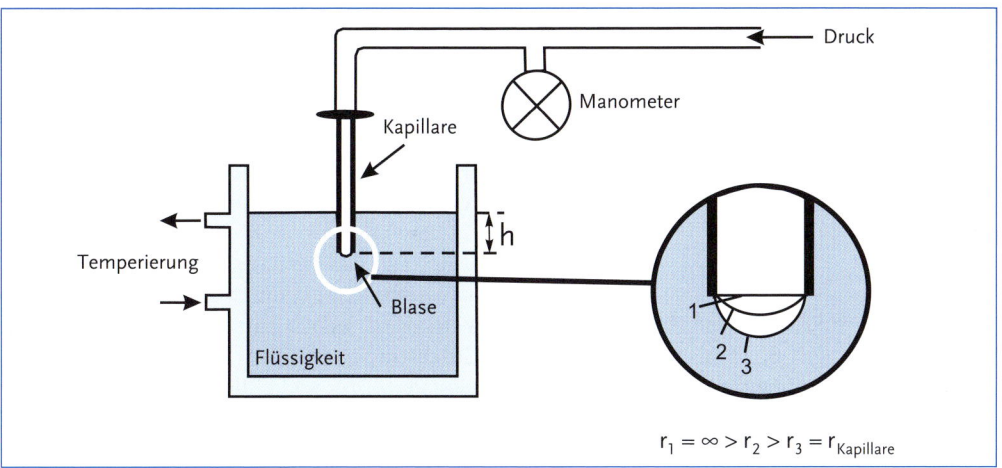

Abb. 2.48: Blasendruckmethode

Der Krümmungsdruck der Blase und der durch die Eintauchtiefe bestimmte auf sie einwirkende hydrostatische Druck stehen im Gleichgewicht mit dem zur Blasenbildung aufgewendeten mechanischen Gegendruck. Im Verlauf der Blasenbildung nimmt der Krümmungsradius der Blase kontinuierlich ab, so dass der Krümmungsdruck stetig ansteigt. Er wird maximal, wenn der Radius der Blase den der Kapillare erreicht. Aus dem gemessenen Maximaldruck vor dem Blasenabriss lässt sich die Oberflächenspannung der Flüssigkeit berechnen:

$$p_m = p_k + p_h = \frac{2\,\sigma}{r} + \rho \cdot g \cdot h \quad \text{bzw.}$$

$$\sigma = \frac{r}{2} \cdot (p_m - \rho \cdot g \cdot h) \tag{2.35}$$

p_m mechanischer Gegendruck
p_h hydrostatischer Druck
ρ Dichte der Flüssigkeit
h Eintauchtiefe
g Erdbeschleunigung

Die Blasendruckmethode kann auch zur Messung der Grenzflächenspannung zwischen zwei Flüssigkeiten herangezogen werden. Dabei werden anstatt der Luftblasen Tropfen einer Fremdflüssigkeit in die Messflüssigkeit eingedrückt.

2.8.3.2
Messung des Benetzungswinkels

Methode des liegenden Tropfens

Eine definierte Flüssigkeitsmenge wird auf die Feststofffläche aufgesetzt. Durch mikroskopische Betrachtung, durch Projektion des vergrößerten Abbilds des Tropfens auf einer Leinwand, durch Fotografie oder auch durch Reflexion von Lichtstrahlen am Rand des Tropfens lassen sich Randwinkelmessungen vornehmen, indem am Kontaktpunkt Flüssigkeit/Feststoff eine Tangente angelegt wird (Abb. 2.45). Durch Vergrößerung bzw. Verkleinerung des Tropfens z. B. mittels einer Spritze lassen sich Vorrück- und Rückzugswinkel bestimmen.

Methode der geneigten Platte

Hierbei wird eine Platte, die aus dem zu prüfenden Material besteht oder mit diesem überzogen ist (z. B. Objektträger mit Salbe bestrichen), an einem Ende in die bei konstanter Temperatur gehaltene Flüssigkeit (z. B. Wasser) gebracht. Die Stellung der Platte gegenüber der Flüssigkeitsoberfläche wird so verändert, dass die Flüssigkeitsoberfläche ungekrümmt bis zur Berührungslinie mit der Platte verläuft. Der an einem Winkelmesser abzulesende Neigungs-

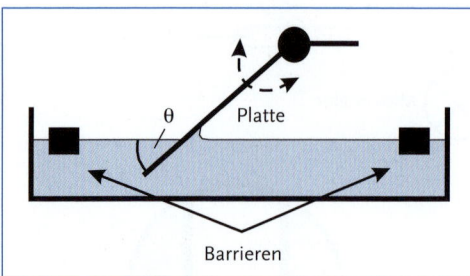

Abb. 2.49: Methode der geneigten Platte

winkel der Platte entspricht dann dem Randwinkel. Die in Abb. 2.49 dargestellte Halterung ermöglicht durch sukzessive Drehung die Ermittlung sowohl des Vorrück- als auch des Rückzugswinkels. Der vorschreitende Randwinkel wird durch Eintauchen eines Teiles der Platte bestimmt, der noch nicht mit der Flüssigkeit in Berührung kam, während der rückschreitende Randwinkel an dem gerade aus der Flüssigkeit herausgehobenen Teil der Oberfläche bestimmt wird. Bei Anwendung dieser Methode können Verunreinigungen der Flüssigkeitsoberfläche mit grenzflächenaktiven Substanzen, die einen Einfluss auf die Größe des ermittelten Randwinkels haben würden, durch Wegschieben mit Hilfe von Barrieren beseitigt werden.

2.9
Rheologie

2.9.1
Idealviskoses Fließverhalten

Die Rheologie beschreibt die Fließeigenschaften von Stoffen und Stoffsystemen. Sie umfasst die Gesetzmäßigkeiten des Fließens und der Deformation von Flüssigkeiten, halbfesten Systemen und im weiteren Sinne auch von Festkörpern (s. Kapitel 2.1.6), und spielt deshalb in allen Stufen der Arzneiformenentwicklung eine große Rolle.

Um Stoffe zum Fließen zu bringen, müssen Wechselwirkungen zwischen den darin vorliegenden Molekülen, eine „innere Reibung" überwunden werden. Der Widerstand, den Substanzen dem Fließen entgegensetzen, wird durch die *Viskosität* η charakterisiert.

Zur Veranschaulichung der Vorgänge während des Fließens einer Flüssigkeit kann man sich die Flüssigkeit in parallele Schichten aufgeteilt vorstellen (Abb. 2.50). Wirkt auf die oberste Flüssigkeitsschicht mit der Fläche A eine parallel angreifende Kraft F ein, so verschiebt sich die Schicht mit einer bestimmten Geschwindigkeit v in Richtung der Krafteinwirkung. Die darunter liegenden Schichten werden mitbewegt, bedingt durch den Reibungswiderstand jedoch mit jeweils abnehmender Geschwindigkeit. Die unterste Flüssigkeitsschicht bleibt schließlich stationär. Um die oberste Flüssigkeitsschicht mit einer bestimmten Geschwindigkeit gegen die unterste, stationäre Schicht zu bewegen, ist somit eine Kraft notwendig, um den Reibungswiderstand zu überwinden. Diese ergibt sich nach dem *Newton'schen Gesetz* zu

$$\frac{F}{A} = \eta \, \frac{\mathrm{d}v}{\mathrm{d}x} \qquad (2.36)$$

F Auf die Flüssigkeitsschicht einwirkende Kraft (N)
A Fläche der Flüssigkeitsschicht (m)
η Dynamische Viskosität der Flüssigkeit (Pa · s)
v Geschwindigkeit der Flüssigkeitsschicht (m/s)
x Abstand der betrachteten Flüssigkeitsschicht von der untersten, stationären Schicht (m)

Der Quotient F/A wird als *Schubspannung* τ bezeichnet, der Differentialquotient $\mathrm{d}v/\mathrm{d}x$ als *Schergefälle* oder *Schergeschwindigkeit* D. Die obige Gleichung vereinfacht sich somit zu:

$$\tau = \eta \cdot D \qquad \text{bzw.} \qquad \eta = \frac{\tau}{D} \qquad (2.37)$$

τ Schubspannung (N/m²)
D Schergefälle (s^{-1})

Der Proportionalitätsfaktor zwischen Schubspannung und Schergeschwindigkeit stellt die *dynamische Viskosität* η (Einheit Pa · s bzw. mPa · s) dar. Die Division der dyn. Viskosität durch die Dichte der zu prüfenden Flüssigkeit ergibt die sog. kinematische Viskosität v [m²/s]. Flüssigkeiten, deren Fließverhalten dem Newton'schen Gesetz folgt, werden als *idealviskose* oder *Newton'sche Flüssigkeiten* bezeichnet. Die

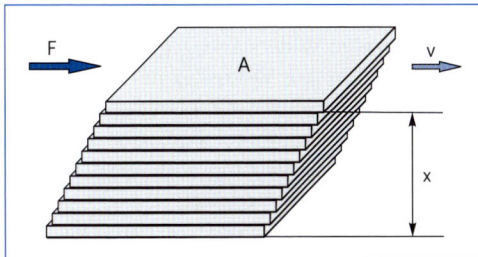

Abb. 2.50: Kartenblattmodell

Viskosität ist in diesem Fall eine Konstante. Ein solches ideales Fließverhalten wird z. B. in pharmazeutisch gebräuchlichen Lösungsmitteln (Wasser, Ethanol, Glycerol, fette Öle etc.) und ihren molekulardispersen Lösungen (z. B. Salz-, Zucker-, Wirkstofflösungen) beobachtet (Tab. 2.13). Auch Systeme, die bei Raumtemperatur strukturviskos (s. u.) sind, wie Fette und Vaselin, können im geschmolzenen Zustand ein idealviskoses Fließverhalten aufweisen.

Beim Auftragen der Schubspannung τ in Abhängigkeit vom Schergefälle D erhält man für idealviskose Flüssigkeiten eine Gerade durch den Koordinatenursprung, deren Steigung ein Maß für die dynamische Viskosität darstellt (Abb. 2.51). Eine Auftragung von η gegen τ oder D ergibt eine horizontale Gerade, so dass η durch eine einzelne Messung bestimmt werden kann.

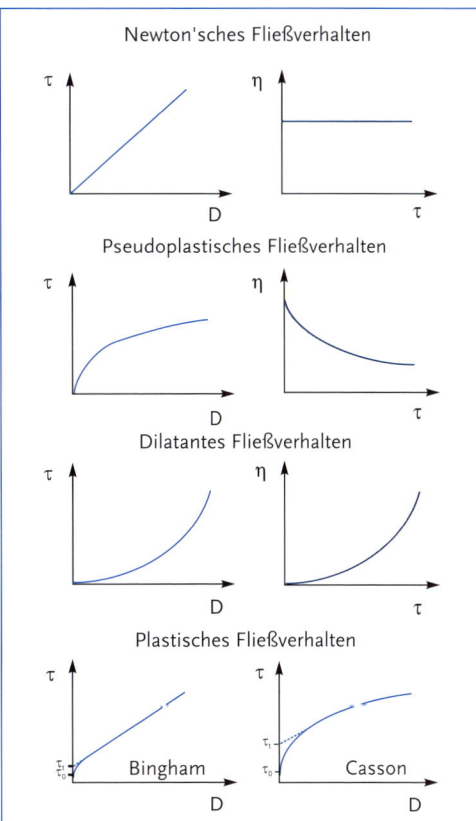

Abb. 2.51: Fließverhalten

Tab. 2.13: Viskositäten unterschiedlicher Flüssigkeiten

Substanz	Viskosität (mPa · s) bei 20 °C
Chloroform	0,56
Wasser	1,00
Ethanol	1,19
Blut	4–15 (bei 37 °C!)*
Mittelkettige Triglyceride	~ 30
Dünnflüssiges Paraffin	25–80
Dickflüssiges Paraffin	110–230
Olivenöl	~ 100
Ricinusöl	~ 1000

* Der Wert für Blut ist als Vergleichsgröße angegeben, obwohl Blut keine idealviskose Flüssigkeit ist.

Auch Systeme, die in einer idealviskosen Flüssigkeit feinverteilte isometrische Teilchen enthalten, können ein Newton'sches Fließverhalten zeigen, wenn der Volumenanteil der dispersen Phase relativ gering ist (< 1 %). In diesem Fall wird eine gegenüber dem Lösungsmittel (Viskosität η_0) erhöhte Viskosität beobachtet, die nach Einstein vom Volumenanteil Φ der dispersen Phase abhängt:

$$\eta = \eta_0 (1 + 2,5\,\Phi) \qquad (2.38)$$

η dynamische Viskosität der Dispersion (mPa · s)
η_0 dynamische Viskosität des Lösungsmittels (mPa · s)

Höher konzentrierte Dispersionen oder Dispersionen mit anisometrischen Teilchen (die z. B. auch durch die Verformung von Emulsionstropfen entstehen können) zeigen dagegen ein scherbelastungsabhängiges Fließverhalten.

Die Viskosität von Flüssigkeiten hängt kaum vom Druck ab, aber extrem von der Temperatur. Im Gegensatz zu Gasen nimmt die Viskosität bei Flüssigkeiten mit steigender Temperatur ab, da die Wechselwirkungskräfte zwischen den einzelnen Molekülen geringer werden. Die temperaturbedingte Viskositätsänderung folgt der Relation $\log \eta \sim \dfrac{1}{T}$ (T: absolute Temperatur (K)).

2.9.2
Scherbelastungsabhängiges Fließverhalten

Bei vielen Systemen hängt die Viskosität von der angelegten Schubspannung bzw. dem herrschenden Schergefälle ab, Schubspannung und Schergefälle sind also nicht linear proportional zueinander. Eine ausführliche Charakterisierung des Fließverhaltens solcher *nichtnewtonscher Körper* setzt die Aufnahme einer vollständigen Fließkurve voraus. An jedem Punkt dieser Kurve lässt sich ein Viskositätswert, die *scheinbare Viskosität*, bestimmen. Es lassen sich im Wesentlichen drei idealisierte scherbelastungsabhängige Fließtypen unterscheiden: pseudoplastisches (scherverdünnendes), dilatantes (scherverdickendes) sowie plastisches Fließverhalten (Abb. 2.51).

2.9.2.1
Pseudoplastisches (scherverdünnendes) Fließverhalten

Pseudoplastische Systeme fließen wie newtonsche Systeme bereits beim Anlegen geringster Schubspannungen (Ursprung der Fließkurve im Nullpunkt). Ihre Viskosität sinkt jedoch mit steigender Scherbeanspruchung, das System wird flüssiger (*Scherverdünnung*). Typische Vertreter dieser Gruppe sind Lösungen linearer Makromoleküle (z. B. flüssige Zubereitungen von Cellulosederivaten und Pflanzenschleimen) und Suspensionen anisometrischer Partikel. Die anfänglich ungeordneten Moleküle oder Strukturelemente in diesen Systemen richten sich bei zunehmender Scherbeanspru-

chung in Strömungsrichtung aus, wodurch sich der innere Widerstand gegen das Fließen verringert, d.h., die Viskosität nimmt ab. Dieser Bereich kann durch $\tau = k_1 \cdot D^{n_0}$ (mit $n_0 < 1$) angenähert werden, wobei die Größe des Exponenten n die Abweichung vom idealviskosen Fließverhalten charakterisiert.

Ist der Orientierungsprozess abgeschlossen, bleibt die Viskosität konstant, so dass die Fließkurve in eine Gerade übergeht (*Unendlich-Viskosität*). Auch bei sehr niedriger Scherbeanspruchung, wenn die Eigenbewegung der Moleküle oder Strukturelemente noch schnell genug ist, um dem Orientierungseffekt entgegenzuwirken, kann ein newtonscher Bereich beobachtet werden (*Ruhe-* oder *Nullviskosität*).

Auch Emulsionen oder agglomerierte Partikel enthaltende Flüssigkeiten können pseudoplastisches Fließverhalten zeigen, wobei die Verringerung der Viskosität bei steigender Scherbeanspruchung hier durch die Verformung der Emulsionstropfen bzw. durch eine Desagglomeration erklärt werden kann. Die in den Agglomeraten enthaltene Dispersionsflüssigkeit wird frei und steht wieder zum Fließen zur Verfügung.

2.9.2.2
Dilatantes (scherverdickendes) Fließverhalten

Dilatante Systeme sind dadurch charakterisiert, dass ihre Viskosität mit steigender Scherbeanspruchung zunimmt, also *Fließverfestigung* eintritt. Dilatanz kann somit als Gegenstück zum pseudoplastischen Fließverhalten angesehen werden. Diese in pharmazeutischen Zubereitungen eher seltene Erscheinung zeigen Dispersionen mit sehr hohem (typischerweise > 50 %) Feststoffanteil (z. B. hoch konzentrierte Stärkesuspensionen und Pasten). Unter Scherbeanspruchung beginnen die Teilchen in hoch konzentrierten Dispersionen eine rotierende Bewegung auszuführen, bei der anisometrische Partikel einen erhöhten Platzbedarf aufweisen, wodurch sich das für die Dispersionsflüssigkeit zur Verfügung stehende freie Volumen verringert und sich die Wahrscheinlichkeit fließbehindernder Wechselwirkungen zwischen den einzelnen Partikeln erhöht. Bei höherer Scherbelastung kann es auch zu einem Verlust der als Gleitfilm wirkenden Flüssigkeitshüllen um die Feststoffteilchen kommen, was ebenfalls die Viskosität erhöht. Im Extremfall kommt es zur Fließunfähigkeit, wobei sich das System wie ein elastischer Festkörper (z. B. nasser Sand) verhält. Dilatantes Verhalten muss somit z. B. bei der Auslegung von Mischprozessen berücksichtigt werden, um eine Überbelastung der entsprechenden Maschinen zu vermeiden.

2.9.2.3
Plastisches Fließverhalten

Plastische Körper haben eine Fließgrenze. Um einen Fließvorgang auszulösen, muss daher eine Mindestschubspannung auf das System einwirken. Dieses Verhalten lässt sich auf eine zusammenhängende Gerüststruktur (z. B. durch interpartikuläre oder intermolekulare Wechselwirkungen) in den entsprechenden Systemen zurückführen. Das Gerüst muss zunächst aufgebrochen werden, um ein Fließen zu ermöglichen. Ein solches Fließverhalten ist pharmazeutisch z. B. für Zubereitungen zur Anwendung auf der Haut von Interesse. Diese Systeme sollen sich unter Strangbildung aus einer Tube drücken lassen, anschließend aber bei entsprechender mechanischer Beanspruchung auf der Haut verteilbar sein.

Unterhalb der *praktischen Fließgrenze* τ_0 verhalten sich Körper mit plastischem Fließverhalten wie ein Festkörper. Nach Überschreiten der Fließgrenze können sie unterschiedliches Verhalten zeigen. Erfolgt das Fließen bald nach dem Fließbeginn wie bei einem newtonschen System (völlig gerader Kurvenverlauf), so liegt ein *Bingham-* oder *idealplastischer Körper* vor. In diesem einfachen Fall lässt sich das System durch die Angabe der Fließgrenze und dem aus der Steigung des geraden Kurventeils berechneten Viskositätswert (plastische Viskosität nach Bingham η_B, eine Konstante) eindeutig charakterisieren. Da die Bestimmung der praktischen Fließgrenze messtechnisch schwierig ist, wird normalerweise die Schubspannung, die sich durch Extrapolation des geraden Kurventeils auf die τ-Achse ergibt, als *theoretische Fließgrenze* τ_t verwendet.

Zeigt die Probe oberhalb der Fließgrenze hingegen einen gekrümmten Verlauf der Fließkurve, so handelt es sich um einen *Casson-* oder *nicht idealplastischen Körper*. Die aus der jeweiligen Steigung der Kurve zu berechnenden Viskositätswerte (plastische Viskosität nach Casson, η_C) sind in diesem Fall von den herrschenden Scherbedingungen abhängig.

Auch Casson-Körper zeigen nach anfänglichem strukturviskosem Verhalten bei weiterer Schubspannungserhöhung meist ein idealviskoses Fließen. Extrapoliert man den geraden Kurvenverlauf auf die τ-Achse, so wird ein theoretischer Fließpunkt τ_t erhalten, der wie die praktische Fließgrenze τ_0 zur Charakterisierung dieser plastischen Systeme herangezogen wird.

Echte Bingham-Körper sind recht selten anzutreffen und spielen in der Pharmazie kaum eine Rolle. Hingegen gehören viele halbfeste pharmazeutische Zubereitungen (Salben, Cremes, Gele und die meisten Pasten) zu den Casson-Körpern.

2.9.2.4
Thixotropie und andere zeitabhängige Effekte

Die oft beobachtete Viskositätserniedrigung während einer Scherbelastung beruht auf einer Zerstörung von inneren Strukturen in den betreffenden Systemen. Diese Strukturen bauen sich häufig bei Reduktion der Scherbelastung nicht sofort wieder auf, sondern regenerieren sich nur langsam. Diese zeitabhängige Rückbildung der Konsistenz unter isothermen Bedingungen, die in Systemen mit plastischem und pseudoplastischem Fließverhalten zu beobachten ist, wird als *Thixotropie* bezeichnet. Die Viskosität thixotroper Systeme hängt damit nicht nur von der Intensität der Scherbeanspruchung, z. B. einer angelegten Schubspannung, sondern auch von deren Dauer ab (Abb. 2.52). Wird z. B. eine Salbenprobe während einer bestimmten *Scherzeit* kontinuierlich mechanisch beansprucht, so kommt es durch den Abbau der inneren Gerüststruktur zu einem Viskositätsabfall, der bei konstanter Scherbeanspruchung nach einer gewissen Zeit einen Endwert erreicht.

2

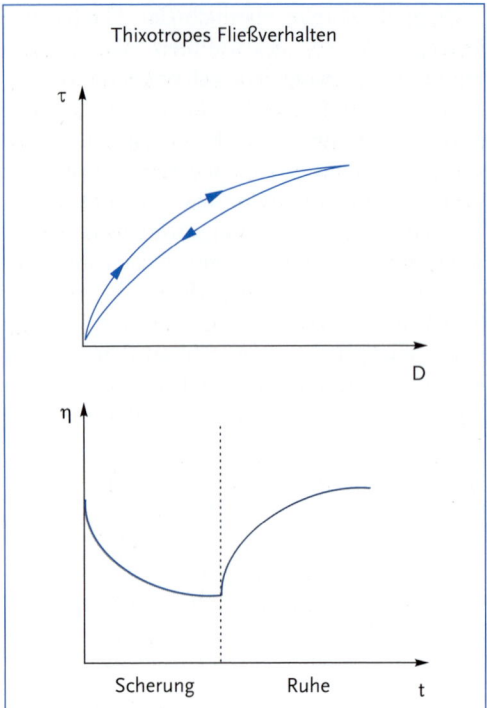

Abb. 2.52: Scherverdünnung einer rheotropen Substanz

Wird nun das gescherte System der Ruhe überlassen, so stellt sich nach einiger Zeit *(Regenerationszeit)* die Ausgangsviskosität wieder ein, da sich das Gerüst langsam wieder aufbaut. In manchen Fällen, z. B. bei Bentonitgelen, kann es beim Scheren zur vollständigen Zerstörung der inneren Struktur (Verflüssigung) kommen, die jedoch reversibel ist (Gel-Sol-Gel-Umwandlung). Eine irreversible Zerstörung der Gerüststruktur durch Scherung, wie sie z. B. bei Gelatinegelen zu beobachten ist, wird als *Rheodestruktion* bezeichnet.

Thixotropes und rheodestruktives Verhalten äußert sich im Rheogramm dadurch, dass Auf- und Abwärtskurve (erhalten durch kontinuierlich zu- bzw. abnehmende Scherbeanspruchung) nicht übereinander liegen. Bei gleicher vorgegebener Schubspannung resultiert in der Abwärtskurve durch die verringerte Viskosität ein höheres Schergefälle, so dass eine Hysterese zu beobachten ist (Abb. 2.52). Unter entsprechend normierten Messbedingungen und unter Ausschluss einer Rheodestruktion kann

die Hysteresefläche zwischen den beiden Kurven als einfaches Maß für das Ausmaß der Thixotropie dienen. Alle Systeme mit zeitabhängigem rheologischen Verhalten zeigen eine starke Abhängigkeit ihres Fließverhaltens von ihrer rheologischen Vorbehandlung. Reproduzierbare Ergebnisse rheologischer Untersuchungen an diesen Systemen sind somit nur unter konstanten Bedingungen (inkl. der Probenvorbereitung) zu erhalten.

Mehr oder minder ausgeprägtes rheodestruktives und teilweise thixotropes Verhalten besitzen z. B. Salben. Für die Stabilität flüssiger Dispersionen, z. B. Suspensionen zur oralen oder parenteralen Verabreichung, kann eine ausgeprägte Thixotropie von großem Nutzen sein. Idealerweise weisen solche Systeme im Ruhezustand eine sehr hohe Viskosität bzw. eine Fließgrenze auf, um die Sedimentation der dispergierten Partikel zu unterdrücken und somit eine hohe Homogenität während der Lagerung sicherzustellen. Durch Schütteln gehen sie dann für eine ausreichend lange Zeit in den flüssigen Zustand über, um die Entnahme aus dem Behältnis und die Applikation zu ermöglichen. Anschließend bildet das im Behältnis verbliebene System seinen Ruhezustand wieder zurück.

Neben der Thixotropie gibt es noch andere zeitabhängige rheologische Phänomene, die jedoch in pharmazeutischen Systemen weit seltener anzutreffen sind. So kann es mit zunehmender Scherzeit auch zu einem reversiblen Strukturaufbau kommen (*Rheopexie*).

2.9.3
Messgeräte und -methoden

Da idealviskose Körper eine vom Betrag der angelegten Schubspannung bzw. vom herrschenden Schergefälle unabhängige Viskosität besitzen, bedarf es zur Charakterisierung ihrer Fließeigenschaften nicht unbedingt der Aufnahme eines Rheogramms, sondern es genügt eine Einpunktmessung. Die umfassende Charakterisierung von Systemen, deren Viskosität von der herrschenden Scherbelastung abhängt, setzt hingegen die Aufnahme einer vollständigen Fließkurve voraus. Die Angabe eines einzelnen Viskositätswertes ohne Angabe der

Messbedingungen ist für solche Systeme sinnlos.

Eine exakte und reproduzierbare Messung der Viskosität setzt ein laminares Strömen des untersuchten Systems voraus, da beim Auftreten von Turbulenzen, d.h. beim Überschreiten der kritischen Reynolds-Zahl (Abb. 2.53), unüberschaubare Einflussgrößen wirksam werden. Die üblichen Messgeräte ermöglichen unter korrekten Messbedingungen die Erzeugung einer laminaren Strömung. Bei allen rheologischen Untersuchungen ist eine exakte Temperierung notwendig, bei der Untersuchung von Proben mit zeitabhängigem rheologischen Verhalten auch eine reproduzierbare Vorbehandlung der Probe (Vorscherung, Ruhezeit), insbesondere auch beim Einfüllen in das Messsystem. Systeme mit temperaturempfindlichen Gerüststrukturen (viele Salbengrundlagen) erfordern das Erfassen der thermischen „Vorgeschichte" der Probe (Herstellungstemperatur, Lagerungsbedingungen), da sich auch thermisch zerstörte Gerüststrukturen nur langsam wieder aufbauen.

Die Strömung von Flüssigkeiten und Gasen kann laminar oder turbulent sein. Während sich die Flüssigkeit bei laminarer Strömung entlang geordneter, annähernd paralleler Stromlinien bewegt, ist eine turbulente Strömung durch Wirbelbildung gekennzeichnet. Turbulente Strömung ist mit einem erhöhten Energieaufwand verbunden, was z.B. beim Fördern von Flüssigkeiten in Rohrsystemen zu berücksichtigen ist. Wann der Übergang von laminarer zu turbulenter Strömung erfolgt, ist nicht genau vorherzusagen. Einflussnehmende Faktoren sind vor allem die Abmessungen und die Geometrie des Systems, in dem das Strömen erfolgt, die Strömungsgeschwindigkeit sowie die Viskosität der strömenden Flüssigkeit. Eine geringe Strömungsgeschwindigkeit und eine hohe Viskosiät begünstigen das laminare Fließen. Zur Abschätzung der Lage des Übergangs zwischen laminarer und turbulenter Strömung wird normalerweise die dimensionslose Reynolds-Zahl Re verwendet:

$$Re = \frac{\bar{v} \cdot d \cdot \rho}{\eta}$$

$\bar{v}$ mittlere Strömungsgeschwindigkeit der Flüssigkeit

d charakteristische Größe für die Abmessungen des Systems, das für das Fließen relevant ist (z.B. Durchmesser eines durchströmten Rohres oder einer umströmten Kugel)

ρ Dichte der Flüssigkeit

η dynamische Viskosität der Flüssigkeit

Bei Werten unterhalb einer kritischen Reynolds-zahl ist eine stabile laminare Strömung zu erwarten. Bei höheren Reynolds-Zahlen kann es zur Ausbildung von Turbulenzen kommen. Auch oberhalb der kritischen Reynolds-Zahl kann in manchen Fällen noch laminare Strömung beobachtet werden, diese ist aber nicht mehr stabil, sondern kann bei geringsten Störungen in eine turbulente Strömung übergehen. Die Reynolds-Zahl eignet sich somit z.B. zur Abschätzung, bis zu welchen Grenzwerten in rheologischen Messsystemen von einer laminaren Strömung ausgegangen werden kann. Der Wert für die kritische Reynolds-Zahl hängt vom betrachteten System ab. Für die Strömung in einem glatten, zylindrischen Rohr beträgt der kritische Wert etwa 2300, für die Strömung um eine Kugel weniger als 1.

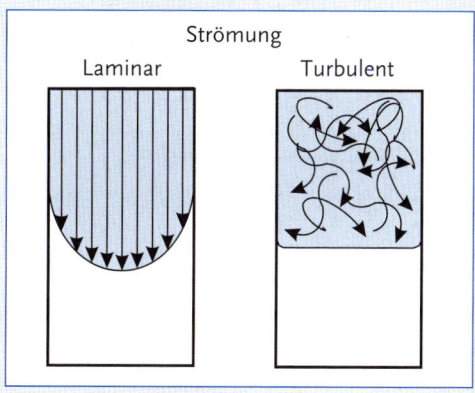

Abb. 2.53: Reynolds-Zahl, laminare und turbulente Strömung

2.9.3.1
Einpunktmessmethoden

Kapillarviskosimeter

In Kapillarviskosimetern wird die Durchlaufzeit eines definierten Volumens der Messflüssigkeit durch eine genormte Kapillare bestimmt. Nach dem *Hagen-Poiseuille'schen Gesetz*, welches die Geschwindigkeit des laminaren Strömens von Fluiden in zylindrischen Röhren beschreibt, ist die Durchlaufzeit der Viskosität direkt proportional:

$$\frac{V}{t} = \frac{\Delta p \cdot \pi \cdot r^4}{8 \cdot \eta \cdot l} \quad \text{bzw.} \quad \eta = \frac{\Delta p \cdot \pi \cdot r^4 \cdot t}{8 \cdot l \cdot V} \quad (2.39)$$

V Flüssigkeitsvolumen (m³), welches in der Zeit t (s) durch die Kapillare strömt
l Länge der Kapillare (m)
r Radius der Kapillare (m)
Δp Druckdifferenz zwischen den Kapillarenden (Pa)

Die gebräuchlichste Bauform von Kapillarviskosimetern ist das Viskosimeter nach Ubbelohde mit einer senkrecht stehenden Kapillare (Abb. 2.54). Durch das Anbringen einer belüfteten Erweiterung direkt unterhalb der Kapillare wird erreicht, dass das Ausfließen der Flüssigkeit gegen einen konstanten Druck, den äußeren Luftdruck, erfolgt. Das Viskosimeter darf dazu nicht mit zu großen Flüssigkeitsmengen befüllt werden. Der hydrostatische Druck am oberen Kapillarende ergibt sich aus der Höhe der darüber stehenden Flüssigkeitssäule h, der Dichte der Messflüssigkeit ρ und der Erdbeschleunigung g zu $p = \rho \cdot h \cdot g$. Die Flüssigkeitssäule sinkt während der Messung, in die Berechnung geht demzufolge der Mittelwert h_m von Anfangs- und Endhöhe ein .

Somit ergibt sich folgende Form des Hagen-Poiseuille'schen Gesetzes:

$$\eta = \frac{\rho \cdot h_m \cdot g \cdot \pi \cdot r^4 \cdot t}{8 \cdot l \cdot V} \quad (2.40)$$

Die durch das Gerät vorgegebenen Parameter werden normalerweise zu einer Gerätekonstante k zusammengefasst

$$k = \frac{h_m \cdot g \cdot \pi \cdot r^4}{8 \cdot l \cdot V} \quad (2.41)$$

k Gerätekonstante
h_m mittlere Druckhöhe (m)

so dass die Berechnung der Viskosität mit Hilfe der Formel
$k \cdot t = \upsilon$ (kinematische Viskosität) bzw.
$\rho \cdot k \cdot t = \rho \cdot \upsilon = \eta$ (dynamische Viskosität)

erfolgen kann. Die Bestimmung der kinematischen Viskosität υ ist somit durch Messung der Ausflusszeit ohne Verwendung weiterer Messgrößen möglich, während bei der Bestimmung der dynamischen Viskosität auch die Dichte der Flüssigkeit zu berücksichtigen ist.

Für unterschiedliche Viskositätsbereiche stehen Viskosimeter mit unterschiedlichen Kapillargrößen zur Verfügung, so dass durch die Wahl eines geeigneten Viskosimeters sowohl das Vorliegen einer laminaren Strömung als auch eine ausreichend lange Messzeit sichergestellt werden können. Kapillarviskosimeter erlauben mit relativ geringen Probenmengen sehr exakte Messungen der Viskosität Newton'scher Flüssigkeiten.

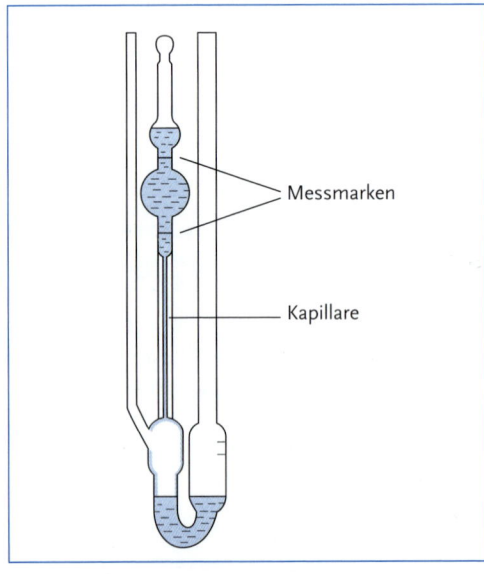

Messmarken

Kapillare

Abb. 2.54: Kapillarviskosimeter nach *Ubbelohde*

Kugelfallviskosimeter

Als Messgröße bei Kugelfallviskosimetern, wie dem gebräuchlichen Viskosimeter nach Höppler (Abb. 2.55), dient die Fallzeit einer Kugel in der Flüssigkeit. Für den Fallvorgang einer glatten Kugel in einem senkrecht stehenden, unendlich weiten Rohr gilt nach dem Erreichen einer konstanten Fallgeschwindigkeit v das Stokes'sche Sedimentationsgesetz

$$v = \frac{h}{t} = \frac{2}{9} \frac{(\rho_K - \rho_{Fl}) \cdot r^2 \cdot g}{\eta} \quad \text{bzw.}$$

$$\eta = \frac{2}{9} \frac{(\rho_K - \rho_{Fl}) \cdot r^2 \cdot g \cdot t}{h} \qquad (2.42)$$

v Kugelfallgeschwindigkeit (m/s)
h pro Zeiteinheit t (s) durchfallene Höhe (m)
ρ_K Dichte der Kugel (kg/m^3)
ρ_{Fl} Dichte der Flüssigkeit (kg/m^3)
r Radius der Kugel (m)
g Erdbeschleunigung (m/s^2)
η dynamische Viskosität der Flüssigkeit (mPa s)

Die Fallzeit der Kugel ist somit proportional zur Viskosität der Flüssigkeit. Im Kugelfallviskosimeter nach Höppler kann das Stokes'sche Sedimentationsgesetz allerdings nicht streng angewendet werden, da die Voraussetzung eines im Vergleich zum Rohrdurchmesser sehr kleinen Kugeldurchmessers nicht erfüllt ist (der Kugeldurchmesser ist nur wenig geringer als der des Rohres). Zudem wird das Rohr zum Erreichen einer stabilen Bewegung der Kugel schräg gestellt, so dass kein reiner Fallvorgang vorliegt. Die sich dadurch ergebenden Abweichungen von Stokes'schen Gesetz werden in einer kugelabhängigen Konstante k berücksichtigt, in die auch die durch das Gerät vorgegebenen bzw. konstanten Parameter $\frac{2}{9}$, r, g und h eingehen. Mit Hilfe dieser Konstanten, die vom Hersteller durch Kalibrierung mit Standardölen bestimmt wird, kann die dynamische Viskosität η aus der beim Durchfallen der Messstrecke h gemessenen Fallzeit t nach folgender Formel ermittelt werden:

$$\eta = k \cdot (\rho_K - \rho_{Fl}) \cdot t \qquad (2.43)$$

Diese Formel setzt allerdings die Kenntnis der Dichte der zu messenden Flüssigkeit voraus; die Dichte der Kugel wird vom Hersteller angegeben. Um die Untersuchung von Flüssigkeiten in einem weiten Viskositätsbereich zu ermöglichen, stehen Kugeln mit unterschiedlicher Dichte zur Verfügung, die vor der Messung entsprechend den Eigenschaften der betreffenden Flüssigkeit auszuwählen sind. Bei der Messung ist darauf zu achten, dass die Kugel vor dem Passieren der ersten Messmarke die gesamte zur Verfügung stehende Strecke vom oberen Ende des Rohres an durchlaufen hat, damit sichergestellt ist, dass sie zum Beginn der Messung den Zustand einer gleichförmigen Bewegung erreicht hat.

Ein Nachteil der Kugelfallviskosimeter ist das normalerweise recht große benötigte Flüssigkeitsvolumen.

2.9.3.2
Messsysteme zur Aufzeichnung von Fließkurven

Zur Aufnahme einer Fließkurve muss das System unter verschiedenen definierten Scherbeanspruchungen vermessen werden. Dies kann mit *Rotationsviskosimetern* durchgeführt werden, in denen die Probe entweder in einem Ringspalt zwischen zwei konzentrisch ange-

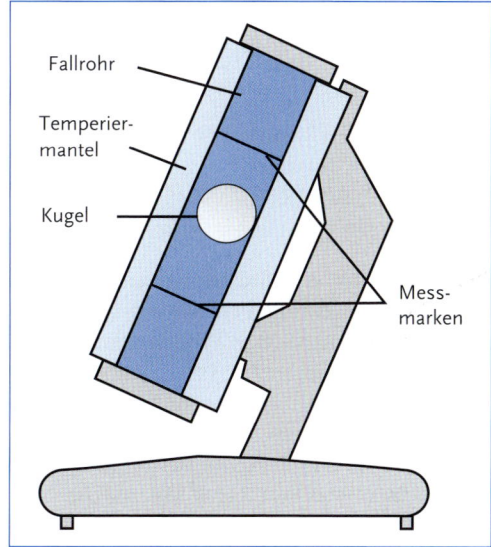

Abb. 2.55: Kugelfallviskosimeter nach Höppler

ordneten Zylindern (*Zylinder-Becher-Methode*, Abb. 2.56) oder zwischen einem flachen Kegel und einer Platte (*Kegel-Platten-Methode*, Abb. 2.57) geschert wird. Entweder werden definierte Schergeschwindigkeiten vorgegeben und die dazu erforderliche Schubspannung gemessen („*controlled rate*"), oder es werden die aus vorgegebenen Schubspannungen resultierenden Schergeschwindigkeiten aufgezeichnet („*controlled stress*").

Rotationsviskosimeter

Zylinder-Becher-Methode. Die Scherung erfolgt in einem Ringspalt zwischen einem Hohlzylinder (*Becher*) und einem darin eingebrachten Vollzylinder, von denen je nach Messaufbau jeweils einer drehbar ist. Dreht sich der Becher mit vorgegebener Geschwindigkeit und wird das Drehmoment als Maß für die Schubspannung am inneren Zylinder gemessen (z. B. mit Hilfe einer Torsionsfeder), spricht man vom *Couette-Verfahren*. In den heute meist gebräuchlichen Geräten wird die Probe jedoch durch die Bewegung des inneren Zylinders geschert, an dem gleichzeitig auch das Drehmoment gemessen wird (*Searle-Prinzip*).

Durch die Drehbewegung ergibt sich im Ringspalt ein zylindrisches, laminares Strömungsprofil, wobei die maximale Geschwin-

digkeit des Untersuchungsgutes an dem sich drehenden Messkörper erreicht wird, während sie am stationären Messkörper 0 ist. Im Gegensatz zur Situation im Kartenblattmodell ist allerdings die Schergeschwindigkeit bei diesen Messsystemen über die Breite des Spalts nicht konstant, sondern nimmt z. B. beim Searle-Aufbau von innen nach außen ab. Durch die Verwendung von Messsystemen mit einem möglichst engen Spalt kann diese Komplikation auf ein vernachlässigbares Ausmaß zurückgedrängt werden.

Für die Ermittlung der rheologischen Eigenschaften sind nur die Verhältnisse im Ringspalt von Interesse, andere Einflüsse auf das wirkende Drehmoment müssen soweit wie möglich zurückgedrängt werden. Insbesondere Wechselwirkungen der Bodenfläche des inneren Zylinders mit dem Untersuchungsgut sind hier von Bedeutung. Sie können z. B. durch das Einbringen einer ausgedehnten Luftblase in den speziell gearbeiteten Boden des Messkörpers weitgehend unterdrückt oder durch Korrekturfaktoren berücksichtigt werden.

Die rechnerische Bestimmung der Viskosität wird mittels der folgenden Gleichung durchgeführt. Die Apparatekonstante k wird u.a. durch die Radien der beiden Zylinder des Bechers (R_a und R_i, Abb. 2.56) und die Zylinderhöhe (h) bestimmt.

$$\eta = \frac{k \cdot M}{\omega} \qquad (2.44)$$

η dynamische Viskosität
ω Winkelgeschwindigkeit
k Apparatekonstante
M Drehmoment

Zylinder-Becher-Systeme eignen sich vor allem für die Untersuchung niedrig bis mäßig viskoser Proben. Hochviskose Proben oder Proben mit hoher Fließgrenze lassen sich nur sehr schwer homogen und reproduzierbar in das Messsystem einfüllen. Zur Untersuchung sehr niedrigviskoser Proben müssen ggf. Spezialmesskörper mit maximierter Oberfläche (z. B. Doppelspalt) eingesetzt werden, um eine ausreichende Messempfindlichkeit zu erreichen. Im Regelfall ist für die Messung mit Zylinder-

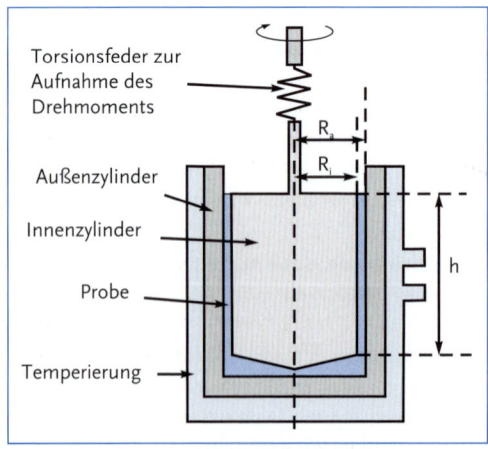

Abb. 2.56: Rotationsviskosimeter (Zylinder-Becher-Methode)

Abb. 2.57: Rotationsviskosimeter (Kegel-Platte-Methode, Winkel α stark überzeichnet, siehe Insert für realistische Verhältnisse)

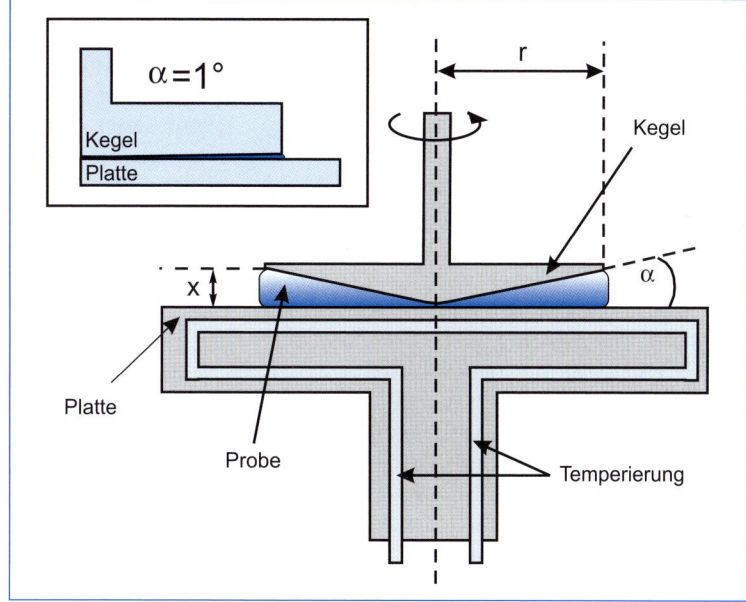

Becher-Methoden eine relativ große Probenmenge erforderlich.

Kegel-Platte-Methode. Zur Charakterisierung des Fließverhaltens hochviskoser und plastischer Systeme wird die Kegel-Platte-Methode eingesetzt (Abb. 2.57). Ein beweglicher, sehr flacher Kegel mit abgestumpfter Spitze dreht sich auf einer feststehenden, temperierbaren, horizontal angeordneten Platte. Der Kegel kann unterschiedliche Radien r und Öffnungswinkel α (z. B. 1° – 4°) haben. In manchen Fällen kann auch eine zweite Platte verwendet werden (*Platte-Platte-Methode*). Der Kegel wird zur Messung so weit auf die Platte abgesenkt, dass seine (gedachte) Spitze sie gerade berühren würde. Der sich ergebende ringförmige Keilspalt muss von der Probe genau ausgefüllt werden. Bei der Messung rotiert der Kegel, an dem auch das Drehmoment M als Maß für die Schubspannung abgenommen bzw. angelegt wird (je nach Messmodus), mit einer bestimmten Winkelgeschwindigkeit ω. Die Schubspannung ergibt sich nach

$$\tau = \frac{3 \cdot M}{2 \cdot \pi \cdot r^3} \qquad (2.45)$$

Für die Schergeschwindigkeit gilt an jedem beliebigen Radius r_y des Spaltes:

$$D = \frac{\Delta v_y}{\Delta x_y} \text{ mit } \Delta v_y = \omega \cdot r_y \text{ und } \Delta x_y = r_y \cdot \tan \alpha \quad (2.46)$$

v_y Bahngeschwindigkeit des Kegels am Radius r_y
x_y Abstand zwischen Kegel und Platte am Radius r_y

so dass sich $\quad D = \dfrac{\omega}{\tan \alpha} \quad$ ergibt.

Da eine erhöhte Bahngeschwindigkeit v also bei größeren Radien des Kegels durch eine größere Höhe des Spaltes ausgeglichen wird, ist in der Messanordnung Kegel-Platte, anders als den Zylinder-Becher-Messeinrichtungen, das Schergefälle über den gesamten Messspalt konstant, jedoch nicht bei der Platte-Platte-Einrichtung. Neben diesen besser definierten Messbedingungen sind der geringe Substanzbedarf und Arbeitsaufwand deutliche Vorteile gegenüber der Zylinder-Becher-Methode. Für sehr niedrigviskose Substanzen ist die Methode allerdings weniger geeignet. Für Proben mit partikulären Bestandteilen kann die Kegel-Platten-Methode nur dann genutzt werden, wenn die Partikelgröße erheblich geringer ist als die Breite des Spaltes an der engsten Stelle.

Untersuchung viskoelastischer Eigenschaften im Oszillationsrheometer

Insbesondere halbfeste Arzneiformen zeigen bei der Verformung sowohl Anteile viskoser (Charakteristikum für Flüssigkeiten) als auch elastischer (Charakteristikum für Festkörper) Eigenschaften (*Viskoelastizität*). Viskosimeter mit stetig rotierenden Messkörpern sind nur für die Untersuchung viskoser Eigenschaften ausgelegt. Sie können aufgrund der erzwungenen Fließbewegung die elastischen Eigenschaften, die sich in einer Rückstellkraft nach Wegnahme z.B. der Schubspannung äußern würden, nicht erfassen. Die Untersuchung viskoelastischer Materialeigenschaften ist aber möglich, wenn der Messkörper kleine sinusförmige Drehbewegungen ausführt. Die Auslenkung ist dabei gering, um die innere Struktur der Probe bei der Scherung zu erhalten.

Um Aussagen über die innere Struktur des intakten Systems zu erhalten, wird dabei die zeitabhängige „Antwort" des Systems auf eine aufgezwungene Schwingung untersucht, z.B. der zeitliche Verlauf der gemessenen Schubspannung in Abhängigkeit von der Deformation des Systems.

Unter der sinusförmigen Deformation spiegelt sich das Relaxationsverhalten des viskoelastischen Körpers in einer Phasenverschiebung zwischen Spannung und Deformation wider. Für rein elastische Systeme, die der Deformation verzögerungsfrei folgen, ist die Phasenverschiebung = 0, für rein viskose Systeme beträgt sie 90°. Mittels einer aufwändigen Analyse der „Antwortkurve" werden die Anteile, die in Phase mit der auferlegten Schwingungsbewegung bzw. zu dieser um 90° phasenverschoben sind, bestimmt und daraus ein so genannter *Speicher-* und ein *Verlustmodul* ermittelt. Der Speichermodul ist ein Ausdruck für den elastischen Anteil der Systemeigenschaften, während der Verlustmodul die viskosen Eigenschaften der Probe widerspiegelt.

Ph. Eur. 2.2.8–2.2.10, 2.2.49 „Allgemeine Methoden" zur Viskosität

Unter 2.2.8 „Viskosität" werden in der Ph. Eur. einige allgemeine Grundlagen dargestellt.

Im Abschnitt 2.2.9 „Kapillarviskosimeter" wird das Kapillarviskosimeter mit hängendem Kugelniveau beschrieben. Es werden neun Viskosimeter mit unterschiedlicher Gerätekonstante aufgeführt, mit denen sich ein Messbereich der kinematischen Viskosität von 3,5 bis 100000 mm^2/s abdecken lässt. Die Versuchsdurchführung (u.a. Messtemperatur, Temperierung, Mindestdurchflusszeit, Zeitmessung) wird genau beschrieben. Auch 2.2.49 „Kugelfallviskosimeter" enthält neben einer Kurzbeschreibung des vorgesehenen Gerätes recht genaue Hinweise zur Durchführung der Messung und Auswertung.

Unter 2.2.10 finden sich allgemeine Angaben zu den Rotationsviskosimetern, die das Arzneibuch zur Bestimmung der Viskosität nichtnewtonscher Systeme vorsieht, speziell zur Zylinder-Becher-Methode. Bezüglich der Versuchsdurchführung wird im Wesentlichen auf die speziellen Anforderungen des verwendeten Geräts sowie auf die Monographie der zu untersuchenden Substanz verwiesen. In ihr werden sowohl der Viskosimetertyp als auch die Winkelgeschwindigkeit oder das Schergefälle angegeben, bei der die Messung durchzuführen ist.

Arzneiformen

Kapitel 3

Die Arzneiform als Applikationssystem

3.1
Allgemeine Grundlagen

Um Pharmaka dem Körper zuführen zu können, ist es notwendig, sie in eine Form zu bringen, die den physiologischen Gegebenheiten des Applikationsorts und den physikalisch-chemischen Eigenschaften des Wirkstoffs gerecht wird. Nur in seltenen Fällen ist eine Verabfolgung ohne jegliche Formung, d.h. als abgewogene Einzeldosis (z.B. einzeldosierte Pulver, die nur den Wirkstoff enthalten), möglich. In der Mehrzahl der Fälle müssen der Wirkstoff bzw. die Wirkstoffe unter Verwendung mehr oder weniger indifferenter Substanzen durch geeignete pharmazeutische Verfahrenstechniken in Arzneizubereitungen (Arzneiformen, Darreichungsformen) überführt werden, die auch den ästhetischen Ansprüchen Rechnung tragen. Eine Arzneiform setzt sich somit zusammen aus:

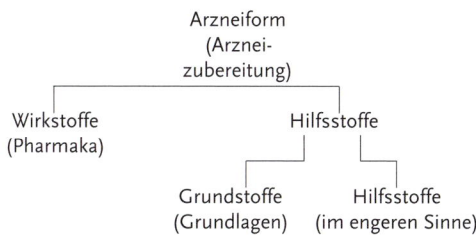

Innerhalb der Gesetzgebung der einzelnen Länder wird der Terminus Arzneimittel unterschiedlich interpretiert. Oft schließt die Definition sowohl Wirkstoffe als auch Zubereitungen ein.

Erst durch Überführung von Wirkstoffen in geeignete Arzneiformen wird eine bestimmte Applikationsart möglich. Eine perorale Verabreichung des Wirkstoffs ist nur in der Arzneiform, wie z.B. als Tablette, überzogene Ta-

blette oder Kapsel, aber auch in flüssiger Form als Lösung, Suspension oder Emulsion vorteilhaft. Zur Behandlung der Haut kommen Salben, Pasten oder Lösungen, Lotionen, Linimente zur Anwendung (topische Arzneiformen). Für die rektale Therapie bieten sich Zäpfchen oder Rektalkapseln an. Injektionen oder Infusionen ermöglichen wiederum ein Einbringen von Wirkstoffen in die Blutbahn. Aerosole eignen sich zur Behandlung des Bronchial- und Lungenepithels. Diese wenigen Beispiele zeigen die Vielfalt der Möglichkeiten, Wirkstoffe über Arzneiformen am oder im menschlichen oder tierischen Organismus zur Anwendung zu bringen. Welche Applikationsart und welcher Applikationsort im Einzelfall gewählt wird, hängt vom Ort und der Art der Erkrankung, aber auch vom gewünschten Wirkungseffekt ab.

Die Arzneiform hat keinesfalls nur Vehikelfunktion. Die erforderlichen Grund- und Hilfsstoffe, wie auch die Herstellungstechnologie, sind in hohem Maße in der Lage, auf die Arzneimittelwirkung Einfluss zu nehmen. Wirkungseintritt, -dauer und -intensität sind über die Arzneiform zu steuern. Die Arzneiform besitzt somit einen erheblichen Anteil an der Arzneimittelwirkung. Die Arzneiform stellt ein komplexes System dar, dessen Komponenten Wirkstoff(e), Grund- und Hilfsstoffe nicht isoliert betrachtet werden können, sondern nur im Zusammenhang mit den zahlreichen möglichen Wechselbeziehungen der Einzelbestandteile untereinander und der Technologie, die auf diese vielfältig einwirkt (Abb. 3.1).

Die Arzneiform muss weiterhin eine exakte Dosierung gewährleisten und damit sichern, dass der Patient nicht durch Abweichungen derselben – sei es nach oben oder nach unten – Schädigungen erleidet. Das bedeutet, dass bei einzeldosierten Arzneiformen z.B. jede Ta-

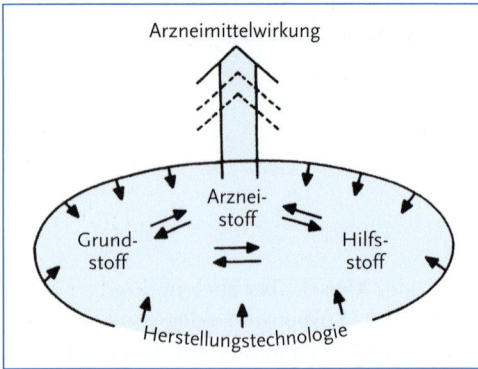

Abb. 3.1: Die Arzneiform als System

Tab. 3.1: Grenzpartikelgröße in Abhängigkeit von der Arzneistoffdosis (Tablettenmasse 100 mg)

Arzneistoffdosis in der Tablette (mg)	Grenzpartikelgröße (μm)
0,1	25
1,0	54
5,0	95
10,0	125

blette die gleiche Wirkstoffdosis enthält. Massedifferenzen bei Tabletten (Masseabweichung) führen zwangsläufig zur Fehldosierung. Selbst bei Tabletten mit übereinstimmender Masse (Massekonstanz) kann der Wirkstoffgehalt schwanken, nämlich dann, wenn keine homogene Wirkstoffverteilung im Tablettiergut vorliegt. Die Qualität einer Mischung lässt sich als Mischgüte (s. Kap. 1.2) kennzeichnen. Die Mischgüte ist abhängig von der Mischzeit, Korngröße, -form, -größenverteilung, vom Fließverhalten und Feuchtigkeitsgehalt, von der Dichte und Konzentration der Mischkomponenten. Notwendige Voraussetzung für die Dosiergenauigkeit ist darüber hinaus aus Gründen der statistischen Verteilung eine genügend große Anzahl von Partikeln des Wirkstoffes je Tablette. Nur unter dieser Bedingung wird die unvermeidliche Streuung der Partikelzahl je einzeldosierte Arzneiform keine unzulässigen Abweichungen im Gesamtgehalt ergeben. In diesem Zusammenhang ist neben der Partikelzahl auch die Partikelgröße bedeutsam. Die für die Dosiergenauigkeit ($s_{rel} = 1$ %) zu tolerierende Partikelgröße ist dosisabhängig und wird als *Grenzpartikelgröße* bezeichnet. Für einen Wirkstoff mit einer durchschnittlichen Dichte von 1,25 g/ml werden bei einer Gesamttablettenmasse von 100 mg die in Tab. 3.1 aufgeführten Werte ermittelt.

Die Forderung nach *Gleichförmigkeit des Gehaltes* (content uniformity) betrifft einzeldosierte Arzneiformen (Kapseln, Tabletten, Suppositorien, Vaginalkugeln, Pulver und Granulate). Entsprechende Bestimmungen der

Arzneibücher (Ph. Eur., USP) gelten für alle Zubereitungen, die weniger als 2 mg bzw. 2 % Wirkstoff, bezogen auf die Gesamtmasse der einzeldosierten Darreichungsform, enthalten. Als Grenzwerte sind ± 15 % Abweichung vom deklarierten Durchschnittsgehalt zulässig. In Abhängigkeit von der Darreichungsform dürfen von der festgelegten Zahl, z. B. 30, untersuchter Einheiten 1 bis 3 davon innerhalb einer erweiterten Gehaltsgrenze von bis zu ± 25 % des Durchschnittsgehalts liegen.

Eine weitere Aufgabe der Arzneiform besteht darin, eine ausreichende Stabilität der inkorporierten Wirkstoffe zu sichern. Andererseits müssen bei der Arzneiform selbst stabilitätsbeeinflussende physikalische und chemische Vorgänge weitgehend ausgeschaltet werden. Oftmals lassen sich bereits durch Auswahl einer geeigneten Verpackung Stabilitätseinbußen verringern oder verhindern.

Schließlich sollen Arzneiformen ein ansprechendes Äußeres besitzen. Die meisten Arzneibücher lassen daher zur Schönung der Produkte oder zur Kennzeichnung (Verhinderung von Verwechslungen), insbesondere für (überzogene) Tabletten, Kapseln und Suppositorien, die Anwendung von Farbstoffen zu (wasserlösliche, fettlösliche und unlösliche Farbstoffe = Pigmente, s. Kap. 5.4.1). Das Färben von Arzneiformen ist nicht unproblematisch. Da unter bestimmten Bedingungen Farbstoffe kanzerogen oder auch embryotoxisch oder teratogen wirken können, dürfen nur zugelassene Farbstoffe eingesetzt werden. Bedauerlicherweise existieren keine international übereinstimmenden gesetzlichen Vorschriften. Bedingt durch die physikalisch-chemischen Eigenschaften der Farbstoffe sind unerwünschte Veränderungen im Wirkstoffsystem bis hin zu Wechselwirkungen bzw. Inkompatibilitäten mit Arznei- und Hilfsstoffen nicht unbedingt auszuschließen. Im Übrigen beinhaltet die Haltbarkeit von Arzneiformen auch die Stabilität der Farbe (Kontrolle mit Hilfe von Farblexika oder durch Farbmessgeräte). Besonders bei Peroral-Arzneiformen wird es weiterhin gelegentlich erforderlich sein, einen schlechten Geschmack oder Geruch durch entsprechende Hilfsstoffe zu überdecken.

Die Entwicklung einer Arzneiform ist ein komplizierter Prozess, der stark vereinfacht durch folgende Phasen gekennzeichnet ist: In der Präformulierung, die früher weitgehend in einem auf Empirie bestehenden „Probieren" bestand, setzt man heute die statistische Versuchsplanung (z.B. factorial design und central composite design) als rationales Verfahren ein (s. 6.6). Auf der Grundlage der Ergebnisse erfolgt die Formulierung und damit die Erprobung der Technologie unter Laborbedingungen. Nach Maßstabsvergrößerung (Überprüfung in der Pilotanlage) kommt es schließlich zur Übergabe des Verfahrens an die Produktionsabteilung der pharmazeutischen Industrie. Bei allen Entwicklungsarbeiten ist die technische Realisierbarkeit und damit im Zusammenhang stehend die Wirtschaftlichkeit des Verfahrens, die sich in den Herstellungskosten niederschlägt, entscheidend.

3.2 Good Manufacturing Practice (GMP)

Bedingt durch die mikrobielle Kontamination der Stoffe, die in Arzneiformen verarbeitet wurden, traten in früheren Zeiten häufig Infektionserkrankungen und Unverträglichkeitsreaktionen auf. Dies gab Anlass zur Einführung strengerer Maßstäbe zur Qualitätssicherung von Wirkstoffen, Hilfsstoffen und Arzneiformen. Die fortan geforderte *Arzneimittelsicherheit* umfasste nicht nur die Forderung nach Keimarmut bzw. -freiheit, sondern verlangte den gesicherten Nachweis der Wirksamkeit, Unbedenklichkeit und pharmazeutischen Qualität des Wirkstoffs und dessen Zubereitungen für die Laufzeit des Arzneimittels.

Unter diesen Aspekten erstellte die Weltgesundheitsorganisation (WHO) 1968 ein Dokument *Draft Requirements for Good Manufacturing Practice in the Manufacture and Quality Control of Drugs and Pharmaceutical Specialities* als Instrument zur Durchsetzung von Qualitätskriterien, dessen Anwendung allen Mitgliedsstaaten empfohlen wurde und einen einheitlichen Standard der Arzneimittelherstellung und -qualitätsprüfung gewährleisten sollte. Aufbauend auf diesen ersten Grundregeln folgten 1992 revidierte und ergänzende Leitlinien für die *Good Manufacturing Practice* (Gute Herstellungspraxis für Arzneimittel), die international unter der Kurzbezeichnung *GMP* bekannt sind.

In Ergänzung zu den ursprünglichen *WHO-GMP-Richtlinien* legten 1970 die für die Überwachung zuständigen vorwiegend europäischen Behörden ihrerseits ein bis heute mehrfach aktualisiertes Übereinkommen zur gegenseitigen Anerkennung von Inspektionen pharmazeutischer Betriebe vor (*PIC – Pharmaceutical Inspection Convention*). In diesem werden zusätzlich die Grundregeln und Richtlinien der GMP-gerechten Herstellung pharmazeutischer Produkte konkretisiert (*PIC-GMP-Regeln*). Insbesondere zur Herstellung von sterilen Produkten, zum Umgang mit Ausgangsstoffen und für das Verpacken von pharmazeutischen Produkten werden in diesem Werk Festlegungen getroffen.

Anfang der neunziger Jahre erstellte die EU eigene GMP-Regeln (*EU-GMP-Regeln*), die inhaltlich von denen der PIC im Wesentlichen übernommen wurden. Das heutige EU-GMP-Regelwerk besteht aus zwei Teilen, der rechtsverbindlichen *Richtlinie* (*Grundsätze* und *Leitlinien*) sowie dem nicht rechtsverbindlichen, aber dringend empfohlenen *Leitfaden*. Das aktuelle, revidierte und erweiterte *WHO-GMP-*Regelwerk umfasst alle im *PIC-GMP-*Leitfaden enthaltenen Prinzipien, Standards und Verfahren. Die Anforderungen des *WHO-GMP-Leitfadens* gehen über den Inhalt des PIC-Leitfadens hinaus; beispielsweise sind die Anforderungen bezüglich der In-Prozess-Kontrollen im WHO-Leitfaden wesentlich präziser. Dies bedeutet, dass somit eine WHO-konforme Qualitätssicherung zwar in der Regel den PIC-Anforderungen entspricht; im umgekehrten

Fall dürften allerdings PIC-konforme Qualitätssicherungssysteme nicht zwangsläufig in vollem Umfang den WHO-Leitlinien entsprechen. Dies gilt auch für den EU-GMP-Leitfaden, da dieses GMP-Regelwerk bis auf geringfügige Unterschiede bezüglich Ausbildungsanforderungen mit dem PIC-GMP-Leitfaden identisch ist.

Die GMP-Regeln besaßen zunächst keine Rechtsverbindlichkeit im Rahmen der nationalen Gesetzgebung, sondern waren als dringende Empfehlung zur Erzielung des angestrebten Qualitätszieles und zur Erfüllung grundlegender Qualitätsanforderungen zu verstehen. Durch das Arzneimittelgesetz, das 1978 in Kraft trat, war aber eine Ermächtigungsgrundlage zum Erlass einer Betriebsverordnung (§ 54 AMG) für pharmazeutische Unternehmen, nämlich die Pharmabetriebsverordnung (PharmBetrV), geschaffen worden. Für Apotheken und Krankenhausapotheken ist auf der Grundlage des Apothekengesetzes (ApoG) die Apothekenbetriebsordnung (ApBetrO) erlassen worden. Diese ermöglicht es nun, die WHO- und PIC-Empfehlungen in die entsprechenden nationalen Verordnungen aufzunehmen. Die EU- (oder übergeordnet WHO-)GMP-Richtlinie ist durch Einarbeitung in die PharmBetrV und die ApBetrO in nationales Recht zu transformieren und damit vom anerkannten Hinweis auf den aktuellen Stand der Technik in den Status der verbindlichen Norm bei der Herstellung von Arzneimitteln umzuwandeln.

Das GMP-Regelwerk ist jetzt [zusammen mit GLP (Good Laboratory Practice) und GCP (Good Clinical Practice)] integraler Bestandteil eines komplexen Qualitätssicherungssystems und fordert eine dem aktuellen Stand der Wissenschaft und Technik angepasste umfassende Überwachung und Sicherung der Qualität in jeder Phase des Herstellungsganges. Die Einhaltung der GMP-Richtlinien ist eine Vorbedingung zur Zulassung des Produktes.

Auch die Anforderungen des 1994 etablierten und 2000 novellierten Qualitätsmanagementsystems nach ISO 9000:2000ff. werden durch die umfangreichen arzneimittelrechtlichen Bestimmungen sowie das aktualisierte GMP-Regelwerk in vollem Umfang abgedeckt.

Die wesentlichen Forderungen des WHO-GMP-Leitfadens (erweiterte Form) sind:

● Äußerste Sorgfalt bei allen Produktionsschritten durch ein gut ausgebildetes, qualitäts- und verantwortungsbewusstes *Personal*; insbesondere für Personal in Schlüsselpositionen werden Mindestanforderungen bezüglich der Ausbildung festgelegt.

● Vorhandensein von geeigneten *Räumlichkeiten*, die eine getrennte Herstellung, Bearbeitung, Verpackung, Etikettierung und Prüfung der Arzneimittel erlauben.

● Vermeidung von Verwechslungen durch *räumliche Trennung* verschiedener Produktions- und Verpackungsvorgänge sowie eindeutige *Kennzeichnung* des Inhalts aller in den verschiedenen Produktionsstufen benutzten Behältnisse und Maschinen.

● Vermeidung von Verunreinigungen durch einwandfreie *Produktionshygiene*, die durch regelmäßige Reinigung der Arbeitsräume und -geräte sowie durch regelmäßige Gesundheitskontrollen des Personals zu sichern ist.

● Produktionshygienische Maßnahmen sind vor allem zur Erfüllung der Forderung nach *mikrobieller Reinheit* bei Arzneiformen, die nicht einer Sterilisation unterworfen werden, entscheidend. Die Verarbeitung von hochwirksamen Wirkstoffen muss in getrennten Bereichen, die ein ausreichendes Abluftsystem besitzen, erfolgen, um eine wechselseitige Verunreinigung (cross contamination) zu vermeiden.

● Gewährleistung einer hohen Qualität aller verwendeten *Materialien*, die bei der Herstellung der Arzneiform zum Einsatz kommen; die Leitlinien wurden um zusätzliche Abschnitte über Reagenzien und Kulturmedien, Referenzstandards und Abfallmaterialien erweitert.

● Es wird die Überwachung und Transparenz des Gesamtprozesses in seinen Einzelschritten mittels präziser Beschreibung der Einzelverfahren in Form von *Qualifizierung* (dokumentiertes Testen auf Grund eines vorabgefassten Testplanes und nach etablierten Akzeptanz-Kriterien), Arbeiten nach SOP (**s**tandard **o**peration **p**rocedures:

„definierte Arbeitsanweisung für einen Arbeitsgang, dessen Ablauf eindeutig dokumentiert ist; die Anweisung muss genauestens befolgt werden, um eine Vergleichbarkeit der Resultate sicherzustellen") sowie die *Dokumentation* aller Herstellungsvorgänge und Kontrollen gefordert. Darüber hinaus werden die Richtlinien um neue Abschnitte bezüglich Spezifikation und Analysenmethoden erweitert; es wird eine Verfahrensbeschreibung für die Vergabe von Batch-Nummern gefordert.

- Weitere Empfehlungen betreffen das *Qualitätskontrollsystem*, die Bearbeitung und Dokumentation von *Beschwerden* sowie Berichte über *unerwünschte Wirkungen*.
- *In-Prozess-Kontrolle*: Es soll Qualität produziert werden und reproduzierbar sein! Die Kontrollen sollen (als Hilfsmittel) die GMP-gerechte Produktion der Arzneiform bestätigen; dies umfasst die Kontrolle der Ausgangs- und Endprodukte einschließlich der Verpackungsmaterialien, die Kontrolle aller wichtigen Parameter während des Herstellungsprozesses, die Erfassung jedes einzelnen Produktionsschrittes, der sich auf die Qualität des Endproduktes auswirken kann, sowie Kontrollen der Stabilität der Arzneiform und der Chargen-Protokolle. Diese Kontrollen ermöglichen eine Verbesserung der Qualitätssicherung sowie

eine ständige Steuerung/Korrektur/Optimierung der laufenden Produktionsprozesse (z. B. Kontrolle der Tablettenmassen, der Zerfallszeit, der Homogenität der Mischungen, des Füllvolumens von Ampullen).
- Leitlinien für die Herstellung *steriler pharmazeutischer Produkte*, z. B. wird die Sterilfiltration als Sterilisationsverfahren betrachtet.
- Die *Validierung* umfasst die systematische Überprüfung der wesentlichen Arbeitsschritte und Einrichtungen in Entwicklung und Produktion einschließlich der Kontrolle von pharmazeutischen Produkten mit dem Ziel sicherzustellen, dass die hergestellten Produkte bei Einhaltung der festgelegten Produktions- und Kontrollverfahren zuverlässig und reproduzierbar in der gewünschten Qualität hergestellt werden können (Definition FIP). Es geht um eine systematische und vollständig protokollierte Überprüfung aller Faktoren, die einen Einfluss auf die Qualität des Präparates haben können.
- Die Anforderungen zur *Selbstinspektion* und zum *Audit* werden um Aspekte bezüglich des Umfangs von Selbstinspektionen, die daraufhin folgenden (follow up) Maßnahmen sowie der Lieferantenkontrolle (audit) erweitert.

3

Kapitel 4

Die Arzneiform als disperses System

4.1
Allgemeine Grundlagen

Bei der Charakterisierung einer Arzneiform ist zwischen Einstoff- und Mehrstoffsystemen zu unterscheiden, wobei jede definierte chemische Verbindung als Einstoffsystem aufzufassen ist, die in den Aggregatzuständen fest, flüssig und gasförmig auftreten kann.

Arzneiformen bestehen ganz allgemein aus mehreren Komponenten. Es sind Mehrstoffsysteme. Aus mindestens zwei Phasen bestehende Stoffsysteme werden als *disperse Systeme* bezeichnet, wobei die eine Phase (*disperse Phase, Dispersum*) in der anderen Phase (*Dispersionsmittel, Dispergens*) fein verteilt ist. Sowohl die disperse Phase als auch das Dispersionsmittel können fest, flüssig oder gasförmig sein, es gibt auch Übergänge. Disperse Systeme lassen sich durch den *Dispersitätsgrad* charakterisieren. Der Dispersitätsgrad lässt sich durch die volumenbezogene Oberfläche der dispersen Phase charakterisieren.

Sind die dispergierten Teilchen von einheit-licher Form (z.B. Kügelchen), so spricht man von *monoformen Teilchen*, bei unterschiedlicher Gestalt von *polyformen Teilchen*. Systeme mit monoformen Partikeln gleicher Größe werden als *monodisperse (isodisperse)*, ungleicher Größe als *hetero-* oder *polydisperse Systeme* bezeichnet (Abb. 4.1). Man unterscheidet nach der Teilchengröße *grobdisperse, kolloiddisperse* und *molekulardisperse* Systeme (Tab. 4.1).

Dieses Einteilungsprinzip ist nur grobschematisch, da keine sprunghaften Veränderungen der Eigenschaften von einem System zum

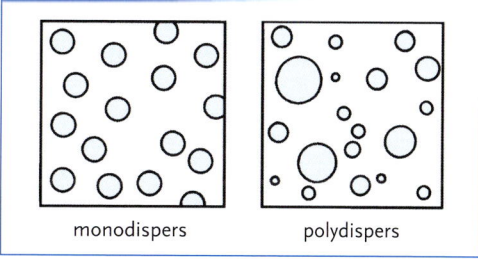

monodispers   polydispers

Abb. 4.1: Disperse Systeme

Tab. 4.1: Einteilung disperser Systeme

	Grobdisperse Systeme	Kolloiddisperse Systeme	Molekulardisperse Systeme
Zahl der Bausteine in den einzelnen Teilchen	$> 10^9$	$10^3 - 10^9$	$< 10^3$
Teilchengröße	$> 1 \mu m$	$1 \mu m - 1 nm$	$< 1 nm$
Betrachtungsmöglichkeiten der Teilchen	mit dem Auge oder mikroskopisch sichtbar	nur im Elektronenmikroskop sichtbar	unsichtbar
Trennungsmöglichkeit zwischen Dispersionsmittel und dispersem Bestandteil	filtrierbar mit gewöhnlichen Filterpapieren	filtrierbar mit Pergament, Membranfilter u.a.	nicht filtrierbar
Beispiele	Sandaufschwemmung, Schüttelmixtur	Eiweißlösungen, Schleime, Metallhydroxidlösungen	Natriumchloridlösung (echte Lösungen), Gas- und Flüssigkeitsgemische

anderen auftreten. Die Einteilung basiert auf einem Schema von Staudinger, der die Zahl der Bausteine der Klassifizierung zu Grunde legte, da sich eine Einteilung nach der Teilchengröße streng genommen lediglich auf kugelförmige Partikel bezieht. Auf die Eigenschaften disperser Systeme übt auch die Teilchenform einen wesentlichen Einfluss aus.

Sind die dispergierten Partikel im Dispersionsmittel verteilt, ohne dass sie sich berühren, bildet also nur das Dispersionsmittel eine zusammenhängende Phase, so liegt ein *inkohärentes System* vor. Als Beispiel hierfür seien Emulsionen oder Suspensionen genannt. In *kohärenten Systemen* berühren sich die dispergierten Teilchen gegenseitig und bilden eine räumliche Gerüststruktur, sodass sich beide Phasen des Systems durchdringen (Abb. 4.2). Derartige Verhältnisse liegen bei Gelen vor (Salbengrundlagen, Bentonitgel, s. Kap. 15.3).

Einteilungen der vielfältigen dispersen Systeme nach den Aggregatzuständen der Phasen, wie sie von W. Ostwald gegeben wurden, sind didaktisch von Vorteil. Die in Tabelle 4.2 aufgeführten dispersen Systeme mit Beispielen aus der pharmazeutischen Technologie sind nach dem gleichen Einteilungsprinzip zusammengestellt. Hierbei darf nicht außer Acht gelassen werden, dass zwischen den einzelnen Systemen gleitende Übergänge existieren, da eine scharfe Abgrenzung der Aggregatzustände infolge der Schwierigkeit einer exakten Definition der jeweiligen Konsistenz der Phasen und des dispersen Systems nicht gegeben ist.

Der Dispergiervorgang lässt sich zumeist in zwei Teilabschnitte unterteilen, in einen *Zerteilungsvorgang* und einen *Verteilungsvorgang*. Ein Feststoff wird z. B. zunächst zu einem Pulver zerteilt, anschließend erfolgt dann die Verteilung in einem Dispersionsmittel.

4.2
Molekulardisperse Systeme

Bei molekulardispersen Systemen ist die dispergierte Substanz im Lösungsmittel echt gelöst. Die Mischungen sind einheitlich und homogen. Grenzflächen existieren im Inneren des Systems nicht. Die gegenseitige Verteilung

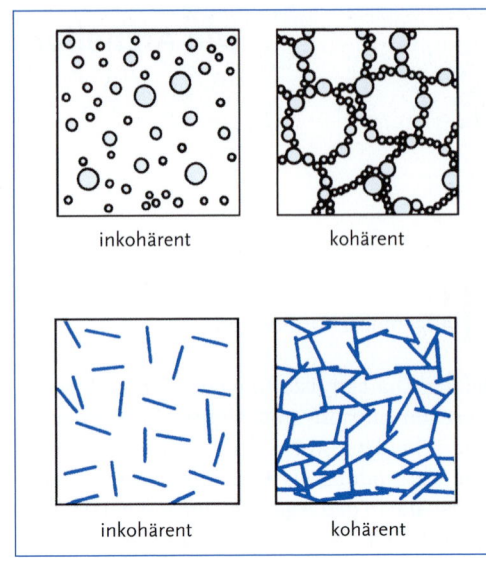

inkohärent   kohärent

inkohärent   kohärent

Abb. 4.2: Beispiele für inkohärente und kohärente disperse Systeme

der Komponenten in der Lösung ist molekulardispers, wenn die Teilchengröße der Komponenten in der Lösung bei 0,1–1 nm liegt. Die Komponente, die in überwiegender Menge vorhanden ist, wird als *Lösungsmittel* bezeichnet, in dem die andere Komponente (echt) gelöst ist. Das Verhältnis zwischen der Menge des gelösten Stoffes und der Menge des Lösungsmittels wird als *Konzentration* ausgedrückt. Als *Mischungen* werden solche Lösungen bezeichnet, bei denen beide Komponenten in etwa gleich großen Mengen vorhanden sind und unter gleichen äußeren Bedingungen von Temperatur und Druck in reinem Zustand denselben Aggregatzustand wie die Lösung besitzen. Als *Lösungen* werden im Allgemeinen nur flüssige und feste Mischphasen bezeichnet.

4.3
Kolloiddisperse Systeme

4.3.1
Grundlagen

Kolloiddisperse Systeme nehmen eine Zwischenstellung zwischen den molekulardispersen und den grobdispersen Systemen ein. Unter *Kolloiden* sind Moleküle oder Aggregate zu

Tab. 4.2: Arzneiformen als disperse Systeme

disper-gierte Phase	Disper-sions-mittel	Zustand des Systems	Bezeichnung	Beispiele	
				kolloiddispers	grobdispers
fest	fest	fest	„feste Suspensionen"		Suspensionszäpfchen
flüssig	fest	fest	„feste (erstarrte) Emulsionen"		Emulsionszäpfchen
gasförmig	fest	fest		Gelatinefolie	Lyophilisate
fest	flüssig	flüssig	Suspensionen	Dispersionen von Mikropigmenten, Polymer- und Lipidnanopartikeln	Schüttelmixturen, parenterale Suspensionen
fest	flüssig	halbfest		Aerosil- und Bento-nitgel, Vaselin, Sal-bengrundlagen auf Triglycerid- und Po-lyethylenglykolbasis	feuchte Granulat-massen
flüssig	flüssig	flüssig	Emulsionen	parenterale Lipidemulsionen	Siliconölemulsion, dermatologische Emulsion
flüssig	flüssig	halbfest	Hochkonzentrierte Emulsion		
gasförmig	flüssig	flüssig/halbfest			Medizinische Schäume, Gasblasendispersionen als Kontrastmittel
fest	gasförmig	gasförmig	Rauch, Aerosol		Pulveraerosol, Inha-lation fester Teilchen
flüssig	gasförmig	gasförmig	Nebel, Nebelaerosole		Inhalation flüssiger Teilchen

verstehen, die sich aus etwa $10^3 – 10^9$ Atomen zusammensetzen, wobei der Teilchendurch-messer etwa 1 nm und 1 µm beträgt und die Partikel in einem Dispersionsmittel verteilt sind. Im Gegensatz zu den molekulardispersen Systemen ist ein kolloiddisperses System nicht allein durch die Zustandsgrößen Druck, Tem-peratur und Konzentration beschrieben. Auch Größe, Gestalt und Struktur der Teilchen be-stimmen dessen Eigenschaften. Die Größe der kolloiden Partikel und die Inhomogenität der Verteilung bewirken die Ausbildung von Grenzflächen (im Gegensatz zu molekular-dispersen Systemen) und bedingen eine Reihe von Grenzflächenphänomenen (Adsorption, Grenzflächenspannung u.a.). Kolloide Teil-chen, die sowohl anorganischer als auch orga-nischer Natur sein können, besitzen keinesfalls übereinstimmende Form oder gleichartigen Aufbau. Kolloiddisperse Systeme lassen sich klassifizieren in Dispersionskolloide, Assozia-tionskolloide und Molekülkolloide.

4.3.2
Stabilität und Stabilisierung

Oberflächenmoleküle weisen eine größere freie Energie als Moleküle im Inneren der Phase auf. Da das Verhältnis Oberflächenato-me zu Atomen im Inneren der Phase mit ab-nehmender Teilchengröße wächst, besitzen Dispersionskolloide einen großen Überschuss an freier Energie und haben das Bestreben, sich unter Abnahme derselben zu größeren Aggregaten zusammenzuschließen. Der Vor-gang des Zusammentritts zu größeren Aggre-gaten wird als *Koagulation*, eine weiterführende Vereinigung, die schließlich zur Ausbildung einer kompakten zusammenhängenden Phase führt, als *Koaleszenz* bezeichnet. Zur Verhinderung des Koagulationsprozesses dienen Stabilisierungsmaßnahmen.

Stabilisierungsmaßnahmen

Oberflächenladung. Viele Dispersionskolloide tragen eine elektrische Ladung, die auf Eigendissoziation oder auf Adsorption von Ionen zurückzuführen ist. Die gleichsinnige Oberflächenladung der kolloiden Teilchen ist so zu wählen, dass sie größer ist als die van-der-Waals-Anziehungskräfte. Die Teilchen dürfen sich auch aufgrund ihrer kinetischen Energie nicht so nahe kommen, dass Koagulation stattfinden kann.

Solvatation. Besitzen die kolloiden Teilchen durch Anlagerung von Molekülen des Dispersionsmittels eine starke Solvatschicht (*Solvatation*, Anlagerung von Wassermolekülen = *Hydratation*), so verringert sich gleichfalls die freie Energie. Kolloide mit starker Solvathülle werden als *lyophile Kolloide,* schwach oder nicht solvatisierte als *lyophobe Kolloide* bezeichnet. Entscheidend für diese Klassifizierung ist die Affinität der kolloiden Partikel zum Dispersionsmittel. Beispielsweise ist Stärke aufgrund der hydrophilen Gruppen im Molekül gegenüber Wasser lyophil. Silberpartikel erweisen sich infolge fehlender Affinität zu Wasser dagegen als lyophob.

Koagulation tritt bei allen lyophoben Solen auf, wenn Elektrolyte hinzugefügt werden. Für die koagulierende Wirkung von Elektrolyten gilt die *Hofmeister-Ionenreihe.* Bei der Flockung von Hühnereiweiß aus saurer Lösung erhält man unten stehende Ionenreihe.

In alkalischer Lösung ist diese Reihenfolge umgekehrt.

Schutzkolloide. Da lyophobe Kolloide keine oder doch nur eine ungenügende Solvathülle

Anionen:
$SO_4^{2-} > CH_3CO_2^- > Cl^- > Br^- > NO_3^- > ClO_2^- > I^- > SCN^-$
Kationen:
$Mg^{2+} > Ca^{2+} > Sr^{2+} > Ba^{2+} > Li^+ > Na^+ > K^+ > Rb^+ > Cs^+$

besitzen, sind sie im Wesentlichen nur durch ihre elektrische Ladung gegen Koagulation geschützt. Bereits kleine Elektrolytmengen – wie sie auch vom Glas abgegeben werden – können zur Entladung und damit zur Koagulation führen. Zusätze an lyophilen Makromolekülen fungieren als *Schutzkolloide* (Gelatine, Eiweißstoffe und deren Abbauprodukte), indem sie die lyophoben Partikel umhüllen und Lösungsmittel durch Solvatation binden, so dass selbst bei Entladung die Solvatschicht Koagulationsvorgänge verhindert. Die Schutzwirkung von Eiweißstoffen nutzt man z. B. zur Stabilisierung kolloider Silberlösungen aus.

4.3.3
Eigenschaften kolloider Lösungen

Die Kolloidstruktur gelöster Stoffe lässt sich mittels *Dialyse* nachweisen. Molekulargelöste Stoffe diffundieren leicht durch halbdurchlässige (semipermeable) Membranen (Pergamentpapier, Celluloseacetat, -nitrat, tierische Haut, Schweineblase). Kolloidal gelöste Stoffe können nur bis zur Ausschlussgrenze der Membran durch diese hindurchwandern. Die Ausschlussgrenze der Membranen wird in Dalton (Da) angegeben. Das Dialyseverfahren lässt sich somit zum Abscheiden niedermolekularer Stoffe aus Lösungen kolloider Stoffe bzw. zur Reinigung von Kolloiden anwenden. Im elektrischen Feld wandern geladene kolloide Teilchen wie Ionen (*Elektrophorese*). Kolloidale Systeme, deren Teilchengröße kleiner als die Wellenlänge des Lichtes ist, zeigen den *Tyndall-Effekt.* Wird die Probe seitlich mit einer Lichtquelle beleuchtet, so ist ein bläuliches Streulicht, das gleichmäßig in alle Richtungen abgestrahlt wird, visuell wahrnehmbar. Insbesondere kolloidale Lösungen von Proteinen zeigen diesen Effekt.

Elektrolyte führen zur Entladung von Kolloidteilchen, indem diese entgegengesetzt geladene Ionen (Gegenionen) adsorbieren (Neutralisationskoagulation). Auch durch Zugabe anderer Lösungsmittel kann durch Zerstörung von Solvatschichten Koagulation eintreten. Am *isoelektrischen Punkt* besitzt das Teilchen keine Ladung mehr, sodass Koagulation auftritt.

Von besonderer Bedeutung sind auch die rheologischen Eigenschaften kolloider Systeme, die von Konzentration, Temperatur, Teilchengröße, Teilchenform, von den Wechselwirkungskräften zwischen den kolloiddispersen Teilchen und von der Art des Dispersionsmittels abhängen. Verdünnte kolloide Lösungen werden als *Sole* (inkohärent) bezeichnet. Streng genommen liegt allerdings keine Lösung, sondern vielmehr eine Suspension kolloider Teilchen vor. Werden die Kräfte zwischen den Partikeln bei zunehmender Konzentration so stark, dass eine Vernetzung eintritt, so können sich aus Solen über Zwischenstufen, die durch steigende Viskositätswerte charakterisiert sind, *Gele* (kohärent) bilden.

4.3.4
Bestimmung der Teilchengröße

Da Dispersionskolloide meist polydispers sind, werden diese durch mittlere Teilchengröße und Breite der Verteilung charakterisiert. Die Bestimmung erfolgt z. B. durch Bestimmung der Diffusionskonstanten sowie durch Auswertung elektronenmikroskopischer Aufnahmen. Die unter 4.3.5.1 gemachten Angaben treffen in ihren wesentlichen Punkten auch für die Assoziationskolloide (s. 4.3.5.2) und Molekülkolloide (s. 4.3.5.3) zu.

4.3.5
Einteilung von Kolloiden

4.3.5.1
Dispersionskolloide (Phasenkolloide)

Hierzu zählen alle kolloiddispersen Systeme, die durch Dispergieren einer kompakten Phase gewonnen werden. In Abhängigkeit vom Aggregatzustand der dispergierten Phase und des Dispersionsmittels ergeben sich kolloide Systeme, wie sie als Beispiele in Tabelle 4.2 aufgeführt sind.

Herstellungsverfahren

Dispersionskolloide lassen sich durch Dispersion, Kondensation oder Peptisation herstellen.

Dispersionsmethoden. Ein kompakter Stoff wird durch Einwirkung äußerer Kräfte zerteilt (z. B. durch Kolloidmühlen, Ultraschall). Flüssigkeiten werden durch Schlagen, Rühren, Schütteln, Versprühen oder durch Ultraschall kolloiddispers zerteilt.

Kondensationsmethoden. Ausgehend von molekulardispersen Lösungen wird durch Abkühlen oder Zugabe eines Lösungsmittels, in dem der dispergierte Stoff unlöslich ist, eine übersättigte Lösung hergestellt oder durch chemische Reaktion ein schwerlösliches Produkt erzeugt (z. B. Metallsole von Kupfer, Silber, Gold), das jedoch nicht gefällt wird, sondern kolloidal in Lösung bleibt. Im letzteren Fall liegen Elektrolyte als Verunreinigungen vor. Eine Trennung von kolloid- und molekulardispersen Teilchen ist durch Dialyse oder Ultrafiltration möglich. Kondensationsmethoden haben zum Ziel, ein Aggregieren der Teilchen zu kolloider Größe zu erreichen. Es ist allerdings zu sichern, dass die Aggregierung bei der gewünschten Größenordnung stehen bleibt und nicht zu grobdispersen Systemen führt.

Kombinierte Dispersions-Kondensations-Methoden. Durch Erzeugung eines Lichtbogens zwischen zwei Elektroden in einer Flüssigkeit entsteht durch Verdampfung des Metalls zunächst eine Wolke dispergierten Metalls. Anschließend erfolgt eine Kondensation zu Teilchen von kolloider Größe. Auf diesem Wege werden ebenfalls Sole von Gold, Silber und Platin hergestellt.

Peptisation. Hierbei werden kolloide Teilchen, die lediglich durch schwache van-der-Waals-Kräfte zusammengehalten werden, durch Zugabe von Elektrolytlösungen in eine kolloide Lösung (Sol) überführt. Der Vorgang lässt sich wie folgt erklären: Aggregierte Kolloidteilchen adsorbieren bevorzugt eine Ionensorte. Dadurch erhalten sie eine gleichsinnige

4

Aufladung, die zu elektrostatischer Abstoßung zwischen den Teilchen führt. Ein Übergang in den Solzustand findet statt, wenn die Abstoßungskräfte größer werden als die Anziehungskräfte, die zur Aggregierung führten.

4.3.5.2
Assoziationskolloide (Mizellkolloide)

Assoziationskolloide können von Tensiden gebildet werden. Tenside sind oberflächenaktive Substanzen. Werden Tenside in geringer Konzentration gelöst, so entstehen molekulardisperse Lösungen. Nach Überschreiten der kritischen Mizellbildungskonzentration (CMC) bilden sich zunächst als Assoziationskolloide bezeichnete kugelförmige Aggregate (Mizellen) (s. Abb. 2.39).

Der vielseitige Einsatz grenzflächenaktiver Verbindungen in der Arzneiformung – auch als *Solubilisatoren* – bedingt eine ausführliche Erörterung dieser Substanzen. Auf Assoziationskolloide wird besonders im Kap. 2.6 eingegangen.

4.3.5.3
Molekülkolloide

Bei den Dispersions- und Assoziationsmolekülen werden die Bausteine der Kolloide durch Nebenvalenzkräfte gebunden. Molekülkolloide bestehen aus Molekülen, die bereits die Größe von Kolloiden aufweisen. Die Bindung erfolgt also durch die molekülbildenden Hauptvalenzkräfte. In der Lösung können allerdings die einzelnen Makromoleküle durch Nebenvalenzkräfte noch zu größeren Partikeln *(makromolekularen Assoziationen)* zusammentreten. Im Allgemeinen liegen in makromolekularen Lösungen Teilchen unterschiedlicher Größe vor. Beispiele für Molekülkolloide sind Proteine, Cellulosederivate und andere Polymere (Polystyrole, Polyvinylverbindungen). Diese werden in großem Umfang bei der Arzneiformung eingesetzt. Man unterscheidet zwischen *Sphärokolloiden* (z. B. Hämoglobin), die kugelförmig sind, den blättchenförmigen *Laminarkolloiden* (z. B. Bentonit) und den *Linearkolloiden* (fadenförmige Makromoleküle), die zu den wichtigsten pharmazeutischen

Hilfsstoffen zählen. Bei Linearkolloiden lässt sich die mittlere Größe der Makromoleküle durch Viskositätsmessungen erfassen. Typische Vertreter sind als Naturstoffe Agar und Gelatine, als halbsynthetische Produkte die Celluloseether. Fadenförmige Makromoleküle finden als Schleimstoffe Verwendung, und zwar sowohl therapeutisch als Laxans, Katheterschleime, Einhüllungsmittel usw., als auch als galenische Hilfsstoffe zur Stabilisierung von Suspensionen und Emulsionen, als Granulierungsmittel, Dragierflüssigkeit, zur Herstellung von Hydrogelen u. a.

Zwischen makromolekularen Hilfsstoffen und Wirkstoffen bestehen oftmals Wechselbeziehungen, die zu Resorptionsbeeinflussungen und Unverträglichkeiten führen können.

4.4
Grobdisperse Systeme

Wie Tabelle 4.2 ausweist, stellen viele Arzneiformen grobdisperse Systeme dar. Gelegentlich wird der grobdisperse Größenbereich nach der Dimension der dispergierten Teilchen noch weiter in *makroskopisch dispers* (mit Partikeln > 0,1 mm) und *mikroskopisch dispers* untergliedert. Suspensionen und Emulsionen sind *einfachdisperse Systeme*, sofern sie nur aus einer dispergierten Substanz bestehen (z. B. Öl in Wasser dispergiert). Sehr häufig liegen aber kompliziertere Systeme vor. Salbengrundlagen können selbst bereits disperse Systeme sein. Beispielsweise besteht Vaselin aus zwei Phasen. In eine Phase aus festen Paraffinen sind flüssige Paraffine eingelagert (s. 15.3.1). Vaselin ist somit einfachdispers. Wird Zinkoxid in Vaselin eingearbeitet, entsteht bereits ein *zweifachdisperses System*. Noch komplizierter stellen sich die Verhältnisse bei Emulsionen dar. Durch Hinzufügen eines unlöslichen Wirkstoffs bildet sich ein zweifachdisperses System, nämlich ein Emulsionssystem Öl in Wasser und ein Suspensionssystem Wirkstoff in Wasser. Wenn damit gerechnet werden kann, dass der Wirkstoff nicht nur in der Wasserphase der Emulsion, sondern auch in den Öltröpfchen in suspendierter Form vorliegt, existiert ein dreifachdisperses System. Besteht die Fettphase der Emulsion nicht aus flüssigem Paraffin oder einem fetten Öl, sondern wie im Falle von vielen Cremes aus Vaselin, so können vier- und fünffachdisperse Systeme entstehen. Derartige *mehrfachdisperse Systeme* sind in der pharmazeutischen Technologie keinesfalls Ausnahmefälle.

Hauptsächlich dieser Komplexität ist es zuzuschreiben, dass erst in neuerer Zeit physikalische und physikalisch-chemische Gesetzmäßigkeiten und Betrachtungsweisen, die ja strenge Gültigkeit nur für einfache Systeme haben, für eine Klärung pharmazeutisch-technologischer Probleme genutzt werden.

Eine Klassifizierung der Vielzahl der Arzneiformen ist schwierig, aus didaktischen Gründen aber zweckmäßig. In diesem Buch wurde versucht, eine Einteilung in feste, halbfeste, flüssige, gasförmige und aus Drogen gewonnene Arzneiformen vorzunehmen. Der Zuordnung der einzelnen Arzneiformen nach dem gewählten Prinzip kommt allerdings kein ausschließlicher Rang zu.

4

Kapitel 5

Grund- und Hilfsstoffe in der Arzneiformung

5.1
Allgemeines, Anforderungen

So alt wie die Arzneiformung selbst ist auch der Einsatz von Hilfsstoffen, um arzneilich wirksame Substanzen in eine applikationsfähige Form zu bringen. Hilfsstoffe können im Zusammenspiel mit Arzneistoffen auch deren pharmakologisches Profil beeinflussen. Im Falle von wirkstofffreien dermatologischen Grundlagen können reine Hilfsstoff-Mischungen aufgrund physikalischer Effekte auch eine Heilwirkung zeigen.

Hilfsstoffe sind Substanzen, die es ermöglichen, Arzneistoffe oder arzneilich wirksame Bestandteile in geeignete Zubereitungsformen zu bringen und die Eigenschaften dieser Arzneiformen zu beeinflussen. Sie erfüllen dabei sehr unterschiedliche Aufgaben. Dazu gehört z. B.
- Arzneistoffe in eine zweckmäßig und sicher applizierbare Form zu bringen,
- die Freigabe von Wirkstoffen zu steuern oder sie gezielt an ihren Wirkort zu transportieren,
- eine ausreichende Haltbarkeit der Wirkstoffe und der Zubereitungen zu gewährleisten.
- Im Falle von Dermatika kommen den Hilfsstoffen auch kosmetische und pflegende Funktionen zu.

Als *Grundstoffe* oder *Grundlagen* bezeichnet man solche Hilfsstoffe, die der Arzneiform unter Beachtung der geeigneten Herstellungstechnologie ihre charakteristischen Eigenschaften verleihen. Hierzu gehören z. B. Vaselin als Salbengrundlage oder Hartfett als Zäpfchenmasse.

Hilfsstoffe sollen, von den genannten Ausnahmen abgesehen, keine pharmakologischen Eigenwirkungen entfalten. Daher müssen sie möglichst inert sein und sich physiologisch indifferent verhalten. Diese Forderung nach umfassender pharmakologischer Indifferenz ist jedoch nicht in jedem Fall vollständig zu erfüllen.

Eine exakte Abgrenzung zwischen Hilfs- und Arzneistoffen ist nicht immer leicht. Je nach Anwendungszweck, Dosierung, Ort und Art der Applikation können zahlreiche Substanzen entweder Hilfsstoff- oder Arzneistofffunktionen erfüllen (Tab. 5.1).

Als Hilfsstoffe eingesetzt, sollen die Substanzen in der angewandten Konzentration weder toxische noch irritierende oder allergisierende Wirkungen zeigen. Aus diesem Grund wurde in den vergangenen Jahren die Anzahl der zur Verfügung stehenden Hilfsstoffe immer mehr eingeschränkt und die Verwendung neuer Hilfsstoffe strenger reglementiert.

Weitere Anforderungen, die an Hilfsstoffe

5

Tab. 5.1: Beispiele von Substanzen, die sowohl Arzneistoff als auch Hilfsstoff sein können

Substanz	Arzneistofffunktion	Hilfsstofffunktion
Benzalkoniumchlorid	Lokalantiseptikum	Konservierungsmittel
α-Tocopherol	Vitamin	Antioxidans
Glucose	Therapie des diabetogenen Komas, intravenöse Energiezufuhr	Isotonisierungsmittel
Lactose	Laxans	Füllmittel

gestellt werden müssen, betreffen die mikrobielle Kontaminationsfreiheit, die Kompatibilität und die Stabilität:

- Viele Naturstoffe, die als Hilfsstoffe verwendet werden, sind mikrobiell verunreinigt. Die Arzneibücher schreiben daher Grenzwerte für die Anwesenheit von Bakterien und Pilzen vor. Außerdem wird auf die Abwesenheit diverser pathogener Keime geprüft. An Hilfsstoffe für die Herstellung von Parenteralia und Ophthalmika sind diesbezüglich besondere Anforderungen zu stellen.
- Unerwünschte Wechselwirkungen mit Arzneistoffen sowie Behältnis- und Verschlussmaterialien müssen durch eine geeignete Hilfsstoffauswahl vermieden werden.
- Hilfsstoffe müssen eine ausreichende Stabilität besitzen. Dabei müssen die verwendeten Substanzen einerseits ihre Funktion über die gesamte Laufzeit des Arzneimittels erfüllen; andererseits dürfen ihre eventuellen Zersetzungsprodukte weder toxisch sein noch die wesentlichen Eigenschaften der Zubereitung in unzulässigem Ausmaß verändern.

In den für eine Arzneimittelzulassung einzureichenden Unterlagen sind Hilfsstoffe den wirksamen Bestandteilen weitgehend gleichgestellt. Die EU-Leitlinie CPMP/QWP/419/03 (Note for guidance on excipients, antioxidants and antimicrobial preservatives in the dossier for application for marketing authorisation of a medicinal product) legt hierzu fest:

- Hilfsstoffe sollten nach Art und Menge deklariert werden.
- Der Einsatz eines jeden Hilfsstoffes muss begründet werden.
- Für Hilfsstoffe, für die keine Arzneibuchmonographien bestehen, sollten Spezifikationen festgelegt und begründet werden.
- Die Testmethoden zur Überprüfung der Spezifikationen sollen beschrieben und validiert werden.
- Für neue Hilfsstoffe müssen Stabilitätsdaten erhoben werden.

Die Freigabeprüfung der gefertigten Arzneimittelchargen muss allerdings, anders als bei Wirkstoffen, im Allgemeinen keine qualitative oder quantitative Bestimmung der enthaltenen Hilfsstoffe einschließen. Diese werden nur für Antioxidanzien und Konservierungsmittel gefordert.

Die meisten Hilfsstoffe können für mehrere, z. T. sehr unterschiedliche Aufgaben eingesetzt werden. Eine Einteilung nach ihrem Verwendungszweck ist daher schwierig. Im Folgenden wird die chemische Klassifizierung als Gliederungsprinzip verwendet. Lediglich die jeweils aus sehr unterschiedlichen Substanzklassen stammenden Farbstoffe, Konservierungsmittel und Antioxidantien werden anwendungsbezogen systematisiert.

5.2
Anorganische Hilfsstoffe

5.2.1
Wasser

Wasser ist zweifellos der wichtigste Hilfsstoff, nicht nur für flüssige Arzneiformen. Auch zur Herstellung zahlreicher fester Formen wird Wasser benötigt (beispielsweise zur Feuchtgranulierung), das nach dem Heraustrocknen im Endprodukt nicht mehr enthalten ist. Verunreinigungen chemischer oder mikrobieller Art können aber auf diese Weise in das Produkt eingebracht werden und dort verbleiben. Aus diesem Grunde ist allgemein auch die Qualität derjenigen Hilfsstoffe von Bedeutung, die nur temporär in das Arzneimittel oder seine Vorstufen gelangen.

5.2.1.1
Wasserqualitäten des Arzneibuches

Das Arzneibuch unterscheidet vier Wasserqualitäten, die zur Arzneizubereitung Verwendung finden:

- Gereinigtes Wasser (Aqua purificata),
- Hochgereinigtes Wasser (Aqua valde purificata),
- Wasser für Injektionszwecke (Aqua ad injectabilia),
- Wasser zum Verdünnen konzentrierter

Hämodialyselösungen (Aqua ad dilutionem solutionium concentratarum ad haemodialysim).

Daneben findet sich in der Monographie „Zubereitungen zum Spülen" eine Wasserqualität, die als *Wasser zum Spülen* bezeichnet wird und zur direkten Anwendung an Mensch oder Tier bestimmt ist. Dieses Wasser unterscheidet sich lediglich hinsichtlich seiner Abgabebehältnisse von „Wasser für Injektionszwecke".

Zu analytischen Zwecken werden darüber hinaus zwei weitere Wasserqualitäten mit besonderen Reinheitsanforderungen beschrieben:

- Wasser BEP (Wasser für die Prüfung auf Bakterien-Endotoxine)
- TOC-Wasser (Wasser zur Bestimmung des gesamten organischen Kohlenstoffs)

An Wasser für pharmazeutische Zwecke müssen besonders hohe Anforderungen in Bezug auf seine physikalisch-chemischen, biologischen und physiologischen Eigenschaften gestellt werden. Das in der Natur vorkommende Wasser enthält gelöste Stoffe, Gase, Mikroorganismen, Pyrogene und partikuläre Verunreinigungen, die je nach Verwendungszweck bis zu einem tolerierbaren Restgehalt entfernt werden müssen.

5.2.1.2
Wasserhärte

Die Anwesenheit von Calcium- und Magnesiumsalzen bedingt die Härte des Wassers. Je nach dem Verhalten beim Abkochen des Wassers unterscheidet man zwischen temporärer (vorübergehender) und permanenter (bleibender) Härte. Die temporäre Härte wird durch die *Hydrogencarbonate* des Calciums und Magnesiums hervorgerufen. Beim Kochen wird das gelöste Kohlendioxid ausgetrieben und die Hydrogencarbonate als Carbonate (Kesselstein) ausgefällt

$$[Ca(HCO_3)_2 \rightarrow CaCO_3\downarrow + H_2O + CO_2\uparrow]$$

Die permanente Härte (Nichtcarbonathärte, Resthärte) geht hingegen hauptsächlich auf die Anwesenheit von Chloriden, Nitraten, Sulfaten und Silikaten zurück und kann durch Kochen nicht beseitigt werden. Die Wasserhärte wird in mmol/l oder mol/m^3 angegeben.

In der Praxis ist noch die Angabe in deutschen Härtegraden üblich. Ein deutscher Härtegrad (1° dH) entspricht dem Gehalt von 10 mg CaO/l bzw. der äquivalenten Massenkonzentration von 7,18 mg MgO/l Wasser. Obgleich die Angabe °dH noch häufig angewendet wird, gilt heute als allein zulässige Maßeinheit mmol/l. Dividiert man die Härtegrade durch den Umrechnungsfaktor 5,6, so erhält man die Angabe in mmol/l. Die Bestimmung der Wasserhärte erfolgt durch komplexometrische Titration mit Ethylendiamintetraacetat (EDTA) unter Verwendung geeigneter Indikatoren oder durch Atomabsorptionsspektroskopie (AAS). Standardverfahren zur Wasserhärtebestimmung findet man in den ASTM oder DIN-Normen: ASTM D 1126 (Standard Test Method for Hardness in Water); DIN 38406-3, Deutsche Einheitsverfahren zur Wasser-, Abwasser- und Schlammuntersuchung; Kationen (Gruppe E) – Teil 3: Bestimmung von Calcium und Magnesium, komplexometrisches Verfahren (E 3).

Die Verringerung der Wasserhärte ist in mehrfacher Hinsicht wünschenswert. Erdalkalicarbonate (Kesselstein) und andere mineralische Abscheidungen an den Wandungen von Heißwasseranlagen vermindern nicht nur die Wärmeübertragung und erhöhen damit den Energieverbrauch, sondern sind oft auch Ursache von Unfällen, da die explosionsartige Druckerhöhung beim Abplatzen solcher Kesselbeläge (Siedeverzug) die Kessel zersprengen kann. In Arzneizubereitungen bewirken Calcium und Magnesium als zweiwertige Ionen die Komplexierung oder Ausfällung vieler, insbesondere makromolekularer, anionischer Wirk- und Hilfsstoffe. Mehrwertige Ionen sind auch in der Lage, durch Verminderung des Zetapotenzials die Stabilität von Suspensionen oder Emulsionen herabzusetzen. Zur Arzneizubereitung wird daher mindestens Gereinigtes Wasser oder, falls erforderlich, eine höhere pharmazeutische Wasserqualität verwendet. Gereinigtes Wasser enthält höchstens 0,05 mmol/l (Ca^{2+} + Mg^{2+})-Ionen.

5

5.2.2
Pharmazeutische Wasserqualitäten, Herstellung

Gereinigtes Wasser wird aus Trinkwasser durch Ionenaustausch, Umkehrosmose, Elektroentionisierung oder Destillation hergestellt. Aufgrund der Arzneibuch-Vorschrift, dass die Herstellung ausschließlich aus Trinkwasser erfolgen darf, ist auch die Qualität des Ausgangsproduktes durch die Grenzwerte der Trinkwasserverordnung exakt definiert. Zur Herstellung von Wasser für Injektionszwecke erlaubt das Europäische Arzneibuch ausschließlich die Destillation. In den USA ist alternativ auch die Umkehrosmose zugelassen. Das Verfahren wird jedoch für diesen Zweck nur selten genutzt, da es weitaus schwieriger zu validieren ist als die Destillation.

5.2.2.1
Destillation

Die Gewinnung von reinem Wasser durch Destillation erfordert die Anwendung hoher Wärmeenergie. Allein zur Erwärmung von 1 l Wasser von 20 °C auf 100 °C werden 335,2 kJ (80 kcal) und zu dessen Verdampfung weitere 2262 kJ (540 kcal) benötigt. Die eingesetzte Wärmeenergie wird beim Kondensieren des Wasserdampfes frei, geht in das Kühlwasser über und wird bei den älteren Verfahren dem System entzogen. Die Destillation ist dann im Vergleich zum Ionenaustausch und zur Umkehrosmose das energieaufwendigste Aufreinigungsverfahren.

Geräte

Destillationsgeräte oder Destillationsanlagen zur Herstellung von Wasser für Injektionszwecke bestehen gemäß Ph. Eur. aus Neutralglas, Quarz oder einem geeigneten Metall. Da Wasser für Injektionszwecke aus allen Materialien, mit denen es in Kontakt kommt, in hohem Maße Ionen herauslöst, wirkt es in gewissem Umfang korrosiv. Werden Glasapparaturen eingesetzt, sollten hierfür lediglich alkaliarme Glassorten Verwendung finden. Die Teile der Apparatur (Verdampfer, Kühler, Auffanggefäße) dürfen ausschließlich durch Glasschliffe verbunden sein. Gummi- oder Kunststoffstopfen sowie Schläuche können leicht Bestandteile abgeben oder die Ansiedelung von Mikroorganismen begünstigen. Zur Gewinnung von Wasser mit besonders hohem Reinheitsgrad werden Quarzgeräte empfohlen. Moderne Großanlagen zur Gewinnung von Wasser für Injektionszwecke bestehen ausschließlich aus hochwertigen Chromnickel-Molybdänstählen. Die Oberflächen sind elektropoliert und besitzen eine mittlere Oberflächenrauheit (R_a) von $\leq$ 0,8 μm, um ein Anhaften von Partikeln und Mikroorganismen in den Vertiefungen der Struktur zu vermeiden. Als Dichtungsmaterial wird Polytetrafluorethylen (PTFE) eingesetzt.

Eine bestimmte Konstruktion für Destillationsapparaturen ist in der Ph. Eur. nicht vorgeschrieben, doch müssen sie so beschaffen sein, dass ein Überspritzen oder Überkriechen von Flüssigkeit aus dem Destillationskolben in die Vorlage verhindert wird. Durch Verwendung von Füllkörpern (z. B. Raschig-Ringe) und anderen Einbauten (Schikanen) lässt sich ein Mitreißen von Flüssigkeitströpfchen durch den Dampfstrom unterbinden. Da ein Überkriechen von Flüssigkeitsteilchen besonders dann möglich ist, wenn der Kühler mit der Wandung der Destillationsapparatur in Verbindung steht, sind Geräte empfehlenswert, bei denen der Kühler frei in den Dampfraum hineinragt.

Der Destillationsapparat muss von Zeit zu Zeit vor allem zur Entfernung von Calciumcarbonat und von bakteriellen Verunreinigungen mit Säuren (Salzsäure, 5–10 %ig) gründlich gereinigt werden. Kesselsteinbildung lässt sich durch eine Speisung der Anlage mit entionisiertem oder enthärtetem Wasser weitgehend verhindern.

Zur Beheizung von Destillationsapparaten dient heute Elektrizität als Energiequelle. Um Energieverluste so gering wie möglich zu halten, befindet sich die Heizquelle im Innern des Verdampfungsgefäßes. Im Handel sind Destillationsanlagen aus Glas der hydrolytischen Klasse 1, die z. B. 1,5 l Wasser/h (Kleindestillationsapparatur) oder 8 l Wasser/h liefern (Abb. 5.1).

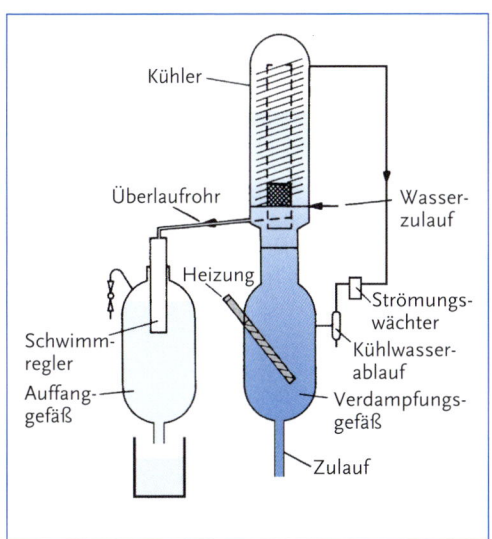

Abb. 5.1: Wasserdestillationsanlage

Durchführung

Vor der Destillation, besonders bei längerer Standzeit der Apparatur, sollte der Kühler 15 min ausgedampft werden (Durchleiten von Dampf ohne Kühlung). Das erste Destillat nach Inbetriebnahme der Apparatur (z. B. die während der ersten 5 min übergehenden Anteile) wird verworfen. Besondere Aufmerksamkeit muss dem Auffangen des Destillats gewidmet werden. Um das destillierte Wasser vor dem Eindringen von Mikroorganismen oder Staub zu schützen, soll das Kühlerende ein kleines Stück in das sorgfältig gereinigte und mit einer Glocke oder Überfallkappe abgedeckte Auffanggefäß hineinragen. Das Destillat ist außerdem möglichst vor dem Zutritt von Kohlendioxid aus der Luft geschützt aufzufangen, da sich beim Abkühlen beträchtliche Mengen Kohlendioxid lösen können.

Durch doppelte oder sogar dreifache Destillation kann Wasser mit einem besonders hohen Reinheitsgrad gewonnen werden (Aqua bidest.). Mit einer geeigneten Apparatur und sorgfältiger Durchführung lässt sich aber auch mittels einfacher Destillation ein durchaus gleichwertiges Wasser erzielen.

5.2.2.2
Destillationsanlagen für die Großherstellung

Alle Entwicklungen moderner Destillationsapparaturen sind durch das Bestreben gekennzeichnet, die eingesetzte Energie möglichst wirtschaftlich auszunutzen, den Kühlwasserverbrauch (das Verhältnis Destillat zu Kühlwasser beträgt 1:10 bis 1:20) zu reduzieren und den Anlagenbetrieb zu automatisieren.

Die industriell heute gebräuchlichsten Destillationsverfahren sind
● das einstufige und mehrstufige Druckkolonnenverfahren,
● das Thermokompressionsverfahren,
● das Zyclodest®-Verfahren und
● das Thermojet-Verfahren.

Die Verfahren arbeiten entweder als Siedeverfahren, d.h. durch Verdampfung aus einem stehenden Wasservorrat („Sumpf"), oder als Fallfilmdestillation, wobei das Wasser an der Innenwandung beheizter Rohre abwärts rinnt und dabei verdampft. Alle diese Verfahren nutzen die bei der Reindampfkondensation frei werdende Energie, um in Wärmetauschern das Speisewasser vorzuheizen.

Mehrstufen-Druckkolonnen-Anlage. In Mehrstufen-Druckkolonnen-Anlagen (Abb. 5.2) werden das kalte Speisewasser und das heiße Destillat im Gegenstrom durch die Wärmetauscher der drei- bis achtstufigen Anlage geführt. Dadurch hat das Speisewasser bis zum Eintritt in die erste Kolonne schon fast seine Verdampfungstemperatur erreicht. Über eine externe Heizung muss nur noch wenig Verdampfungsenergie zugeführt werden. Der Reinstdampf aus jeder Kolonne wird genutzt, um das Speisewasser in der jeweils folgenden Kolonne zu verdampfen, wobei er zum Destillat kondensiert, das in Wärmetauschern weiter abgekühlt wird. Das unreine Kondensat, das sich am Boden einer jeden Kolonne sammelt, ist das Speisewasser der jeweils nächsten Kolonne. Es wird auf diese Weise nacheinander in bis zu acht Stufen eingedampft, bevor es als Konzentrat der im Speisewasser gelösten Verunreinigungen die letzte Kolonne verlässt.

5

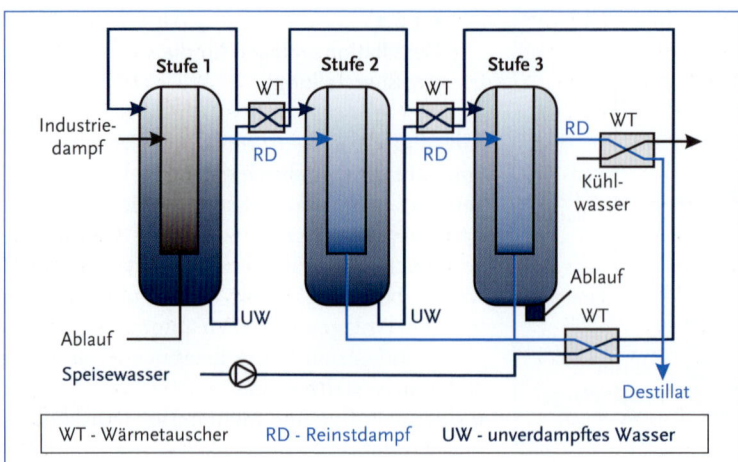

Abb. 5.2: Mehrstufen-Druckkolonnen-Anlage

Während bis zu einem Bedarf von 50 l Reinstwasser/h eine einstufige Apparatur ausreicht, benötigt man ab 100 l/h mehrstufige Anlagen. Finn-Aqua-Anlagen (Santasolo-Sohlberg Corp., Helsinki) mit 1–6 Druckkolonnen liefern beispielsweise 100–26 000 l Reinstwasser/h. In den Destillationskolonnen dieses Konstruktionstyps wird der Dampf spiralig nach oben geführt, was zu einer Fliehkraftabscheidung unverdampfter Wassertröpfchen führt.

Die rationelle Art der Wärmerückführung, insbesondere bei mehrstufigen Druckkolonnen-Anlagen, ermöglicht gegenüber der klassischen Destillation eine drastische Einsparung von Heizenergie und Kühlwasser.

Thermokompressionsanlage. Noch ökonomischer arbeitet das Thermokompressionsverfahren, das allerdings aufgrund beweglicher mechanischer Bauteile wartungsintensiver ist. Bei Thermokompressionsanlagen wird das Speisewasser vorgewärmt und danach in einem Röhrenwärmeüberträger bei etwa 105 °C verdampft. Der Dampf gelangt über spezielle Gitter aus Edelstahl (Demister), die zur Abscheidung von Tropfen und Partikeln dienen, zum Gehäusedom, wo er durch einen Kompressor angesaugt und verdichtet wird. Dabei wird der Dampf auf etwa 140 °C überhitzt. Mit dieser Temperatur durchströmt er den Röhrenwärmeüberträger, wo er zu Destillat kondensiert und dabei das Speisewasser verdampft. Eine

Zusatzheizung (Dampf oder Strom) dient lediglich zum Ausgleich von Wärmeverlusten und zum Anfahren der Anlage. Etwa 15 % des zugeführten Speisewassers werden kontinuierlich als Salzkonzentrat vom Boden des Verdampfers abgelassen (Abb. 5.3).

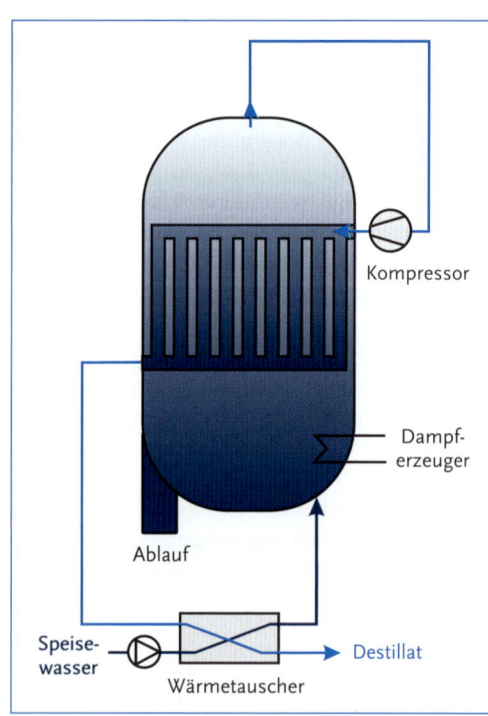

Abb. 5.3: Thermokompressionsanlage

Zyclodest®-Verfahren. Eine Weiterentwicklung ist das Zyclodest®-Verfahren, das durch zwei getrennte Kreisläufe gekennzeichnet ist, wobei das Wärmekompressionssystem (Sekundärkreislauf) mit dem Destillatkreislauf in keinem direkten Kontakt steht. Das in einem Wärmetauscher durch ablaufendes Destillat vorgewärmte Speisewasser wird in einer Heizstufe bei 135 °C und entsprechendem Überdruck verdampft. Beim Austritt aus dem Verdampfungsraum strömt der Dampf durch einen Zyklon, in dem unter der Einwirkung von Fliehkräften, die dem 500-fachen der Erdbeschleunigung entsprechen, Wassertröpfchen bis zu einer Größe von 0,5 µm abzentrifugiert werden. Durch Koagulationseffekte werden aber auch noch kleinere Tröpfchen mitgerissen. Der so erzeugte Reinstdampf wird in einem Kondensator als Destillat abgeschieden.

Die hierbei frei werdende Wärme überführt das Wasser im Sekundärkreislauf in Dampf, der nach Verdichtung im überhitzten Zustand die Heizstufe zur Verdampfung des Speisewassers versorgt. Kühlwasser wird bei diesem Verfahren nicht benötigt (Abb. 5.4).

Thermojet-Verfahren. Beim Thermojet-Verfahren wird Wasser in einer Heizstufe auf etwa 180 °C erhitzt, wobei es einen Dampfdruck von 10 bar erreicht. Der noch unverdampfte, flüssige Anteil dient zum Vorheizen des der Heizstufe zugeführten Speisewassers. Der erzeugte Wasserdampf wird entspannt und mit abgekühltem Wasser aus der Heizstufe zum Destillat kondensiert.

Einen Vergleich des Energie- und Kühlwasserbedarfs für die verschiedenen Destillierverfahren gibt Tabelle 5.2.

Abb. 5.4: Zyclodest®-Verfahren

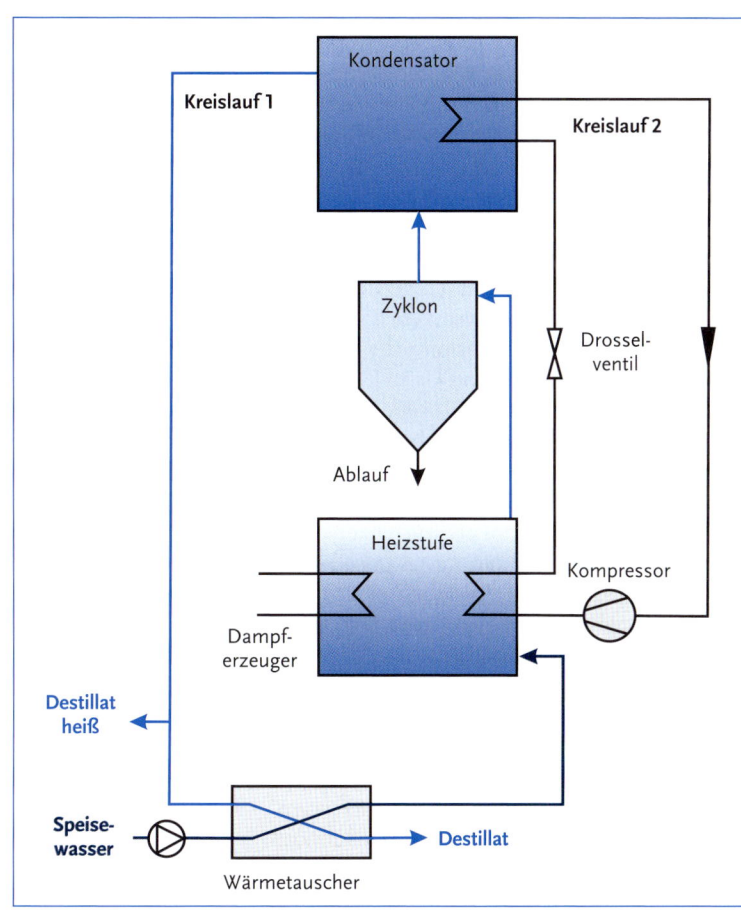

	Elektrizität bzw. Dampf (kW)	(kg)	Kühlwasser (l)	Destillattemp. (°C)
Klassische Destillation	65	110	1000	30
Mehrstufen-Druckkolonnen-Verfahren (4 Kolonnen)	18	37	84	90
Thermokompressions-verfahren	3,7 + 1,6 (für Kompressor) bei Verdoppelung der Energie	3,4	–	30
Zyclodest®-Verfahren	3,0 11,0		– –	kalt 70
Thermojet-Verfahren	11,0		–	90

Tab. 5.2: Energie- und Kühlwasserverbrauch verschiedener Destillationsverfahren zur Herstellung von 100 l Destillat

5.2.2.3
Ionenaustausch

Austauschermaterialien

Austauscherharze sind in der Lage, einen Teil der an ihre funktionellen Gruppen elektrostatisch gebundenen Ionen reversibel gegen andere Ionen auszutauschen. Die heute gebräuchlichen Austauschermaterialien sind synthetische Polymerharze, die ein räumlich vernetztes und daher unlösliches, quellfähiges Grundgerüst aus Kohlenwasserstoffketten aufweisen, in welches austauschaktive Gruppen eingebettet sind. Ausgangsstoffe für Polykondensatharze sind vorwiegend einfach substituierte Phenole (Phenolsulfonsäuren, Phenolcarbonsäuren) und Aldehyde (Formaldehyd) oder Ketone. Polystyrolharze werden durch Polymerisation aus Derivaten des Vinylbenzols gewonnen, wobei Divinylbenzol als Vernetzer dient. Je nachdem, ob die Ionen an saure oder basische Gruppen in den Austauschern gebunden sind, unterscheidet man zwischen Kationen- und Anionenaustauschern.

Bei den *Kationenaustauschern* wirken als Träger der sauren Eigenschaften vor allem die Sulfonsäuregruppe ($-SO_3H$), die phenolische Hydroxylgruppe ($-OH$) und die Carboxylgruppe ($-COOH$). Ph. Eur. führt unter „Reagenzien" drei Kationenaustauscher auf: Kationenaustauscher R und Kationenaustauscher, stark sauer R enthalten Sulfonsäuregruppen, die an ein Po-

lystyrolgerüst fixiert sind, das mit 8 % Divinylbenzol quervernetzt ist. Kationenaustauscher, schwach sauer R ist ein schwach saures Polymethacrylsäureharz mit Carboxylgruppen. Alle Kationenaustauscher liegen in protonierter Form vor.

Bei den *Anionenaustauschern* (AA) wirken als Träger der basischen Eigenschaften vor allem primäre, sekundäre und tertiäre (aber auch quartäre) Aminogruppen. Auch bei den Anionenaustauschern gewinnt man die Harze überwiegend durch Polymerisation. So geht man z. B. von vernetzten polymerisierten Styrolen aus, in die man stickstoffhaltige Substituenten am aromatischen Kern einführt. Ph. Eur. führt unter Reagenzien folgende zwei Anionenaustauscher auf:

Anionenaustauscher R enthält quartäre Ammoniumgruppen in der Chloridform, die an ein mit 2 % Divinylbenzol vernetztes Polystyrolgerüst fixiert sind. Anionenaustauscher, stark basisch R, enthält quartäre Ammoniumgruppen in der Hydroxidform, die an ein mit 8 % Divinylbenzol vernetztes Polystyrolgerüst fixiert sind.

Unter den Markenbezeichnungen Lewatit®, Permutit®, Dowex®, Amberlite® u.a. sind zahlreiche Ionenaustauschertypen im Handel.

Beispiel für den Ionenaustausch. Eine Natriumchloridlösung wird wie folgt entionisiert:

Kationenaustauscher (KA): $R-SO_3H + NaCl \rightarrow R-SO_3Na + HCl$

Anionenaustauscher (AA): $R-NR'^{\oplus}_3OH^{\ominus}$ + $HCl \rightarrow R-NR'^{\oplus}_3Cl^{\ominus} + H_2O$

KA   Kationenaustauscher
AA   Anionenaustauscher
R, R' Austauschergerüst

Die Herstellung von entionisiertem (demineralisiertem) Wasser kann nach zwei Verfahren erfolgen: Entionisieren in getrennten Kationen- und Anionenaustauschern oder Mischbettentionisierung.

Letzteres ist das heute gebräuchliche Verfahren (Abb. 5.5) und erfolgt in einer Säule, in der Kationen- und Anionen-Austauscherharze innig gemischt vorliegen. Das nach diesem Verfahren gewonnene entionisierte Wasser ist praktisch neutral und von besonderer Reinheit, sodass sich diese Methode heute durchgesetzt hat.

Aktivitätsprüfung des Austauschers

Die Kapazität von Austauscheranlagen wird durch die Menge der Ionen (mval) gekennzeichnet, die je Gramm Harz gebunden werden können.

Durchfließt ständig neues elektrolythaltiges Wasser die Austauschersäulen, so werden allmählich alle austauschfähigen Ionen des Austauschers durch Ionen aus dem Wasser ersetzt, wobei sich die Kapazität des Austauschers langsam erschöpft. Schließlich erfolgt ein „Salzdurchbruch" (Auftreten von Anionen und/oder Kationen im ablaufenden Wasser), der durch eine Leitfähigkeitsmessung erkannt werden kann. Entsprechende Messgeräte gehören zur Ausrüstung aller handelsüblichen Entionisierungsanlagen.

Aufgrund seiner Eigendissoziation in Oxonium- und Hydroxid-Ionen besitzt chemisch absolut reines Wasser eine Leitfähigkeit von $0,055\,\mu S/cm$ (Mikrosiemens/cm). Bereits sehr geringe Mengen Salze oder Kohlensäure erhöhen die elektrische Leitfähigkeit, so dass diese ein wichtiges Kriterium zur Beurteilung von reinem Wasser und für die Funktionstüchtigkeit von Entionisierungsanlagen ist. Mischbettanlagen liefern Wasser mit einer Leitfähigkeit von etwa $0,1-1\,\mu S/cm$. Ph. Eur. fordert für

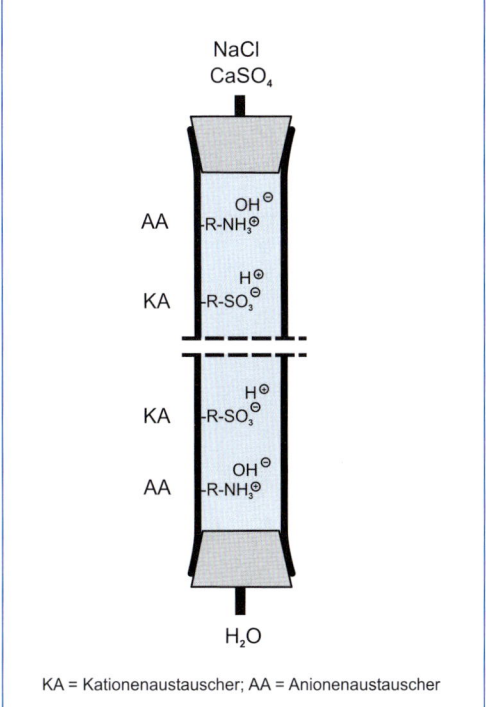

Abb. 5.5: Verfahren zur Gewinnung von entionisiertem Wasser

KA = Kationenaustauscher; AA = Anionenaustauscher

Gereinigtes Wasser eine Leitfähigkeit von höchstens $4,3\,\mu S/cm$ und für Wasser für Injektionszwecke von höchstens $1,1\,\mu S/cm$.

Regenerierung

Kationenaustauscher werden in der Regel mit Salzsäure (3–5 %ig), Anionenaustauscher mit Alkalilauge (4 %ig) regeneriert. Bei der Regenerierung von Mischbettsäulen (Abb. 5.6) ist zunächst eine Trennung der beiden Harztypen erforderlich. Das geschieht in der Weise, dass zunächst die Harze durch Wasser aufgewirbelt werden, worauf sie auf Grund ihrer unterschiedlichen Dichten mit unterschiedlicher Geschwindigkeit sedimentieren und sich schließlich in zwei scharf voneinander getrennten Schichten übereinander absetzen (AA oben, KA unten). Die gesamte Füllung wird nun zunächst mit Regenerierlauge behandelt, wobei der Anionenaustauscher in die OH^--Form, der Kationenaustauscher mehr oder

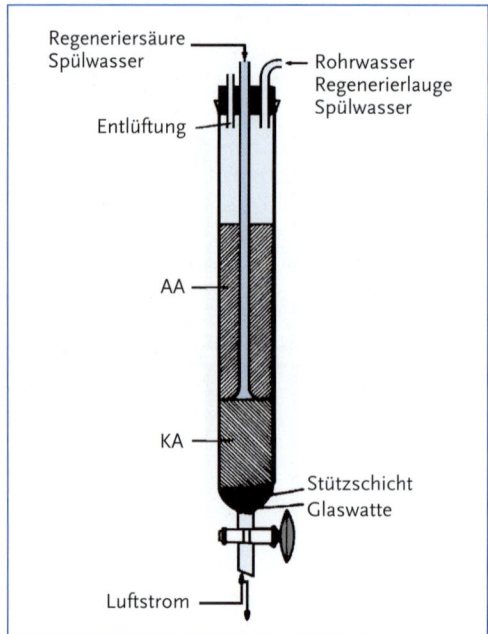

Regeneriersäure
Spülwasser

Rohrwasser
Regenerierlauge
Spülwasser

Entlüftung

AA

KA

Stützschicht
Glaswatte

Luftstrom

Abb. 5.6: Regenerierung einer Mischbettsäule

weniger vollständig in die Na$^+$-Form übergeführt wird. Die Lauge wird anschließend ausgespült.

Die Regeneration des Kationenaustauschers
der Säule mit Säure muss unter Umgehung
des AA geschehen, um eine Inaktivierung zu
verhindern. Dies kann durch ein trichterför-
mig erweitertes Rohr erfolgen, das durch die
AA-Schicht hindurch bis auf die KA-Schicht
reicht. Nach Überführung des KA in die H$^+$-
Form wird die Säure ausgewaschen. Ein kräftiger von unten eingeführter Luftstrom sorgt
schließlich für eine intensive Durchmischung
beider Austauschharze, die nun wieder ein-
satzbereit sind.

In der Praxis verwendet man Kartuschenap-
parate, welche die Harze in austauschbaren
Kunststoffbehältern enthalten. Die Regenerierung erfolgt hier durch den Hersteller.

Apparaturen

Die Leistungsfähigkeit von Ionenaustauscher-
anlagen ist sehr unterschiedlich, wie folgende
Beispiele zeigen. Ein Kleinfilterionenaustau-

scher liefert 50 l/h, ein größerer etwa 400 l/h.
Anlagen, in der Mischbettsäulen als Kolonne
geschaltet sind, haben bei Zuführung von Wasser mit 1 °dH eine Kapazität von etwa 5000 l/h.
Die Anlagen zeigen durch akustische oder optische Signale an, wenn die Kapazität erschöpft
ist, und schalten automatisch ab.

Beurteilung von entionisiertem Wasser

Bei Verwendung einwandfreier Harze und bei
fachgerecht durchgeführter Entionisierung
werden geruchlose, geschmacksneutrale Wasserqualitäten ohne organische Rückstände erhalten. Die Ph. Eur. lässt zum Herstellen von
Gereinigtem Wasser und Wasser zum Verdünnen konzentrierter Hämodialyselösungen neben der Destillation die Demineralisierung
mittels Austauscherharzen zu.

Als Vorteil von demineralisiertem Wasser ist
neben der hohen Reinheit anzuführen, dass die
Herstellung wesentlich wirtschaftlicher ist als
die des destillierten Wassers. Die Kostenein-
sparungen können bis zu 80 % betragen, da die
Säulen nach Regenerierung wieder einsatzbe-
reit sind. Eine Enthärtung des Wassers, die vor
der Destillation wegen Vermeidung von Kesselsteinbildung vorteilhaft ist, entfällt bei der
Vollentsalzung über Austauschersäulen.

Auf Grund des möglichen Keimgehalts lassen die Pharmakopöen demineralisiertes Wasser zur Herstellung von Injektions- und Infusionszubereitungen nicht zu.

Bei hohen Durchflussgeschwindigkeiten
und bei Verwendung einwandfreier Harze
kann durch Entmineralisierung zumindest
keimarmes und auch pyrogenarmes Wasser
gewonnen werden. Durch zusätzliche Maßnahmen wie UV-Licht-Oxidation von Keimen
und Pyrogenen sowie spezielle Filter werden in
neueren Geräten die Keimzahl und der Pyro-
gengehalt weiter vermindert.

5.2.2.4
Umkehrosmose

Die zur Meerwasserentsalzung bewährte Umkehrosmose (Reversosmose, Gegenosmose)
hat auch für den pharmazeutischen Bereich
überragende Bedeutung gewonnen. Während

sie für die Herstellung von Wasser für Injektionszwecke in Europa nicht zugelassen ist, stellt sie zur Gewinnung von Gereinigtem Wasser ein Standardverfahren dar. Hochgereinigtes Wasser kann u.a. durch zweifache Umkehrosmose gewonnen werden.

Während bei der Osmose Wasser durch eine semipermeable Membran in die Lösung diffundiert, fließt bei der Umkehrosmose unter angelegtem Druck das Lösungsmittel in entgegengesetzter Richtung (Abb. 5.7). Umkehrosmosemembranen besitzen aufgrund von molekularen Wechselwirkungen zwischen den gelösten niedermolekularen Stoffen (Salze, Säuren) und der Membranoberfläche eine selektive Durchlässigkeit. Es gelingt außerdem auch, mikrobielle Verunreinigungen zu entfernen. Der Entsalzungsgrad wird mit bis zu 98 %, bei Mehrstufenanlagen mit bis zu 99,9 % angegeben. Der Entkeimungseffekt beträgt 95–99 %. Die Anlagen sind für Stundenleistungen von 20–2000 l/h ausgelegt und arbeiten mit Drücken von 1400–2800 kPa (14–18 bar).

Für die Umkehrosmose wird das Rohwasser zur Entfernung membranschädigender Eisen- und Silikat-Ionen mittels Ionenaustauscher vorbehandelt und kommt dann in die aus Polyamid (oder Celluloseacetat) bestehenden Module der Anlage, in denen sich die Membranprozesse abspielen. Die Module können unterschiedlich aufgebaut sein: *Hohlfasermodule* bestehen aus tausenden haarfeiner, gebündelter Fasern, die in Röhren angeordnet sind. Das vorgereinigte Wasser durchdringt

diese Membranen und wird durch den inneren Hohlraum der Fasern als Reinstwasser abgeführt. *Spiralmodule* sind Filterkörper, die spiralförmig um einen Kern gewickelt sind. Sie bestehen aus zwei durch eine spezielle Siebschicht getrennten Membranen, die an den Rändern verklebt sind und dadurch Taschen bilden. Von außen fließt durch diese das Wasser nach innen. Zur Reinigung der Module ist eine regelmäßige Spülung und Desinfektion erforderlich. Umkehrosmose-Anlagen sind vergleichsweise preisgünstig, doch ist der Kontrollaufwand, um einwandfreies Reinstwasser zu garantieren, sehr hoch.

5.2.2.5
Elektroentionisierung

Die Elektroentionisierung ist eine Kombination aus Ionenaustausch und Dialyse. Wasser durchströmt dabei einen Ionenaustauscher, der in einem elektrischen Feld kontinuierlich regeneriert wird. Dazu befinden sich mehrere Schichten Austauscherharz zwischen zwei Elektroden. Jede Schicht ist von den dazwischen liegenden Konzentratkanälen durch ionenselektive Membranen getrennt. Auf einer Seite liegen jeweils anionenpermeable Membranen, auf der anderen Seite kationenpermeable Membranen. Die Ionen aus dem Wasser werden zunächst im Austausch gegen H^+- und OH^--Ionen an das Harz gebunden. Im elektrischen Feld ist die Dissoziation des Wassers in H^+- und OH^--Ionen verstärkt. Dadurch und durch den elektrophoretischen Abtransport der Kationen und Anionen wird der Ionenaustauscher ständig regeneriert (Abb. 5.8). Die Elektroentionisierung wird häufig einem Umkehrosmoseverfahren nachgeschaltet.

5.2.3
Salze anorganischer Säuren

Calciumcarbonat (Calcium carbonicum, Calcii carbonas, $CaCO_3$)

Calciumcarbonat ist ein geschmackloses, weißes Pulver; praktisch unlöslich in Wasser. Es kommt in zwei kristallinen Modifikationen vor, als hexagonal-rhomboedrischer Calcit sowie als

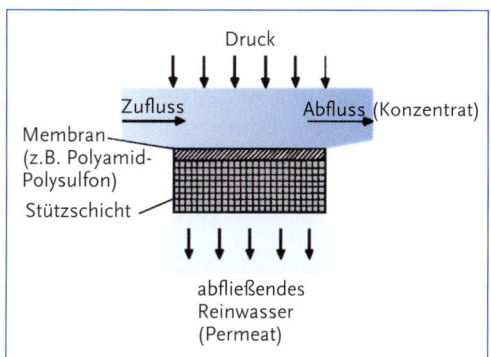

Abb. 5.7: Umkehrosmose

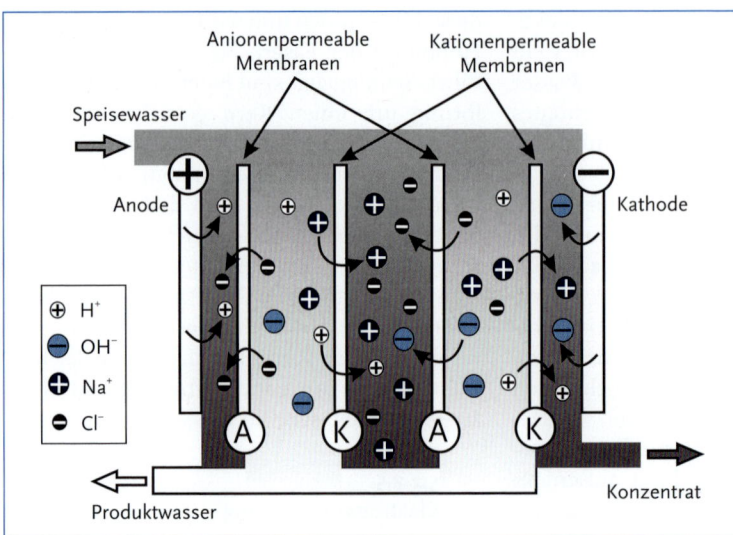

Abb. 5.8: Elektroentionisierung (Ionenaustauscher)

rhombischer Aragonit. Handelsübliches Calciumcarbonat in Arzneibuchqualität wird durch Fällung aus Calciumhydroxid mit Kohlendioxid hergestellt. Die Fällungstemperatur bestimmt die entstehende Modifikation.

Verwendung: Füllstoff, Weißpigment, Putzkörper für Zahnpflegemittel.

Calciumhydrogenphosphat (sekundäres Calciumphosphat, Calcii hydrogenophosphas, CaHPO$_4$ · 2H$_2$O)

Calciumhydrogenphosphat ist ein weißes, kristallines, geruchloses Pulver; praktisch unlöslich in Wasser. Es kristallisiert in einer kristallwasserhaltigen (Dihydrat) und einer wasserfreien Form. Beim Erhitzen über 100 °C verliert das Dihydrat langsam sein Kristallwasser und geht in das wasserfreie Salz über.

Verwendung: Füllstoff, Trockenbindemittel, Putzkörper für Zahnpflegemittel.

Natriumhydrogencarbonat (Natriumbicarbonat, Natrii hydrogenocarbonas, NaHCO$_3$)

Natriumhydrogencarbonat ist ein weißes, kristallines Pulver; löslich in Wasser, unlöslich in Ethanol. Es wird durch Einleiten von CO$_2$ in Sodalösung (Na$_2$CO$_3$) gewonnen. Beim Erwärmen spaltet Natriumhydrogencarbonat wieder

CO$_2$ ab, und der pH-Wert der Lösung nimmt zu. Diese thermische Zersetzung muss beim Zubereiten von Infusionslösungen berücksichtigt werden. Eine Hitzesterilisation sollte in Gefäßen unter CO$_2$-Atmosphäre stattfinden.

Verwendung: CO$_2$-Entwickler zur Herstellung von Brausetabletten, Puffersubstanz.

5.2.4 Oxide

Titandioxid (Titanii dioxidum, TiO$_2$)

Titandioxid ist ein weißes geruchloses, chemisch indifferentes Pulver, das sich weder in Wasser noch in Laugen oder Säuren (mit Ausnahme von Schwefelsäure und Flusssäure) löst. Wässrige Aufschwemmungen reagieren daher neutral. Die Herstellung erfolgt entweder durch Fällung aus dem Schwefelsäureaufschluss von Ilmenit (FeTiO$_3$) oder durch Verbrennung von Titantetrachlorid, welches ebenfalls aus Ilmenit gewonnen wird. Titandioxid kommt in drei verschiedenen Kristallformen vor, von denen zwei, Anatas und Rutil, wegen ihrer hohen Brechungsindizes (Anatas 2,55, Rutil 2,70) und des daraus resultierenden hohen Lichtstreuvermögens als Weißpigmente genutzt werden. Die Substanz besitzt eine ausgezeichnete Deckkraft. Die Intensität des gestreuten Lichts hängt von seiner Wellenlänge und der Teilchengröße des Materials ab und erreicht bei Partikeln unter 1 μm optimale Werte. Mikropigmente (15–20 nm), die ultraviolette Strahlung, nicht aber sichtbares Licht streuen, lassen sich zu transparenten Sonnenschutzpräparaten verarbeiten.

Verwendung: Weißpigment, Feststoffbestandteil in Dermatika, Färbung von Dragees, Opakisierung von Gelatinekapseln.

Zinkoxid (Zinci oxidum, ZnO)

Zinkoxid ist ein weißes, amorphes, leichtes und geruchloses Pulver. Es ist in Wasser unlöslich, löst sich aber in verdünnten Mineralsäuren. Die Herstellung erfolgt entweder auf pyrogenem Wege, durch Verbrennung von Zinkdämpfen mit Luft oder durch Glühen von gefälltem Zinkcarbonat. Übliche Handelsqualitäten haben eine Teilchengröße zwischen 0,1 und 5 μm, wobei die pyrogene Herstellung zu homogeneren Produkten führt. Zinkoxid hat ein gutes Adsorptionsvermögen sowohl für Wasser als auch für Öl. Seine Fließeigenschaften sind befriedigend, ein Haftvermögen ist praktisch nicht vorhanden. Zinkoxid wirkt als mildes Desinfiziens und schwaches Adstringens, indem es mit Wund- und Hautsekreten lösliche Zinksalze bildet. Es vermag auf der Haut übel riechende organische Säuren zu neutralisieren. Bei großflächiger Anwendung auf vorgeschädigter Haut können toxische Mengen resorbiert werden.

Verwendung: Zusatz zu Dermatika, pharmakologische Eigenwirkung teilweise erwünscht.

Magnesiumoxid (Magnesii oxidum, MgO)

Magnesiumoxid ist ein weißes, feines, geruchloses Pulver. Es ist praktisch unlöslich in Wasser. Sehr geringe Anteile der Substanz, die unter Bildung von $Mg(OH)_2$ in Lösung gehen, bewirken, dass eine wässrige Suspension einen pH-Wert von ca. 10,3 aufweist. In verdünnten Säuren ist Magnesiumoxid löslich. Die pharmazeutisch verwendeten Sorten werden durch Glühen von Magnesiumcarbonat hergestellt. Das Europäische Arzneibuch beschreibt zwei Sorten mit unterschiedlichem Schüttvolumen: **Leichtes Magnesiumoxid** (Magnesii oxidum leve) mit 150 ml/15 g und **Schweres Magnesiumoxid** (Magnesii oxidum ponderosum) mit 30 ml/15 g. Magnesiumoxid besitzt ein gutes Haft- und Wasseraufnahmevermögen, jedoch sehr schlechte Fließeigenschaften.

Verwendung: Hilfsstoff in Pudern und Zahnpasten.

5.2.5 Silikate

Hochdisperses Siliciumdioxid (Kolloidale Kieselsäure, Aerosil®, Silica colloidalis anhydrica, SiO₂)

Hochdisperses Siliciumdioxid ist ein bläulichweißes, feines, leichtes und flockiges, amorphes Pulver mit einer Primärteilchengröße von etwa 15 nm. Durch Zusammenlagerung der Primärteilchen bilden sich Agglomerate bzw. Aggregate mit Durchmessern von 1–200 μm. Aus der geringen Teilchengröße resultiert eine BET-Oberfläche von ca. 200 m²/g. Die Schüttdichte ist mit ca. 50 g/l extrem niedrig. Die Herstellung von hochdispersem Siliciumdioxid erfolgt durch Flammenhydrolyse von Siliciumtetrachlorid. Dazu wird ein homogenes Gemisch aus $SiCl_4$-Dampf, Wasserstoff und Luft in der Gasphase umgesetzt ($2\,H_2 + O_2 + SiCl_4 \rightarrow SiO_2 + 4\,HCl$). Die Substanz ist praktisch unlöslich in Wasser und Mineralsäuren (Ausnahme: Flusssäure).

Hochdisperses Siliciumdioxid ist kein Pigment, da es eine zu geringe Teilchengröße und mit 1,45 einen zu niedrigen Brechungsindex besitzt. Aufgrund seiner amorphen Struktur löst es in der Lunge keine Silikose aus. Die Silanolgruppen auf der Teilchenoberfläche vermögen über Wasserstoffbrücken mit benachbarten Teilchen ein dreidimensionales Gerüst zu bilden (Abb. 5.9). Dies führt in apolaren Systemen (z. B. Paraffin, Isopropylmyristat) schon bei niedrigen Konzentrationen zu einer beträchtlichen Viskositätserhöhung und bei einem Anteil von 5–6 % SiO_2 zur Ausbildung thixotroper Gele. Die Wasserstoffbrückenbildung zu polaren Substanzen, wie Wasser oder Alkohole, erklärt das ausgezeichnete Adsorptionsvermögen. Hochdisperses Siliciumdioxid kann bis zu 40 % Feuchtigkeit aufnehmen,

5

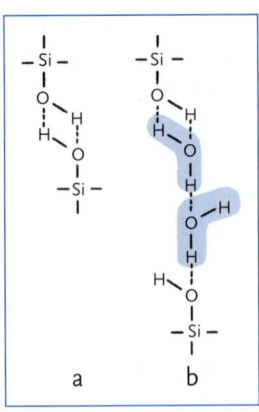

Abb. 5.9: Verknüpfung benachbarter Aerosilteilchen durch Wasserstoffbrücken: **a** ohne Wasser, **b** über Wassermoleküle

ohne dass die Konsistenz des trockenen Pulvers verloren geht.

Verwendung: Fließreguliermittel, Adsorbens, Hydrophilisierungsmittel zur Zerfallsverbesserung von Tabletten, Suspensionsstabilisator, Gerüst- und Gelbildner.

Talkum (Talcum)

Talkum ist ein pulverisiertes, hydratisiertes, natürliches Magnesiumsilikat, das unterschiedliche Anteile weiterer Mineralien enthalten kann. Für pharmazeutische Zwecke ist ausschließlich Talkum aus Lagerstätten geeignet, die nachweislich asbestfreie Qualitäten liefern. Talkum gehört zu den Dreischichtsilikaten. In diesen sind jeweils Lagen aus zwei tetraedrisch koordinierten Dikieselsäureschichten und einer dazwischenliegenden oktaedrisch koordinierten Magnesiumhydroxidschicht periodisch angeordnet (Summenformel: $Mg_{12}(OH)_8Si_6O_{40}$). Benachbarte Kieselsäureschichten sind nur durch schwache van der Waalsche Kräfte miteinander verbunden, woraus die ausgezeichnete Spaltbarkeit des Materials und auch seine Eignung als Gleitmittel resultieren. Da die Silikatschichten elektrostatisch neutral sind, ist Talkum weder zum Kationenaustausch noch zur innerkristallinen Wasseraufnahme befähigt. Durch seine lipophilen Eigenschaften kann es jedoch erhebliche Mengen Öl zwischen seine Schichten einlagern. Talkum ist in Wasser, Säuren, Alkalien und organischen Lösungsmitteln unlöslich. Als Pigment in Filmüberzügen verstärkt Talkum deren feuchtig-

keitsisolierende Wirkung. Seine hydrophoben Oberflächeneigenschaften und die Plättchenform der Partikel, die eine dachziegelartige Anordnung in der Polymerschicht ermöglicht, vermindern die Permeabilität der Filme.

Verwendung: Gleitmittel bei der Tablettierung, Pudergrundlage, Pigment für Filmüberzüge.

Weißer Ton (Bolus alba, Kaolinum ponderosum)

Weißer Ton ist ein natürlich vorkommendes, gereinigtes wasserhaltiges Aluminiumsilikat mit dem Hauptmineral Kaolinit. Das Zweischichtsilikat lässt sich als Kondensationsprodukt tetraedrisch koordinierter Dikieselsäureschichten mit oktaedrisch koordinierten Aluminiumhydroxidschichten in periodischer Anordnung beschreiben. Summenformel: $[Al_2 Si_2O_5(OH)_4]$. Weißer Ton zeigt ausgeprägte hydrophile Eigenschaften und weist eine hohe Saugfähigkeit für Wasser auf. Sein gutes Adsorptionsvermögen beruht auf seiner Fähigkeit zum Kationenaustausch. 1 g Kaolin vermag etwa 1,4 ml Wasser zu binden.

Verwendung: Adsorptionsmittel, Pudergrundlage, Dispergierhilfsmittel für Suspensionen.

Bentonit (Bentonitum)

Bentonite, benannt nach dem ersten Fundort des Minerals bei Fort Benton (USA), auch unter der Bezeichnung Quelltone bekannt, gehören zur Gruppe der Montmorillonite, Aluminiumsilikaten der Bruttoformel $[Si_7AlO_{20}(OH)_4 Al_4]Na$. Montmorillonite besitzen einen Dreischichtenaufbau. Ein Schichtpaket (Abb. 5.10) besteht aus einer Schicht von Aluminiumhydroxidoktaedern, die von zwei Kieselsäuretetraederschichten begrenzt wird. Die einzelnen Schichten besitzen einen Zwischenraum von etwa 1,0–1,4 nm. Der teilweise isomorphe Ersatz der Si^{4+}-Tetraeder durch Al^{3+}-Ionen oder der Al^{3+}-Ionen in der Oktaederschicht durch Mg^{2+}- oder Fe^{2+}-Ionen bedingt eine Ladungsdifferenz, die durch Kationen, vor allem von Na^+- und Ca^{2+}-Ionen, ausgeglichen wird. Da diese Ionen leicht ausgetauscht werden können, und da die randständigen Kieselsäure-

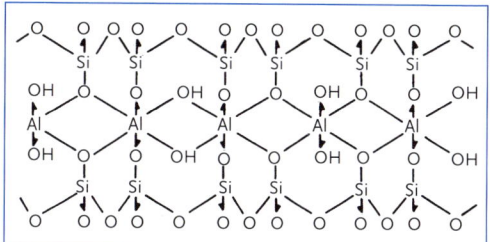

Abb. 5.10: Dreischichtenaufbau von Bentonit (schematische Darstellung)

und Aluminiumhydroxidgruppierungen in Abhängigkeit vom pH-Wert dissoziieren, sind Bentonite Kationenaustauscher.

Die ausgeprägte Quellneigung der Bentonite ist auf die an den Schichtoberflächen befindlichen nicht vollständig abgesättigten Sauerstofffunktionen der Si–O-Gruppierungen zurückzuführen. An diesen erfolgt die Ausbildung von Wasserstoffbrücken (Abb. 5.11). Auf diese Weise ist nicht nur die Anlagerung von Wasser und anderen polaren Flüssigkeiten (z. B. Glykole, Glycerol) auf der Partikeloberfläche gegeben, sondern auch an den Oberflächen der Innenschichten möglich. Diese interkristalline Quellung führt zu einer messbaren Aufweitung der Schichten. Bentonit ist ein submikrokristallines Pulver. Bentonitkristalle, aus einer Vielzahl der oben genannten Schichtpakete aufgebaut, sind sehr dünne Plättchen (Dicke etwa 5–10 nm, Länge etwa 0, 1–2 µm).

Für pharmazeutische Zwecke sind eisenfreie Sorten einzusetzen, die ein weißliches bis gelbbraunes Aussehen besitzen. Das Quellvermögen der Bentonite fällt nach Herkunft und Aufarbeitungsart der Produkte unterschiedlich aus. In der Regel quellen 2 g Bentonit mit einem Überschuss Wasser zu 24 ml auf. Zur Herstellung streichfähiger Gele sind Konzentrationen von 8–15 % notwendig. Durch Beigabe geringer Mengen Phosphat (1,5–2 %) und Ethylenglykol wird die Gelbildung erleichtert.

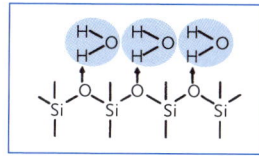

Abb. 5.11: Wasserstoffbrücken an der Bentonitoberfläche

Verwendung: Hydrogelbildner, Verdickungsmittel, Emulsionshilfsmittel für O/W-Emulsionen, Suspensionsstabilisator, Kationenaustauscher.

5.3
Organische Hilfsstoffe

5.3.1
Organische Lösungsmittel

Ethanol (Ethylalkohol, Aethanolum)

Ethanol ist eine klare, farblose, flüchtige, leicht entzündbare Flüssigkeit. Ethanol für pharmazeutische Zwecke wird ausschließlich aus landwirtschaftlichen Rohstoffen gewonnen (Agrarethanol). Es ist, wie Wasser, ein protisches, über Wasserstoffbrücken assoziiertes, polares Lösungsmittel. Mit gängigen organischen Lösungsmitteln ist es unbegrenzt mischbar. Mit Wasser bildet es ein azeotropes Gemisch von 95,57 % Ethanol und 4,43 % (m/m) Wasser, welches bei 78,15 °C siedet. Beim Mischen mit Wasser tritt eine Volumenkontraktion auf. Nach der Arzneimittel-Warnhinweisverordnung müssen ethanolhaltige Arzneimittel einen Warnhinweis tragen. Dies gilt für flüssige Zubereitungen zur Einnahme, Injektions- und Infusionslösungen sowie Desinfektionslösungen für Mund und Rachen, soweit ihr Ethanolgehalt größer oder gleich 0,05 g pro Dosis ist. Der Handel mit Ethanol ist mit der Branntweinsteuer belegt. Ausgenommen davon ist vergälltes Ethanol, welches mit Zusätzen von Campher, Thymol, Toluol o. a. ungenießbar gemacht wurde. Diese Ethanolsorten werden zur Herstellung von Arzneimitteln verwendet, die zum äußerlichen Gebrauch dienen.

Verwendung: Lösungsmittel, Cosolvens, Extraktionsmittel, Penetrationsförderer, Desinfektionsmittel.

Isopropanol (Isopropylalkohol, 2-Propanol, Alcohol isopropylicus)

Isopropanol ist eine farblose, etwas scharf aromatisch riechende Flüssigkeit. In seinen chemischen und physikalischen Eigenschaften ähnelt es weitgehend dem Ethanol. Es ist nicht

5

wesentlich toxischer als dieses, besitzt aber ein besseres Desinfektionsvermögen.

Verwendung: Lösungsmittel, Cosolvens, Extraktionsmittel, Penetrationsförderer, Desinfektionsmittel.

Glycerol (Glycerolum)

Glycerol ist eine weitgehend farblose, sirupartige, sich fettig anfühlende, süß schmeckende, stark hygroskopische Flüssigkeit. Sie kommt entweder als wasserfreies Glycerol oder als Glycerol 85 % in den Handel. Mit Wasser und Ethanol ist Glycerol unbegrenzt mischbar, während es in Ether sowie fetten und ätherischen Ölen praktisch unlöslich ist. Es ist bis 180 °C thermisch stabil, darüber beginnt eine langsame Zersetzung. Wasserfreies Glycerol kann bei 160 oder 180 °C heißluftsterilisiert werden. Wasserhaltiges Glycerol siedet schon bei 130–135 °C. Das Autoklavieren erfordert besondere Bedingungen (siehe Kasten).

Verwendung: Lösungsmittel, Cosolvens, Konservierungsmittel, Viskositätserhöher, Feuchthaltemittel, Weichmacher in Weichkapseln und Filmrezepturen.

Das **NRF** gibt folgende Hinweise zur Sterilisation von Glycerol:
Für eine erfolgreiche Sterilisation mit gesättigtem, gespanntem Wasserdampf sollten mindestens 20 % Wasser im Glycerol enthalten sein. 85 %iges Glycerol kann nicht unter Standardbedingungen autoklaviert werden. Nach entsprechender Validierung kann eine Dampfsterilisation z. B. 60 min bei 130 °C oder 45 min bei 140 °C erfolgen. Die Sterilisation von wasserhaltigem Glycerol mit trockener Hitze ist im offenen Gefäß nicht möglich, ohne dass sich die Zusammensetzung ändert. Im geschlossenen Behältnis verbietet sie sich wegen der Gefahr heftiger Explosionen. Nur wasserfreies Glycerol kann durch trockene Hitze sterilisiert werden.

Propylenglykol (1,2-Propylenglykol, Propylenglykolum)

Propylenglykol ist eine klare, farblose, viskose, süßlich-scharf schmeckende, hygroskopische Flüssigkeit. Mit Wasser, niederen ein- und mehrwertigen Alkoholen, Aceton, Chloroform und ätherischen Ölen ist Propylenglykol mischbar. In Benzin und fetten Ölen ist es unlöslich. Konzentrationen ab 15–20 % zeigen eine konservierende Wirkung. Die äußerliche Anwendung von unverdünntem Propylenglykol kann zu lokalen Reizungen an Haut und Schleimhäuten führen.

Verwendung: Lösungsmittel, Cosolvens, Konservierungsmittel, Viskositätserhöher, Feuchthaltemittel, Weichmacher in Filmrezepturen.

5.3.2 Organische Säuren und Basen sowie ihre Salze

Stearinsäure

Stearinsäure in der Qualität des Europäischen Arzneibuches ist keine Reinsubstanz, sondern eine Mischung gesättigter Fettsäuren, die neben Stearinsäure vor allem auch Palmitinsäure enthält. Das Produkt wird daher zutreffender auch als Stearinpalmitinsäure bezeichnet. Die Substanz ist eine weiße, sich fettig anfühlende, feste Masse.

Verwendung: Schmiermittel für die Tablettierung, Strukturbildner in Cremes.

Ph. Eur. 4.01/1474 Monographie Stearinsäure

Ph. Eur. unterscheidet drei Qualitäten von Stearinsäure. Die Beschriftung gibt den nominalen Gehalt an Stearinsäure (i. e. S.) an:
Stearinsäure 50 enthält 40,0 bis 60,0 % Stearinsäure und mindestens 90,0 % Stearin- plus Palmitinsäure
Stearinsäure 70 enthält 60,0 bis 80,0 % Stearinsäure und mindestens 90,0 % Stearin- plus Palmitinsäure
Stearinsäure 95 enthält mindestens 90,0 % Stearinsäure und mindestens 96,0 % Stearin- plus Palmitinsäure

Magnesiumstearat (Magnesii stearas)

Magnesiumstearat (Ph. Eur.) enthält neben dem Magnesiumsalz der Stearinsäure (ca. 40–65 %) auch die Magnesiumsalze der Palmitin- (ca. 25–50 %) und der Ölsäure (max. 4 %). Es ist ein weißes, sehr feines, nahezu geruchloses, sich fettig anfühlendes Pulver, das sich weder in Wasser noch in wasserfreiem Ethanol oder Ether löst. Die Eignung als Schmiermittel beruht zum einen auf der lamellaren Kristallstruktur, zum anderen auf der geringen Teilchengröße von 3–15 µm. Magnesiumstearat tritt in mehreren pseudopolymorphen Formen auf. Man unterscheidet nadelförmige Kristalle mit 3 mol Wasser von plättchenförmigen mit 2 mol und eine getrocknete Substanz mit 1 mol Wasser. Die Stoffeigenschaften verändern sich mit abnehmendem Wassergehalt wesentlich, was auf der Umwandlung von einem monoklinen oder orthorombischen in ein hexagonales Gitter und der damit verbundenen Aufhebung der lamellaren Anordnung beruht. Im Laufe der Lagerung kann Magnesiumstearat die Zersetzung hydrolyseempfindlicher Wirkstoffe (z. B. Acetylsalicylsäure) fördern.

Verwendung: Gleit-, Schmier- und Formentrennmittel bei der Tablettierung und Kapselherstellung, in Pudern zur Verbesserung der Gleit- und Deckfähigkeit und Verhinderung von Zusammenballungen, Konsistenzerhöher in Ölen und Fetten.

5.3.3
Zucker und Zuckeralkohole

Glucose (Traubenzucker, Dextrose, α-D-Glucopyranose, Glucosum, Saccharum amylaceum)

Glucose ist ein weißes, geruchloses, süß schmeckendes Pulver; es ist leicht löslich in Wasser und wenig löslich in Ethanol. Im Handel sind wasserfreie Glucose und Glucosemonohydrat. Durch seine freie Carbonylgruppe, d. h. durch die Hydroxygruppe am anomeren C-Atom der cyclischen Halbacetalform, reduziert Glucose nicht nur Cu^{2+}-Ionen in alkalischer Lösung (reduzierender Zucker), sondern zeigt auch mit Wirk- und Hilfsstoffen eine Reihe von Inkompatibilitätsreaktionen. Mit Aminen oder Eiweißen kommt es zur Maillard-Reaktion, einer komplizierten Abfolge von Reaktionsschritten, an deren Ende braun gefärbte Melanoidine stehen. Beim Autoklavieren wässriger Glucoselösungen kommt es zur teilweisen Zersetzung. Das erste Zersetzungsprodukt ist 5-Hydroxymethylfurfural, welches gelb bis braun gefärbte Polymere bildet. Gleichzeitig sinkt der pH-Wert durch die Bildung von Milchsäure und Ameisensäure. Für die Direkttablettierung wurden Stärkehydrolysate wie Emdex oder Celutab entwickelt, die zu ca. 90–92 % aus Glucose bestehen. Daneben enthalten sie etwa 3–5 % Maltose, der Rest besteht aus Oligo- und Polysacchariden.

Verwendung: Füllstoff, Isotonisierungsmittel.

Lactose (Milchzucker, 4-O-β-D-Galactopyranosyl-α-D-glucopyranose, Lactosum, Saccharum lactis)

Lactose ist ein Disaccharid aus Galactose und Glucose. Pharmazeutisch wird sie hauptsächlich in der Form des α-Lactose-Monohydrates, seltener auch als wasserfreie Lactose verwendet. Das Monohydrat enthält einen Kristallwasseranteil von 5 %. Es ist ein weißes, kristallines, geruchloses Pulver, welches sich leicht, aber nur langsam in Wasser löst; in Ethanol ist es praktisch unlöslich. Aufgrund seiner geringen Lösungsgeschwindigkeit ruft das Pulver auf der Zunge nur eine schwach süße Geschmacksempfindung hervor. Die durch Auskristallisieren aus konzentrierten Lösungen oberhalb von 93,5 °C erhaltene β-Modifikation ist leichter wasserlöslich und schmeckt süßer als α-Lactose. Bei einer Temperatur von 110–120 °C geben die Monohydrate ihr Kristallwasser ab und gehen in die wasserfreie Form über. Außerdem sind Lactosequalitäten mit einem hohen amorphen Anteil im Handel, die durch schnelle Trocknung (z. B. Sprühtrocknung) wässriger Lactosesuspensionen gewonnen werden. Die amorphen Anteile enthalten α- und β-Lactose, dem Mutarotations-Gleichgewicht entsprechend im Verhältnis 38:62. Als reduzierender Zucker kann Lactose mit Aminogruppen-tragenden Wirk- und Hilfsstoffen nach dem

5

Schema der Maillard-Reaktion zu braun ge-färbten Melanoidinen reagieren oder mit hy-drazinhaltigen Wirkstoffen schwer lösliche Osazone bilden. Lactose ist ein viel verwende-ter Füllstoff bei der Tablettenherstellung. Für die Direkttablettierung wird vorzugsweise sprühgetrocknete Lactose eingesetzt. Zur Ver-arbeitung mit feuchtigkeitsempfindlichen Pro-dukten eignet sich wasserfreie Lactose, da sie nur wenig hygroskopisch ist.

Verwendung: Füllstoff für die Tablettierung und Kapselfüllung, Grundlage für homöopa-thische Verreibungen.

Saccharose (Rohr- oder Rübenzucker, β-D-Fructofuranosyl-α-D-glucopyranosid, Saccharum)

Saccharose ist ein Disaccharid aus Glucose und Fructose. Es ist ein weißes, kristallines, süß schmeckendes, leicht hygroskopisches Pulver. 1 g der Substanz löst sich in 0,5 ml Wasser oder in 170 ml Ethanol. Saccharose besitzt keine freie Carboxylgruppe und somit keine reduzie-renden Eigenschaften. Durch Einwirkung von Säuren kann das Disaccharid hydrolytisch zu Invertzucker, einem äquimolaren Gemisch aus Fructose und Glucose, gespalten werden. Gute Handelsqualitäten enthalten weniger als 0,015 % Invertzucker. Inkompatibilitäten auf-grund freier Carboxylgruppen können nur durch die Invertzuckeranteile ausgelöst wer-den. Saccharose ist hygroskopischer als Lac-tose; saccharosehaltige Tabletten neigen bei höherer Luftfeuchte zur Nachhärtung. Die Substanz wird daher hauptsächlich für Tablet-tenarten eingesetzt, die sich ohne vorherigen Zerfall auflösen sollen.

Verwendung: Füllstoff v.a. für Lutsch- und Kautabletten, Süßungsmittel, Umhüllungsmit-tel für Dragees, Bindemittel zur Feuchtgranu-lierung, Trockenbindemittel, Verdickungsmit-tel für Sirupe.

Cyclodextrine

Cyclodextrine sind cyclische Oligosaccharide aus sechs (α-Cyclodextrin, Alfadex), sieben (β-Cyclodextrin, Betadex) oder acht (γ-Cyclodex-trin) Glucosemolekülen. Die ringförmige Struktur der Moleküle formt im Innern einen Hohlraum von 0,45 nm, 0,7 nm bzw. 0,85 nm Durchmesser (α-, β- bzw. γ-Cyclodextrin), der lipophile Moleküle geeigneter Größe unter Bil-dung von Einschlussverbindungen aufnehmen kann. Da die Hydroxylgruppen der Glucosemo-leküle vorwiegend nach außen orientiert sind, ist der Hohlraum lipophiler als die Außenseite des Moleküls. In Wasser sind Cyclodextrine löslich bis leicht löslich. Eine weitere Verbesse-rung der Löslichkeit kann durch Substitution mit Hydroxypropylgruppen erreicht werden. Durch Einschluss von Arzneistoffen in Cyclo-dextrin-Moleküle kann sowohl deren Löslich-keit (s. Kap. 2.6.1) als auch ihre Stabilität ver-bessert werden.

Verwendung: Lösungsvermittler, Überfüh-rung flüssiger Stoffe in feste Darreichungsfor-men, Fixierung von Duft- und Aromastoffen, Schutz vor Inkompatibilitäten, Verbesserung der Lagerstabilität.

Mannitol (Mannit, Mannitolum)

D(-)-Mannitol als sechswertiger Alkohol (He-xit) leitet sich von der D-Mannose ab. Das weiße, kristalline Pulver ist halb so süß wie Saccharose und entfaltet einen kühlenden Ef-fekt auf der Zunge aufgrund seiner hohen Lö-sungsenthalpie. 1 Teil Mannitol löst sich in etwa 6 Teilen Wasser. Die Substanz ist somit leicht löslich, jedoch liegt ihre Löslichkeit be-deutend unter der von Sorbitol. Im Gegensatz zu diesem ist Mannitol nicht hygroskopisch und auch bei hohen Luftfeuchtigkeiten lager-fähig. Mannitol tritt in mehreren polymor-phen Formen auf, die beim Tablettieren unterschiedliche Kompressionscharakteristika zeigen. Obwohl Mannitol weniger harte Ta-bletten als Sorbitol liefert, wird es diesem häu-fig wegen seiner geringeren Hygroskopizität vorgezogen. Es lässt sich durch Direkttablettie-rung verarbeiten und wird z. B. für Lutsch- und Kautabletten sowie für Reagenztabletten in diagnostischen Test-Kits eingesetzt. Eine empfohlene Füllstoffmischung für die in Apo-thekenrezeptur hergestellten Hartkapseln be-steht aus 99,5 % Mannitol und 0,5 % hochdis-perser Kieselsäure zur Gewährleistung einer guten Fließfähigkeit. Mannitol wird im Darm nicht vollständig resorbiert und führt aufgrund dessen in Dosen ab 12 bis 20 g zu einer osmotisch laxierenden Wirkung.

Verwendung: Füllmittel, Zuckeraustauschstoff, Trockenbindemittel.

Sorbitol (Sorbit, Glucitol, Sorbitolum)

D-Sorbitol ist ein sechswertiger Alkohol (Hexit), der sich von der D-Glucose ableitet. Es handelt sich um ein weißes, geruchloses Pulver, das etwa die halbe Süßkraft von Saccharose besitzt. Anders als Mannitol ist Sorbitol stark hygroskopisch und sehr viel besser wasserlöslich (1 Teil Sorbitol in ca. 0,4 Teilen Wasser). Die Hygroskopizität der Substanz nutzt man technologisch, wenn es darum geht, die Austrocknung wasserhaltiger Rezepturen zu verhindern. Sorbitol tritt in mehreren Modifikationen auf. Bei 120 °C lässt es sich in neutraler Lösung ohne Zersetzung autoklavieren, in saurem Milieu bildet es unter gleichen Bedingungen durch intramolekularen Wasseraustritt 2,5-Anhydrosorbit. Unter stärker wasserentziehenden Bedingungen führt die Reaktion zum 1,4-Sorbitan und zum bicyclischen Sorbid. Die beiden im Europäischen Arzneibuch monografierten

Sorbitol-Lösungen sind Zwischenprodukte bei der Herstellung von reinem, kristallisiertem Sorbitol, die man dem Herstellungsprozess vor der Trocknung entnimmt und auf den geforderten Gehalt einstellt. Während es sich bei „Sorbitol-Lösung 70 % (kristallisierend)" um ein Produkt handelt, dessen Herstellung von Glucose ausgeht, entsteht „Sorbitol-Lösung 70 % (nicht kristallisierend)" durch katalytische Hydrierung von Stärkehydrolysaten. Die aus dem Ausgangsmaterial stammenden Oligosaccharid-Beimengungen wirken in dieser Zubereitung als Kristallisationsinhibitoren.

Verwendung: Zuckeraustauschstoff, Weichmacher für Weichkapseln, Feuchthaltemittel.

5.3.4
Makromolekulare Hilfsstoffe

5.3.4.1
Natürliche makromolekulare Hilfsstoffe

Stärken (Amyla)

Stärken sind Polysaccharide aus Glucoseeinheiten. Die in Pflanzenzellen abgelagerten Stärkekörner enthalten zwei Arten von Gluco-

Amylosekette (Ausschnitt)

Amylopektinkette (Ausschnitt)

sepolymeren: etwa 15–30 % Amylose und 70 bis 85 % Amylopektin. Amylose besitzt eine lineare Struktur, die durch etwa 100 bis 1400 1,4-α-glycosidisch verknüpfte Glucopyranosebausteine gebildet wird (M_r = 17 000–225 000). Anders als bei der β-glycosidisch verknüpften Cellulose bedingt die α-glycosidische Bindung der Amylose eine spiralige Sekundärstruktur in Form einer Helix mit sechs Glucoseeinheiten pro Windung. Diese kanalartige Form mit einem Innendurchmesser von ca. 5 Å ermöglicht die Bildung von Einschlussverbindungen z. B. mit I_5^--Einheiten. Das aus ca. 1200 bis 6000 Glucosebausteinen bestehende Amylopektin (M_r = 200 000–1 000 000) ist hingegen stark verzweigt, wobei ca. jede fünfundzwanzigste Glucoseeinheit zusätzlich eine 1,6-α-glycosidische Verknüpfung aufweist. Die Seitenketten enthalten meist 15–25 Grundeinheiten.

Alle Stärkearten sind sehr feine, weiße, geruch- und geschmacklose Pulver, die beim Reiben zwischen den Fingern knirschen und in kaltem Wasser und Ethanol praktisch unlöslich sind. Stärke wird hauptsächlich aus Getreidekörnern oder Wurzelknollen gewonnen. Pharmazeutisch verwendet werden insbesondere Maisstärke, Reisstärke, Weizenstärke und Kartoffelstärke. Größe und Form der Stärkekörner (2–100 µm) variieren nach der Herkunft und bilden ein mikroskopisches Unterscheidungsmerkmal. Stärkekörner sind Sphärokristalle, d.h. Aggregate aus Kristallteilchen, die eine konzentrische oder exzentrische Schichtung aus wasserärmeren und wasserreicheren Lagen um einen Wachstumskern aufweisen. Neben geringen Beimengungen von Eiweißstoffen (etwa 0,1–0,15 % Kleber) enthalten Stärkekörner 10–20 % Wasser, das durch Trocknen bei 125 bis 130 °C vollständig abgegeben wird. Wegen ihres Wassergehaltes kann Stärke die Stabilität feuchtigkeitsempfindlicher Stoffe verschlechtern.

Während isolierte Amylose in kaltem Wasser praktisch unlöslich ist, da das spiralige, durch intramolekulare Wasserstoffbrücken stabilisierte Molekül nur schlecht solvatisiert werden kann, ist reines Amylopektin auch in der Kälte leicht löslich. In heißem Wasser geht vor allem die Amylose zum Teil unter partiellem Abbau kolloidal in Lösung. Die Amylopektinfraktion

ist durch ihren verzweigten Bau befähigt, mit Wasser zu quellen, indem die Molekülstrukturen durch eindringende Wassermoleküle aufgeweitet werden. Sie ist daher der eigentliche Gelbildner. Die Gelbildung mit Wasser (Verkleisterung der Stärke) erfolgt nur oberhalb der sog. Verkleisterungstemperatur. Zur Bereitung von Schleimen finden Getreidestärken, wie Reis-, Mais- und Weizenstärke, vor allem aber Kartoffelstärke Verwendung. Die Verkleisterungstemperaturen der pharmazeutisch wichtigen Stärken liegen im Temperaturbereich von 55–77 °C. Bei Anwesenheit von Glycerol und Polyolen ist meist eine höhere Verkleisterungstemperatur erforderlich. Eine Kaltquellung ist durch Einwirken von Alkali möglich. Stärkequellungen zeigen nach einiger Zeit Retrogradation. Hierunter ist das Auftreten kristalliner Aggregate, meist submikroskopischer Dimensionen, zu verstehen, deren Bildung auf kristallisierende Amyloseanteile zurückzuführen ist. Dies führt zu einer verstärkten Trübung des Gels. Besonders ausgeprägt ist diese Erscheinung bei Zubereitungen aus Getreidestärken, deren Amylosegehalt meist höher ist als bei Kartoffelstärke. Kartoffelstärke ergibt auf Grund ihres meist geringen Gehalts an langsam kristallisierender Amylose klarere Präparate.

Streichfähige Zubereitungen auf Stärkebasis mit Glycerol sind die ältesten pharmazeutisch verwendeten Hydrogele. Sie sind aber heute durch besser geeignete Produkte verdrängt worden. Streichfähige Stärkegele sind von klebriger Beschaffenheit und unterliegen leicht einem mikrobiellen Befall.

Bei der Tablettierung wird Stärke als Füllmittel, Bindemittel, aber auch als Zerfallsförderer genutzt. Sie zeigt ein überwiegend elastisches Kompressionsverhalten. Durch die teilweise Rückdehnung am Ende des Pressvorgangs entsteht im Komprimat ein Netzwerk mikroskopischer Spalten, durch welches Wasser rasch in den Pressling eindringen kann. Beim Befeuchten erfahren die deformierten Stärkekörner eine weitere Rückdehnung, die das komprimierte Gefüge auseinander schiebt.

Für die Direktverpressung haben sich besonders modifizierte Stärken bewährt: Gelatinierte Stärke ist Maisstärke, welche wenige Minuten in siedendem Wasser gequollen und anschließend getrocknet wurde. Unter dem Namen STA-RX 1500 ist eine Maisstärke erhältlich, die unter Zusatz einer bestimmten Feuchtigkeitsmenge brikettiert, getrocknet und zerkleinert wurde.

Verwendung: Füllmittel, Zerfallshilfsmittel, Gleitmittel, Bindemittel, Pudergrundlage, Verdickungsmittel.

Cellulosepulver (Cellulosi pulvis)

Cellulose ist ein hochmolekulares Kohlenhydrat der Formel $(C_6H_{10}O_5)_n$, dessen Grundkörper, Glucopyranoseeinheiten, β-glycosidisch in linearer Anordnung verknüpft sind. Je nach Herkunft und Aufarbeitung haben die Produkte unterschiedliche Polymerisationsgrade. Während native Cellulose mit Molekülmassen von 500 000 bis 1 600 000 aus etwa 3000 bis 10 000 Glucoseeinheiten besteht, besitzen Produkte, die der Pulvercellulose des Europäischen Arzneibuchs entsprechen, Molekülmassen von ca. 150000 bis 200000 und Polymerisationsgrade von ca. 1000 bis 1200. Man bezeichnet Cellulosetypen mit Polymerisationsgraden (PG) über 200 ($M_r > 30000$) als α-Cellulosen und unterscheidet sie von den kürzerkettigen, in Natronlauge löslichen β- (PG = 10–150) und γ-Cellulosen (PG < 10).

Cellulosepulver (Ph. Eur.) ist ein feines oder körniges, geruchloses Pulver, das in Wasser und organischen Lösungsmitteln unlöslich ist. Im Polarisationsmikroskop erscheint es optisch anisotrop und faserförmig mit Faserlängen von unter 100 μm, bei Fasercellulose bis 350 μm. Schüttgüter mit Celluloseanteilen fließen sehr schlecht, weil sie stark zur Brückenbildung neigen.

Verwendung: Füllmittel, Trockenbindemittel, Tablettenzerfallsförderer.

Mikrokristalline Cellulose (Cellulosum microcristallinum)

Mikrokristalline Cellulose ist ein weißes, geruchloses, feines oder körniges Pulver, das praktisch unlöslich in Wasser und organischen Lösungsmitteln ist. Es liegt als sprühgetrocknetes Produkt in Teilchengrößen von 20–150 μm

vor. Im polarisationsmikroskopischen Bild erscheint es optisch anisotrop.

Man erhält mikrokristalline Cellulose durch partielle Hydrolyse der amorphen Anteile von α-Cellulose mit Mineralsäuren (2,5 N HCl, 105 °C). Dabei nimmt der durchschnittliche Polymerisationsgrad bis auf 200–300 ab. Da hauptsächlich die ungeordneten Bereiche der Fransenmizellstruktur hydrolysiert werden, erhöht sich der Ordnungsgrad, d.h., der Kristallinitätsindex steigt an. Man versteht darunter das Verhältnis des kristallinen Anteils zur Summe aus kristallinem und amorphem Anteil. Der Kristallinitätsindex beträgt für α-Cellulosepulver 0,23–0,34 und für mikrokristalline Cellulose ca. 0,71.

Trotz des höheren kristallinen Anteils ist die mikrokristalline Cellulose sehr viel besser plastisch verformbar als normales Cellulosepulver. Dies liegt in ihrer besonderen Struktur begründet. Durch eine schnelle Trocknung während des Herstellungsprozesses entstehen Dislokationen und Gleitebenen, die während der Tablettierung brechen und sich wieder neu anordnen können. Diese Deformation ist plastischer Natur, so dass Tablettiermischungen mit mikrokristalliner Cellulose in der Regel mechanisch feste Tabletten liefern. Sie besitzen aber dennoch günstige Zerfallseigenschaften, da die Celluloseanteile im Komprimat einen ausgeprägten Dochteffekt bewirken.

Celluloseprodukte werden im Gastrointestinaltrakt nicht abgebaut, allerdings wird oral applizierte mikrokristalline Cellulose bis zu einer Teilchengröße von 150 μm teilweise durch die Darmepithelschicht persorbiert.

Verwendung: Füllmittel, Trockenbindemittel, Tablettenzerfallsförderer, Sedimentationsverzögerer, Pudergrundlage.

Gelatine (Gelatina)

Gelatine ist ein gereinigtes Protein, welches durch Hydrolyse von Kollagen gewonnen wird. Es unterscheidet sich in seiner Struktur erheblich von herkömmlichen Eiweißen. Wie das Kollagen besteht es zu ca. einem Drittel aus der Aminosäure Glycin. Auffällig ist auch der hohe Gehalt an Prolin und dem als Proteinbaustein ungewöhnlichen Hydroxyprolin. Die unausgewogene Aminosäurezusammensetzung verleiht der Gelatine einen nur geringen biologischen Wert als Nahrungsprotein.

Die Peptidketten der Gelatine besitzen, wie auch die des Kollagens, eine einzigartige helikale Struktur, die in ihren Abmessungen nicht mit der α-Helix herkömmlicher Proteine identisch ist. Im Kollagen sind jeweils drei dieser Helices ihrerseits miteinander verdrillt und kovalent quervernetzt. Bei der alkalischen, nicht jedoch in vollständigem Ausmaß bei der sauren Hydrolyse werden diese Quervernetzungen aufgebrochen, sodass einkettige Polypeptide entstehen.

Die Herstellung der Gelatine erfolgt durch Hydrolyse von Kollagen, hauptsächlich aus Rinderhäuten, Schweineschwarten und Knochen. Nach ihrer Herstellungsart sind zwei Typen zu unterscheiden:

Typ A entsteht bei der Hydrolyse mit Säuren und besitzt einen isoelektrischen Punkt bei pH 7–9.

Typ B entsteht bei der Hydrolyse mit Basen. Sein isoelektrischer Punkt liegt bei pH 4,7–5.

Unterhalb ihres isoelektrischen Punktes tragen beide Typen jeweils einen positiven, oberhalb davon einen negativen Ladungsüberschuss.

Gelatine vom Typ A weist die beste Gelierfähigkeit bei pH-Werten um 3,2 auf, während Gelatine vom Typ B am besten bei pH 7–8 eingesetzt wird. Werden Lösungen beider Typen miteinander gemischt, kann sich pH-abhängig bei niedrigen Konzentrationen eine kolloidale Trübung bilden. Auch mit anderen ionischen Wirk- und Hilfsstoffen können pH-abhängig Inkompatibilitäten auftreten. In kaltem Wasser und in Glycerol quillt Gelatine, um sich beim Erwärmen zu lösen. Sie bildet in Konzentrationen ab 1,5 % mit Wasser thermoreversible, transparente, elastische Gele.

Pharmagelatine, die nach der Methode der Gelatin Manufacturers of Europe (GME) hergestellt wird, gilt als sicher bezüglich des Infektionsrisikos mit BSE (Bovine Spongiforme Enzephalopathie).

Verwendung: Gelbildner, Bindemittel für Granulate, Verdickungsmittel, Grundstoff für Kapselhüllen, Grundsubstanz für Ovula, Hüllmaterial für die Mikroverkapselung, Rectalia, Trockenvehikel bei der Sprühtrocknung.

Ph. Eur. 4.05/0330 Bestimmung des Gelbildungsvermögens

Die Gelierstärke von Gelatine wird nach dem international gebräuchlichen Verfahren nach Bloom, dem so genannten Bloomtest, gemessen. Mit einem Gelometer wird diejenige Masse in Gramm bestimmt, deren Gewichtskraft einen Stempel von 12,7 mm Durchmesser 4 mm tief in ein ca. 17 Stunden bei 10 °C gealtertes 6,67 %iges Gelatinegel drückt. Dazu wird die Gewichtskraft des Stempels um 40 g je Sekunde erhöht, bis dieser exakt 4 ± 0,1 mm eintaucht. Der Druck ausgedrückt in Bloomgramm, der in diesem Moment durch den Stempel ausgeübt wird, ist ein Maß für das Gelbildungsvermögen. Handelsübliche Gelatinequalitäten haben Gelierstärken zwischen 30 und 300 Bloomgramm. Das Europäische Arzneibuch fordert Ware mit 150 bis 250 Bloomgramm.

Tragant (Tragacantha)

Tragant ist eine an der Luft erhärtete, gummiartige Ausscheidung verschiedener Astragalus-Arten. Sie besteht hauptsächlich aus einem Heteropolysaccharidgemisch, welches sich zu 20–40 % aus dem wasserlöslichen Tragacanthin ($M_r > 10\,000$) und zu 50–60 % aus dem wasserunlöslichen, aber stark quellbaren Bassorin ($M_r > 100\,000$) zusammensetzt. Außerdem enthält Tragant 10–20 % Wasser, etwa 3 % Stärke (hochwertige Qualitäten sind stärkefrei) und etwa 4 % Cellulose. Tragacanthin, ein Polymer aus D-Xylose, L-Fructose, D-Galactose und D-Galacturonsäure (teilweise mit Methanol verestert) reagiert auf Grund der vorhandenen freien Carboxylgruppen schwach sauer. Bassorin besteht aus D-Galactose und L-Arabinose. Es reagiert neutral und ist der gelbildende Anteil. Als Naturprodukt sind Zusammensetzung und Eigenschaften der Substanz gewissen Schwankungen unterworfen.

Die Droge kommt in Form dünner, durchscheinender, horniger Bänder von meist blassgelber bis weißer Farbe oder als weißes, pulverisiertes bzw. sprühgetrocknetes Pulver in den Handel. Die Droge ist praktisch geruch- und geschmacklos.

Mit Wasser entstehen in Konzentrationen >2 % strukturviskose Schleime. Bei der Zubereitung von Tragantgelen wird zur rascheren Quellung Tragant mit Ethanol bzw. einem Weichmacher (Glycerol) angerieben. Erst danach wird das Wasser langsam hinzugegeben. Die Konsistenz der resultierenden Gele ist gegenüber pH-Verschiebungen recht empfindlich. Stabile Zubereitungen werden im pH-Bereich von 4–6,5 erhalten. Arabisches Gummi und Bismutsalze bewirken eine Entquellung und Verminderung der Viskosität. Auch Elektrolyte und Polyole (Glycerol, Sorbitol) haben in höheren Konzentrationen Einfluss auf die Viskosität. Tragant darf nach Ph. Eur. höchstens 10^4 Keime/g enthalten; *Escherichia coli* und Salmonellen dürfen nicht nachweisbar sein.

Verwendung: Suspensionsstabilisator, Emulgier- und Verdickungsmittel, Gelbildner, Tablettenbindemittel.

Arabisches Gummi (Gummi arabicum, Acaciae gummi)

Arabisches Gummi ist eine an der Luft erhärtende gummiartige Ausscheidung von *Acacia senegal* und einiger anderer Acacia-Arten. Sie besteht zu etwa 80–90 % aus einem Gemisch verschiedener Polysaccharide und bis zu 15 % aus Proteinen. Hauptbestandteil sind die Calcium-, Magnesium- und Kaliumsalze der Arabinsäure, einem verzweigten, sauren Heteropolysaccharid (Bausteine: D-Galactose, l-Rhamnose, l-Arabinose, D-Glucuronsäure). Die Droge besteht aus rundlichen, weißlich-gelben, opaken Stücken mit rissiger Oberfläche und muscheligem Bruch. Sie ist geruch- und geschmacklos. Arabisches Gummi ist auch in sprühgetrockneter Form erhältlich und als eigenständige Monographie im Europäischen Arzneibuch beschrieben („Sprühgetrocknetes Arabisches Gummi", „Acaciae gummi dispersione desiccatum"). Arabisches Gummi ist fast vollständig, aber sehr langsam in der doppelten Menge Wasser löslich, wobei nur ein geringer Rückstand an pflanzlichen Partikeln ungelöst bleibt. Eine Gelierung tritt nicht ein. Sprühgetrocknete Ware löst sich rückstandsfrei. Die erhaltene schleimige Flüssigkeit ist farblos bis gelblich, zähflüssig, klebrig und reagiert schwach sauer. In Ethanol und Ether ist die Droge praktisch unlöslich. Arabisches Gummi besitzt echte Emulgatoreigenschaften. Die Droge enthält Oxidasen und Peroxidasen, die vor der Anwendung als Rezepturhilfsmittel inaktiviert werden müssen. Die Hitzeeinwirkung während der Sprühtrocknung genügt meist bereits für eine Inaktivierung.

Verwendung: Suspensionsstabilisator, Emulgator für O/W-Emulsionen, Bindemittel für die Granulierung, Hüllsubstanz für die Mikroverkapselung.

Pektin (Pectinum)

Pektine finden sich als Bestandteile der Primärwand von Pflanzenzellen (wasserunlösliche Protopektine), als Grundsubstanz der Mittellamelle (wasserunlösliche Calciumpektinate) und im Zellsaft (wasserlösliche Pektine). Chemisch gesehen handelt es sich um Polygalacturonide mit 1,4 α-glycosidischer Verknüpfung (M_r = 30 000–150 000). Etwa die Hälfte der Carboxylgruppen ist mit Methylalkohol verestert. Pektine besitzen ein hohes Gelbildungsvermögen. Ihr Haupteinsatzgebiet liegt in der Lebensmittelherstellung.

Verwendung: Verdickungs- und Emulgiermittel, Tablettenbindemittel.

Xanthan (Xanthangummi, Xanthani gummi)

Xanthan ist ein verzweigtes, anionisches Polysaccharid aus Glucose, Mannose und Glucuronsäure, wobei die β-glycosidisch verknüpften Glucoseeinheiten die Hauptkette des Moleküls bilden. Die Substanz wird fermentativ mittels des Bakteriums *Xanthomonas campestris* gewonnen und stellt ein weißes bis gelblichweißes, leicht fließendes Pulver dar. Xanthan ist sowohl in kaltem als auch in heißem Wasser löslich. Die Viskosität der Lösung ist in einem weiten Temperatur- und pH-Bereich stabil und wird auch durch Zugabe von Mineralsalzen kaum beeinträchtigt.

Verwendung: Verdickungs-, Gelier- und Suspensionshilfsmittel, Retardhilfsstoff für Hydrokolloidmatrixtabletten.

5

Alginate (Acidum alginicum)

Alginsäure ist ein aus Mannuron- und Guluronsäure aufgebautes Polymer mit einer Molekülmasse von etwa 120000–200000. Alginsäure wird aus Braunalgen, die bis zu 40 % Schleimstoff enthalten, durch Erhitzen mit Alkali und anschließendes Ausfällen mit Säure (Salzsäure) gewonnen. Alginsäure und Calciumalginat sind in Wasser unlöslich, Natrium-, Kalium und Ammoniumalginat sind hingegen wasserlöslich. Alginatzubereitungen sind mit Alkoholen, Balsamen, Teeren und Salicylsäure inkompatibel. Salzzusätze (Phosphate, Carbonate) bewirken je nach Ionenkonzentration eine Viskositätserniedrigung. Calciumionen (z.B. Calciumcitrat) besitzen einen gelierenden Effekt, der auf die Ausbildung von Calciumbrücken zwischen den einzelnen Polymannuronsäureketten zurückzuführen ist. Um bei der Herstellung streichfähiger Gele Alginat einzusparen, ist es daher durch Zugabe von Calciumsalzen möglich, teilweise das lösliche Alginat in Calciumalginat zu überführen.

Für pharmazeutische Belange wird vorwiegend Natriumalginat eingesetzt, dessen wässrige Lösungen neutral bis schwach sauer reagieren. In Konzentrationen von 3–6 % entstehen salbenartige Gele. Ihre Herstellung erfolgt durch Anreiben mit einem Feuchthaltemittel (z.B. Glycerol) und langsames Zugeben des handwarmen Wassers. Zubereitungen mit Alginaten sind im pH-Bereich 6–7 am stabilsten, bei pH-Werten < 4,5 wird die freie Säure ausgefällt. Starkes und langsames Erhitzen, insbesondere über 70 °C, ist zu vermeiden, da derartig behandelte Präparate – offensichtlich infolge der stattfindenden Depolymerisation – hohe Viskositätsverluste erleiden.

Verwendung: Viskositätserhöher, Emulsions- und Suspensionsstabilisator, Bindemittel für die Granulierung, Zerfallshilfsmittel bei der Tablettenherstellung.

Schellack (Lacca)

Schellack ist ein tierisches Harz, dessen Rohform von Bäumen in Südasien gewonnen wird. Die weibliche Lackschildlaus (*Taccardia lacca*) sondert auf den Zweigen der Wirtsbäume zum Schutz der Brut ein Sekret ab. Zur Ernte werden diese Zweige abgeschnitten. Der Stocklack wird vom Holz abgetrennt und der größte Teil des wasserlöslichen Farbstoffs ausgewaschen. Nach Trocknung wird der nun erhaltene Körnerlack in Alkohol gelöst, mit Kohle entfärbt und mehrmals filtriert, wobei die Wachsanteile abgetrennt werden. Der Alkohol wird entfernt und der Schellack nach Auswalzen gebrochen. Schellack weist als Naturprodukt folgende sehr heterogene Zusammensetzung auf:

- Polyhydroxycarbonsäuren als Hauptkomponente
- Aleuritinsäure   46 %
- Schellolsäure, eine cyclische Dihydroxydicarbonsäure und deren Homologe   27 %
- Kerrolsäure   5 %
- Butolsäure   1 %
- Ester von Wachsalkoholen und Säuren   2 %
- Nicht identifizierte neutrale Substanzen, Farbstoffe usw.   7 %
- Nicht identifizierte polybasische Ester   12 %

Alginsäurekette (Ausschnitt)

5.3.4.2
Halbsynthetische makromolekulare Hilfsstoffe

Partialsynthetische Celluloseether und -ester

Cellulose enthält pro Glucopyranoseeinheit drei Hydroxylgruppen, durch deren Veretherung oder Veresterung Cellulosederivate mit veränderten physikochemischen Eigenschaften synthetisiert werden können. Im Allgemeinen wird nur ein Teil der vorhandenen Hydroxylgruppen substituiert. Zur Charakterisierung des Produktes dient der durchschnittliche Substitutionsgrad (DS), der angibt, wie viele OH-Gruppen einer Glucopyranoseeinheit im Durchschnitt verethert bzw. verestert sind. Ist z. B. von den drei vorhandenen Hydroxylgruppen eine verethert, so beträgt der durchschnittliche Substitutionsgrad 1. Die Kettenlänge der Moleküle wird durch den durchschnittlichen Polymerisationsgrad (DP) charakterisiert. Er sagt aus, wie viele Glucopyranoseeinheiten das Makromolekül im Mittel enthält. Beide Größen bestimmen die Eigenschaften der halbsynthetischen Derivate. Die Kennzeichnung der Produkte erfolgt durch eine nachgestellte Zahl, die die Viskosität einer 2 %igen Zubereitung (m/V) in mPa · s angibt.

Als Ausgangsmaterial zur Herstellung dient generell Cellulose, die durch Natronlauge in Alkalicellulose übergeführt wird. Die Veretherung erfolgt mit Alkylhalogeniden analog der allgemeinen Umsetzungsgleichung (siehe S. 148).

Im Einzelnen finden die in Tabelle 5.3 genannten Veretherungsmittel Verwendung.

Die Veretherung erfolgt vorrangig an der primären Hydroxylgruppe des C-6-Atoms, in geringem Maße auch an den sekundären OH-Gruppen des C-2- und C-3-Atoms. Während der Reaktion kommt es zur teilweisen Spaltung der Celluloseketten, und es entstehen Produkte niedrigeren Polymerisationsgrades.

Nur die partiell veretherten Produkte besitzen die für pharmazeutische Belange gewünschte Wasserlöslichkeit, während die höher alkylierten nur in apolaren organischen Solventien löslich sind. Allen Produkten ist die

Cellulose- bzw. Celluloseetherkette (Ausschnitt)

Cellulose	R. H
Methylcellulose	R: CH_3
Ethylcellulose	R: C_2H_5
Hydroxyethylcellulose	R: CH_2-CH_2OH
Hydroxypropylcellulose	R: $CH_2-CH(OH)-CH_3$
	$CH_2-CH(O-CH_2CH(OH)-CH_3)-CH_3$
Hydroxypropylmethylcellulose	R: $CH_2-CH(OH)-CH_3$
	$CH_2-CH(O-CH_2CH(OH)-CH_3)-CH_3$
	CH_3
Natriumcarboxymethylcellulose	R: $CH_2-COONa$
Celluloseacetatphthalat	R: $O-CO-CH_3$
	$O-CO-C_6H_4-COOH$
Hydroxypropylmethylcelluloseacetatphthalat	R: $CH_2-CH(OH)-CH_3$
	$CH_2-CH(O-CH_2CH(OH)-CH_3)-CH_3$
	CH_3
	$O-CO-CH_3$
	$O-CO-C_6H_4-COOH$

Synthese von Celluloseethern

Eigenschaft zu quellen gemeinsam. Während Cellulose nur begrenzt in Wasser quellbar ist, weisen die veretherten Produkte unbegrenzte Quellbarkeit auf, d.h. sie gehen bei Anwesenheit einer genügend großen Wassermenge in den Solzustand über. Das Phänomen überrascht, denn man sollte erwarten, dass die Cellulose mit ihren drei freien Hydroxylgruppen zur vollständigen Quellung befähigt ist. Diese Anomalie wird damit erklärt, dass die Hauptvalenzketten der Cellulose durch die Alkylierung auseinander gedrängt werden, sodass die noch vorhandenen OH-Gruppen nunmehr der Solvatisierung durch Wassermoleküle (Hydratation) zugänglich sind. Eine Übersicht über gebräuchliche Cellulosederivate gibt Tabelle 5.4.

Methylcellulose (MC)

Methylcellulosen sind Methylether der Cellulose. Pharmazeutisch verwendbare Produkte sind in kaltem Wasser löslich. Beim Erhitzen der Lösungen auf 60–90 °C wird Methylcellulose ausgefällt, sie geht aber während des Abkühlungsvorgangs wieder in den gelösten Zustand über (thermoreversible Koagulation). Während Wasser in native Cellulose infolge des teilkristallinen Aufbaus nicht eindringen kann, bewirken die Methoxygruppen eine Lockerung des Gitters und damit die Löslichkeit. Nur Produkte mit einem Substitutionsgrad von 1,4–2,0 sind in kaltem Wasser löslich.

Zu höheren, aber auch zu niedrigeren Substitutionsgraden hin nimmt die Wasserlöslichkeit ab.

Methylcellulose ist, wie auch andere nichtionische Celluloseether, als echter Emulgator anzusehen. So zeigen 0,5 %ige Substanzlösungen gegenüber Paraffinöl eine Grenzflächenspannung von $15{,}8\ mN \cdot m^{-1}$ bei 35 °C (Wasser $30{,}5\ mN \cdot m^{-1}$ bei 35 °C). Auch die Oberflächenspannung von Wasser wird durch Methylcellulose gesenkt. Aus diesem Grunde schäumen wässrige Methylcellulose-Lösungen beim Schütteln. Während Methylcellulosekonzentrationen <1 % kolloidale wässrige Lösungen ergeben, führen Anteile von 3–16 % zur Bildung von Gelen plastischer Beschaffenheit, die auch für dermatologische Präparate genutzt werden.

Die Herstellung der Gele erfolgt zweckmäßigerweise durch Anreiben des Hydrogelbildners mit dem Feuchthaltemittel und anschließendem Stehenlassen bei möglichst niedrigen Temperaturen. Methylcellulosegele sind plastisch und thixotrop und bilden nach dem Verdunsten des Wassers auf der Haut permeable, transparente Filme. Die Zubereitungen sind auf Grund ihres nichtionogenen Charakters im pH-Bereich 2–12 stabil und mit den meisten Arzneistoffen kompatibel. Hohe Elektrolytzusätze (> 10 %) führen infolge reversibler Dehydratisierung zur Ausflockung. In ähnlicher Weise wirken Gerbstoffe und Phenole.

Verwendung: Viskositätserhöher, Suspen-

Derivat	Veretherungsmittel
Methylcellulose	Methylchlorid, Dimethylsulfat
Ethylcellulose	Ethylchlorid
Hydroxyethylcellulose	Ethylenoxid
Ethylhydroxyethylcellulose	Ethylchlorid gemeinsam mit Ethylenoxid
Natriumcarboxymethylcellulose	Monochloressigsäure

Tab. 5.3: Veretherungsmittel

sionsstabilisator, Gelbildner, Bindemittel für Granulate, Filmbildner für Lacktabletten, Zusatz zu Dragiersuspensionen, Grundlage zur Herstellung von Einbettungen

Ethylcellulose (EC)

Ethylcellulose ist ein Ethylether der Cellulose und in Wasser unlöslich. Sie löst sich jedoch in einer Vielzahl organischer Lösungsmittel, z. B. in Alkoholen, Ether und chlorierten Kohlenwasserstoffen. Die Löslichkeit nimmt mit steigendem Substitutionsgrad zu.

Verwendung: Filmbildner, auch für wasserunlösliche Retardfilme zur diffusionskontrollierten Wirkstofffreisetzung, Einbettungsmaterial.

Hydroxyethylcellulose (HEC)

Hydroxyethylcellulose ist ein Hydroxyethylether der Cellulose. Die Herstellung erfolgt durch Umsetzung von Alkalicellulose mit Ethylenoxid. Vorzugsweise reagieren dabei die primären OH-Gruppen. Durch Anlagerung von Ethylenoxid werden wiederum neue primäre OH-Gruppen gebildet, die ebenfalls reaktiver sind als die sekundären OH-Gruppen der Glucoseeinheiten. Auf diese Weise entstehen in C-6-Position der Glucoseeinheiten kurze Polyethylenglykolketten. Zur Charakterisierung reicht daher der durchschnittliche Substitutionsgrad nicht aus. Dieser beschreibt lediglich die Anzahl der an jeder Glucoseeinheit substituierten OH-Gruppen. Der molare Substitutionsgrad, der bei Produkten mit Hydroxyl-Substituenten verwendet wird, drückt hingegen die Gesamtzahl der Ethylenoxid-Einheiten pro Glucoseeinheit aus. Für wasserlösliche Produkte muss dieser mindestens 1 betragen.

Hydroxyethylcellulose ähnelt in ihren wesentlichen Eigenschaften der Methylcellulose. Im Gegensatz zu den meisten anderen Celluloseethern zeigt Hydroxyethylcellulose keine Hitzekoagulation. In Konzentrationen von etwa 2,5 % bildet sie glasklare, streichfähige Gele. Zur Gelbereitung wird das feinkörnige Pulver mit wenig Ethanol angerieben. Sodann gibt man langsam Wasser von 20 °C unter Rühren dazu. Ähnlich wie bei Methylcellulose wird die Quellung durch Stehenlassen bei niedrigen Temperaturen gefördert. Die Zubereitungen erweisen sich während der Lagerung als viskositätsbeständig. Wässrige Hydroxyethylcellulose-Lösungen werden durch die meisten Elektrolyte, Säuren und Alkalien nicht ausgeflockt. Mit Gerbsäure und Ichthyol® sind die Zubereitungen inkompatibel. Bedingt durch den hohen Gehalt an sekundären OH-Gruppen sind die schleimigen Zubereitungen mit Ethanol mischbar.

Verwendung: Verdickungsmittel, Suspensions- und Emulsionsstabilisator, Gelbildner, Bindemittel für Granulate und Drageeüberzüge.

Hydroxypropylcellulose (Hydroxypropylcellulosum, HPC)

Hydroxypropylcellulose ist eine partiell hydroxypropylierte Cellulose, die durch Umsetzung von Alkalicellulose mit Propylenoxid hergestellt wird. Wie bei der Hydroxyethylcellulose kommt es auch hier durch Veretherung bereits gebildeter Hydroxypropylgruppen zur Entstehung kurzer Seitenketten. Für eine gute Wasserlöslichkeit der Produkte ist ein molarer Substitutionsgrad von mindestens 1 und kleiner als 4 erforderlich. Wässrige Hydroxypropylcellulose-Lösungen zeigen bei 40–45 °C Hitzekoagulation. Außer in Wasser löst sich die Substanz auch in Alkoholen, Propylenglykol und Chloroform. Mit Gerbstoffen und Phenolen bildet HPC Niederschläge.

Verwendung: Verdickungsmittel, Suspensions- und Emulsionsstabilisator, Bindemittel für Granulate, Überzugssubstanz für Filmtabletten.

Hydroxypropylmethylcellulose (HPMC)

Hydroxypropylmethylcellulose ist eine Methyl- und Hydroxypropyl-substituierte Cellulose, die in ihren Eigenschaften weitgehend der Hydroxypropylcellulose gleicht.

Verwendung: Verdickungsmittel, Bindemittel, Filmbildner, Einbettungsmaterial.

5

Tab. 5.4: Cellulosederivate

Cellulosederivat	Abkürzung	Handels-präparate (Beispiele)	Mono-graphie[1]	R $O-CH_3$	R $O-\underset{H_2}{C}-CH_3$
Methylcellulose	MC	Tylose® MH und MB, Methocel® MC	USP Ph. Eur.	27–31.5 % keine Angabe	
Ethylcellulose	EC	Aquacoat®, Ethocel®,	USP Ph. Eur.		44,0–51,0 % 44,0–51,0 %
Hydroxyethylcellulose	HEC	Ethoxose®	USP Ph. Eur.		
Hydroxypropylcellulose	HPC	Klucel®	USP Ph. Eur.		
Hydroxypropylcellulose, niedrigsubstituiert	HPC		USP		
Hydroxyethyl-methylcellulose	HEMC	Celacol® HEM	Ph. Eur.	keine Angabe	
Hydroxypropyl-methylcellulose (Hypromellose)	HPMC	Pharmacoat®	USP Typ 1828 USP Typ 2208 USP Typ 2906 USP Typ 2910 Ph. Eur.	16,5–20,0 % 19,0–24,0 % 27,0–30,0 % 28,0–30,0 % keine Angabe	
Natriumcarboxymethyl-cellulose			USP Ph. Eur.		
Natriumcarboxymethyl-cellulose, gering substituiert	Na-CMC	Tylopur® C	Ph. Eur.		
Carboxymethylethyl-cellulose	CMEC				keine Monographie
Celluloseacetatphthalat	CAP	Aquateric®	USP Ph. Eur.		
Hydroxypropylmethyl-cellulosephthalat	HPMCP	HP 50®	USP Typ 220731	18,0–22,0 %	
		HP 55®	USP Typ 220824 Ph. Eur.	20,0–24,0 % keine Angabe	

[1] Die Typbezeichnung ergibt sich aus der Ziffernfolge der gerundeten Mittelwerte der Grenzkonzentrationen, also 16,5–20,0 % ergibt 18 und 23,0–32,0 % ergibt 28, also als Ziffernfolge 1828

Tab. 5.4: Cellulosederivate (Fortsetzung)

R: $O-CH_2-CH_2-OH$	R: $O-CH_2-CH(OH)-CH_3$	R: $O-CO-CH_3$	R: $O-CH_2-COO^-\ Na^+$	R: Phthalyl (HOOC)
keine Angabe				
keine Angabe				
	< 80,5 %			
	keine Angabe			
	5,0–16,0 %			
keine Angabe				
	23,0–32,0 %			
	4,0–12,0 %			
	4,0– 7,5 %			
	7,0–12,0 %			
	keine Angabe			
			6,5– 9,5 % Na^+	
			6,5–10,8 % Na^+	
			2,0– 4,5 % Na^+	
			keine Monographie	
		21,5–26 %		30–36 %
		21,5–26 %		30–36 %
	5,0– 9,0 %			27–35 %
	6,0–10,0 %			21–27 %
	keine Angabe			21–35 %

5

Carboxymethylcellulose-Natrium (Na-CMC, Carmellose-Natrium)

Carboxymethylcellulose-Natrium ist das Natriumsalz einer partiell O-carboxymethylierten Cellulose (Cellulose-Glykolsäureether). Die im Europäischen Arzneibuch beschriebene Substanz enthält 0,35 bis 1,22 Carboxymethylgruppen pro Glucoseeinheit. Das weiße Pulver ist in gebräuchlichen organischen Lösungsmitteln unlöslich, lässt sich aber in Wasser leicht zu einer kolloidalen Lösung dispergieren. Die wässrigen Lösungen reagieren praktisch neutral und besitzen kaum Oberflächenaktivität. Bedingt durch die Herstellung enthalten pharmazeutisch gebräuchliche Produkte wechselnde Mengen Natriumchlorid, die den schwach salzigen Geschmack verursachen.

Zubereitungen mit 3–6 % der Substanz sind von streichfähiger, plastischer Konsistenz. Zur Gelherstellung wird das Pulver mit einem Feuchthaltemittel angerieben, unter ständigem Rühren das Wasser anteilweise hinzugegeben und zum Quellen stehen gelassen. Der Quellungsvorgang ist nur wenig von der Temperatur abhängig. Im Unterschied zu Methylcellulose ist Natriumcarboxymethylcellulose sowohl in kaltem als auch in heißem Wasser löslich. Zudem sind die wässrigen Lösungen thermostabil und können längere Zeit Temperaturen von 100 °C ausgesetzt werden, ohne zu koagulieren.

Der anionische Charakter der Natriumcarboxymethylcellulose bedingt zahlreichere Inkompatibilitäten als bei nichtionogenen Celluloseethern. Schwermetallionen wirken durch die Bildung unlöslicher, z. T. gefärbter Salze fällend. Desgleichen bilden kationische Verbindungen schwer lösliche Niederschläge. Hohe Säurezusätze (pH < 3,5) fällen die freie Celluloseglykolsäure aus. Gerbstoffe und Phenole (Pyrogallol, Perubalsam), die mit den meisten Celluloseethern Unverträglichkeiten aufweisen, sind mit Natriumcarboxymethylcellulose kompatibel.

Verwendung: Viskositätserhöher, Suspensions- und Emulsionsstabilisator, Gelbildner, Bindemittel und Zerfallsförderer bei der Tablettierung (1 % Massenanteil), Hydrokolloid-Matrixbildner in Tabletten (5–10 % Massenanteil).

Celluloseacetatphthalat (Cellulosi acetas phthalas, CAP)

Celluloseacetatphthalat ist ein gemischter Ester der Cellulose mit Essigsäure und Phthalsäure. Die bifunktionelle Phthalsäure bildet dabei einen Halbester, sodass eine Carboxylgruppe noch für eine Salzbildung verfügbar ist. Dadurch ist CAP im Alkalischen, beginnend ab pH 6, wasserlöslich. In vielen organischen Lösungsmitteln ist die Substanz unlöslich. Sie löst sich allerdings in einigen Ketonen, Estern und Lösungsmittelgemischen.

Verwendung: Filmbildner für magensaftresistente, dünndarmlösliche Überzüge.

Hydroxypropylmethylcellulosephthalat (HPMCP)

Hydroxypropylmethylcellulosephthalat ist ein gemischter Ester der Cellulose, bei dem ein Teil der freien Hydroxylgruppen der Cellulose mit Phthalsäure, der Rest mit Methyl- und Hydroxypropylgruppen verestert ist. Wie beim Celluloseacetatphthalat ist die freie Carboxylgruppe der Phthalsäure zur Salzbildung befähigt. Verschiedene Typen der Substanz, die sich im Mengenverhältnis ihrer Substituenten unterscheiden, lösen sich bei unterschiedlichen pH-Werten, beginnend ab 4,5, 5,0 oder 5,5. In Methanol und Methylenchlorid ist HPMCP löslich. Tablettenüberzüge aus HPMCP lösen sich bereits früher im Gastrointestinaltrakt als solche aus CAP.

Verwendung: Filmbildner für magensaftresistente, dünndarmlösliche Überzüge.

5.3.4.3 Synthetische makromolekulare Hilfsstoffe

Polyacrylsäure (Carbomere, Carbomera)

Bei den Polyacrylsäure-Qualitäten, die der Monographie „Carbomere" des Europäischen Arzneibuchs entsprechen, handelt es sich um hochmolekulare, anionische Polymere der Acrylsäure, die in geringem Umfang (0,75–2 %) mit Polyalkenethern von Zuckern oder Polyalkoholen quervernetzt sind. Es sind weiße, schwach säuerlich riechende, leichte, hygroskopische Pulver. Pharmazeutisch verwendete Typen besitzen eine Molmasse von 1 250 000 (Carbomer 981), 3 000 000 (Carbomer 984) oder 4 000 000 (Carbomer 980). Zur Gelherstellung sind gering vernetzte Polyacrylsäuren mit mittleren Molekülmassen von etwa 3–4 Millionen geeignet. Als Lösungsmittel bei der Synthese dieser Verbindungen wird zum Teil Benzol verwendet, welches in Restmengen im Produkt zurückbleibt. Für pharmazeutische Zwecke dürfen ausschließlich Carbomer-Typen verwendet werden, die durch einen benzolfreien Syntheseprozess gewonnen werden und weniger als 2 ppm Benzol enthalten (z. B. Carbopol® 974 P benzolfrei). 1 %ige wässrige Suspensionen besitzen einen pH-Wert von 2,5–3,2 und annähernd gleiche Viskosität wie Wasser. Erst beim Neutralisieren mit anorganischen oder organischen Basen kommt es zur Gelbildung und zum Entstehen hochviskoser Produkte. Dabei strecken sich die zuvor geknäuelten Polymerketten. Zur Gelbildung werden Konzentrationen von 0,5–1 % Polyacrylsäure benötigt. Die Zubereitung erfolgt derart, dass das feine Pulver unter mäßigem Rühren in das Wasser eingetragen und die entstandene Suspension mit der berechneten Menge Lauge neutralisiert wird. Zur Neutralisation sind auch basisch reagierende Zusätze, wie Trometamol (Tris), Meglumin und Dexpanthenol, geeignet. Auf die Verwendung von Triethanolamin sollte wegen möglicher Nitrosaminbildung verzichtet werden. Polyacrylsäurezubereitungen sind im pH-Bereich 6–10 viskositätsbeständig. Bei pH-Werten >10–11 tritt ein rapider Viskositätsabfall ein. Auch während der Lagerung muss mit Viskositätsminderungen gerechnet werden, zudem sind Zubereitungen aus Polyacrylsäure sehr salzempfindlich. Bereits in geringen Konzentrationen wirken Kationen, wie Na^+-, Ca^{2+}-, Al^{3+}-Ionen u.a., konsistenzmindernd bzw. koagulierend.

Polyacrylsäure ist ungiftig und gut hautverträglich. Polyacrylatgele besitzen im Unterschied zu anderen Hydrogelen eine Tiefenwirkung in der Haut.

Verwendung: Verdickungsmittel, Gelbildner, Emulsions- und Suspensionsstabilisator, Bindemittel.

Copolymere aus Methacrylsäure und Methacrylsäureestern (Eudragit®-Typen)

Copolymerisate aus Methacrylsäure und Methacrylsäureestern sind als Filmbildner für Tablettenüberzüge unter der Bezeichnung Eudragit® im Handel. Tabelle 5.5 gibt einen Überblick über die Palette der handelsüblichen Eudragit-Typen. Eudragit® E weist basische Gruppen auf, die im Magensaft löslich sind. Eudragit® L und Eudragit® S besitzen saure Gruppen, die sich erst im Milieu des Darmes auflösen, den Magen aber unbeschadet passieren können. Eudragit® RL und RS besitzen quaternäre Ammoniumgruppen. Mit diesen Typen können Arzneiformen mit verzögerter Wirkstofffreisetzung hergestellt werden. Lösliche Arzneistoffe werden durch Diffusion freigesetzt, wobei die Permeabilität der Filmüberzüge variiert werden kann.

Aus der Zahl in der Typenbezeichnung kann die Konzentration des Polymers und die Art des Lösungsmittels abgeleitet werden. Die Typen mit der Bezeichnung 12,5 sind organische Lösungen mit einem Polymergehalt von 12,5 %. Die Acrylpolymere sind in Isopropanol oder Isopropanol/Aceton-Gemischen gelöst. Die Bezeichnung 30 D bedeutet sinngemäß einen 30 %igen Feststoffanteil in einer wässrigen Dispersion. Die Typenbezeichnung 100 gibt an, dass die Substanzen in Reinform (95–98 %) als Pulver vorliegen.

Wässrige Latexdispersionen

Polymere Filmbildner werden entweder in organischen Lösungsmitteln gelöst oder in Form wässriger Kunststoffdispersionen verarbeitet. Letztere sind feine, stabile Suspensionen submikroskopischer, weitgehend kugelförmiger Partikel (Latexteilchen) von 0,01–1 µm Durchmesser in Wasser. Ihre Gewinnung erfolgt durch Emulsionspolymerisation. In der wässrigen Phase einer Monomeren-Emulsion wird die Polymerisation gestartet, wobei sich

Tab. 5.5: Eudragit®-Typen

Typengruppe	Anwendungsgebiete	R	Löslichkeit	Permeabilität
E 12,5, E 100	schnell zerfallende Filmüberzüge, geschmacksdicht, geruchsabdeckend, farbig oder transparent, gegen Abrieb und Staub	$-COOCH_2CH_2N(CH_3)_2$	magensaftlöslich bis pH 5	quellfähig und permeabel über pH 5
L 12,5, L 100,	magensaftresistente Überzüge	$-COOH$	darmsaftlöslich ab pH 6	
L 100-55, L-30 D 55	tropenfeste Überzüge Lutschtabletten Isolierschichten		darmsaftlöslich ab pH 5,5	
S 12,5, S 100	magensaftresistente Überzüge, pH-abhängig, retardierend		darmsaftlöslich ab pH 7	
RL 12,5, RL 100, RL PO, RL 30 D	Retard-Formulierungen		pH-unabhängig	leicht durchlässig
	Retard-Formulierungen, schnellzerfallende Überzüge			
RS 12,5, RS 100, RS PO, RS 30 D	Retard-Formulierungen			schwer durchlässig
NE 30 D	Retard-Formulierungen, Matrixstrukturen, additiv zu anderen Eudragit®-Dispersionen	$-COOCH_3$ $-CH_2COOCH_3$	pH-unabhängig	quellfähig, durchlässig

zunächst Polymerisationskeime bilden, die gelöste oder in Mizellen solubilisierte Monomeren aufnehmen und zu Latexteilchen heranwachsen. Wässrige Kunststoffdispersionen sind als kolloidale Systeme empfindlich gegen äußere Einflüsse (Elektrolyte, pH-Änderungen, organische Lösungsmittel, starke Scherkräfte), die zur Koagulation führen können. Koagulierte Dispersionen sind nicht mehr redispergierbar und somit unbrauchbar. Emulgator- und Stabilisatorzusätze vermindern derartige Vorgänge.

Polyvinylpyrrolidon (PVP, Polyvidon, Povidon, Povidonum)

Polyvinylpyrrolidon ist durch Polymerisation des N-Vinylpyrrolidons erhältlich und ist ein stark hygroskopisches, in Wasser, Alkoholen, Methylenchlorid und Chloroform leicht lösliches, weißes Pulver. Seine mittlere Molekülmasse beträgt je nach Polymerisationsgrad 20 000–700 000. In seinen kolloid-physikalischen Eigenschaften ähnelt es stark dem Polyvinylalkohol. Die wässrigen Lösungen reagieren neutral bis schwach sauer. Sie sind mit

Ethanol verträglich. Bei Zugaben größerer Salzmengen (Natriumchlorid, Natriumsulfat) tritt Koagulation ein. Polyvinylpyrrolidon ist geeignet, die Wasserlöslichkeit von Arzneistoffen zu erhöhen. Es ist jedoch zu beachten, dass mit einigen Arzneistoffen (z.B. Chloramphenicol, Sulfathiazol, Lokalanästhetika vom Procaintyp) Komplexe entstehen, die eine Inaktivierung der Wirksubstanz verursachen können. Die verschiedenen Povidontypen werden durch die Viskosität ihrer Lösungen, ausgedrückt durch den K-Wert, charakterisiert. Der K-Wert stellt eine Möglichkeit dar, die mittlere Molekülmasse von Polymeren zu charakterisieren. Folgende Formel dient zur Umrechnung:

$$M_r = 22,22 \ (K + 0,075 \ K^2)$$

Verwendung: Solubilisierung von Wirkstoffen, Lyophilisierung, Suspensionsstabilisierung, Verdickungsmittel, Haftverbesserer für topische Zubereitungen, Tablettenbindemittel, Granulationshilfsmittel, Zusatz zu Tablettenüberzügen.

Polyvinylalkohol (PVA, Poly(vinylalkohol), Poly(alcohol vinylicus))

Polyvinylalkohol wird durch Hydrolyse von Polyvinylacetat gewonnen. Die Produkte weisen unterschiedliche Polymerisationsgrade auf. Die Molekülmasse beträgt 28 000–40 000. Das hygroskopische Pulver (Wassergehalt bei 20 °C 7–10 %) ist in Wasser mäßig löslich und in allen organischen Solventien unlöslich. Die wässrigen Lösungen reagieren neutral bis schwach sauer. Zur Hydrogelbildung eignen sich nur Produkte mit hohen Molekülmassen. In Konzentrationen von 12–15 % entstehen streichfähige, physiologisch gut verträgliche Gele, die insbesondere als kosmetische Präparate Verwendung finden. Zubereitungen aus Polyvinylalkohol sind inkompatibel mit Säuren, Salzen, Tannin und Polyacrylsäure. Bei Anwesenheit von Borax und Borsäure findet Gelierung statt.

Verwendung: Verdickungsmittel.

Tabelle 5.6 gibt einen Überblick über die pharmazeutisch verwendeten Polyvinylderivate Polyvinylpyrrolidon und Polyvinylacetat.

Macrogole (Polyethylenglykole, Polyethylenoxide, Macrogola)

Macrogole sind Gemische von Polymeren mit der allgemeinen Formel $H-(OCH_2-CH_2)_n-OH$. Typen mit einem Polymerisationsgrad >10 haben Mäanderform, kurzkettige Macrogole hingegen die für Fettsäuren charakteristische Zickzackform.

Polyethylenoxidkette
(Ausschnitt)

Ihre Herstellung erfolgt durch Polymerisation des Ethylenoxids in Anwesenheit saurer oder basischer Katalysatoren ($SnCl_2$, CaO). Je nach Wahl der Reaktionsbedingungen werden Produkte unterschiedlichen Polymerisationsgrades erhalten. Die mittlere Molekülmasse wird durch die Zahl angegeben, die der Bezeichnung „Macrogol" angefügt ist. Gelegentlich findet sich in der Literatur aber auch die Angabe des Polymerisationsgrades.

Mit steigender Molekülgröße nimmt die Konsistenz zu. Macrogole bis zur Molekülmasse 600 sind viskose Flüssigkeiten; Produkte mit einer Molekülmasse von 600 bis 1000 sind halbfeste Substanzen und solche mit Molekülmassen von 1000 bis 20 000 haben wachsartige Beschaffenheit. Macrogole besitzen je nach Molekülgröße eine mehr oder weniger gute Wasserlöslichkeit, die durch das Vorhandensein zweier alkoholischer Gruppen und die Hydratisierung des Ethersauerstoffs bedingt wird. In Aceton, Dichlormethan und Ethanol sind sie sehr leicht löslich, in Ether,

Tab. 5.6: Polyvinylderivate

$$- CH_2 - \underset{R}{\overset{H}{\underset{|}{\overset{|}{C}}}} -$$

	Abkürzungen, Synonyme und Handelsnamen	Monographie	R –OH	R (Pyrrolidon)	R (Acetat)	R (Phthalat)
Polyvinyl-pyrrolidon	PVP, Povidon, Kollidon®, Plasdone®	Ph. Eur.		11,5–12,8 % N		
Polyvinyl-acetat	PVAc, Copovidon, Vinylacetat-Vinylpyrrolidon-Copolymer, Kollidon® VA64, Copolyvidon,	Ph. Eur.		7,0–8,0 % N	35,3–42,0 % Vinylacetat	
Polyvinylace-tatphthalat	PVAP, Opadry®, Enteric®, Coateric®	USP	X		X	55,0–62,0 %

fetten Ölen und Mineralölen praktisch unlöslich.

Verwendung: Lösungsmittel, Salbengrundlage, Einbettungs- und Umhüllungsmittel, Weichmacher, Gleitmittel bei der Tablettierung.

5.3.5
Lipide

Vaselin

Vaselin ist ein Gemisch aus gereinigten, vorwiegend gesättigten, festen und flüssigen Kohlenwasserstoffen. Die flüssige Phase, die 70–90 % des Gesamtanteils ausmacht, besteht aus n- und Isoparaffinen sowie zu einem geringen Anteil aus ungesättigten Kohlenwasserstoffen. Für weißes Vaselin wird dieser Anteil mit 0,3–5,8 %, für das weniger stark gereinigte gelbe Vaselin mit 6,5–12,8 % angegeben. Die ungesättigte Fraktion besteht aus Olefinen mit mittleren Molmassen zwischen 400 und 800. Die feste Phase setzt sich aus einer *kristallinen Komponente* (n-Paraffine, 10–20 %) und einer

mikrokristallinen Komponente (Isoparaffine und geringe Anteile von Alicyclen) zusammen.

Nur ein gut ausbalanciertes Verhältnis zwischen mikrokristallinen und kristallinen Paraffinen einerseits und flüssigen Paraffinen andererseits sichert die hohen Gebrauchseigenschaften (Plastizität, Thixotropie), die an ein pharmazeutisch hochwertiges Vaselin zu stellen sind. Von besonderer Bedeutung hierfür sind die mikrokristallinen Paraffine. Sie bilden ein feinmaschiges Netzwerk, das die flüssige Komponente gut und dauerhaft einschließt. Ein hoher Anteil an n-Paraffinen bedingt hingegen ein grob strukturiertes Gefüge. Während der Lagerung des Vaselins wird das Netzwerk immer weitmaschiger, reißt schließlich partiell auseinander und gibt die flüssige Komponente frei (Bluten, Synärese).

Auch die *Zügigkeit (Duktilität)*, d.h. die erwünschte fadenziehende Eigenschaft des Vaselins, ist auf den mikrokristallinen Isoparaffin- und Ringparaffinanteil zurückzuführen. Die Steifheit der Produkte ist durch die Anwesenheit der n-Paraffine bedingt. Vaselinsorten mit relativ hohem n-Paraffingehalt zeigen den sog.

Eiseffekt. Hierunter ist das Entstehen einer festen Oberfläche beim Erstarren von geschmolzenem Vaselin zu verstehen, die nur unter Druckanwendung durchstoßen werden kann.

Gatschvaselin wird aus den salbenartigen Rückständen der Erdöldestillation gewonnen, die gegebenenfalls durch Zusatz von flüssigen Paraffinen auf eine streichfähige Konsistenz eingestellt werden. Anschließend folgt die Raffination: Doppelbindungen werden katalytisch hydriert, Aromaten mit Schwefelsäure in wasserlösliche Sulfonsäuren übergeführt und entfernt. Schließlich wird durch Behandeln mit Bleicherden oder Aktivkohle ein pharmazeutisch verwendbares Produkt erzielt. Je nach Bleichungsgrad unterscheidet man gelbes Vaselin (Vaselinum flavum) und weißes Vaselin (Vaselinum album). Beide Sorten sind in dünner Schicht transparent und fast geruchlos.

Auch Kunstvaselin ist, bei arzneibuchgerechter Qualität, für pharmazeutische Zwecke verwendbar. Die Herstellung kann aus Komponenten des Vaselins oder durch Zusammenschmelzen von mikrokristallinen Gelbildnern und flüssigen Paraffinen erfolgen. Durch Einarbeitung mikrokristalliner Wachse oder Ceresin in eine Mischung aus Paraffin und Mineralölraffinat sind befriedigende Vaselinprodukte herstellbar, die ein gutes Ölhaltevermögen besitzen.

Das durch Zusammenschmelzen von festen und flüssigen Paraffinen entstehende Kunstvaselin ist von geringerer Qualität. Da als feste Komponente meist Paraffingemische mit hohem n-Paraffinanteil eingesetzt werden, besitzen die Produkte oft nur geringe Zügigkeit und neigen zum Körnigwerden. Sie zeigen weiterhin einen ausgeprägten Eiseffekt und tendieren zur Abscheidung der Ölphase.

Vaselin besitzt keine emulgierenden Eigenschaften. Das Wasseraufnahmevermögen ist daher sehr gering (Wasserzahl maximal 10–15). Durch Zusätze von Emulgatoren lassen sich jedoch beträchtliche Wassermengen einarbeiten.

Erstmals wurde Vaselin 1871 von der Chesebrough-Manufacturing-Company, New York, hergestellt. Es fand 1878 Eingang in die Dermatologie. Auch heute noch nimmt es in der Palette der Salbengrundlagen einen festen Platz ein. Vaselin ist chemisch und physikalisch relativ indifferent und daher mit Arznei- und Hilfsstoffen kompatibel, billig und, vor Licht geschützt, praktisch unbegrenzt haltbar.

Verwendung: Salbengrundlage.

Ph. Eur. 2.2.17 Prüfung des Tropfpunktes für Vaselin

Das Europäische Arzneibuch fordert die Prüfung des Tropfpunktes, der für Weißes Vaselin zwischen 35 und 70 °C und für Gelbes Vaselin zwischen 40 und 60 °C liegen muss. Er ist auf dem Etikett des Lagergefäßes anzugeben.

Flüssige Paraffine (Weißöle)

Flüssige Paraffine sind gereinigte Mischungen flüssiger, gesättigter Kohlenwasserstoffe aus Erdöl. Sie bestehen praktisch ausschließlich aus verzweigten Alkanen und Cycloalkanen mit Siedepunkten über 300 °C. Ungesättigte und aromatische Kohlenwasserstoffe werden bei der Aufarbeitung entfernt.

Arzneibuch-Monographien:
- Dickflüssiges Paraffin (Paraffinum liquidum, Paraffinum subliquidum)
- Dünnflüssiges Paraffin (Paraffinum perliquidum).

Verwendung: Konsistenzbeeinflussung von Salbengrundlagen, Hautreinigung, ölige Nasentropfen, Ölphase in dermatologischen Emulsionen.

Hartparaffin (Paraffinum solidum)

Hartparaffin ist ein Gemisch aus gereinigten, festen, gesättigten Kohlenwasserstoffen, überwiegend n-Paraffinen mit Kettenlängen von C_{18}–C_{32}. Die farblose bis weiße, durchscheinende, sich fettig anfühlende und geschmacklose Masse ist häufig von kristalliner Struktur.

Verwendung: Konsistenzerhöhender Zusatz in Salbengrundlagen.

5

flüssige Fette = fette Öle

5.3.5.1
Fette (Triglyceride)

Fette sind gemischte Triglyceride, deren Konsistenz vom Verhältnis zwischen gesättigten und ungesättigten Fettsäuren abhängt. Triglyceride mit überwiegend ungesättigten Fettsäuren sind halbfest bis flüssig. Wichtige Säurekomponenten natürlicher Fette sind den Tabellen 5.7 und 5.8 zu entnehmen.

Für die Beschaffenheit der Fette sind außerdem der sterische Bau der Triglyceride und der ungesättigten Fettsäuren (cis- oder trans-Konfiguration) von Bedeutung.

In halbfesten Fetten liegen die festen, langkettigeren Triglyceridfraktionen zum großen Teil im kristallinen Zustand vor. Das Kristallisat durchzieht die gesamte Substanz in Form eines feinmaschigen dreidimensionalen Netzwerks und nimmt die flüssigen Triglyceride kapillar auf. Den halbfesten Triglyceriden kann man daher mit gewisser Berechtigung einen Gelcharakter zuschreiben. Sie werden daher auch als Lipogele bezeichnet. Die Kristallite der festen, wachsartigen Anteile können bei Lagerung zu gröberen Partikeln auswachsen, die dem Produkt eine körnige Beschaffenheit verleihen.

Natürliche Fette

Natürliche Fette gehören zu den ältesten Salbengrundlagen. Die Verwendung fester Fette tierischen Ursprungs, wie z.B. Schweine-

schmalz, ist heute kaum noch gebräuchlich. Eine gewisse Bedeutung besitzt noch Kakaobutter als natürliches Pflanzenfett mit fester Konsistenz.

Flüssige Fette werden als fette Öle bezeichnet und sind oft verwendete Hilfsstoffe in der Arzneiformung. Sie sind hautfreundlich und gut verträglich. Öle, wie Erdnussöl, Olivenöl, Sonnenblumenöl und Rizinusöl, dienen als Lösungs- und Suspensionsmittel sowie zur Konsistenzerniedrigung von lipophilen Zubereitungen.

Fette mit ungesättigten Säuren neigen unter dem Einfluss von Licht und Sauerstoff zur Autoxidation, d.h. der Bildung von Peroxiden, Aldehyden, Ketonen und Säuren gefolgt von Polymerisationsreaktionen. Dies führt zum „Trocknen" und „Verharzen". Je nach Ausprägung dieses Verhaltens unterscheidet man trocknende, halbtrocknende und nichttrocknende fette Öle. Pflanzenöle unterliegen, da sie antioxidativ wirkende Tocopherole enthalten, weniger der Autoxidation als tierische Fette.

Synthetische Fette

Neben natürlichen Fetten werden hydrierte Fette (z.B. hydriertes Rizinusöl) und synthetische Fette als Salbengrundlagen genutzt.

Als Ausgangsstoffe für die Herstellung synthetischer Triglyceride dienen pflanzliche Öle und Fette. Um zu streichfähigen salbenartigen Produkten zu kommen, werden zwei Wege eingeschlagen:

Allgemeine Summenformel: $C_nH_{2n+1}COOH$		
n	Trivialname	Chemische Bezeichnung
5	Capronsäure	Hexansäure
7	Caprylsäure	Octansäure
9	Caprinsäure	Decansäure
11	Laurinsäure	Dodecansäure
13	Myristinsäure	Tetradecansäure
15	Palmitinsäure	Hexadecansäure
17	Stearinsäure	Octadecansäure
19	Arachinsäure	Eicosansäure
21	Behensäure	Docosansäure

Tab. 5.7: Trivialname und chemische Bezeichnung von gesättigten Fettsäuren

Tab. 5.8: Trivialname und chemische Bezeichnung von ungesättigten Fettsäuren

Allgemeine Summenformel: $C_nH_{2n-x}COOH$			
n	x	Trivialname	Chemische Bezeichnung
10	1	Undecylensäure	Δ10-Undecensäure
15	1	Palmitolsäure	Δ9-Hexadecensäure
17	1	Ölsäure	Δ9-Octadecensäure
17	3	Linolsäure	Δ9, 12-Octadecadiensäure
17	5	Linolensäure	Δ9, 12, 15-Octadecatriensäure
19	7	Arachidonsäure	Δ5, 8, 11, 14-Eicosatetraensäure

Verseifung des Triglycerids mit Lauge oder saure Esterspaltung. Die erhaltenen Fettsäuren werden abgetrennt und einer Fraktionierung (Destillation) unterworfen. Es werden so Säurefraktionen definierter Kettenlängen erhalten, die nach eventueller Hydrierung und entsprechender Abmischung zur Veresterung mit Glycerol eingesetzt werden. Diese Veresterung erfolgt technisch in Anwesenheit metallischer Katalysatoren (ZnO und SnO) und einem Überschuss an Säuren unter ständigem Abdestillieren des Reaktionswassers. Zudem kann die Reaktion durch die Wahl der Bedingungen so gesteuert werden, dass das Endprodukt Anteile von emulgierenden Mono- und Diglyceriden enthält. Als Faustregel gilt, dass bei hohen Reaktionstemperaturen bevorzugt Partialester, bei niederen Temperaturen in der Hauptsache Triglyceride erhalten werden.

Umesterung der natürlichen Triglyceride mit einem Zusatz der gewünschten freien Fettsäuren. Es ist auch eine Umesterung ohne zugegebene Fettsäuren möglich. In letzterem Falle findet nur ein intra- und intermolekularer Fettsäureaustausch statt, der vom Zufall diktiert wird.

Durch diese beiden Verfahren ist es heute möglich, Triglyceride jeder gewünschten Zusammensetzung zu synthetisieren.

Kakaobutter (Cacao oleum)

Kakaobutter ist das durch Abpressen gewonnene Fett aus Kakaokernen (von Schalen und Keimwurzeln befreite Samen von *Theobroma cacao*) oder der nach Zerkleinern erhaltenen Kakaomasse. In den Handel kommt die Substanz in Form von blassgelblichen, festen, sprö-den Tafeln oder Stücken oder als geraspelte Ware. Sie besitzt einen schwachen, angenehmen, kakaoartigen Geruch und einen milden, charakteristischen Geschmack. Kakaobutter besteht zu etwa 78 % aus Glycerol-1-palmitat-2-oleat-3-stearat, Glycerol-1,3-distearat-2-oleat und Glycerol-1,3-dipalmitat-2-oleat (Abb. 5.12), den Rest bilden andersartig zusammengesetzte gemischte Triglyceride.

Aufgrund ihrer speziellen Triglycerid-Zusammensetzung zeigt Kakaobutter einen besonders ausgeprägten Polymorphismus. Man unterscheidet α, β' und β-Modifikationen, die sich in ihren Schmelzbereichen unterscheiden:
α-Modifikation 21–22 °C
β'-Modifikation 28–31 °C
β-Modifikation 34,5 °C

[handschriftliche Notiz: wandeln sich allmählich in die β-Modifikation um]

5

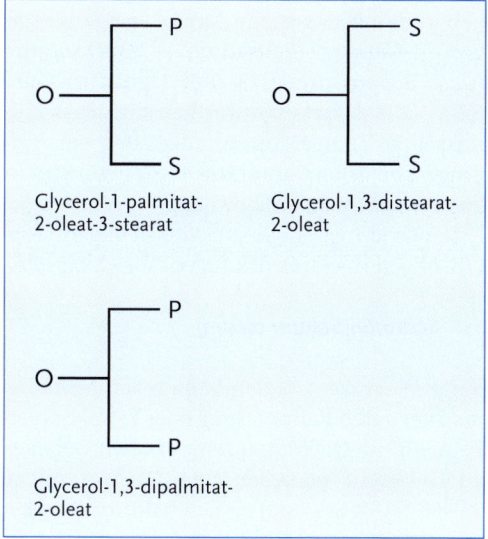

Glycerol-1-palmitat-2-oleat-3-stearat

Glycerol-1,3-distearat-2-oleat

Glycerol-1,3-dipalmitat-2-oleat

Abb. 5.12: Triglyceride des Kakaofettes: **O** Ölsäure, **P** Palmitinsäure, **S** Stearinsäure

Die α- und β'-Modifikation sind instabil und wandeln sich langsam in die stabile β-Modifikation um. Beim Abkühlen einer klaren Schmelze treten zunächst die instabilen α- und β'-Formen auf. Erst langsam kommt es zur Ausbildung der stabilen β-Form. Es kann Tage dauern, bis Kakaobutter bei Zimmertemperatur erstarrt.

Kakaobutter wurde und wird noch in fast allen Arzneibüchern aufgeführt. Sie war lange Zeit die Zäpfchengrundlage schlechthin. Kakaobutter besitzt jedoch wie alle natürlichen Fette den Nachteil, dass sie ranzig werden kann. Durch günstige Lagerungsbedingungen (trocken, kühl, Lichtschutz, Abwesenheit von Luft und Aufbewahrung in Stücken – nicht als geraspelte Ware) kann die Haltbarkeit verlängert werden. Weniger oxidationsempfindliche Grundlagen haben die Kakaobutter heute fast vollständig abgelöst. In der Ph. Eur. ist Kakaobutter nicht mehr aufgeführt, das DAB enthält diese Monographie noch.

Erdnussöl (Arachidis oleum)

Erdnussöl ist das aus den geschälten Samen von *Arachis hypogaea* gewonnene, raffinierte, fette Öl. 80–87 % der Fettsäuren dieses Triglyceridgemisches sind ungesättigt. Unter diesen dominiert die Linolsäure mit 20–40 %. Daneben finden sich geringe Anteile von langkettigen, gesättigten Fettsäuren – Arachinsäure (C_{20}), Behensäure (C_{22}) und Lignocerinsäure (C_{24}) –, die dafür verantwortlich sind, dass Erdnussöl bei Temperaturen unter 10 °C eine gelartige Konsistenz annimmt. Erdnussöl gehört zu den halbtrocknenden Ölen.

Verwendung: Trägersubstanz in öligen Tropfen, öligen Injektionslösungen, Weichkapseln.

Sesamöl (Sesami oleum)

Sesamöl ist das aus den Samen von *Sesamum indicum* durch Kaltpressung oder Extraktion erhaltene fette Öl. Wegen seines hohen Gehaltes an Linolsäure (daneben auch Ölsäure, mit je 35–60 %) ist Sesamöl zu den halbtrocknenden Ölen zu rechnen. Die Substanz kann daher in angebrochenen Gebinden nur begrenzt gelagert werden.

Verwendung: Öliges Lösungsmittel für Arzneistoffe, Trägersubstanz in öligen Injektionslösungen oder -suspensionen, Salbengrundstoff.

Raffiniertes Sojaöl

Raffiniertes Sojaöl ist das durch Extraktion und nachfolgende Raffinierung (Entsäuerung, Bleichung, Desodorierung) aus den Samen der Sojabohne (*Glycine soja, G. max*) gewonnene fette Öl. Es ist eine klare, blassgelbe Flüssigkeit. Das Fettsäurespektrum dieses nichttrocknenden Öls umfasst hauptsächlich ungesättigte C_{18}-Säuren (Linol-, Öl-, Linolen- und Stearinsäure). Wird die Substanz zur Herstellung von Parenteralia verwendet, ist die Peroxidzahl auf höchstens 5,0 und der Wassergehalt auf 0,1 % zu begrenzen.

Verwendung: Emulsionen zur parenteralen Ernährung, Lipidkomponente für halbfeste Zubereitungen und Ölbäder.

Hydriertes Sojaöl

Hydriertes Sojaöl entspricht in Bezug auf Herkunft und Gewinnung dem raffinierten Sojaöl, wird jedoch durch Hydrierung in eine feste Konsistenz überführt. Es ist ein weißes Pulver, welches bei ca. 70 °C zu einer öligen Flüssigkeit schmilzt.

Verwendung: Fettkomponente in Salben, Cremes und Weichkapseln

Olivenöl (Olivae oleum)

Olivenöl wird aus den Steinfrüchten von *Olea europaea* gewonnen. Unter den Fettsäuren ist Ölsäure mit 80–85 % der Hauptbestandteil. Aufgrund seines untergeordneten Gehaltes an mehrfach ungesättigten Fettsäuren trocknet und verharzt es nicht. Olivenöl ist gelb bis grünlich gelb gefärbt. Es trübt sich bei einer Temperatur von 5–10 °C und erstarrt allmählich bei 0 °C.

Verwendung: Trägersubstanz für ölige Lösungen und Suspensionen.

Mandelöl (Amygdalae oleum)

Mandelöl ist das kalt gepresste fette Öl aus den Samen von *Prunus dulcis var. dulcis* oder *var. amara*. Im Fettsäurespektrum überwiegt die Ölsäure mit ca. 80 %. Durch seinen geringen Gehalt an mehrfach ungesättigten Fettsäuren gehört es zu den nichttrocknenden fetten Ölen.

Verwendung: Öliger Träger für Arzneistoffe zu äußerlichem, enteralem oder parenteralem Gebrauch.

Natives Rizinusöl (Ricini oleum virginale)

Rizinusöl ist das kalt gepresste Öl aus den Samen von *Ricinus communis*. Die Fettsäurefraktion dieses Öls besteht zu 85–90 % aus Rizinolsäure (12-Hydroxy-9,10-cis-octadecensäure), neben Ölsäure und Linolsäure. Die toxischen Inhaltsstoffe der Rizinussamen (Ricin, Ricinin) gehen bei der Kaltpressung nicht in das Öl über. Der hohe Anteil an Ricinolsäure bedingt die hohe Viskosität dieses Öls und die höchste Dichte unter allen Pflanzenölen. In unpolaren Lösungsmitteln, wie Petroläther, ist Rizinusöl aufgrund der Polarität seines Hauptbestandteils nur wenig löslich. Hingegen ist es mit Ethanol mischbar, weswegen es als Fettzusatz in alkoholhaltigen Externa, z. B. Haarspiritus, Verwendung findet. Rizinusöl zeigt kaum ein Trocknungsvermögen. Aufgrund der bei der Fettspaltung im Darm freigesetzten Ricinolsäure, welche die Resorption von Wasser durch die Darmschleimhaut hemmt, wirkt Rizinusöl bei oraler Verabreichung in Dosen ab 15 ml (Erwachsene) laxierend.

Neben der europäischen Monographie „natives Rizinusöl" findet sich im Deutschen Arzneibuch „raffiniertes Rizinusöl", welches durch Behandlung mit Adsorptionsmitteln eine hellere Farbe aufweist. Es ist zur Anwendung in Augentropfen und in Parenteralia bestimmt.

Verwendung: Ölige Trägersubstanz für Arzneistoffe, fettende Komponente alkoholhaltiger Externa, Augentropfen, Injektionslösungen und -suspensionen.

Hydriertes Rizinusöl (Ricini oleum hydrogenatum)

Hydriertes Rizinusöl ist ein durch Hydrierung von Rizinusöl gewonnenes Fettgemisch. Hauptbestandteil (85–90 %) ist das Triglycerid der 12-Hydroxyoctadecensäure. Die Substanz ist in Form eines weißen Pulvers, Schuppen oder Perlen erhältlich. Ihr Schmelzpunkt liegt bei 80–88 °C. Wie Rizinusöl ist auch hydriertes Rizinusöl in Petroläther unlöslich; es zeigt aber keine Löslichkeit in Ethanol.

Verwendung: Konsistenzgeber für Salben, Cremes, Präparaten in Stiftform, Viskositätserhöher, Formentrennmittel bei der Tablettierung, Retardhilfsstoff, Hilfsstoff zur Einbettung hygroskopischer Wirkstoffe

Mittelkettige Triglyceride (Neutralöl, z. B. Miglyol 812®, Miglyol 810®, Triglycerida mediocatenalia)

Mittelkettige Triglyceride sind ein flüssiges Triglyceridgemisch von gesättigten Fettsäuren der Kettenlänge C_8–C_{12}, hauptsächlich der Octansäure und der Decansäure. Zur Herstellung werden die Ausgangsprodukte Palmkern- oder Kokosöl zunächst hydrolytisch gespalten und die nach fraktionierter Destillation gewonnenen mittelkettigen gesättigten Fettsäuren mit Glycerol wieder verestert. Die Substanz ist eine farblose, nahezu geruch- und geschmacklose, ölige Flüssigkeit. Sie zeichnet sich durch gute Haltbarkeit und ein ausgeprägtes Lösungsvermögen für lipophile Stoffe aus. Mittelkettige Triglyceride sind mit Ethanol mischbar.

Verwendung: Arzneistoffträger in Suspensionen, Emulsionen, Lösungen, Tropfen, Weichkapseln, parenteralen Produkten, Antiklebemittel bei der Tablettierung und Dragierung, Hilfsstoff für Dermatika und Suppositorien. Neutralöle finden auch in der Diätetik Verwendung, weil sie nicht dem klassischen C2-Abbau unterliegen.

Hartfett (Adeps solidus)

Die unterschiedlichen Hartfett-Qualitäten bestehen aus Gemischen von Mono-, Di- und Triglyceriden der gesättigten C_{10}- bis C_{18}-Fett-

5

säuren in unterschiedlicher, typenspezifischer Zusammensetzung (ca. 50 % Laurinsäure, C_{12}). Zur Herstellung dienen pflanzliche Fette von Kokos- und Palmkernen, die einen hohen Gehalt an Laurinsäure aufweisen. Nach Spaltung der Fette und Zerlegung der erhaltenen Fettsäuren durch Destillation in einzelne Fraktionen werden, nach Hydrierung der geringen Mengen ungesättigter Fettsäuren mit weniger als 10 C-Atomen, die verschiedenen Fettsäurefraktionen gereinigt und dann mit Glycerol im Überschuss derart verestert, dass ein kleinerer Teil emulgierender Partialester (nichtionogene Emulgatoren) entsteht.

Hartfett ist in erster Linie als Suppositoriengrundmasse im Gebrauch und hat als solche die früher verbreitete Kakaobutter fast vollständig verdrängt. Bereits vor Jahrzehnten hat sich die Fettchemie bemüht, Produkte zu entwickeln, die die zahlreichen Nachteile der Kakaobutter nicht aufweisen. Besondere Aufmerksamkeit schenkte man der selektiven Hydrierung von Fetten, die hierdurch hart werden, möglichst keine instabilen Modifikationen aufweisen und hohe Oxidationsresistenz besitzen sollten, sowie der Veredlung natürlicher Fette durch Umesterung. Hartfett kommt einer idealen Zäpfchengrundlage bereits recht nahe. Das Produkt ist eine weiße, spröde, fast geruch- und geschmacklose, sich fettig anfühlende, wasserunlösliche Masse mit einem Schmelzpunkt von 33–36 °C. Das Intervall zwischen Schmelz- und Erstarrungspunkt ist geringer als bei Kakaobutter. Eine Ausbildung von instabilen Modifikationen ist nur in sehr geringem Maße möglich, sodass eine schnellere Erstarrung erfolgt. Die Viskositätswerte für die Schmelze liegen bei Kakaobutter etwas höher als bei Hartfett. Im geschmolzenen Zustand lässt sich warmes Wasser etwa 1:1 einarbeiten; es wird als echte Emulsion gebunden. Verantwortlich hierfür ist der Anteil an Mono- und Diglyceriden. Ein Emulgatoranteil, wie man ihn in Substanzqualitäten für die Apothekenrezeptur findet, verbessert die Suspendierung der Arzneistoffe sowie die Benetzung und Spreitung der geschmolzenen Masse im Rektum. Hierdurch wird die Wirkstoffresorption gefördert, die derjenigen von Kakaobutter mindestens gleichkommt.

Hartfett besitzt nur eine geringe Tendenz zum Ranzigwerden (Iodzahl höchstens 3, Iodzahl für Kakaobutter 35–39). Die Kontraktibilität ist hoch, so dass sich ein Auspinseln der Suppositorienformen nicht als notwendig erweist. Die Handelsprodukte Witepsol®, Estarinum® und Novata® entsprechen den an Hartfett gestellten Anforderungen. Neben Standardtypen (z. B. Witepsol H® und W®) wird eine große Anzahl unterschiedlicher Massen für unterschiedliche Zwecke in den Handel gebracht: z. B. solche, die sich für die Schnellrezeptur eignen, oder die besonders einsetzbar sind, wenn Arzneistoffe verarbeitet werden, die den Schmelzbereich herabsetzen, oder solche, die ermöglichen, öllösliche Pharmaka zu inkorporieren, oder die besonderen Anforderungen an die Emulgierfähigkeit, Dispergierfähigkeit oder Viskosität des Produktes genügen.

Verwendung: Suppositorien-Grundmasse, konsistenzbeeinflussender Hilfsstoff für Salben und Cremes, Retardhilfsstoff.

Softisan 378®

Softisan 378® ist ein synthetisches Fett von halbfester Konsistenz. Es enthält gesättigte Fettsäuren der Kettenlängen C_8–C_{18}, insbesondere Capryl-, Caprin-, Laurin- und Stearinsäure, und unterliegt daher kaum dem Fettverderb. Eine Nachhärtung erfolgt in geringerem Maße als bei Schweinefett oder hydriertem Erdnussöl.

Verwendung: Salbengrundlage.

5.3.5.2
Wachse (Cera)

Wachse sind Gemische von Estern langkettiger einwertiger, seltener zweiwertiger Alkohole (C_{21}–C_{33}) oder Sterinen mit langkettigen, meist gesättigten Fettsäuren (C_{14}–C_{34}). Es sind fettähnliche Produkte, die bei Raumtemperatur knetbar oder fest sind. Pharmazeutische Verwendung finden sie hauptsächlich als konsistenzerhöhende Zusätze in Salben und Cremes.

Cetylpalmitat (Cetylii palmitas)

Cetylpalmitat ist ein Gemisch von Estern aus gesättigten Fettsäuren (C_{14}–C_{18}) und gesättigten Alkoholen (C_{14}–C_{18}). Hauptbestandteil ist Hexadecylhexadecanoat, dessen Gehalt aber auch unter 50 % liegen kann. Die Substanz liegt in Form von weißen, geruch- und geschmacklosen, sich fettig anfühlenden Stücken, Schuppen oder Kügelchen vor. Sie ist in Wasser und kaltem Ethanol praktisch unlöslich. Der Schmelzbereich, bestimmt als Tropfpunkt, liegt zwischen 46 und 49 °C. Cetylpalmitat dient zum Ersatz von Walrat, einem ähnlich zusammengesetzten tierischen Wachs aus dem Walratöl, das sich in den Schädelhöhlen und im Rückgrat des Pottwales findet und früher zu pharmazeutischen Zwecken eingesetzt wurde.

Verwendung: Konsistenzerhöhung von Cremes und anderen halbfesten Arzneiformen sowie Zubereitungen in Stiftform.

Oleyloleat (Oleylis oleas)

Oleyloleat enthält neben dem Hauptbestandteil Octadecenyloctadecenoat noch kleinere Mengen an Estern anderer Fettalkohole. Die Substanz ist ein gelbliches, klares Öl von charakteristischem Geruch und Geschmack. Sie trübt sich beim Abkühlen unterhalb 10 °C und erstarrt unterhalb von 5 °C zu einer salbenartigen Masse. Oleyloleat ist praktisch unlöslich in Wasser, sehr schwer löslich in 90 %igem Ethanol und sehr leicht löslich in unpolaren Lösungsmitteln und fetten Ölen. Da die Substanz die Hautbarriere gut überwindet und dabei auch das Eindringen gelöster Arzneistoffe fördert, wird sie als Penetrationsverbesserer eingesetzt.

Verwendung: Trägersubstanz für lipidlösliche Arzneistoffe, Penetrationsvermittler.

Bienenwachs

Gelbes Wachs (Cera flava) ist gereinigtes Bienenwachs. Es wird durch Ausschmelzen entleerter Bienenwaben gewonnen. Durch Bleichen mit Hilfe von Peroxiden oder Chromsäure wird daraus **gebleichtes Wachs** (Cera alba). Bienenwachs besteht zu 35–75 % aus Estern mit 40–52 C-Atomen. Hauptvertreter sind die Myristylester (C_{14}) der Palmitin (C_{16})- und Cerotinsäure (C_{26}). Die Substanz ist in Form von Stücken, Platten oder Tropfen erhältlich, die charakteristisch nach Honig riechen und, im Falle von gelbem Wachs, durch Pollenfarbstoffe und Harze hell- bis dunkelgelb gefärbt sind. In handwarmem Zustand ist es weich und knetbar. Bienenwachs ist unlöslich in Wasser, teilweise löslich in heißem Ethanol und vollständig löslich in fetten Ölen.

Verwendung: konsistenzerhöhender Zusatz in Salben, Cremes und Suppositorienmassen, Polierwachs für Zuckerdragees.

Wollwachs (Adeps lanae)

Wollwachs, unkorrekt auch als Wollfett bezeichnet, ist ein komplexes Gemisch hauptsächlich aus Wachsen. Es enthält zu 95 % Ester, daneben 1–2 % Kohlenwasserstoffe und freie Säuren sowie ca. 3 % freie Alkohole. Den Hauptanteil bilden Cholesterol-Fettsäureester (Cholesteryl-24-methylhexacosanoat, Cholesteryl-26-methyloctacosanoat, Cholesteryl-28-me-

---

Säurefraktion
- n-Fettsäuren der Kettenlänge C_{10} bis C_{26}
- Hydroxysäuren der Kettenlänge C_{14} und C_{16}
- Isopropylfettsäuren der Kettenlänge C_{10} bis C_{28}
- Isobutylfettsäuren der Kettenlänge C_{9} bis C_{31}

Alkoholfraktion
I. *Aliphatische Alkohole*
- einwertige n-Alkohole der Kettenlänge C_{18} bis C_{30}
- 1,2-Diole der Kettenlänge C_{16} bis C_{24}
- Isoalkohole der Kettenlänge C_{17} bis C_{27}

II. *Zyklische Alkohole*
- Cholestanderivate
  Cholesterol etwa 15–20 % (frei 2,0–2,5 %)
  Cholestan-3,5,6-triol etwa 2 %
  Cholestanol (Dihydrocholesterol)
  Cholestan-3,5-dien-7-on etwa 2 %
  7-Oxocholesterol etwa 2 %
- Lanostanderivate
  Lanosterol etwa 10 %
  Dihydrolanosterol etwa 10 %
  Dihydroagnosterol etwa 4 %

Weitere Bestandteile
Kohlenwasserstoffe etwa 1–2 %

Tab. 5.9: Fraktionen des Wollwachses

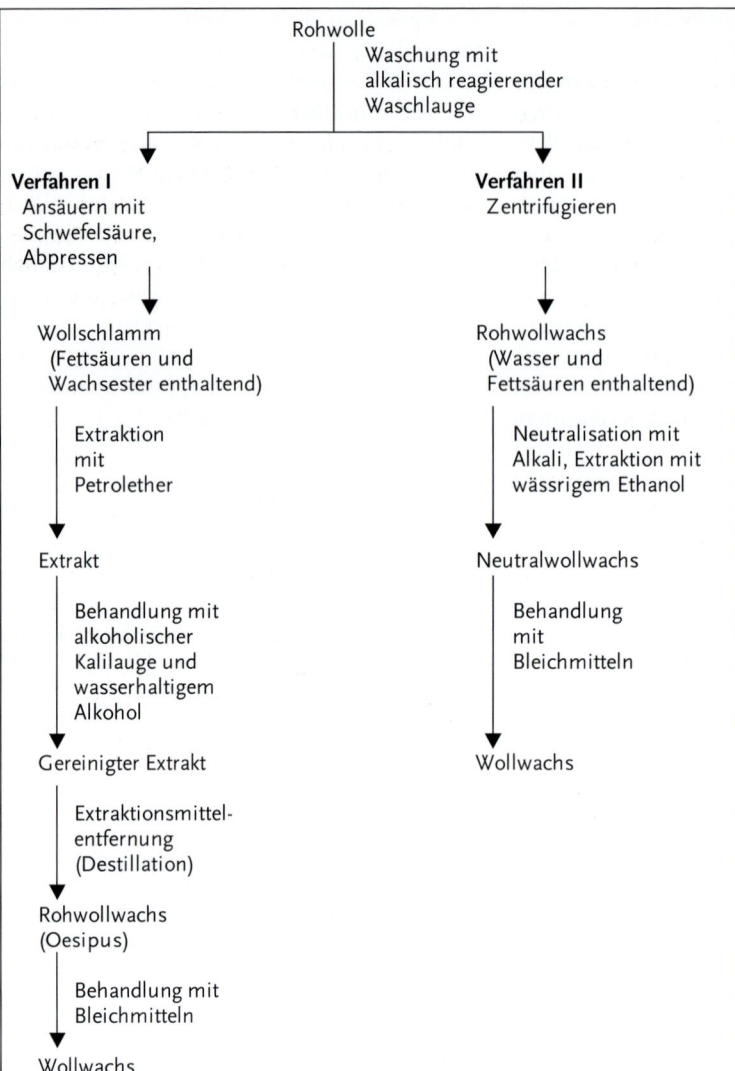

Tab. 5.10: Herstellung von Wollwachs

Rohwolle
Waschung mit alkalisch reagierender Waschlauge

Verfahren I
Ansäuern mit Schwefelsäure, Abpressen

Wollschlamm
(Fettsäuren und Wachsester enthaltend)

Extraktion mit Petrolether

Extrakt

Behandlung mit alkoholischer Kalilauge und wasserhaltigem Alkohol

Gereinigter Extrakt

Extraktionsmittelentfernung (Destillation)

Rohwollwachs (Oesipus)

Behandlung mit Bleichmitteln

Wollwachs

Verfahren II
Zentrifugieren

Rohwollwachs
(Wasser und Fettsäuren enthaltend)

Neutralisation mit Alkali, Extraktion mit wässrigem Ethanol

Neutralwollwachs

Behandlung mit Bleichmitteln

Wollwachs

Bestandteil	Wasserzahl	Beurteilung (Emulsionsbeständigkeit nach 4 Wochen)
Wollwachsalkohole	650	gut
Fraktion einwertiger Alkohole	110	schlecht
n-Octadecanol (C_{18})	40	gut
n-Docosanol (C_{22})	60	gut
Fraktion zweiwertiger Alkohole	65	gut
Cholestan-3,5,6-triol	60	schlecht

Tab. 5.11: Wasseraufnahmevermögen von Zubereitungen mit verschiedenen Wollwachsbestandteilen (Grundlage flüssiges Paraffin, Wollwachskomponente 5 %)

thyltricosanoat). Tabelle 5.9 informiert über die wichtigsten Komponenten.

Den Ausgangsstoff für die Herstellung von pharmazeutisch einsetzbarem Wollwachs bildet der sog. Wollschweiß des Schafes, eine Hautabsonderung, die dem Schutz der Wolle gegenüber Umwelteinflüssen dient. Die bei der Reinigung der Wolle anfallenden wollwachshaltigen Waschlaugen werden hauptsächlich nach zwei Verfahren aufgearbeitet (Tab. 5.10). Das „Zentrifugierverfahren" (Verfahren II) liefert wegen der schonenden Aufarbeitungsbedingungen hochwertige Produkte, die sich durch weiche Konsistenz und gute Zügigkeit auszeichnen.

Das bei den „Säureverfahren" (Verfahren I) als schmutzig braune zähe Masse von unangenehmem Geruch anfallende Rohwollwachs wurde bereits im Altertum als Ösipus zur kutanen Anwendung genutzt. Es ist heute als obsolet anzusehen und dient vor allem als Ausgangsstoff für die Herstellung von Wollwachsalkoholen.

Gereinigtes Wollwachs zeichnet sich durch ein hohes Wasseraufnahmevermögen aus. So kann es 200–300 % Wasser in Form einer beständigen W/O-Emulsion aufnehmen. Zurückzuführen ist dies vor allem auf den Gehalt an Sterinalkoholen, insbesondere Cholesterol. Auch andere Komponenten des Wollwachses, wie aliphatische Alkohole, besitzen eine gewisse Wasseraufnahme- und Emulgierfähigkeit (Tab. 5.11).

Wollwachs unterliegt einer autoxidativen Zersetzung und muss vor Licht geschützt in vollständig gefüllten Gefäßen aufbewahrt werden. Die Zersetzung kann durch den Zusatz von Stabilisatoren verzögert werden. Das Europäische Arzneibuch begrenzt die zugelassene Menge Butylhydroxytoluol auf 200 ppm. Da Wollwachs selbst von zäher und klebriger Beschaffenheit und daher zur direkten kutanen Applikation ungeeignet ist, wird es zur Herstellung von wasseraufnehmenden Salben und hydrophoben Cremes eingesetzt. Zusammen mit 15 % dickflüssigem Paraffin und 20 % Wasser erhält man eine als Lanolin bezeichnete W/O-Emulsion.

Verwendung: Hilfsstoff für Salbengrundlagen, Fettkomponente in Pudern.

5.3.5.3
Silicone

Silicone, chemisch exakt als Polysiloxane zu bezeichnen, sind siliciumhaltige organische Verbindungen, deren Grundgerüst durch die alternierende Verknüpfung von Silicium und Sauerstoff charakterisiert ist. Die Siliciumatome tragen organische Reste, vor allem Methylgruppen, aber auch Phenylgruppen.

$$H_3C - \underset{\underset{R}{|}}{\overset{\overset{CH_3}{|}}{Si}} - O - \left[\underset{\underset{R}{|}}{\overset{\overset{CH_3}{|}}{Si}} - O \right]_n - \underset{\underset{R}{|}}{\overset{\overset{CH_3}{|}}{Si}} - CH_3$$

$$R = CH_3 \text{ oder } C_6H_5$$

Nach dem Vernetzungsgrad unterscheidet man:
- Siliconöle (lineare Kettenstruktur, z.T. auch Ringstruktur),
- Siliconkautschuke (Linearpolymere der Größenordnung $n > 4000$),
- Siliconharze (dreidimensionale vernetzte Struktur).

Die teils anorganische, teils organische Natur verleiht den Siliconen günstige Eigenschaften wie
- hohe chemische Stabilität, insbesondere gegenüber oxidativen und hydrolytischen Einflüssen,
- ausgeprägte Hydrophobie,
- Temperaturbeständigkeit,
- geringe Abhängigkeit der Viskosität von der Temperatur,
- Geruch- und Geschmacklosigkeit.

Siliconöle sind wasserklare Flüssigkeiten, deren Kennzeichnung durch die Angabe der Viskosität bei 25 °C erfolgt. So bedeutet die Angabe Siliconöl 500, dass die kinematische Viskosität des Produkts bei 25 °C etwa 500 mm^2 · s^{-1} (500 cSt) beträgt. Die Viskosität nimmt mit steigendem Polymerisationsgrad zu (Tab. 5.12). Die geringe Temperaturabhängigkeit der Viskosität von Siliconölen im Vergleich zu Mineralölen veranschaulicht Abb. 15.13.

Die niedrige Oberflächenspannung (bei

Ph. Eur. 2.2.14 Schmelztemperatur – Kapillarmethode

Unter Schmelztemperatur nach der Kapillarmethode wird die Temperatur verstanden, bei der das letzte feste Teilchen einer kompakten Substanzsäule im Schmelzpunktröhrchen in die flüssige Phase übergeht.

Vorgehensweise:

- Feinpulverisierte Substanz zuvor 24 h lang im Vakuum über Silicagel trocknen,
- Schmelzpunktkapillare 4 bis 6 mm hoch füllen,
- Heizbad auf etwa 10 °C unterhalb der zu erwartenden Schmelztemperatur aufheizen,
- Heizrate auf etwa 1 °C je Minute einstellen,
- Einführen der Glaskapillare, wenn die Temperatur sich 5 °C unterhalb der zu erwartenden Schmelztemperatur befindet.

Ph. Eur. 2.2.15 Offene Kapillarmethode (Steigschmelzpunkt)

Bedeutung hat diese Methode insbesondere für die Untersuchung fester Fette.

Vorgehensweise:

- Das Fett wird als etwa 10 mm hohe Säule in eine an beiden Enden offene Glaskapillare (Länge 80 mm, Innendurchmesser 1,0 bis 1,2 mm) eingebracht und gegebenenfalls eine vorgeschriebene Zeit bei einer vorgeschriebenen Temperatur aufbewahrt.
- Die Glaskapillare wird an einem Thermometer (Substanz auf Höhe des Quecksilbergefäßes) befestigt und bis zu einem Abstand von 1 cm über dem Boden in ein Becherglas eingetaucht, welches bis zu einer Höhe von 5 cm mit Wasser gefüllt wird.
- Die Wassertemperatur wird um 1 °C je Minute erhöht.
- Es wird die Temperatur abgelesen, bei der die Substanz in der Glaskapillare zu steigen beginnt (5 Parallelversuche).

Ph.Eur. 2.2.16 Sofortschmelzpunkt

Der Sofortschmelzpunkt wird durch wiederholtes Aufstreuen pulverisierter Substanz auf die Oberfläche eines beheizbaren Metallblocks bestimmt. Während der Aufheizphase (1 °C pro Minute) wird diejenige Temperatur ermittelt, bei der die Substanz zum ersten Mal sofort schmilzt, sobald sie das Metall berührt. Anschließend wird während des Abkühlens die höchste Temperatur gemessen, bei der ein sofortiges Schmelzen nicht mehr zu beobachten ist. Der Sofortschmelzpunkt errechnet sich als das arithmetische Mittel dieser beiden Temperaturen.

Ph. Eur. 2.2.17 Tropfpunkt

Der Tropfpunkt dient der Charakterisierung von Fetten und fettähnlichen Stoffen mit breitem Schmelzintervall (z. B. Wollwachs oder Macrogolstearat 400). Gemessen wird die Temperatur, bei der der erste Tropfen geschmolzenen Materials aus der 3 mm messenden Austrittsöffnung einer definierten Aufnahmevorrichtung fällt, die vor dem Aufheizen mit ungeschmolzener Substanz beschickt wurde. Das Verfahren entspricht weitgehend den Einheitsmethoden der Deutschen Gesellschaft für Fettforschung, den CEN-Empfehlungen und den ASTM-Standardmethoden.

DAB 2.2. N3 Bestimmung der Erstarrungstemperatur am rotierenden Thermometer

Halbfeste Kohlenwaserstoffgemische, Fette und Wachse zeigen statt einem exakt definierten Erstarrungspunkt ein mehr oder weniger großes Temperaturintervall, über das sich der Erstarrungsvorgang erstreckt. Eine Konventionsmethode zur Bestimmung einer den Erstarrungsbereich kennzeichnenden Temperatur ist die Bestimmung am rotierenden Thermometer. Verwendet wird ein Thermometer mit speziell geformter Quecksilberolive (Durchmesser 5,5 mm, Länge 11,0 mm), welche durch eine Stopfenbohrung hindurch in ein verschlossenes Reagenzglas ragt. Thermometer und umgebendes Reagenzglas (Luftbad) werden, wie auch die zu messende Substanz, bis auf etwa 10 °C über die zu erwartende Erstarrungstemperatur erwärmt. Das gesamte Quecksilbergefäß wird kurz in die geschmolzene Substanz getaucht und wieder im Luftbad befestigt. In horizontaler

Lage wird das Thermometer zusammen mit dem übergestülpten Reagenzglas gleichmäßig um seine Längsachse gedreht (ca. 1 Umdrehung in 2 s). Die Erstarrungstemperatur ist die Temperatur, bei der der erste erstarrte Tropfen der Rotation des Thermometers zu folgen beginnt.

Ph. Eur. 2.2.18 Erstarrungstemperatur

Die Erstarrungstemperatur, als die höchste während der Erstarrung einer unterkühlten Flüssigkeit auftretende Temperatur, wird mittels einer Apparatur bestimmt, die zum Zweck einer gleichmäßigen Abkühlung der geschmolzenen Substanz einen nur langsamen Wärmeübergang zwischen Probe und Kühlflüssigkeit gewährleistet. Dazu ist ein mit der Probe gefülltes Reagenzglas in einem zweiten, 15 mm dickeren Reagenzglas befestigt, sodass zwischen beiden ein Luftspalt bleibt. Das äußere Reagenzglas taucht in eine Kühlflüssigkeit, deren Temperatur ca. 5 °C tiefer als die zu erwartende Erstarrungstemperatur ist. Vor Versuchsbeginn wird das innere Reagenzglas mit der Probe auf ca. 5 °C über die Erstarrungstemperatur erwärmt, bis die Substanz vollständig geschmolzen ist, und anschließend wieder in die beschriebene Apparatur eingehängt. Während des Abkühlens rührt man die geschmolzene Substanz kräftig durch Heben und Senken eines am Ende zu einem waagrechten Ring geformten Stabes. An einem in die Probe eintauchenden Thermometer wird die höchste während des Erstarrungsvorgangs erreichte Temperatur abgelesen.

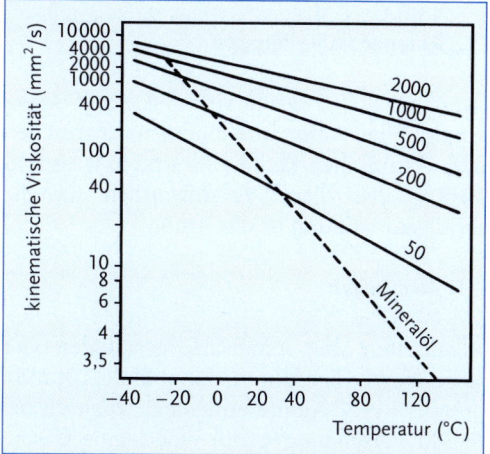

Abb. 5.13: Viskosität-Temperatur-Abhängigkeit von Siliconölen

20 °C etwa 18–22 · mN · m^{-1}) gewährleistet eine gute Salbenspreitung. Für Hautschutzsalben werden Dimethylsiloxane (Dimeticon 350) eingesetzt, wobei als Träger bevorzugt ambiphile Cremes (Basiscreme) oder hydrophile Cremes dienen.

Zur Erzielung des Hautschutzeffekts genügen für gering aggressive hautschädigende Einflüsse, wie sie z. B. bei der täglichen Hausarbeit auftreten (aber Vorsicht: abwaschbar!) bereits Siliconölkonzentrationen von 2–5 %. Für einen optimalen Schutz gegen starke gewerbliche Noxen sind hingegen höhere Siliconölgehalte von etwa 25 % erforderlich.

Da die physiologischen Hautfunktionen, insbesondere die Hautatmung, durch Siliconöle nicht nachteilig beeinflusst werden, keine Fettung der Haut zu befürchten ist und Siliconöle zudem ein gutes Wärmeleitvermögen besitzen, sind sie auch zur Abdeckung ausgedehnter Hautareale (z. B. Schutz gegen Wundliegen) geeignet.

5.3.6
Amphiphile oder oberflächenaktive Hilfsstoffe

Tenside sind grenzflächenaktive Substanzen. Ihre Moleküle enthalten mindestens je eine hydrophile und eine lipophile Gruppierung.

Tab. 5.12: Abhängigkeit der Viskosität von Methylsiliconölen vom Polymerisationsgrad (n)

n	Viskosität (mm^2 · s^{-1} bei 20 °C)
50	60
110	140
280	680
400	1440

5

5.3.6.1
Anionenaktive Tenside

Anionenaktive Tenside sind Salze aus einem amphiphilen Anion und einem anorganischen oder organischen Kation. Sie sind in wässriger Lösung dissoziiert. Verantwortlich für die Emulgatorwirkung ist das Anion.

Alkaliseifen

Alkaliseifen sind Alkalisalze gesättigter oder ungesättigter Fettsäuren, deren Moleküle mindestens 6–7 C-Atome enthalten. Obgleich bei diesen Verbindungen nur eine kleine $COO^{\ominus}$-Gruppe (die allerdings zur starken Hydratation befähigt ist) einer langen lipophilen Kohlenwasserstoffkette gegenübersteht, überwiegt die Hydrophilie. Das Volumenverhältnis der lipophilen Kohlenwasserstoffkette zur hydrophilen Carboxylgruppierung ist entscheidend für die Emulgatorwirkung. Alkalisalze (Na^+-, K^+-, NH_4^+-Ionen) niederer Fettsäuren (molekularlöslich) zeigen keine Emulgatorwirkung. Erst höhere Glieder der homologen Reihe (kolloidallöslich), besonders ab C12, weisen gute, ab C16 sehr gute Emulgatorwirkung auf. Als hervorragende Vertreter der Alkaliseifen sind die Salze der Palmitinsäure und Stearinsäure zu nennen.

Beispiele:

$C_{15}H_{31}COO^-Na^+$
Natriumpalmitat
$C_{17}H_{35}COO^-Na^+$
Natriumstearat

Die Oberflächenaktivität lässt sich durch Einführung weiterer, die Hydrophilie verstärkender Gruppen (Doppelbindungen, Hydroxylgruppe, Schwefelsäuregruppe) erhöhen.

Beispiele:

$CH_3(CH_2)_7CH = CH(CH_2)_7COO^-\ Na^+$
Natriumoleat
$CH_3(CH_2)_5\underset{\text{OH}}{CH}CH_2CH = CH(CH_2)_7COO^-\ Na^+$

Natriumrizinolat
$CH_3(CH_2)_5\underset{OSO_3^-H^+}{CH}CH_2CH = CH(CH_2)_7CO^-\ Na^+$

Natriumrizinolatschwefelsäureester

Typ: O/W-Emulgator
Anwendung: Ausschließlich für äußerlich anzuwendende Arzneiformen (Linimente).
Vorteile: Sehr gute Emulgatoren
Nachteile: Alkalische Reaktion, Elektrolytempfindlichkeit, Ausfällung von Erdalkaliseifen durch hartes Wasser

„Metallseifen"

Unter „Metallseifen" werden Salze mehrwertiger Metalle (Erdalkalimetalle, Schwermetalle) mit Fettsäuren verstanden. Entsprechend der Wertigkeit des Kations sind mit diesem zwei oder drei Kohlenwasserstoffreste verbunden.

Beispiele:

$(C_{15}H_{31}COO^-)_2\ Ca^{2+}$
Calciumpalmitat
$(C_{17}H_{35}COO^-)_3\ Al^{3+}$
Aluminiumstearat

Typ: W/O-Emulgator
Anwendung: Ausschließlich für äußerlich anzuwendende Arzneiformen (Linimente)

Aminseifen

Aminseifen sind Ammoniumsalze von Fettsäuren, am Stickstoff können bis zu vier Wasserstoffatome durch organische Reste substituiert sein.

Beispiel:

$$CH_3-(CH_2)_n-COO^- \quad NH_3^+-\overset{\overset{\displaystyle CH_2-OH}{|}}{\underset{\underset{\displaystyle CH_2-OH}{|}}{C}}-CH_2OH$$

Trometamol – Fettsäuresalze
Typ: O/W-Emulgator
Anwendung: Bei äußerlich anzuwendenden Arzneiformen, max. 2,5 Gew.-%
Vorteile: Infolge stärkerer Emulgatorwirkung als bei Alkaliseifen werden feindisperse und sehr stabile Emulsionen erhalten, die annähernd neutrale Reaktionen aufweisen. Geringe Elektrolytempfindlichkeit

Schwefelsäureester

Durch Umsetzung von höheren Fettalkoholen mit Schwefelsäure entstehen Ester, deren Natriumsalze (Alkylsulfate) wichtige pharmazeutisch verwendete Emulgatoren darstellen. Im Wesentlichen sind es die entsprechenden Derivate des Lauryl-, Cetyl- und Stearylalkohols. Durch die Umsetzung wird der hydrophile Charakter dieser Verbindungen wesentlich erhöht und damit die Grenzflächenaktivität verstärkt.

Beispiele:

$C_{12}H_{25}-O-SO_3^-\,Na^+$
Natriumdodecylsulfat (Ph. Eur.), z.B. Texapon K12
$C_{16}H_{33}-O-SO_3^-\,Na^+$
Natriumcetylsulfat
$C_{18}H_{37}-O-SO_3^-\,Na^+$
Natriumstearylsulfat

Natriumcetylstearylsulfat (z.B. Lanette E®) (aus gleichen Teilen Natriumcetylsulfat und Natriumstearylsulfat bestehend)
Typ: O/W-Emulgator
Anwendung: Insbesondere bei Salben, Cremes, Linimenten
Vorteile: Annähernd neutrale Reaktion, gegenüber Elektrolyten weitgehend unempfindlich, die Calciumsalze sind wasserlöslich

Salze der Gallensäuren

Den Alkalisalzen der Gallensäuren (Oxidationsprodukte des Cholesterols) kommt große physiologische Bedeutung zu. Sie vermögen auf Grund ihrer hohen Oberflächenaktivität wasserunlösliche Stoffe (z.B. Fette) zu emulgieren und sie dadurch dem enzymatischen Abbau besser zugänglich zu machen. Die Gallensäuren liegen im Organismus nicht in freier Form vor, sondern als „gepaarte" Gallensäuren peptidartig an Aminosäuren gebunden (Glycin, Glycocholsäure oder an Taurin, Taurocholsäure).

Beispiel:

Natriumglycocholat

Typ: O/W-Emulgator
Anwendung: Wird für die Herstellung mischmizellarer Systeme mit Lecithin zur Solubilisation schwer wasserlöslicher Substanzen eingesetzt (z.B. Konakion® MM, Cernevit®)

Saponine

Hohe Grenzflächenaktivität besitzen auch die Saponine, die nach ihrem Aglykon in Steroidsaponine und Triterpensaponine eingeteilt werden. Pharmazeutisch haben sie keine bemerkenswerte Anwendung als Emulgatoren gefunden (außer in Liquor carbonis detergens). Nicht alle Saponine sind anionenaktiv.

5.3.6.2
Kationenaktive Tenside

Kationenaktive Tenside sind Salze aus einem amphiphilen Kation und einem anorganischen oder organischen Anion. Sie sind in wässriger Lösung dissoziiert. Anders als bei den Seifen ist hier für die Emulgatorwirkung das Kation verantwortlich. In den weitaus meisten Fällen handelt es sich um quartäre Ammoniumverbindungen, in denen die Wasserstoffatome durch gleichartige oder ungleichartige organische Reste (Alkyl-, z. B. $-CH_3$, $-C_2H_5$, Aryl- oder heterozyklischer Rest) ersetzt sind. Als Anion fungiert das Cl^- oder Br^--Ion. Sie werden auch als *Invertseifen (Kationseifen)* oder als *Quats* bezeichnet. Trotz hoher Grenzflächenaktivität wirken sie kaum reinigend. Dagegen besitzen sie im alkalischen Bereich (pH 9) starke desinfizierende Eigenschaften, die auch pharmazeutisch genutzt werden (Konservierung) (s. Kap. 5.4.2).

Beispiele:

Cetylpyridinium-
chlorid (CPC) (Ph. Eur.)

Typ: O/W-Emulgator
Anwendung: Desinfektionsmittel, Konservierungsmittel
Vorteil: Keine Fällung durch Calcium- und Magnesiumionen, in hartem Wasser Beibehaltung der vollen Wirksamkeit
Nachteile: Invertseifen können nicht zusammen mit anionischen Seifen benutzt werden, da es zu einer Aufhebung der Wirkung kommt, indem sich der kationische Alkylrest mit dem anionischen Rest der Seife zu einer unlöslichen, nicht mehr oberflächenaktiven Verbindung umsetzt

5.3.6.3
Nichtionogene Tenside

Während bei den ionogenen Tensiden stets die ladungstragende funktionelle Gruppe den hydrophilen Molekülteil darstellt, sind dies bei den nichtionogenen Emulgatoren Hydroxylgruppen, Estergruppen oder Macrogolketten, also meist sauerstoffhaltige Molekülbezirke. Im Vergleich zu den ionogenen Tensiden weisen die nichtionogenen Tenside, die im wässrigen Medium keine Ionen bilden, einige wesentliche Vorteile auf. Für den pharmazeutischen Einsatz besitzen sie daher herausra-

gende Bedeutung. Sie reagieren neutral, sind weniger durch Elektrolyte beeinflussbar und weitgehend indifferent gegenüber chemischen Einflüssen. Allerdings ist die Polarität von nichtionogenen Tensiden, die Polyoxyethylengruppen als hydrophile Gruppe enthalten, stark temperaturabhängig. Mit steigender Temperatur nimmt die Hydrophilie dieser Tenside immer weiter ab, bis sie schließlich nicht mehr klar in Wasser mizellar löslich sind, sondern sich in Form einer tensidreichen Phase aus der Lösung abscheiden. Die Temperatur, bei der diese Abscheidung stattfindet, wird aufgrund der zu beobachtenden „wolkenartigen" Trübung als Trübungspunkt oder Cloud-Point bezeichnet.

Höhere geradkettige Fettalkohole

Höhere Fettalkohole (Lauryl-, Cetyl- und Stearylalkohole) sind zwar grenzflächenaktiv, doch ist ihre Tensidwirkung gering. Im Europäischen Arzneibuch finden sich
- Cetylalkohol (Alcohol cetylicus),
- Cetylstearylalkohol (Alcohol cetylicus et stearylicus) und
- Stearylalkohol (Alcohol stearylicus).

Beispiele:
$CH_3(CH_2)_{14}CH_2OH$
Cetylalkohol (Ph. Eur.)
$CH_3(CH_2)_{16}CH_2OH$
Stearylalkohol (Ph. Eur.)

Typ: W/O-Emulgator
Anwendung: Meist als Emulgator oder Stabilisator eingesetzt

Höhere verzweigtkettige Fettalkohole

Pharmazeutisch wichtige verzweigtkettige Fettalkohole sind die flüssigen Guerbet-Alkohole Octyldodecanol (2-Octyldodecan-1-ol, Eutanol G®) und 2-Hexyldecan-1-ol.

Verwendung: Bestandteil von W/O-Cremes, rückfettende Komponente in Schaumbadrezepturen, Permeationsverbesserung, Erhöhung des Spreitvermögens.

Sterinalkohole (Sterole)

Seit langem findet Cholesterol (Cholesterin, 5-Cholesten-3β-ol), das im tierischen Organismus am meisten vorkommende Sterol, pharmazeutische Verwendung. Es ist ein ungesättigter, einwertiger hydroaromatischer Alkohol, der im Wollwachs enthalten ist. Cholesterol wird als solches oder als isolierte Substanz verwendet und ist wegen seiner guten Emulgierleistung geschätzt (s. Kap. 18.4.1). Für die hohe Grenzflächenaktivität ist Voraussetzung, dass sich die Hydroxylgruppe und die C-19-Methylgruppe in cis-Stellung befinden. Mit Digitonin entsteht eine Fällung, die charakteristisch ist für die 3-β-OH-Gruppe der emulgierenden Sterine.

Cholesterol   (Ph. Eur.)

Typ: W/O-Emulgator
Vorteile: Auch für innerlich anzuwendende Arzneiformen einsetzbar

Wollwachsalkohole (Alcoholes adipis lanae)

Heistellung aus Wollwachs

Wollwachsalkohole sind ein Gemisch von Sterinen und höheren aliphatischen Alkoholen aus Wollwachs. Die Substanz besteht zu mindestens 30 % aus Cholesterol, daneben aus weiteren Cholestan- und Lanostanderivaten, C_{18} bis C_{20} n-Alkoholen und C_{16} bis C_{26} i-Alkan-1,2-diolen. Sie stellt eine hell- bis braungelbe spröde Masse dar, die in der Wärme knetbar wird. Qualitäten mit einem hohen Reinheitsgrad sind hellgelb und fast geruchlos. Wollwachsalkohole sind unlöslich in Wasser, lösen sich jedoch in lipophilen Lösungsmitteln, wie Dichlormethan und Ether. Zur Herstellung wird Wollwachs alkalisch verseift und die unverseifbaren Anteile mit einem organischen Lösungsmittel extrahiert. Nach einem anderen Verfahren werden die im Wollwachs vorliegenden Ester katalytisch zu Alkoholen hydriert, wodurch Produkte entstehen, welche bei einem doppelt so hohen Anteil von aliphatischen Alkoholen um die Hälfte weniger Sterinalkohole enthalten als nach der Verseifungsmethode. Durch weitere Extraktions-, Desodorierungs- und Bleichungsschritte wird die Rohware anschließend gereinigt. Wollwachsalkohole wirken als W/O-Emulgatoren und verleihen lipophilen Grundlagen eine Emulgierfähigkeit mit Wasser. Das Wasseraufnahmevermögen wird nach Ph. Eur geprüft, indem in ein Gemisch aus 0,6 g Wollwachsalkoholen und 9,4 g weißem Vaselin 20 ml Wasser eingearbeitet wird, das sich innerhalb von 24 h nicht wieder abscheiden darf. Wollwachsalkohole sind mit den meisten Arzneistoffen kompatibel; eine Ausnahme bilden phenolische Substanzen.

Verwendung: W/O-Emulgator insbesondere für wasseraufnehmende Salben und Cremes.

Partialfettsäureester mehrwertiger Alkohole

Eine geringe Emulgatorwirkung besitzen bereits Glykole, wenn sie mit höheren Fettsäuren verestert sind. Sie dienen als Stabilisatoren. Erfolgt eine Veresterung von dreiwertigen Alkoholen, wie Glycerol, sind stärkere Effekte zu erwarten. Wird nur eine Hydroxylgruppe verestert, so hängt die Oberflächenaktivität nicht nur von der Kettenlänge der Fettsäure, sondern auch davon ab, ob diese gesättigt oder ungesättigt ist, und gegebenenfalls auch vom Vorliegen stereoisomerer Formen. Ungesättigte Monoglyceride sind den gesättigten in der Emulgatorwirkung überlegen.

5

Beispiele:

$CH_2-O-CO-(CH_2)_{16}CH_3$
|
CH_2-OH
Ethylenglykolmonostearat (Ph. Eur.)

$CH_2-O-CO-(CH_2)_{16}CH_3$
|
$CH-OH$
|
CH_2-OH
Glycerolmonostearat (Ph. Eur.)

$CH_2-O-CO-(CH_2)_7-CH=CH-(CH_2)_7CH_3$
|
$CH-OH$
|
CH_2-OH
Glycerolmonooleat (DAC 1997)

$HO-H_2C \quad CH_2-O-CO-(CH_2)_{16}CH_3$
$HO-H_2C \quad CH_2-OH$
Pentaerythritmonostearat

Folgende Substanzen sind im Europäischen Arzneibuch monographiert:

- Glyceroldibehenat (Glyceroli dibehenas),
- Glyceroldistearat (Glyceroli distearas),
- Glycerolmonolinoleat (Glyceroli monolinoleas),
- Glycerolmonooleate (Glyceroli monooleates).
- Glycerolmonostearat 40–55 (Glyceroli monostearas 40–55),
- Ethylenglykolmonopalmitostearat (Ethylenglykoli monopalmitostearas).

Besonderes Emulgiervermögen kommt ungesättigten Monoglyceriden mit cis-Konfiguration zu. Auch bei Diglyceriden lässt sich durch den verwendeten Fettsäuretyp auf den Grad der Emulgatoraktivität Einfluss nehmen. Diese ist im Allgemeinen beträchtlich geringer als bei den Monoglyceridverbindungen. Im Handel befindliche Produkte stellen meist Gemische von Mono- und Diestern dar. Auch Pentaerythritfettsäureester, insbesondere das Pentaerythritmonostearat, haben pharmazeutische Bedeutung erlangt.

Typ: W/O-Emulgator.

Partialfettsäureester des Sorbitans

Herausragende Bedeutung haben Ester höherer Fettsäuren von höheren mehrwertigen Alkoholen erlangt, die sich vom Sorbitol bzw. von dessen unter Wasserabspaltung gebildeten ringgeschlossenen Ethern mit Tetrahydropyran- und Tetrahydrofuranstruktur ableiten. Letztere werden als Sorbitane bezeichnet. Aus der Tetrahydrofuranverbindung entsteht weiterhin ein bizyklisches Anhydrid, das Sorbid.

Die entsprechenden Laurin-, Palmitin-, Stearin- und Ölsäureester werden als Span®- (Arlacel®, Crill®) gehandelt (Tab. 5.13). Die genannten Tenside sind keinesfalls reine Substanzen,

Beispiel:

Typ: W/O-Emulgator

Tab. 5.13: Partialfett-
säureester des Sorbitans

Handelsname	Chemische Bezeichnung	HLB-Wert $\pm$ 1
Span 20	Sorbitanmonolaurat (Ph. Eur.)	8,6
Span 40	Sorbitanmonopalmitat (Ph. Eur.)	6,7
Span 60	Sorbitanmonostearat (Ph. Eur.)	4,7
Span 65	Sorbitantristearat (DAC)	2,1
Span 80	Sorbitanmonooleat (Ph. Eur.)	4,3
Span 83 bzw. Arlacel C®	Sorbitansesquioleat (Ph. Helv.)	3,7
Span 85	Sorbitantrioleat (Ph. Eur.)	1,8

sondern Gemische. Die Veresterung des Sorbitan-Sorbid-Gemisches wird so gelenkt, dass durchschnittlich auf einen Sorbitanrest ein, eineinhalb oder drei Fettsäurereste kommen.

Partialfettsäureester des Polyoxyethylensorbitans

Der ausgeprägte lipophile Charakter der Span®-Typen ist verantwortlich für ihre Eignung als W/O-Emulgatoren. Durch Umsetzen der freien Hydroxylgruppen der Sorbitanfettsäureester mit Ethylenoxid zu Macrogolethern gelangt man zu hydrophileren Substanzen, die Emulgatoren vom Typ O/W sind. Durch die Länge der Polyoxyethylenketten kann die Hydrophilie beeinflusst werden. Diese Polyoxyethylensorbitanfettsäureester werden z. B. als Tween® bezeichnet (Tab. 5.14). Die Summe aller Ethylenoxidgruppen (x+y+w+z) ist im Mittel etwa 20 für die in der Pharmazie üblichen Typen Tween® 20, 40, 60 und 80.

Macrogolglycerolfettsäureester

Macrogolglycerolfettsäureester sind Mischungen von Mono-, Di- und Triestern des Glycerols und Di- und Monoestern von Macrogolen mit Molekülmassen zwischen 200 und 4000. Die Herstellung erfolgt entweder durch partielle Alkoholyse gesättigter Öle (welche die Triglyceride der namensbestimmenden Fettsäure enthalten) mit Macrogol, durch Veresterung von Glycerol und Macrogol mit Fettsäuren, oder durch Mischen von Glycerolestern mit PEG-Estern. Daher ist es immer erforderlich, die Herkunft dieser Tenside zu kennen, da völlig unterschiedliche Tenside trotz identischer Monographie resultieren können.

Die im Europäischen Arzneibuch beschriebenen Vertreter dieser Gruppe sind
- Macrogolglycerolcaprylocaprate (Macrogolglyceridorum caprylocaprates),
- Macrogolglycerollaurate (Macrogolglyceridorum laurates),
- Macrogolglycerolcocoate (Macrogolglyceroli cocoates),

5

Tween® 80

Typ: W/O-Emulgator
Nachteile: bitterer Geschmack

Handelsname	chemische Bezeichnung	HLB-Wert ± 1
Tween 20	Polyoxyethylen(20)-sorbitanmonolaurat* (lt. Ph. Eur.: Polysorbat 20)	16,7
Tween 21	Polyoxyethylen(4)-sorbitanmonolaurat	13,3
Tween 40	Polyoxyethylen(20)-sorbitanmonopalmitat (lt. DAC: Polysorbat 40)	15,6
Tween 60	Polyoxyethylen(20)-sorbitanmonostearat (lt. Ph. Eur.: Polysorbat 60)	14,9
Tween 61	Polyoxyethylen(4)-sorbitanmonostearat	9,6
Tween 65	Polyoxyethylen(20)-sorbitantristearat	10,5
Tween 80	Polyoxyethylen(20)-sorbitanmonooleat (lt. Ph. Eur.: Polysorbat 80)	15,0
Tween 81	Polyoxyethylen(5)-sorbitanmonooleat	10,0
Tween 85	Polyoxyethylen(20)-sorbitantrioleat	11,0

Tab. 5.14: Partialfettsäu-reester des Polyoxyethy-lensorbitans

* (20) = 20 Mol Ethylenoxid pro Mol Sorbitol oder Sorbitolanhydrid

- Macrogolglycerollinoleate (Macrogolglyceridorum linoleates),
- Macrogol-20-glycerolmonostearat (Macrogoli 20 glyceroli monostearas),
- Macrogol-6-glycerolcaprylocaprat (Macrogol 6 glyceroli caprylocapras),
- Macrogolglycerololeat (Macrogolglyceridorum oleates),
- Macrogolglycerolstearate (Macrogolglyceridorum stearates),
- Macrogolglycerolhydroxystearat (Macrogolglyceroli hydroxystearas, Solutol HS-Typen),
- Macrogolglycerolrizinoleat (Macrogolglyceroli ricinoleas, Cremophor® EL).

Macrogol-Glycerolrizinoleat (Cremophor® EL) wird auch als Lösungsvermittler für Injektions- und Infusionspräparate angewendet. Heute wird die Substanz bei Neuentwicklungen nicht mehr eingesetzt, da sie vielfach zu Überempfindlichkeiten und teilweise zu lebensbedrohlichen Zuständen geführt hat.

Fettsäureester von Macrogolen

Reaktionsprodukte zwischen Fettsäuren und Polyoxyethylenen mit unterschiedlicher Kettenlänge sind gleichfalls Emulgatoren. Das Europäische Arzneibuch nennt folgende Verbindungen:

- Macrogololeate (Macrogoli oleas),
- Macrogolstearate (Macrogoli stearas),
- Macrogol-15-Hydroxystearat.

Die Beschriftung der Substanzen gibt die Anzahl der Ethylenoxid-Einheiten je Molekül an (Nominalwert).

Handelsbezeichnungen sind Myrj®, Cremophor® S9 (Tab. 5.15) und Solutol® HS15.

> Beispiel:
> $CH_3-(CH_2)_{16}-CO-(O-CH_2-CH_2)_9-OH$
> Macrogolstearat 400 (Cremophor S9®)
> Typ: O/W-Emulgator

Fettalkoholether von Macrogolen

Etherstruktur besitzen die Verbindungen, die durch Umsetzung von Macrogolen mit einwertigen höheren Alkoholen entstehen. Sie sind gegen Alkalien beständig (Tab. 5.16). Das Europäische Arzneibuch führt folgende Verbindungen auf:

- Macrogolcetylstearylether (Macrogoli aether cetostearylicus),
- Macrogollaurylether (Macrogoli aetherum laurylicum),
- Macrogololeylether (Macrogoli aetherum oleicum),
- Macrogolstearylether (Macrogoli aether stearylicus).

Tab. 5.15: Fettsäureester des Polyoxyethylens

Handelsname	chemische Bezeichnung	HLB-Wert ± 1
Myrj 45	Polyoxyethylen(8)-stearat (lt. Ph. Eur.: Macrogolstearate)	11,1
Myrj 49	Polyoxyethylen(20)-stearat (lt. Ph. Eur.: Macrogolstearate)	15,0
Myrj 51	Polyoxyethylen(30)-stearat (lt. Ph. Eur.: Macrogolstearate)	16,0
Myrj 52	Polyoxyethylen(40)-stearat (lt. Ph. Eur.: Macrogolstearate)	16,9
Myrj 53	Polyoxyethylen(50)-stearat (lt. Ph. Eur.: Macrogolstearate)	17,9
Myrj 59	Polyoxyethylen(100)-stearat (lt. Ph. Eur.: Macrogolstearate)	18,8
Cremophor S9	Polyoxyethylen(400)-monostearat (lt. Ph. Eur.: Macrogolstearat 400)	11,6

Das Arzneibuch fordert die Angabe der Zahl der Ethylenoxid-Einheiten auf den Substanzbehältnissen.

Handelsbezeichnungen sind Brij® sowie Cremophor® A.

$$CH_3-(CH_2)_{14/16}-CH_2-(O-CH_2-CH_2)_6-OH$$
Cremophor A6® (lt. Ph. Eur. Macrogolcetylstearylether)

Polyoxypropylen – Polyoxyethylen – Blockpolymere (Poloxamere, Poloxamera)

Als Blockpolymere bezeichnet man Makromoleküle, in denen Blöcke (d.h. Abschnitte mit mehreren Monomeren) direkt (oder über niedermolekulare Kupplungsgruppen) linear miteinander chemisch verknüpft sind.

Poloxamere sind Blockpolymere, die durch

5

Tab. 5.16: Fettalkoholether des Polyoxyethylens

Handelsname	Chemische Bezeichnung	n	HLB-Wert ± 1
Brij 30	Polyoxyethylenlaurylether (lt. Ph. Eur.: Macrogollaurylether)	4	9,7
Brij 35	Polyoxyethylenlaurylether	23	16,9
Brij 52	Polyoxyethylencetylether	2	5,3
Brij 56	Polyoxyethylencetylether	10	12,9
Brij 58	Polyoxyethylencetylether	20	15,7
Brij 72	Polyoxyethylenstearylether	2	4,9
Brij 76	Polyoxyethylenstearylether	10	12,4
Brij 78	Polyoxyethylenstearylether	20	15,3
Brij 92	Polyoxyethylenoleylether (lt. Ph. Eur.: Macrogololeylether)	2	4,9
Brij 96	Polyoxyethylenoleylether	10	12,4
Brij 98	Polyoxyethylenoleylether	20	15,3
Cremophor A6	Polyoxyethylenstearylether	6	10–12
Cremophor A25	Polyoxyethylenstearylether	20	15–17

n Anzahl der Ethylenoxideinheiten

Typ: In Abhängigkeit vom HLB-Wert O/W- oder W/O-Emulgator

Copolymerisation von Propylenoxid und Ethylenoxid gewonnen werden und aus einer zentralen lipophilen Polyoxypropylenkette bestehen, der beiderseits hydrophile Polyoxyethylenreste angegliedert sind.

$$HO[CH_2-CH_2-O]_a[CH-CH_2-O]_b[CH_2-CH_2-O]_cH$$
$$CH_3$$

Polyoxypropylen-Polyoxyethylen-Blockpolymer
(a, c = 2 bis 130; b = 15 bis 67)

Unter den Markenbezeichnungen Pluronic®, Synperonic® und Lutrol® sind eine größere Anzahl Typen im Handel, die flüssig (Pluronic L, liquid), pastös (Pluronic P) oder pulverförmig bzw. flockig (Pluronic F) sein können
Typ: O/W-Emulgator
Anwendung: Auch als Viskositätserhöher, zur Herstellung von transparenten Tensidgelen

nach Reaktionsbedingungen entsteht ein Gemisch von Mono- und Diestern, das durch überschüssige Saccharose weitgehend zum Monoester umgewandelt wird. Die weitere Veresterung der Saccharose findet am Fructosering statt und leitet zu den Diestern und zu höheren Estern über (Tab. 5.17).

Tab. 5.17: Fettsäureester der Saccharose

Saccharosefettsäureester	HLB-Wert
Saccharosedistearat	7,0
Saccharosedioleat	7,2
Saccharosedipalmitat	7,4
Saccharosemonostearat	11,2
Saccharosemonopalmitat	11,7
Saccharosemonooleat	11,2
Saccharosemonomyristat	12,3
Saccharosemonolaurat	13,0

Fettsäureester der Saccharose

Besonders in den USA haben Tenside auf Zuckerbasis starkes Interesse gefunden, weil die Massenproduktion von Saccharoseestern zu den billigsten nichtionogenen Tensiden führt. Die Synthese der Zuckertenside beruht auf einer Umesterung des Methylesters der entsprechenden Fettsäure mit Zucker in Gegenwart von Kaliumcarbonat als Katalysator. Je

Zuckerester sind weiße oder gelbliche, bis auf das Monolaurat (bis 30 % löslich), in Wasser unlösliche, aber dispergierbare Pulver. Sie sind teilweise in Ethanol löslich. Die Einführung von hydrophilen Gruppen (wie $-OH$ oder $-NH_2$) in den hydrophoben Rest bewirkt eine wesentlich bessere Wasserlöslichkeit. Beispielsweise löst sich der 12-Hydroxystearinsäureester bei 57–60 °C in Wasser, nicht jedoch der entsprechende Stearinsäureester.

Beispiel:

$$H_2COOC-(CH_2)_{10}-\overset{\overset{\displaystyle OH}{|}}{CH}-(CH_2)_5-CH_3$$

12-Hydroxystearinsaccharoseester

Fettsäureester des Polyglycerols

Aus Glycerol werden durch Polymerisation im alkalischen Milieu Polyglycerole gewonnen.

$$\overset{OR}{\underset{|}{}}\;\overset{OH}{\underset{|}{}}\qquad\qquad \overset{OR}{\underset{|}{}}\qquad\qquad \overset{OH}{\underset{|}{}}\;\overset{OR}{\underset{|}{}}$$
$$CH_2-CH-CH_2-\Big[O-CH_2-CH-CH_2\Big]_n-O-CH_2-CH-CH_2$$

R = Fettsäurerest
Fettsäureester des Polyglycerols

Unter Wasserabspaltung und Bildung von Etherbindungen sind Polymere bis zum Triacontaglycerol (30 mol Glycerol) zugänglich. Durch Veresterung der OH-Gruppen mit Fettsäuren lassen sich je nach Zahl der veresterten Hydroxylgruppen und der jeweiligen Fettsäurekomponenten flüssige bis wachsartige, gesättigte oder ungesättigte, hydrophile oder lipophile Polyglycerolester herstellen. Ihre Löslichkeit lässt somit Abstufungen von vollständig öllöslich bis vollständig wasserlöslich zu.

Beispiel:

Polyglycerololeat
Typ: Vorwiegend W/O-Emulgatoren
Vorteile: Polyglycerolester gelten als physiologisch unbedenklich, sie werden im Organismus vollständig zu Glycerol und Fettsäuren abgebaut
Anwendung: Emulgatoren für Oralia auch in der Lebensmitteltechnologie, für hautpflegende Badezusätze und Haarwaschmittel, Verdickungsmittel

D-α-Tocopheryl-1000-succinat

D-α-Tocopheryl-1000-succinat wird durch Veresterung der freien Säuregruppe von D-α-Toco-pherolhydrogensuccinat mit Macrogol 1000 gewonnen. Es ist ein schwach gelblicher, wachsartiger Feststoff, der bei 37–41 °C schmilzt und sich in Wasser löst. Die Substanz, die im Magen-Darm-Trakt rasch resorbiert wird, kann als Resorptionsverbesserer für schlecht wasserlösliche Arzneistoffe eingesetzt werden.
Typ: O/W-Emulgator (HLB-Wert: 13,2).
Verwendung: Emulgator, Solubilisierungsmittel für schlecht lösliche Stoffe, Resorptionsverbesserer, Vehikel für Lipid-basierte Drug-delivery-Systeme.

5.3.6.4
Amphotere Tenside

Amphotere Tenside (*ampholytische Tenside, Amphotenside*) sind chemische Verbindungen, die kationische und anionische Gruppen im Molekül aufweisen, in wässriger Lösung ionisiert vorliegen und – je nach den Bedingungen des Mediums – der Verbindung anionischen, neutralen oder kationischen Charakter verleihen können.

Proteine

Proteine sind Eiweißstoffe, die aus Aminosäuren bestehen und somit sowohl über COOH- und OH-Gruppen als auch über NH$_2$- oder NH-Gruppen verfügen. Pharmazeutische Bedeutung besitzen Gelatine, Casein, Magermilchpulver, Eigelb sowie Proteine des Malzextrakts. Sie dienen in saurer Lösung als kationische Emulgatoren, in alkalischer Lösung als anionische Emulgatoren.
Typ: Im Wesentlichen O/W-Emulgatoren.
Vorteil: Für Arzneiformen zum inneren Gebrauch anwendbar.

5

Nachteile: Als Naturprodukte unterliegen sie leicht einer Kontaminierung durch Mikroorganismen. Infolge hydrolytischer Vorgänge ist nicht immer eine ausreichende Stabilität gegeben. Leichte Ausflockung am isoelektrischen Punkt. Bildung von „Flocken und Trauben" aus Emulsionströpfchen. Bei diesem Phänomen bleiben die Emulsionströpfchen als solche erhalten, jedoch kleben ihre Emulgatorfilme aneinander.

Lecithine

Von den Phosphatiden, die aus Phosphorsäure, Fettsäuren, einem Alkohol und einer N-haltigen Komponente bestehen, sind besonders die Glycerolphosphatide von Interesse. Mit Cholin als N-haltiger Komponente handelt es sich um *Lecithine*.

Beispiel:

$$R-COO-CH_2$$
$$R-COO-CH \qquad O^- \qquad\qquad CH_3$$
$$CH_2-O-P-O-CH_2-CH_2-N_+-CH_3$$
$$O \qquad\qquad CH_3$$

Lecithin

Typ: O/W-Emulgator
Vorteil: Emulgator für innerlich anzuwendende Emulsionen. Möglichkeit der Verwendung für Emulsionen zu Injektions- und Infusionszwecken

Lecithin wird aus Eigelb oder pflanzlichem Material, vorwiegend aus Sojabohnen, gewonnen.

5.3.6.5
Komplexemulgatoren/Mischemulgatoren

Emulgierender Cetylstearylalkohol (Typ A)
(Alcohol cetylicus stearylicus emulsificans A)

Emulgierender Cetylstearylalkohol ist ein Gemisch aus mindestens 80 % Cetylstearylalkohol und mindestens 7 % Natriumcetylstearylsulfat. Es ist ein Komplexemulgator, in dem die Fettalkohole den konsistenzgebenden Faktor darstellen und das Natriumsalz des Schwefelsäure-

esters die eigentliche Emulgatorkomponente. Die Substanz liegt in Form von weißen Körnern, Schuppen, Tafeln oder als wachsartige Masse vor. Während sie in klarem Wasser praktisch unlöslich ist, bildet sie mit heißem Wasser eine opaleszierende Lösung.
Typ: O/W-Emulgator.
Verwendung: Herstellung von O/W-Cremes (z.B. Wasserhaltige hydrophile Salbe DAB 1999).

Emulgierender Cetylstearylalkohol (Typ B)
(Alcohol cetylicus stearylicus emulsificans B)

Emulgierender Cetylstearylalkohol ist ein Gemisch aus mindestens 80 % Cetylstearylalkohol und – im Unterschied zu Typ A – mindestens 7 % Natriumdodecylsulfat. Aussehen und Eigenschaften entsprechen dem Typ A.
Typ: O/W-Emulgator.
Verwendung: Herstellung von O/W-Cremes.

Nichtionische emulgierende Alkohole
(Alcoholes emulsificantes nonionici)

Nichtionische emulgierende Alkohole sind ein Gemisch von Cetylstearylalkohol, Macrogol-80-cetylstearylether und Glycerolmonostearat 40–55 Typ I. Die Substanz stellt eine weiße, wachsartige Masse dar oder ist in Form von Schuppen erhältlich.
Typ: O/W-Emulgator.
Verwendung: Herstellung von O/W-Cremes.

5.4
Chemisch heterogene Substanzgruppen mit speziellen Aufgaben

5.4.1
Farbstoffe und -pigmente

Das Färben von Arzneimitteln dient nicht nur ästhetischen Zwecken. Neben dem Verhindern von Verwechslungen sowohl beim pharmazeutischen Hersteller als auch beim Endverbraucher ist vor allem die psychische Wirkung zu beachten. Beispielsweise werden bestimmte Formulierungen antidepressiver Wirkstoffe gelb gefärbt auf Grund des befreiend wirkenden Einflusses dieser Farbe.

Die Verwendung von Farbstoffen und Pigmenten ist in der Arzneimittelfarbstoffverordnung (AMFarbV) gesetzlich geregelt. Nur die in der dortigen Anlage angegebenen Stoffe dürfen zum Färben von Arzneimitteln verwendet werden. In der Tabelle 5.18 sind die zugelassenen Farbstoffe aufgeführt.

Ist die 1. Ziffer der E-Nummer eine 1, so handelt es sich um einen Farbstoff. Anhand der 2. Ziffer der E-Nummer kann dessen Farbe abgeleitet werden. Gelbe Farbstoffe haben als Ziffer die 0, orangefarbene eine 1, rote eine 2 usw. Die Ziffer 7 entspricht anorganischen Pigmentfarbstoffen.

Die Farbstoffe können sowohl natürlichen als auch synthetischen Ursprungs sein, wobei die natürlichen Stoffe auch in Form der synthetisch dargestellten Verbindungen eingesetzt werden dürfen.

Azofarbstoffe

Die Azofarbstoffe sind die größte Gruppe der zugelassenen Farbstoffe. Die für das Färben von Arzneimitteln zugelassenen Azofarbstoffe sind hydrophile und stark saure Verbindungen. Dadurch unterscheiden sie sich von den kanzerogenen lipophilen, basischen Azofarbstoffen. Durch aromatische Sulfonierung sind die Farbstoffe gut wasserlöslich und werden daher im Magen-Darm-Trakt kaum resorbiert. Außerdem spalten die modernen Azofarbstoffe keine kanzerogenen aromatischen Amine mehr ab. Azofarbstoffe, vor allem Tartrazin, stehen aber unter Verdacht, Pseudoallergien auszulösen. Deshalb gibt es für Tartrazin eine besondere Kennzeichnungspflicht bei der Anwendung in Arzneimitteln. Neuerdings wird diskutiert, ob die Azofarbstoffe auch bei der Ausbildung einer Neurodermitis im Kindesalter sowie eines hyperkinetischen Syndroms beteiligt sind.

Triarylmethanfarbstoffe

Die verwendeten Triarylmethanfarbstoffe sind ebenfalls wie die Azofarbstoffe am aromatischen Kern sulfoniert, sodass die Wasserlöslichkeit stark erhöht ist und diese Farbstoffe daher kaum resorbiert werden.

Erythrosin ist ein iodhaltiger Farbstoff. Die Freisetzung von Iod aus Erythrosin, mit einem evtl. Einfluss auf die Schilddrüsenfunktion, ist noch nicht endgültig geklärt.

Natürliche Farbstoffe

Natürliche Farbstoffe kommen in zahlreichen Früchten, Gemüsearten und Pflanzenteilen vor, die Bestandteil der täglichen Nahrung sind. Anthocyane können aus zahlreichen roten und blauen Früchten isoliert werden, Carotinoide kommen in vielen roten und gelben Früchten und Gemüse vor. Chlorophyll ist in allen grünen Pflanzenteilen vorhanden.

Das Karmin der roten Lackschildlaus dient dieser zur Abwehr von Ameisen. Der Farbstoff wird aus den getrockneten befruchteten Weibchen gewonnen. Allerdings wird es auf Grund des hohen Preises heute durch Cochenillerot A – einem synthetischen Azofarbstoff – ersetzt.

Chlorophyll ist farbschwach und lichtempfindlich. Wird das zentrale Magnesiumion durch ein Kupferion ersetzt, so erhält man eine Verbindung mit einer höheren Farbintensität und einer geringeren Lichtempfindlichkeit.

Bei der Herstellung von Zuckercouleur wird Saccharose, Invertzucker oder Glucose mit beschleunigend wirkenden Substanzen auf 120–160 °C erhitzt und dann wieder abgekühlt. Nach der Art des verwendeten Beschleunigers (Natronlauge, Sulfit, Ammoniak) können vier verschiedene Produkte erhalten werden:
- einfache Zuckercouleur,
- Sulfitlaugen-Zuckercouleur,
- Ammoniak-Zuckercouleur,
- Ammoniumsulfit-Zuckercouleur.

In Ammoniak-Zuckercouleur sind zwei toxische Verbindungen gefunden worden. Diese werden mengenmäßig durch entsprechende Grenzwerte kontrolliert. Karamell wird erhalten, indem Zucker ohne Anwendung von beschleunigend wirkenden Substanzen erhitzt wird. Die erhaltenen Produkte sind dann Gemische verschiedener Stoffe, die u.a. Alkohole, Aldehyde und Ketone enthalten.

5

Tab. 5.18: Farbstoffe und -pigmente

Farbton	E-Nr.	Bezeichnung	Darstellung	Herkunft und färbendes Prinzip
Gelb	E 100	Curcumin	Gewinnung aus Wurzel von *Curcuma longa* oder synthetisch oder fermentativ	natürlicher gelber Farbstoff
	E 101	Lactoflavin (Riboflavin)	aus Molke oder synthetisch oder fermentativ	natürliches Flavin
	E 102	Tartrazin	synthetisch	künstlicher Azofarbstoff
	E 104	Chinolingelb	synthetisch	künstlicher Chinophthalonfarbstoff
Orange	E 110	Gelborange S	synthetisch	künstlicher Azofarbstoff
Rot	E 120	Carmin (Carminsäure, Cochenille)	Extrakt aus *Dactylopius coccus*, [syn. *Coccus cacti*] oder synthetisch	tierisches Anthrachinon
	E 122	Azorubin	synthetisch	künstlicher Azofarbstoff
	E 123	Amaranth	synthetisch	künstlicher Azofarbstoff
	E 124	Ponceau 4 R (Cochenillerot A)	synthetisch	künstlicher Azofarbstoff
	E 127	Erythrosin	synthetisch	künstlicher Triphenylmethanfarbstoff
Blau	E 131	Patentblau V	synthetisch	künstlicher Triphenylmethanfarbstoff
	E 132	Indigocarmin (Indigotin)	synthetisch	künstlicher Indigofarbstoff
Grün	E 140	Chlorophyll a und Chlorophyll b	Extraktion aus grünen Pflanzenteilen	natürlicher Porphyrinfarbstoff
	E 141	Kupferkomplexe der Chlorophylle und Chlorophylline	Substitution des Mg^{2+} im Chlorophyll bzw. Chlorophyllin durch Cu^{2+}	künstlicher Porphyrinfarbstoff
	E 142	Brillantsäuregrün BS (Wollgrün BS)	synthetisch	künstlicher Triarylmethanfarbstoff
Braun	E 150	Zuckercouleur (Karamell)	Aus Saccharose oder anderen genusstauglichen Zuckerarten ausschließlich durch Erhitzen hergestelltes Erzeugnis oder amorphe, braune, wasserlösliche Erzeugnisse, die durch kontrollierte Hitzeeinwirkung auf genusstaugliche Zuckerarten in Gegenwart von Essig-, Zitronen-, Phosphor- oder Schwefelsäure, Schwefeldioxid, Ammonium-, Natrium- und Kaliumhydroxid, -carbonat, -phosphat, -sulfat oder -sulfit hergestellt werden	
Schwarz	E 151	Brillantschwarz BN	synthetisch	Azofarbstoff
	E 153	Kohlenschwarz (Carbo medicinalis vegetabilis)	Pflanzenkohle mit Eigenschaften der medizinischen Kohle	schwarzer Pigmentfarbstoff

Tab. 5.18: Farbstoffe und -pigmente (Fortsetzung)

Farbton	E-Nr.	Bezeichnung	Darstellung	Herkunft und färbendes Prinzip
Versch. Farbtöne	E 160	Carotinoide:		
		a α-, β- und γ-Carotin		
		b Bixin, Norbixin	Der Hauptfarbstoff der Annatto-Extrakte in Öl ist das Carotinoid Bixin. Norbixin ist der Hauptfarbstoff der wässrigen Annatto-Extrakte (aus *Bixa orellana*)	
		c Capsanthin Capsorubin	Capsicum-Früchte	
		d Lycopin		
		e β-Apo-8'-carotinal		
		f β-Apo-8'-carotinsäure-ethylester		
	E 161	Xanthophylle		
		a Flavoxanthin		
		b Lutein		
		c Cryptoxanthin		
		d Rubixanthin		
		e Violaxanthin		
		f Rhodoxanthin		
		g Canthaxanthin		
	E 162	Beetenrot (Betanin)	wässriger Extrakt aus der Wurzel der roten Rübe (*Beta vulgaris* var. *conditiva*)	
	E 163	Anthocyane	Anthocyane sind Glykoside aus 2-Phenyl-benzopyryliumsalzen; sie sind in der Regel hydroxylierte Derivate; an Aglykonen enthalten sie folgende Anthocyanidine: Pelargonidin, Cyanidin, Paeonidin (Peonidin), Delphinidin (Oenantidin), Petunidin, Malvidin; Anthocyane dürfen nur aus essbarem Obst oder Gemüse gewonnen werden	
	E 170	Calciumcarbonat	$CaCO_3$	
	E 171	Titan(IV)-oxid (Titandioxid)	TiO_2	
	E 172	Eisenoxide und -hydroxide	$xFe_2O_3 \cdot yFeO \cdot nH_2O$	
	E 173	Aluminium	Al	
	E 174	Silber	Ag	
	E 175	Gold	Au	

5

Farbpigmente

Farbpigmente sind in einem Lösungsmittel unlösliche Farbstoffe. Ob ein Stoff als Farbstoff oder als Pigment bezeichnet wird, hängt also von der Löslichkeit des Farbmittels in dem umgebenden Medium ab.

- Die anorganischen Farbmittel sind auf Grund ihrer Unlöslichkeit in allen verwendbaren Medien Pigmente.
- Wasserlösliche, organische Farbstoffsalze werden durch Fällung in Lackpigmente übergeführt (s. u.).

Titandioxid ist das am häufigsten verwendete Farbpigment. Es gilt toxikologisch als völlig unbedenklich. Aluminiumpulver, Blattsilber und Blattgold sind eher von untergeordneter Bedeutung für die Verwendung als Farbpigmente.

Bei den ebenfalls weitgehend toxikologisch unbedenklichen Eisenoxiden und -hydroxiden werden drei verschiedene Farbpigmente unterschieden:

- gelbes Eisenoxid: $FeO(OH)Fe_2O_3 \cdot H_2O$,
- rotes Eisenoxid: Fe_2O_3 und
- schwarzes Eisenoxid: $FeO_xFe_2O_3$.

Farblacke werden durch Adsorption von wasserlöslichen Farbstoffsalzen meistens an frisch gefälltem Aluminiumhydroxid erhalten. Die so gewonnenen Aluminiumsalze sind wasserunlöslich. Zur frischen Fällung wird Natriumcarbonat in Wasser gelöst, Aluminiumchlorid zugesetzt und durch Einstellung auf pH 5,5 gefällt. Der wasserlösliche Farbstoff mit freier Säurefunktion wird zugegeben und nochmals mit Aluminiumchlorid versetzt.

5.4.2
Konservierungsmittel

5.4.2.1
Phenole

Phenol und seine Derivate (Tab. 5.19) gehören zu den ältesten antimikrobiell (bakterizid, fungizid) eingesetzten Substanzen. Ihr antimikrobieller Effekt ist an die freie phenolische Gruppe gebunden. Durch Alkylierung und Chlorierung, die zu Cresolen und Chlorocre-

solen führt, ist eine wesentliche Wirkungssteigerung zu erzielen. Alle Vertreter dieser Verbindungsklasse, mit Ausnahme der p-Hydroxybenzoesäureester, besitzen einen intensiven Geruch und Geschmack, was ihre Gebrauchsfähigkeit stark einschränkt. Auf Schleimhäuten rufen sie leichtes Brennen hervor.

Phenolische Verbindungen finden vorrangig als Desinfektionsmittel, in geringem Umfang auch als Zusatz zu Impfstoffen und Seren, Verwendung. Sie werden auch zur Konservierung von Insulinzubereitungen eingesetzt. Die antimikrobielle Aktivität ist stark vom pH-Wert abhängig. Der undissoziierten Verbindung (saurer Bereich) kommt die größere Wirksamkeit zu, das Phenolation ist offensichtlich unwirksam.

Die antimikrobielle Wirkung ist auf die allgemeine Toxizität zurückzuführen. Phenole sind typische Zellgifte, die in hohen Konzentrationen das Zelleiweiß koagulieren. Die chlorierten Verbindungen (z.B. Chlorocresol, Hexachlorophen) sind zur Konservierung von parenteralen und kutanen Arzneiformen bedingt geeignet. Chlorierte Phenole werden von Elastomeren weitgehend absorbiert.

Die Wirkung der p-Hydroxybenzoesäureester, die früher als universell einsetzbare Konservantien angesehen wurden, ist in den üblichen Konzentrationen nicht zuverlässig. p-Hydroxybenzoesäureester sind peroral gegeben unbedenklich, sie sind zur Konservierung von Lebensmitteln zugelassen. Allerdings besteht bei ihrer Anwendung das Risiko einer Paragruppen-Allergie (wie z. B. Lokalanästhetika). Auf Schleimhäuten kann es bei ständiger Anwendung zu Kontaktekzemen und Sensibilisierungen kommen. Ihr Einsatz zur Konservierung von Augenarzneien und topischen Präparaten erscheint daher nicht ratsam. Wie alle Phenole besitzen sie im sauren Medium ihr Wirkungsoptimum. p-Hydroxybenzoesäureester werden nur in geringem Umfang an Elastomere absorbiert, ihre durch Tenside und Makromoleküle bedingte Wirkungsminderung ist jedoch vor allem durch Polyethylenglykole beträchtlich.

Tab. 5.19: Phenole als Konservierungsmittel

Formel	Chemische Bezeichnung	Arzneibuch	Gebräuchliche Konzentration (%)	Bevorzugte Verwendung
Phenol-Struktur (OH)	Phenol	Ph. Eur. 2002 Monographie	max. 0,25 bei Impfstoffen	Seren, Impfstoffe, sonst obsolet, da zu schwach wirksam und zu toxisch
Cresol-Struktur (CH_3, OH)	Cresol	Ph. Eur. 2002 Reagenz	0,2 – 0,4	Seren, Desinfektion, wässrige Injektionspräparate
Methyl-4-hydroxy-benzoat-Struktur ($O-CH_3$, OH)	Methyl-4-hydroxy-benzoat	Ph. Eur. 2002 Monographie	0,15 – 0,2	perorale Arzneiformen, O/W- und W/O-Emulsionen, Schleime und Dermatika, Aqua conservans (NRF)
Propyl-4-hydroxy-benzoat-Struktur ($O-C_3H_7$, OH)	Propyl-4-hydroxy-benzoat	Ph. Eur. 2002 Monographie	0,03	perorale Arzneiformen, O/W- und W/O-Emulsionen, Schleime und Dermatika, Aqua conservans (NRF)
Chlorocresol-Struktur (OH, CH_3, Cl)	Chlorocresol	Ph. Eur. 2002 Monographie	0,1 – 0,2	parenterale Arzneiformen, Desinfektion

5

5.4.2.2
Aliphatische und aromatische Alkohole

Die Wirkung der aliphatischen und aromatischen Alkohole sowie die ihrer stärker aktiven chlorhaltigen Derivate ist ähnlich wie bei den Phenolen auf ihre primäre Toxizität zurückzuführen. Bereits die kurzkettigen aliphatischen Alkohole, wie Ethanol (wirksam ab etwa 15 %), besitzen einen konservierenden Effekt. Die in Tabelle 5.20 aufgeführten Verbindungen weisen Eigengeruch und -geschmack sowie eine gewisse lokalanästhetische Wirkung auf. In den gebräuchlichen Konzentrationen sind sie als physiologisch reizlos anzusehen, in höheren Konzentrationen kann es – vor allem bei der Applikation auf Schleimhäuten – zu Reizerscheinungen kommen. Sie sind daher zur Konservierung von Augenarzneien nur bedingt geeignet. Die chlorierten Verbindungen werden von Elastomeren weitgehend adsorbiert. Da Chlorbutanol eine äußerst geringe chemische Stabilität aufweist, flüchtig ist und daher keiner Hitzebehandlung unterworfen werden kann, ist es nur für spezielle Zubereitungen verwendbar. Das Wirkungsoptimum der Verbindungen liegt im sauren Bereich. Chlorbutanol ist bei pH >6 unwirksam.

Tab. 5.20: Alkohole als Konservierungsmittel

Formel	Chemische Bezeichnung	Arzneibuch	Gebräuchliche Konzentration (%)	Bevorzugte Verwendung
H_3C—C(OH)(CCl_3)—CH_3	Chlorobutanol	Ph. Eur. 2002 Monographie	0,5	parenterale und ophthalmologische Arzneiformen
CH_2OH (Phenyl)	Benzylalkohol	Ph. Eur. 2002 Monographie	1,0–2,0	wässrige und ölige kutane, parenterale, z.T. ophthalmologische Arzneiformen

5.4.2.3
Organische Quecksilberverbindungen

Organische Quecksilberverbindungen (Tab. 5.21) sind Konservierungsmittel von hoher Aktivität, die bereits in äußerst geringen Konzentrationen von 0,001–0,002 % bakteriostatisch und fungistatisch wirksam sind. Der Wirkungseintritt erfolgt bei Zimmertemperatur recht zögernd (3–24 h). Ihre Aktivität ist auf spezifische Reaktionen mit Thiolgruppen der Mikroorganismenfermente zurückzuführen. Die Blockierung ist allerdings durch Zugabe thiolgruppenhaltiger Verbindungen wieder rückgängig zu machen. Die Wirkung ist stark pH-abhängig. Kationische Verbindungen vom Typ des Phenylquecksilbers besitzen ihr Wirkungsoptimum im alkalischen Bereich, während das anionische Thiomersal nur im sauren Milieu (pH < 7) voll wirksam ist. Die Phenylquecksilberverbindungen zeigen befriedigende chemische Stabilität. Sie müssen jedoch unter Lichtschutz aufbewahrt werden, da sonst Quecksilber abgespalten wird, das die beobachteten Verfärbungen der Lösungen verursacht. Thiomersal ist zudem im neutralen und basischen Bereich wenig stabil. Organische Quecksilberverbindungen finden zur Konservierung von ophthalmologischen, rektalen und kutanen Arzneiformen Verwendung. Teilweise werden sie auch zur mikrobiellen Stabilisierung von Injektionslösungen eingesetzt.

Phenylquecksilberverbindungen sind unverträglich mit anionenaktiven Wirk- bzw. Hilfsstoffen, vor allem mit Halogeniden, wobei unlösliche Phenylquecksilberhalogenide entstehen. Während bei Anwesenheit von Chloridionen erst in relativ hohen Konzentrationen Niederschläge auftreten, ist das bei Anwesenheit von Iodid- und Bromidionen bereits in den zur Konservierung gebräuchlichen Konzentrationen der Fall. Desgleichen entstehen mit Tetracyclin und Chlortetracyclin, in hohen Konzentrationen auch mit Barbituraten, Theophyllin und Sulfathiazol, nach einigen Tagen Trübungen und Fällungen. Thiomersal zeigt geringe Inkompatibilitätsneigung. Lediglich mit Silbernitrat und Schwermetallsalzen sowie sauer reagierenden Verbindungen kommt es zu Fällungen.

In heterogenen Arzneistoffsystemen, insbesondere in Suspensionen und Emulsionen, ist mit einer Aktivitätsminderung infolge Sorption an die Phasengrenzflächen zu rechnen. Es besteht ausgeprägte Sorptionsneigung an Gummi und Kunststoffe.

5.4.2.4
Quartäre Ammoniumverbindungen

Quartäre (quaternäre) Ammoniumverbindungen (Invertseifen bzw. Quats) sind kationenaktive Tenside. Die antimikrobielle Wirkung ist auf ihre Oberflächenaktivität zurückzuführen, die sie dazu befähigt, sich an der Zytoplasmamembran anzulagern und deren Permeabilitätsverhältnisse im toxischen Ausmaß zu verändern. Auch ist ein Eingreifen in die Enzymsysteme der Zellatmung und des Kohlenhydratstoffwechsels anzunehmen.

Quartäre Ammoniumverbindungen besitzen ein breites Wirkungsspektrum, das Bakte-

Tab. 5.21: Organische Quecksilberverbindungen als Konservierungsmittel

Formel	Chemische Bezeichnung	Arzneibuch	Gebräuchliche Konzentration [%]	Bevorzugte Verwendung
(Phenyl)—Hg—O—C(=O)—CH$_3$	Phenylmercuriacetat	USP XXIII, NF 18 Monographie	0,002–0,005	nasale, auriculare, rektale, vaginale, ophthalmologische Arzneiformen
(Phenyl)—Hg—O, (Phenyl)—Hg—O, B—OH	Phenylmercuriborat	Ph. Eur. 2002 Monographie	0,002–0,005	nasale, auriculare, rektale, vaginale, ophthalmologische Arzneiformen
(Phenyl)—Hg—NO$_3$	Phenylmercurinitrat	Ph. Eur. 2002 Monographie	0,002–0,005	nasale, auriculare, rektale, vaginale, ophthalmologische Arzneiformen
[(Phenyl-C(=O)O$^-$)—S—Hg—C$_2$H$_5$] Na$^+$	Thiomersal	Ph. Eur. 2002	0,002	nasale, auriculare, ophthalmologische, parenterale Arzneiformen

5

rien, Protozoen und niedere Pilze umfasst. Eine sporozide Aktivität ist wahrscheinlich nicht vorhanden. Der Wirkungseintritt erfolgt schnell, in der Regel während einiger Stunden. In den üblichen Konzentrationen wirken sie mikrobistatisch bis mikrobizid. Die geringe Wirksamkeit gegenüber gramnegativen Bakterien (vor allem *Pseudomonas aeruginosa)* lässt sich durch Kombination mit Natriumedetat beheben. Quartäre Ammoniumverbindungen zeigen nur geringe Wirkungsabhängigkeit von der Wasserstoffionenkonzentration. Ihre Aktivität ist im neutralen und schwach alkalischen Bereich besser als im stark sauren Milieu.

Als Kationen weisen sie zahlreiche Unverträglichkeiten auf, die die Verwendungsmöglichkeiten einschränken.

- Mit anionenaktiven Agenzien, wie Seifen, Phenolen (z. B. p-Hydroxybenzoesäureester, Salicylsäurederivate), Benzoe-, Citronen- und Weinsäure und deren Salzen, bestehen larvierte und z. T. auch manifeste Inkompatibilitäten.
- Elektrolyte (z. B. Nitrate, Silikate, Iodide,

Zink-, Eisen- und Silbersalze) führen zu wirkungsmindernden Komplikationen.
- Durch Oxidationsmittel, wie Iod, Kaliumpermanganat und Wasserstoffperoxid, werden sie, vor allem bei Wärmeanwendung, oxidativ zerstört.
- Mit nichtionogenen Tensiden vom Typ der Tween® und Span® und auch mit Ephedrin, Pilocarpin und Saponinen bestehen konzentrationsabhängige Unverträglichkeiten.

In flüssigen Mehrphasenarzneistoffsystemen, z. B. in Suspensionen und Emulsionen, muss wegen der Orientierung und Anreicherung des amphiphilen Konservierungsmittels an den Grenzflächen stets mit einer Aktivitätseinbuße gerechnet werden. Eine Wirkungsminderung findet auch in Anwesenheit makromolekularer Stoffe (z. B. Cellulosederivate) durch Komplexbildung statt.

Die physiologische Verträglichkeit der Verbindungen ist in den für Konservierungszwecke gebräuchlichen Konzentrationen als gut zu bezeichnen. Quartäre Ammoniumverbindungen werden vor allem zur mikrobiellen Stabilisierung von Arzneiformen, die auf Schleimhäute appliziert werden – wie Nasen- und Augentropfen –, aber auch für Salben und andere kutanen Zubereitungen eingesetzt. Die allen oberflächenaktiven Stoffen eigene mehr oder weniger ausgeprägte hämolytische Wirksamkeit verbietet im Allgemeinen ihre Verwendung in Injektionsarzneien. Bei nasaler Anwendung wurde über eine Hemmung der Zilientätigkeit berichtet.

Die Zahl der als Konservantien geeigneten und im Handel befindlichen oberflächenaktiven Stoffe ist äußerst groß. Im Allgemeinen kann gelten, dass den einzelnen Produkten gleiche bzw. ähnliche Eigenschaften und Einsatzgebiete zukommen. Die Übersicht (Tab. 5.22) berücksichtigt nur die wichtigsten Vertreter dieses Typs.

5.4.2.5
Carbonsäuren

Für den pharmazeutischen Gebrauch werden vor allem Benzoesäure und Sorbinsäure eingesetzt; in der Lebensmittelchemie finden auch Ameisen-, Propion- und z. T. Salicylsäure Verwendung. Die antimikrobielle Wirkung der Carbonsäuren ist auf ihre primäre Toxizität zurückzuführen, insbesondere auf ihr Eingreifen in die elementaren Stoffwechselvorgänge der Mikroorganismenzelle. So wird für die Wirkung der Sorbinsäure eine Hemmung der Fumaratoxidation diskutiert. Das Wirkungsspektrum dieser Verbindungen ist recht eng und beschränkt sich im Wesentlichen auf niedere Pilze und bestimmte Bakterien, im Falle der Sorbinsäure sogar nur auf katalaseaktive Mikroorganismen. Von Vorteil sind die physiologische Unbedenklichkeit und die Geruch- und Geschmacklosigkeit. Sie sind daher prädestiniert zur Konservierung wässriger und öliger peroraler Arzneiformen, finden aber auch Verwendung bei kutanen Zubereitungen. Der konservierende Effekt der Carbonsäuren ist sehr stark pH-abhängig. Eine antimikrobielle Wirkung kommt in den zur Konservierung gebräuchlichen Konzentrationen nur den freien Säuren zu, so dass sich eine Anwendung im neutralen und alkalischen Bereich verbietet.

Sorbinsäure

$$CH_3-CH=CH-CH=CH-COOH$$
Sorbinsäure

Sorbinsäure (Hexa-2,4-diencarbonsäure) wirkt in Konzentrationen von 0,05–0,2 % (pH <4,5) fungistatisch und bakteriostatisch. Das Wirkungsspektrum ist jedoch nicht sehr breit. Sorbinsäure wird zur Konservierung von peroralen

Tab. 5.22: Quartäre Ammoniumverbindungen als Konservierungsmittel

Formel $\left[CH_3 - \overset{\overset{CH_3}{\mid}}{\underset{\underset{R^2}{\mid}}{N^+}} - R_1 \right] X$	Chemische Bezeichnung	Arzneibuch	Gebräuchliche Konzentration (%)	Bevorzugte Verwendung
R^1 $CH_2-\bigcirc$ R^2 C_8H_{17} bis $C_{18}H_{37}$ X Cl^-	Benzalkonium-chlorid	Ph. Eur. 2002 Monographie	0,002–0,02	ophthalmologische, nasale, auriculare und kutane Arzneiformen
R^1 CH_3 R^2 $C_{16}H_{33}$ X Br^-	Cetrimonium-bromid	Ph. Eur. 2002 Reagenz	0,005–0,01	ophthalmologische, nasale, kutane und perorale Arzneiformen
$\left[\bigcirc N^{\pm} (CH_2)_{15} - CH_3 \right] Cl^-$	Cetylpyridinium-chlorid	Ph. Eur. 2002 Monographie	0,001–0,01	kutane und ophthalmologische Arzneiformen

und kutanen Arzneiformen eingesetzt. Die oxidationsgefährdete Substanz ist „Vor Licht geschützt" aufzubewahren.

Benzoesäure

Benzoesäure

Benzoesäure (Benzolcarbonsäure), bevorzugt als Natriumbenzoat verwendet, dient ähnlich wie Sorbinsäure zur Konservierung wässriger und öliger peroraler und kutaner Arzneiformen. Die gebräuchliche Konzentration beträgt 0,1–0,2 % (pH <4,5). Die Aufbewahrung muss unter Lichtschutz erfolgen.

5.4.2.6
Weitere Verbindungen

Chlorhexidin

Chlorhexidin

Chlorhexidin (Bis-[p-Chlorphenyldiguanidyl-1,6-hexandihydrochlorid bzw. -diacetat, Hibitane®) ähnelt in seinen Eigenschaften den quartären Ammoniumverbindungen, sein Tensidcharakter ist jedoch nicht so stark ausgeprägt. Es besitzt ein breites Wirkungsspektrum, wenn auch einige Bedenken wegen mangelhafter Wirkung gegen Problemkeime der gramnegativen Gruppe bestehen. Chlorhexidin dient vor allem zur Konservierung wässriger Arzneiformen (Augentropfen, kutane und perorale Zubereitungen) in Konzentrationen von 0,001–0,01 %. Es weist ähnliche Inkompatibilitäten auf wie die quartären Ammoniumverbindungen. Auch

über eine zunehmende Allergisierung wurde berichtet.

5.4.3
Antioxidanzien

Eine Einteilung der pharmazeutisch wichtigen Antioxidanzien gibt Tabelle 5.23. Antioxidanzien müssen physikalisch und chemisch indifferent und frei von physiologischen Nebenwirkungen sein. Je nach dem vorgesehenen Verwendungszweck sind an ihre organoleptischen Eigenschaften (Aussehen, Geruch, Geschmack) unterschiedliche Anforderungen zu stellen.

5.4.3.1
Antioxidanzien für hydrophile Zubereitungen

Ascorbinsäure und ihr Natriumsalz besitzen mit einem Redoxpotenzial von −0,04 V (pH 7,30) gute stabilisierende Eigenschaften. Sie wirken gleichzeitig als Synergisten (s. u.). Ascorbinsäure ist physiologisch unbedenklich und eignet sich in Konzentrationen von 0,01–0,1 % zur Stabilisierung von parenteralen und kutanen Arzneiformen und von peroralen Zubereitungen. Sie ist eines der meist verwendeten Antioxidanzien.

Ascorbinsäure

5.4.3.2
Anorganische und organische schwefelhaltige Verbindungen

Wegen des schlechten Geruchs und Geschmacks und der möglichen Reaktion mit Wirkstoffen werden anorganische und organische schwefelhaltige Verbindungen weniger häufig verwendet.

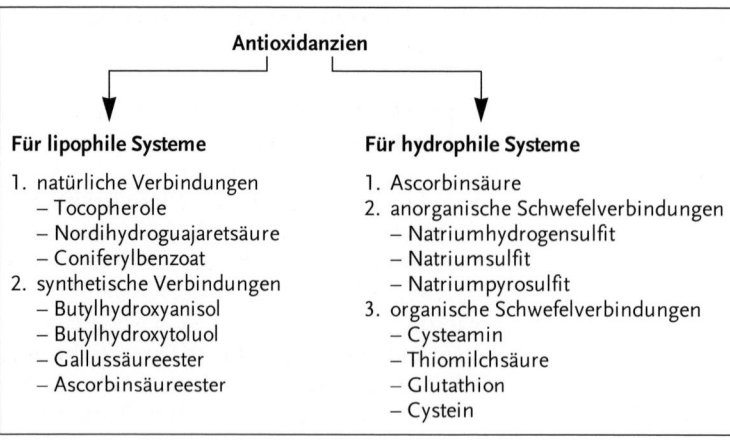

Tab. 5.23: Einteilung der Antioxidanzien

Antioxidanzien

Für lipophile Systeme
1. natürliche Verbindungen
   – Tocopherole
   – Nordihydroguajaretsäure
   – Coniferylbenzoat
2. synthetische Verbindungen
   – Butylhydroxyanisol
   – Butylhydroxytoluol
   – Gallussäureester
   – Ascorbinsäureester

Für hydrophile Systeme
1. Ascorbinsäure
2. anorganische Schwefelverbindungen
   – Natriumhydrogensulfit
   – Natriumsulfit
   – Natriumpyrosulfit
3. organische Schwefelverbindungen
   – Cysteamin
   – Thiomilchsäure
   – Glutathion
   – Cystein

Anorganische schwefelhaltige Verbindungen

Typische Vertreter dieser Gruppe sind Sulfite und Disulfite:

$NaHSO_3$, $KHSO_3$
Natrium- bzw. Kaliumhydrogensulfit

Na_2SO_3, K_2SO_3
Natrium- bzw. Kaliumsulfit

$Na_2S_2O_5$, $K_2S_2O_5$
Natrium- bzw. Kaliumpyrosulfit

Die Verbindungen zerfallen in saurer Lösung in schweflige Säure, die das eigentlich wirksame Agens ist. Sie besitzen daher alle das gleiche Redoxpotenzial von +0,12 V. Durch ihren unangenehmen Geruch und Geschmack sind sie zur Stabilisierung peroraler Arzneiformen nicht geeignet. Als Nachteil gilt auch die relativ leichte Flüchtigkeit der schwefligen Säure. Eine Verwendung für Zubereitungen, die einer thermischen Belastung (Sterilisation) ausgesetzt werden, ist daher problematisch. Sulfite sind außerdem nicht chemisch indifferent (Sulfonierung, z. B. beim Epinephrin, s. 27.3.2). Die gebräuchliche Konzentration beträgt 0,05–0,15 %. Wegen der verbreiteten Sulfitintoleranz wurde ihr Einsatz mittlerweile eingeschränkt.

Organische schwefelhaltige Verbindungen

Folgende Verbindungen werden verwendet:

$HS\text{-}CH_2\text{-}CH_2\text{-}NH_2$
Cysteamin, 2-Aminothioethanol

Verwendung als Hydrochlorid oder Hydrogentartrat (Cystagon®, Mylan, USA)

$$CH_3-CH-COOH$$
$$|$$
$$SH$$
Thiomilchsäure

$$\begin{array}{l} COOH \\ | \\ NH_2-C-H \\ | \\ CH_2-CH_2-CO-NH-C-H \end{array} \quad \begin{array}{l} CO-NH-CH_2-COOH \\ \\ | \\ CH_2-SH \end{array}$$
Glutathion

$$CH_2-CH-COOH$$
$$|\quad\ |$$
$$SH\ \ NH_2$$
Cystein

Ihre Wirkung beruht auf dem leichten Übergang (Redoxpotenzial 0,14 V, pH 7; 25 °C) in die entsprechenden Dithioverbindungen (z. B. Cystein-Cystin).

$$2\ NH_2-\underset{\underset{CH_2SH}{|}}{\overset{\overset{COOH}{|}}{CH}} \quad \underset{-2\ H}{\overset{+2\ H}{\rightleftharpoons}} \quad NH_2-\underset{\underset{CH_2-S-S-CH_2}{|}}{\overset{\overset{COOH}{|}}{CH}} \quad NH_2-\overset{\overset{COOH}{|}}{CH}$$

Die gebräuchlichen Konzentrationen betragen 0,05–0,15 %. Von Nachteil sind der widerwärtige Geruch und Geschmack, die eine Anwendung für perorale und kutane Zubereitungen verbieten.

5.4.3.3
Antioxidanzien für lipophile Zubereitungen

Die angeführten Verbindungen finden neben ihrem spezifischen Einsatz in der Pharmazie vor allem als Stabilisatoren für Fette und Öle im Lebensmittelbereich Verwendung.

Natürliche Antioxidanzien

Tocopherole. Tocopherole werden aus pflanzlichen Ölen gewonnen. Als Antioxidans wird meist das Isomerengemisch (α- bis δ-Tocopherol) in Konzentrationen von 0,05–0,075 % verwendet. In höheren Konzentrationen können Tocopherole prooxidativ wirksam werden. Sie eignen sich vor allem zur Stabilisierung tierischer Fette (Schweinefett), ätherischer Öle (z. B. Orangenöl) und Vitamin A. Tocopherole sind physiologisch unbedenklich.

R^1, R^2 H bzw. CH_3

Weitere Verbindungen. In beschränktem Umfang finden natürliche Pflanzeninhaltsstoffe, wie Flavonoide (Rutin, Quercetin, Quercitrin), Guajakharz, und die Koniodereninhaltsstoffe Coniferin und Conidentrin zur Stabilisierung tierischer Fette Verwendung. Da die Standardisierbarkeit Schwierigkeiten bereitet, bleibt ihre Anwendung auf spezielle Präparate beschränkt.

Synthetische und partialsynthetische Antioxidanzien

Ascorbinsäureester. Verwendung finden die lipoidlöslichen Ester Ascorbinsäuremyristat sowie -palmitat und -stearat. Zum antioxidativen Schutz von Pflanzenölen (Sonnenblumen-, Oliven-, Baumwollsamen- und Erdnussöl) werden sie in Konzentrationen von 0,01–0,015 % verwendet.

Gallussäureester (Gallate). Gebräuchlich sind vor allem der Propyl-, Octyl- und Dodecylester in Konzentrationen von 0,05–0,1 % zur Stabilisierung von Schweinefett und Rindertalg. Neben ihrem antioxidativen Effekt, der durch Beigabe von Synergisten (Citronensäure, Lecithin) wesentlich erhöht wird, besitzen sie auch schwach fungistatische Eigenschaften.

Propylester	R	C_3H_7
Octylester	R	C_8H_{17}
Dodecylester	R	$C_{12}H_{25}$

Butylhydroxyanisol (BHA). Die Substanz ist ein Gemisch aus den 2- und 3-Isomeren, wobei dem 3-Isomer die höhere Wirksamkeit zukommt. Butylhydroxyanisol zeigt bereits in geringen Konzentrationen von 0,005–0,02 % ausgeprägtes antioxidatives Verhalten. Es wird vorwiegend zur Haltbarmachung tierischer Fette und zur Stabilisierung von Vitamin A eingesetzt. In den angegebenen Konzentrationen gilt es als physiologisch unbedenklich.

Butylhydroxytoluol (BHT). Die Verbindung ähnelt dem Butylhydroxyanisol und wird in analogen Konzentrationen (0,01–0,02 %) und zu ähnlichen Stabilisierungszwecken verwendet. Besonders wirksam soll Butylhydroxytoluol zur Haltbarmachung von Vitamin A und Carotinen sein. Die Verbindung ist jedoch offensichtlich physiologisch nicht so indifferent, wie bisher angenommen wurde.

$$(CH_3)_3C \quad \overset{OH}{\bigcirc} \quad C(CH_3)_3$$

$$CH_3$$

Synergisten

Die Wirkung der Antioxidanzien wird durch die Beigabe von Synergisten unterstützt. Syner-

gisten sind Verbindungen, die die Aktivität eines Antioxidans überadditiv zu steigern vermögen. Ihre Wirkung wird auf die Regenerierung verbrauchter Antioxidanzien, die Schaffung eines günstigen pH-Milieus und die z.T. vorhandenen komplexierenden Eigenschaften (Inaktivierung von Schwermetallionen) zurückgeführt. Ihre Eignung ist milieu- und stoffspezifisch, sowohl in Bezug auf das zu stabilisierende System als auch hinsichtlich des eingesetzten Antioxidans. Tabelle 5.24 gibt einen Überblick über die wichtigsten pharmazeutisch gebräuchlichen Synergisten und ihre Anwendungskonzentrationen.

Tab. 5.24: Pharmazeutisch gebräuchliche Synergisten

Verbindung	Gebräuchliche Konzentration (%)	Bemerkungen
Citronensäure	0,005–0,01	besonders wirksam
Citraconsäure	0,03–0,45	bei pflanzlichen Ölen
Weinsäure	0,01–0,02	
Phosphorsäurederivate: neutrale und saure Monophosphate	0,005–0,01	besonders wirksam in Kombination mit BHA,
Polyphosphate	0,005–0,01	BHT und NDGA
organische Phosphate	0,005–0,01	insbesondere Dodecylphosphat und Hexosephosphat

NDGA: Nordihydroguajaretsäure

Kapitel 6

Statistische Methoden in der Arzneiforschung

6.1
Überblick

Statistische Methoden haben verstärkt Eingang auch in die pharmazeutische Forschung und Praxis gefunden und sind beispielsweise im Zulassungsverfahren für neue Wirkstoffe und Produkte fest verankert. Sie sind überall dort unverzichtbar, wo Produkteigenschaften einer nicht vernachlässigbaren Streuung bzw. Unsicherheit unterliegen. Sie stellen ein wichtiges Hilfsmittel dar, um umfangreiches Datenmaterial mit Hilfe weniger Kennwerte zu beschreiben (z.B. *Mittelwert, Standardabweichung, Korrelation*) sowie die Zuverlässigkeit dieser Kenngrößen zu ermitteln *(Vertrauensbereiche)*. Sie sind dann unentbehrlich, wenn eine Entscheidung ansteht, ob sich Beobachtungs- bzw. Versuchsergebnisse lediglich zufällig oder statistisch gesichert *(signifikant)* unterscheiden. Statistische Methoden werden auch zunehmend zur Modellbildung über Zusammenhänge zwischen einstellbaren Parametern und gewünschten Produkteigenschaften herangezogen *(Regressionsverfahren)*. Die dazu notwendigen Versuche oder Ansätze können mit statistischer Versuchsplanung *(DoE = Design of Experiments)* mit einem gegenüber herkömmlichen Vorgehensweisen sehr geringen Aufwand festgelegt werden. Auch bei der Überwachung von Produktionsprozessen und bei der Qualitätskontrolle der Fertigprodukte sind statistische Methoden geeignet (z.B. *Regelkarten*).

Der Einsatz statistischer Methoden war bis zur Einführung von vor Ort verfügbarer Rechnertechnik häufig sehr mühsam und zeitintensiv. Inzwischen werden aber viele Daten automatisch erfasst bzw. können schnell am Rechner eingegeben und damit dokumentiert werden. Die auf den gleichen Rechnern verfügbare leicht zu bedienende Software (etwa herkömmliche Tabellenkalkulationsprogramme oder spezialisierte Statistik-Software) hat den Einsatz statistischer Verfahren revolutioniert. Viele Standardprobleme werden von diesen Systemen ohne Formelkenntnisse des Benutzers automatisch gelöst, und es können inzwischen Probleme angegangen werden, die ohne Rechner nicht handhabbar wären. Anliegen dieses kurzen Kapitels ist die Vermittlung eines Einblicks in die grundlegenden Annahmen und Verfahren der Statistik. Detaillierte und weitergehende Informationen findet man z.B. in den Lehrbüchern von Hartung, Elpelt, Klösener sowie von Scheffler.

6.2
Normalverteilung

Wesensmerkmal statistischer Auswertung ist die Annahme von Unsicherheiten bei der Ermittlung von Messergebnissen. Diese Unsicherheiten können sowohl durch die Messung an sich verursacht sein als auch durch nicht vollständig reproduzierbare Bedingungen der Messung (Umweltbedingungen, Probanden, etc.). Selbst beim größten Bemühen um Reproduzierbarkeit bleibt ein Rest von Unwägbarkeit zurück: Man glaubt das Gleiche zu tun, misst aber unterschiedliche Ergebnisse.

Das am häufigsten benutzte Modell für statistische Unsicherheiten ist die Gauß-Normalverteilung, deren Wahrscheinlichkeitsdichte die bekannte Glockenform hat, die in Abbildung 6.1 dargestellt ist. Die Normalverteilungsdichte gehorcht der Funktionsvorschrift

$$p(x) = \frac{1}{\sqrt{2\pi}\sigma} \cdot e^{-\frac{(x-\mu)^2}{2 \cdot \sigma^2}} \qquad (6.1)$$

6

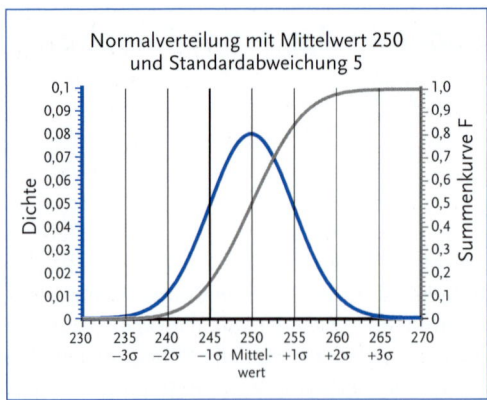

Abb. 6.1: Normalverteilungsdichte und Summenkurve

Sie hängt demnach von zwei Parametern ab, nämlich dem theoretischen Mittelwert μ und der theoretischen Standardabweichung σ. In Abbildung 6.1 sind μ = 250 und σ = 5 gewählt. Im Allgemeinen sind beide unbekannt und müssen aus entsprechenden Stichproben geschätzt werden, was auch im Folgenden behandelt werden wird. Der Mittelwert charakterisiert den Schwerpunkt der Verteilung auf der x-Achse, während die Standardabweichung ein Maß für die Breite der Verteilung darstellt. Kleine Standardabweichungen sind mit einer schmalen, aber hohen Verteilung verbunden, während große Standardabweichungen zu einer sehr breiten, aber flachen Verteilung führen. Die theoretische Normalverteilung sagt für den Bereich einer Standardabweichung um den Mittelwert herum (μ ± 1 · σ) 68,2 % der Werte, für das Intervall μ ± 2 · σ 95,5 % und für μ ± 3 · σ 99,73 % aller Werte voraus. In einem Bereich von 6 σ um den Mittelwert herum ist also fast die ganze Wahrscheinlichkeitsmasse konzentriert. Diese Wahrscheinlichkeiten können aus der Summenkurve F (grau in Abbildung 6.1, Skala auf der rechten Achse) abgelesen werden. Sie gibt die kumulierte Wahrscheinlichkeitsmasse auf der linken Achse des betrachteten Wertes an. Die angegebenen 68,2 % für den Bereich (μ ± 1 · σ) ergeben sich aus der Differenz F (μ + 1 · σ) – F (μ – 1 · σ). Die Abszissenwerte der Summenverteilungskurve nennt man Quantile. Das x %-Quantil ist dabei jener Wert, unter dem x % der gesamten Wahrscheinlichkeitsmasse liegt.

Die Normalverteilung bezieht ihre zentrale Rolle aus einem einfachen Ableitungsgesetz (*zentraler Grenzwertsatz*), das auch als *Summationsprinzip* bezeichnet werden kann: Kommt die Streuung einer Messgröße durch die Summe vieler kleiner Streuungsursachen zustande, so führt dies zur Normalverteilung. Einfache Beispiele für dieses Wirkprinzip sind das bekannte Galton-Brett oder die Augensumme mehrerer Würfel. Die Praxis zeigt, dass dieses Prinzip offensichtlich bei vielen Problemen wirksam ist.

6.3
Mittelwert und Standardabweichungen aus Stichproben, deren Vertrauensbereiche und Prüfverteilungen

6.3.1
Schätzwerte und Vertrauensbereiche

Der Mittelwert μ und die Standardabweichung σ der theoretischen Normalverteilung sind für die betrachtete Grundgesamtheit in der Regel unbekannt. Beide müssen aus Stichproben geschätzt werden, die Stichprobenwerte werden üblicherweise mit $x_1, x_2, \ldots, x_n$ bezeichnet, die natürliche Zahl n ist dabei der Stichprobenumfang. Der Begriff der Stichprobenziehung hat sich eingebürgert und wird daher hier auch durchgehalten. Er kann auch mit „Ermittlung einer Datenreihe" identifiziert werden.

Für μ ergibt sich der *empirische Mittelwert* $\bar{x}$

$$\bar{x} = \frac{1}{n} \sum_{i=1}^{n} x_i \tag{6.2}$$

oder auch Schwerpunkt der Daten, bei dem die Summe aller Werte durch deren Anzahl geteilt wird, als Schätzer.

Für σ wird die *empirische Standardabweichung* s

$$s = \sqrt{\frac{1}{n-1} \sum_{i=1}^{n} (x_i - \bar{x})^2} \tag{6.3}$$

herangezogen, die als mittlere Abweichung vom Mittelwert oder Schwerpunkt der Mittelwertabweichungen interpretiert werden kann.

Häufig wird die Standardabweichung in Beziehung zum Mittelwert gesetzt, indem man sie in Prozent des Mittelwertes angibt. Dieser so genannte *Variationskoeffizient* (relative Standardabweichung) ist definiert durch:

$$s_{rel} = \frac{s \cdot 100}{\overline{x}} \qquad (6.4)$$

Bei $\overline{x}$ und s handelt es sich um einen Schluss von der Stichprobe (Teilgesamtheit) auf die Grundgesamtheit. Sie sind daher nur Schätzungen oder Annäherungen an die der Grundgesamtheit wirklich zugrunde liegenden Parameter μ und σ. Die Schätzungen werden um so genauer, je größer der Stichprobenumfang n ist. Dass es sich tatsächlich nur um Schätzer handelt, macht man sich am besten an folgendem Gedankenexperiment klar: Man stelle sich vor, dass man nicht nur eine Stichprobe ziehen könnte, sondern mehrere. Dabei wird angenommen, dass sich die Grundgesamtheit nicht unterscheidet, dass die Stichproben also unter gleichen Bedingungen gezogen werden können. Man ermittelt aus jeder Stichprobe sowohl den Mittelwert als auch die Standardabweichung. Es entspricht der allgemeinen Erfahrung, dass weder die Mittelwerte noch die Standardabweichungen der Stichproben exakt übereinstimmen werden. Dieser Tatsache, dass man bei empirischen Mittelwerten und Standardabweichungen mit Unsicherheiten rechnen muss, wird in der Statistik dadurch Rechnung getragen, dass man Vertrauensbereiche für $\overline{x}$ und s angibt. Letztlich ist dies der Preis dafür, dass man von einer Teilgesamtheit (Stichprobe, Messreihe) auf die Gesamtheit (Grundgesamtheit) schließen will.

Für die Ermittlung der Vertrauensintervalle (auch Konfidenzintervalle genannt) werden zwei Prüfverteilungen, die als t-Verteilung und χ^2-Verteilung bezeichnet werden, benötigt. Ein Vertrauensintervall für den Mittelwert einer Stichprobe vom Umfang n zum Vertrauensniveau $1-\alpha$ ist gegeben durch:

$$Konf\,(\overline{x}, 1-\alpha)$$
$$= [\,\overline{x} - \frac{s}{\sqrt{n}} \cdot t_{\,n-1,1-\alpha/2};\ \overline{x} + \frac{s}{\sqrt{n}} \cdot t_{\,n-1,1-\alpha/2}\,]$$
$$(6.5)$$

Dabei ist $t_{n-1,1-\alpha/2}$ das $1-\alpha/2$ Quantil der *t-Verteilung* mit n−1 Freiheitsgraden. Für $\alpha = 0,05$ ist dieser Faktor ab etwa 10 Freiheitsgraden ungefähr 2 und nähert sich für sehr großes n dem Wert der Normalverteilung von 1,96. Der genaue Wert kann aus Tabelle 6.1 entnommen werden. Sieht man von diesem Faktor ab, so wird das Vertrauensintervall für den Mittelwert mit $\sqrt{n}$ kleiner, d.h. für die Halbierung des Vertrauensintervalls wird ein viermal größerer Stichprobenumfang benötigt. Diese Gesetzmäßigkeit gilt für viele Tatbestände in der Statistik. Nur bei kleinen Stichproben gewinnt man zusätzlich noch nennenswert durch das Absinken des t-Faktors. Der Tatsache, dass sich der t-Faktor ab etwa 30 kaum noch verändert, berechtigt dazu, von einer großen Stichprobe zu sprechen.

Für die Standardabweichung s wird die χ^2-Verteilung zur Berechnung des Vertrauensintervalls benötigt. Das Vertrauensintervall bei einem Stichprobenumfang n und einem Vertrauensniveau $1-\alpha$ ist gegeben durch:

$$Konf\,(s, 1-\alpha) = \left[s \cdot \sqrt{\frac{n-1}{\chi^2_{\,n-1,1-\alpha/2}}}\,;\ s \cdot \sqrt{\frac{n-1}{\chi^2_{\,n-1,\alpha/2}}} \right]$$
$$(6.6)$$

Dabei ist

$$\chi^2_{\,n-1,\alpha} \qquad (6.7)$$

das α-Quantil der χ^2-Verteilung mit n−1 Freiheitsgraden. Die konkreten Werte für

$$\sqrt{\frac{n-1}{\chi^2_{\,n-1,\alpha/2}}} \qquad (6.8)$$

können aus Tabelle 6.1 entnommen werden. Es wird deutlich, dass diese Werte mit wachsendem Stichprobenumfang gegen 1 streben. Dies spiegelt die Tatsache wider, dass bei einem sehr großen Stichprobenumfang die Unsicherheit des Schätzers s für σ immer weiter abnimmt und schlussendlich vernachlässigbar ist.

Als dritte Prüfverteilung wird nun noch die *F-Verteilung* eingeführt. Sie wird zunächst in Situationen benötigt, in denen neben der bisher betrachteten ersten Messreihe $x_1, x_2, \ldots, x_n$ noch eine zweite Messreihe $y_1, y_2, \ldots, y_m$ vorhanden ist und ein Vergleich der beiden aus diesen Stichproben resultierenden Standardabwei-

6

Tab. 6.1: Modifizierte Quantile der Prüfverteilungen t, χ^2 und F für ausgewählte Freiheitsgrade und Wahrscheinlichkeiten

Freiheits-grade DF	t-Quantil 0,95	t-Quantil 0,975	t-Quantil 0,995	χ^2-Quantil 0,9[1]	χ^2-Quantil 0,95[1]	χ^2-Quantil 0,99[1]	F-Quantil 0,95[2]	F-Quantil 0,975[2]	F-Quantil 0,995[2]
1	6,314	12,706	127,321	1,645	1,960	2,576	12,706	25,452	127,328
2	2,920	4,303	14,089	1,517	1,731	2,146	4,359	6,245	14,107
3	2,53	3,182	7,453	1,444	1,614	1,945	3,046	3,929	6,890
4	2,132	2,776	5,598	1,395	1,540	1,822	2,527	3,099	4,812
5	2,015	2,571	4,773	1,359	1,488	1,737	2,247	2,673	3,865
6	1,943	2,447	4,317	1,332	1,449	1,674	2,070	2,412	3,328
7	1,895	2,365	4,029	1,310	1,418	1,625	1,946	2,235	2,981
8	1,860	2,306	3,833	1,292	1,392	1,585	1,854	2,106	2,738
9	1,833	2,262	3,690	1,277	1,371	1,552	1,783	2,006	2,558
10	1,812	2,228	3,581	1,264	1,353	1,523	1,726	1,928	2,418
15	1,753	2,131	3,286	1,219	1,291	1,428	1,550	1,692	2,017
20	1,725	2,086	3,153	1,192	1,253	1,371	1,457	1,570	1,821
25	1,708	2,060	3,078	1,173	1,227	1,331	1,398	1,493	1,702
30	1,697	2,042	3,030	1,158	1,208	1,302	1,357	1,440	1,621
35	1,690	2,030	2,996	1,147	1,193	1,280	1,326	1,400	1,561
40	1,684	2,021	2,971	1,138	1,181	1,262	1,301	1,369	1,515
45	1,679	2,014	2,952	1,130	1,171	1,247	1,281	1,344	1,478
50	1,676	2,009	2,937	1,124	1,162	1,234	1,265	1,324	1,448
60	1,671	2,000	2,915	1,114	1,148	1,214	1,239	1,291	1,401
80	1,664	1,990	2,887	1,099	1,128	1,185	1,203	1,247	1,338
100	1,660	1,984	2,871	1,089	1,115	1,165	1,180	1,218	1,296
150	1,655	1,976	2,849	1,073	1,094	1,135	1,144	1,174	1,235
200	1,653	1,972	2,838	1,063	1,082	1,117	1,124	1,149	1,201
500	1,648	1,965	2,820	1,040	1,052	1,074	1,076	1,092	1,122
1000	1,646	1,962	2,813	1,028	1,037	1,052	1,053	1,064	1,085

[1] Hier sind nicht die Quantile der χ^2-Verteilung eingetragen, sondern $\sqrt{\dfrac{n-1}{\chi^2_{n-1,\alpha}}}$

für $\alpha = 0{,}1$, $0{,}05$ und $0{,}01$. Diese Werte werden für die oben beschriebenen Vertrauensintervalle benötigt. Die gegenüber der t- und der F-Verteilung doppelt so großen α-Werte sind in der meist einseitigen Betrachtung bei Anwendung der χ^2-Verteilung begründet.

[2] Hier sind nicht die Quantile der F-Verteilung, sondern $\sqrt{F_{FG,\,FG,\,1-\alpha}}$ zu finden. Auf die Quantile der F-Verteilung mit unterschiedlicher Anzahl Freiheitsgraden in Zähler und Nenner wird aus Platzgründen verzichtet. Es wird jedoch angemerkt, dass diese Quantile wesentlich von dem geringeren Freiheitsgrad bestimmt werden.

chungen s_x und s_y durchgeführt werden soll. Für den *Streuungsquotienten*

$$Q = \frac{s_x}{s_y} \qquad (6.9)$$

kann ein Vertrauensintervall entsprechend der folgenden Formel ausgerechnet werden:

$$\begin{aligned} &Konf\,(Q, 1-\alpha) \\ &= [Q \cdot \sqrt{F_{n-1,\,m-1,\,a/2}}\,; Q \cdot \sqrt{F_{n-1,\,m-1,\,1-\alpha/2}}] \end{aligned}$$

$$(6.10)$$

Wird der Wert eins von diesem Intervall überdeckt, so sind keine signifikanten Streuungsunterschiede zu erkennen. Im gegenteiligen Fall würde man dagegen schließen, dass s_x und s_y offensichtlich unterschiedlich sind.

In diesem Abschnitt ist jetzt mehrfach der Begriff *Freiheitsgrad* gefallen. Darunter versteht man die Anzahl Beobachtungen in der oder den Stichproben, die zur Schätzung der Streuung herangezogen werden können. Dabei wird die Anzahl der beobachteten Werte im obigen Fall um eins vermindert, da aus der Stichprobe der Mittelwert geschätzt werden muss. Man verliert dadurch einen Freiheitsgrad. In den weiteren Abschnitten wird sich zeigen, dass der Unterschied zwischen der Anzahl der Beobachtungen und den Freiheitsgraden gerade immer die Anzahl Parameter ist, die im Modell zu schätzen sind. Bei der linearen Regression sind dies ebenso wie beim Mittelwertvergleich von zwei Gruppen 2, bei der einfachen Varianzanalyse ist die Differenz gleich der Anzahl der Gruppen (s. 6.5).

Als Ausblick sei hier noch bemerkt, dass die drei Prüfverteilungen t, χ^2 und F nicht nur für die hier betrachteten Fragestellungen herangezogen werden, sondern neben der Normalverteilung eine ganz zentrale Rolle in der Statistik spielen. Die t-Verteilung wird auch für den Vertrauensbereich anderer Kennwerte herangezogen. Beispiele dafür sind der Mittelwertunterschied zweier Gruppen oder Koeffizienten bei linearer und multipler Regression (s. 6.5.3). Die χ^2-Verteilung erlaubt die Überprüfung der Normalverteilung und die Berechnung der Eingriffsgrenzen von Streuungsregelkarten (s. 6.7). Die F-Verteilung wird benutzt, um die Streuung innerhalb von Gruppen mit derjenigen zwischen Gruppen zu vergleichen (Varianzanalyse, s. 6.5.2).

6.3.2
Beispiel zu Stichproben und Prüfverteilungen

Übung

In Tabelle 6.2 finden sich die Messungen von Tablettenmassen in mg von jeweils $6 \cdot 4 = 24$ Tabletten, die zufällig aus der Testproduktion von 2 Maschinen ausgewählt und gewogen wurden. Folgende Fragestellungen sollten mit dem Datensatz geklärt werden:

1. Sind die beiden Maschinen richtig auf den Sollwert von 250 mg justiert?
2. Liegt die Standardabweichung sicher unterhalb eines vorher festgesetzten Wertes von 5 mg?
3. Zeigen die beiden Maschinen eine vergleichbare Streuung?

In Tabelle 6.3 findet man die entsprechend den Formeln 6.1 bis 6.5 berechneten Mittelwerte und Standardabweichungen sowie Vertrauensintervalle. Die untere Grenze des 95 %-Vertrauensbereichs ist mit Konf 2,5 %, die obere Grenze mit Konf 97,5 % bezeichnet. Dies macht deutlich, dass ein Wert mit 2,5 % Wahrscheinlichkeit links von diesem Intervall liegt, und mit 97,5 %iger Wahrscheinlichkeit unterhalb der rechten Intervallgrenze, also dementsprechend mit 2,5 %iger Wahrscheinlichkeit über dieser liegt.

6

Tab. 6.2: Daten zum Beispiel 6.3.2 (Tablettenmassen in mg)

Maschine 1	250,2	245,4	248,5	254,1	252,2	255,6
	251,1	251,4	255,4	250,3	256,9	247,6
	243,2	251,7	250,8	246,2	250,1	254,9
	249,8	256,4	251,6	248,4	251,1	254,7
Maschine 2	250,5	249,8	248,8	251,0	245,1	249,2
	241,0	250,9	249,5	249,9	246,5	247,8
	246,8	247,5	251,6	243,8	245,0	249,9
	245,6	248,5	247,5	246,1	250,7	243,7

Tab. 6.3: Vertrauensbereiche für Mittelwerte und Standardabweichungen der Daten aus Tab. 6.2

	Mittelwert	Konf 2,5 %	Konf 97,5 %	Standard-abweichung	Konf 2,5 %	Konf 97,5 %
Maschine 1	251,15	249,66	252,64	3,54	2,75	4,55
Maschine 2	247,78	246,62	248,94	2,75	2,14	3,86
		Streuungsquotient:		1,29	0,85	1,96

Aus den Mittelwerten, Standardabweichungen sowie den Streuungsquotienten und den Vertrauensbereichen in Tabelle 6.3 können die Fragestellungen 1 bis 3 beantwortet werden:

1. Bei Maschine 1 ist keine signifikante Abweichung vom Sollwert von 250 mg zu erkennen. Bei Maschine 2 liegt jedoch der gesamte Vertrauensbereich unterhalb von 250 mg, sodass man von einer erkennbaren oder signifikanten Abweichung bei einer Sicherheit von 95 % sprechen kann. Auch bei Maschine 1 ist nicht bewiesen, dass der Mittelwert tatsächlich gleich dem Sollwert ist. Bei dem aktuellen Stichprobenumfang und der vorgefundenen Streuung ist jedoch keine signifikante Abweichung sichtbar.

2. Beide Standardabweichungen liegen auch mit ihrem Vertrauensbereich unterhalb der geforderten Schranke von 5 mg.

3. Der gefundene Unterschied zwischen den Standardabweichungen der beiden Maschinen (Streuungsquotient = 1,29) kann nicht als erkennbarer Unterschied betrachtet werden: Sein Vertrauensbereich erstreckt sich von 0,85 bis 1,96 und überdeckt damit die Eins. Auch hier kann keinesfalls mit Sicherheit behauptet werden, dass die beiden Streuungen gleich sind. Beim aktuell gewählten Stichprobenumfang kann der beobachtete Streuungsunterschied jedoch ebensogut rein zufällig aufgetreten sein.

Generell geben die in Tabelle 6.1 zu findenden kritischen Werte einen Hinweis darauf, wie groß Vertrauensbereiche für den Mittelwert, die Standardabweichung und den Streuungsquotienten in Abhängigkeit vom Stich-

probenumfang bei vorausgesetzter Normalverteilung sind. Man kann diese als grobe Orientierung nutzen, um den Stichprobenumfang für eine geplante Untersuchung festzulegen. Es gibt einen eigenen Zweig der Statistik, der sich ausschließlich mit Stichprobenumfangsplanung beschäftigt. Eine genauere Darstellung sprengt aber den Rahmen dieser Ausführungen.

6.3.3
Bioäquivalenzprüfung

Unter diesem Begriff wird der Nachweis verstanden, dass sich Gruppen von Arzneimitteln, die eigentlich gleich sein sollten, in ihrer Wirkung mit ausreichend großer Wahrscheinlichkeit (hier wird 90 % anstatt der sonst üblichen 95 % gewählt) innerhalb vorher festgelegter Grenzen bewegen. Als Gruppen sind z. B. verschiedene Chargen oder Darreichungsformen denkbar. Als Grenzen werden häufig 75 % als untere und 125 % als obere Grenze, bezogen auf einen Sollwert, herangezogen. Als Zielgrößen sind verschiedene Wirksamkeitskenngrößen denkbar.

Die Methodik basiert auf den in Kap. 6.3.1 hergeleiteten Vertrauensintervallen. Für den Nachweis der Bioäquivalenz reicht es nämlich aus, dass der Vertrauensbereich vollständig innerhalb der genannten Grenzen (80–120 %) liegt. Die Vertrauensintervalle beziehen sich auf den Mittelwert und werden entsprechend der Formel 6.5 auf Basis der t-Verteilung berechnet.

Abbildung 6.2 zeigt verschiedene Ergebnisse von Bioäquivalenzuntersuchungen. Im Fall A kann man von nachgewiesener Bioäquivalenz sprechen, da der Mittelwert samt Vertrauensintervall vollständig in dem Intervall 80 bis 120 % enthalten ist. In den restlichen Fällen ist dieser

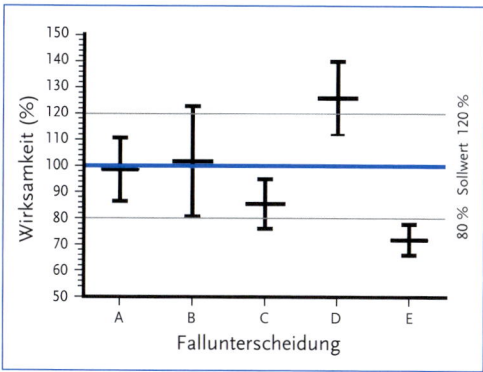

Abb. 6.2: Beispiele für die Ergebnisse von Bioäquivalenzuntersuchungen

Nachweis fehlgeschlagen, im Fall E ist Bioäquivalenz sogar widerlegt, da das Vertrauensintervall vollkommen außerhalb des Normintervalls liegt. In den Fällen B und C, weniger bei D, besteht allerdings noch die Chance eines Nachweises. Durch eine Erhöhung des Stichprobenumfangs wird sich die Breite des Vertrauensintervalls gemäß Formel 6.5 verringern. Durch eine Vergrößerung der Stichprobe ist also eventuell noch ein Bioäquivalenznachweis denkbar.

6.4
Überprüfung der Normalverteilungsannahme und grafische Darstellungen von statistischen Verteilungen

Die in Kapitel 6.3 hergeleiteten und berechneten Vertrauensintervalle sind streng genommen nur unter der Annahme gültig, dass die

Einzelwerte einer Normalverteilung folgen. Daher muss diese Grundannahme überprüft werden. Dies wird häufig anhand grafischer Darstellungen getan. Zur Darstellung einer statistischen Verteilung aus einer Stichprobe ist ein sogenanntes *Histogramm* geeignet. Abbildung 6.3 zeigt ein Histogramm für die Tablettenmasse von Maschine 1 aus dem Beispiel in Kapitel 6.3.2. Auf der y-Achse sind dabei die Häufigkeiten der Werte in den auf der x-Achse dargestellten Klassen aufgetragen. Zusätzlich ist noch die Dichtekurve der theoretischen Normalverteilung mit entsprechendem Mittelwert und Standardabweichung eingezeichnet.

Als Alternative kann man die Häufigkeiten in den Klassen auch kumuliert darstellen, wie dies in Abbildung 6.4 mit den gleichen Daten zu finden ist. Diese Form wird *Summenkurve* genannt.

Beide Darstellungen haben den Nachteil, dass sie von der willkürlich gewählten Klassenbreite und dem Anfangspunkt für die erste Klasse abhängen. Außerdem lässt sich die theoretische Normalverteilungskurve ohne entsprechende Software nur mit großer Mühe in die Grafik einzeichnen. Diese Nachteile werden von den so genannten Wahrscheinlichkeitsnetzdarstellungen kompensiert. Abbildung 6.5 zeigt eine solche Darstellung für die Daten aus dem Beispiel in Kapitel 6.3.2. Die Werte für die beiden Maschinen sind getrennt dargestellt. Wie man sieht, lassen sich bei dieser Darstellungsart mehrere Gruppen relativ problemlos in einer Grafik unterbringen, was ein weiterer Vorteil ist.

6

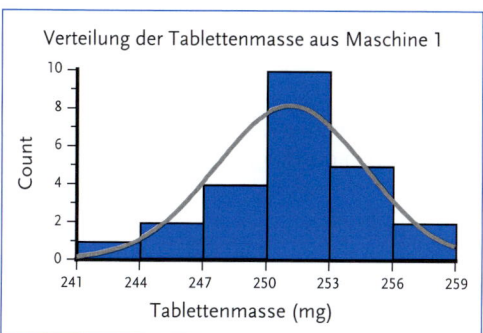

Abb. 6.3: Histogramm der Daten von Maschine 1 aus Beispiel 6.3.2

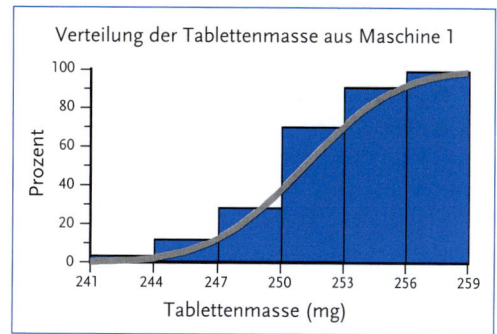

Abb. 6.4: Summenkurve der Daten von Maschine 1 aus Beispiel 6.3.2

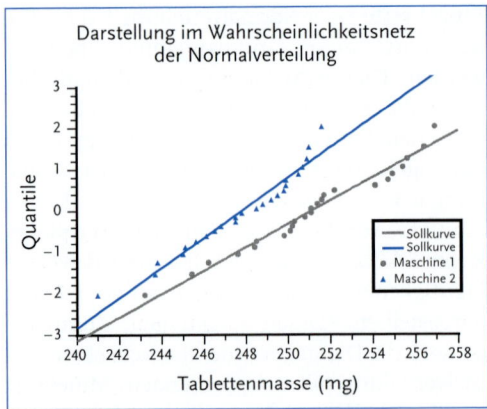

Abb. 6.5: Wahrscheinlichkeitsnetzdarstellung der Daten zum Beispiel 6.3.2

Auf der waagerechten Achse sind die gewogenen Tablettenmassen aufgetragen. Die senkrechte Achse gibt in Abb. 6.5 die Quantile der Standardnormalverteilung an, wobei 0 den Mittelwert repräsentiert. Oft wird stattdessen die zugehörige Wahrscheinlichkeitsdichte in Prozent angegeben (Abb. 6.1). Auf üblichem Wahrscheinlichkeitspapier finden sich darüber hinaus nichtlineare Skalen für unterschiedliche Stichprobengrößen, die der Positionierung der Datenpunkte für die aufsteigend geordneten Messwerte im Diagramm dienen. Aufgetragen werden dort also wie bei der Summenkurve (Abb. 6.4) die kumulierten Anteile. Durch die spezielle Ordinatentransformation befinden sich die Datenpunkte bei zugrunde liegender Normalverteilung jeweils auf einer Geraden. Diese „Ausgleichsgeraden" sind in Abbildung 6.5 mit eingezeichnet.

6.5
Regressions- und Varianzanalyseverfahren

Unter diesen beiden Begriffen werden Verfahren verstanden, bei denen Zusammenhänge zwischen Ziel- und Einflussgrößen unter Berücksichtigung von statistischem Rauschen untersucht werden. Regressionsverfahren beschreiben dabei Situationen, bei denen die Einflussgrößen quantitativer Natur sind, d.h. auf Skalen gemessen werden können. Dagegen

spricht man von Varianzanalyse, wenn der oder die Faktoren qualitativ sind, d.h. Gruppenunterschiede beschreiben. Im Übrigen ist die Unterscheidung künstlich, da die zugrunde liegenden mathematisch-statistischen Verfahren identisch sind. Die hier zu beschreibenden Verfahren sind darüber hinaus auch die Auswertungsmethoden für statistische Versuchsplanung im Kapitel 6.6.

Der Leser sollte sich durch die in diesem Abschnitt komplexer werdenden Formeln nicht abschrecken lassen. Die hier vorgestellten Methoden werden durch die heute sehr verbreiteten Tabellenkalkulationsprogramme abgedeckt.

6.5.1
Mittelwertvergleich von 2 Gruppen

Im Beispiel 6.3.2 sind Tablettenmassen von jeweils 24 Tabletten aus zwei Maschinen wiedergegeben. Mit Hilfe der weiter oben eingeführten t-Verteilung lässt sich nun untersuchen, ob die Mittelwerte der beiden Gruppen (hier 2 Maschinen) unterschiedlich sind oder nicht. Anders ausgedrückt kann man ein Vertrauensintervall für die Differenz der Mittelwerte ausrechnen. Wird die Null von diesem Intervall überdeckt, so sind keine Unterschiede festzustellen, im gegenteiligen Fall kann man behaupten, dass die aufgetretenen Mittelwertunterschiede signifikant sind. Für die *Mittelwertdifferenz* d_{12} ist mit den folgenden Bezeichnungen

$$d_{12} = \bar{x}_1 - \bar{x}_2$$

$$s_{d_{12}} = \sqrt{\frac{s_1^2 \cdot (n_1 - 1) + s_2^2 \cdot (n_2 - 1)}{n_1 + n_2 - 2}}$$

(6.11)

ein Vertrauensintervall zum Vertrauensniveau $1 - \alpha$ gegeben durch

$$Konf\,(d_{12},\,1 - \alpha) =$$

$$d_{12} \pm s_{d_{12}} \cdot \sqrt{\frac{n_1 + n_2}{n_1 \cdot n_2}} \cdot t_{n_1 + n_2 - 2,\,1 - \alpha/2}$$

(6.12)

Für die Daten aus Beispiel 6.3.2 ergibt sich dementsprechend:

Konf (d$_{12}$,0,95)

= [3,37−3,17*0,29*2,01 ; 3,37+3,17*0,29*2,01]

= [3,37−1,84 ; 3,37 + 1,84]

= [1,53 ; 5,21]

Der Mittelwert von Maschine 1 ist damit signifikant höher als der von Maschine 2, da der 95 %-Vertrauensbereich die 0 nicht überdeckt.

Eine Alternative zu der hier vorgestellten Vorgehensweise ist, die in Tabelle 6.3 für die beiden Maschinen angegebenen Vertrauensintervalle der Mittelwerte miteinander zu vergleichen. Daraus hätte sich ebenfalls ein signifikanter Unterschied ergeben, da diese sich nicht überschneiden. Das in diesem Abschnitt vorgeschlagene Verfahren ist jedoch unter der Annahme, dass die Streuung in beiden Gruppen gleich ist, vorzuziehen. Es ist ein trennschärferes Verfahren, da es auf einer größeren Anzahl von Freiheitsgraden ($n_1 + n_2 - 2$) und einer gemeinsamen Schätzung der Streuung (s_{d12} in Formel 6.11) beruht.

6.5.2
Einfache Varianzanalyse (Mittelwertvergleich von k > 2 Gruppen)

Will man die Mittelwerte von mehr als zwei Gruppen miteinander vergleichen, so kommt man zur einfachen Varianzanalyse. Wenn man im Beispiel 6.3.2 also mehr als zwei Maschinen berücksichtigt hätte, wäre die hier zu beschreibende Methode angemessen. Der Name Varianzanalyse resultiert daraus, dass die Gesamtstreuung der Messwerte in zwei Komponenten aufgeteilt wird: Die Streuung zwischen den Gruppen und die Streuung innerhalb der Gruppen. Zur formalen Beschreibung werden folgende Definitionen benötigt:

x_{ij} sei die j-te Beobachtung in der i-ten Gruppe, $i = 1,..,k; j = 1,...,n_i$. Die Verteilung der Einzelwerte habe eine Normalverteilung mit Mittelwert μ_i und Standardabweichung σ.

$$\overline{x} = \frac{1}{n} \sum_{i=1}^{k} \sum_{j=1}^{n_i} x_{ij}$$

$$\text{mit } \quad n = \sum_{i=1}^{n} n_i \quad \overline{x_i} = \frac{1}{n_i} \sum_{j=1}^{n_i} x_{ij}$$

$$(6.13)$$

$$ss_g^2 = \sum_{i=1}^{k} \sum_{j=1}^{n_i} (x_{ij} - \overline{x}_{..})^2$$

$$= \sum_{i=1}^{k} \sum_{j=1}^{n_i} (x_{ij} - \overline{x}_{i.})^2 + \sum_{i=1}^{k} n_i \cdot (\overline{x}_i - \overline{x}_{..})^2 =$$

$$= ss_{innerhalb}^2 + ss_{zwischen}^2$$

$$(6.14)$$

Die Gesamtstreuung ss_g^2 wird also in die beiden Komponenten ss_i^2 (innerhalb der Gruppen) und ss_z^2 (zwischen den Gruppen) aufgeteilt. Dabei sollte man sich nicht daran stören, dass der Vorfaktor $1/(n-1)$ bei ss_g^2 weggelassen worden ist. Unter der Annahme, dass alle μ_i gleich sind, d.h. $\mu_1 = \mu_2 = ... = \mu_k = \mu$, folgt die folgende Größe:

$$F = \frac{ss_{zwischen}^2 / (k-1)}{ss_{innerhalb}^2 / (n-k)}$$

$$(6.15)$$

einer F-Verteilung mit $k-1$ und $n-k$ Freiheitsgraden. Wenn die berechneten Mittelwerte $\overline{x}_i$ also nicht systematisch, sondern nur rein zufällig auf Grund der angenommenen Reststreuung, schwanken, so kann man für F ein Vertrauensintervall ausrechnen:

$$\text{Konf} (F, 1-\alpha) = [F_{k-1, n-k, \alpha/2} ; F_{k-1, n-k, 1-\alpha/2}]$$

$$(6.16)$$

Fällt der tatsächlich gemäß Formel 6.15 berechnete F-Wert aus diesem Vertrauensbereich heraus, so schließt man daraus, dass die Annahme gleicher Mittelwerte $\mu_1 = \mu_2 = ... = \mu_k = \mu$ den tatsächlichen Messungen mit ausreichender Sicherheit widerspricht, und folgert, dass nicht alle Mittelwerte gleich sind.

Auf ein Beispiel zur einfachen Varianzanalyse wird hier verzichtet. Die hier dargestellte Methode lässt sich aber auch auf zwei Gruppen anwenden und ist in diesem Fall mit dem in Abschnitt 6.5.1 hergeleiteten Zweistichprobenvergleich mathematisch äquivalent.

6.5.3
Lineare Regression

Unter diesem Begriff wird der Fall verstanden, bei dem die Einflussgröße auf einer Skala gemessen werden kann und zumindest zwei Zustände mit insgesamt mindestens drei Beobachtungen vorhanden sind. Als Funktion wird zunächst eine Geradengleichung

$y = a \cdot x + b$ (y: Zielgröße, x: Einflussgröße) angenommen. Die Koeffizienten a und b (Steigung und y-Achsenabschnitt) müssen aus den vorhandenen Daten für x und y geschätzt werden, da wieder davon ausgegangen wird, dass der Zusammenhang durch ein statistisches Rauschen der y-Werte, denen eine Normalverteilung unterstellt wird, überlagert ist. Die x-Werte hingegen müssen exakt bekannt sein. Die Schätzmethode ist das Verfahren der kleinsten Quadrate, bei dem die Gerade so gelegt wird, dass die Punktewolke der vorhandenen Daten möglichst gut getroffen wird.

Die Schätzwerte für die Koeffizienten a und b (Steigung und y-Achsenabschnitt) werden wie folgt berechnet:

$$\hat{a} = \frac{\sum_{i=1}^{n} x_i y_i - n \cdot \overline{x} \cdot \overline{y}}{(n-1) \cdot s_x^2}$$

$$= \frac{\sum_{i=1}^{n} (x_i - \overline{x}) \cdot (y_i - \overline{y})/(n-1)}{s_x^2} \qquad \hat{b} = \overline{y} - \hat{a} \cdot \overline{x}$$

(6.17)

Dabei ist $\overline{x}$ der Mittelwert der x-Werte, $\overline{y}$ der Mittelwert der y-Werte und s_x die Standardabweichung der x-Werte. In Analogie zur Betrachtung des Mittelwertes einer Stichprobe reicht aber die Angabe dieser Schätzwerte nicht aus. Es müssen zusätzlich auch Vertrauensbereiche für die beiden Schätzer angegeben werden. Diese sind gegeben durch:

$Konf(\hat{a}, 1 - \alpha) =$

$$\hat{a} \pm \sqrt{\frac{1}{n} + \frac{\overline{x}^2}{(n-1) \cdot s_x^2}} \cdot s_r \cdot t_{n-2,1-\alpha/2}$$

$Konf(\hat{b}, 1 - \alpha) =$

$$\hat{b} \pm \sqrt{\frac{s_r^2}{(n-1) \cdot s_x^2}} \cdot t_{n-2,1-\alpha/2}$$

$$mit \quad s_r^2 = \frac{1}{n-2} \sum_{i=1}^{n} (y_i - \hat{a} \cdot x_i - \hat{b})^2$$

$$und \quad \overline{x} = \frac{1}{n} \sum_{i=1}^{n} x_i$$

(6.18)

Die Größe s_r wird auch Standardabweichung der Regression oder Prognosegenauigkeit genannt (englisch: RMS-Error = root mean square error). s_r ist als mittlere Abweichung zwischen den durch die Gerade prognostizierten Werten und den tatsächlich gemessenen Werten zu interpretieren. Als zweites Qualitätsmaß der Regression wird häufig das Bestimmtheitsmaß

$$R^2 = \left(\frac{\sum_{i=1}^{n} (x_i - \overline{x}) \cdot (y_i - \overline{y})/(n-1)}{s_x \cdot s_y} \right)^2$$

(6.19)

herangezogen. Es ist ein Maß für den durch die Regression erklärten Anteil an der Ausgangsstreuung der Zielgröße. Nur wenn R^2 in der Nähe von 1 liegt, kann man von einem akzeptablen Modell sprechen. Ein Beispiel zur linearen Regression findet sich in Kapitel 6.5.5.

6.5.4
Mehrfaktorielle Varianz- und Regressionsanalysen

Die bisher betrachteten Modelle, bei denen der Effekt einer Einflussgröße auf eine Zielgröße betrachtet wurde, beschreiben viele Probleme nur unzureichend, da häufig mehrere Einflussgrößen für ein angemessenes Modell notwendig sind. Eine monokausale Sichtweise beschränkt die Erkenntnisgewinnung vor allem bei Problemen, bei denen Wechselwirkungen zwischen verschiedenen Einflussgrößen auftreten. Mehrfaktorielle Varianz- und Regressionsanalysen erlauben dagegen eine gleichzeitige Modellierung mehrerer Einflussgrößen für eine Zielgröße. Bei solchen Modellen werden die folgenden Modellteile berücksichtigt:

● Haupteffekte:
  – bei *stetigen Einflussgrößen* sind dies Steigungen (s. Kap. 6.5.3),
  – bei gruppierten Einflussgrößen sind dies Mittelwertunterschiede der Gruppen (s. Kap. 6.5.1 und 6.5.2).
● Wechselwirkungen:
  – Dies sind Kombinationseffekte von zwei Einflussgrößen, bei denen sich die Wir-

kungen der beiden Faktoren gegenseitig verstärken oder abschwächen.
- Wechselwirkungen höherer Ordnung (z. B. zwischen 3 Einflussgrößen) werden nur selten in Betracht gezogen.
● Quadratische Effekte:
- Bei stetigen Faktoren wird der lineare Ansatz der Haupteffekte häufig ebenfalls in Frage gestellt.
- Als einfachste Verallgemeinerung werden dann zusätzlich quadratische Ansätze hinzugefügt.

Die Berechnungsvorschriften zur Schätzung der Haupteffekte, der Wechselwirkungen und der quadratischen Effekte sowie zur Berechnung ihrer Vertrauensbereiche gehen weit über den Rahmen dieser Darstellung hinaus, dazu ist eine abstrakte Darstellung mit Hilfe von Matrixalgebra notwendig. Die Berechnungen können jedoch mit entsprechender Software durchgeführt werden. In Kap. 6.5.5 ist ein durchgerechnetes Beispiel mit zwei Faktoren (zweiter Teil des Beispiels) zu finden. Diese Methoden sind auch Auswertungsgrundlage für statistische Versuchsplanung, die in Kap. 6.6 zu finden ist.

6.5.5
Beispiel zur Varianzanalyse und Regression (Parallel-line-assay)

Übung

Tabelle 6.4 zeigt Daten (als Teilmenge) aus einem sogenannten Parallel-line-assay. Die gemessene Zielgröße ist die optische Dichte, die in den letzten drei Zeilen der Tabelle zu finden ist. Zeile 2 zeigt die stetige Einflussgröße „Verdünnung"

(logarithmiert), während Zeile 1 noch zusätzlich zwischen zwei Gruppen unterscheidet, die mit „Standard" und „Probe" bezeichnet sind. Die hier gewählte Darstellungsform der Tabelle ist in ihrer Kompaktheit begründet, Auswertungssoftware verlangt in der Regel eine Tabelle, in der in jeweils getrennten Spalten die Zielgröße bzw. die Einflussgrößen zu finden sind. Ein Wert ist ausgefallen, der entsprechende Platz ist leer gelassen. In Abbildung 6.6 sind die Daten für beide Proben samt einer jeweiligen linearen Regression dargestellt. Die formalen Ergebnisse der in Kap. 6.5.3 hergeleiteten linearen Regression für die Standardprobe sind in Tabelle 6.5 zusammengefasst: Es werden 97,9 % der Streuung durch die lineare Regression erklärt. Die mittlere Abweichung zwischen den Messungen und der Geraden beträgt 0,0168 (in den Einheiten der optischen Dichtemessung, d. h. In senkrechter Richtung). Die geschätzte Steigung von $-0,4556$ ist mit einem 95 %-Vertrauensbereich belegt, der immerhin von $-0,5156$ bis $-0,3955$ reicht; d. h. nicht einmal die erste signifikante Ziffer ist mit 95 % aus den 9 Messungen gesichert. Andererseits liegt das Vertrauensintervall weit von Null entfernt, sodass eine negative Steigung eindeutig gesichert ist.

Bei einem Parallel-line-assay ist, wie der Name es bereits andeutet, die Parallelität der Geraden für die beiden Gruppen eine entscheidende Forderung. Sie wird als notwendige Bedingung dafür angesehen, dass die Wirkstoffe in Probe und Standard identisch sind. Um dies zu überprüfen, wird ein Modell aufgestellt, bei dem

Tab. 6.4: Parallel-line-assay-Daten

Typ	Standard	Standard	Standard	Probe	Probe	Probe
Log(Verdünnung)	2,520	2,250	1,980	2,520	2,250	1,980
Opt. Dichte Wiederholung 1	0,134	0,237	0,387	0,085	0,233	0,361
Opt. Dichte Wiederholung 2	0,148	0,250	0,380	0,055		0,375
Opt. Dichte Wiederholung 3	0,156	0,278	0,409	0,107	0,224	0,394

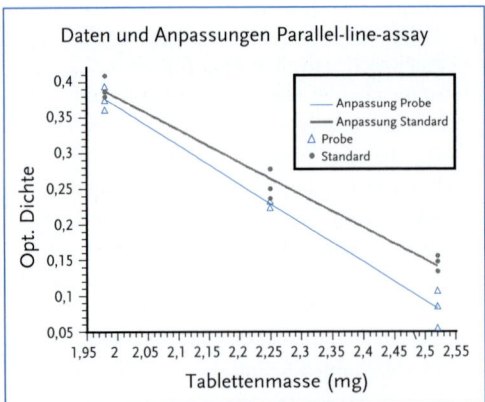

Abb. 6.6: Darstellung der Daten aus Beispiel 6.5.5

sowohl die Verdünnung als auch die Gruppierung Standard/Probe als Faktoren auftauchen. Es wird ein Modell mit Haupteffekten für die Verdünnung und die Gruppierung sowie einer Wechselwirkung zwischen den beiden Faktoren angesetzt. Eine signifikante Wechselwirkung ist dabei gleichzusetzen mit einer unterschiedlichen Steigung (also mangelnder Parallelität) in den zwei Gruppen. Tabelle 6.6 zeigt die Ergebnisse dieser Analyse:

Die Spaltenstruktur von Tabelle 6.6 ist analog zu der von Tabelle 6.5 zu verstehen. Das umfangreichere Modell findet in den zusätzlichen Zeilen seinen Niederschlag. Zur Erklärung die folgenden Anmerkungen:

1. Der gemeinsame y-Achsenabschnitt findet sich in Zeile 1.
2. Der Haupteffekt des Probentyps ist eine vertikale Verschiebung. Die Gruppe „Probe" liegt dabei oberhalb der Gruppe „Standard" (vgl. Zeilen 3 und 4). Dies mag der Grafik (Abb. 6.6) auf den ersten Blick widersprechen. Man muss aber berücksichtigen, dass

die Geraden als nicht parallel angenommen werden und sich daher außerhalb des dargestellten Bereichs schneiden werden. Außerdem ist der Unterschied nicht signifikant, da der Vertrauensbereich die 0 überdeckt.

3. Die gemeinsame Steigung (bzgl. Log(Verdünnung)) findet sich in Zeile 5, es wird ein Wert von $-0,5003$ geschätzt. Der 95 %-Vertrauensbereich erstreckt sich von $-0,54$ bis $-0,46$. Der gegenüber der einfachen Regression (Tab. 6.5) deutlich eingeengte Vertrauensbereich beruht auf der größeren Anzahl der Beobachtungen.
4. Die Wechselwirkung ist in den Zeilen 7 und 8 zu finden. Die Steigung in der Gruppe „Probe" verändert sich gegenüber dem gemeinsamen Wert von $-0,5003$ um $-0,0448$ und beträgt damit $-0,5451$, während sie in der Gruppe „Standard" $-0,4555$ beträgt. Da die 95 %-Vertrauensbereiche in den Zeilen 7 und 8 die Null nicht überdecken, kann man von einer signifikanten Wechselwirkung oder anders ausgedrückt von einer signifikanten Nichtparallelität sprechen.
5. Ein quadratischer Effekt für den Faktor Log(Verdünnung) wurde hier nicht berücksichtigt. Wie Abbildung 6.6 nahe legt, ergab eine versuchsweise Berücksichtigung dieses Effektes, dass er zu keinem besseren Modell führt. Man spricht in solchen Fällen auch von mangelnder Signifikanz, was zu einer Eliminierung aus dem Modell führt (schrittweise Regression).
6. Genau wie bei der einfachen Regression kann man auch ein Bestimmtheitsmaß und eine Standardabweichung der Regression ausrechnen; beide Werte finden sich in der Fußzeile der Tabelle.

Tab. 6.5: Ergebnisse der linearen Regression aus Beispiel 6.5.5 für die Standardprobe

Koeffizient	Schätzwert	s(Koeffizient)	Konfidenzgrenze (2,5 %)	Konfidenzgrenze (97,5 %)
$\hat{b}$	1,2893	0,0574	1,1535	1,4251
$\hat{a}$	$-0,4556$	0,0254	$-0,5156$	$-0,3955$
$R^2 = 0,979$		$s_r = 0,0168$		

Tab. 6.6: Ergebnisse des zweifaktoriellen Modells mit Verdünnung und Probentyp

Zeile	Koeffizient	Schätzwert	s(Koeffizient)	Konfidenzgrenze (2,5 %)	Konfidenzgrenze (97,5 %)
1	Konstante	1,3725	0,0420	1,2817	1,4633
2	Probentyp	1 df			
3	Probe	0,0832	0,0420	−0,0077	0,1740
4	Standard	−0,0832	0,0420	−0,1740	0,0077
5	Log(Verdünnung)	−0,5003	0,0186	−0,5405	−0,4602
6	Log(Verdünnung) · Probentyp	1 df			
7	Probe	−0,0448	0,0186	−0,0849	−0,0046
8	Standard	0,0448	0,0186	0,0046	0,0849
	$R^2 = 0{,}982$		$s_r = 0{,}0173$		

6.6
Statistische Versuchsplanung

6.6.1
Überblick und Einordnung der Versuchsplanungsmethodik

Statistische Versuchsplanung (auch DoE = Design of Experiments) stellt eine effiziente Methode zur Erfassung und reproduzierbaren Bewertung des Effekts von Einflussgrößen auf Zielgrößen, etwa die Qualitätseigenschaft von pharmazeutischen Produkten, dar. Die Bewertung erfolgt dabei mit mehrfaktoriellen Regressionsmodellen (s. Kap. 6.5.4). Diese stellen einen Bewertungsformalismus dar, über dessen Ergebnisse kein Streit möglich ist. Im Gegensatz zu klassischer Versuchsmethodik, bei der die möglichen Einflussgrößen nacheinander untersucht werden („one factor at a time"), werden bei der DoE-Vorgehensweise mehrere Faktoren in einem Versuchsplan in systematischer Weise parallel variiert. Die Ausgewogenheit der Versuchspläne stellt dabei sicher, dass sich die Einflüsse der verschiedenen Faktoren tatsächlich auch trennen lassen. Als zusätzlicher Vorteil gegenüber der klassischen Methode lassen sich auch Wechselwirkungen zwischen Faktoren identifizieren. Außerdem bringt eine angemessene Anwendung von DoE-Methoden eine erhebliche Reduzierung beim Versuchsaufwand und fördert beim Experimentator eine systematische Vorgehens-weise. Der Einsatz von Versuchsplanungsmethoden ersetzt jedoch nicht die Aufgabe des Experimentators, die richtigen Faktoren mit den richtigen Einstellbereichen („Versuchsraum") auszusuchen.

Eine auch nur annähernd vollständige Beschreibung der in der Literatur zu findenden Versuchsplanungstypen sprengt den Rahmen dieser Darstellung (siehe dazu das zitierte Lehrbuch von Scheffler). Stattdessen wird die DoE-Methode im folgenden Abschnitt anhand eines Beispiels erläutert. Ansonsten wird sehr empfohlen, bei der Anwendung von Versuchsplanungsmethoden von der inzwischen vielfältig vorhandenen Versuchsplanungssoftware Gebrauch zu machen.

6.6.2
DoE-Beispiel: Modellbildung für Abbauprodukt

Beispiel

Tabelle 6.7 zeigt das Ergebnis einer Systemanalyse, mit der die Faktoren für die Untersuchung der Konzentration eines Abbauproduktes festgelegt wurden. Da die Untersuchung von grundsätzlicher Bedeutung war, sollte ein Modell mit Haupteffekten, Wechselwirkungen und quadratischen Effekten angesetzt werden, um den Einfluss der fünf genannten Faktoren quantitativ möglichst genau zu ermitteln. Zwei Besonderheiten sind noch zu erwähnen:

● Beim Faktor Zeit wurde ein exponentieller Zusammenhang erwartet, daher wurde dieser Faktor auf einer logarithmischen Skala untersucht.

● Beim Faktor x_3 handelte es sich eigentlich um einen qualitativen Faktor mit den Niveaus A und B. Da beide aber auch in Mischung eingesetzt werden können, hat man sich entschlossen, diesen Faktor Anteil Hilfsstofftyp A zu nennen. Der Anteil von B ist dementsprechend Hilfsstofftyp B = 100 % − Hilfsstofftyp A. 100 % sind dabei mit der aktuell gewählten Hilfsstoffmenge zu identifizieren.

Als Versuchsplan wurde ein sogenannter zentral-zusammengesetzter Versuchsplan (central-composite design = CC-design) ausgewählt, der in Tabelle 6.8 zu finden ist. Dieser Plan erlaubt die Schätzung von Haupteffekten, Wechselwirkungen und quadratischen Effekten. Auf der linken Seite ist dabei die abstrakte Form mit den Niveaus −, 0 und + dargestellt, während auf der rechten Seite der konkrete Versuchsplan für das aktuelle Problem gezeigt wird.

In der letzten Spalte von Tabelle 6.8 findet sich die gemessene Zielgröße. Mit diesen Daten wurde ein Regressionsmodell gerechnet, dessen Ergebnisse in Tabelle 6.9 zu finden sind. Dazu die folgenden Anmerkungen:

● Zum Verständnis der Spalten vergleiche Tabelle 6.6.

● Das Bestimmtheitsmaß (R^2 in Zeile 10) ist mit 98,6 % sehr gut.

● Von den insgesamt 21 möglichen Koeffizienten des Ausgangsmodells (1 Konstante, 5 Haupteffekte, 5 quadratische Effekte, 5·4/2 = 10 Wechselwirkungen) sind nur neun im Modell verblieben. Insbesondere ist die Einflussgröße Hilfsstoffmenge vollständig aus dem Modell verschwunden, hatte also keinerlei erkennbare Wirkung auf die Konzentration des Abbauproduktes. Die Eliminierung erfolgte mit schrittweiser Regression. Es sind zwei Wechselwirkungen (Zeilen 8 und 9) und zwei quadratische Effekte (Zeilen 6 und 7) im Modell verblieben.

Es zeigt sich also, dass Wechselwirkungen zwischen der Lagertemperatur und der Zeit sowie zwischen dem Anteil Hilfsstoff A und der Wirkstoffkonzentration auftreten. Solche Wechselwirkungen lassen sich grafisch am besten als Höhenschichtdiagramme darstellen, die in Abbildung 6.7 zu finden sind. Auf der x- und y-Achse sind dabei die beiden Faktoren dargestellt. Ähnlich wie bei einer topografischen Karte zeigen die Kurven den in der jeweiligen Beschriftung zu findenden Wert der Zielgrößen („Höhenlinien"). Besonders auffällig ist die Wechselwirkung zwischen der Wirkstoffkonzentration und dem Anteil Hilfsstoff A. Bei kleiner Wirkstoffkonzentration (= 2) spielt dieser fast keine Rolle, während bei hoher Konzentration (= 3) ein hoher Anteil von Hilfsstoff A die Bildung des Abbauproduktes

Tab. 6.7: Systemanalyse zur Modellbildung für Abbauprodukt

Faktor	Einheit	Unteres Niveau	Mittleres Niveau	Oberes Niveau
x_1: log(Zeit)	log(Tage)	1	2	3
x_2: Hilfsstoffmenge	%	30	40	50
x_3: Anteil Hilfsstofftyp A	%	0	50	100
x_3': Anteil Hilfsstofftyp B	%	0	50	100
x_4: Wirkstoffkonzentration	%	2	2,5	3
x_5: Lagertemperatur	°C	0	20	40

Tab. 6.8: Versuchsplan und Versuchsergebnisse Modell Abbauprodukt

x_1	x_2	x_3	x_4	x_5	y	Log (Zeit)	Hilfs-stoffmenge	Anteil Hilfsstoff A	Wirkstoff-konzentration	Lager-temperatur	Abbau-produkt
−	−	−	−	+		1	30	0	2	40	3,342
−	−	−	+	−		1	30	0	3	0	2,248
−	−	+	−	−		1	30	100	2	0	2,112
−	−	+	+	+		1	30	100	3	40	1,105
−	+	−	−	−		1	50	0	2	0	1,08
−	+	−	+	+		1	50	0	3	40	4,538
−	+	+	−	+		1	50	100	2	40	2,845
−	+	+	+	−		1	50	100	3	0	0,044
+	−	−	−	−		3	30	0	2	0	3,25
+	−	−	+	+		3	30	0	3	40	12,285
+	−	+	−	+		3	30	100	2	40	11,198
+	−	+	+	−		3	30	100	3	0	1,847
+	+	−	−	+		3	50	0	2	40	11,226
+	+	−	+	−		3	50	0	3	0	5,082
+	+	+	−	−		3	50	100	2	0	4,004
+	+	+	+	+		3	50	100	3	40	9,128
−	0	0	0	0		1	40	50	2,5	20	1,498
+	0	0	0	0		3	40	50	2,5	20	6,666
0	−	0	0	0		2	30	50	2,5	20	2,616
0	+	0	0	0		2	50	50	2,5	20	3,977
0	0	−	0	0		2	40	0	2,5	20	4,734
0	0	+	0	0		2	40	100	2,5	20	2,976
0	0	0	−	0		2	40	50	2	20	3,834
0	0	0	+	0		2	40	50	3	20	3,92
0	0	0	0	−		2	40	50	2,5	0	2,083
0	0	0	0	+		2	40	50	2,5	40	6,549
0	0	0	0	0		2	40	50	2,5	20	4,547
0	0	0	0	0		2	40	50	2,5	20	4,726
0	0	0	0	0		2	40	50	2,5	20	4,941
0	0	0	0	0		2	40	50	2,5	20	5,85

6

Tab. 6.9: Ergebnisse der Versuchsplanauswertung

Zeile	Koeffizient	Schätzwert	s (Koeffizient)	Konfidenzgrenze (2,5 %)	Konfidenzgrenze (97,5 %)
1	Konstante	− 1,259302	1,075876	− 3,496708	0,978104
2	Log(Zeit)	−0,473270	0,928136	− 2,403435	1,456895
3	Anteil Hilfsstoff A	0,069160	0,010819	0,046661	0,091660
4	Wirkstoffkonzentration	1,362163	0,292237	0,754423	1,969902
5	Lagertemperatur	−0,095768	0,025753	−0,149323	−0,042212
6	$(Log(Zeit))^2$	0,391268	0,229141	−0,085255	0,867792
7	Lagertemperatur^2	0,001563	0,000573	0,000371	0,002754
8	Lagertemperatur · Log(Zeit)	0,072836	0,005316	0,061781	0,083891
9	Anteil Hilfsstoff A · Wirkstoffkonzentration	−0,033231	0,004253	−0,042075	−0,024387
10	R^2= 0,986		s_r=0,425		

erheblich verringert. Der Kombinationseffekt (Verstärkung) zwischen Log(Zeit) und Lagertemperatur war dagegen erwartet worden und fiel überraschend moderat aus.

Der letzte Punkt schließt den statistischen Regelkreis und führt damit zur Einhaltung der festgelegten Abweichungen, was Mittelwertverschiebungen und Veränderungen der Streuung angeht. Ziel ist es, die Stabilität des Pro-

6.7 Prozesskontrolle

Auch bei der laufenden Produktion eines pharmazeutischen Produktes bilden statistische Methoden ein Hilfsmittel, mit dem die einwandfreie Qualität kontrolliert und geregelt werden kann. Die dazu geeigneten Methoden sind sogenannte *Regelkarten*, die auch in anderen Industriezweigen intensiv eingesetzt werden. Das Führen von Regelkarten erfordert die folgenden Arbeitsschritte:

1. Regelmäßiges Ziehen einer kleinen Stichprobe aus der laufenden Produktion.
2. Ermittlung des jeweiligen Mittelwerts und der Standardabweichung dieser Werte.
3. Eintragen von Mittelwert und Standardabweichung in entsprechende Regelkarten.
4. Berechnung von Warn- und Eingriffsgrenzen für die Regelkarten bei ausreichendem homogenen Datenmaterial.
5. Korrektive Maßnahmen am Prozess, wenn die Eingriffsgrenzen bei der aktuellen Stichprobe verletzt sind.

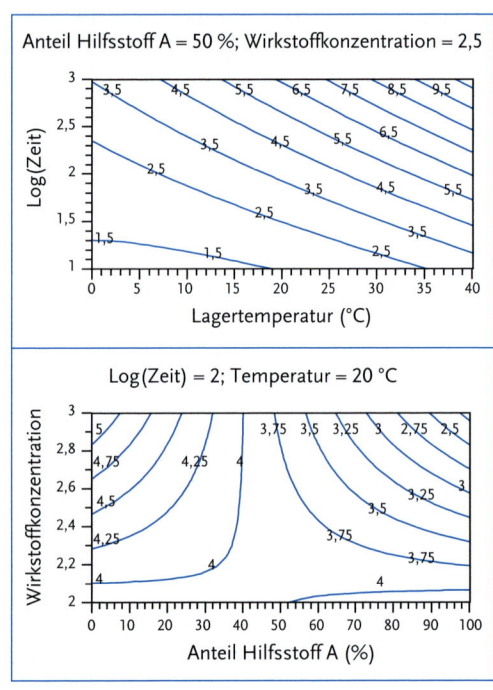

Abb. 6.7: Höhenschichtdiagramme zur Darstellung von Wechselwirkungen

zesses bezüglich Mittelwert und Streuung der betrachteten Qualitätskenngröße regelmäßig zu überprüfen und bei auffälligen Abweichungen korrektive Maßnahmen zu ergreifen.

6.7.1
Datenerhebung und Schätzung von Mittelwert und Kurzzeitstreuung

Tabelle 6.10 zeigt Mittelwerte und Standardabweichung der Tablettenmassen von jeweils n = 6 Tabletten, die im Stundenrhythmus an drei aufeinander folgenden Tagen zu Beginn der Produktion erhoben worden sind. Auf die Einzelwerte wird hier aus Platzgründen verzichtet. Die Berechnung von Mittelwerten und Standardabweichungen kann, wie dies in diesem Beispiel auch geschehen ist, mit Hilfe von Tabellenkalkulationsprogrammen problemlos und automatisch erfolgen.

Die Werte in den letzten beiden Zeilen von Tabelle 6.10 lehnen sich an die Bezeichnungsweisen aus Kapitel 6.5.2 (einfache Varianzanalyse, Formeln 6.13 und 6.14) an. Auch dort waren Daten in Gruppen, die hier durch die jeweils 6 Messungen pro Zeitpunkt repräsentiert sind, untersucht worden. Hier ist $\bar{x}..$ der Gesamtmittelwert aller Messungen pro Tag und

$$ms_{innerhalb} = ss_{innerhalb} \big/ \sqrt{k \cdot (p-1)} \qquad (6.20)$$

(k = Anzahl Messzeitpunkte, p = Anzahl Tabletten)

ein Schätzwert für die „kurzzeitige" Standardabweichung des Prozesses. In dem hier vorliegenden Beispiel ist k = 16 und p = 6 (bei Betrachtung eines Tages). Es kann nicht die einfache Standardabweichung aller k · p Messwerte genommen werden, da darin noch Streuungen, z. B. auf Grund von Trends im Laufe der Zeit, enthalten sein könnten, die ja gerade erkannt werden sollen. In der Ausdrucksweise von Kapitel 6.5.2 würde dies zu einem erhöhten Wert von $ss_{zwischen}$ führen, der über die rein zufallsbedingten Unterschiede zwischen den Mittelwerten zu den verschiedenen Zeitpunkten hinausgeht. Da hier Daten von jeweils drei Tagen zur Verfügung stehen, können hier noch zusätzlich die jeweils drei Schätzwerte für Mit-

Tab. 6.10: Mittelwerte und Standardabweichungen

Zeit	Tag 1 $\bar{x}$	s	Zeit	Tag 2 $\bar{x}$	s	Zeit	Tag 3 $\bar{x}$	s
07:00	249,21	1,53	07:00	251,4	2,14	07:00	248,82	3,39
08:00	247,96	3,18	08:00	250,42	1,74	08:00	248,33	2,71
09:00	251,86	3,77	09:00	248,88	2,11	09:00	251,06	1,83
10:00	250,68	2,44	10:00	249,39	2,28	10:00	248,65	5,25
11:00	250,36	2,50	11:00	251,43	3,44	11:00	249,28	3,34
12:00	250,87	1,57	12:00	251,33	4,04	12:00	250,03	3,00
13:00	250,81	2,29	13:00	248,11	3,67	13:00	251,2	3,54
14:00	249,49	2,61	14:00	251,28	2,15	14:00	248,9	2,01
15:00	250,71	2,75	15:00	250,12	3,21	15:00	250,27	3,52
16:00	250,91	3,39	16:00	252,35	3,10	16:00	248,89	3,13
17:00	249,31	2,77	17:00	252,04	1,25	17:00	249,37	2,00
18:00	250,57	2,23	18:00	249,09	3,06	18:00	250,58	2,08
19:00	248,67	2,90	19:00	248,41	3,45	19:00	251,51	3,31
20:00	250,2	1,14	20:00	249,46	2,46	20:00	249,26	1,57
21:00	251,43	1,14	21:00	251,23	3,41	21:00	249,75	1,55
22:00	250,21	2,61	22:00	251,74	3,15	22:00	250,21	2,96
$\bar{x}..$: 250,20			$\bar{x}..$: 250,42			$\bar{x}..$: 249,76		
$ms_{innerhalb}$		2,53	$ms_{innerhalb}$		2,89	$ms_{innerhalb}$		2,97

telwert und Kurzzeitstreuung zusammengefasst werden:

$$\overline{x}_{\ldots} = (\overline{x}_{..Tag\,1} + \overline{x}_{..Tag\,2} + \overline{x}_{..Tag\,3})/3$$
$$= (250{,}20\ \text{mg} + 250{,}42\ \text{mg} + 249{,}76\ \text{mg})/3$$
$$= 250{,}13\ \text{mg}$$

$$ms_{innerhalb} = \sqrt{(ms^2_{innerhalb\ Tag\,1} + ms^2_{innerhalb\ Tag\,2} + ms^2_{innerhalb\ Tag\,3})/3}$$
$$= \sqrt{(2{,}53^2 + 2{,}89^2 + 2{,}97^2)/3} = 2{,}80$$

$$(6.21)$$

Es muss betont werden, dass dies eine Besonderheit des hier vorliegenden Beispiels ist. Üblicherweise wird man $\overline{x}_{..}$ und $ms_{innerhalb}$ aus einer ausreichend großen Anzahl von kleinen Stichproben schätzen. Man hätte dies auch hier tun können, indem man die drei Tage einfach ignoriert und alle 48 Stichproben mit je 6 Messwerten zusammengefasst hätte.

Da die genannten Schätzwerte auf immerhin 48 Stichproben jeweils vom Umfang 6 beruhen, kann man davon ausgehen, dass sie ausreichend genau mit den tatsächlichen Parametern der Grundgesamtheit übereinstimmen. Ein Vertrauensintervall für den hier ausgerechneten Mittelwert von 250,13 mg könnte mithilfe von Formel 6.5 auf der Basis von immerhin $16 \cdot 6 \cdot 3 = 288$ Einzelwerten berechnet werden, wenn man annimmt, dass sich die Einzelmittelwerte zu den verschiedenen Zeitpunkten nicht systematisch, sondern nur zufällig unterscheiden.

6.7.2
Erzeugung der Regelkarten

In Abbildung 6.8 ist eine Mittelwert-Regelkarte für die Daten aus Tabelle 6.10 zu finden. Neben dem Gesamtmittel von 250,13 mg sind noch eine untere (UG) und eine obere (OG) *Eingriffsgrenze* eingezeichnet. Für den Mittelwert werden diese wie folgt berechnet:

$$UG = \overline{x}_{..} - \frac{ms_{innerhalb}}{\sqrt{p}} \cdot 3 \qquad OG = \overline{x}_{..} + \frac{ms_{innerhalb}}{\sqrt{p}} \cdot 3$$

$$(6.22)$$

(p = Anzahl Einheit pro Stichprobe)

Man beachte die Ähnlichkeit zum Vertrauensintervall des Mittelwertes. Lediglich der t-Faktor in Formel 6.5 ist durch einen Wert von 3 er-

setzt. Dieser beruht auf der in Kapitel 6.2 erwähnten Eigenschaft der Normalverteilung, dass innerhalb von ± 3 Standardabweichungen um den Mittelwert herum 99,73 % aller Werte liegen sollten. Man darf hier den t-Faktor durch denjenigen der Normalverteilung ersetzen, weil die Standardabweichung ja nicht auf Basis der p (hier 6) Werte einer Stichprobe, sondern auf der Basis einer großen Anzahl von Stichproben geschätzt worden ist. Das Intervall [UG;OG] ist also ein 99,73 % Vertrauensintervall für den Mittelwert. Bleibt der Prozess also stationär bezüglich Mittelwert und Standardabweichung, so sollte nur sehr selten ein Mittelwert außerhalb dieser Grenzen fallen. Fällt ein Mittelwert trotzdem aus den Grenzen heraus – man spricht dann von *Regelverletzungen* –, so ist dies ein starkes Indiz für Veränderungen im Prozess, die erkannt und abgestellt werden müssen. Neben den Eingriffsgrenzen werden in die Regelkarten auch häufig noch sogenannte *Warngrenzen* eingetragen. In Formel 6.22 wird dabei der Faktor 3 durch einen Faktor 2 ersetzt. Diese Grenzen entsprechen einem 95,5 %-Vertrauensintervall für den Mittelwert. In Abbildung 6.8 ist auf die Warngrenzen verzichtet worden.

Für die Standardabweichung ergeben sich untere und obere Grenzen entsprechend folgender Vorschrift:

$$UG = ms_{innerhalb} \cdot \sqrt{\frac{p-1}{\chi^2_{p-1;\,1-\alpha/2}}}$$

$$(6.23)$$

$$OG = ms_{innerhalb} \cdot \sqrt{\frac{p-1}{\chi^2_{p-1;\,\alpha/2}}}$$

Diese Formeln sind identisch mit dem Vertrauensintervall für die Standardabweichung. Für α („Irrtumswahrscheinlichkeit") sollte man in Analogie zum Mittelwert 0,0027 ($= 1-0{,}9973$) einsetzen. Aus Platzgründen wird hier auf eine Darstellung der Streuungsregelkarte verzichtet.

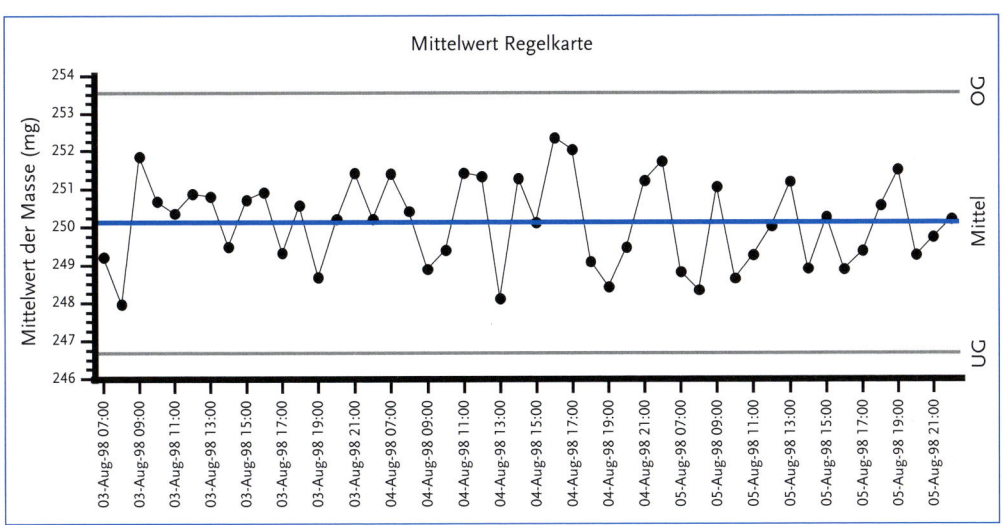

Abb. 6.8: Mittelwert-Regelkarte für die Beispieldaten

Zur Führung der Regelkarten wird die Benutzung von Tabellenkalkulationsprogrammen empfohlen. Damit umgeht man die Notwendigkeit zur Berechnung von Mittelwerten und Standardabweichungen per Hand und kann auch die Berechnung der Grenzen automatisieren. Außerdem kann man die erhobenen Werte auf diese Art ebenso wie Maßnahmen bei Regelverletzungen leicht dokumentieren. Wenn entsprechende Rechnertechnik nicht zur Verfügung steht, so kann man statt der Regelkarte für die Standardabweichung zu einer Regelkarte für die Streubreite der Werte übergehen, die eine Berechnung der Standardabweichung überflüssig macht.

6

Kapitel 7

Grundlagen der Biopharmazie
(Arzneiform – Arzneimittelwirkung)

7.1
Allgemeines

Von grundlegender Bedeutung für die pharmazeutische Technologie ist die Beeinflussung der Arzneimittelwirkung durch die Arzneiform. Im Allgemeinen wird ein Wirkstoff nicht als solcher dem Patienten appliziert, vielmehr erfolgt zunächst eine galenische Verarbeitung zu einer Arzneiform, erst diese kommt zum therapeutischen Einsatz. In den letzten Jahrzehnten hat sich die Erkenntnis durchgesetzt, dass für den therapeutischen Effekt nicht allein der Wirkstoff und dessen Dosis maßgebend ist, sondern dass die Arzneiformulierung hierbei einen entscheidenden Einfluss ausübt. Verantwortlich für eine derartige Wirkungsbeeinflussung sind physikalisch-chemische Faktoren, die sich durch den Wirkstoff, durch die Art und Menge der verarbeiteten Grund- und Hilfsstoffe sowie die angewandte Verfahrenstechnik ergeben. Äußerlich und im Wirkstoffgehalt völlig übereinstimmende Präparate können somit hinsichtlich ihres therapeutischen Wertes höchst bedeutsame Unterschiede aufweisen.

Da der therapeutische Erfolg im hohen Maße von der Arzneiformulierung abhängt, stehen Probleme der Beeinflussung der Arzneimittelwirkung durch die Arzneiform heute im Mittelpunkt. Sie bilden den Kern der Biopharmazie. Die Definitionen für Biopharmazie und Pharmakokinetik sind in den verschiedenen Ländern nicht einheitlich.

Biopharmazie

Die Bezeichnung „biopharmaceutics", etwa „Biogalenik", wurde 1961 in den USA geprägt und als Biopharmazie ins Deutsche übersetzt. Die Biopharmazie befasst sich mit den Beziehungen zwischen den physikalisch-chemischen Eigenschaften eines Pharmakons und seinen Arzneiformen einerseits und den biologischen Wirkungen andererseits, die dieses Pharmakon in Form der verschiedenen Arzneiformen auszuüben vermag.

Es handelt sich im Wesentlichen um die optimale oder gewünschte „Zurverfügungstellung" von Wirkstoffen aus der Arzneiform, also um den Einfluss der Arzneiform (bzw. der Arzneiformulierung) auf die biologische Aktivität der Wirkstoffe.

J. G. Wagner sieht für die Biopharmazie das Studium der biologischen Effekte folgender fünf pharmazeutischer Faktoren als charakteristisch an:
- einfache chemische Modifikation des Wirkstoffs,
- Änderung des physikalischen Zustands (amorph, kristallin, solvatisiert, nicht solvatisiert),
- An- oder Abwesenheit von Hilfsstoffen,
- Art der Arzneiform,
- Art der pharmazeutischen Prozesse, die den Herstellungsgang beeinflussen.

Die Aufgaben der Biopharmazie werden zum Teil umfassender gesehen. Neben der Freisetzung des Wirkstoffs aus der Arzneiform und der Resorption beinhaltet sie dann auch das Schicksal des Wirkstoffs im Organismus (Verteilung, Metabolisierung, Exkretion) und die Abhängigkeiten von anatomischen, physiologischen und pathologischen Faktoren.

Pharmakokinetik

F. H. Dost versteht unter dem von ihm geprägten Begriff Pharmakokinetik die Lehre von der quantitativen Auseinandersetzung zwischen Organismus und aufgenommenem Pharmakon.

7

Hauptinhalt der Pharmakokinetik ist es, die Vorgänge der Resorption, Verteilung, Metabolisierung und Exkretion quantitativ zu erfassen. Empfindliche Messmethoden sind hierbei zur Bestimmung der Konzentrationsänderung des Wirkstoffs oder seiner Metabolite in Abhängigkeit von der Zeit vor allem im Blut (Plasma) oder im Harn erforderlich.

7.2
Pharmazeutische Verfügbarkeit

7.2.1
Versuchsanordnungen, Bewertung

Die durch In-vitro-Prüfung ermittelte Freisetzungscharakteristik eines Wirkstoffs aus der Arzneiform wird als „Pharmazeutische Verfügbarkeit" (In-vitro-Verfügbarkeit, content availability) bezeichnet. Sie wird definiert als der Prozentsatz der in einer Arzneiform enthaltenen Wirkstoffdosis, der freigesetzt wird, und die Geschwindigkeit, mit der dieser Prozess abläuft.

Zum Teil sind die hierbei verwendeten Geräte (s. Kap. 9.8.3) so gestaltet, dass über die Auflösung des Wirkstoffs und seine Freisetzung (Lösungsmodelle) hinaus durch Einbeziehung des sich hieran anschließenden Verteilungsprozesses auch Aussagen über die Resorptionsverhältnisse möglich sind (Resorptionsmodelle). Derartige Versuchseinrichtungen ermöglichen die Erfassung von Gesetzmäßigkeiten, wobei es weniger darauf ankommt,

eine genaue Imitation des natürlichen Vorgangs sicherzustellen, als vielmehr dessen Grundprinzipien durch genormte Bedingungen zugänglich zu machen. In-vitro-Versuche führen zu gut reproduzierbaren Werten mit Fehlerbreiten zwischen 5 und 10 %.

Als Prüfflüssigkeiten für In-vitro-Tests finden Verwendung:
- künstliche Gastrointestinalsäfte (diese können Zusätze von Enzymen, viskositätserhöhenden Stoffen oder Netzmittel enthalten),
- Pufferlösungen (z. B. Phosphatpuffer),
- einfache Lösungen (z. B. von NaCl, NaOH, Na_2CO_3) und
- Wasser.

Entscheidende Bedeutung für die Freisetzung haben Zusammensetzung und die Menge des Prüfmediums, die Art und die Intensität der Bewegung und die Temperatur sowie bei Anwesenheit einer Membran deren Eigenschaften.

Zahlreiche Membranen natürlichen und künstlichen Ursprungs sind als Ersatz für die menschliche Zellmembran in derartigen Versuchseinrichtungen überprüft worden (Tab. 7.1). Membranen mit lipophilem Charakter kommen den natürlichen Verhältnissen am nächsten und sind daher Bestandteil von Resorptionsmodellen (s. Kap. 9.8.3).

Da die genannten Einflussgrößen bei In-vitro-Modellen nicht übereinstimmen, ist ein

Membranen natürlichen Ursprungs	Membranen, insbesondere synthetischen Ursprungs
Schafsblase	Gelatine
Blinddarm des Lammes	Lecithin-Collodium
Schleimhaut der Schweinsblase	Celluloseacetat
Schweinehaut	Cellulosetriacetat
Zwerchfell des Rindes	Cellulosenitrat
Kaninchenhaut	Celluloseacetylbutyrat
Eihäute	regenerierte Cellulose (Cellophan®, Zellglas)
Dünndarm	Polyamid Polyethylenterephthalat Dimethylsiloxan-Polymere lipoidbeschichtete Membranen

Tab. 7.1: Beispiele für Membranmaterialien

Vergleich von mit verschiedenen Versuchseinrichtungen gewonnenen Befunden nicht ohne weiteres möglich.

Die Aussagekraft von In-vitro-Ergebnissen ist oftmals überschätzt worden. Wenn auch in einer Anzahl von Fällen eine recht gute Übereinstimmung mit In-vivo-Befunden existiert, muss vor einer Verallgemeinerung gewarnt werden. Dennoch geben solche Methoden dem pharmazeutischen Technologen wichtige Hinweise. Ungeeignete Vehikel oder in Arzneiformen „eingemauerte" Wirkstoffe erbringen nur ungenügende Freisetzungswerte, und sie werden damit sicherlich auch vom Organismus nur verzögert resorbiert. Freisetzungsversuche vermitteln damit wertvolle Angaben über strukturelle Eigenheiten der Grund- und Hilfsstoffe und die hiermit im Zusammenhang stehenden Fähigkeiten, die Wirkstoffe freizusetzen. In-vitro-Prüfungen gestatten, Versuchspräparate mit unterschiedlichem Verlauf der Freisetzung vergleichend zu beurteilen, und ermöglichen eine Klassifizierung.

Angestrebt werden In-vitro-Methoden, deren Ergebnisse in Korrelation zu In-vivo-Resultaten stehen. Zu dem Problem der In-vitro/In-vivo-Korrelation liegt umfangreiches Material vor. In jüngster Zeit wird eine solche Korrelation sehr kritisch, sogar als unrealistisch, beurteilt. Verständlicherweise sind die komplexen Vorgänge im menschlichen Organismus nur unzureichend simulierbar, das gilt auch für sehr aufwändige Versuchsanordnungen. Auf die Darlegung von Korrelationsmethoden wird an dieser Stelle bewusst verzichtet. Einzelheiten zu diesem heute kontrovers diskutierten Themenkomplex können Biopharmazie-Büchern entnommen werden (s. „Weiterführende Literatur" am Ende des Buches).

Die Bedeutung von In-vitro-Untersuchungen wird durch die obigen Aussagen nicht tangiert. Sie besteht im Wesentlichen in Folgendem:

- Freisetzungsuntersuchungen sind bei der Entwicklung neuer und zur Optimierung bestehender Arzneimittel unabdingbar. Erst wenn durch pharmazeutisch-technologische Maßnahmen eine gewünschte, ausreichend hohe pharmazeutische Verfügbarkeit erzielt bzw. eine Anpassung an gewünschte

Erfordernisse (Depotpräparate) erreicht wurde, ist die Voraussetzung für die Durchführung aufwändiger Bioverfügbarkeitsuntersuchungen gegeben, an die sich umfangreiche klinische Überprüfungen anschließen.

- Freisetzungsuntersuchungen sichern die Gleichförmigkeit innerhalb einer Charge (Chargenhomogenität) wie auch von Charge zu Charge (Chargenkonformität) und damit die Konstanz der Wirkstofffreisetzung während der laufenden Produktion bzw. bei diskontinuierlicher Produktion. Bestätigen weiterhin Bioverfügbarkeitsüberprüfungen, dass eine Arzneiform mit bestimmter Freigabecharakteristik eine optimale Wirkung aufweist, dann dienen In-vitro-Prüfungen der Produktionskontrolle zur Sicherung der Wirkungskonformität.

- Freisetzungsuntersuchungen können zur Klärung von Haltbarkeitsproblemen herangezogen werden. Wenn bei Arzneiformen in Abhängigkeit von der Lagerzeit immer geringere Freisetzungswerte erbracht werden, so zeugt das von mangelnder Stabilität. Diese kann den Wirkstoff selbst betreffen oder in alterungsbedingten Veränderungen der Grundlage oder durch Wechselbeziehungen zwischen Wirkstoff und Hilfs- oder Verpackungsstoffen begründet sein.

Für Arzneiformen mit übereinstimmender pharmazeutischer Verfügbarkeit wurde der Begriff „pharmazeutische Äquivalenz" geprägt. Diese wird wie folgt definiert: Gleichwertigkeit zweier Präparate, die die gleiche Freisetzung des gleichen therapeutisch aktiven Wirkstoffs aus der gleichen Dosierungsform zeigen und die auf der Grundlage der besten verfügbaren Technologie entwickelt wurden.

7.2.2 Ergebnisdarstellung

Trägt man in ein Koordinatensystem die in zeitlichen Intervallen gemessene freigesetzte Wirkstoffmenge kumulativ auf (gelöste Masse des Wirkstoffs in Prozent ($m[\%]$) gegen die Zeit t) und verbindet man die Messpunkte, so erhält

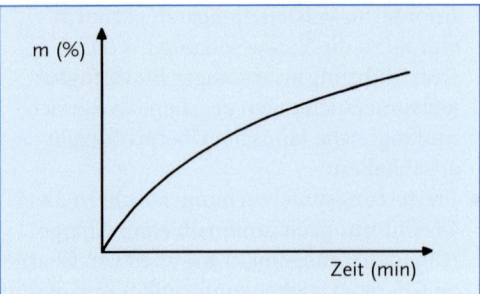

Abb. 7.1: Auflösungs- bzw. Freisetzungsprofil

man eine Kurve, die auch als Auflösungs- bzw. Freisetzungsprofil bezeichnet wird (Abb. 7.1).

Derartige grafische Darstellungen sind durchaus von hoher Aussagekraft, sie eignen sich jedoch weniger für einen quantitativen Vergleich. Aus diesem Grunde ist man bestrebt, den Freisetzungsverlauf durch wenige Kenngrößen, die die Geschwindigkeit und das Ausmaß der Freisetzung beinhalten, zu charakterisieren *(Kurvenparametrisierung)*. Man unterscheidet hierbei Mengen- bzw. Prozentparameter (Wirkstoffanteil, der nach Ablauf einer bestimmten Zeit gelöst ist) und Zeitparameter (Zeit, die bis zur Lösung eines bestimmten Wirkstoffanteils vergeht, maximale Lösungsgeschwindigkeit, Zeitpunkt der maximalen Lösungsgeschwindigkeit) und bezeichnet diese als *empirische, modellunabhängige Parameter*. Zur exakten Beschreibung des Kurvenverlaufs sind verständlicherweise mehrere Parameter erforderlich. Gilt es lediglich zu überprüfen, ob ein Präparat den Qualitätsansprüchen einer Gütevorschrift bzw. den Prüfbedingungen eines Arzneibuchs entspricht, genügt oftmals eine einzige Gehaltsbestimmung, um zu ermitteln, ob in einer vorgegebenen Zeit ein festgelegter Prozentsatz der in der Arzneiform enthaltenen Gesamtwirkstoffmenge in Lösung gegangen ist. Die USP XXIII unterwirft die Tabletten- und Kapselpräparate einem Auflösungstest. Die einzelnen Monografien enthalten Angaben, ob die Blattrührer- oder Drehkörbchenmethode anzuwenden ist, und präparatespezifische Forderungen über den Prozentsatz der freigesetzten Wirkstoffmenge zu einem festgelegten Zeitpunkt. Häufig werden mindestens 75 % Freisetzung in

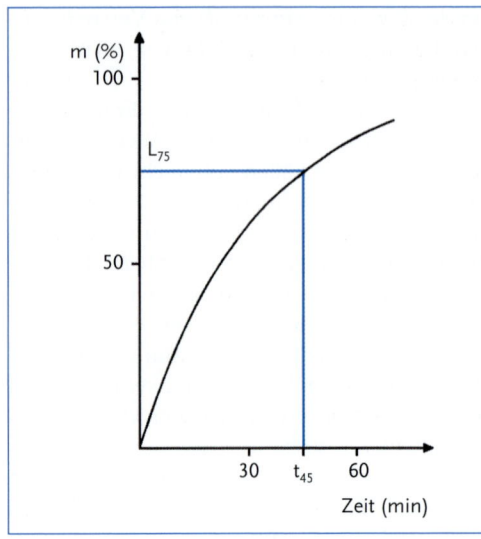

Abb. 7.2: Auflösungskurve mit Löslichkeitskenndaten

45 min in Wasser als Prüfflüssigkeit gefordert (Abb. 7.2).

Eine weitere Möglichkeit zur Charakterisierung der Auflösung ist die *mittlere Auflösungszeit* t_{diss}. Sie stellt eine statistische Größe dar und beinhaltet das arithmetische Mittel der Verweildauer für die Wirkstoffmoleküle in der Darreichungsform (Abb. 7.3). Sie errechnet sich zu

$$t_{diss} = \frac{\text{ABC}}{\gamma} \qquad (7.1)$$

ABC   Area between the curves
γ insgesamt gelöste Wirkstoffmenge

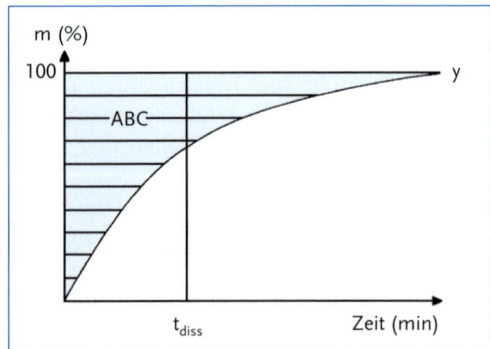

Abb. 7.3: Mittlere Auflösungszeit

Neben den angeführten empirischen modell-unabhängigen Parametern können aus Auflösungs- bzw. Freisetzungskurven, allerdings nur für den Fall, dass die Freisetzung einheitlichen kinetischen Gesetzmäßigkeiten unterliegt, *funktionsgebundene, modellabhängige Parameter* erhalten werden. Hierunter sind Konstanten der Zeitgesetze zu verstehen (Geschwindigkeitskonstante für Kinetik 0. oder 1. Ordnung, Quadrat- oder Kubikwurzelgesetz).

Recht häufig ist man an einer *Linearisierung der Kurve* interessiert. Eine derartige Transformation erreicht man meist bereits durch logarithmischen Auftrag des gelösten Arzneistoffes gegen die Zeit (Abb. 7.4). Weist die Gerade einen Knickpunkt auf, so liegt ein biphasischer Freisetzungsverlauf vor (Abb. 7.4). Im dargestellten Fall ist aus den unterschiedlichen Neigungen der Geraden zu entnehmen, dass in der 1. Phase der Wirkstoff schneller freigesetzt wird (z. B. durch eine Initialdosis) als in der 2. Phase des Prozesses.

Neben weiteren Möglichkeiten der Linearisierung ist der *Sigma-minus-plot* gebräuchlich. Hier wird von der Gesamtmasse (= Sigma, Summe) des Wirkstoffs (m_0) die in Abhängigkeit von der Zeit in Lösung gegangene Masse (M) abgezogen und die erhaltene ungelöste Menge (m_0-m) im halblogarithmischen Netz gegen die Zeit aufgetragen. Es resultiert eine abfallende Gerade, deren Neigung der Auflösungskonstante entspricht (Abb. 7.5).

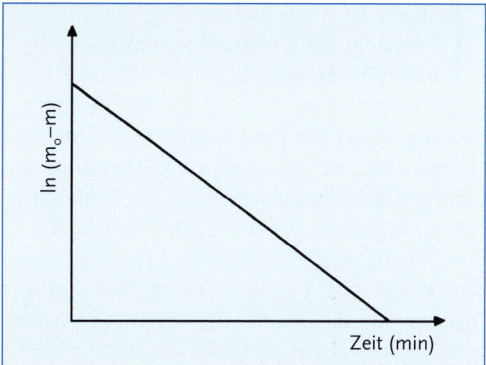

Abb. 7.5: Sigma-minus-plot

7.3
Bioverfügbarkeit

7.3.1
Definition

Das zentrale Anliegen der Biopharmazie ist die pharmazeutisch-technologische Einflussnahme auf die Bioverfügbarkeit (bioavailability). Diese wird wie folgt definiert:

Die Bioverfügbarkeit eines Arzneimittels ist die Geschwindigkeit und das Ausmaß, mit denen der Wirkstoff aus der Zubereitung absorbiert wird oder am Wirkort vorliegt.

Die Bioverfügbarkeit gibt somit an, welcher Anteil des Wirkstoffs (%) aus der verabreichten Arzneiform vom Organismus resorbiert wird, und stellt den von der Arzneiform bedingten Wirkungsgrad eines Arzneimittels dar.

Durch die Bioverfügbarkeit wird vor allem die nach der Applikation in den Blutkreislauf gelangte Wirkstoffmenge charakterisiert, doch findet der Begriff definitionsgemäß auch für nicht zur Resorption kommende Wirkstoffe Anwendung, z. B. beim Übertritt eines Wirkstoffs aus einer kutan applizierten Arzneiform in das Hautgewebe.

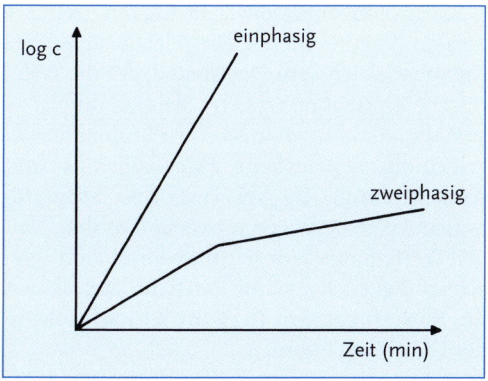

Abb. 7.4: Linearisierung von Auflösungs- bzw. Liberationskurven

7.3.2
Erfassung der Wirkstoffkonzentration in Körperflüssigkeiten

Voraussetzung für Bioverfügbarkeits-Untersuchungen ist, den resorbierten Wirkstoff in der vorliegenden, häufig sehr geringen Konzentration analytisch zu erfassen, was oftmals erhebliche Schwierigkeiten bereitet. Es wäre wünschenswert, wenn der durch den Wirkstoff im Organismus ausgelöste therapeutische Effekt messbar wäre, bzw. wenn die Wirkstoffkonzentration am Wirkort, z. B. am Rezeptor, erfasst werden könnte. Da dies im Allgemeinen nicht möglich ist, bestimmt man bei der Bioverfügbarkeit den resorbierten Wirkstoff vorwiegend im Blutplasma (von Erythrozyten, Leukozyten und Thrombozyten befreiten Anteil des Blutes einschließlich des Fibrinogens) oder im Serum (fibrinogenfreies Plasma). Obwohl zur Bewertung der Bioverfügbarkeit nicht die pharmakodynamische Wirkung, sondern die Wirkstoffmenge oder -konzentration dient, wird davon ausgegangen, dass die so gewonnenen Blutspiegel mit den Wirkstoffmengen am Wirkort korrelieren und somit ein Kriterium für den therapeutischen Effekt darstellen.

Zu berücksichtigen ist jedoch, dass zwischen Wirkstoffkonzentration im Blut oder Plasma und klinischer Wirkung nicht in jedem Fall eine eindeutige Beziehung existiert. Die pharmakodynamische Aktivität kann durchaus noch lange anhalten, selbst dann, wenn die Wirksubstanz bereits nicht mehr im Blut nachweisbar ist (z. B. bei Betablockern). Von Corticoiden ist bekannt, dass die Wirkung erst nach Erreichen des Blutspiegelmaximums einsetzt. Zu bedenken ist weiterhin, dass an gesunden Versuchspersonen ermittelte Ergebnisse nicht ohne weiteres auf die Verhältnisse beim Patienten zu übertragen sind.

Die Darlegungen verdeutlichen, dass die Bioverfügbarkeit lediglich im In-vivo-Versuch zu ermitteln ist. Derartige Versuche lassen sich sowohl am Tier als auch am Menschen durchführen. Versuche am Tier sind bei der Entwicklung neuer Arzneimittel, z. B. zur Ermittlung der optimalen Zusammensetzung von Arzneiformen und zur Festlegung von Verfahrensparametern, unerlässlich. Die erzielten Ergebnisse lassen sich jedoch nur eingeschränkt auf die Verhältnisse beim Menschen übertragen, deshalb werden – wenn nicht ausdrücklich auf Tierversuche hingewiesen wird – unter Bioverfügbarkeit Untersuchungen am Menschen verstanden.

Man geht so vor, dass man das Ausmaß der Resorption eines Testpräparats (z. B. Suppositorium) mit einem Standardpräparat vergleicht. Ist das Standardpräparat eine i.v.-Injektion, deren Verfügbarkeit gleich 100 % zu setzen ist, so spricht man von *absoluter Bioverfügbarkeit*.

Andererseits vergleicht man häufig zwei unterschiedliche Arzneiformen mit gleichem Wirkstoff, übereinstimmender Wirkstoffdosierung und bei identischem Applikationsweg untereinander, wobei die eine das Standardpräparat darstellt. Bei einem neueinzuführenden Suspensionspräparat wird man z. B. den Vergleich mit einem therapeutisch bewährten Tablettenpräparat durchführen. Ein Vergleich zwischen zwei beliebigen Arzneiformen (ausgenommen i.v.-Injektion) ergibt die *relative Verfügbarkeit*.

Bei Wirkstoffen, die einen „First-pass"-Effekt (Metabolisierung des Wirkstoffs bei der ersten Leberpassage) aufweisen, liegt selbst bei vollständiger Resorption eine schlechte Verfügbarkeit vor, da nur geringe Mengen des unveränderten Wirkstoffs im Kreislauf erscheinen.

Zur Prüfung der Bioverfügbarkeit werden im Allgemeinen Blutspiegelkurven verwendet. Verglichen werden die Flächen unter den Blut-(Plasma-)konzentrations-Zeit-Kurven (AUC = area under the curve). Die Fläche unter der Kurve ist gleich dem Dosisanteil, der die systemische Zirkulation erreicht, dividiert durch das Verteilungsvolumen und die Eliminationsgeschwindigkeitskonstante (Metabolismus und Ausscheidung). Da bei Test- und Standardpräparat gleiche Dosen verwendet werden, bleiben Verteilungsvolumen und Eliminationsgeschwindigkeitskonstante konstant, so dass sich die Bioverfügbarkeit (BV) (in %) nach folgender Gleichung ergibt:

$$BV\ (\%) = \frac{AUC_{(x)}}{AUC_{(s)}} \cdot 100 \qquad (7.2)$$

AUC$_{(x)}$ Fläche unter der Plasmakonzentrations-Zeit-Kurve nach Verabfolgung der Testarzneiform,

AUC$_{(s)}$ Fläche unter der Plasmakonzentrations-Zeit-Kurve nach Verabfolgung der Standardarzneiform.

Die Ermittlung der Fläche unter der Kurve kann rechnerisch, planimetrisch oder gravimetrisch erfolgen. Voraussetzung für die Auswertung ist, dass geschlossene Kurven vorliegen, d.h. dass Blutspiegelwerte bis zur Elimination des Wirkstoffs aus dem Blut bestimmt werden. Nach einiger Zeit wird die Wirkstoffkonzentration im Blut bis auf null abgesunken sein. Zur Festlegung des exakten Verlaufs der Blutspiegelkurve sind mindestens 15 Messpunkte notwendig.

Die Fläche unter der Blutspiegelkurve allein ist jedoch nicht genügend aussagekräftig; bedeutsam sind gleichermaßen die Gipfelhöhe der Kurve und die Zeit, die zur Erreichung des Kurvengipfels benötigt wird (Steilheit der Kurve). Die Abbildungen 7.6 bis 7.8 sollen dies veranschaulichen. Die Flächen unter den Kurven I bis III in Abbildung 7.6 sind gleich, doch überschreiten lediglich die Kurven I und II die minimale effektive Konzentration (MEC) und liegen damit im therapeutisch wirksamen Bereich, wobei sie unterschiedliche Wirkungsintensitäten (WI) anzeigen, während die Kurve III diesen Bereich nicht erreicht.

In Abbildung 7.7 sind die Flächen unter den Kurven I bis III ungleich. Alle drei Kurven er-

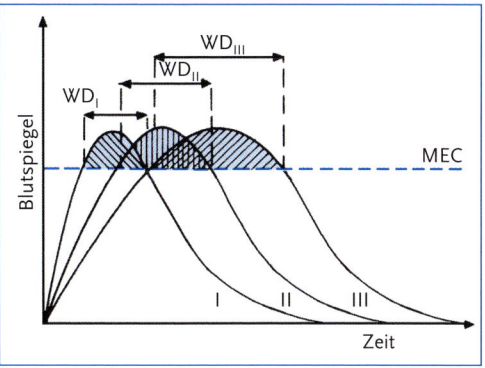

Abb. 7.7: Blutspiegelkurven (Unterschiede in Wirkungsdauer)

reichen die gleiche Gipfelhöhe, so dass übereinstimmende Wirkungsintensität vorliegt, doch bestehen erhebliche Unterschiede in der Wirkungsdauer (WD) des Medikamentes.

In Abbildung 7.8 wiederum liegt annähernd Flächengleichheit bei allen drei Kurven vor, die darüber hinaus therapeutisch wirksame Konzentrationen ausweisen. Wesentliche Unterschiede ergeben sich hier im Zeitpunkt des Wirkungseintrittes (WE).

Zur Charakterisierung der Bioverfügbarkeit werden folgende Parameter herangezogen:

● die Fläche unter der Blutspiegelkurve (AUC),
● die Höhe des Blutspiegelmaximums C_{max} (Abb. 7.6),
● die Zeit bis zum Erreichen des Blutspiegelmaximums t_{max} (Abb. 7.6).

7

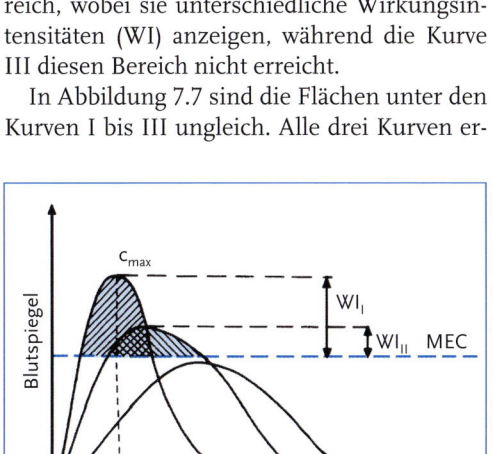

Abb. 7.6: Blutspiegelkurven (Unterschiede in Wirkungsintensität)

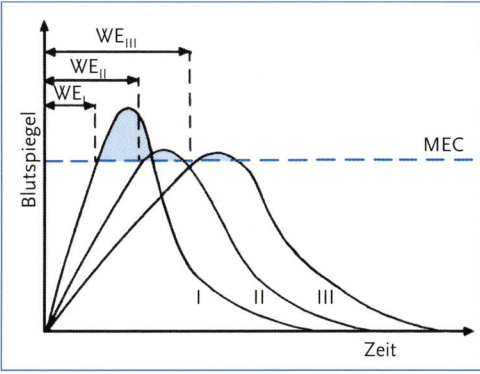

Abb. 7.8: Blutspiegelkurven (Unterschiede in Wirkungseintritt)

Bioverfügbarkeitsüberprüfungen sind für alle Arzneiformen mit systemischer Wirkung, und zwar sowohl bei neuen Wirkstoffen als auch bei neuen Formulierungen mit bekannten Wirkstoffen, angezeigt. Sie werden empfohlen bei

- Wirkstoffen mit geringer Löslichkeit (< 0,3 %) oder geringer Lösungsgeschwindigkeit,
- Vorliegen von Wirkstoff-Hilfsstoff- oder Wirkstoff-Wirkstoff-Wechselwirkungen, die die Löslichkeit verändern,
- Wirkstoffen mit steiler Dosis-Wirkungs-Kurve und/oder geringer therapeutischer Breite,
- Wirkstoffen mit hohem „First-pass"-Effekt,
- Arzneiformen mit modifizierter Arzneistofffreisetzung (alle Depot- und magensaftresistenten Arzneiformen, Therapeutische Systeme).

In der Regel sind Bioverfügbarkeitsuntersuchungen weiterhin unerlässlich bei Arzneimitteln für bestimmte Indikationsgebiete, z. B. Koronartherapeutika, Zytostatika, Antidiabetika, Immunsuppressiva, Virustatika.

Bei geringen Änderungen der Rezeptur gibt es keine absolute Forderung für eine erneute Überprüfung der Bioverfügbarkeit. Ob hierfür eine Notwendigkeit besteht, ist im Einzelfall kritisch zu entscheiden. Derartige Untersuchungen werden als nicht erforderlich angesehen, wenn z. B. zu einem durch Bioverfügbarkeitsuntersuchung in der Wirkung abgesicherten Präparat ein weiteres mit gleichem Wirkstoff und identischer Hilfsstoffzusammensetzung, aber höherer Dosierung hergestellt wird und beide Präparate eine entsprechend übereinstimmende In-vitro-Freisetzung erbringen.

Bioverfügbarkeitsstudien von Arzneiformen werden weiterhin nicht gefordert, z. B. bei

- ausschließlicher i. v.-Applikation,
- wässrigen Lösungen ohne Hilfsstoffzusatz bei peroraler, s. c.- oder i. m.-Applikation,
- peroraler, rektaler, vaginaler Applikation, sofern der Wirkstoff nicht resorbiert wird, oder bei topischer Applikation, wenn keine starke systemische Wirkung erfolgt,
- nicht retardierten festen und halbfesten Peroralia, wenn Bioverfügbarkeitsprobleme nicht zu erwarten sind, d. h. wenn der verarbeitete Wirkstoff nicht als Problemstoff anzusprechen ist.

Als Problemwirkstoffe werden Wirkstoffe bezeichnet, bei denen es erfahrungsgemäß Schwierigkeiten bereitet, eine ausreichende Bioverfügbarkeit sicherzustellen, und deren Anwesenheit grundsätzlich eine Prüfung auf Bioverfügbarkeit notwendig macht. Hierbei handelt es sich vor allem um Wirkstoffe mit geringer Löslichkeit und Lösungsgeschwindigkeit, aber auch Stoffe mit steiler Dosis-Wirkungs-Kurve bzw. mit geringer therapeutischer Breite fallen unter diesen Begriff. Ihre Zahl ist im Laufe der Jahre beträchtlich angewachsen (derzeit > 200) mit weiter ansteigender Tendenz. Tabelle 7.2 führt einige wenige Beispiele auf.

Gelegentlich werden zur Erfassung der Bioverfügbarkeit auch Harnausscheidungskurven herangezogen. Die Sammlung des Harnes muss hierzu so lange erfolgen, bis der Wirkstoff vollständig aus dem Organismus ausgeschieden ist.

Bei der Ermittlung der Bioverfügbarkeit ist grundsätzlich zu berücksichtigen, dass zahlreiche physiologische und pathologische Faktoren,

Aminophyllin	Nitrofurantoin
Ampicillin	Prednisolon, Methylprednisolon
Chinidin	Reserpin
Chloramphenicol	Spironolacton
Digoxin	Tetracyclin, Oxy-, Chlortetracyclin
Indometacin	Theophyllin
Meprobamat	Tolbutamid

Tab. 7.2: Beispiele für Problemwirkstoffe

wie Alter, Geschlecht, Körpergewicht, Ernährungszustand, Nahrungsaufnahme, Schwangerschaft, genetische Faktoren, Darm- und Nierenfunktion, Erkrankung, Umwelteinflüsse u. a., hierauf maßgeblichen Einfluss nehmen. Um diese individuellen Einflüsse weitgehend zu eliminieren und damit zu gesicherten Aussagen zu gelangen, sind die Blut- und Harnspiegelwerte von mindestens 6, üblicherweise 12 Personen der Auswertung zu Grunde zu legen. Die Versuchspersonen (Alter 18–40 Jahre) sollen gesund sein, im Gewicht nicht mehr als 10 % vom Idealgewicht abweichen und dürfen mindestens 1 Woche vor Versuchsbeginn keine Arzneimittel eingenommen haben. Der zeitliche Abstand zwischen der Applikation von Referenz- und Prüfpräparat beträgt gleichfalls z. B. eine Woche. Etwa 5–6 Halbwertszeiten gelten als Mindestabstand, um eine Beeinflussung durch die vorangegangene Applikation auszuschließen. Individuelle Schwankungen werden durch Anwendung der Cross-over-Technik eliminiert, d. h. jede Versuchsperson erhält nacheinander sowohl das Standard- als auch das Testpräparat.

Sind aus ethischen Gründen Untersuchungen der Bioverfügbarkeit an gesunden Probanden nicht vertretbar, z. B. bei Zytostatika oder Opiaten, erfolgen die Überprüfungen an Kranken, die mit diesen Arzneimitteln therapiert werden.

7.3.3
Erfassung pharmakologischer oder therapeutischer Effekte

Die Bestimmung der Bioverfügbarkeit durch Messung der Wirkstoffkonzentration im Blut oder Harn stellt heute die wichtigste Methode zur Bewertung von Arzneipräparaten dar. Nur gelegentlich werden andere pharmakologische oder therapeutische Parameter zur Bioverfügbarkeitsbeurteilung herangezogen. Dies erfolgt vor allem dann, wenn aus analytischen Gründen eine Wirkstofferfassung in Körperflüssigkeiten nicht erfolgen kann.

Falls überhaupt geeignete Messmethoden zur Bestimmung der therapeutischen und pharmakologischen Effekte zur Verfügung stehen, so sind diese aber meist mit einer großen Fehlerbreite belastet. Eine statistische Sicherung der so erhobenen Daten ist in diesem Fall nur über eine große Anzahl von Probanden zu gewährleisten. Die Anwendung derartiger pharmakologischer Methoden am Patienten scheitert meist gleichfalls daran, dass ein ausreichend großes Krankengut mit einheitlichen pathologischen Befunden nicht zur Verfügung steht. Bisher wurden zur Beurteilung der Bioverfügbarkeit mitunter folgende pharmakologische bzw. diagnostische Parameter herangezogen: Blutdruck, Blutzuckerkonzentration, Pupillengröße, Augeninnendruck, Körpertemperatur sowie Befunde aus EKG- oder EEG-Messungen.

7.4
Bioäquivalenz

Generika (Analogarzneimittel) sind Präparate, die außer vom Originalhersteller von weiteren pharmazeutischen Unternehmen mit chemisch identischen Wirkstoffen in gleicher Dosierung und Darreichungsform für eine weitgehend übereinstimmende Anwendung angeboten werden. Derartige Präparate können als *pharmazeutisch äquivalent* bezeichnet werden. Hierbei ergibt sich die Frage, ob sie auch eine *therapeutische Äquivalenz* besitzen. Hierunter ist die Gleichwertigkeit zweier Präparate mit gleichen Wirkstoffen zu verstehen, die die gleiche Wirksamkeit und/oder Toxizität ergeben, wenn sie gleichen Versuchspersonen in gleicher Dosierung appliziert werden.

Da eine therapeutische Äquivalenz messtechnisch nicht oder nur sehr schwierig zugänglich ist, bedient man sich der Erfassung der *Bioäquivalenz*, die wie folgt definiert wird: Gleichwertigkeit zweier Präparate mit gleichem Wirkstoff, die die gleiche Bioverfügbarkeit ergeben, wenn sie gleichen Versuchspersonen in gleicher Dosierung appliziert werden.

Die große Bedeutung, die Bioäquivalenzuntersuchungen heute zukommt, wird durch die hohe Anzahl international vertriebener Generika verständlich. In Deutschland werden z. B. mehrere Hundert Wirkstoffe gleichzeitig von mehreren pharmazeutischen Unternehmen zu Fertigarzneimitteln verarbeitet und unter unterschiedlichen Markennamen angeboten.

Die Entscheidung, ob Bioäquivalenz zwi-

7

schen Fertigarzneimitteln vorliegt, erfolgt über die Ermittlung der relativen Bioverfügbarkeit. Nach einer EU-Leitlinie besteht Bioäquivalenz zwischen zwei Arzneiformen, wenn unter gleichen experimentellen Bedingungen (einschließlich der gleichen Applikationsweise von Test und Referenz) Geschwindigkeit und Ausmaß der Absorption (Bioverfügbarkeit) nur innerhalb tolerierbarer Abweichungen differieren, dabei wird eine festgelegten Regeln folgende Versuchsplanung und statistische Auswertung vorausgesetzt. Die statistische Bearbeitung, die zur Entscheidung über Annahme oder Ablehnung der Bioäquivalenz führt, stellt derzeit das Kardinalproblem dar. Bisher existiert noch keine Methodik, die statistisch so abgesichert ist, dass Fehlinterpretationen völlig auszuschließen sind.

Trotz dieser Einschränkung wird die sog. 75 %/125 %-Regel, die von der Food and Drug Administration (USA) empfohlen wird, zur orientierenden Bearbeitung der Bioäquivalenz als günstig erachtet. Danach sollen bei einem Testpräparat 75 % der Probanden eine relative Bioverfügbarkeit zwischen 75 % und 125 % im Vergleich zum Referenzpräparat aufweisen. Man verabreicht z. B. an 12 Versuchspersonen zunächst jedem Probanden das Referenzpräparat und ermittelt die AUC-Werte des Arzneimittels. Jeder so gewonnene Wert wird gleich 100 % gesetzt. Der dann nach Verabfolgung des Testpräparats bei jedem Probanden erhaltene AUC-Wert wird auf den des Referenzpräparats (= 100 %) bezogen und soll im Bereich zwischen 75 % und 125 % liegen.

> ### Beispiel
>
> Beispiel: Bei 8 (von 12) Probanden wird für das Testpräparat ein Prozentsatz zwischen 124,6 % und 76,3 % ermittelt (entspricht der 75 %/125 %-Regel), bei den weiteren 4 Probanden ergibt sich ein Prozentsatz von 70,8, 68,8, 73,2 und 144,7 % für das Testpräparat. Das bedeutet, dass 4 Werte für das Testpräparat (= 33,3 %) außerhalb der vorgesehenen Grenzen liegen. Eine Zuerkennung der Bioäquivalenz ist für das Testpräparat nicht gegeben, da mehr als 25 % der AUC-Werte außerhalb des vorgeschriebenen Bereichs liegen.

Ein weiteres, eher auf statistischen Grundlagen basierendes Verfahren zur Bioäquivalenz-Entscheidung ist in Kapitel 6.3.3 beschrieben. Als Wirksamkeitskenngröße wird auch hier meistens die AUC herangezogen. Neben den AUC-Werten können in bestimmten Fällen für eine Bioäquivalenz-Bewertung auch c_{max} und t_{max} herangezogen werden. Hier genügt der Vergleich der Mittelwerte.

7.5
Resorption von Wirkstoffen

7.5.1
Resorptionsmechanismen

Zur Erarbeitung optimal wirksamer Arzneiformulierungen sind klare Vorstellungen vom Ablauf der Resorption notwendig. Die Resorption setzt sich aus einer Reihe von Einzelvorgängen zusammen, die nicht getrennt hintereinander ablaufen, sondern sich überlagern. Sie darf nicht als statischer, sondern muss als dynamischer Vorgang aufgefasst werden.

Unter *Resorption (Absorption)* ist die Aufnahme eines Stoffes von der Körperoberfläche oder aus örtlich begrenzten Stellen des Körperinneren in die Lymph- oder Blutbahn zu verstehen. Die Diffusion als freiwillige Bewegung einer gelösten Substanz auf Grund eines bestehenden Konzentrationsgefälles innerhalb einer festen oder flüssigen Lösungsmittelphase bildet hierbei den Hauptvorgang. Voraussetzung für die Resorption ist die Wirkstofffreisetzung, worunter der Austritt des Wirkstoffs aus der Arzneiform bzw. ihren Desintegrationsprodukten zu verstehen ist, und die *Diffusion* des gelösten Wirkstoffs an den Resorptionsort. Hieran schließen sich folgende Vorgänge an:

- *Penetration*, das Eindringen und die Anreicherung eines Stoffes *in* Membranen, Lipoidfilmen oder Organen, und die
- *Permeation*, die Bewegung eines Stoffes *durch* eine Membran, die im Allgemeinen die Stoffbewegung behindert, in Resorptionsorganen.

Nach Aufnahme des Wirkstoffs in das Gefäßsystem (Kreislauf) erfolgt eine *Distribution* (Verteilung) im Transportmedium (Blut), wobei sich der Wirkstoff auf Grund des Konzentrationsgefälles vom Blut zum Gewebe weiterhin auf den Gesamtorganismus verteilt. Den zusammengefassten Resorptions- und Verteilungsvorgang des Wirkstoffs im Organismus nennt man *Invasion.*

Schließlich übt der Wirkstoff seine typische Wirkung aus, indem es zu einer Reaktion zwischen ihm und einem Rezeptor kommt, wozu eine Mindestkonzentration erforderlich ist. Die Wirkungsdauer hängt davon ab, wie lange diese wirksame Konzentration, der sog. *therapeutische Blutspiegel,* aufrechterhalten bleibt.

Die erörterten Vorgänge werden allerdings bereits durch nachfolgende Phasen, wie *Biotransformation* (Metabolisierung) und *Inaktivierung*, überlagert, wobei verschiedene Varianten der Inaktivierung zu berücksichtigen sind. So kann es zur Abwanderung des Pharmakons in das Gewebe kommen, weiterhin ist eine Blockierung des Wirkstoffs durch Depotbildung, Serumbindung, Sorption und Speicherung möglich, schließlich kann eine Inaktivierung durch Biotransformation mittels komplexer Enzymsysteme erfolgen. Der Gesamtprozess endet mit der *Exkretion* des Wirkstoffs oder seiner Metabolite aus dem Körper. Sie läuft über die Harnwege oder über den Intestinaltrakt ab. Flüchtige Stoffe werden über die Lunge eliminiert. Die Abnahme der Konzentration durch Biotransformation und Elimination erfolgt – wie auch die Resorptionsvorgänge – nach reaktionskinetischen Gesetzmäßigkeiten.

Entgegen früherer Auffassung ist nicht die Wirkstoffdosis allein für den therapeutischen Effekt ausschlaggebend. Entscheidenden Anteil besitzen Einflussfaktoren, die beginnend mit der **L**iberation (Freisetzung) des Wirkstoffs aus der Arzneiform über die **A**bsorption (Resorption) bis hin zur Verteilung (**D**istribution), **M**etabolisierung und **E**xkretion (man bezeichnet die Abfolge der Schritte als **LADME**-Schema) wirksam werden und zusammen mit der Dosis den therapeutischen Effekt, der auf einer Wirkstoff-Rezeptor-Bindung in der Biophase beruht, bestimmen.

Die *Liberation* (Freisetzung) stellt für den gesamten Resorptionsprozess einen besonders wichtigen Parameter dar. Vom Freisetzungsvermögen hängt ab, ob schnell oder langsam hohe Blutspiegelwerte erhalten werden oder ob nur ungenügende Werte resultieren. Die Freisetzung ist für alle Arzneiformen gleichermaßen bedeutsam mit Ausnahme der i. v.-Applikation, wo der Wirkstoff direkt in die Blutbahn gelangt. Das Ausmaß der Freisetzung wird vor allem von der Löslichkeit und der Lösungsgeschwindigkeit des Wirkstoffs bestimmt. Liegt ein (resorbierbarer) Wirkstoff in Lösung vor, so ergeben sich für die Resorption meist keine Probleme. Bei leicht wasserlöslichen Wirkstoffen liegen für das Herauslösen aus einer Arzneiform von vornherein günstige Bedingungen für hohe Freisetzungsraten vor. Viele Wirkstoffe besitzen jedoch nur eine geringe Wasserlöslichkeit. Man kann davon ausgehen, dass bei allen Wirkstoffen mit einer Löslichkeit < 0,3 % die Lösungsgeschwindigkeit langsamer ist als die Resorptionsgeschwindigkeit. Damit wird die Freisetzung zum geschwindigkeitslimitierenden und -kontrollierenden Faktor für den gesamten Resorptionsprozess.

Die Bedeutung der Freisetzung liegt vor allem darin, dass durch pharmazeutisch-technologische Maßnahmen bei der Arzneiformulierung, d.h. durch Einsatz des Wirkstoffs in einer bestimmten Form (Teilchengröße, kristallin, amorph, Salz oder Base usw.), durch Anwendung geeigneter Grund- und Hilfsstoffe und durch die Herstellungstechnologie auf die Freisetzungsgeschwindigkeit Einfluss genommen wird. Bei schwerlöslichen Wirkstoffen (Problemarzneistoffen, Tab. 7.2) kommt es häufig darauf an, höhere Freisetzungsgeschwindigkeiten zu erzielen, um die Bioverfügbarkeit zu verbessern. Andererseits kann durch derartige Maßnahmen erreicht werden, dass möglichst schnell eine Initialdosis freigesetzt wird und anschließend frei werdende Erhaltungsdosen weitgehend konstante Blutspiegel über längere Zeiträume sichern. Das erstrebenswerte Ideal jeglicher Arzneiformulierung ist eine steuerbare Resorption hinsichtlich Wirkungseintritt, -intensität und -dauer.

Eine Arzneimittelwirkung setzt stets voraus, dass die Wirkstoffe Körperzellen passieren. Diese Zellen sind keinesfalls vom Blut umspült, sondern vielmehr von einer wässrigen Gewebsflüssigkeit umgeben. Die Wasserlöslichkeit der Wirkstoffe stellt somit eine wesentliche Vorbedingung für die Resorption und die Wirkung dar. Da aber andererseits die Wirkstoffe in Zellschichten, die prinzipiell Lipoidnatur besitzen, eindringen oder sie durchdringen müssen, ist auch eine Lipoidlöslichkeit erforderlich. Es handelt sich bei der Wirkstoffresorption in der Regel um einfache Verteilungsvorgänge an Membranen mit vorwiegend lipoiden Eigenschaften (Abb. 7.9), für die physikalisch-chemische Gesetzmäßigkeiten, wie z. B. die Abhängigkeit von der Lipoidlöslichkeit, bei basischen und sauren Verbindungen auch vom pH, bestimmend sind. Wir können erwarten, dass die Verteilung, soweit sie über strömende Medien (Blut) erfolgt, schnell verläuft, dass dagegen die Diffusion bzw. Permeation durch Membranen und Grenzschichten, da diese der Durchdringung einen Widerstand entgegensetzen, einen langsamen Prozess darstellt. Da im letzten Fall der Wirkstoff über mehrere – oder eine Vielzahl – hintereinander geschaltete Volumina, die durch beschränkt durchlässige Membranen getrennt sind, zum Wirkungsort gelangt, werden die Konzentrationsabläufe von Volumen zu Volumen wesentlich flacher und darüber hinaus zeitlich verzögert.

Der Molekültransport durch die Membranen selbst basiert im Wesentlichen auf zwei Möglichkeiten, der *Diffusion* und der *Konvektion*.

Die Diffusion lässt sich wie folgt erläutern (Abb. 7.10 a): Der Transport der gelösten Moleküle erfolgt ohne sichtbare Verschiebung des

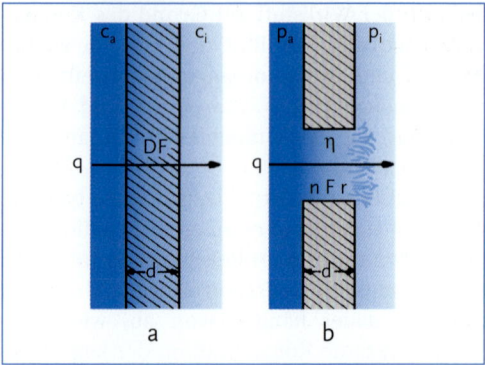

Abb. 7.10: Diffusion und Konvektion als Möglichkeit des Stofftransports durch Membranen; **a** Diffusion, **b** Konvektion

Lösungsmittels. Die „treibende" Kraft ist die Differenz zwischen der Konzentration der Wirkstoffmoleküle an der Außenseite (c_a) und derjenigen an der Innenseite (c_i) der Membran (passive Diffusion). Wenn der Transport durch eine porenlose Membran vor sich geht, ist der Transportstrom q dem Verteilungsquotienten f der Molekülart zwischen dem Membranmaterial und dem Lösungsmittel proportional. Außerdem ist das Ausmaß des Transports proportional der Membranfläche A und umgekehrt proportional der Membrandicke d. Die Diffusionskonstante D charakterisiert die spezielle Diffusibilität der Molekülart im Membranmaterial. Hier können also nur solche Moleküle permeieren, die in der Grundsubstanz der Membran löslich sind. Nur lipoidlösliche, nichtionisierte Moleküle sind zur Diffusion durch Lipoidmembranen befähigt, während ionisierte Moleküle die Membranen nicht wesentlich durchdringen können.

Für den diffusiven Transport lässt sich folgende mathematische Gleichung aufstellen (modifiziertes Gesetz nach Fick):

$$q = D\,\frac{A}{d}f\,(c_a - c_i) \tag{7.3}$$

Bei der Konvektion erfolgt der Transport der gelösten Moleküle unter Verschiebung des Lösungsmittels (Abb. 7.10 b). Ausmaß und Richtung des Transports werden durch die hydrostatische Druckdifferenz zwischen der Außenseite (P_a) und der Innenseite (P_i) der Membran

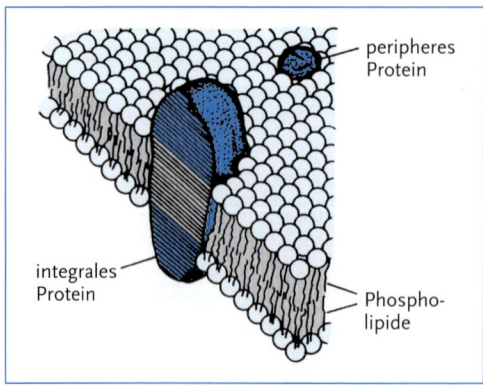

Abb. 7.9: Struktureller Aufbau biologischer Membranen

bestimmt. Erfolgt der Transport durch laminare Strömung durch gleich große, kreisrunde, nicht allzu enge Poren (wie vereinfacht angenommen werden soll), dann ist q der Porenzahl n und der 4. Potenz des Radius r der Poren proportional und umgekehrt proportional der Porenlänge; diese entspricht der Membrandicke d. Die Viskositätskonstante η charakterisiert den spezifischen Widerstand der Lösung gegen konvektive Verschiebung. Für den konvektiven Transport gilt folgende Gleichung (modifiziertes Hagen-Poiseuille-Gesetz):

$$q = \frac{1}{\eta} \cdot \frac{n \cdot \pi \cdot r^4}{8 \cdot d} (P_a - P_i) \qquad (7.4)$$

Alle Lipoidmembranen des Körpers besitzen Poren, deren Größe und Anzahl in den verschiedenen Membranen allerdings unterschiedlich ist. Grundsätzlich sind aber nur kleine hydrophile Moleküle zur Penetration befähigt. Zu berücksichtigen ist auch, dass die Poren elektrische Ladungen aufweisen können, die die Bewegung von Kationen und Anionen beeinflussen.

Bei Membranen, deren Transportcharakteristika nicht durch die Gesetze der Diffusion oder Konvektion erklärbar sind, erfolgt die Permeation durch besondere Mechanismen, z.B. durch einen erleichterten, carriervermittelten Transport. Nach der *Trägerhypothese* (Carrier-Hypothese) wird angenommen, dass sich in der Membran ein zelleigener Stoff befindet, an den sich an der Außenseite das zu transportierende stereospezifische Molekül festheftet. Dieser Komplex diffundiert dann zur Innenseite der Membran, wo das transportierte Molekül freigegeben wird. Der Träger diffundiert zur Außenseite zurück, und der Vorgang kann sich wiederholen. Für die generelle Resorption von Wirkstoffen ist dieser Transportweg bisher ohne große wesentliche Bedeutung. Es werden aber Wirkstoffe entwickelt, die von diesen Transportsystemen über die Membranbarriere gebracht werden sollen.

Im Hinblick auf die Permeation lassen sich vier funktionelle Membrantypen unterscheiden (Abb. 7.11).

- *Typ 1:* Die Membran besteht aus einem für Moleküle undurchlässigen Material; durch die wassergefüllten Poren kann sowohl Diffusion als auch Konvektion stattfinden.
- *Typ 2:* Die Membran besteht aus einer geschlossenen Schicht ohne Poren. Hier kann nur Diffusion stattfinden. Voraussetzung für die Permeation ist die Löslichkeit der Moleküle in der Membransubstanz.
- *Typ 3:* Das Material der Membran entspricht dem Typ 2. Die Membran besitzt jedoch Poren. Stoffe können somit durch die Membransubstanz und durch die Poren permeieren.
- *Typ 4:* Membran mit Carrier-Transport.

Weitere Resorptionsmechanismen sind bekannt und auch für eine Reihe von Wirkstoffen nachgewiesen. In quantitativer Hinsicht sind diese Formen der Resorption allerdings von untergeordneter Bedeutung. Beim *aktiven Transport* erfolgt der Durchtritt durch die Membran energieverbrauchend gegen das Konzentrationsgefälle. Für Aminosäuren und einige Zucker ist diese Resorptionsart nachgewiesen. Bei der *Pinozytose* werden Flüssigkeitströpfchen, bei der *Phagozytose* Feststoffpartikel von der Membran in einer Ausbuchtung aufgenommen, während bei der *Persorption* ultrafeine Teilchen interzellulär (zwischen den Epithelzellen hindurch) die Membran passieren. Diskutiert wird auch die Resorption von dissoziierten Verbindungen durch *Ionenpaardiffusion*.

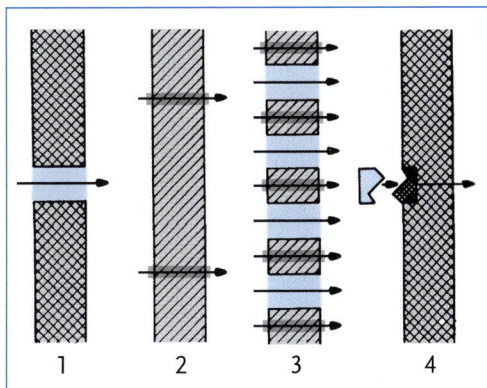

Abb. 7.11: Membrantypen

7.5.2
Verteilungsbilanz, biologische Halbwertszeit

Um für den jeweiligen Wirkstoff die geeignete Applikationsart zu ermitteln und entsprechende Arzneiformen formulieren zu können, überprüft man am Menschen die Resorption bei verschiedenen Applikationsarten durch Erfassung der Blutspiegelwerte in zeitlichen Intervallen. Der Wirkstoff wird hierbei möglichst ohne galenische Hilfsstoffe zugeführt (also lediglich in Wasser gelöst oder suspendiert oder in einer Lipoidgrundlage verarbeitet oder in Gelatinekapseln eingefüllt). Durch Resorption und Verteilung des zugeführten Pharmakons auf die verschiedenen Volumina von Blut, Gewebsflüssigkeit und Organen entsteht eine Konzentration, deren Höhe in der Biophase (Wirkort) für die Geschwindigkeit und das Zustandekommen der pharmakologischen Wirkung bestimmend ist. Mit Hilfe empfindlicher analytischer Methoden ist es möglich, die Konzentration im Depot der Arzneiform, im Blutplasma und Gewebe nach verschiedenen Intervallen zu erfassen. Hieraus kann der Gehalt an resorbierten, biotransformierten und eliminierten Stoffen ermittelt und eine quantitative Verteilungsbilanz über das Schicksal des Wirkstoffs im Organismus aufgestellt werden. Abbildung 7.12 gibt den Verlauf der Blutspiegelwerte und der Gewebekonzentration eines Wirkstoffs als Folge intestinaler Resorption, der Verteilung im Körper, der Inaktivierung und der Ausscheidung wieder. Im vorliegenden Fall tritt bereits sehr schnell nach Verabfolgung des Pharmakons der maximale Blutspiegelwert auf, der alsdann exponentiell abnimmt. Die Maximalkonzentration im Gewebe tritt später als im Blut auf. Inaktivierung und Ausscheidung bedingen eine ständige Abnahme der Wirkstoffkonzentration im Blut und Gewebe. Der terminale Teil des absteigenden Astes der Blutspiegelkurve in Abbildung 7.12 folgt normalerweise dem Geschwindigkeitsgesetz einer Reaktion 1. Ordnung (s. Kap. 26.2.2).

$$k_e = \frac{2{,}303}{t} \lg \frac{c_0}{c} \qquad (7.5)$$

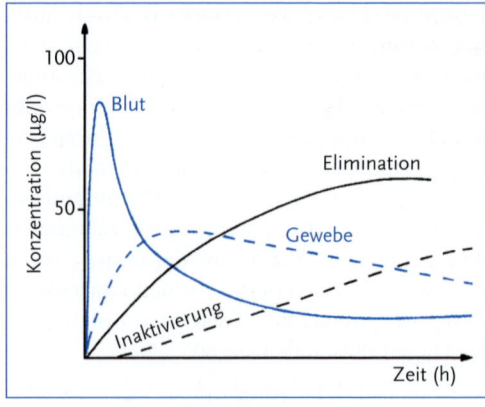

Abb. 7.12: Verteilungsbilanz eines Wirkstoffs

k_e Ausscheidungskonstante (h^{-1}),
c Wirkstoffkonzentration zur Zeit t,
c_0 Wirkstoffkonzentration zur Zeit $t = 0$

Zur grafischen Auswertung erfolgt eine Umstellung der Gleichung

$$\lg c = -\frac{k_e}{2{,}303} t + \lg c_0 \qquad (7.6)$$

Die Auswertung erfolgt nach Eintragung der experimentell ermittelten Blutspiegelwerte in ein Koordinatensystem (Ordinate: c (μg/ml) oder (%) logarithmisch, Abszisse: t (h) linear). Es resultiert eine Gerade (Abb. 7.13), aus deren Anstieg ($-k_e/2{,}303$) die Eliminationskonstante erhalten wird. Der Schnittpunkt mit der Ordinate ergibt die Wirkstoffkonzentration zur Zeit $t = 0$. Die Halbwertszeit $t_{1/2}$ errechnet sich zu

$$t_{1/2} = \frac{0{,}693}{k_e} \qquad (7.7)$$

Die Halbwertszeit lässt sich auch direkt aus der grafischen Darstellung ermitteln ($t_2 - t_1 = t_{1/2}$).

In dem gegebenen Beispiel ist t_1 ($c_1 = 50\,\%$) = 3,05 h und t_2 (c_2 25 %) = 5,85 h, d. h. $t_{1/2} = 2{,}80$ h.

Durch Einsetzen des Zahlenwertes für $t_{1/2}$ in die umgeformte Gleichung kann die Konstante für die Ausscheidungsgeschwindigkeit rechnerisch ermittelt werden,

$$k_e = \frac{0{,}693}{2{,}8\,\text{h}} = 0{,}247\,\text{h}^{-1}, \qquad (7.8)$$

d.h. von der betrachteten Substanz verschwinden pro Stunde 24,7 % der zu Beginn der Stunde vorhandenen Wirkstoffkonzentration aus dem Blut. Die Mehrzahl der untersuchten Wirkstoffe weist ein vergleichbares Verhalten auf, d.h. die Elimination erfolgt in der Regel als Reaktion 1. Ordnung. In gleichen Zeiteinheiten werden jeweils gleiche Mengen des noch im Blut vorhandenen Stoffes ausgeschieden. Unter *biologischer Halbwertszeit* (Eliminationshalbwertszeit) ist demnach die Zeit zu verstehen, in der die Hälfte der Wirkstoffmenge in biologisch aktiver Form vorliegt, während die andere Hälfte bereits inaktiviert (biotransformiert und eliminiert) ist. Die biologische Halbwertszeit ist eine statistische Größe. Sie ist individuell verschieden und kann auch bei derselben Versuchsperson variieren. Grundsätzlich sind bei der Interpretation dieses pharmakokinetischen Parameters Einflussgrößen wie Dosishöhe, Harn-pH, Alter des Patienten, gleichzeitige Verabreichung anderer Arzneimittel, Proteinbindung und Art der Erkrankung zu berücksichtigen. Die Gerade der Abbildung 7.13 schneidet die Abszisse in einem bestimmten Punkt. Je kleiner der Schnittwinkel ist, d.h. je flacher die Gerade verläuft, um so länger hält die Wirkung des Arzneimittels an. Ist die Halbwertszeit lang, so genügen geringe Erhaltungs-

dosen, um die einmal erzielte therapeutische Konzentration aufrechtzuerhalten. Ist sie dagegen gering, so sind höhere Mengen erforderlich. Die biologischen Halbwertszeiten ($t_{1/2}$) der Arzneistoffe sind sehr unterschiedlich (Tab. 7.3).

7.5.3 Pharmakokinetische Kompartimentmodelle

Zur pharmakokinetischen Ableitung von Befunden aus Blut- und Harnwerten über den Verlauf der Resorption, der Verteilung, der Metabolisierung und der Exkretion nach Applikation von Arzneimitteln bedient man sich sog. Kompartimentmodelle, mit denen die Vorgänge im menschlichen Organismus veranschaulicht und beschrieben werden können. Kompartimente sind abgegrenzte fiktive Verteilungsräume, in denen der Wirkstoff als homogen verteilt angenommen wird (Blut, Gewebe, etc.). Man unterscheidet zwischen Ein-, Zwei- und Mehrkompartimentmodellen.

Das *Einkompartimentmodell* setzt voraus, dass der Wirkstoff sehr schnell und homogen in den Körperflüssigkeiten und -geweben verteilt wird. Ein beliebiges Volumen Blut enthält hierbei eine Wirkstoffmenge, die der Menge in irgendeiner anderen Körperflüssigkeit zu jeder

7

Abb. 7.13: Blutspiegelkurve (halblogarithmische Darstellung)

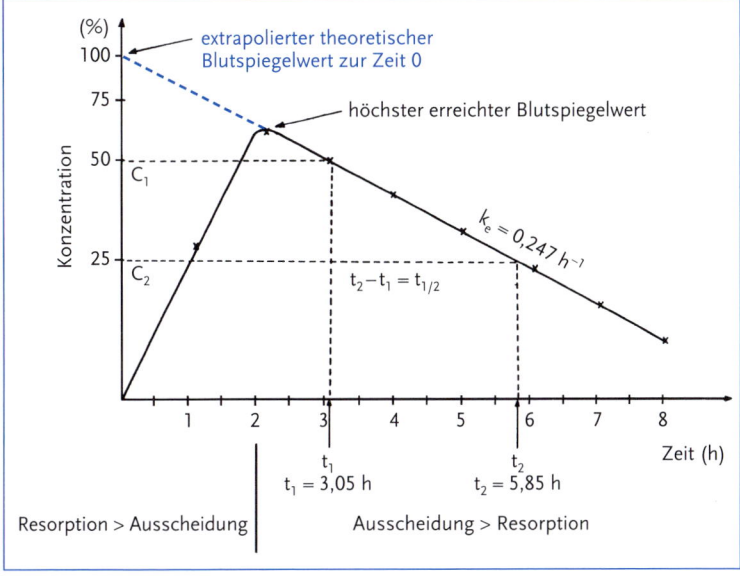

Tab. 7.3: Biologische Halbwertszeiten einiger Wirkstoffe beim Menschen

Wirkstoff	$t_{1/2}$
Tubocurarin	13 min
Penicillin	28 min
Hexamethonium	1,5 h
p-Aminosalicylsäure	1,9 h
Glutethimid	10 h
Phenazon	11 h
Thiopental	16 h
Sulfamerazin	26 h
Pentobarbital	42 h
Barbital	4,8 d
Vitamin D	40 d

Zeit proportional ist. Der Wirkstoff liegt also kurz nach der Applikation nur im Blut oder gleichmäßig verteilt zwischen dem Blutsystem und den Körpergeweben und anderen Körperflüssigkeiten vor, so dass die im Harn ausgeschiedenen Mengen jederzeit proportional den im Körper resorbierten Mengen sind. In einem solchen Fall ist der Körper als eine einzige Reaktionskammer oder als ein Kompartiment aufzufassen.

Es ergibt sich folgende Beziehung:

$$\text{Wirk-stoff am Applika-tionsort} \xrightarrow{k_a} \boxed{\begin{array}{c} V \\ C \end{array}} \xrightarrow{k_e} \text{ausgeschiedener Wirkstoff} \tag{7.9}$$

V Volumen des Kompartiments,
C Wirkstoffkonzentration im Kompartiment,
k_e Eliminationsgeschwindigkeitskonstante,
k_a Absorptionsrate

Da die Elimination von Wirkstoffen oder ihrer Metabolite aus dem menschlichen Körper in den meisten Fällen nach einer Reaktion 1. Ordnung erfolgt, ergibt sich in einem Wirkstoffgehalt-Zeit-Diagramm eine exponentiell abfallende Kurve (Abb. 7.12) bzw. bei Auftragung des Logarithmus der jeweiligen Wirkstoffmenge im Blutkompartiment gegen die Zeit eine Gerade (Abb. 7.13), deren Steigung den Wert für k_e repräsentiert. Eine Vielzahl von

Blutkonzentrations-Zeitverläufen kann bei Kinetik 1. Ordnung sowohl der Resorptions- wie auch der Eliminationsprozesse durch die sogenannte „Bateman"-Funktion beschrieben werden, die ursprünglich für die Zerfallsprozesse von radioaktiven Isotopen entwickelt worden ist. Sehr oft resultieren andere k-Werte, z.B. wenn man den Blutspiegel in Abhängigkeit von der Zeit nach i.v.-Gabe einer Dosis eines Wirkstoffs verfolgt. Hier fällt die Blutspiegelkurve zunächst für kurze Zeit stark ab, um dann in eine flachere Gerade, deren Anstieg wiederum ein Maß für die Eliminationsgeschwindigkeit ist, überzugehen. Der Grund hierfür ist eine Verteilung in schnell zugängliche Gewebsflüssigkeitsräume, aus denen dann der Wirkstoff allmählich wieder in das zentrale Kompartiment zurückkehrt. Die Verhältnisse lassen sich durch ein *Zweikompartimentmodell* darstellen.

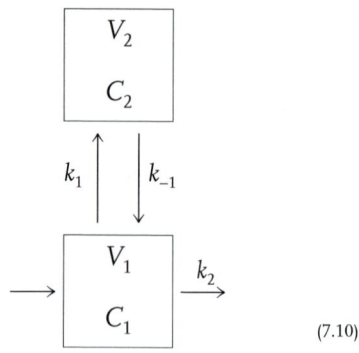

$$\tag{7.10}$$

V_1 Volumen des zentralen Kompartiments (Blut),
C_1 Wirkstoffkonzentration im zentralen Kompartiment,
V_2 Volumen des peripheren Kompartiments (Gewebeflüssigkeit),
C_2 Wirkstoffkonzentration im peripheren Kompartiment,
k_1 Geschwindigkeitskonstante für den in das periphere Kompartiment eintretenden Wirkstoff,
k_{-1} Geschwindigkeitskonstante für das Zurückkehren des Wirkstoffs in das zentrale Kompartiment,
k_2 Eliminationsgeschwindigkeitskonstante.

Bei mehreren Gewebsflüssigkeitsräumen mit unterschiedlichen Reaktionsgeschwindigkeiten in die Räume hinein und aus den Räumen heraus müssen entsprechend viele Kompartimente bei der Modellierung berücksichtigt werden. Modelle dieser Komplexität (Mehrkompartimentmodelle) lassen sich meistens nur mit Blutspiegeldaten nach i.v.-Gabe bestimmen. Das Kompartiment mit der geringsten Wirkstoffausflussrate, die dann auch oft die terminale Halbwertszeit bestimmt, wird als tiefes Kompartiment bezeichnet.

7.5.4
Diffusionskoeffizient

Da die Wirkstofffreisetzung im Wesentlichen auf Diffusionsvorgängen basiert, gibt das 1. Diffusionsgesetz nach Fick die Grundlage für die verschiedenartigen Diffusionsbedingungen. Die Diffusionsgeschwindigkeit oder die Menge Substanz, die eine gegebene Querschnittsfläche in einer sehr kurzen Zeitspanne passiert, ist proportional der Querschnittsfläche und dem momentanen Konzentrationsgradienten:

$$dQ = - D \cdot A \left(\frac{dc}{dx} \right)_t dt \qquad (7.11)$$

dQ Menge Substanz,
A Querschnittsfläche,
D Diffusionskoeffizient,
$\left(\dfrac{dc}{dx} \right)_t$ Konzentrationsgefälle zur Zeit t.

Das negative Vorzeichen zeigt, dass die Diffusion in Richtung des Konzentrationsgefälles verläuft. Der Diffusionskoeffizient gibt die Stoffmenge an, die in der Zeiteinheit beim Konzentrationsgefälle 1 durch den Einheitsquerschnitt diffundiert. Seine Dimension ist $cm^2 \cdot s^{-1}$. Der Diffusionskoeffizient einer Substanz ist von der absoluten Temperatur, von der Viskosität des Lösungsmittels und der Molekülgröße abhängig, wie aus folgender Gleichung hervorgeht:

$$D = \frac{R \cdot T}{6 \cdot \pi \cdot \eta \cdot r \cdot N} \qquad (7.12)$$

R Gaskonstante,
T absolute Temperatur,
η Viskosität des Lösungsmittels,
r Radius des gelösten Moleküls,
N Loschmidt-Zahl

Der Diffusionskoeffizient von Elektrolyten in wässriger Lösung nimmt im Allgemeinen mit zunehmender Verdünnung zu. Verzögert wird die Diffusion durch andere gelöste Substanzen. Sind allerdings beide gelöste Substanzen starke Elektrolyte, kann eine Beschleunigung der Diffusion eintreten.

Da die direkte experimentelle Bestimmung des Diffusionskoeffizienten (Überschichten zweier Flüssigkeiten) mit Schwierigkeiten verbunden ist, erfolgt die Erfassung meist unter Verwendung einer Membran. Hierzu werden Zweikammersysteme mit Membran herangezogen, z.B. ein Zweikolbensystem mit einer Membran (Porengröße 1,2 μm, Dicke 0,051 mm) (Abb. 7.14).

Diffusionskoeffizienten lassen sich mit der beschriebenen Apparatur innerhalb von 2 h bestimmen. Kolben 1 ist mit Wasser, Kolben 2 mit Wirkstofflösung vollgefüllt. Zunächst wird zur Kalibrierung die Zellenkonstante mit einer Substanz mit bekanntem Diffusionskoeffizienten ermittelt.

Zur Berechnung des Diffusionskoeffizienten gilt die Formel:

$$D = \frac{G}{L (c_2 - c_1)} \qquad (7.13)$$

L Zellenkonstante,
D Diffusionskoeffizient,
G Transportrate von Kolben 2 zu Kolben 1,
c_1, c_2 Konzentrationen.

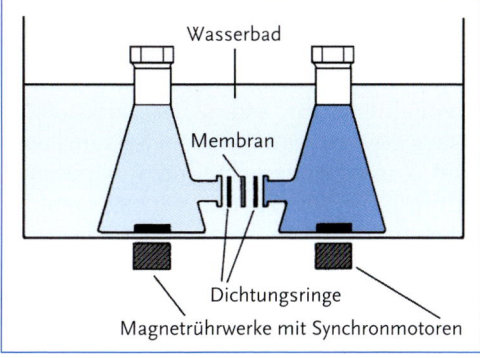

Abb. 7.14: Apparatur zur Bestimmung des Diffusionskoeffizienten (nach *Goldberg* und *Higuchi*)

Streng genommen handelt es sich hierbei um den Dialysekoeffizienten. Da die Membran mit entsprechender Porengröße eine ungehinderte Diffusion zulässt, ist in diesem Fall auch die Bezeichnung Diffusionskoeffizient gerechtfertigt. Derartige Versuchsanordnungen eignen sich gleichermaßen zur Bestimmung der Diffusion von Wirkstoffen in wässrigen Systemen mit Schleimstoffen, Tensiden usw. sowie in Lipoidsystemen. Gepufferte Wirkstofflösungen und Diffusionsmedien lassen ein Studium bei verschiedenen pH-Werten zu.

7.6
Freisetzungs- und resorptionsbeeinflussende Faktoren

7.6.1
Applikationsform und Applikationsort

Welche Arzneiform und damit verbunden welcher Applikationsort bzw. welche Applikationsart gewählt werden, hängt im Wesentlichen von der Indikation, von der Resorbierbarkeit, Toxizität und Stabilität der Wirkstoffe ab. Oft wird eine schlagartig einsetzende, lang anhaltende und möglichst gleichbleibende Wirkung gewünscht. In dieser Hinsicht muss als ideale Arzneiform die *intravenöse Dauerinfusion* gelten, die allerdings nur stationär anwendbar ist. Nach Gabe einer Initialdosis lässt sich durch Tropfinfusion dem Organismus kontinuierlich eine solche Arzneistoffmenge zuführen, wie im gleichen Zeitraum durch Elimination entzogen wird. Der Blut- und Gewebespiegel ist so konstant einstellbar. Die *intravenöse Injektion* führt zu einer raschen Verteilung des Wirkstoffs im gesamten Organismus, es resultiert ein schneller Wirkungseintritt und eine hohe Wirkungsintensität, sofern der Wirkstoff in Lösung gegeben wird (keine Freisetzung, optimale Zurverfügungstellung des wirksamen Prinzips). Die Wirkungsdauer hängt somit im Wesentlichen von der speziellen Eliminationsgeschwindigkeit des entsprechenden Wirkstoffs ab und ist meist nur kurz. Die *subkutane* und die *intramuskuläre Injektion* führen zu einem allmählichen Wirkungseintritt, da der Wirkstoff erst aus dem injizierten Depot zur Resorption kommen muss. Die Wirkungsin-

tensität ist nicht so ausgeprägt, dafür bleiben die Blutspiegelwerte länger erhalten. Das gilt im besonderen Maße für intramuskulär verabfolgte Arzneiformen.

Bei *rektalen Arzneiformen* hängt die Resorption vom Vehikel ab (wässriges Mikroklistier, wasserlösliche oder schmelzbare Grundmassen bei Suppositorien) sowie von der Löslichkeit der Wirkstoffe selbst. Eine rasche Resorption kann bei Suspendierung eines gut wasserlöslichen Wirkstoffs in einer geeigneten lipophilen Grundmasse erwartet werden.

Auch bei *perkutanen Arzneiformen* ist die Wirkung der Wirkstoffe unterschiedlich und abhängig von ihrer Struktur und vom Vehikel. Wirkstoffe in Lösungen, Waschungen, Pudern und in einigen Salbengrundlagen wirken nur auf die oberen Hautschichten ein, während andere Salbentypen eine Diffusion des Wirkstoffs durch die Haut ermöglichen.

Bei *peroralen Arzneiformen* ist im Allgemeinen ein flacherer Verlauf der Blut- und Gewebespiegelkurven im Vergleich zu parenteralen Arzneiformen zu erwarten. Die Resorptionsverhältnisse lassen sich hier nicht generalisieren. Sie werden vom Wirkstoff, von der Arzneiform (Tabletten, Lösungen, Suspensionen usw.) und von den physiologischen Verhältnissen des Magen-Darm-Traktes beeinflusst. Von pharmazeutisch-technologischer Seite ist die Resorption hier in besonders vielfältiger Weise variierbar.

Mit *Inhalationsarzneiformen* ist ein schneller Wirkungseintritt und eine hohe Wirkungsintensität, jedoch meist nur eine kurze Wirkungsdauer zu erreichen.

7.6.2
Physikalisch-chemische Eigenschaften des Wirkstoffs

7.6.2.1
Löslichkeit, Lösungsgeschwindigkeit

Das Freisetzungs- und Resorptionsverhalten eines Wirkstoffs wird insbesondere von seiner Löslichkeit und der Lösungsgeschwindigkeit geprägt. Bei leicht wasserlöslichen Wirkstoffen bewirkt eine schnelle Auflösung eine rasche Resorption. Bei geringerer Löslichkeit kommt der Zeit eine besondere Bedeutung zu. So kann beim Durchwandern des Wirkstoffs durch die Resorptionszone des Magen-Darm-Trakts die nur begrenzt zur Verfügung stehende Zeit zur gänzlichen Lösung und vollständigen Resorption des Wirkstoffs nicht ausreichen. Bei schwerlöslichen Wirkstoffen sind die Voraussetzungen für die Freisetzung und Resorption ungünstig einzuschätzen. Im Kapitel 2.6 sind die Prinzipien aufgeführt, die zu einer Verbesserung der Lösungseigenschaften führen.

Der Partikelgröße kommt hierbei eine zentrale Bedeutung zu, da mit ihrer Verringerung und damit erfolgender Vergrößerung der spezifischen Oberfläche eine Erhöhung der Lösungsgeschwindigkeit und in Abhängigkeit davon der Resorption erreichbar ist. Wesentlich ist auch die Berücksichtigung der Korngrößenverteilung. Bei weitgehender Übereinstimmung der Teilchengröße ergibt sich eine höhere Lösungsgeschwindigkeit als bei Vorliegen von gröberen und feineren Partikeln nebeneinander (selbst wenn die spezifische Oberfläche in beiden Fällen übereinstimmt). Da Wirkungseintritt, -intensität und -dauer in hohem Maße dispersionsabhängig sind, ist für schwerlösliche Arzneistoffe eine Mikronisierung erforderlich, um eine bessere Resorption zu erreichen.

Eine möglichst kleine Teilchengröße ist darüber hinaus entscheidend für die reizlose Verträglichkeit (Augentropfen, Salben) und für die Dosiergenauigkeit (Tabletten, Zäpfchen). Sie spielt auch eine maßgebliche Rolle für die Homogenität und Stabilität von Arzneiformen (Pulver, Suspensionen).

Im Folgenden soll an einigen Beispielen der Einfluss der Partikelgröße auf die Resorption erörtert werden. Besonders augenfällig ließ sich die Abhängigkeit der Resorption von der Teilchengröße an Griseofulvin demonstrieren. Dieses Antimykotikum ist in Wasser fast unlöslich. Es konnte gezeigt werden, dass 125 mg mikronisiertes Griseofulvin die gleiche antimykotische Wirkung besitzen wie 250 mg eines groben Pulvers und dass zwischen dem Logarithmus der spezifischen Oberfläche und der Resorption des Griseofulvins eine lineare Beziehung besteht (Abb. 7.15). Diese Befunde haben dazu geführt, dass nach Verarbeitung von mikronisiertem Griseofulvin die Dosis herabgesetzt werden konnte, wodurch eine beträchtliche Verringerung der Behandlungskosten erfolgte. Ähnliche Unterschiede ergaben sich auch bei anderen schwerlöslichen Arzneistoffen (z.B. antidiabetischen Sulfonylharnstoffen), wenn sie in mikronisierter oder mikrokristalliner Form zur Anwendung kamen. Bei kleinerer Partikelgröße waren nicht nur die Blutspiegelwerte prozentual höher, sondern die Maximalwerte stellten sich auch eher ein. Außerdem war eine gleichmäßige Resorption feststellbar. Zu beachten ist jedoch, dass mit mikronisierten Arzneisubstanzen schnell zu erhaltende hohe Plasmaspiegel rasch wieder abfallen. Mittelfeine oder grob gepulverte Wirkstoffe benötigen längere Zeit, um resorbiert zu werden, woraus zwar geringere, jedoch länger anhaltende Plasmaspiegel resultieren. Wesentlich ist weiterhin, dass auch die Toxizität des Arzneimittels von der Teilchengröße abhängt. Mikronisierte Arzneisubstanzen können auch eine niedrigere letale Dosis als grobdisperse aufweisen. Bei Arzneistoffen mit geringer Toleranzbreite ist daher der Partikelgröße besondere Beachtung zu schenken.

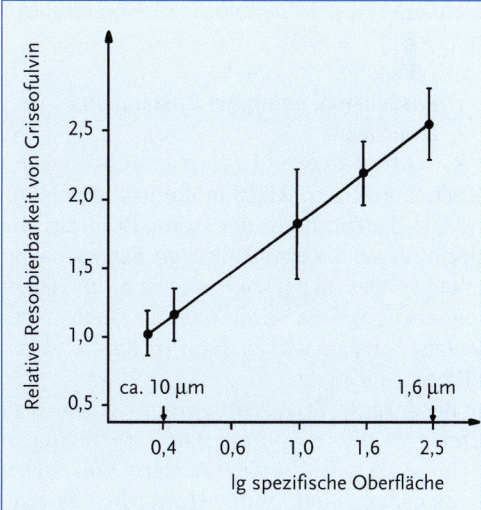

Abb. 7.15: Abhängigkeit der Resorbierbarkeit von Griseofulvin von der spezifischen Oberfläche. Die relative Resorbierbarkeit von Griseofulvin wird auf die Fläche unter der Blutspiegelkurve (mit Standardfehlern) bezogen.

Nicht wenige Behandlungsmisserfolge mit Arzneipräparaten sind darauf zurückzuführen, dass keine ausreichende Zerkleinerung des Wirkstoffs stattfand. Grundsätzlich wird nicht in jedem Fall durch Verminderung der Teilchengröße eine Wirkungssteigerung zu erreichen sein, doch kann zumindest mit einem schnelleren Wirkungseintritt gerechnet werden. Von einer gewissen Korngröße an aufwärts zeigen grobdisperse Wirkstoffe keine signifikanten Unterschiede mehr im Resorptionsverhalten. Es sind aber auch Wirkstoffe wie z. B. Tetracyclin bekannt, die unabhängig von der Partikelgröße im Organismus aufgenommen werden.

Oftmals ist auch eine weitgehende Zerkleinerung von Wirkstoffen nicht angezeigt. Das ist z. B. der Fall, wenn bewusst eine langsame Resorption herbeigeführt werden soll (Depotarzneiformen). Bei Arzneistoffen, die sich zwar im Magensaft lösen, aber doch erst im Darm resorbiert werden, ist eine besondere Zerkleinerung nicht erforderlich. Entscheidend ist nicht nur, dass vor der Verarbeitung von Wirkstoffen zu Arzneiformen eine Zerkleinerung auf das gewünschte Maß erfolgt, sondern dass die erzielte Teilchengröße auch bei der Verarbeitung erhalten bleibt und sich in der Arzneiform über längere Zeiträume nicht verändert.

7.6.2.2
Kristallinität, amorpher Zustand und Löslichkeit

Kristallform und Kristallgröße haben eine generelle Bedeutung in der Arzneiformung. Sie beeinflussen die physikalischen Eigenschaften eines Pulvers maßgeblich, was sich auf technologische Prozesse sowie auf die Qualität der Zubereitung auswirken kann (s. Kap. 2, speziell 2.6).

Bestimmte Kristallstrukturen lassen sich durch Wahl entsprechender Bedingungen beim Auskristallisieren erzielen. Von vielen Wirkstoffen sind unterschiedliche Kristallformen und -größen im Handel. Da diese oftmals eine unterschiedliche Lösungsgeschwindigkeit aufweisen, die vom Verhältnis zwischen Volumen und Oberfläche abhängt, lässt sich auf diese Weise auch auf die Resorp-

tion Einfluss nehmen. Je regelmäßiger die Kristallform ist, um so reproduzierbarer dürfte die Wirkung sein. Angestrebt werden Kristallformen mit stumpfen Kanten, die der sphärischen Form nahe kommen. Leider gelingt es nur selten, die Kristallisation, Ausfällung oder Mahlung so zu steuern, dass solche Formen entstehen. Häufig ist es möglich, durch Kombination von großen und kleinen Kristallen oder durch Mischen unterschiedlicher Kristallformen einer Substanz eine Wirkungsverlängerung zu erzielen.

Amorphe Formen einer Substanz sind in der Regel schneller löslich und besser resorbierbar als die entsprechenden kristallinen Formen. Allerdings besitzen amorphe Stoffe häufig das Bestreben, in den energieärmeren kristallinen Zustand überzugehen, so dass spezielle Stabilisierungsmaßnahmen erforderlich sind.

Die Wirkungsunterschiede zwischen kristallinen und amorphen Wirkstoffen können sehr ausgeprägt sein. Novobiocin, ein Antibiotikum, ist überhaupt nur in amorpher Form biologisch aktiv. Zink-Insulin fällt in Abhängigkeit von den Herstellungsbedingungen in kristalliner oder amorpher Form an. Während es amorph – bedingt durch die hohe Lösungsgeschwindigkeit – rasch resorbiert wird, erfolgt bei Applikation der kristallinen Form ein verzögerter Wirkungseintritt, doch hält die Wirkdauer länger an. Präparate mit 70 % kristallinem und 30 % amorphem Zink-Insulin-Anteil gewährleisten einen schnellen Wirkungseintritt und eine mittlere Wirkdauer.

7.6.2.3
Polymorphie

Das Vorliegen unterschiedlicher kristalliner Modifikationen (Polymorphie) von Wirkstoffen (s. Kap. 2.1) kann insbesondere bei schwerlöslichen Arzneistoffen ebenfalls erhebliche Auswirkungen auf das biopharmazeutische Verhalten haben. Als Beispiel sei Methylprednisolon angeführt, das in zwei enantiotropen Formen existiert, die sich im Schmelzpunkt (Differenz über 25 K) und in der Löslichkeit unterscheiden. Stärkste Auswirkungen der Polymorphie zeigen Chloramphenicolpalmitat-Suspensionen. Chloramphenicolpalmitat bildet mehrere polymorphe Formen, von denen nur eine durch Darmesterasen mit ausreichender Geschwindigkeit spaltbar ist, um ausreichende Mengen des wirksamen Chloramphenicols zur Resorption zur Verfügung zu stellen. Die allmähliche Umwandlung der ursprünglich vorliegenden metastabilen Modifikation in die stabile Form verursacht die völlige Wirkungslosigkeit von Präparaten. Durch Zusatz bestimmter makromolekularer Hilfsstoffe lässt sich diese Umwandlung verhindern. Als Ursache für die unterschiedliche Bioverfügbarkeit werden neben der unterschiedlichen Lösungsgeschwindigkeit auch Unterschiede in der Reaktivität diskutiert. Möglicherweise besitzt die wirksame Modifikation des Chloramphenicolpalmitats eine günstige stereochemische Anordnung, die die enzymatische Esterspaltung im Organismus als Voraussetzung für die Resorption des Chloramphenicols erleichtert.

7.6.2.4
Pseudopolymorphie

Viele Wirkstoffe (Steroide, Antibiotika, Barbiturate, Sulfonamide, Phenylbutazon u.a.) zeigen Pseudopolymorphie und dadurch bedingt deutliche Unterschiede in der Lösungs- und Resorptionsgeschwindigkeit (siehe auch 2.1.1). Im Allgemeinen weisen die lösungsmittelfreien Wirkstoffe wesentlich höhere Lösungsgeschwindigkeiten auf als die entsprechenden Hydrate. Beispiele hierfür sind Prednisolon, Chinin, Coffein, Theophyllin, Barbiturate. Anhand von Serumspiegelwerten bei Menschen konnte gezeigt werden, dass die wasserfreie Verbindung eine günstigere Verfügbarkeit erbringt als das Trihydrat. Zu beachten ist, dass sich bei Verarbeitung von wasserfreien Wirkstoffen bei der Lagerung von Arzneiformen oder nach Applikation von Präparaten eine Hydratform bilden kann, was bei schwer wasserlöslichen Wirkstoffen zu einer weiteren Einschränkung der Resorptionsaussichten führt.

Bei solvathaltigen Kristallen ergeben sich oft umgekehrte Verhältnisse. Sie besitzen höhere Lösungsgeschwindigkeiten als solvatfreie. Dies wurde bei Hydrocortisonestern (Ethanol), Succinylsulfathiazol (n-Pentanol) und einigen weiteren Wirkstoffen nachgewiesen. Derartige

Unterschiede in der Resorption können auch bereits durch die Art des Kristalllösungsmittels bedingt sein.

7.6.2.5
Ionisationsgrad und pK_s-Wert

Der überwiegende Teil der Wirkstoffe hat Säure- oder Basencharakter. Diese Verbindungen können in Abhängigkeit vom pH-Wert in ionisierter oder nichtionisierter Form vorliegen. Das Ausmaß der Permeabilität eines Wirkstoffs durch die Lipoidbarriere hängt vom Wirkstoffanteil, der in nichtionisierter Form vorliegt, d.h. vom Ionisationsgrad ab.

Der Ionisationsgrad α lässt sich unter Einbeziehung der Aziditätskonstante K_S bzw. des pK_S-Wertes, der analog zum pH-Wert als negativer dekadischer Logarithmus der Aziditätskonstante definiert ist, wie folgt berechnen:

für Säuren:

$$\alpha_s = \frac{K_s}{K_s + [H^+]} = \frac{1}{1 + 10^{pKs - pH}} \tag{7.14}$$

für Basen:

$$\alpha_B = \frac{[H^+]}{[H^+] + K_s} = \frac{1}{1 + 10^{pH - pKs}} \tag{7.15}$$

Bei der grafischen Darstellung (Abb. 7.16) werden Sigmoidkurven erhalten, die die Abhängigkeit der Ionisationsverhältnisse vom pH-Wert verdeutlichen. Bei schwachen Säuren nimmt mit steigendem pH-Wert der Ionisationsgrad zu, während er sich im Falle schwacher Basen verringert. Ist der pK_S-Wert gleich dem pH-Wert, so liegt die Substanz zu 50 % ionisiert vor. Im pK_S-nahen pH-Bereich zieht bereits eine geringfügige Veränderung der Wasserstoffionenkonzentration eine gravierende Verschiebung von α nach sich.

Der pH-Wert des Resorptionsmilieus nimmt somit entscheidenden Einfluss auf die Resorbierbarkeit von Wirkstoffen, da die undissoziierte Form anderen Aufnahmebedingungen unterliegt als die dissoziierte Form. Auch kann die biologische Wirkung differieren. Die Wasserstoffionenkonzentration wirkt sich darüber

7

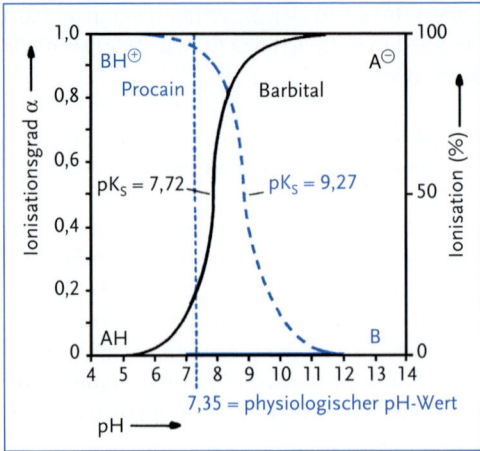

Abb. 7.16: Beziehung zwischen pH-Wert und Ionisationsgrad von Procain (Base) und Barbital (Säure)

hinaus auf die Löslichkeit, auf den Verteilungskoeffizienten der Wirkstoffe sowie auf die Membranpotenziale und auf die Grenzflächenaktivität aus.

Mit der Konzentrationszunahme der dissoziierten Form steigt die Wasserlöslichkeit, mit der der nichtdissoziierten Form in der Regel die Lipoidlöslichkeit und damit die Resorptionsrate (Abb. 7.17). Das bedeutet, dass eine schwache Säure mit niedrigem pK_S-Wert im Magen relativ besser resorbiert wird, da die Dissoziation stark zurückgedrängt ist und die Verbindung zum größten Teil in nichtionisierter Form vorliegt. Im alkalischen Milieu des Darmes gelangen demgegenüber schwache Basen besser zur Resorption. Zusammenfassend lassen sich – unter der Annahme, dass der Lipoid-Wasser-Verteilungskoeffizient der undissoziierten Form relativ groß ist – die in Tabelle 7.4 angeführten Regeln aufstellen, deren allgemeine Gültigkeit jedoch noch nicht gesichert erscheint.

Außer für die Löslichkeit und Resorption ist der Ionisationsgrad bedeutsam für die Stabilität und Kompatibilität von Arzneistoffen und Hilfsstoffen (s. Kap. 26.4, 27.3) sowie für die Aktivität von Konservierungsmitteln und Antioxidanzien (s. Kap. 26.4.3, 26.5.2).

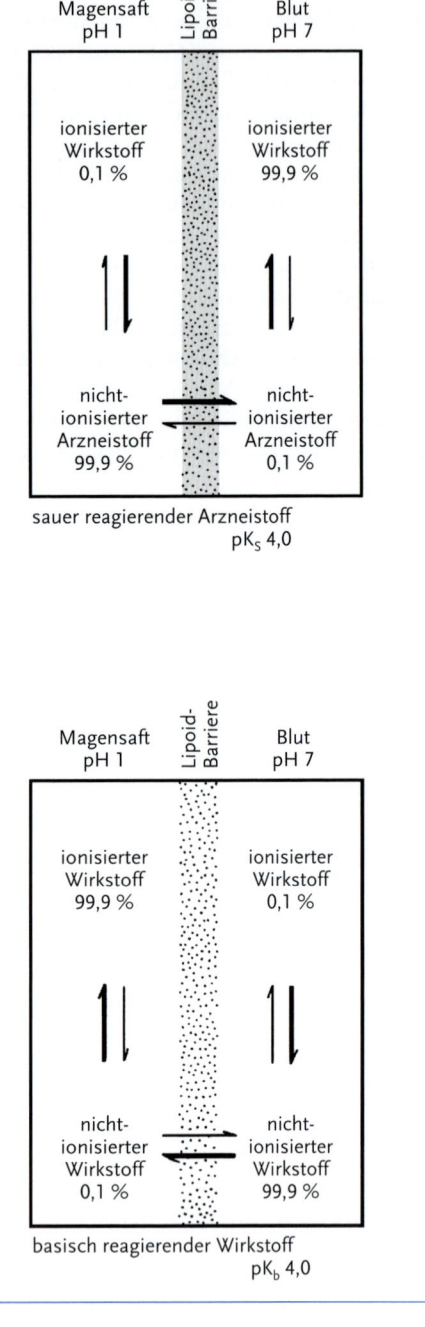

Abb. 7.17: Abhängigkeit der Resorption vom Ionisationsgrad des Wirkstoffs

Tab. 7.4: Resorbierbarkeit saurer und basischer Arzneistoffe

Charakter des Arzneistoffs	Resorption im Magen	Resorption im Darm
sehr stark sauer	schlecht	schlecht
stark sauer, pK_S Wert $0-3$	gut	gering
schwach sauer, pK_s Wert > 3	gut	weniger gut
basisch, pK_s Wert < 8	nur gering	gut
stark basisch, pK_s Wert > 8	schlecht	schlecht

7.6.2.6
Verteilungskoeffizient

Die Resorptionsrate organischer Wirkstoffe hängt in hohem Maße vom Grad der Lipophilie der Verbindung ab. Je lipophiler eine Verbindung ist, um so mehr ist sie befähigt, die lipophilen Membranen des Organismus zu durchdringen. Für Penetrations- und Resorptionsvorgänge von Wirkstoffen ist daher der *Lipoid-Wasser-Verteilungskoeffizient* von wesentlicher Bedeutung. Er gibt Auskunft über das Verteilungsgleichgewicht einer Verbindung in zwei nicht miteinander mischbaren, im Gleichgewicht befindlichen Flüssigkeiten. Nach dem Nernst-Verteilungssatz gilt bei konstantem Druck und konstanter Temperatur die Beziehung

$$\frac{c_1}{c_2} = k \qquad (7.16)$$

c_1 Konzentration des Stoffes in Phase 1 (lipophile Phase),
c_2 Konzentration des Stoffes in Phase 2 (hydrophile Phase),
k Verteilungskoeffizient (Konstante).

Hiernach ist das Konzentrationsverhältnis (exakter: Aktivitätsverhältnis) eines Stoffes in den beiden Phasen unabhängig von der absoluten Stoffkonzentration in den beiden Phasen. Die Konzentrationsunabhängigkeit ist nicht gegeben, wenn der verteilte Stoff in einer der Phasen in einer anderen Molekülart (z. B. als Dimer) auftritt. Der Verteilungskoeffizient dient zur Kennzeichnung eines Wirkstoffs und lässt eine Voraussage über dessen Resorptionsverhalten zu. Untersuchungen haben bewiesen, dass mit Zunahme des Verteilungskoeffizienten die Resorption ansteigt (Tab. 7.5). Wirk-

stoffe mit sehr kleinem Verteilungskoeffizienten werden im Magen überhaupt nicht resorbiert. Damit wird bestätigt, dass die Magenwand den Charakter einer Lipoidmembran besitzt, durch die die Wirkstoffe passiv, entsprechend ihrer Lipoidlöslichkeit, hindurchgehen. Durchaus ähnliche Verhältnisse sind im Darm und Rektum anzutreffen. Die äußeren Partien der Haut fungieren gleichfalls als Lipoidmembran.

Auch für das Verteilungsverhalten von Wirk- und Hilfsstoffen in Mehrphasensystemen (z. B. Cremes, Emulsionen) ist der Verteilungskoeffizient von Interesse und stellt oft einen wichtigen Parameter für die Wirksamkeit der Substanzen dar.

Das Verteilungsverhalten der ionisierbaren Wirkstoffe ist von der Wasserstoffionenkonzentration abhängig, da die nichtdissoziierte Verbindung eine höhere Lipophilie aufweist. Im Unterschied zum *wahren Verteilungskoeffizienten*, der auf die nichtionogene molekulare Form des Stoffes bezogen ist, wird in der Praxis meist der *scheinbare Verteilungskoeffizient* bestimmt, der das Konzentrationsverhältnis des Wirkstoffs darstellt, unabhängig davon, in welcher Form der Arzneistoff in den beiden Phasen vorliegt.

Bestimmungsmethode

Als lipophile Phase dienen meist apolare organische Lösungsmittel, wie Octanol, Hexan, Benzin, Hexadecan, Toluol, Ether, fette Öle u. a., als hydrophile Phase Wasser bzw. Pufferlösungen von bestimmtem pH-Wert. Zur Bestimmung werden gleiche Volumina der wässrigen und der lipophilen Phase, von denen die eine den Wirkstoff enthält, bei konstanter Temperatur (meist 20 bzw. 37 °C) bis zur experi-

7

Arzneistoff	Absorption %	k_{Heptan}	$k_{Chloroform}$
Thiopental	67	3,30	> 100
p-Toluidin	56	3,26	97,5
Benzoesäure	54	0,19	2,9
p-Hydroxypropiophenon	61	0,12	5,1
Salicylsäure	60	0,12	2,9
Acetylsalicylsäure	21	0,03	2,0
Theophyllin	30	0,02	0,3
Barbital	25	< 0,002	0,7
Theobromin	22	< 0,002	0,4
Sulfanilamid	24	< 0,002	0,03
p-Hydroxybenzoesäure	23	< 0,002	0,01
Barbitursäure	5	< 0,002	0,008
Sulfaguanidin	< 2	< 0,002	< 0,002
Mannitol	< 2	< 0,002	< 0,002

Tab. 7.5: Resorption von Wirkstoffen im Rattendarm im Vergleich zum Verteilungskoeffizienten k für Heptan bzw. Chloroform/Wasser

mentell ermittelten Gleichgewichtseinstellung (meist mehrere Stunden) geschüttelt, und danach wird die Wirkstoffkonzentration in der wässrigen Phase ermittelt. Teilweise werden auch Liposomendispersionen als Modellverteilungssystem eingesetzt.

Der Lipoid-Wasser-Verteilungskoeffizient k errechnet sich zu

$$k = \frac{V_2(c_2^0 - c_2^t)}{V_1 \cdot c_2^t} \qquad (7.17)$$

V_1 Volumen der lipophilen Phase
V_2 Volumen der wässrigen Phase
c_2^0 Wirkstoffkonzentration in der wässrigen Phase vor Versuchsbeginn
c_2^t Wirkstoffkonzentration in der wässrigen Phase bei Versuchsende, wenn der Wirkstoff vor Versuchsbeginn der wässrigen Phase zugesetzt wurde

Der Verteilungskoeffizient nimmt je nach verwendeter organischer und wässriger Phase unterschiedliche Zahlenwerte an.

7.6.3
Hilfsstoffe

Jeder zur Herstellung von Arzneiformen verwendete Hilfsstoff kann in dieser und jener Weise auf den Eintritt, die Intensität und die Dauer der Wirkung Einfluss nehmen. Generelle Aussagen lassen sich kaum treffen, da die Kombinationsmöglichkeiten der Wirkstoffe und der zur Arzneiformung benötigten Hilfsstoffe unüberschaubar sind. 1968 schockierte ein spektakulärer Vorfall die Fachwelt, der die Beziehung des Hilfsstoffs zur Arzneimittelwirkung in besonders drastischer Weise vor Augen führte. In einer Klinik in Australien zeigten zahlreiche Patienten, die mit Phenytoin-Kapseln behandelt wurden, plötzlich toxische Symptome. Als Ursache für dieses Phänomen wurde schließlich erkannt, dass bei dem verabfolgten Präparat ein Füllstoff gegen einen anderen gleichfalls als völlig inert eingeschätzten ausgetauscht worden war, nämlich das bisher verwendete Calciumsulfat gegen Lactose. Letztgenannter Hilfsstoff steigerte die Bioverfügbarkeit des Präparats derart, dass Vergiftungserscheinungen auftraten.

Zur Verstärkung der Resorption von Wirkstoffen bieten sich im Hinblick auf den Einsatz von Hilfsstoffen unterschiedliche Möglichkeiten an. So wird z.B. ein schneller Zerfall von peroralen Arzneiformen im Allgemeinen die Resorption begünstigen. Ein optimaler Zerfall lässt sich u.a. durch Zusatz von Zerfallsmitteln oder Hydrophilisierungsmitteln oder auch andererseits durch Verringerung des Bindemittelanteils oder des Pressdrucks erreichen (s. Kap. 9.8.2). Bei anderen Arzneiformen werden häufig Puffersubstanzen, Sorbitol oder z. B. Glucosamin als Resorptionsbeschleuniger eingesetzt. Bei Externa verwendet man u. a. 1,2-Propylenglykol oder Hyaluronidase.

Des Weiteren sei auf typische Resorptionsverzögerer hingewiesen. Auch hier ist die Palette der Hilfsstoffe groß. Makromolekulare Hilfsstoffe, insbesondere quellfähige Substanzen, führen in wässrigen Medien infolge Viskositätserhöhung zu einer mehr oder minder ausgeprägten Resorptionsverringerung. Gleiche Effekte üben auch fette Öle aus, deren Viskositäten darüber hinaus durch weitere Hilfsstoffe, z. B. Aluminiummonostearat, noch erhöht werden können.

Assoziat-(Komplex-)bildungen als Resultat von Wechselwirkungen zwischen Hilfsstoff und Wirkstoff können das Resorptionsgeschehen durch sehr unterschiedliche Mechanismen beeinflussen. Hierbei dürften als Faktoren eine Rolle spielen: die Änderung der Molekülgrößen, der Löslichkeit des Wirkstoffs, des Verteilungskoeffizienten, der Viskosität, der Mobilisierung des Wirkstoffs (Lokalisation in der Mizelle, Typ der Einschlussverbindung) und die Beeinflussung der Membranpermeabilität durch Hilfsstoffe.

Immer stärker treten Tenside in der Arzneiformung in den Vordergrund, da sie, in geeigneter Konzentration verarbeitet, die Resorbierbarkeit von Wirkstoffen beschleunigen. Ein derartiger Einfluss grenzflächenaktiver Verbindungen ist bereits seit langem bekannt, so z. B. für Saponine. Definierte Angaben, wie ein Tensidzusatz eine raschere oder auch intensivere Resorption bewirkt, lassen sich z. Z. noch nicht machen. Die erzielten Resorptionsbeschleunigungen können unterschiedliche Ursachen haben. Durch bessere Benetzung der Partikeloberfläche kann eine bessere Auflösbarkeit gegeben sein und hiervon eine bessere Resorbierbarkeit abhängen. Auch die Verbesserung der Löslichkeit des Wirkstoffs durch Solubilisierung mag für den Effekt verantwortlich sein. Bekannt ist ferner, dass die Resorption von Fetten und fettähnlichen Substanzen durch Tenside infolge besserer Benetzung und Emulgierung

erleichtert wird. Schließlich wird angenommen, dass die Tenside die Durchlässigkeit von Gewebsmembranen erhöhen. Andererseits hat sich gezeigt, dass, in Abhängigkeit vom Typ und der Menge, Tenside auch in der Lage sind, die Resorption zu verzögern. Hierüber sind trotz intensiver Forschungsbemühungen noch keine exakten Angaben vorhanden. Auch an einen Einschluss des Wirkstoffs in großdimensionierte Mizellen ist zu denken, die keine Membrandurchlässigkeit mehr bzw. nur eine protrahierte Wirkstofffreigabe gestatten. Tenside in einer speziellen Komposition zusammen mit dem Wirkstoff können spontan bei Kontakt mit Wasser (z. B. im Magen) Mikroemulsionen bilden. Aus diesen werden Wirkstoffe wie z. B. Cyclosporin besser und zuverlässiger als aus Emulsionen resorbiert.

Manche Tenside besitzen eine Eigenwirkung, andere sind, zumindest in höherer Konzentration, physiologisch nicht unbedenklich. Bei der Entwicklung tensidhaltiger Arzneiformen muss daher eine pharmakologische Prüfung auf Unbedenklichkeit auf jeden Fall erbracht werden.

Nicht nur bei makromolekularen und grenzflächenaktiven, auch bei anorganischen Hilfsstoffen können Wechselwirkungen auftreten. Adsorbenzien, wie Bolus alba, Kaolin usw., führen durch adsorptive Bindungen von Wirkstoffen zur verzögerten Freisetzung und Resorption. Das ist zumeist unerwünscht, doch setzt man die genannten Hilfsstoffe immer dann ein, wenn ein Depoteffekt angestrebt wird.

Wie sich bei Arzneimittelkombinationen die Pharmaka gegenseitig beeinflussen können, indem eine Wirkungsförderung oder -abschwächung resultiert, so besteht auch zwischen Hilfsstoffen selbst die Möglichkeit vielseitiger Wechselbeziehungen untereinander. Manche Hilfsstoffe sind gegenseitig inkompatibel.

In vielen Fällen wird der Wirkstoffkomplex wegen seiner andersartigen physikalisch-chemischen Eigenschaften gegenüber dem freien Wirkstoff bzw. wegen seiner Größe nicht befähigt sein, Membranen zu durchdringen, sodass der Wirkstoff erst nach Spaltung des Komplexes im Organismus (enzymatisch oder

7

durch pH-Änderung) wirksam werden kann. Bekannt sind jedoch auch Komplexierungen zwischen Wirk- und Hilfsstoff, deren Bindungen so fest sind, dass auch im Organismus eine Spaltung nur sehr langsam oder gar nicht möglich ist. Das bedingt eine stark verzögerte Wirkung, die bei Depotpräparaten erwünscht sein kann, oder ein Ausbleiben jeglicher Wirkung. In anderen Fällen vermag der Komplex z. B. die Magenwand besser zu passieren als der Wirkstoff selbst. Eine stärkere Arzneimittelwirkung wird auch hier erst dann zu erwarten sein, wenn der Wirkstoff im Körper schnell und quantitativ freigesetzt wird.

Wie Abbildung 7.18 zeigt, diffundiert im Fall A der freie Wirkstoff so lange durch die Membran, bis er auf beiden Seiten die gleiche Konzentration erreicht. Bei Fall B wird die äußere Wirkstofflösung fortlaufend durch unbeladene Flüssigkeit ersetzt (in vitro: Ersatz durch Wasser; in vivo: Blutkreislauf und Bindung, Metabolisierung und Elimination), so dass in Abhängigkeit von der Geschwindigkeit der Spaltung des Komplexes allmählich der gesamte Wirkstoff freigesetzt werden kann (entspricht weitgehend den Verhältnissen im

menschlichen Körper). Die sofortige Entfernung des Wirkstoffs auf der Resorptionsseite wird auch als Sink-Bedingung oder „sink-condition" bezeichnet. An dieser Stelle sei erwähnt, dass Wirkstoffe auch mit körpereigenen Substanzen – und hier besonders mit den makromolekularen Proteinen – assoziieren können. So sind für den Transport der Wirkstoffe in den Körperflüssigkeiten und für ihre Fixierung an den Rezeptoren der Zelle Phänomene der Bindung von großer Bedeutung.

7.6.4
Herstellungstechnologie

Alle Phasen des Herstellungsprozesses können von Einfluss auf die Bioverfügbarkeit sein. Nicht selten hat bereits die Reihenfolge der zum Endprodukt führenden Teilschritte Bedeutung. Im Labormaßstab erzeugte oder unter Pilotbedingungen hergestellte Arzneiformen dürften nur gelegentlich die gleichen biopharmazeutischen Parameter aufweisen wie die in der Produktion anfallenden Produkte. Die jeweils eingesetzten Geräte und Maschinen sind in der Lage, die Bioverfügbarkeit zu verändern. Spielen bereits Tablettenform und -durchmesser, Granulatform und -größe sowie Art der Granulierung eine Rolle, so ist die Art der eingesetzten Tablettenmaschine (Exzenter- oder Rundläuferpresse, Geschwindigkeit des Tablettenausstoßes, Presskraft usw.) von ausschlaggebender Bedeutung für die Qualitätskennzahlen der Formlinge (Festigkeit, Zerfall, Lösungsgeschwindigkeit).

Bei Emulsionen hängt die Dispersität davon ab, ob diese manuell bereitet sind oder ob Mixgeräte, Homogenisiereinrichtungen, Hochleistungskolloidmühlen oder Ultraschall zur Anwendung kommen.

Die Dispersität und die davon abhängige Liberation und Resorption sind ein zentrales Herstellungsproblem bei vielen Arzneiformen. Es besteht die Gefahr, dass sich bei technologischen Vorgängen die zunächst vorliegende Partikelgröße und -verteilung des Wirkstoffs ändert und daraus Wirkungseinbußen resultieren. Hiermit ist z. B. bei der Tablettenherstellung zu rechnen, wenn eine Feuchtgranulierung vorgenommen wird (s. Kap. 9.3.2) oder

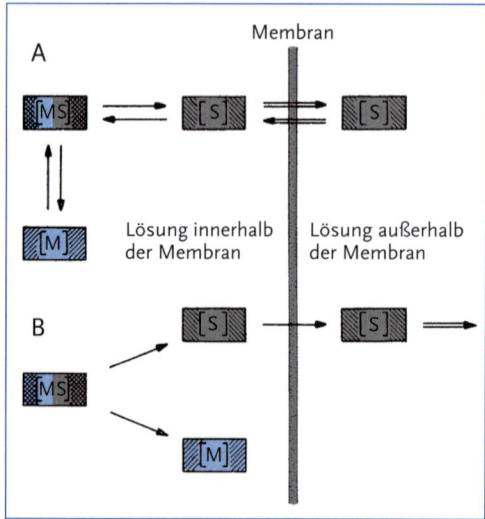

Abb. 7.18: Spaltung eines Komplexes und Diffusion des freien Wirkstoffs durch die Membran (in vitro und in vivo); **A** Gleichgewichtsbedingungen, **B** Ungleichgewichtsbedingungen, **S** freier Wirkstoff, **M** Makromolekül, **MS** Komplex

wenn beim Verpressen relativ hohe Temperaturen auftreten (Schnellläufer), die zu Sinterungsvorgängen führen. Auch bei Suspensionen können hohe Rührgeschwindigkeiten oder Temperaturerhöhungen die Partikelgröße verändern.

Bei der Zäpfchenbereitung mittels Pressverfahren dürfte eine Konstanz der Dispersität weitgehend gesichert sein, im Gegensatz zum allgemein üblichen Gießverfahren, bei welchem durch Erwärmen Wirkstoffe in der Fettmasse gelöst werden und z.T. auch in Lösung bleiben können, meist aber beim Erkalten unter beachtlicher Größenzunahme auskristallisieren.

Analoge Verhältnisse ergeben sich bei der Salbenbereitung, wo sowohl bei Suspensions- als auch Lösungssalben die Freisetzungsraten stark von der Herstellungsmethode abhängen. Es ergeben sich beachtliche Unterschiede zwischen Salben, bei denen der Wirkstoff in die geschmolzene Grundlage eingearbeitet wird, und solchen, bei denen die Inkorporierung durch manuelles oder maschinelles Rühren erfolgt. Die Freisetzungsrate wächst beträchtlich mit zunehmendem mechanischen Stress und der damit verbundenen Zerstörung des Gelgerüsts. Um herstellungstechnologische Wirkungsunterschiede von Präparaten weitgehend auszuschließen, ist eine konsequente Validierung (s. Kap. 3.2) ein wirksames Instrument zur Qualitätssicherung von Arzneiformen.

Die für die einzelnen Arzneiformen spezifischen biopharmazeutischen Aspekte sind in gesonderten Kapiteln zusammengefasst: Tabletten (s. Kap. 9.8), perorale Depotarzneiformen (s. Kap. 12), Rectalia (s. Kap. 13.9), Halbfeste Zubereitungen (s. Kap. 15.7), Lösungen (s. Kap. 17.2), Injektions- und Infusionszubereitungen (s. Kap. 20.8), Augenarzneien (s. Kap. 21.5), Therapeutische Systeme (s. Kap. 24).

7

Arzneiformen

Kapitel 8

Pulver, Puder

8.1 Allgemeines

Pulver (Pulveres) sind Wirkstoffe oder Arzneiformen zum inneren oder äußeren Gebrauch, deren Bestandteile gepulvert sind und die ungemischt oder gemischt, mit oder ohne Zusatz indifferenter Hilfsstoffe, abgeteilt oder nicht abgeteilt, vorliegen.

Als perorale Arzneiform besitzen Pulver nur noch geringe Bedeutung. Zu den Pulvern zählen aber auch die Puder, die zum äußeren Gebrauch bestimmt sind. Eine wesentlich größere Rolle spielen Pulver heute als *Bulk-Substanzen* (engl.: im engeren Sinne Schüttgut, im pharmazeutischen Bereich Bezeichnung für nicht konfektionierte Wirk- und Hilfsstoffe) und als galenische Ausgangsmaterialien für die Arzneiformenherstellung, z.B. von Granulaten, (überzogenen) Tabletten, Suspensionen. Pulverinhalatoren zur Therapie asthmatischer Erkrankungen stellen besondere Anforderungen an das Zwischenprodukt, um den Wirkstoff optimal an den Wirkort gelangen zu lassen.

Pulver sind lufttrockene Haufwerke aus festen Teilchen. Die einzelnen Teilchen differieren in Form, Größe und Masse und berühren sich im Pulverbett gegenseitig. Das einzelne Partikel wird als kleinste Einheit eines Pulvers definiert. Seine Form hängt vom Herstellungs- oder Zerkleinerungsverfahren ab. Das Pulverteilchen, dessen willkürlich festgelegte Maximalgröße 1 mm nicht überschreiten soll, ist eine räumliche Stoffeinheit von festem Aggregatzustand. Seine Bauelemente (z.B. Moleküle, Zellen, disperses Material verschiedener chemischer Zusammensetzung) werden durch Kohäsion zusammengehalten. Bei den Teilchen kann es sich um einzelne Kristalle, um eine amorphe Substanz oder um ein Aggregat von Partikeln handeln, die durch Mischvorgänge nicht ohne weiteres trennbar sind. Solche *Aggregate* aus Einzelpartikeln sind durch Vorgänge wie Sintern oder Kristallwachstum entstanden. Sie unterscheiden sich von *Agglomeraten*, bei denen es sich gleichfalls um mehrere oder viele zusammenhaftende Partikel handelt, deren Bindungskräfte jedoch sekundär oder mechanischer Art sind (Adhäsion, elektrostatische Kräfte, Reibung). Im Gegensatz zu den Aggregaten lassen sich Agglomerate wieder leichter zerstören, z.B. durch Sieben, Benetzen, Schütteln oder leichtes Zerreiben. Haufwerke, bei denen bereits makroskopisch Einzelkristalle deutlich wahrnehmbar sind, zählen an sich nicht mehr zu den Pulvern, doch zeigen auch „kristalline", „grießige" und „kiesige" Güter meist soviel ähnliche physikalisch-chemische Eigenschaften zu den feindispersen Pulvern, dass eine scharfe Abgrenzung nicht sinnvoll ist.

Durch intensives Verreiben von Wirkstoffen mit indifferenten Hilfsstoffen (in einer Porzellanreibschale oder mit besonderen Verreibungsmaschinen, sog. Mörsermühlen) erhält man *Verreibungen (Triturationes),* in denen der Wirkstoff in Abhängigkeit von der Verarbeitungsdauer eine hohe Dispersität erlangt. So stellen z.B. Lactoseverreibungen eine homöopathische Arzneiform dar. Verreibungen von ätherischem Öl mit Saccharose werden als *Ölzucker* bezeichnet. Als nicht abgeteilte Pulver finden sie als Geschmackskorrigens und als mildwirkendes Adjuvans, z.B. in Magenpulvern, Verwendung. Da bei längerer Aufbewahrung das ätherische Öl verdunsten würde, sind sie frisch herzustellen.

Gemische von Salzen für therapeutische Zwecke in Pulver-, Kristall- oder Granulatform werden als *Salia* (Sing.: *Sal*) bezeichnet (z.B. künstliche Quellsalze).

8

8.2
Darstellung pulverförmiger Wirkstoffe

Die Herstellung von Pulvern ist auf unterschiedlichem Wege möglich. In den meisten Fällen erfolgt sie durch Zerkleinerung unter Zuhilfenahme maschineller Einrichtungen. Hierbei wird das oft bereits durch Grobmahlung vorbereitete Gut einer Fein- oder Feinstmahlung unterworfen, wobei in der pharmazeutischen Technologie verschiedenartige Maschinen eingesetzt werden. Entsprechend der Menge, den Eigenschaften und dem angestrebten Feinheitsgrad der Substanz sind es vor allem Kugel-, Hammer-, Stift- und Schlagmühlen (s. 1.1.5).

Zur Herstellung von *Mikropulvern,* worunter mikronisierte Pulver mit einer mittleren Teilchengröße unter 10 µm zu verstehen sind, bewähren sich Luftstrahlmühlen, sog. Mikronizer (s. 1.1.5). Die Teilchenzerkleinerung geht unter erheblicher Oberflächenvergrößerung vonstatten (Beispiel: Cyproteronacetat, Oberfläche des nichtmikronisierten Wirkstoffs 1000 cm^2/g gegenüber dem mikronisierten mit 26000 cm^2/g). Die bei Zerkleinerungsprozessen auftretende Wärme soll grundsätzlich möglichst niedrig gehalten werden. Zu beachten ist weiterhin, dass von den eingesetzten Apparaturen keine Metallspuren (Abrieb) in das Pulvergut gelangen. Neben diesen Verfahren der Trockenmahlung spielt in der pharmazeutischen Technologie die Nassmahlung eine Rolle.

In der pharmazeutischen Technologie haben sich Verfahren durchgesetzt, bei denen durch Sprühtrocknung (s. 1.4.3) pulverförmige Wirkstoffe gewonnen werden. In mehrfacher Weise lässt sich hierbei verfahrenstechnisch Einfluss auf die Größe der Partikel nehmen. Auch durch Gefriertrocknung (s. 1.4.3) sind Pulver zu erhalten. Das Verfahren findet besonders bei thermolabilen Arzneimitteln Anwendung.

Viele Wirkstoffe sind auch durch Kristallisation zugänglich. Durch Lenkung des Kristallisationsprozesses entstehen Partikel gewünschter Form und Größe.

Eine Anzahl pulverförmiger Wirkstoffe (Salicylsäure, Benzoesäure u.a.) werden in sehr kleinen Korngrößen durch Sublimation erhalten. Ferner ist die Gewinnung feindisperser Pulver auch durch Fällung mit einem Nichtlösungsmittel möglich.

8.3
Eigenschaften

Pulver und Puder sind durch ihre speziellen Eigenschaften charakterisierbar. In der Pulvertechnologie erfolgt die Beurteilung nach Dimensionseigenschaften, Oberflächeneigenschaften und rheologischen Eigenschaften. Unter biopharmazeutischen Gesichtspunkten sind Löslichkeit, Lösungsgeschwindigkeit, Kristallinität oder amorpher Zustand sowie Polymorphie von grundsätzlicher Bedeutung (s. 2.1).

8.3.1
Dimensionseigenschaften

Die Definition von Form und Größe der Pulverpartikel geschieht in unterschiedlicher Weise und hängt im Wesentlichen von der Bestimmungsmethode ab. Da die Teilchen keine regelmäßige Gestalt (z.B. Kugel- oder Würfelform) aufweisen, sondern in verschiedenen Richtungen verschiedene Durchmesser besitzen, ist eine absolute Bestimmung der Korngröße oder des Teilchenvolumens nicht möglich. Die Auswertung der Durchmesser erfolgt durch Mikroskopie, Siebanalyse, Sedimentationsanalyse und elektronische Teilchenzählung (s. 2.2.3).

8.3.2
Oberflächeneigenschaften

Die Oberflächen von Feststoffpartikeln können Moleküle aus Gasen und Dämpfen adsorbieren. Diese Bindung kann auf physikalischem (van-der-Waals-Adsorption) oder chemischem Wege (Chemisorption) erfolgen. Das Ausmaß der Sorption hängt von der Beschaffenheit der Oberfläche und von der Größe und Form der Partikel ab. Sind die Teilchen porös, d.h. existieren Poren, Risse, Kanäle, so vergrößert sich die adsorbierende Fläche und damit die Bindungskapazität. Adsorptionsisothermen geben die Beziehungen zwischen der physikalisch adsorbierten Gasmenge und dem Gleichgewichtsdruck bei konstanter Temperatur wieder.

Durch Adsorption von Wasserdampf an Pulver bilden sich bei vielen festen Wirkstoffen wässrige Zwischenschichten aus, die die Stabilität (Hydrolyse), das Reaktionsvermögen und die Löslichkeit stark beeinflussen können.

8.3.3
Fließeigenschaften

Das Fließverhalten von Pulvern, das mit dem von Nicht-Newton-Flüssigkeiten (s. 2.9.2) durchaus vergleichbar ist, wird durch die Partikelform und -größe, durch die Kohäsionskräfte zwischen den Partikeln und durch die Ausbildung von Oberflächenfilmen (z. B. Wasser) und andere Faktoren beeinflusst. Die Haftfestigkeit oder Bindekraft von Pulvern beruht auf den van-der-Waals-Kräften zwischen den Feststoffoberflächen, auf den elektrostatischen Ladungsverhältnissen oder auch auf Kräften zwischen den adsorbierten Schichten. Das Fließverhalten von Pulvern und Granulaten lässt sich durch Zusatz von Gleitmitteln verbessern, die die Partikelreibung herabsetzen.

Eine Granulation, d. h. eine künstliche Vergrößerung der Partikel, führt im Allgemeinen zu einer Verbesserung der Fließ- oder Rieselfähigkeit.

8.4
Herstellung pharmazeutischer Pulver und Puder

Einfache Pulver (ungemischte Pulver, Pulveres simplices) bestehen nur aus einer Substanz und weisen einen entsprechenden Feinheitsgrad auf. Bei der Herstellung *zusammengesetzter Pulver* (gemischte Pulver, Pulveres mixti), die, wie aus der Bezeichnung hervorgeht, aus mehreren Substanzen bestehen und in Form *nicht abgeteilter Pulver* (Schachtelpulver) oder aber als *abgeteilte Pulver* einzeldosiert zur Abgabe gelangen, können Schwierigkeiten auftreten. Zum Mischen finden die unter 1.2.3 angeführten Apparate Anwendung. Handelt es sich nur um geringe Quantitäten, eignen sich auch Pulverreibschale und Pistill und die Pulver-

mischdose nach Wolsiffer – eine Leichtmetalldose mit meist drei Stahl- oder Glaskugeln, die per Hand in Rotation versetzt werden. Es muss sichergestellt sein, dass durch den Mischvorgang alle Bestandteile gleichmäßig verteilt im gemischten Pulver vorliegen. Der erzielte Mischungsgrad ist eine Funktion der Zeit. Er hängt von den zu mischenden Komponenten, vom Verfahren und von der Leistungsfähigkeit des Mischgeräts ab (s. 1.2).

Beim Ausstreichen einer Probe auf einer glatten Unterlage dürfen mit bloßem Auge keine Zusammenballungen oder sonstigen Unregelmäßigkeiten sichtbar sein. Liegen Pulverbestandteile in unterschiedlichen Korngrößen vor oder bestehen zwischen ihnen erhebliche Dichteunterschiede, ist die Forderung nicht immer leicht erfüllbar. Weitere Erschwernisse beim Mischvorgang treten auf, wenn Pulveranteile Wasserdampf adsorbieren, ebenfalls bei Neigung zur Agglomeration. Trockenextrakte ziehen gleichfalls leicht Feuchtigkeit an und neigen zum „Klumpigwerden". Um das auszuschließen, empfiehlt sich ein intensives Verreiben mit Lactose oder hochdispersem Siliciumdioxid. Auch ätherische Öle werden Pulvern als Lactoseverreibung zugesetzt. Grundsätzlich sollten Pulvermischungen nur mit gut getrockneten Substanzen vorgenommen werden. Um ein Feuchtwerden von Pulvermischungen, die anorganische Salze enthalten, zu vermeiden, sollten kristallwasserfreie Verbindungen eingesetzt werden. Hygroskopische, stark riechende oder flüchtige Substanzen sind in dichten Verpackungsmaterialien abzufüllen.

Zur Erzielung einer hohen Dosiergenauigkeit müssen Einzelpulver gut abwägbar, d. h. nicht zu klein, sein. Die Masse eines abgeteilten Pulvers sollte daher 0,2–0,5 g betragen. Als Füllmittel kann gegebenenfalls Lactose zugesetzt werden. Die Pulverschere (Dispensierschere) zum Abteilen von Pulvern sollte – wenn überhaupt – nur bei Wirkstoffen mit großer Dosisbreite zur Anwendung kommen. Da hier eine Dosierung nach dem Volumen – nicht aber nach der Masse – erfolgt, sind in Abhängigkeit von den Pulvereigenschaften (Fließverhalten, Packungsdichte usw.) unzulässige Masseabweichungen nicht auszuschließen,

8

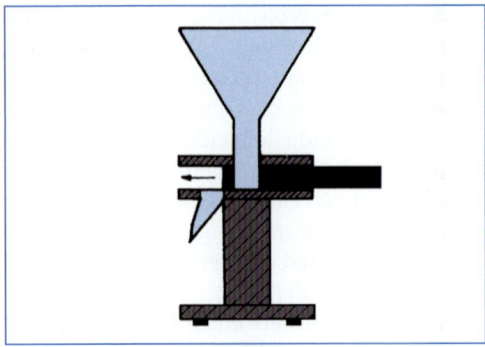

Abb. 8.1: Pulverdispensiergerät

sofern nicht zusätzliche Massekontrollen erfolgen. Das Gleiche trifft für Pulverdispensiergeräte (Abb. 8.1) zu. Auch Pulververpackungsmaschinen dosieren nach Volumen (Abb. 8.2). Eine hohe Dosiergenauigkeit erzielt man hier durch Normierung der Pulvereigenschaften, durch Fließmittelzusätze oder durch Granulieren.

8.5
Pudergrundlagen

Die Feststoffpartikel in Pudern weisen in der Regel eine Teilchengröße von < 100 µm auf,

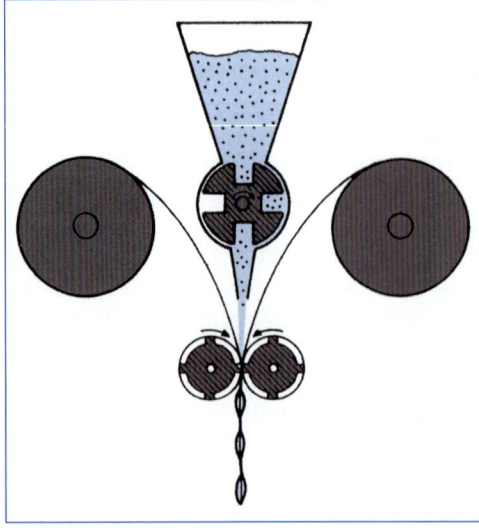

Abb. 8.2: Pulververpackungsmaschine

um Reizungen auszuschließen. Im Allgemeinen sollten die Teilchen allerdings so klein wie möglich sein. Puder müssen sich sonst durch gute Haftfestigkeit und Streufähigkeit sowie chemische Indifferenz und Unzersetzlichkeit auszeichnen und in der Lage sein, Flüssigkeit (Wasser oder Öl) zu adsorbieren. Weiterhin ist Sterilisierbarkeit erwünscht. Als Pudergrundlagen steht eine Palette unterschiedlicher Stoffe zur Verfügung, die zur Erzielung der gewünschten Eigenschaften oft in Kombination zur Anwendung kommen. Sie lassen sich in organische und anorganische Grundlagen unterteilen. Wegen ihrer unbegrenzten Haltbarkeit sind die anorganischen Grundlagen dominierend.

8.5.1
Anorganische Grundstoffe

Talkum. Es ist ein natürliches Magnesiumhydroxidpolysilicat, das sich fettig anfühlt. Talkum ist chemisch indifferent, in Wasser und Säuren nahezu unlöslich. Als häufiger Hauptbestandteil von Pudern zeigt es gute Fließfähigkeit und Haftfestigkeit. Talkumzusätze vermögen die Gleitfähigkeit anderer Grundlagen zu verbessern. Die hervorragende Gleit- und Schmierwirkung beruht auf der Schichtgitterstruktur des Talkums (Abb. 8.3). Die zwischen den Magnesiumsilicatschichten nur schwachen van-der-Waals-Kräfte ermöglichen eine leichte Verschiebung gegeneinander. Das Aufsaugvermögen für Wasser ist gering, dagegen wird Öl in bemerkenswertem Ausmaß aufgenommen. Die Adsorptionsfähigkeit lässt sich durch Zusätze anderer Grundlagen (Kieselgur, hochdisperses Siliciumdioxid) wesentlich verbessern. Da gelegentlich nach Anwendung von Talkum zur Wundbehandlung (auch nach Verwendung als Streupulver für Gummihandschuhe in der Chirurgie und Gynäkologie) über Granulombildungen (Talkumgranulome) berichtet worden ist, erscheint ein universeller Einsatz von Talkum als nicht mehr angeraten. Talkum darf keine Asbestfasern enthalten.

Da Talkum erfahrungsgemäß meist stark mikrobiell verunreinigt vorliegt, ist vor der Anwendung in der Arzneiformung eine Heißluftsterilisation erforderlich.

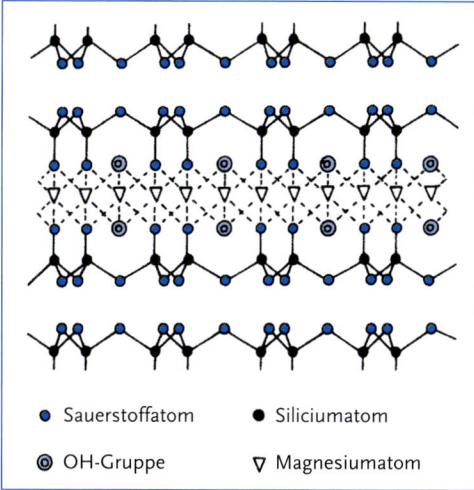

Sauerstoffatom ● Siliciumatom
◉ OH-Gruppe ▽ Magnesiumatom

Abb. 8.3: Kristallaufbau des Talkums

Zinkoxid. Es ist ein nichtkristallines Pulver, das sowohl Wasser als auch Öl aufsaugt. Seine Fließeigenschaften sind befriedigend, ein Haftvermögen ist praktisch nicht vorhanden. Es wirkt als mildes Desinfiziens und schwaches Adstringens und neutralisiert auf Grund seiner schwach alkalischen Reaktion übelriechende organische Säuren. Eine wässrige Aufschwemmung reagiert schwach alkalisch (pH = 7,4).

Weißer Ton (Bolus alba). Er ist ein natürliches wasserhaltiges Aluminiumsilicat, das sich durch Unlöslichkeit in Wasser, Säuren und Laugen und chemische Indifferenz sowie durch gutes Haftvermögen auszeichnet. Das Wasseraufnahmevermögen ist hoch, das Saugvermögen für Öl befriedigend.

Titandioxid. Es hat eine ausgezeichnete Deckkraft. Fließeigenschaften und Haftvermögen sind befriedigend. Es ist chemisch indifferent. Wässrige Aufschwemmungen reagieren neutral.

Magnesiumoxid. Das Haft- und Wasseraufnahmevermögen von Magnesiumoxid ist gut, die Fließeigenschaften sind jedoch sehr schlecht.

Magnesiumcarbonat. Es besitzt ein recht gutes Haft- und ein sehr gutes Wasseraufnahmevermögen. Die Fließeigenschaften sind sehr schlecht.

Kieselerde (Kieselgur). Sie weist ein hohes Saugvermögen für Wasser und Öl auf, hat jedoch sehr schlechte Fließeigenschaften und eine geringe Haftfestigkeit.

Hochdisperses Siliciumdioxid. Es ist als Aerosil®, Cab-O-Sil®, hydrophobisiertes Aerosil® R 972 erhältlich und besitzt sehr gute Hafteigenschaften und große Aufnahmefähigkeit für Wasser und Öl. Zusätze (0,5 – 3 %) zu anderen Pudergrundlagen verbessern die Haft- und Fließeigenschaften derselben beträchtlich. Wasser und lipophile Flüssigkeiten werden in beachtlichem Ausmaß adsorbiert, ohne dass die Streufähigkeit verloren geht.

8.5.2
Organische Grundstoffe

Stearate. Als Pudergrundlagen werden vorwiegend Aluminium-, Magnesium- und Zinkstearate verwendet. Sie fühlen sich fettig an, besitzen aber eine Kühlwirkung auf der Haut. Hervorzuheben ist ihr gutes Haftvermögen. Sie dienen als Zusatz zu anderen Grundlagen (3 – 5 %), um deren Haftfestigkeit zu verbessern. Eine Saugkraft für Wasser und Öl besteht praktisch nicht.

Stärke. Verwendung finden Kartoffel-, Weizen-, Mais- und Reisstärke. Sie besitzen eine hervorragende Haftfestigkeit, sehr gute Fließeigenschaften und ein gutes Aufnahmevermögen für Wasser und Öl. Im feuchten Zustand bildet Stärke leider einen guten Bakteriennährboden. Durch Veretherung und Vernetzung der Stärke entstehen Produkte, die nicht mehr quellen oder bei Hitzeeinwirkung verkleistern. Derartige modifizierte Stärken sind sterilisierbar und resorbierbar. Sie haben trotz Berichten über Granulombildung Eingang in einige Arzneibücher gefunden (Biosorb®).

Ähnliche Eigenschaften weist Amylum non mucilaginosum *(ANM-Puder)* – durch Umsetzung von Stärke mit Tetramethylacetylendi-

8

harnstoff gewonnen – auf. Es wird im Organismus enzymatisch abgebaut und resorbiert und gilt als nahezu keimfrei, da es Spuren von Formaldehyd freisetzt. Neuerdings sind allerdings Vorbehalte bekannt geworden. Als unbedenklich gelten dagegen phosphorylierte Stärkederivate.

Lactose. Sie besitzt keine ausgeprägten Fließeigenschaften, das Haftvermögen ist gering. Lactose wird gelegentlich als Grundlage für Puder zur parenteralen Applikation verwendet (resorbierbare Puder).

8.6
Spezielle Puder

Kühlpuder. Sie entziehen der Haut Wärme und erzeugen hierdurch ein Kältegefühl. Diesen Effekt erbringen vor allem Stärkesorten, wofür ihr Wassergehalt verantwortlich ist. Auch Stearate üben eine Kühlwirkung aus (siehe 8.5.2).

Fettpuder. Sie finden bei fettarmer Haut Anwendung oder werden verordnet, wenn infolge dermatologischer Maßnahmen (Hautbehandlung mit fettlösenden Zubereitungen, evtl. auch bei langfristiger Puderbehandlung) einer Entfettung der Haut entgegengewirkt werden soll. Fettpuder enthalten 2–10 % eines Lipoidstoffs (fettes Öl, Wollwachs usw.), der der Grundlage, sei es in einem Fettlösungsmittel gelöst oder nach Erwärmen durch Verreiben, zugemischt wird. Viele in der Kosmetik zur Anwendung kommenden Puder sowie zahlreiche Wund- und Kinderpuder enthalten Fettzusätze (überfettete Puder).

Adstringierende Puder. Entsprechende Wirkstoffe, wie Tannin, andere Gerbstoffe und Bismutsalze, werden mit Pudergrundlagen vermischt. Bevorzugt finden Talkum, Stärke und Bolus alba als Arzneiträger Anwendung.

Juckreiz- und schmerzstillende Puder. Pudergrundlagen mit 1–2 %igen Mentholzusätzen erzeugen auf der Haut ein Kältegefühl und lindern Juckreiz. Bei starkem Juckreiz sowie bei Schmerzen kommen Lokalanästhetika zur Anwendung.

Desinfizierende Puder. Als Wirkstoffe kommen Thymol, Salicylsäure, Bismutverbindungen und zahlreiche weitere Wirkstoffe zur Anwendung.

Antibiotikapuder. Sie werden insbesondere zur Behandlung infizierter Wunden und in der Chirurgie verwendet. Da Antibiotika in Pudern mitunter nur für begrenzte Zeit therapeutische Aktivität haben, ist dem Haltbarkeitsproblem besondere Beachtung zu schenken.

8.7
Prüfung

Die hier erörterten Verfahren zur Charakterisierung von Pulvern sind im Wesentlichen auch für Granulate einsetzbar.

8.7.1
Korngröße, Korngrößenverteilung

Hierzu siehe 2.2.

8.7.2
Oberfläche, Dichte, Porosität

Hierzu siehe 2.3., 2.4.2.

8.7.3
Schüttvolumen/Schüttdichte, Stampfvolumen/Stampfdichte

Das Volumen und der Aufbau des Pulverbetts werden von der Partikelgröße und -form bestimmt. Nadel- und stäbchenförmige Partikel ergeben meist eine lockere Packung, da sie sich nur mit ihren Kanten und Spitzen berühren und die Zwischenräume lufterfüllt sind. Auch eine gleichsinnige elektrische Aufladung führt zu einer derartigen Anordnung (beruhend auf gegenseitiger Abstoßung). Kugel- und plättchenförmige Partikel bedingen dagegen eine dichtere Packung.

Pulverförmige Substanzen lassen sich durch ihre Schütt- bzw. Stampfdichten (oder -volumina) kennzeichnen: Hierzu werden 100 g Pulver in einen Messzylinder vorsichtig eingeschüttet, die Oberfläche wird glattgestrichen. Das abgelesene spezifische Volumen (ml/g)

Ph.Eur. 2.9.15 Schütt- und Stampfvolumen

Zur Bestimmung wird eine bestimmte Masse – normalerweise 100 g – lose in einen trockenen Messzylinder gefüllt und das Volumen, das dieses Pulver einnimmt, als *Schüttvolumen* V_0 bestimmt. Anschließend werden 10, 500 und 1250 Stampfbewegungen (Höhe 3 mm) ausgeführt und die entsprechenden *Stampfvolumina* V_{10}, V_{500} und V_{1250} mit einer Genauigkeit von 1 ml abgelesen. Bei einer Differenz von mehr als 2 ml zwischen V_{500} und V_{1250} werden weitere 1250 Stampfbewegungen durchgeführt und dabei das resultierende Stampfvolumen angegeben. Das im Ph.Eur. beschriebene Stampfvolumeter entspricht DIN ISO 787 Teil 11 und ASTM B527-70.

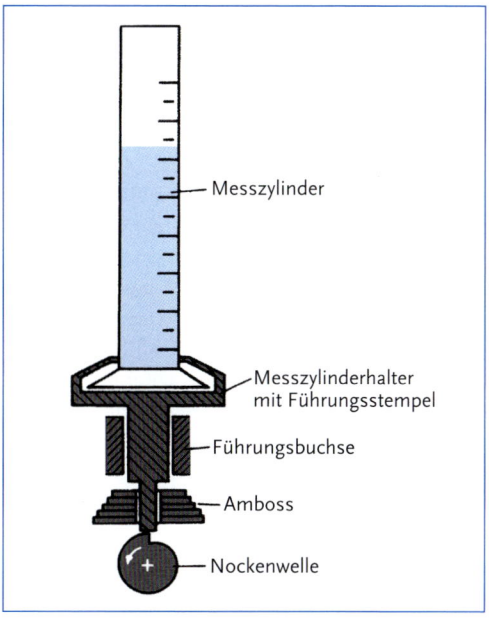

Abb. 8.4: Stampfvolumeter

stellt das Schüttvolumen dar. Die Schüttdichte wird entsprechend in g/ml ausgedrückt.

Das *Stampfvolumen* wird mittels definierter Stampfungen durch ein Stampfvolumeter (Abb. 8.4) bestimmt. Als Stampfvolumen bezeichnet man dasjenige Volumen, das die Masseinheit eines pulverförmigen Produkts bei dichtester Packung ohne Formveränderung der Teilchen ausfüllt. Es wird in ml/g ausgedrückt. Beim Stampfvolumeter hebt die Nockenwelle bei jeder Umdrehung einmal den Führungsstempel mit Messzylinderhalter an, darauf fällt der angehobene Führungsstempel auf den Amboss. Die Anzahl der Stampfungen wird durch ein Zählwerk registriert. Das Volumen der gestampften Probe wird an der Skala des geeichten Messzylinders abgelesen.

Beispiel

100 g Pulver nehmen ein Volumen von 80 ml ein. Das Schüttvolumen beträgt dann 0,80 ml/g. Die Schüttdichte ist der reziproke Wert: 1,25 g/ml.
Durch Stampfungen mit dem Stampfvolumeter kann das Pulverbett weiter auf 43 ml komprimiert werden. Die Stampfdichte beträgt somit 100 g/43 ml = 2,325 g/ml, während das Stampfvolumen 0,43 ml/g erreicht.

8.7.4
Fließ- und Rieselfähigkeit

Zur Bestimmung des Fließverhaltens dient der *Fließneigungswinkel* (Böschungs-, Schütt-, Gleitwinkel), der sich ergibt, wenn eine frei aus einem Trichter ausfließende Pulversubstanz auf einer Unterlage einen Kegel bildet, dessen Neigungswinkel gemessen wird (Abb. 8.5). Je flacher der Kegel, d.h. je kleiner der Neigungswinkel, um so besser sind die Fließeigenschaften des Pulvers. Der Schüttwinkel α ergibt sich aus

$$\tan \alpha = \frac{h}{r} \qquad (8.1)$$

h Höhe des Pulverkegels (mm),
r Radius der Grundfläche des Kegels (mm).

Die interpartikuläre Reibung des Haufwerks, die die Form des Fließkegels bedingt und Hinweise auf die Kohäsionsverhältnisse gibt, lässt sich durch Gleit- bzw. Fließregulierungsmittel (hochdisperses Siliciumdioxid, Talkum) verringern. Höhere Fließwerte ergeben sich auch durch Trocknung des Pulvers oder durch Entfernung von Partikeln <10 µm (Ausschaltung

8

> **Ph.Eur. 2.9.16 Fließverhalten**
>
> Nach Ph.Eur. wird die Fließfähigkeit als Auslaufzeit aus einem Trichter bestimmt (bezogen auf 100 g Probe). Ohne Beschränkung auf bestimmte Formen oder Maße wird die Verwendung unterschiedlicher Trichter mit oder ohne Rohr, mit verschiedenen Winkeln und Öffnungsdurchmessern erlaubt. Zwei typische Geräte sind beispielhaft dargestellt. Dabei handelt es sich zum einen um einen Glastrichter mit Auslaufrohr (Ø = 12 mm), zum anderen um einen Stahltrichter mit drei auswechselbaren Düsen unterschiedlicher Öffnungsweite (10, 15, 25 mm) ohne Auslaufrohr.

des negativen Einflusses der Adhäsionskräfte und der elektrischen Aufladung). Pulver mit glatten, kugeligen Anteilen haben einen kleinen Schüttwinkel.

Neuerdings werden Geräte angeboten, mit denen der Fließneigungswinkel elektronisch gemessen wird.

Zur Bestimmung des *Abrutschwinkels* wird das Pulverbett geneigt, bis das Fließen einsetzt. Der so bestimmte Abrutschwinkel ist von der Haftreibung der Partikel abhängig.

Eine weitere Bestimmungsmethode zur Erfassung des Fließverhaltens berücksichtigt die *Fließgeschwindigkeit*. Es existieren zwei Messprinzipien:

- gemessen wird die Zeit, die eine vorgegebene Substanzmenge zum Ausfließen aus einer Trichteröffnung benötigt,
- gemessen wird die Substanzmenge, die in einer vorgegebenen Zeit ausfließt.

Automatisch arbeitende, selbstregistrierende Messgeräte erleichtern auch hier die Verfahrensdurchführung.

Die genannten Bestimmungsmethoden dienen auch zur Charakterisierung von zu verpressendem Gut (Pulver, Granulate), das eine ausreichende Fließfähigkeit besitzen muss, sowie zur Bewertung von Tablettierhilfsstoffen gleichermaßen.

Zur Bestimmung des *Fließ- oder Gleitfaktors* werden jeweils 150 g staubfreies Granulat einmal ohne Fließregulierungsmittel und zum anderen mit Fließregulierungsmittel in ein Gefäß gebracht, das einen englumigen Ausfluss besitzt. Hierzu eignet sich z. B. ein Trichter. Man öffnet den Ausfluss für 10s und wägt die ausgeflossene Granulatmenge. Der Fließfaktor lässt sich nach folgender Formel berechnen:

$$f = \frac{m\ (Granulat + Gleitmittel)}{m\ (Granulat)} \tag{8.2}$$

Ein Faktor über 1 weist auf eine Verbesserung der Fließeigenschaften des mit dem Gleitmittel versetzten Granulats gegenüber dem Granulat ohne Gleitmittel hin.

Für Puder ist die Streufähigkeit wesentlich. Durch maschinelle Ausstreuung einer bestimmten Pudermenge aus einer Streudose ergibt sich aus dem Verhältnis Pudermasse zu Streuzeit der *Streuwert*.

8.7.5
Haftfestigkeit

Die einfachste Einrichtung zur Bestimmung der Haftfestigkeit von Pudern besteht aus einem mit einem blanken Metallblech (oder Glas, Glanzpapier) belegten Holzbrett, das schräg montiert und auf der Gegenseite mit einer von Hand zu betätigenden Klopfvorrichtung versehen ist. Die Metallfläche wird mit einer bekannten Menge des Prüfguts gleichmäßig bestreut. Nach zehnmaliger Betätigung der Klopfvorrichtung wird der haftende Pulver-

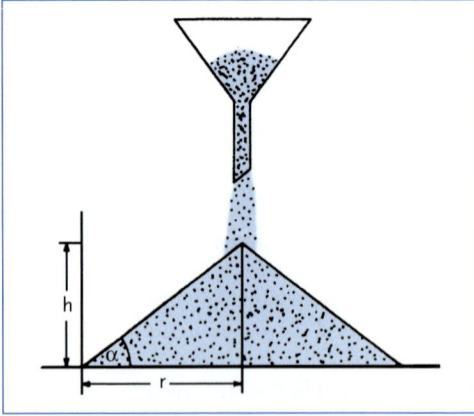

Abb. 8.5: Bestimmung des Fließneigungswinkels

anteil mit einem Haarpinsel quantitativ gesammelt und ausgewogen.

Derartige Konventionsmethoden sind mit hohen Fehlergrenzen behaftet. Zudem haben die verwendeten Materialien der Unterlage gegenüber der menschlichen Haut ein völlig abweichendes Verhalten.

Aussagekräftigere Werte ergeben sich, wenn man das Haftvermögen von Pudern direkt auf der lebenden menschlichen Haut prüft. Hierbei wird mit einem Photometer die Absorption relativ zu Bariumsulfat bestimmt. Als Vergleich dient eine mit Methylenblau eingefärbte Hautstelle, auf die eine gewogene Menge Puder aufgetragen wird. Nach leichtem Klopfen wird der „Klopfhaltewert" und nach gründlichem Abblasen der gepuderten Hautstelle mit einem Gummigebläse der „Blashaftwert" ermittelt. Eine andere Möglichkeit der Haftfestigkeitsmessung an der menschlichen Haut besteht darin, dass die von 100 cm² Hautfläche abgepinselte Pudermenge durch Wägung bestimmt wird.

Prüfverfahren an der menschlichen Haut sind recht aufwendig. Die Suche nach genormten, eindeutig definierten (künstlichen) Oberflächen mit reproduzierbaren Eigenschaften und einem der menschlichen Haut im Haftvermögen ähnlichen Verhalten führte zum Einsatz von angerautem Ziegenleder. Noch günstiger wird ein wildlederartiger Kunststoff (Yak) bewertet. Nach maschineller Schüttlung (Fläche mit aufgetragener Pudermenge nach unten) wird der nicht haften gebliebene Puderanteil gewogen.

8.7.6
Aufsaugvermögen

Zur Charakterisierung der Saugkraft von Pudern (Aufnahme wässriger Wundsekrete oder lipophiler flüssiger Wirkstoffe) dient die *Enslin-Apparatur* (Abb. 8.6).

Sie besteht aus einer Glasfilternutsche G 3 (Durchmesser 2 cm), die durch einen etwa 20 cm langen Schlauch mit einer in 0,02 ml graduierten Pipette verbunden und so an einem Stativ befestigt ist, dass die Pipette genau horizontal und deren innere obere Wandseite in gleicher Höhe mit der Glasfritte liegt. Vor Bestimmung des Aufsaugvermögens wird die Apparatur mit entsprechender Prüfflüssigkeit (Wasser, Öl) gefüllt. Die Feineinstellung auf die äußerste Marke der Pipette erfolgt durch Verschieben oder Drehen des Schlauches nach dem Trocknen des oberen Teils der Glasfritte mit Filterpapier oder Watte.

1 g der zu untersuchenden Pudergrundlage wird auf der Fritte gleichmäßig verteilt und anschließend ein Quetschhahn, der auf einem kurzen auf die Pipettenspitze aufgesetzten Schlauchstück angebracht ist, geöffnet. Der Versuch ist beendet, wenn der Flüssigkeitsmeniskus in der Messpipette nicht mehr wandert. Das Aufsaugvermögen [Enslin-Zahl (W)] ist definiert als diejenige Menge Flüssigkeit (Wasser) in g oder ml, die maximal von 1 g Substanz nach längstens 15 min aufgenommen wird, z. B. bedeutet

$$W = \frac{4}{1,3}, \qquad (8.3)$$

dass 1 g Zinkoxid bereits nach 4 min die maximale Menge von 1,3 g Wasser aufgesaugt hat. In gleicher Weise kann auch für Öl die Enslin-Zahl (O) ermittelt werden.

8.7.7
Adsorptionskraft

Sie wird durch Schütteln der Pudergrundlage mit einer Methylenblaulösung ermittelt. Innerhalb einer bestimmten Zeit muss die Methylenblaulösung entfärbt sein.

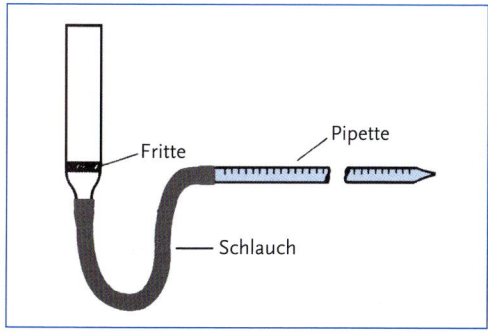

Abb. 8.6: *Enslin*-Apparatur

Kapitel 9

Tabletten

9.1
Allgemeines

Unter den Arzneiformen besitzen die Tabletten (Compressi) und die sich hiervon ableitenden Typen heute zweifelsfrei die größte Bedeutung. Altehrwürdige Arzneiformen zur peroralen Einnahme, wie Pillen, Kügelchen, Boli und Pastillen, können als Vorläufer angesehen werden. Die stürmische Entwicklung, die die Arzneiform Tablette nahm, beginnt mit der Erfindung der Tablettenpresse durch den Engländer W. Brockedon im Jahre 1843. Zunächst vergingen allerdings noch Jahrzehnte, bis weitere Patenterteilungen für Tablettenpressen erfolgten (USA: J. A. McFerran 1874, J. P. Remington 1875, J. Dunton 1876). Bemerkenswert ist weiterhin, dass bereits um das Jahr 1900 Maschinen entwickelt wurden, die eine Ummantelung von Tabletten gestatteten.

Man darf annehmen, dass heute mindestens 40 % aller Arzneistoffe zu Tabletten verarbeitet werden. Die Arzneiform Tablette erweist sich insofern als vorteilhaft, als sie maschinell in Massen und somit billig herstellbar ist. Tabletten sind genau dosierbar, gut zu verpacken, zu transportieren und zu lagern (gute Haltbarkeit der Wirkstoffe in der Arzneiform). Sie lassen sich leicht einnehmen.

Der Name Tablette (Tabuletta, Tabletta) leitet sich von „tabuletta" = Brettchen, Täfelchen ab. Einige Arzneibücher, darunter die Ph. Eur., bezeichnen die Tabletten treffender als Compressi (comprimere = zusammenpressen), auch als Komprimate, und weisen damit auf das Herstellungsverfahren hin.

Tabletten sind einzeldosierte feste Arzneiformen. Sie werden aus trockenen Pulvern oder Granulaten, meist unter Zusatz von Hilfsstoffen, in entsprechenden Maschinen unter Anwendung eines hohen Druckes gepresst. Tabletten können Zylinder-, Würfel-, Stäbchen- und Diskusform besitzen, aber auch ei- oder kugelförmig sein. Durchgesetzt hat sich insbesondere die runde, mehr oder weniger stark bikonvex gewölbte Form bzw. die Diskusform. Der Tablettendurchmesser beträgt im Allgemeinen 5–17 mm, die Tablettenmasse 0,1–1 g.

Die Gestalt der Tablette beeinflusst wesentlich die Transport- und Lagerfestigkeit. So werden bei einer biplanen, scheibenförmigen Tablette sehr leicht die Kanten abgestoßen. Tabletten mit facettiertem Rand erweisen sich daher als günstiger. Bikonvexe Tabletten berühren sich bei der Verpackung in einem Tablettenröhrchen nur an ihrem dicksten und unempfindlichsten Teil und sind so hinsichtlich Beschädigung weniger gefährdet als z. B. biplane Typen (Abb. 9.1). Auch der Zerfall der Tablette kann durch die Größe und durch die Form in gewissem Ausmaß beeinflusst werden.

Tabelle 9.1 gibt einen Überblick über die wesentlichsten Tablettenarten und ihre Anwendung.

9.2
Direkttablettierung

9.2.1
Allgemeines

Unter Direkttablettierung (Direktkomprimierung) ist das Verpressen von pulverförmigen Wirkstoffen oder Wirkstoff-Hilfsstoff-Mischungen ohne Vorbehandlung zu verstehen.

Da sich die Direkttablettierung durch einen geringen Arbeitsaufwand auszeichnet und somit ökonomischer erscheint als die Verpressung von Granulaten, kommt dieser Methode großes Interesse zuteil. Leider sind dazu meist

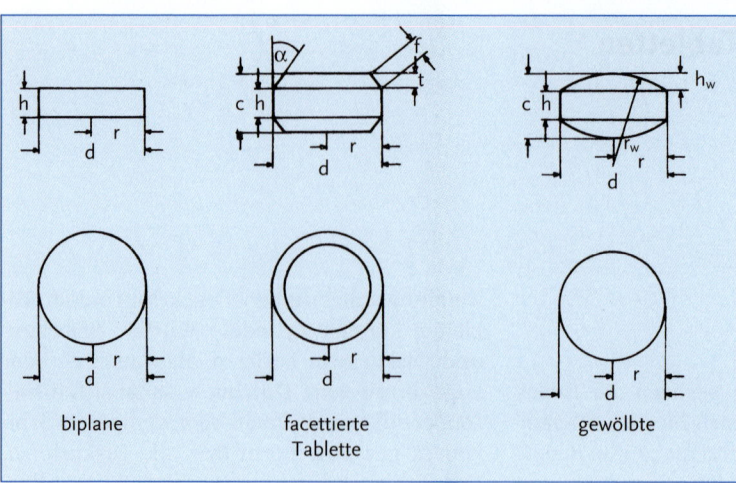

Abb. 9.1: Wichtige Tablettenformen und Bezeichnungen
h   Steghöhe
c   Dicke
d   Durchmesser
r   Radius
f   Facettenrand
t   Facettentiefe
α Facettenwinkel
r_w Wölbungsradius
h_w Wölbungshöhe

biplane   facettierte   gewölbte
                 Tablette

teure direkttablettierbare Hilfsstoffe nötig. Besonders vorteilhaft wird eine Direkttablettierung auch bei feuchtigkeits- und wärmeempfindlichen Wirkstoffen eingeschätzt, deren Stabilität bei Granulierungsoperationen gefährdet ist. Nur wenige Wirkstoffe eignen sich ohne weitere Vorbehandlung und ohne Zusatz von Hilfsstoffen zur Direktkomprimierung. Gelingt eine Verpressung zu Formlingen, so sind hierfür die durch die Komprimierung ausgebildeten Kohäsionskräfte zwischen den Pulverpartikeln verantwortlich. Je nach Wirkstoff und

Tab. 9.1: Tablettenarten und ihre Anwendung

Gruppe	Resorption, lokale Wirkung	Tablettenart
Peroraltabletten	Magen-Darm-Trakt	Tabletten (allgemein) Kautabletten Mehrschichttabletten Manteltabletten Depottabletten Brausetabletten Ionenaustauschertabletten Gerüsttabletten Filmtabletten
	Protrahierte Wirkung	Depottabletten Ionenaustauschertabletten Mehrschichttabletten Manteltabletten Magensaftresistente Tabletten Gerüsttabletten
Oraltabletten	Mundhöhle und Rachenraum Unter der Zunge In der Backentasche	Lutschtabletten Sublingualtabletten Bukkaltabletten
Parenteraltabletten	Gefäße Muskel, Unterhautgewebe	Injektionstabletten Implantationstabletten
Extern anzuwendende Tabletten	Körperoberflächen, Körperhöhlen	Lösungstabletten Augentabletten Vaginaltabletten Urethraltabletten Dentalkegel

dessen kristalliner Struktur wird der aufzuwendende Druck, der zu Presslingen mit entsprechenden Festigkeitscharakteristika führt, unterschiedlich sein. Grobe kristalline Substanzen lassen sich leichter komprimieren als sehr feine Pulver. Bei Letzteren verhindern außerdem Lufteinschlüsse das Zustandekommen einer ausreichenden Tablettenfestigkeit. Direkt lassen sich mit allen Tablettenmaschinen nur wenige Substanzen verpressen, wie Ammoniumchlorid, -iodid, Kaliumchlorid und -chlorat, Natriumchlorid und -citrat sowie Zinksulfat.

Einer Direkttablettierung stehen die geringen Bindungskräfte zwischen den Partikeln, die zu Tabletten mit ungenügenden Festigkeitseigenschaften führen, sowie die schlechten Fließeigenschaften dieser Haufwerke entgegen. Günstige Voraussetzungen für die Direkttablettierung ergeben sich daher durch Änderung der Korneigenschaften (Korngröße, -form, Korngrößenverteilung), durch Zusatz von Hilfsstoffen (Bindemittel, Fließregulierungsmittel, Formentrennmittel) und durch maschinelle Einrichtungen (hoher Pressdruck, Vorrichtungen, die die Matrizenfüllung erleichtern, z. B. Rührflügel). Durch Änderung der Kornstruktur auf physikalischem Wege gelingt es oftmals, die Voraussetzungen für eine Verpressung ohne Granulierung zu schaffen. Eine Korngröße zwischen 0,5 und 1 mm gilt als optimal. Wesentlichen Einfluss auf den Komprimierungsvorgang hat gleichfalls die Kristallform. Kubische Kristalle erweisen sich als besonders vorteilhaft. Es ist verständlich, dass sich abgerundete Partikel wegen ihrer guten Fließeigenschaften (Rollreibung < Gleitreibung) relativ leicht und unter geringem Zusatz an Gleitmitteln verformen lassen. Derartige Partikelformen entstehen bei der Sprüh- oder Zerstäubungstrocknung. Schmelzen können andererseits durch Sprüherstarrung in Kornstrukturen mit hoher Rieselfähigkeit überführt werden. Ein Gelingen der direkten Tablettierung setzt voraus, dass die Substanzen trocken sind, d. h. nur eine geringe Restfeuchte aufweisen. Dies geschieht z. B. durch Trocknung bei 30 °C. Optimal ist die Verarbeitung in klimatisierten Räumen mit niedriger relativer Luftfeuchtigkeit (< 20 %).

Verschiedene Weiterentwicklungen an Tablettenmaschinen sowie spezielle Komprimiereinrichtungen schaffen in steigendem Maße die Voraussetzung für eine Direktpressung (s. 9.4.2.3).

9.2.2
Hilfsstoffe

Hilfsstoffe sollen die Fließeigenschaften verbessern, durch ihr plastisches Verhalten eine Pulververpressung ermöglichen und zu widerstandsfähigen Presslingen führen (Trockenbindemittel).

9.2.2.1
Stärke

Bei einer Anzahl von Stoffen ist eine direkte Verpressung nach Zusatz von 10–20 % Stärke wegen der plastischen Verformbarkeit möglich. Hier sind zu nennen: Acetylsalicylsäure, Phenazon, Chininsalze, Natriumsalicylat, Phenobarbital-Natrium, Sulfathiazol, Phenylsalicylat u. a. Verwendet wird hauptsächlich Maisstärke, gelegentlich auch Kartoffel- oder Weizenstärke. Der Stärkezusatz fungiert als Fließregulierungsmittel sowie als Binde- und Zerfallsmittel. Auch modifizierte Stärken sowie Stärkehydrolysate (z. B. Emdex®) finden bei der Direktverpressung Anwendung.

9.2.2.2
Cellulose

Für die Direkttablettierung werden vor allem mikrokristalline Cellulose (MCC, Avicel®) und Cellulosepulver (synonym mikrofeine Cellulose, Elcema®, Rehocel®) eingesetzt.

Bei der Tablettierung, insbesondere bei der Direktverpressung, gilt MCC als hervorragendes Bindemittel, weil es leicht plastisch verformbar ist und damit zu bruch- und abriebfesten Tabletten führt. Im Vergleich zu anderen Hilfsstoffen kann bei der Verpressung mit geringem Pressdruck gearbeitet werden. Sie bewährt sich zugleich als Trägerstoff für flüssige, halbfeste und hygroskopische Stoffe, als Füllmittel (relativ hohes Schüttgewicht verringert Masseabweichungen), ihre Hydrophilie be-

9

dingt kurze Zerfallszeiten. Die Fließfähigkeit ist durch Wasserstoffbrückenbildung behindert, lässt sich jedoch durch Aerosil®-Zusatz (0,5–1 %) erheblich verbessern.

9.2.2.3
Hochdisperses Siliciumdioxid

Hochdisperses Siliciumdioxid (Aerosil®) besitzt eine hohe spezifische Oberfläche und hat sich als besonders vorteilhaftes Fließregulierungsmittel ausgewiesen. Es setzt die gegenseitige Partikelhaftung und somit die interpartikuläre Reibung stark herab, kann aber die Gleitmittelwirkung z. B. von Mg-Stearat vermindern. Aerosil® bindet über Silanolgruppen Feuchtigkeit (es kann 40 % seiner Masse an Wasser aufnehmen) und behält dennoch als Pulver seine Fließfähigkeit.

9.2.2.4
Milchzucker (Lactose)

Für die Direktkompression eignet sich besonders durch Sprühtrocknung gewonnene Lactose, die Tabletten mit großer Festigkeit ergibt. Gleiche Eigenschaften sind mit walzengetrocknetem Material zu erhalten.

Als weitere Trockenbindemittel werden auch Polyethylenglykole (Molekülmasse 4000 bis 6000), Polyvinylpyrrolidon sowie Calciumhydrogenphosphat ($CaHPO_4 \cdot 2H_2O$) (Emcompress®) verwendet.

9.3
Granulierung

9.3.1
Allgemeines

Meistens wird es notwendig sein, vor der Tablettierung die Wirkstoffe und notwendigen Hilfsstoffe zu granulieren (lat. granula = Korn), d.h. die Pulverteilchen in Granulatkörner zu überführen. Hierdurch wird ein Produkt mit gröberer Körnung erhalten, das, verglichen mit Pulverpartikeln, eine bessere Fließfähigkeit aufweist. Durch die Fließfähigkeit wird wiederum eine kontinuierliche, gleichmäßige Fül-

lung der Matrize erzielt. Die Gleichförmigkeit des Granulats bedingt somit die Gleichförmigkeit der Tabletten. Hieraus resultieren eine konstante Tablettenmasse und eine hohe Dosiergenauigkeit. Münzel und Akay definieren das Granulatkorn als ein „zusammengekittetes" asymmetrisches Aggregat aus Pulverpartikeln (ganzen Kristallen, Kristallbruchstücken, Drogenpartikeln). Es weist keine harmonische geometrische Form auf. Vielmehr wird die Gestalt einer Kugel, eines Stäbchens, eines Zylinders usw. nur andeutungsweise eingehalten. Die Oberfläche ist in der Regel uneben und gezackt aufgeraut, das Granulatkorn oft mehr oder weniger porös.

Bei der Granulierung verkleinert sich die gesamte Oberfläche aller Pulverteilchen, was eine Verminderung der Adhäsionskraft zur Folge hat. Durch die formschlüssige Bindung (Verzahnen, Ineinanderkeilen) zwischen den Wasseradsorptionsschichten sowie dank der plastischen Verformung nun möglichen van-der-Waals-Kräfte erhält der Pressling seine Festigkeit durch den Pressvorgang. Beim Tablettiervorgang entstehen durch Druck Formkörper mit definierter Festigkeits- und Zerfallscharakteristik, wenn im Tablettiergut ausreichend starke Bindekräfte wirksam werden (s. 9.3.4).

Die an ein Granulat zu stellenden Anforderungen lassen sich wie folgt zusammenfassen: Das Granulat soll
- in Form und Farbe möglichst gleichmäßig sein,
- nicht mehr als 10 % pulverförmige Bestandteile enthalten,
- eine gute Fließfähigkeit besitzen,
- eine ausreichende mechanische Festigkeit aufweisen,
- nicht zu trocken sein (3–5 % Restfeuchtigkeit),
- in Wasser gut zerfallen.

Granulate sind nicht nur Zwischenprodukte bei der Tablettierung, sondern bilden auch eine selbständige Arzneiform. In steigendem Maße überführt man Pulvermischungen in Granulatform, um eine bessere Einnahme und eine exaktere Dosierbarkeit zu erreichen. Durch Zugabe von Geschmackskorrigenzien oder durch

Befilmen kann darüber hinaus die Applikation noch weiter erleichtert werden. Granulate als selbständige Arzneiform weisen im Allgemeinen ein etwas gröberes Korn auf als Granulate, die zur Tablettenpressung verwendet werden. Sie sind mechanisch widerstandsfähiger. Man erreicht das gröbere Korn durch stärkeres Befeuchten und Verkleben des Pulvers. Die Herstellung erfolgt in vier Phasen: Aggregieren der Pulvermischung unter Zugabe einer Granulierflüssigkeit, Zerteilen der Masse, Trocknen des Granulats und Absieben der Feinanteile und gleichzeitig Zurüstung des Granulats, d.h. Trennen der vom Trocknungsprozess oft noch zusammenklebenden Granulatkörner durch vorsichtiges Bewegen auf dem Sieb.

Granulate, die Instanteigenschaften (s. 23.8.3.2) aufweisen und sich daher schnell auflösen, eignen sich zur Sofortbereitung von Lösungen. Diese sog. „Trockensäfte" werden vom Patienten durch Auffüllen mit Wasser hergestellt.

Granulatkörner können, mit Lacklösungen überzogen, Magensaftresistenz erhalten oder nach entsprechender Behandlung Depotpräparate sein.

Es ist zwischen Aufbau- und Abbaugranulaten zu unterscheiden. *Abbaugranulate* lassen sich in Feucht- und Trockengranulate untergliedern. Nach Aggregation des Pulvers mittels Flüssigkeit oder Pressdruck entstehen durch Zerteilen der Masse die Granulatkörner. Bei *Aufbaugranulaten* bilden sich aus Pulverpartikeln nach Zugabe von Granulierflüssigkeit durch Anlagerung von Nachbarpartikeln oder durch Partikelaufbau direkt Granulatkörner aus. Die Bildung von Aufbaugranulaten kann nach kontinuierlichen und diskontinuierlichen Verfahren erfolgen. Feuchtgranulate unterscheiden sich nach der Art der Bindung oder nach Art der Herstellung (Tab. 9.2).

9.3.2
Abbaugranulierung

9.3.2.1
Feuchtgranulierung

Bindungsprinzipien

Bei der Feuchtgranulierung (Nassgranulierung) befeuchtet man das zu verpressende Gut mit einer geeigneten Flüssigkeit derart, dass das Pulver zusammenbackt und sich erdfeucht anfühlt. Die Granulierungsflüssigkeit wird anschließend wieder entfernt. Nach den angewendeten Granulierungsmitteln ist zu unterscheiden zwischen Krustengranulaten und Klebstoffgranulaten.

Krustengranulate. Als Granulierflüssigkeiten werden eingesetzt: Wasser, Ethanol-Wasser-Mischungen, aber auch Isopropanol oder Methanol. Letztere können gleichfalls verwendet werden, da die Granulierflüssigkeit beim Trocknen verdunstet. Voraussetzung für die Herstellung eines Krustengranulats ist, dass sich ein Teil des zu granulierenden Stoffes in der Flüssigkeit löst. Hierdurch bildet sich oberflächlich eine konzentrierte Lösung, die eine gewisse Klebkraft besitzt und zur Bindung der Pulverpartikel beiträgt, so dass nach Entfernung der Granulierflüssigkeit (Lufttrocknung bei 30 – 40 °C, z.B. mit Hilfe von Infrarotstrahlern, Mikrowellen, Warmluftstrom oder eines Trockenschranks) eine feste Kruste entsteht.

9

Tab. 9.2: Einteilung der Granulate

| Aufbaugranulate | | Abbaugranulate | |
Kontinuierliche Verfahren	Diskontinuierliche Verfahren	Feucht-granulierung	Trocken-granulierung
Granuliertrommel Fließbett Sprühtrocknung Sprüherstarrung	Wirbelschichter Chargenmischer Kesselgranulierung	*Prinzip der Bindung* Krustengranulate Klebstoffgranulate Sintergranulate *Prinzip der Herstellung* Pressgranulate Lochscheibengranulate Schüttelgranulate	Brikettierung

Grundsätzlich sollen nur trockene Granulate zur Verpressung kommen. Allerdings liefern zu trockene und somit spröde Granulate sehr leicht „deckelnde" Tabletten. Von ganz besonderer Bedeutung ist der Grad der Löslichkeit des zu granulierenden Pulvers in den angewendeten Granulierflüssigkeiten. Lactose kann ohne weiteres mit Wasser granuliert werden, da ihre Löslichkeit hierin nur gering ist. Bei anderen Zuckern mit guter Wasserlöslichkeit, z. B. Saccharose, eignen sich dagegen Ethanol-Wasser-Mischungen.

Bei organischen Lösungsmitteln müssen die Dämpfe wiedergewonnen werden (Luftreinhalteverordnung „TA Luft").

Klebstoffgranulate. Zur Herstellung von Klebstoffgranulaten werden wässrige Lösungen von Stoffen mit klebenden oder kleisternden Eigenschaften verwendet. Diese lassen sich einteilen in: Stärken, Polyvinylpyrrolidon (PVP), Gelatine und Celluloseether. Die Stärkekleister (Mais-, Weizen-, Kartoffelstärke, prägelatinierte Stärken) werden als 10–25 %ige wässrige Schleime eingesetzt, PVP (Kollidon®) in 1–5 %iger Lösung und Gelatine als 2–20 %ige Lösung. Die größte Bedeutung besitzen die Celluloseether: Hydroxypropylcellulose, Methylcellulose, Hydroxypropylmethylcellulose, Natriumcarboxymethylcellulose und Ethylcellulose (s. 5.3.4.2). Diese werden als 1–6 %ige wässrige Lösungen eingesetzt. Lediglich Ethylcellulose wird als ethanolische Lösung verwendet, da sie in Wasser nicht löslich ist.

Herstellungsprinzipien

Nach Aggregation des Pulvers durch Anlösen oder auch mittels Klebstofflösung wird die Masse derart zerteilt (Desaggregierung), dass Granulatkörner entstehen. Diese Granulatbildung kann auf unterschiedlichem Wege erfolgen. Man unterscheidet hierbei zwischen Pressgranulaten, Schüttelgranulaten und Lochscheibengranulaten. Allen Verfahren gemeinsam ist, dass die feuchte Masse maschinell oder manuell durch Siebe oder Lochscheiben getrieben wird.

Pressgranulate. Zur Gewinnung von Pressgranulaten wird die feuchte Masse durch ein Sieb gedrückt. Man benutzt zum manuellen Durchpressen des Gutes ein Kartenblatt oder Teigschaber aus Kunststoff oder Edelstahl, auch Bürsten haben sich bewährt. Bei Siebgranuliermaschinen drückt ein Rührer die granulierfähige Masse durch das Sieb bzw. die Matrize, wobei Formlinge mit definiertem Querschnitt entstehen (Abb. 9.2). Manchmal müssen die Formlinge hinter der Matrize mit einem Abstreifer (oder Messer) auf die gewünschte Länge abgeschnitten werden (Abb. 9.3). Für die Kleinproduktion eignet sich der Erweka-Feuchtgranulierer (Abb. 9.4). Die Maschenweite richtet sich grundsätzlich nach der Feuchtigkeit des Tablettierguts. Feuchtere Massen benötigen Siebe mit größerer Ma-

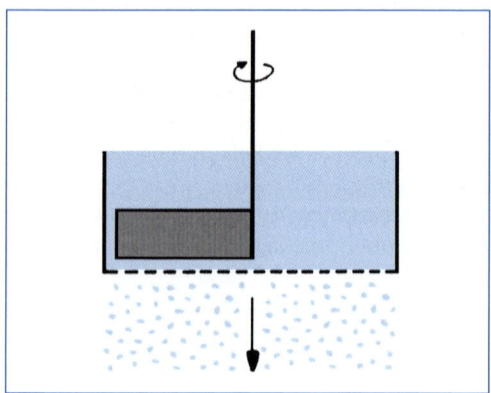

Abb. 9.2: Einrichtung zur Herstellung von Pressgranulaten

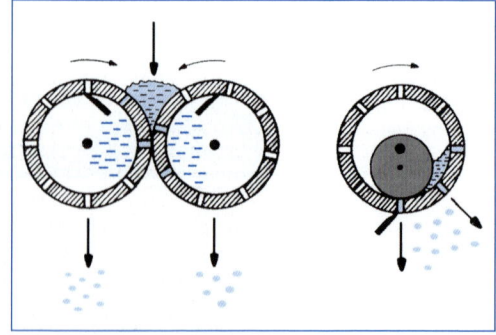

Abb. 9.3: Maschinentypen zur Herstellung von Pressgranulaten

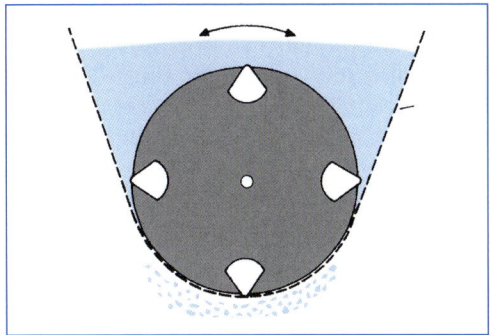

Abb. 9.4: Feuchtgranulierer (Erweka GmbH, Heusenstamm)

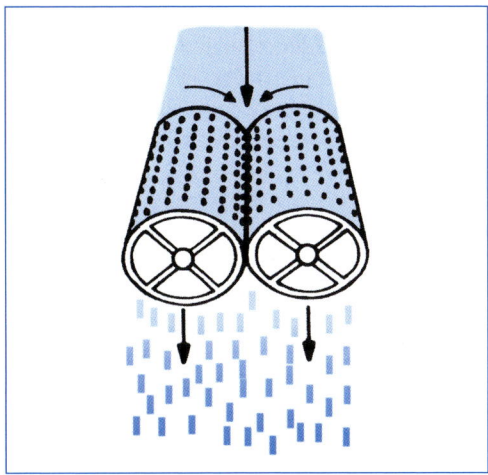

Abb. 9.5: Lochscheibengranulierer

schenweite. Pressgranulate sind gekennzeichnet durch längliche, stabförmige Körper.

Schüttelgranulate. Schüttelgranulate gewinnt man nach Passage der feuchten Masse durch Schüttelsiebe. Sie sind selbst bei Benutzung eines Siebes gleicher Größe wie bei der Herstellung von Pressgranulaten feinkörniger. Schüttelgranulatkörner zeichnen sich durch eine kugelige oder ellipsoide Form aus, besitzen eine größere Gleitfähigkeit als Pressgranulate und zeigen oft eine bessere Freisetzung. Allerdings ist eine Großherstellung kaum möglich.

Lochscheibengranulate. Lochscheibengranulate stehen in der Gleitfähigkeit den Schüttelgranulaten nur wenig nach. Das granulierfähige Gut wird durch eine Lochscheibe getrieben. Haushaltsgeräte mit rotierenden Lochscheiben oder der Fleischwolf eignen sich für die Kleinfabrikation. Günstiger sind speziell für die Lochscheibengranulierung entwickelte einfache Geräte.

In der Industrie finden Lochscheibenwalzen Anwendung (Abb. 9.5). Lochscheibengranulatkörner ähneln in ihrer Stäbchenform dem Pressgranulat, doch ist die Oberfläche nicht in gleichem Maße uneben. Die unterschiedlichen Granulattypen sind in Abbildung 9.6 dargestellt.

Trockung der Granulate

Die Granulate werden in dünner Schicht ausgebreitet und bei 40 °C nicht übersteigenden Temperaturen getrocknet. Das kann an der Luft geschehen, wobei auch Infrarotstrahler, Mikrowellen oder Ventilatoren erfolgreich verwendet werden, in Trocken- oder Vakuumtrocken-

9

Abb. 9.6: Granulatform: *links:* Lochscheibengranulat, *mitte:* Pressgranulat, *rechts:* Schüttelgranulat

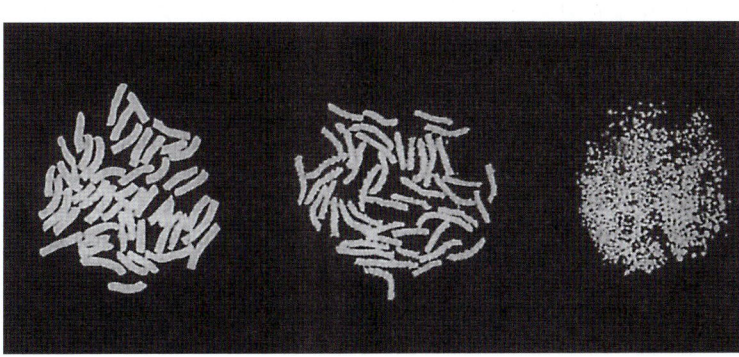

schränken oder in sog. Wirbelschichttrocknern (das Granulat wird hierbei durch einen starken, warmen Luftstrom in der Schwebe gehalten und gleichzeitig getrocknet). Auf Grund unterschiedlichen Trocknungsverhaltens lassen sich hydrophile und aerophile Substanzen unterscheiden. *Hydrophile Wirk- und Hilfsstoffe* (Natriumchlorid, Ascorbinsäure, Codeinphosphat, Stärke u. a.) sind in Wasser löslich oder quellbar. Sie sind in der Lage, Wasser absorptiv oder adsorptiv – in Abhängigkeit von der relativen Luftfeuchtigkeit – zu fixieren, und zeichnen sich oftmals durch eine ausgesprochene Hygroskopizität aus. Selbst nach ordnungsgemäß durchgeführter Trocknung verbleibt eine gewisse Menge Feuchtigkeit im Granulat. Zur erfolgreichen Tablettierung ist diese aber durchaus notwendig; „totgetrocknete" Granulate verlieren nämlich ihr Bindevermögen.

Aerophile Substanzen (Talkum, Sulfonamide u. a.) sind dagegen nicht oder nur schlecht in Wasser löslich. Ihre ausgeprägten lipophilen Eigenschaften verhindern eine adsorptive Wasserbindung fast vollständig. Derartige Granulate verlieren beim Trocknungsprozess das Wasser nahezu vollständig, was aber keinesfalls erwünscht ist, da zu trockene Granulate zu „deckelnden" Tabletten führen. Die Trocknungsgeschwindigkeit hängt weiterhin von der Porosität ab. Eine vollständige Austrocknung des Granulats lässt sich durch Zugabe von hydrophilen Substanzen verhindern. Glycerol kann der Granulierflüssigkeit als Feuchthaltemittel zugesetzt werden. Dieses bindet Wasser und verhindert somit zu hohen Wasserverlust bei der Trocknung des Granulates.

9.3.2.2
Trockengranulierung

Die Trockengranulierung (Kompaktierung) findet in der Industrie weite Verwendung. Vorteile der trockenen Kompaktierung gegenüber der Feuchtgranulierung sind:
- geringerer Zeitaufwand,
- geringere Feuchtigkeitsbelastung hydrolyseempfindlicher Substanzen,
- keine Lösungsmittelrückgewinnung notwendig,
- kein Energieaufwand zum Trocknen.

Gerade die Rückgewinnung von organischen Lösungsmitteln (Ethanol, Isopropanol) ist sehr kostenaufwendig, so dass die Umstellung von Klebstoffgranulierung auf Trockengranulierung wirtschaftlich notwendig sein kann. Um Investitionen zu vermeiden, ist – neben der Direktverpressung – eine Trockengranulierung für neue Formulierungen erstrebenswert. Dabei ist aber zu beachten, dass thermolabile Wirkstoffe durch lokale Erwärmung beim Kompaktiervorgang belastet werden können.

Zur Funktion: das Produkt wird dem Walzenkompaktor über einen Trichter zugeführt. Eine Schnecke im Trichter kann den Produktfluss unterstützen. Das Gut wird zwischen den Formwalzen kompaktiert und anschließend direkt in einem zweiten Arbeitsschritt wieder zu Granulatkörnern, z. B. durch gegenläufig rotierende Stachelwalzen oder einen Feingranulator (Abb. 9.7), zerkleinert.

9.3.2.3
Thermoplastgranulierung

Hierbei werden Wirkstoffe im Schmelzverfahren mit Thermoplasten so verarbeitet, dass die Wirkstoffe im Kunststoffmaterial eingebettet sind. Nach Aufgabe der Mischung von körnigem Kunststoffmaterial und Wirkstoff in den Einfülltrichter gelangt diese kontinuierlich in eine Strangpresse oder einen Schneckenextruder, wobei sie durch die in einem Zylinder befindliche Schnecke in Richtung Spritzkopf fortbewegt wird. Zylinder und Schnecke besitzen meist elektrisch betriebene Heizvorrichtungen, die so eingestellt sind, dass die höchste Temperatur im Spritzkopf herrscht. Der Thermoplast ist somit am Schneckenende völlig durchgeschmolzen und wird in den Spritzkopf gepresst und von hier ausgespritzt. Beim sofortigen Erstarren der Masse entsteht ein Strang, der durch ein rotierendes Messer hinter dem Düsenkopf zerkleinert wird, oder die Zerkleinerung erfolgt getrennt durch Mahl- oder Schneidvorrichtungen. Thermoplastgranulate dienen vorwiegend zur Herstellung von Depotformlingen.

9.3.3
Aufbaugranulierung

Bei der Aufbaugranulierung erfolgt ein Partikelaufbau oder eine Partikelanlagerung. Dabei entsteht ein mehr oder weniger gleichmäßig rundes Korn, dessen Größe von der Kornfeinheit des Feststoffs, von der Größe der Tröpfchen und der Menge der meist eingesprühten Granulierflüssigkeit abhängt. Partikelaufbau liegt vor, wenn sich durch Besprühen mit feststoffhaltiger Flüssigkeit und anschließender Verdunstung Granulierstoffe auf der Partikeloberfläche anreichern und so allmählich ein größeres Korn aufbauen. Volumen bzw. Masse der Granula nehmen hierbei zu, während die Anzahl der zu granulierenden Partikel im Haufwerk keine Änderung erfährt. Bei der Partikelanlagerung werden dagegen die Partikel mit einem Feuchtigkeitsfilm überzogen, wobei sich durch Druck und Scherkräfte während des Granulierprozesses die Flüssigkeitshüllen nähern und vereinigen und auf diese Weise eine Bildung von Agglomeraten erfolgt, die weitere Partikel anlagern. Partikelanlagerung führt somit gleichfalls zu einer Vermehrung des Volumens bzw. der Masse der Granula, in diesem Falle jedoch durch Vereinigung von Einzelkörnern. Aufbaugranulate lassen sich durch unterschiedliche Techniken gewinnen, wobei Granulierung durch Sprühtrocknung oder Sprüherstarrung wegen vergleichbarer Prozesse mit einbezogen werden können.

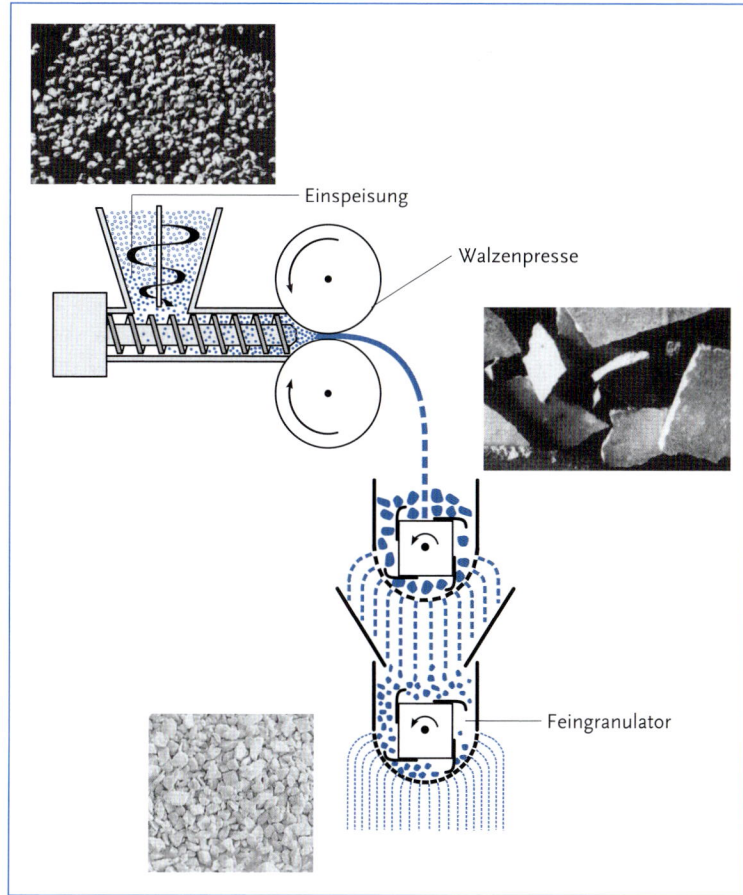

Abb. 9.7: Trockengranulieren durch Kompaktieren (Alexanderwerk AG, Remscheid)

Einspeisung

Walzenpresse

Feingranulator

9

9.3.3.1
Granulierung in der Granuliertrommel

Die Granuliertrommel ist das klassische Gerät für die Aufbaugranulierung. Das trockene Granuliergut wird an einem Trommelende zugegeben. Es bewegt sich in axialer Richtung durch die geneigte, rotierende Trommel, wobei die Masse sich am Trommelumfang abwälzt. Von oben wird gleichzeitig Flüssigkeit in die Trommel gesprüht (Abb. 9.8). Die sich bildenden Granulate besitzen Kugelform. Da keine gleichmäßige Korngröße anfällt, ist eine Klassierung notwendig. Diese lässt sich auch dadurch erreichen, dass das Trommelende als Sieb ausgebildet ist. Anschließend wird im Vakuum getrocknet.

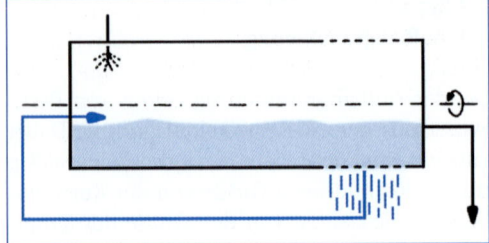

Abb. 9.8: Granuliertrommel

9.3.3.2
Kesselgranulierung

In einem rotierenden, mit Wirkstoffen und Hilfsstoffen beschickten Dragierkessel (Neigungswinkel etwa 60°), der mit Prallblechen ausgestattet ist, wird die Masse zunächst trocken durchgemischt. Durch anschließendes Einsprühen einer Bindemittellösung wird ein kugelförmiges, feuchtes Granulat gebildet, das nach Trocknung durch Zufuhr von Warmluft oder durch Wärmeleitung und Aufgabe eines Tablettierpuders pressfertig anfällt. Mit diesem Verfahren lassen sich beträchtliche Arbeitszeiteinsparungen erzielen.

9.3.3.3
Pelletierung

Pellets (*kugelförmige Granulatkörner*) weisen sehr gute Fließeigenschaften auf. Sie können im *Dragierkessel, Wirbelschichter* oder in speziellen *Pelletiereinrichtungen* hergestellt werden. Pharmazeutisch verwendete Pellets haben üblicherweise Durchmesser von 0,1–2 mm. Sie werden dann entweder zu Tabletten verpresst oder in Kapseln abgefüllt. Des Weiteren können Pellets auch in der Wirbelschicht mit Lacklösungen überzogen werden, um die Wirkstofffreisetzung zu modifizieren. Es ist auch möglich, verschieden modifizierte Pelletchargen in Kapseln abzufüllen und somit einem

„initial burst" eine langandauernde Wirkstofffreisetzung folgen zu lassen.

Dragierkessel. Im Dragierkessel werden Pellets chargenweise hergestellt. Die Trocknung kann durch langsamen Luftdurchsatz erfolgen, damit die Pellets nicht aus dem Dragierkessel herausgeblasen werden. Dadurch werden lange Trocknungszeiten verursacht. Das Klassieren der heterogenen Pelletpopulation erfolgt durch Sieben.

Wirbelschicht. Das Pelletieren in der Wirbelschicht (s. 9.3.3.4) ist ebenfalls ein aufbauendes Pelletierverfahren. Das Pulver wird mit Lösung oder Suspension besprüht. Die Zuluftmenge ist so einzustellen, dass das Pulver weder verklumpt noch dass die Pellets durch zu häufige und heftige Kollisionen wieder zerstört werden. Die Folge wäre ein hoher Pulveranteil in der Charge.

Es werden sowohl der *Wurster-Einsatz* als auch der *Rotorgranulator* (s. 10.6.4) verwendet. Das Verfahren wird durch Messung der Temperatur und Feuchtigkeit von Zu- und Abluft sowie Erfassung des Luftdurchsatzes optimiert. Die Temperatur hat sich als wichtigste Steuergröße für den Befeuchtungsprozess erwiesen. Die Pellets können im Wirbelschichter anschließend zur Modifizierung der Wirkstofffreigabe befilmt werden.

Sphäronisation. Die Herstellung von Pellets erfolgt in zwei Schritten. Vor der Sphäronisation wird das Pulvergut in zylindrische Granulatstränge überführt. Das kann durch Schneckenextrusion oder Walzengranulatoren erfolgen.

Bei der *Extrusion* wird das Gut durch eine

Lochscheibe gepresst (Abb. 9.9) und ergibt strangförmige Massen von großer Dichte. Optimale Feuchtigkeit der Pulvermasse und plastisch verformbare Hilfsstoffe sind sehr wichtige Kriterien zur Herstellung von ausrundbaren Pellets. Die Extrusion kann axial oder radial erfolgen. Durch Beheizen bzw. Kühlen der Schnecke des Extruders wird das Gut temperiert, so dass auch Fette im geschmolzenen Zustand extrudiert werden können. Die Qualität der Pellets (Korngrößenverteilung) nach der Sphäronisation ist zunächst von den Eigenschaften des Extrudats abhängig.

Bei *Walzengranulatoren* wird ein Granulat von höherer Porosität erhalten. Dieses führt dann zu unregelmäßigeren Brüchen des Granulatstranges mit der Folge einer breiteren Korngrößenverteilung nach der Sphäronisation. *Zahnwalzengranulatoren* liefern Granulate mit ähnlichen Eigenschaften wie die Extrusionsgranulate.

Die *Sphäronisation* ist die Ausrundung der Granulatstränge zu Pellets. Ein Spheronizer® besteht aus einer schnell rotierenden Bodenplatte, die eine geriffelte Oberflächenstruktur aufweist. Die Pellets laufen in Spiralbewegungen in dem Spheronizer® und werden auf der rotierenden Bodenplatte und der statischen Wand des Gerätes bis zur gewünschten Pelletgröße ausgerundet. Zu lange Ausrundungszeiten sind zu vermeiden, weil dann die Pellets wieder in einzelne Granulatkörner zerfallen können (Abb. 9.9).

9.3.3.4
Wirbelschichtgranulierung

Besondere Bedeutung haben in den letzten Jahren Verfahren erlangt, bei denen die Prozesse des Mischens, des Befeuchtens und des Trocknens in einem Arbeitsgang vereint sind. Beim Wirbelschichtverfahren (Wirbelbett-, Fließbett-Verfahren) werden die Partikel durch einen aufwärts gerichteten Luftstrom in der Schwebe gehalten und mit einer Granulierlösung oder -suspension besprüht und damit überzogen (s. 10.6.4). Das Lösungsmittel verdampft im Warmluftstrom. Die Arbeitsweise der hierfür entwickelten Systeme ist meist diskontinuierlich, doch existieren auch Apparate für den kontinuierlichen Betrieb. Bei einer weiteren Granulierungsvariante gelangt eine fließfähige Masse in das Fließbett eines Wirbelschichtgranulators, wo sie durch einen von unten zugeführten Luftstrom bis zu einer Grenzkorngröße in der Schwebe gehalten wird. Durch die vielfältigen Berührungen der Teilchen ballen sie sich zu lockeren Agglomeraten zusammen, die sich bei weiterem Zusammenstoßen verdichten, abrunden und weiteres Korn anlagern, bis alle Einzelpartikel gebunden sind. Ist der Aufbau der Granulatkörner bis zu einer bestimmten Größe erfolgt, fallen sie nach unten. Diese Fließbettgranulierung liefert Pellets.

Die Fließeigenschaften des Granulats sind häufig so gut, dass es direkt zur Tablettierung

9

Abb. 9.9: Pelletiereinrichtung aus Schneckenextruder und Spheronizer®

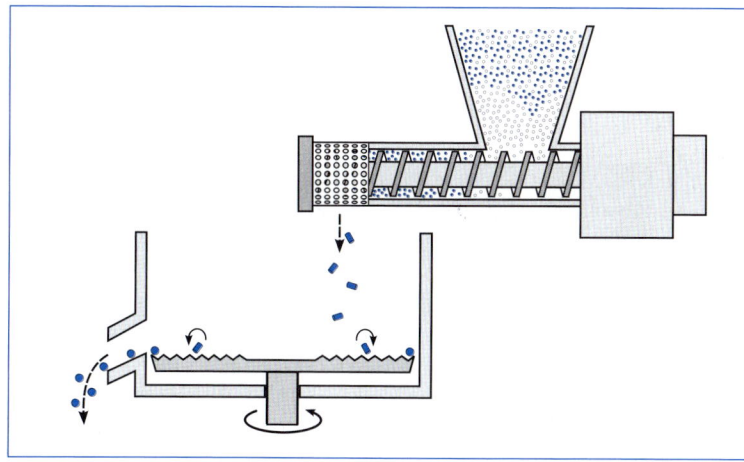

eingesetzt werden kann. Andererseits gilt die zu geringe Verdichtung des Materials als Nachteil des Verfahrens. Besonders leistungsfähige Anlagen liefern in 45 min 100 kg pressfertiges Granulat.

9.3.3.5
Sprühgranulierung

Durch Zufuhr von Heißluft wird bei der Sprühtrocknung eine Lösung oder im Allgemeinen eine Suspension in ein rieselfähiges Trockenprodukt umgewandelt (s. 1.4.3). Die Flüssigkeit wird mittels Düsen oder rotierender Zerstäubungsscheiben in einen Heißluftstrom gesprüht (Abb. 9.10). Die Trocknung erfolgt sehr schnell und schonend, da der Trocknungsluft trotz Zufuhr von Heißluft durch Verdampfung des Lösungsmittels Wärme entzogen wird. Füllmittel, Bindemittel, Zerfallsmittel und Gleitmittel können suspendiert oder gelöst auf diesem Wege in ein kugelförmiges Granulat übergeführt und anschließend nach Zufügung des Wirkstoffs komprimiert werden.

9.3.3.6
Sprüherstarrungsgranulierung

Die Sprüherstarrung (Sprühverperlung) kann im gleichen Gerät (s. 9.3.3.5) erfolgen, mit dem Unterschied, dass eine versprühte Schmelze durch Einblasen von Kaltluft zum Erstarren gebracht wird. Das Verfahren dient zur Einbettung pulverförmiger Wirkstoffe in Fette und Wachse. Die erhaltenen Granulate bilden bei der Herstellung von Arzneiformen mit verzögerter Wirkung die Depotdosis.

9.3.3.7
Mischgranulierung

Das Prinzip der Aufbaugranulierung mit Mischern beruht darauf, dass das zu granulierende Gut in einer mischenden Bewegung gehalten wird und die Flüssigkeitszugabe mit den Misch- und den meist hiermit verbundenen Knetvorgängen in optimaler Relation steht. Die Zahl der Konstruktionstypen ist beträchtlich. Genannt seien als Beispiele rotierende Doppel-

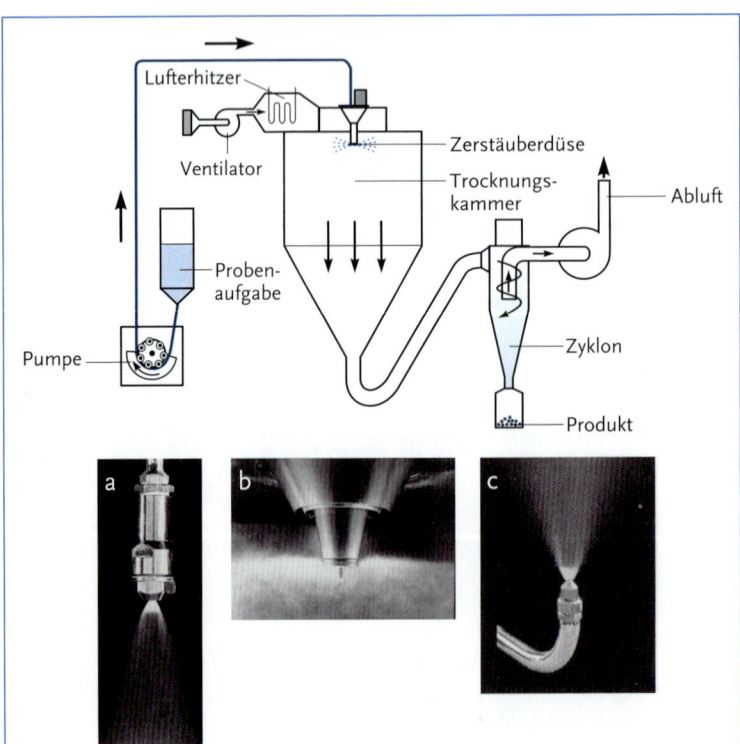

Abb. 9.10: Sprühtrocknungsanlage (Niro A/S, Soeborg, Dänemark): Schematischer Aufbau und Zerstäuberdüsen: **a** Gleichstromprinzip mit Zweistoffdüse, **b** Zentrifugalzerstäuber, **c** Springbrunnenbetrieb mit Zweistoffdüse

Lufterhitzer

Ventilator

Zerstäuberdüse

Trocknungskammer

Abluft

Probenaufgabe

Pumpe

Zyklon

Produkt

kegel- und V-Mischer, die zur Vermeidung einer Verklumpung mit schaufelförmigen Einsätzen versehen sind, und der *Chargenmischer* (Abb. 9.11), bei dem Abstreifer ein Ansetzen des zu granulierenden Gutes an den Wänden verhindern. Entsprechend der Bezeichnung Mischgranulierer erfolgt in den Geräten das Mischen und die Granulatbildung. Die Trocknung des Granulats muss meist getrennt vorgenommen werden, doch vergrößert sich die Zahl der Mischer, in denen Mischen, Granulieren und Trocknen in einem Arbeitsgang erfolgen. Vakuum-Rotationsmischtrockner gestatten eine besonders schonende Granulatherstellung.

Heute werden hauptsächlich die nachfolgend genannten Gerätetypen für die Mischergranulierung genutzt.

Mit dem *Diosna-Pharmamischer* kann durch eine Messeinrichtung der Fließwiderstand der bewegten Masse, der Auskunft über die Granulateigenschaften (Korngröße, Dichte) gibt, erfasst und in elektrische Signale umgewandelt werden. Hiermit ist ein Verfolgen der Granulatbildung und die Bestimmung des Endpunkts möglich. Die aufgezeichneten Werte können als Grundlage für weitere Chargen herangezogen werden. Der Zerhackerteil des Geräts arbeitet mit großen Geschwindigkeiten von 1500–3000 U/min. Durch eine besondere Form des langsam rotierenden Rührflügels fällt ein fließfähiges, verdichtetes Granulat an.

Der *Topogranulator* besteht im Wesentlichen aus einem heizbaren, zylindrischen, kippbaren Kessel für Chargengrößen von 500–600 kg. Der den ganzen Kessel ausfüllende Mischarm

kann in beiden Richtungen mit kontinuierlich verstellbarer Geschwindigkeit arbeiten. Ein angelegtes Vakuum sorgt für das Ansaugen des Pulvers, für eine optimale Verteilung der Granulierflüssigkeit sowie für die Trocknung. Über eine integrierte Siebmaschine wird das Granulat entleert. Das hermetisch abgeschlossene System verhindert Umweltprobleme durch Staub (einschließlich toxischer Substanzen, z. B. Hormone) oder Lösungsmittel (Abscheidung durch Kondensator). Der Energiebedarf ist gering, da die erzeugte Wärme nahezu vollständig zur Trocknung verwendet wird.

9.3.4
Bindungsmechanismen

Aggregate wie Granulate verdanken ihre Festigkeit unterschiedlichen Bindungsmechanismen (Tab. 9.3).

Festkörperbrücken. Bei pharmazeutischen Granulaten haben Sinterbrücken, chemische Reaktionen und teilweises Schmelzen keine allzu hohe Bedeutung. Bei *Sinterbrücken* kommt es zu einer Molekulardiffusion von Teilchen zu Teilchen. Die Diffusion ist von der Temperatur und vom Druck abhängig. Ansteigende Temperatur und hoher Druck begünstigen die Bindung. Ein Bindungsmechanismus durch *chemische Reaktion,* bedingt durch die Feuchtigkeit, ist im Allgemeinen unerwünscht. Ein *teilweises Schmelzen* kann bei Substanzen mit niedrigem Schmelzbereich durch die durch den Pressdruck erfolgenden Temperaturerhöhungen auftreten. Durch die Reibungswärme bilden sich an den Kontaktpunkten Flüssigkeitsbrücken aus, die bei Abkühlung schnell erhärten. Bei der Feuchtgranulierung kommt die Bindung im Wesentlichen durch *erhärtende Bindemittel* (Klebstoffgranulat), aber auch durch *auskristallisierende Verbindungen* (Krustengranulat) oder durch *Ablagerung suspendierter Teilchen* an den Berührungspunkten im Kornverband zustande. Die Festigkeit der Brücken hängt von vielen Faktoren ab, z. B. von der Kristallisationsgeschwindigkeit und der Kristallstruktur. Aus biopharmazeutischen Gründen ist ein Kristallwachstum beim Agglomerisierungsprozess nicht erwünscht, bei

9

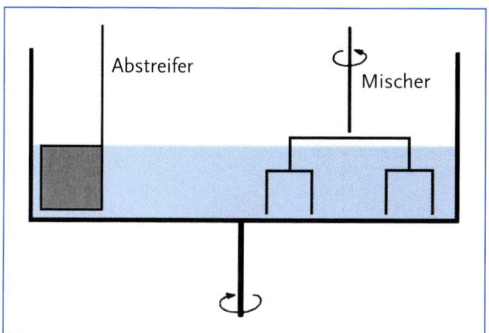

Abb. 9.11: Chargenmischer für Granulierung

Tab. 9.3: Bindungs-
mechanismen bei der
Aggregation

I. Festkörperbrücken
   1. Sinterbrücken
   2. chemische Reaktion
   3. teilweises Schmelzen
   4. erhärtende Bindemittel
   5a) Kristallisation gelöster Substanzen
   5b) Ablagerung kolloid suspendierter Teilchen

II. Adhäsions- und Kohäsionskräfte in nicht frei beweglichen Bindemitteln
   1. hochviskose Binder
   2. Adsorptionsschichten (unter etwa 3 – 5 nm Dicke)

III. Grenzflächenkräfte und Kapillardruck an frei beweglichen Flüssigkeitsoberflächen
   1. Flüssigkeitsbrücken
   2. Kapillarkräfte an der Oberfläche flüssigkeitserfüllter Aggregate

IV. Anziehungskräfte zwischen Feststoffteilchen
   1. Molekularkräfte: van-der-Waals-Kräfte,
       freie chemische Bindungen (Valenzkräfte)
   2. elektrostatische Kräfte

V. formschlüssige Bindungen

Verwendung von flüssigen Bindemitteln, in denen der Wirkstoff löslich ist, jedoch nicht immer zu verhindern. Durch schnelle Trocknung (hohe Temperatur) ergeben sich zwar feinere Kristallstrukturen, die eine hohe Granulatfestigkeit bewirken, sie behindern jedoch meist einen schnellen Zerfall des Granulats.

Adhäsions- und Kohäsionskräfte in nicht frei beweglichen Bindemitteln. *Hochviskose Binde-mittel* wirken sowohl durch Adhäsionskräfte an der Grenzfläche fest/flüssig als auch durch Kohäsionskräfte im Bindemittel. Zur Herstellung pharmazeutischer Granulate haben sie keine wesentliche Bedeutung. Bindemittel wie Stärke dagegen verbessern die Bindung und dank ihrer Sprengwirkung zugleich den Zerfall. Dünne *Adsorptionsschichten* bilden sich durch Aufnahme von Feuchtigkeit aus der Luft. Sie sind nicht frei beweglich, vermögen aber den Abstand von Koordinationspunkten zu verringern und sich zu berühren und zu durchdringen. Bei Schichten, die dünner als 3 nm sind, werden Molekularkräfte in voller Höhe von Teilchen zu Teilchen übertragen, wodurch Verformungen an Kontaktpunkten möglich sind und eine stärkere Bindung zustande kommt.

Grenzflächenkräfte und Kapillardruck an frei beweglichen Flüssigkeitsoberflächen. Dieser Bindungsmechanismus ist bei der Agglomeration von Feststoffen dominierend. Bei Zugabe geringer Mengen Granulierflüssigkeit bilden sich zunächst punktuelle Flüssigkeitsbrücken zwischen den Granulatkörnern aus. Mit weiterer Zugabe von Granulierflüssigkeit wird der Raum zwischen den Partikeln vollständig mit Granulierflüssigkeit ausgefüllt. Es bilden sich konkave Menisken an der Porenwand aus (Abb. 9.12). Dadurch entsteht ein kapillarer Unterdruck im Innern, der die Pulverpartikel zusammenhält.

Anziehungskräfte zwischen Feststoffteilchen. *Van-der-Waals-Kräfte* sind als typische Nahkräfte nur bei starker Annäherung der Haftpartner wirksam, können dann allerdings groß werden. *Freie chemische Bindungen* treten an

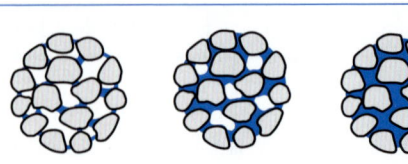

Abb. 9.12: Bindung in feuchten Granulaten

neugebildeten Feststoffoberflächen auf (z. B. bei Kornzertrümmerung). Sie werden allerdings schnell durch chemische Reaktionen abgesättigt. Diese Bindungsart hat für die Pulveragglomeration untergeordnete Bedeutung.

Formschlüssige Bindungen. Auch formschlüssige Bindungen sind für Pulvermaterialien nicht typisch. Hierunter sind Bindungen zu verstehen, die bei faserigen und sperrigen Teilchen durch Druck und Scherkräfte erfolgen, wobei es zu einem Verflechten, Verschlingen oder Verhaken zwischen den Teilchen kommt. Die Festigkeit dieser Bindungsart wäre dann vom Material abhängig.

9.3.5 Granulatprüfung

Die Eigenschaften eines Granulats beeinflussen nicht nur den Tablettiervorgang, sondern auch die Qualität der Tablette selbst. Besondere Bedeutung haben hierbei:
- Feuchtigkeitsgehalt (Dosenhygrometer, Karl-Fischer-Titration, Feuchtigkeitswaage usw.),
- Schüttdichte und -volumen, Stampfvolumen (s. Kap. 8.7.3),
- Böschungswinkel (s. Kap. 8.7.4),
- Siebanalyse (s. Kap. 2.2.3),
- Abrieb (s. Kap. 9.9.4.3).

9.4 Komprimierung

9.4.1 Komprimiervorgang

Der Pressvorgang bei allen automatischen Maschinen ist im Prinzip ähnlich. Alle besitzen zwei bewegliche Stempel. Der Unterstempel läuft in der Matrize, der Oberstempel wird in diese nur zur Pressung eingeführt.
- *Aufgabe des Oberstempels:* Der Oberstempel gleitet in die Matrize, schiebt das Pulver zusammen und presst die Tablette. Von seinem Pressdruck hängen Dicke, Festigkeit und Pressglanz der Tablette ab. Die Einführungstiefe und damit der Druck lassen sich regulieren.

- *Aufgabe des Unterstempels:* Der Unterstempel befindet sich innerhalb der Matrize, er begrenzt den Füllraum nach unten. Während des Pressvorgangs bildet er das Gegenlager (nur bei Rundläuferpressen ist er auch am Pressvorgang beteiligt). Nach Abschluss der Pressung wird er nach oben geführt und bringt dadurch die Tablette auf den Matrizenrand, wo sie ausgeworfen wird. Nunmehr fällt der Unterstempel in seine Ausgangsstellung zurück, und der Matrizenraum ist zur Aufnahme der nächsten Füllung bereit.
- *Aufgabe des Fülltrichters mit dem Füllschuh:* Der Fülltrichter, dessen unterster Teil Füllschuh genannt wird, enthält das Tablettiergut. Er wird über die Matrizenplatte bewegt. Der Boden des Füllschuhs ist teilweise offen, damit die Tablettenmasse beim Vorwärtsbewegen aus dem Trichter in die Matrize gleiten kann. Beim Vorlaufen schiebt der Füllschuh die bei der vorangegangenen Pressung geformte Tablette gleichzeitig auf eine Ablaufbahn.

Abbildung 9.13 zeigt ein Schema des Pressvorgangs an einer Exzenterpresse.
- *Phase 1*: Ober- und Unterstempel sowie Füllschuh befinden sich in der Ausgangsstellung. Der Matrizenraum ist mit Tablettenmasse gefüllt.
- *Phase 2*: Der Oberstempel gleitet in die Matrize und presst die Tablette.
- *Phase 3*: Der Oberstempel geht in die Ausgangsstellung zurück, der Unterstempel gleitet aufwärts und bringt die Tablette auf den Matrizenrand.
- *Phase 4*: Der Füllschuh gleitet bei Exzenterpressen vorwärts oder der Abstreifer bei Rundläufern schiebt die Tablette auf die Ablaufbahn. Der Unterstempel fällt in die Ausgangsstellung zurück, gleichzeitig fließt Tablettenmasse für die nächste Pressung aus dem Füllschuh in den Matrizenraum.

9.4.2 Tablettenpressen

Man unterscheidet bei den vollautomatischen Tablettenmaschinen zwei Typen, die *Exzenter-*

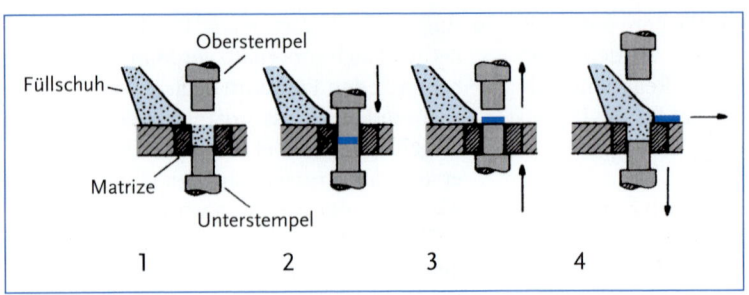

Abb. 9.13: Schema des Pressvorgangs an einer Exzenterpresse

Füllschuh — Oberstempel — Matrize — Unterstempel

1   2   3   4

presse und die *Rundläuferpresse* (Rundläufer, Rotationsmaschine).

9.4.2.1
Exzenterpressen

Bei diesen Maschinentypen wird der Oberstempel von einem Exzenter bewegt. Die Drehbewegung der Antriebswelle wird in eine Translationsbewegung, Auf- und Abbewegung des Stempels, verwandelt. Bei jeder Umdrehung der Welle durchläuft der Stempel einmal seine höchste und seine tiefste Stellung. Durch Verstellen des Exzenters wird der Pressdruck reguliert. Die Einstellung des Volumens erfolgt mit Hilfe des Unterstempels. Charakteristisch für Exzenterpressen ist, dass die Matrize feststeht und der Fülltrichter beweglich ist. Er gleitet auf der Matrize hin und her und sorgt für eine ständige Neufüllung der Matrize. Durch die ruckartigen Bewegungen des Füllschuhs kann es bei ungleichförmigem Granulat zu einer partiellen Entmischung kommen, so dass sich kleinkörniges Granulat im unteren Teil des Füllschuhs ansammelt. Fehlerhafte Dosierung ist die Folge. Bei Exzenterpressen ist lediglich der Oberstempel am Pressvorgang aktiv beteiligt. Der Druck erfolgt schlagartig. Für Tabletten, die mit Exzenterpressen hergestellt werden, ist typisch, dass die Tablettenunter- und -oberseite nicht die gleiche Härte aufweisen. Exzenterpressen haben normalerweise eine Stundenleistung von ca. 2000 Tabletten. Leistungsfähige Exzenterpressen liefern 4000 Tabletten/h.

9.4.2.2
Rundläuferpressen (Rotationsmaschinen)

Bei diesen Typen steht der Füllschuh fest, während die Matrize beweglich ist. Eine runde Horizontalplatte (Matrizentisch) trägt eine Anzahl von Matrizen. Bei kleineren Tablettenmaschinen sind es 3–5, im Allgemeinen allerdings eine größere Anzahl (z. B. 12–79). Zu jeder Matrize gehören ein Ober- und ein Unterstempel. Durch Gleitbahnen werden die Stempel gehoben und gesenkt, so dass sich die Stempel in den einzelnen Arbeitsphasen in verschiedenen Höhen- und Tiefenstellungen befinden. Durch Drehung der horizontalen Platte werden die Matrizen mit ihren Stempeln nacheinander in füllbereite Stellungen unter den Füllschuh gebracht. Mit den Druckrollen erfolgt das Einstellen des Pressdrucks. Bei Rundläufern sind in der Regel beide Stempel mit gleichem Druck am Pressvorgang beteiligt. Die Tablettenmasse wird somit von oben und unten zusammengeschoben und zur Tablette geformt. Die Härte der Tablettenober- und -unterseite ist gleich. Abbildung 9.14 gibt schematisch die Arbeitsweise eines Rundläufers wieder. Die Füllphase schließt mit einem Abstreifen des überschüssigen Granulats ab. In der Ausstoßphase wird der vom Unterstempel angehobene Pressling von einem Abstreifer erfasst und über eine Rutsche in ein Auffanggefäß transportiert (beide Vorgänge in der Abbildung nicht dargestellt).

Bei Doppelrundläuferpressen mit zwei Pressstationen ist nur eine halbe Umdrehung der Matrizenscheibe für einen Arbeitsvorgang vorgesehen, bei der zweiten halben Umdrehung schließt sich ein neuer Arbeitsgang in gleicher Folge (Füllen, Komprimieren, Ausstoßen) an. Es existieren Rundläufer, die bis zu vier Füll-

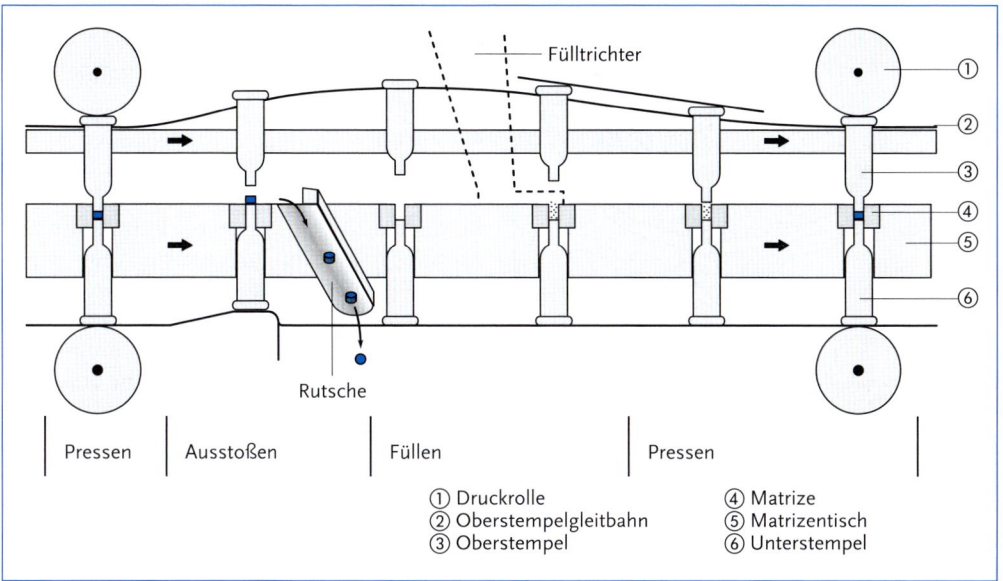

Fülltrichter

① Druckrolle
② Oberstempelgleitbahn
③ Oberstempel

④ Matrize
⑤ Matrizentisch
⑥ Unterstempel

Rutsche

Pressen | Ausstoßen | Füllen | Pressen

Abb. 9.14: Arbeitsweise eines Rundläufers

und Pressstationen aufweisen, die während einer Umdrehung passiert werden.

Je nach Anzahl der Matrizen ist die Leistung der einzelnen Rundläufertypen unterschiedlich. Sie lässt sich weiterhin dadurch beträchtlich erhöhen, dass statt einstempligen Werkzeugen (ein Stempelpaar je Matrize) Mehrfachstempel verwendet werden. Im Allgemeinen sind Stundenleistungen zwischen 20000 und 60000 Tabletten bei einstemplig gefahrenen Rundläufern üblich. So genannte Schnellläufer arbeiten nach dem gleichen Prinzip, erbringen aber wesentlich höhere Leistungen (über 100000 Tabletten/h). Hochleistungsmaschinen erreichen bis zu 500000 Tabletten/h. Das bisher erzielte Leistungsmaximum liegt bei einem Tablettenausstoß von 1 Million/h.

Der maximale Pressdruck von Tablettenpressen ist sehr unterschiedlich. Im Allgemeinen liegt er zwischen 500 und 1000 MPa ($5 \cdot 10^8$ und $10 \cdot 10^8$ N·m^{-2}).

9.4.2.3
Spezielle Tablettiereinrichtungen

Vielfältige technische Verbesserungen an den Tablettenmaschinen erleichtern den Komprimiervorgang, sorgen für ein gleichmäßiges Nachfließen des Füllguts und damit für eine konstante Matrizenfüllung. Ein direkt über der Matrize montierter Rührflügel streicht mit seinen Flügelblättern das Füllgut in die Matrize. Er reguliert somit gleichfalls den Fließvorgang und verhindert eine Entmischung des Pulvers. Die zuletzt genannte Einrichtung gestattet in manchen Fällen auch eine Direktkomprimierung. Ein unbefriedigendes Fließverhalten lässt sich auch durch Anbringung eines als Vibrator wirkenden Magneten an den Fuß des Füllschuhs erheblich verbessern. Bereits einfache Exzentermaschinentypen verfügen über einen Rührstern – eine im Füllschuh rotierende, mit einer Anzahl Dornen („Spikes") ausgerüstete Achse –, der durch Auflockerung des Pulvers bzw. Granulats oder auch durch Zerstörung größerer Granulataggregate kurz über der Matrizenöffnung für deren gleichmäßige Füllung sorgt (Abb. 9.15).

Ein besonderes Problem stellt die Entlüftung

9

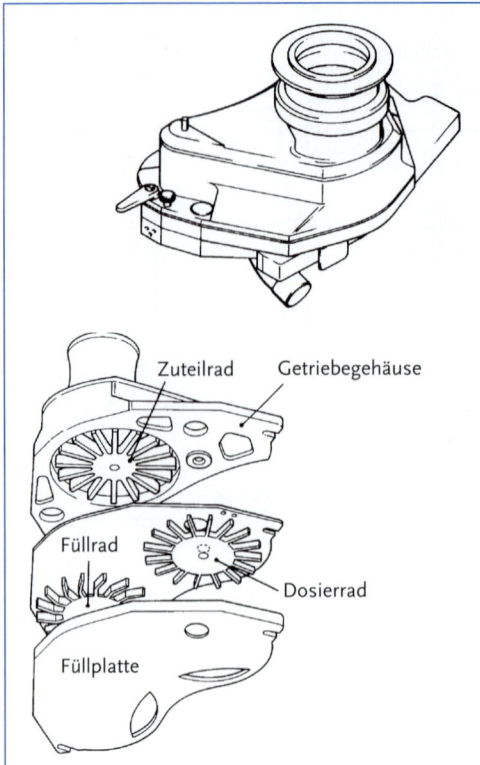

Abb. 9.15: Rührflügelschuh (Wilhelm Fette GmbH, Schwarzenbek)

des Tabletierguts beim Tablettiervorgang dar. Haben Lufteinschlüsse im Pulver oder Granulat während des Komprimierens keine Gelegenheit zum Entweichen, so treten Tablettenfehler („Deckeln", zu geringe Festigkeit usw.) auf. Größere Maschinen verfügen daher über einen Stufendruck (bzw. progressiven Druck), d.h. der Pressvorgang verläuft in einzelnen Phasen, so dass die Luft entweichen kann.

Bei Hochleistungsmaschinen, die auch lockere Pulver direkt verpressen, wird nicht nur ein hoher Druck durch hydraulische Pressvorrichtungen ausgeübt, sondern für eine ausreichende Tablettenfestigkeit muss die maximale Zeit der Druckeinwirkung vergrößert werden. Oftmals setzt man hierbei ein durch Stampfvorrichtungen vorverdichtetes Pulver ein.

Aus GMP-Gründen müssen zum Schutz von Produkt und Umwelt folgende Maßnahmen getroffen werden:

- Ummantelung der Pressen zum Schutz vor Staubkontamination,
- Luftreinigungssystem, um den Raum staubfrei zu halten,
- Klimatisieren,
- Schalldämpfung.

Besondere Beachtung wird Einzelkraftüberwachungssystemen geschenkt, mit denen heute Tablettenmaschinen bereits weitgehend ausgestattet sind. Heute werden mikroprozessorgesteuerte Regel- und Überwachungsgeräte für Tablettieranlagen verwendet, die eine weitgehende Automatisierung der Tablettenherstellung ermöglichen und zugleich die Inprozesskontrolle durchführen. Derartige Geräte sind in der Lage, den Pressdruck mit den prozentualen Streuungen anzuzeigen, das Tablettengewicht innerhalb vorgegebener Grenzen automatisch zu regeln, jede Tablette auszusortieren, die außerhalb der vorgesehenen Gewichtsgrenzen liegt, und die gesamte Anlage einschließlich der Schwergängigkeit der Ober- und Unterstempel zu überwachen (Ausschalten der Anlage, wenn vorgegebene Grenzwerte über- oder unterschritten werden). Mögliche Störursachen und die Presskräfte an den Stempeln werden registriert, und nach der Fertigstellung der Produktion wird ein Protokoll für die Produktion der Charge erstellt.

9.4.3 Physikalische Vorgänge und Messverfahren

Während der Verdichtung zu einem Formling können die Einzelpartikel mehrere Verformungsstadien durchlaufen:
- elastische Verformung,
- plastische Verformung,
- Bruch, Fragmentierung.

Elastizität

Wird auf das Tablettiergut durch die Stempel der Presse eine Kraft ausgeübt, so erfolgt zunächst eine elastische Verformung. Diese ist dadurch gekennzeichnet, dass bei Entfernung der Kraft das Granulatteilchen wieder seine Ursprungsform annimmt. Kristalle ohne Fehlstellen sind durch eine hohe Elastizität gekennzeichnet. Es müssen große Presskräfte aufgebracht werden, um eine elastische Verformung herbeizuführen.

Plastizität

Bei Anwendung einer höheren Kraft wird die Fließgrenze des Materials überschritten. Wird die Kraft wieder weggenommen, so bleibt der Körper irreversibel verformt. Das plastische Verhalten eines kristallinen Feststoffes wird überwiegend von Defekten im Kristallaufbau bestimmt, die als Versetzungen bezeichnet werden. Es sind Unregelmäßigkeiten im Abstand der Gitterbausteine, die sich linien- oder schraubenförmig über einen bestimmten Bezirk im Kristall ausdehnen. Bei einer Verformung durchwandern sie den Kristall.

Fragmentierung

Wird die Kraft weiter erhöht, so erfolgt Fragmentierung des verdichteten Komprimats. Ursache für einen Bruch ist, dass die Energie der Kristallgitterdefekte höher ist als die Bindungsenergie zwischen den Gitterbausteinen.

Das Ziel des Tablettiervorganges ist es nun, so viel Energie aufzubringen, dass die elastische Verformbarkeit des Tablettiergutes überwunden wird, sich das Material somit plastisch verformt, aber das Komprimat nicht durch Fragmentierung wieder in die einzelnen Komponenten zerlegt wird oder bei spröden Substanzen nach Überschreiten des elastischen Verformungsbereiches Sprödbruch entsteht.

Zur Charakterisierung der verschiedenen Stufen des Tablettiervorganges können die auftretenden Kräfte mittels instrumentierten Pressen gemessen werden. Die *Instrumentierung* von Tablettenpressen erfolgt mit Dehnungsmessstreifen (DMS) oder piezoelektrischen Kraftgebern. Die Kraftaufnehmer können sowohl an bewegten (Stempelhalterung, Matrize) als auch unbewegten Teilen (Druckrolle, Ausstoßschiene, Abstreifarm) der Presse angebracht werden, wobei bei Messung an der Stempelhalterung die größte Empfindlichkeit erreicht wird.

Dehnungsmessstreifen

Dehnungsmessstreifen (DMS) sind Polymerfolien mit einer mäanderförmigen metallischen Leiterbahn. Die DMS werden in Richtung der Kraft auf belastete Maschinenteile mit Spezialklebern aufgeklebt. Da eine anliegende Kraft eine direkt proportionale Stauchung bzw. Dehnung dieser Maschinenteile hervorruft, werden die aufgeklebten Messstreifen auch proportional zu den anliegenden Kräften verformt. Die dabei auftretenden Längen- und Querschnittsänderungen der Leiterbahn ergeben eine Widerstandsänderung, die sich mit einer entsprechenden Schaltung in elektrische Signale umwandeln lässt. Temperatureinflüsse lassen sich, sofern nicht Spezial-DMS verwendet werden, durch einen zweiten DMS, der quer zur Längsrichtung auf Maschinenteile aufgebracht ist, ausschalten. Die handelsüblichen DMS weisen eine sehr unterschiedliche Anordnung der leitenden Teile auf. Abbildung 9.16 zeigt einige Beispiele.

Piezoelektrische Kraftaufnehmer

Wirkt auf einen Piezokristall eine Kraft ein, so entstehen Verschiebungen der positiven und negativen geladenen Gitterbausteine. Diese be-

9

Abb. 9.16: Typen von Dehnungsmessstreifen

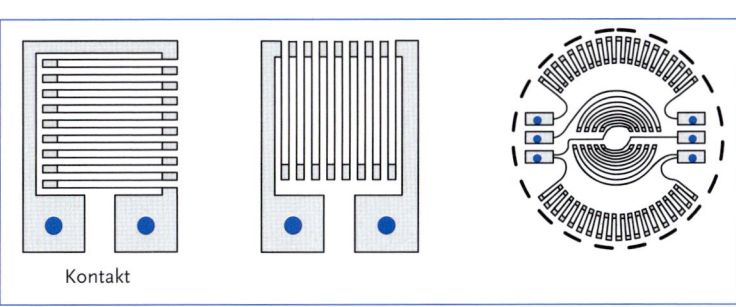

Kontakt

wirken, dass an der Oberfläche elektrische Ladungen auftreten. Die dabei auftretenden elektrischen Spannungen können abgegriffen und
nach Verstärkung registriert werden. Piezokris-
talle sind meistens reine Quarzkristalle. Zur
Kraftmessung müssen sie in die entsprechenden Maschinenteile eingebaut werden.

Induktive Weggeber

Zur Registrierung der Wegänderung des Stem-
pels wird ausgenutzt, dass ein in eine Spule
eintauchender Metallstift die Induktivität in
Abhängigkeit von der Eintauchtiefe ändert. Die
Änderung des Wechselstromwiderstandes der
Spule wird gemessen.

Presskraft-Zeit-Diagramme sind geräteabhängig und werden daher lediglich zur Messung
der auftretenden Maximalkräfte registriert.
Beim *Kraft-Weg-Diagramm* wird der Weg des
Ober- oder Unterstempels ab dem Eintauchen
in die Matrize verfolgt.

Der *Kraft-Weg-Verlauf* kann mit einem Spei-
cheroszilloskop oder digital aufgezeichnet werden. Bei modernen Anlagen wird das Signal
über einen Computer registriert und entsprechend weiterverarbeitet.

Instrumentierte Tablettenpressen werden
sowohl in der Forschung zur Rezepturoptimie-
rung und Charakterisierung der auftretenden
Bindungskräfte als auch in der Produktion zur
Überwachung des Herstellungsprozesses eingesetzt. Der Tablettiervorgang lässt sich in folgende Abschnitte untergliedern (Abb. 9.17):

● Nach kraftloser Vorkompression (a) vom
  Eintauchpunkt (E) des Oberstempels in die
  Matrize bis zum Beginn eines Kraftanstiegs
  (S) werden die Granulatkörner in der
  Matrize durch den Oberstempel zusam-
  mengeschoben.

● In der Phase (b) erfolgt ein steiler Anstieg
  der Presskraft. Hier beginnt die Verformung der Partikel. Die Presskraft (M) ist
  maximal, wenn der Oberstempel den
  unteren Totpunkt (U) erreicht hat.

  – Zunächst erfolgt eine elastische
    Verformung.

  – Wird der Bereich der elastischen Verfor-
    mung überschritten, wird das Tablettier-
    gut plastisch verformt. Bei sog. viskos-

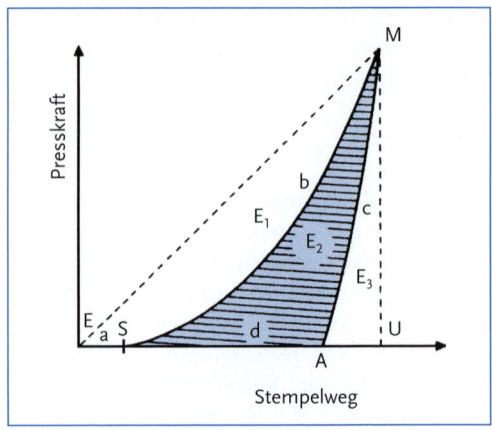

Abb. 9.17: Kraft-Weg-Diagramm für den Oberstempel
einer Exzenterpresse

elastischem Verhalten ist die Verformung
von der Verformungsgeschwindigkeit
und der Belastungszeit abhängig.

– Durch weitere Presskraftsteigerung
  erfolgen Fragmentierungen der Partikel,
  bei spröden Stoffen früher als bei zähen.

– Bei der Tablettierung liegen Stoffgemi-
  sche vor, daher zeigen solche Materialien
  im Allgemeinen ein komplexes Verfor-
  mungsverhalten. Auch bedingt durch die
  inhomogenen Spannungsverhältnisse im
  Tablettiergut existieren elastische und
  plastische Verformungen sowie Bruch-
  vorgänge nebeneinander.

● Ein Partikel kann all diese Prozesse
  mehrmals durchlaufen. Schließlich
  werden die Partikeloberflächen so eng
  zusammengebracht, dass zwischenparti-
  kuläre Anziehungskräfte ausgebildet
  werden. Andere hyperbolische Kurven-
  verläufe können sich ergeben durch

  – Änderung der kristallographischen
    Struktur des verpressten Materials

  – Sinterung

  – Änderung der Korngrößenverteilung

  – Änderung der Kompressionsgeschwin-
    digkeit

  – Änderung der Tablettendimensionen
    (Fülltiefe bzw. Durchmesser der Matrize)

● Der sich aufbauende elastische Verformungsanteil des Presslings und der
  Maschine (elastische Rückdehnung des

Stempels und beanspruchter Maschinenteile) wird schließlich beim Zurückgehen des Stempels im Abschnitt (c) abgebaut, bis bei (A) der Stempel vom Pressling wieder abhebt.

- Die Abschnitte (d) und (a) ergeben sich aus dem kraftlosen Zurückgehen des Stempels bis zum Eintauchpunkt. Eine normalerweise stattfindende weitere Ausdehnung des Presslings nach Abheben des Stempels geht in das Diagramm nicht ein.

Aus obiger Betrachtung geht hervor, dass nicht nur der Maximaldruck, sondern der Druck- und Zeitverlauf die Qualität einer Verpressung bestimmen. Besonders kritisch sind die Restspannungen von elastisch verformten Stoffen, die z.B. zum Deckeln der Tablette führen können.

Verbindet man die Punkte (E) und (M) sowie (M) und (U) durch Geraden, so erhält man ein rechtwinkliges Dreieck (EMU). Die Fläche des Dreiecks ist der Gesamtenergiemenge proportional, die bei der Kompression von der Tablettenmaschine zu leisten ist unter der hypothetischen Annahme eines linearen Anstiegs der Presskraft. Sie wird als E_{max} bezeichnet und setzt sich aus den Energiemengen der Flächen E_1, E_2 und E_3 zusammen. Die Fläche E_2 entspricht dem Energiebetrag, der für die plastische Deformation der Teilchen und für die Reibung an der Matrizenwand aufgewandt werden muss. Die Fläche E_3 ist ein Maß für das elastische Verhalten des verpressten Materials und beanspruchter Maschinenteile. Sie stellt die elastische Rückdehnungsenergie dar, die von der gepressten Tablette an den Oberstempel wieder zurückgegeben wird.

Zur Beurteilung der Presseigenschaft von Substanzen werden die einzelnen Flächen ins Verhältnis gesetzt, wobei ein möglichst großes Verhältnis $(E_2 + E_3)$: E_1 für einen gut zu verpressenden Stoff angestrebt wird. Eine Kurve, die der Geraden E M entspricht, hat lediglich theoretische Bedeutung, doch sollte die reale Kurve (b) dieser Geraden möglichst angenähert sein. Die Fläche E_1 sollte also möglichst klein zugunsten einer möglichst großen Fläche E_2 sein, die die in der Tablette verbleibende Verformungsenergie darstellt. Desgleichen ist eine

kleine Fläche E_3 bzw. ein geringer Abstand von U nach A wünschenswert.

An Hand des Diagramms kann man für die Praxis nützliche Aussagen machen. Schlecht tablettierbare Substanzen lassen sich z.B. oft daran erkennen, dass sie eine stärkere Rückfederung besitzen (Neigung des Abschnitts (c) in Abb. 9.17). Manchmal haben sie auch eine relativ lange Vorkompressionsphase. Wie kritisch sich eine Substanz bei der Komprimierung verhält, ergibt sich aus dem Verlauf der Kraft am Kompressionsmaximum. Die Abhängigkeit der auftretenden Maximalkräfte von der Dosierung wird vor allem bei Rundläufern zur Produktionsüberwachung der Dosierungsgenauigkeit genutzt (Abb. 9.18).

Die bei der Kompaktierung einer Substanz aufgewandte Arbeit ist durch die Fläche des Kraft-Weg-Diagramms gegeben. Im Durchschnitt liegen die Arbeitsbeträge, umgerechnet in das Wärmeäquivalent, zwischen 4,2 und 21 J/g (1 und 5 cal/g) Substanz. Der weitaus größte Teil der aufgewandten mechanischen Energie wird als Wärme wieder frei. Entsprechend der spezifischen Wärme der Substanzen und der hohen Wärmeableitung der Tablettierwerkzeuge ergeben sich deshalb meist Temperaturerhöhungen des fertigen Presslings gegenüber dem Ausgangsmaterial, die zwischen 5 bis max. 20 K liegen.

Ein wesentlicher Faktor, der die Tablettierung beeinflussen kann, ist die Matrizenwandreibung. Auf Grund dieser Reibung treten an der Matrizenwand mit Zunahme der Verdich-

9

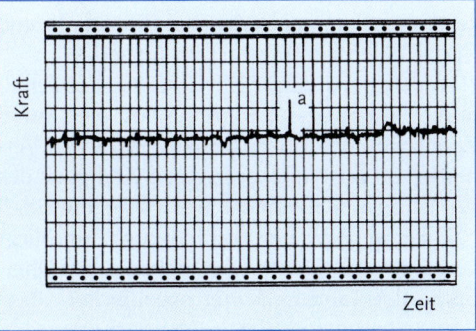

Abb. 9.18: Registrierung der Maximalkräfte zur Dosierungskontrolle bei Rundläufern mit einem Schnellschreiber (a = starke Dosisabweichung)

tung immer größere Gegenkräfte auf. Da diese vom Stempel mit überwunden werden müssen, ergeben sich gegenüber einer Verdichtung ohne Wandreibung erhöhte Arbeitsbeträge und damit eine erhöhte Erwärmung des Presslings. Von oft noch größerer Bedeutung ist, dass die Matrizenwandreibung eine homogene Dichteverteilung im Pressling behindert. Da dies zu geringer Festigkeit oder sogar zum „Deckeln" der Tablette führen kann, ist eine möglichst geringe Matrizenwandreibung anzustreben. Dies kann einmal durch bestimmte Tablettierwerkzeugformen erreicht werden (geringe Steghöhe bei Drageeformen usw.). Zum anderen werden geeignete Schmiermittel zugesetzt. Zur Optimierung des Schmiermittelzusatzes dient das Verhältnis von gegebenen Ober- zu resultierenden Unterstempelkräften. Je näher dies für Exzenterpressen mit ruhendem Unterstempel bei 1 liegt, was besagt, dass die Oberstempelkräfte fast quantitativ auf den Unterstempel übertragen werden, um so weniger Reibung tritt an der Matrizenwand auf. Untersuchungen zeigen, dass beim Auftragen dieses Verhältnisses gegen den Schmiermittelanteil einer Rezeptur eine Kurve resultiert, die asymptotisch einem Grenzwert zustrebt. Gleiche Ergebnisse, aber mit geringerem apparativem Aufwand, werden durch Vergleich der Tablettenausstoßkräfte mit dem Schmiermittelanteil erhalten.

Die Kompressionskräfte beeinflussen die physikalischen Eigenschaften in mehrfacher Weise, wobei sich mit steigender Kraft die Festigkeit erhöht. Dadurch verringert sich die Zerfallsfähigkeit, und es wird oftmals notwendig sein, zwischen mechanischer Festigkeit und Zerfall einen Kompromiss zu suchen.

Andererseits sind Fälle bekannt, bei denen durch Erhöhung der Kompression eine durch Zerstörung der Kristallstruktur bedingte Verbesserung der Auflösungsgeschwindigkeit des Wirkstoffs und damit der Resorption eintritt.

Einer wesentlichen Veränderung unterliegt beim Komprimieren die spezifische Oberfläche der Tablette. Unter spezifischer Oberfläche ist die gesamte freie Oberfläche von Granulatkörnern und Tabletten zu verstehen, einschließlich der Poren und Kapillargänge. Sie wird in cm^2/g angegeben und lässt sich durch Gasadsorption bestimmen (s. 2.3.3). Verpresst man ein Granulat bei zunächst niedrigem Druck, so nimmt die spezifische Oberfläche zu. Das ist darauf zurückzuführen, dass die Granulatkörner deformiert werden, wodurch es zur Ausbildung neuer Oberflächen kommt. Mit zunehmendem Druck verringert sich dann allerdings die spezifische Oberfläche, da eine Zusammenlagerung von Partikeln, Granulatteilchen usw. erfolgt.

Die Porosität einer Tablette ergibt sich aus dem Verhältnis der scheinbaren Dichte des Presslings zur wahren Dichte (s. 2.4) der Tablettenmasse in kompakter Form. Tritt bei Erhöhung des Kompressionsdrucks keine plastische Verformung mehr auf, sondern lediglich eine elastische, so ist die Porosität = 0, d.h. mit steigendem Pressdruck verringert sich die Porosität. Zwischen Porosität und dem Logarithmus des Pressdrucks besteht eine lineare Beziehung. Die Porosität (ε) der Tablette lässt sich wie folgt berechnen:

$$\varepsilon = 1 - \frac{\rho_{scheinbar}}{\rho_{wahr}} \qquad (9.1)$$

Die Porosität der Tablette liegt in der Größenordnung von 2–10 %. Abgesehen davon, dass eine Porosität 0 mit den üblichen Tablettiermaschinen nicht ohne weiteres erreichbar ist, würde sich eine solche Porosität sehr negativ auf den Zerfall auswirken. Geringe Porosität bedingt hohe Bruchfestigkeit und geringen Abrieb.

9.5
Hilfsstoffe zur Tablettierung

9.5.1
Allgemeines

Die Palette der Hilfsstoffe, die zur Tablettierung benötigt wird, ist groß. Eine strenge Klassifizierung in Gruppen ist nicht ohne weiteres möglich, da einzelne der Substanzen mehrere Funktionen zu erfüllen vermögen. Grundsätzlich müssen Tablettierhilfsstoffe indifferent, geruch- und geschmacklos und möglichst farblos sein. Ob bzw. welche Hilfsstoffe und in welcher Konzentration dieselben verarbeitet werden, muss im Einzelfall überprüft werden.

9.5.2
Füllmittel

Bei Verarbeitung sehr geringer Wirkstoffmengen (z. B. Alkaloide, Hormone, Vitamine usw.) werden Füllmittel (Streckmittel) benötigt, um überhaupt eine Pressung zu ermöglichen. Füllmittel sorgen dafür, dass die Tablette die notwendige Größe bzw. die notwendige Masse (0,1–1 g) erhält. Füllstoffe sollten chemisch und physiologisch indifferent sein oder gut verdaut werden können. Eingesetzt werden Stärken (Mais-, Kartoffel- und Weizenstärke) und Lactose. Bessere Tabletteneigenschaften als kristalline Lactose erbringt sprühgetrocknete Lactose, nach Zuführung von Gleit- und Schmiermitteln ist auch Direkttablettierung möglich. Einige Arzneibücher führen eine granulierte Mischung aus Kartoffelstärke und Lactose als Granulatum simplex auf. Besonders bewährt hat sich mikrokristalline Cellulose (z. B. Avicel®) vor allem für die Direkttablettierung und Brikettierung. Weitere Füllmittel sind Glucose, Mannitol, Sorbitol und Fructose, insbesondere für Sublingual-, Lutsch- und Vaginaltabletten. Fructose wird auf Grund ihres hohen Preises nicht als Füllmittel verwendet. Harnstoff und Natriumchlorid werden wegen guter Wasserlöslichkeit bevorzugt zur Herstellung klar löslicher Tabletten eingesetzt. Für Lösungs- und Injektionstabletten dient Natriumchlorid gleichzeitig noch zur Isotonieeinstellung.

9.5.3
Bindemittel

Diese Hilfsstoffgruppe ist für die Festigkeit und Widerstandsfähigkeit der Tabletten verantwortlich. Bindemittel sorgen auch für den Zusammenhalt der Pulverpartikel in einem Granulatkorn. Die Festigkeit einer Tablette lässt sich durch den Pressdruck und durch Bindemittel beeinflussen. Zu beachten ist, dass sich Tablettenfestigkeit und Zerfall häufig wie Antipoden verhalten. Deshalb sollte möglichst wenig Bindemittel verwendet werden. Die aufgeführten Füllmittel erfüllen zum Teil auch Bindemittelfunktion. Die Bindemittel werden beim Granulieren oder der Direkttablettiermischung (s. Kap. 9.3.2.1) zugefügt.

Polyethylenglykole (Molekülmasse 4000–6000) verfügen über gute Bindemitteleigenschaften, allerdings weisen sie zahlreiche Inkompatibilitäten mit Wirkstoffen auf.

9.5.4
Gleitmittel

Früher war es üblich, die Gleitmittel in Fließregulierungsmittel, Schmiermittel und Formentrennmittel zu unterteilen. Diese Unterteilung ist heute weitgehend aufgegeben worden, da die Stoffe für alle drei Hilfsstoffuntergruppen im Endeffekt eine sehr ähnliche Wirkung haben und somit auch die gleichen Substanzen verwendet werden.
- Mittel der 1. Wahl sind *Magnesiumstearat, Calciumbehenat* und *Glycerinmonostearat* (Precirol®).
- Als Mittel der 2. Wahl gelten *Stearinsäure* und *hydrierte Pflanzenfette* (hydriertes Rizinusöl, hydriertes Baumwollsamenöl = Sterotex®).
- Wasserlösliche Gleitmittel für die Verwendung in Tabletten, die vor der Applikation aufgelöst werden (Brausetabletten), sind *PEG 4000, Natriumdodecylsulfat* und *Magnesiumdodecylsulfat*. Der Einfluss auf den Zerfall der Tabletten ist geringer als bei den oben genannten Substanzen, weil die Arzneiform immer noch gut benetzbar ist.

Das viel verwendete Talkum ist nur ein sehr schlechtes Gleitmittel. Talkum kann lediglich bei suboptimalen Magnesiumstearatkonzentrationen die Gleitwirkung verstärken. Ansonsten verschlechtert es die Gleitmittelwirkung von Magnesiumstearat wieder.

Auch Aerosil® verringert die Schmierwirkung von Magnesiumstearat.

Gemeinsame Stoffeigenschaft vieler Gleitmittel der Gruppe 1 und 2 ist die deutliche Hydrophobie. Das bedeutet, dass diese Substanzen auch die Benetzbarkeit der Tablette verringern und damit den Zerfall der Tablette ungünstig beeinflussen können. Deswegen ist der Einsatz mengenmäßig auf ein Minimum zu begrenzen.

9

Fließregulierungsmittel. Diese erhöhen die Gleitfähigkeit der Tablettiermasse durch Verringerung der interpartikulären Reibung, so dass diese besser aus dem Füllschuh in die Matrize fließen kann. Somit verbessern Fließregulierungsmittel die Dosiergenauigkeit. Die Wirkung kann durch drei Mechanismen erklärt werden:

- vermittels Adhäsion des Fließregulierungsmittels an das Schüttgutteilchen werden neue Oberflächen geschaffen, zwischen denen geringere Reibungs- und Haftkräfte wirksam sind,
- Reduktion der Feuchtigkeit auf der Oberfläche,
- durch abgerundete nichtadhärierende Gleitmittelagglomerate (Aerosil®) von hoher Eigenbeweglichkeit tritt ein „Kugellagereffekt" auf, der zu einer teilweisen Umwandlung der Gleitreibung in Rollreibung führt.

Natürlich kann nicht jedes Problem mit der Fließfähigkeit des Tablettiergutes durch Veränderung der Gleitmittelmenge gelöst werden. Klebt ein Granulat im Trichter oder Füllschuh auf Grund zu hoher Granulatfeuchtigkeit, so muss nachgetrocknet werden. Durch Klimatisierung kann auch die Luftfeuchtigkeit reduziert werden.

Schmiermittel. Sie haben die Funktion,

- das Ausstoßen der Tablette aus der Matrize dadurch zu erleichtern, dass die Reibung zwischen Innenwand der Matrizenbohrung und Tablettenseitenfläche herabgesetzt wird,
- die Reibung des Unterstempels in der Matrizenbohrung zu verringern und dadurch ein Festfressen des Unterstempels zu verhindern.

Formentrennmittel. Diese sollen das Kleben der Tablettenmasse an den Stempeln und an der Matrizeninnenwand verhindern. Auch hier ist zu große Feuchtigkeit als Ursache auszuschließen. Andernfalls ist das Granulat vor dem Verpressen nachzutrocknen. Des Weiteren müssen die Presswerkzeuge in bestem Zustand sein. Problematisch für das Kleben an der Matrizenwand können hygroskopische Substanzen sein. Verbindungen mit einem Schmelzbereich unter 75 °C kleben sehr stark und sind nicht ohne weiteres tablettierbar.

9.5.5
Zerfallsmittel

Unter den Tablettierhilfsstoffen besitzen Zerfallsmittel (Sprengmittel) eine besondere Bedeutung, da Tabletten – von Sondertypen abgesehen – schnell im Wasser oder Magensaft zerfallen sollen.

Zahlreiche Faktoren sind für den Zerfall verantwortlich. Bereits Art und Menge der verarbeiteten Wirkstoffe sind von Einfluss, gleichermaßen alle zugesetzten Hilfsstoffe, wobei besonders die Bindemittel (Granuliermittel), aber auch Gleitmittel die Zerfallsgeschwindigkeit oftmals stark herabsetzen. Eine Verbesserung lässt sich häufig dadurch erreichen, dass der Anteil der Hilfsstoffe verringert wird oder dass die Hilfsstoffe ausgetauscht werden. Größe und Form des Granulats sind gleichfalls zu berücksichtigen. Insbesondere aber spielt die aufgewendete Presskraft eine dominierende Rolle. Oft ist durch deren Verringerung ein günstigerer Zerfall erzielbar. Genannt seien weiterhin Größe und Form sowie das Alter der Tablette. Bei ungenügendem Tablettenzerfall ist daher grundsätzlich zunächst zu prüfen, ob durch Variation der Tablettenrezeptur oder der Technologie eine Verbesserung des Zerfalls erzielbar ist. Erst wenn das nicht der Fall ist, sollten zerfallsbeeinflussende Mittel verarbeitet werden.

Die Zerfallsmittel sind in drei Gruppen zu klassifizieren:

- Substanzen, die die Kapillarität erhöhen, Feuchtigkeit absorbieren und quellen,
- Verbindungen, die bei Einwirkung von Feuchtigkeit unter Gasentwicklung aufbrausen,
- Substanzen, die die Benetzbarkeit der Tabletten erhöhen (Hydrophilisierungsmittel).

Die meisten Zerfallsmittel gehören zur *1. Gruppe*. Es sind Substanzen, die in Gegenwart von Wasser quellen. Bedeutsam für den Zerfall ist der Quellungsdruck, der den Bindekräften, die dem Formling die Festigkeit verleihen, entgegenwirkt und sie aufhebt. Wichtig für den Zerfall ist weiterhin die Porosität der Tablette. Abgesehen davon, dass ein hoher Pressdruck die Porosität verringert und damit das Eindringen von Wasser in die Tablette als Voraussetzung für den Zerfallsprozess verschlechtert, üben auch die Zerfallsmittel einen ganz wesentlichen Einfluss auf die Kapillarität aus. In diesem Zusammenhang spielt nicht nur eine hohe Porosität eine Rolle, sondern vor allem die Benetzbarkeit.

Die Komplexität des Zerfallvorgangs wird bei den Stärken, den ältesten und am häufigsten angewendeten Zerfallsmitteln, sichtbar. Die größte Bedeutung besitzt Maisstärke, von der Zusätze von 5–10 % oftmals ausreichen, um gut zerfallende Tabletten herzustellen. In Wasser quillt Stärke unter erheblicher Zunahme des Volumens. Kartoffelstärke quillt allerdings langsamer als im Allgemeinen der Zerfall erfolgt, und die vollständige und irreversible Quellung ist erst bei 40 °C zu verzeichnen, also oberhalb von Prüf- und Körpertemperatur. Berücksichtigt werden muss allerdings, dass Stärkekörner durch den Kompressionsdruck eine plastische Verformung erfahren und hierdurch möglicherweise veränderte Quelleigenschaften aufweisen. Stärke zählt darüber hinaus zu den Hydrophilisierungsmitteln, d.h., sie erhöht die Porosität und die Benetzung der Tablette und erleichtert dadurch das Eindringen von Wasser durch die Poren in das Tabletteninnere (Dochtwirkung), was eine Zerfallsbeschleunigung zur Folge hat.

Offensichtlich besitzen Zerfallsmittel dann eine hohe Wirkungseffektivität, wenn sie begrenzt quellbar sind, einen hohen Quellungsdruck haben und in der Tablette ein Porensystem ausbilden, das eine genügende Benetzbarkeit aufweist.

Gute Zerfallsbeschleuniger sind Alginsäure und deren Salze bzw. Derivate. Die wasserunlösliche Alginsäure nimmt das Mehrfache ihrer Eigenmasse an Wasser auf, sie quillt und löst dadurch den Zerfallseffekt aus. Ihre Quellstärke bleibt selbst bei mehrfacher Befeuchtung und Trocknung erhalten. Da nicht immer die sauer reagierende Alginsäure für die Tablettenrezeptur geeignet ist, werden Calcium- bzw. Natriumalginate angeboten.

Ausgeprägte Quellfähigkeit sind Natriumcarboxymethylcellulose und Polyacrylsäure (Carbopol® 934P) zuzuschreiben.

Die Palette der Zerfallsmittel fand mit vernetztem Polyvinylpyrrolidon (Polyplasdone® XL, Kollidon® CL, Crospovidon) und vernetzter Natriumcarboxymethylcellulose (Ac-Di-Sol®) eine weitere Bereicherung. Diese wasserunlöslichen Stoffe besitzen ein beträchtliches Quellvermögen sowie eine hohe Kapillaraktivität und sichern einen spontanen und vollständigen Zerfall ohne Schleimbildung. Sie üben zugleich eine Bindemittelfunktion aus, so dass die Tabletten eine hohe Abriebbeständigkeit aufweisen. In einem amerikanischen Handbuch werden diese Substanzen – sicher zu Recht – als neue Generation der Zerfallsmittel bezeichnet, da sie die Zerfallszeiten im Vergleich zu den herkömmlichen Zerfallsmitteln drastisch reduzieren. Die früher für Zerfallsmittel verwendete Bezeichnung „Sprengmittel", die wegen des meist zögernd erfolgenden Desaggregierungsvorgangs nicht korrekt war, erscheint hier zutreffend.

Quervernetzte Natriumcarboxymethylstärke (Primojel®, Explotab®) und niedrigsubstituierte Natriumcarboxymethylcellulose (Nymcel®) sind ebenfalls in Konzentrationen von 2–8 % gut wirksam.

Als Beispiel für die *2. Gruppe* sei Natriumhydrogencarbonat angeführt. Tabletten mit einem derartigen Zusatz zerfallen infolge Kohlendioxidentwicklung im Magen (saure Reaktion) schnell. Zur Gewährleistung eines schnellen Zerfalls auch in Wasser (Brausetabletten) bzw. bei Personen mit subazidem Magensaft wird im Allgemeinen den Tabletten gleichzeitig Citronen- bzw. Weinsäure zugefügt. Auf diesem Zerfallsprinzip beruht die Sprengwirkung mancher Analgetika enthaltender Tabletten und Vitamintabletten (z.B. Vitamin-C-Brausetabletten). Gelegentlich findet auch Magnesiumperoxid als gaserzeugendes Sprengmittel Verwendung. Bei Gegenwart von Wasser tritt Sauerstoffabspaltung ein. Die Aufbewahrung von Tabletten, deren Zerfall bei Anwesenheit von Feuchtigkeit auf Gasentwicklung beruht, erfolgt zweckmäßigerweise in Röhrchen, deren Stopfen ein Trockenmittel enthalten.

9

Die Vertreter der *3. Gruppe* der zerfallsbeschleunigenden Substanzen sind keine Zerfallsmittel im eigentlichen Sinne. Sie ermöglichen vielmehr, dass Zerfallsmittel optimal wirksam werden. Die Tablettierung lipophiler Substanzen bereitet erfahrungsgemäß oftmals erhebliche Schwierigkeiten, da der Zerfall ungenügend ist. Die Benetzbarkeit derartiger Tabletten ist nur gering, so dass die eingearbeiteten Zerfallsmittel überhaupt nicht oder nur sehr verzögert zur Wirkung kommen. Hier empfehlen sich oberflächenaktive Substanzen, die die Tabletten hydrophilisieren und dafür Sorge tragen, dass Wasser die eingearbeiteten Zerfallsmittel erreicht und sie zur Wirkung bringt. Natriumlaurylsulfat als anionenaktive Verbindung (s. 5.3.6.1) und die nichtionogenen Tenside (Tween® 20, 60, 80 [s. 5.3.6.3]) werden empfohlen. Obgleich derartige oberflächenaktive Verbindungen hohe physiologische Aktivität aufweisen, sind pharmakologische Bedenken in diesem Zusammenhang bisher nicht erhoben worden. Einen schnellen Zerfall sichert auch hochdisperses Siliciumdioxid. Es erleichtert ebenso wie Cellulose das Eindringen von Wasser in die Tablette.

Es ist nicht möglich, ein Zerfallsmittel generell zu empfehlen, vielmehr muss stets im Einzelfall bei der Arzneiformung Art und Menge des Zerfallsmittels empirisch ermittelt werden.

9.5.6
Feuchthaltemittel

Im Einzelfall kann die Anwendung von Feuchthaltemitteln sinnvoll sein. Sie verhindern eine zu starke Austrocknung des Granulats (Vermeidung „deckelnder" Tabletten) und der Tablette (Feuchtigkeitsspuren in der Tablette beschleunigen den Zerfall). Bewährt hat sich ein Glycerolzusatz zur Granulierflüssigkeit. Als Feuchthaltemittel wird auch Stärke positiv beurteilt. Sie bindet Luftfeuchtigkeit adsorptiv und fungiert als „Wasserregulator" der Tablette. Auch Sorbitollösungen finden Anwendung.

9.5.7
Adsorptionsmittel

Sollen dünn- oder zähflüssige Wirkstoffe (ätherische Öle, lipophile Vitamine, Extrakte) zu Tabletten verpresst werden, so müssen diese zunächst an entsprechende aufsaugende Hilfsstoffe (Lactose, Stärkesorten, Bentonit, Aerosil®) sorptiv gebunden werden. Das geschieht häufig nach Lösen der Wirkstoffe in organischen Lösungsmitteln (z. B. Ethanol). Die Oberfläche der Wirkstoffe wird hierdurch stark vergrößert. Deshalb müssen bei oxidationsempfindlichen Stoffen Haltbarkeitsprobleme berücksichtigt werden.

9.5.8
Gegensprengmittel

Gegensprengmittel (Lösungsverzögerer) sind nur bei den Tablettentypen erforderlich, bei denen ein schneller Zerfall (bzw. Lösung) unerwünscht ist (Lutschtabletten, Bukkaltabletten, Implantationstabletten usw.). Neben Saccharose, arabischem Gummi, Tragant und Dextrin finden insbesondere fettartige Substanzen, wie hydrierte Fette, Stearin, Paraffin u. a., Verwendung. Auch hydrophile Verbindungen, wie Polyethylenglykole, verzögern den Zerfall, wenn sie in entsprechender Konzentration eingesetzt werden.

9.6
Komplikationen bei der Tablettierung

9.6.1
Allgemeines

Beim Tablettieren treten mitunter mannigfache Komplikationen auf, die den Pressvorgang stören und meist zu fehlerhaften Tabletten führen. Die Ursachen können gutbedingt oder auch maschinenbedingt sein. Im Folgenden sind nur einige besonders gravierende und häufig auftretende Komplikationen angeführt.

9.6.2
Knallen der Maschine

Das Knallen oder Knarren der Maschine beruht auf Lufteinschlüssen oder einem Reibegeräusch, das durch Haften von Tablettiermasse an der Matrizenwand oder am Unterstempel zu Stande kommt. Hohe Gutfeuchtigkeit, ungenügende Schmiermittelwirkung oder auch nicht exakt eingesetzte sowie abgenutzte Presswerkzeuge können hierfür verantwortlich sein.

9.6.3
Kleben an den Stempeln

Es verhindert eine kontinuierliche Pressung, zumindest aber führt es zu einer rauen Tablettenoberfläche. Als Ursachen sind zu nennen einerseits zu hohe Gutfeuchtigkeit, Bildung von Eutektika, zu geringe Kohäsion des Tablettiergutes, ungenügende Formentrennmittelwirkung und physikalische Eigenschaften der Tablettenmasse, andererseits schadhafte Pressflächen der Stempel oder Gravuren (wenn sie sehr klein sind oder enge Bögen oder Schlingen aufweisen) und zu geringer Pressdruck.

9.6.4
Deckeln

Abstoßung oder Abschilferung einer oder mehrerer Schichten von der Tablettenoberseite während des Ausstoßens aus der Matrize oder bei der Tablettenlagerung sowie ein Platzen der Tablettenoberfläche wird als „Deckeln" bezeichnet. Es entsteht immer dann, wenn die elastischen Spannungen während des Pressvorganges nicht genügend durch Sprödbruch oder plastisches Fließen abgebaut wurden. Dieser Tablettierfehler wird ausgelöst durch zu geringe oder zu hohe Gutfeuchtigkeit, ungenügende Bindemittelwirkung, ungeeignete Kristallformen, stark aerophile Stoffe, zu hohe Porosität, zu hohen Pulveranteil, zu starke interpartikulare Bindung zwischen den Granulatkörnern sowie durch ungeeignete Granulatformen. Als maschinenbedingte Faktoren seien angeführt: zu hohe Presskraft, schlecht eingesetzte oder

auch abgenutzte Werkzeuge, zu hohe Pressgeschwindigkeit, schlechte Entlüftung der Matrize (Lufteinschluss!).

9.6.5
Ungenügende Festigkeit

Hierunter sind zu geringe Abriebfestigkeit, zu geringe Biegefestigkeit und zu geringe Druckfestigkeit zu verstehen. Die Fehler können folgende Ursachen haben: ungeeignete Granulatform, ungeeignete Korngröße, zu hohe Porosität, zu geringe Bindemittelwirkung, zu geringer oder zu hoher Feuchtigkeitsgehalt, ungeeigneter Gleitmittelzusatz. Als maschinenbedingte Faktoren sind vor allem eine zu geringe Presskraft und Wahl einer ungünstigen Tablettenform zu nennen.

9.6.6
Ungenügender Zerfall

Hierunter ist zu verstehen, dass der Tablettenzerfall nicht den in den Arzneibüchern für den einzelnen Tablettentyp vorgeschriebenen Anforderungen entspricht. Verantwortlich sind hierfür das Tablettengut, z.B. zu geringe Zerfallsmittelwirkung, zu hoher Bindemittelanteil, zu hoher Gleitmittelzusatz, ungeeignete Korngröße oder Granulatform, zu geringe Benetzbarkeit der Substanzen, zu geringe Porosität oder als maschinenbedingter Faktor eine zu hohe Presskraft.

9.6.7
Dosierungsschwankungen

Für Dosierungsschwankungen, die das in den Arzneibüchern festgelegte Limit überschreiten, sind folgende gutbedingte Ursachen aufzuführen: ungeeignete Korngröße, zu hoher Pulveranteil, ungeeignete Granulatform, ungünstiges Verhalten zwischen Schüttvolumen und Stampfvolumen des Tablettengutes, zu geringer Fließregulierungsmittelanteil, zu hohe Granulatfeuchtigkeit. Zu hohe Pressgeschwindigkeit, ein lockerer Unterstempel und eine zu starke Vibration oder eine zu starke Schüttelbewegung des Fülltrichters sind als maschinenbedingte Gründe aufzuzählen. Schließlich sei

9

auf weitere Fehler, wie Doppelfüllung der Matrize oder Gravuren, hingewiesen.

9.6.8
Ungenügende Pflege
der Tablettierwerkzeuge

Viele der maschinenbedingten Komplikationen beim Tablettieren lassen sich durch eine ständige und sorgfältige Pflege der Tablettenmaschinen und Werkzeuge verhindern, die darüber hinaus die Einsatzfähigkeit der Maschinen verlängert und Störungen vermeidet. Eine Schmierung der Maschinen hat nach dem vom Herstellerbetrieb mitgelieferten Schmierplan in den dort angegebenen Zeitintervallen zu erfolgen. Eine sorgfältige Reinigung von Maschinenteilen und Stempelwerkzeugen ist nach Beendigung jeder Verpressung notwendig. Die Stempel sind hierzu auszubauen. Anhaftende Reste von Tablettiermasse werden sorgfältig entfernt. Hartnäckig festhaftendes Material kann gegebenenfalls mit einem Stäbchen von Stempel und Matrize entfernt werden. Auf keinen Fall dürfen aber zur Säuberung Metallteile verwendet werden. Diese verursachen Kratzer auf den hochempfindlichen Pressflächen der Stempel. Eine einmal erfolgte Beschädigung überträgt sich nicht nur fortlaufend auf die Oberfläche der Presslinge, sie kann auch Ursache von Tablettierfehlern, z. B. Kleben am Stempel, sein. Für die Reinigung von Stempeln wird auch heißes Seifenwasser empfohlen. Nach sorgfältiger Trocknung sind die Teile anschließend mit säurefreiem und geruchlosem Fett (hierzu eignet sich auch Vaselin oder flüssiges Paraffin) einzufetten. Die Aufbewahrung der Stempel erfolgt zweckmäßigerweise entweder in Fettpapier oder aufgereiht in einer Halterung, die eine Beschädigung der Stempel unmöglich macht. Die Gefahr des Rostens von Stempeln und Maschinenteilen wird vielfach unterschätzt. Nicht nur die Luftfeuchtigkeit kann recht schnell zu Rostansatz führen, sondern in viel stärkerem Maße die zu Tabletten verarbeiteten Wirkstoffe. Rostansätze an nicht gefetteten Teilen können sich innerhalb von wenigen Stunden bilden. Stempel sind regelmäßig zu polieren und bei Rundläufern ihre gleiche Länge zu vermessen.

9.7
Hinweise zu einigen Tablettentypen

9.7.1
Peroraltabletten

Tabletten zur peroralen Anwendung, die entweder im Wasser zerfallen oder direkt eingenommen werden, müssen schnell zerfallen. Die Wirkstoffe gelangen im Magen-Darm-Trakt zur Resorption bzw. üben dort selbst eine lokale Wirkung (Antazida, nicht resorbierbare Antibiotika) aus.

9.7.2
Kautabletten

Kautabletten sind als Spezialtabletten anzusehen, die zerbissen und geschluckt werden. Sie besitzen einen angenehmen aromatischen Geschmack, enthalten keine Zerfallsmittel und werden von Patienten, die Schwierigkeiten beim Schlucken haben, wie auch von Kindern, die oftmals der Einnahme von Tabletten Widerstand entgegensetzen, bevorzugt. Da Wasser zum Schlucken oder Nachspülen nicht unbedingt notwendig ist, bietet ihre Einnahme auch Berufstätigen, Touristen usw. Vorteile. Neben relativ hohem Bindemittelanteil enthalten sie Zucker, Zuckeraustauschstoffe und Aromastoffe.

9.7.3
Oraltabletten

Oraltabletten, zu denen Lutsch-, Sublingual- und Bukkaltabletten zählen, sollen den Wirkstoff in der Mundhöhle oder im Rachenraum freisetzen. Der Wirkstoff kann lokal wirken oder durch Resorption im Mund-Rachen-Raum systemisch verfügbar werden. Charakteristisch für diese Tablettenarten ist, dass sie nicht zerfallen, sondern sich langsam und kontinuierlich auflösen. Es ist daher erforderlich, dass sie möglichst geschmacklos sind, oder es muss für einen guten Geschmack Sorge getragen werden. Die Lösungsverzögerung wird durch hohe Presskraft, insbesondere aber durch Fortlassen von Zerfallsmitteln und Einsatz von Saccharose, Glucose usw. erreicht. Diese gut wasserlöslichen Substanzen verzögern die Auflösung dadurch, dass die Porengänge durch Speichel unter Bildung einer konzentrierten Lösung derart verstopft werden, dass weiteres Wasser nicht in das Innere der Tablette diffundieren kann. Die großen Anteile wasserlöslicher Bindemittel verkleben darüber hinaus die Tablettenoberfläche. Die Gleitmittelanteile sind gleichfalls höher als bei Peroraltabletten und verzögern weiterhin die Auflösungsgeschwindigkeit. Wegen des Eigengeschmacks können Talkum und Magnesiumstearate nicht, wohl aber Magnesiumarachinat und -behenat, verwendet werden.

9.7.3.1
Lutschtabletten

Lutschtabletten finden zur Vorbeugung und Behandlung von Infektionen des Mund- und Rachenraums Anwendung. Als Wirkstoffe dominieren Antiseptika, Desinfizientia, Lokalanästhetika, Expektorantia.

9.7.3.2
Sublingualtabletten

Sublingualtabletten enthalten Wirkstoffe, die im Gastrointestinaltrakt zerstört oder inaktiviert werden und daher über die Schleimhäute des Zungenuntergrunds zur Resorption gelangen müssen. Im Allgemeinen wird hierbei gleichfalls eine langsame Wirkstoffabgabe angestrebt (20–60 min). In dem Maße, wie Wirkstoffe freigesetzt werden, soll eine Resorption über die Schleimhäute erfolgen. Ist das nicht der Fall und kommt es zu einem raschen Zerfall (Lösung), so ist zu befürchten, dass die Schleimhäute nicht in der Lage sind, die gesamte Menge an vorliegendem Wirkstoff zu resorbieren, so dass Teile mit dem Speichel in den Magen gelangen, wo eine rasche Inaktivierung erfolgt. Die sublinguale Applikation von Hormonen (z.B. Methyltestosteron, Estradiol, Progesteron) ist durch moderne Darreichungsformen (Transdermale therapeutische Systeme) und neue Wirkstoffe, die nach peroraler Applikation systemisch verfügbar sind, obsolet. In einigen speziellen Fällen soll allerdings auch bei Sublingualtabletten der Zerfall möglichst

schlagartig sein, nämlich dann, wenn Wirkstoffe (z.B. Nitroglycerin, Erythroltetranitrat) inkorporiert sind, die bei Anfällen von Angina pectoris angewendet werden. Sublingualtabletten sollen klein sein, keine scharfen Kanten besitzen und eine glatte Oberfläche aufweisen, wodurch Schleimhautreizungen und vermehrter Speichelfluss (unerwünschter Abtransport von Wirkstoffen in den Magen) vermieden werden. Linsenförmige Tabletten mit großer Oberfläche bieten darüber hinaus gute Kontaktmöglichkeiten mit der Mundschleimhaut, was sich positiv auf die Resorption auswirkt.

9.7.3.3
Bukkaltabletten

Bukkaltabletten werden in der Backentasche oder im Zwischenraum zwischen Zahnfleisch und Lippe appliziert. Durch die Schleimhäute des Mundes aufgenommene Wirkstoffe gelangen direkt in den Blutkreislauf. Es entfällt somit die primäre Leberpassage.

9.7.4
Parenteraltabletten (Injektionstabletten)

Injektionstabletten dienen zur Herstellung einer klaren, sterilen Injektionslösung. Sie dürfen nur wasserlösliche Wirk- und Hilfsstoffe enthalten. Zur Auflösung wird Wasser für Injektionszwecke verwendet. Die zu verarbeitenden Tablettierhilfsstoffe müssen im besonderen Maße physiologisch und pharmakologisch unbedenklich und darüber hinaus steril und pyrogenfrei sein und eine schnelle und vollkommene Auflösung garantieren. Als Hilfsstoffe finden vorwiegend Glucose, Saccharose, Sorbitol und Natriumchlorid Verwendung. Natriumchlorid gestattet oft eine Komprimierung ohne vorhergehende Granulierung. Polyethylenglykole und -derivate dienen gegebenenfalls als Gleitmittelzusätze. Eine aseptische Abfüllung der Tabletten in sterile Behältnisse ist unbedingt erforderlich. Diese Arzneiform wird besonders in der Wehrpharmazie und bei Katastropheneinsätzen eingesetzt.

9

9.7.5
Lösungstabletten

Lösungstabletten enthalten Arzneimittel für den äußeren Gebrauch und ergeben beim Auflösen in der angegebenen Menge Wasser Lösungen definierter Konzentration. So hergestellt werden vor allem antiseptische Lösungen, sei es zum Gurgeln oder für Umschläge oder zur Desinfektion. Hier können auch Tabletten eingegliedert werden, die kolloidales Silber oder p-Dichlorsulfamylobenzoesäure (in den USA: Halazone®) enthalten und in tropischen Gebieten zur Entkeimung des Trinkwassers dienen. Von Lösungstabletten wird gefordert, dass sie völlig löslich sind.

Die Zahl der Tablettierhilfsstoffe ist hier daher begrenzt. Zu nennen sind Natriumchlorid, Lactose, als Gleitmittel Polyethylenglykol 4000–6000, als Granulierflüssigkeit Alkohol bzw. Alkohol-Wasser-Mischungen.

9.7.6
Brausetabletten

Brausetabletten enthalten Wirkstoffe, die schnell zur Resorption gebracht werden sollen. Durch den schnellen Zerfall in Wasser oder Mineralwasser wird der Wirkstoff bei der Einnahme in gelöster Form vorliegen. Der Zerfall wird durch Verpressen von Natriumhydrogencarbonat gemeinsam mit einer organischen Säure (Citronensäure, Ascorbinsäure) erreicht. Brausetabletten müssen innerhalb von 5 Minuten zerfallen sein. Da die Tabletten vor Feuchtigkeit geschützt gelagert werden müssen, werden sie entweder einzeln versiegelt oder in Tablettenröhrchen mit Trockenmittel im Deckel konfektioniert.

Ein besonderes Herstellungsproblem bei Brausetabletten stellt die Schmierung dar. Schmiermittel sind normalerweise lipophile Substanzen, die bei Brausetabletten nicht eingesetzt werden können. Deshalb werden meistens hydrophile PEG-Verbindungen und insbesondere eine Kombination aus PEG 6000 und sprühgetrocknetem L-Leucin eingesetzt.

9.7.7
Vaginaltabletten

Vaginaltabletten enthalten meist Wirkstoffe zur lokalen Beeinflussung der Vaginalschleimhaut. Im Allgemeinen ist eine langsame Auflösung erwünscht. Die Arzneiformulierung entspricht daher den Lutschtabletten. Es kommen nur gut lösliche Hilfsstoffe in Frage (Glucose, Lactose, Sorbitol). Der pH-Wert muss, um eine Störung der Vaginalflora zu vermeiden, im sauren Bereich (pH 5) liegen. Talkum als Gleitmittel darf wegen der Gefahr einer Bildung von Talkumgranulomen nicht verwendet werden. Vaginaltabletten mit schlagartigem Zerfall (Brausetabletten) werden mit Wirkstoffen zur Empfängnisverhütung eingesetzt.

9.7.8
Implantationstabletten s. 20.7.2.

9.8
Biopharmazeutische Aspekte

9.8.1
Physiologische Verhältnisse im Magen-Darm-Kanal und ihr Einfluss auf die Resorption

Der Wirkungseintritt bei peroral applizierten Arzneiformen wird um so eher erfolgen, je schneller der Wirkstoff nach Freisetzung zur Resorption gelangt. Im Magen nicht resorbierte Stoffe können vom Hauptresorptionsorgan, der Dünndarmschleimhaut, aufgenommen werden. In sehr geringen Mengen können Wirkstoffanteile bereits im Mund zur Resorption gelangen. Bei Lutsch- und Sublingualtabletten ist die Mundschleimhaut dagegen auch Resorptionsort.

Die physiologischen Verhältnisse im Magen sind schwer zu erfassen und keineswegs gleichförmig. Menge und Art der Speisen und erhebliche individuelle und tageszeitliche Schwankungen – von pathologischen Abweichungen ganz abgesehen – lassen konkrete allgemein gültige Aussagen kaum zu. Normalerweise herrscht im Magen ein saures Milieu, das Lösungsbedingungen für schwach basische Wirkstoffe erwarten lässt. Allerdings ist der pH-Wert stark von der Nahrungsaufnahme abhängig. Eiweißreiche Nahrung führt z. B. zu einer Verschiebung ins schwach saure Gebiet. Magenkranke und auch ältere Personen weisen oftmals einen subaziden oder anaziden Magensaft auf, so dass der Ionisationsgrad und die Löslichkeit eines Wirkstoffs hierdurch stark beeinflusst werden. In solchen Fällen ist auch eine Magensaftresistenz von speziellen Arzneiformen nicht immer gewährleistet. Andererseits muss bei diesen Arzneiformen berücksichtigt werden, dass noch in den oberen Dünndarmabschnitten schwach saure Werte vorherrschen können. So wurden für das Duodenum pH-Werte zwischen 3,8 – 6,6 ermittelt, selbst im 5 m langen Jejunum konnten noch schwach saure Werte gemessen werden. Außerdem ist die Verweildauer von Arzneiformen vom Füllungsgrad des Magens beeinflusst.

Für die Arzneimittelwirkung ist eine möglichst gleichmäßige Passage (besonders bei Depotarzneiformen) durch den Verdauungstrakt wünschenswert. Jede Dysfunktion der Verdauung kann eine Veränderung der Verweildauer im Magen herbeiführen und zu Komplikationen führen. Perorale Darreichungsformen verlassen den Magen meistens nach $^1/_4$ – 3 h. Vereinzelt kann sich die Verweildauer auf 8 – 10 h verlängern. Granulatkörner vermögen dagegen den geschlossenen Pylorus zu passieren und den Magen – wie röntgenologische Befunde zeigen – bereits nach 15 min zu verlassen. Für die Passage des Dickdarms werden 4 – 20 h angenommen. Da die Verweildauer von Präparaten im Verdauungstrakt von einer Vielzahl von Faktoren beeinflusst wird, fällt es schwer, eine Durchschnittszeit für die Durchwanderung festzulegen. In der Literatur werden häufig 10 – 12 h als Mittelwert veranschlagt.

Tabelle 9.4 gibt einen Überblick über die physiologischen Verhältnisse im Magen-Darm-Trakt, wobei die angegebenen Werte lediglich als allgemeine Richtwerte zu betrachten sind.

Im gesamten Magen-Darm-Kanal sind in der Mukosa Schleimdrüsen oder im Epithel eingestreute Zellen vorhanden, die Schleim (Mucin) produzieren, der die Darmoberfläche überzieht. Hauptbestandteil des Sekrets bilden Mukoide, die aus Protein und hexosaminhalti-

gem Mukopolysaccharid bestehen. Wirkstoffe werden bei der Resorption zunächst aus dem Magen- oder Darmlumen von den Epithelzellen der Mukosa aufgenommen. Die Wirkstoffe gelangen nach Passage der Epithelzellen in die Flüssigkeit der Lamina propria und aus dieser in die Blutkapillaren, aus denen sie fortgeführt werden.

Die Plasmamembranen der Epithelzellen stellen für hydrophile und speziell für ionisierte Wirkstoffe eine große Barriere dar, falls diese Wirkstoffe keine Affinität für Transportsysteme in den Epithelmembranen haben. Substanzen mit einem Molekulargewicht von < 100 (z. B. Wasser, Harnstoff) können das Epithel zwischen den Plasmamembranen der einzelnen Zellen passieren. Diese Durchlässigkeit ist abhängig von der Dichtigkeit der aneinander liegenden Zellmembranen („tight junctions"). So ist z. B. die Durchlässigkeit im Darmepithelium 10 000mal höher als im Blasenepithel.

Der Porendurchmesser ist bei verschiedenen Körpermembranen unterschiedlich. Aus Tierversuchen wird geschlossen, dass nur Substanzen mit einer Molekülmasse $\leq$ 100 durch diese Poren diffundieren können.

Durch die Lipoidmembranen der Magenschleimhaut und des Darmepithels vermögen nur lipoidlösliche Wirkstoffe in signifikantem Ausmaß zu permeieren. Da die Mehrzahl der Wirkstoffe schwache Säuren oder schwache Basen darstellen, liegen sie in Abhängigkeit vom pH-Wert mehr oder weniger stark in ionisierter Form vor. In Anbetracht der Lipoidlöslichkeit der nichtionisierten Form wird ausschließlich diese resorbiert. Bei schlechter Lipoidlöslichkeit der undissoziierten Form kann demnach auch keine gute Resorption erwartet werden. Gut resorbiert werden schwache Säuren, da sie im sauren Magensaft vorwiegend undissoziiert vorliegen. Da schwache Basen im Magen fast vollständig in ionisierter Form existieren, erfolgt ihre Resorption hauptsächlich im Darm, in dem höhere pH-Werte vorherrschen und der nichtionisierte Zustand dominiert. Voraussetzung für die Resorption ist allerdings, dass der Wirkstoff in Lösung vorliegt. Schwache Säuren kommen jedoch im sauren pH-Bereich des Magens weniger zur Lösung als im Darmsaft, so dass, wenn auch im

Tab. 9.4: Physiologische Verhältnisse im Verdauungstrakt (vgl. Abb. 9.19)

Organ	Verdauungs-flüssigkeiten	Menge (l/d)	pH-Wert	Bestandteile	Verweil-dauer (h)	Resorptionsver-hältnisse
Mund (Os)	Speichel	1–2	ca. 6	Ptyalin	kurzfristig	
Magen (Stomachus)	Magensaft	2–4	1,2–1,6	Salzsäure Pepsin Chymosin Kathepsin Lipase	$^1/_4$–3	hydrophile Substanzen schlecht; lipoidlösliche Substanzen gut
Dünndarm (Duodenum, Jejunum, Ileum)	Darmsaft	ca. 0,2	4,7–7,3	Amylase Maltase Lactase Saccharase		
	Pankreassaft	ca. 0,7	7,5–8,8	Lipase Erepsin Enterokinase Trypsin Chymotrypsin Amylase Carboxy-peptidasen Nucleasen	1–10	gut
	Galle	0,7–1,2	7,4–7,7	Gallensäuren Cholesterol Lecithin		
Dickdarm (Colon)			4,6–8,8	Bakterien Mucus Stercobilin	4–20	schlecht
Mastdarm (Rectum)	Schleimsekret		ca. 7,3			s. Suppositorien

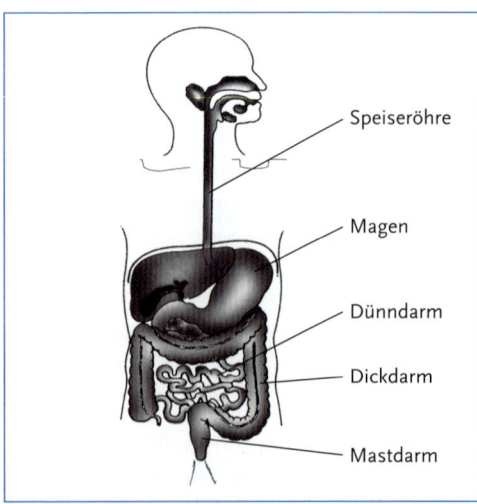

Speiseröhre

Magen

Dünndarm

Dickdarm

Mastdarm

Abb. 9.19: Magen-Darm-Trakt

Darm der Anteil an nichtdissoziiertem Wirkstoff gering ist, dieser – bedingt durch die große Resorptionsfläche (etwa 100 m²) – in befriedigender Menge zur Resorption gelangt.

9.8.2
Zerfalls-, Auflösungs- und Resorptionsprozesse bei Formlingen

Jede Phase der Tablettenherstellung kann entscheidenden Einfluss auf den Zerfall, auf die Wirkstofffreisetzung und auf die Resorptionsrate nehmen. Auf die fördernden oder auch hemmenden Effekte der Grund- und Hilfsstoffe, der Granulatgröße und -form, der Art der Komprimierung, insbesondere des Pressdrucks, sei in diesem Zusammenhang nochmals hingewiesen.

Voraussetzung für günstige Freisetzungs- und Resorptionsverhältnisse bildet der vollständige Zerfall des Formlings. In Abbildung 9.20 sind die Zerfallsphasen, der daraus resultierende Grad der Freisetzung sowie die Resorptionsvorgänge schematisch dargestellt. Die Desaggregierung eines Formlings (Tablette, Dragee) erfolgt zunächst zu den Granulatkörnern. Diese zerfallen dann weiter bis zu ihren pulverförmigen Bestandteilen. Der Zerfall verläuft somit in umgekehrter Reihenfolge wie die Aggregierungsprozesse bei der Herstellung des Formlings, wo aus pulverförmigen Arznei- und Hilfsstoffen zunächst Granulate gebildet werden, die dann verpresst den Formling ergeben.

Bereits aus einer unzerfallenen Tablette kann eine Freisetzung, wenn auch nur in geringem Ausmaß, stattfinden. Aus Granulatkörnern sind die Freisetzungsraten wesentlich höher, doch erst ein vollständiger Zerfall in die pulverförmigen Bestandteile lässt bei einem leicht wasserlöslichen Wirkstoff eine schnelle und vollständige Herauslösung erwarten. Selbst wenn langsam quellende Klebstoffe zur Granulierung verwendet werden oder Anteile lipophiler Tablettierhilfsstoffe (Magnesium-, Calciumstearat, Talkum) die Diffusion oder Benetzung behindern, dürfte keine wesentliche

Verzögerung der Liberation und Resorption auftreten. Die Zerfallsforderungen für Tabletten, Dragees, Granulate dürften im Allgemeinen – sofern leicht wasserlösliche Wirkstoffe verarbeitet wurden – geeignet sein, um sicherzustellen, dass eine Resorption ohne Verzögerung stattfindet.

Wird ein Wirkstoff allerdings nur langsam aus den Zerfallsprodukten herausgelöst, sei es, weil er eine geringe Lösungsgeschwindigkeit besitzt oder weil er z. B. durch ungünstige Granuliermittel von diesen fest eingeschlossen ist, resultieren nur geringe Liberationsraten und eine nur unvollständige Resorption im Magen-Darm-Trakt, die durch einen nur langsamen und unvollkommenen Anstieg der Blutspiegelwerte erkannt wird. In diesen Fällen sind Zerfallstests wenig sinnvoll, wesentlich höhere Aussagekraft besitzt der Freisetzungstest (dissolution test) (s. 9.8.3.1).

Bei einigen Wirkstoffen empfiehlt es sich, durch Verarbeitung von Puffersubstanzen in Tabletten einen bestimmten pH-Wert einzustellen, der eine sofortige Lösung des Wirkstoffs ermöglicht. Werden Wirkstoffe in mikronisierter Form zu Tabletten verarbeitet, so kann bei ungeschickter Formulierung ihre höhere Resorbierbarkeit durch den Granulier- und Pressvorgang verloren gehen. Als Beispiel

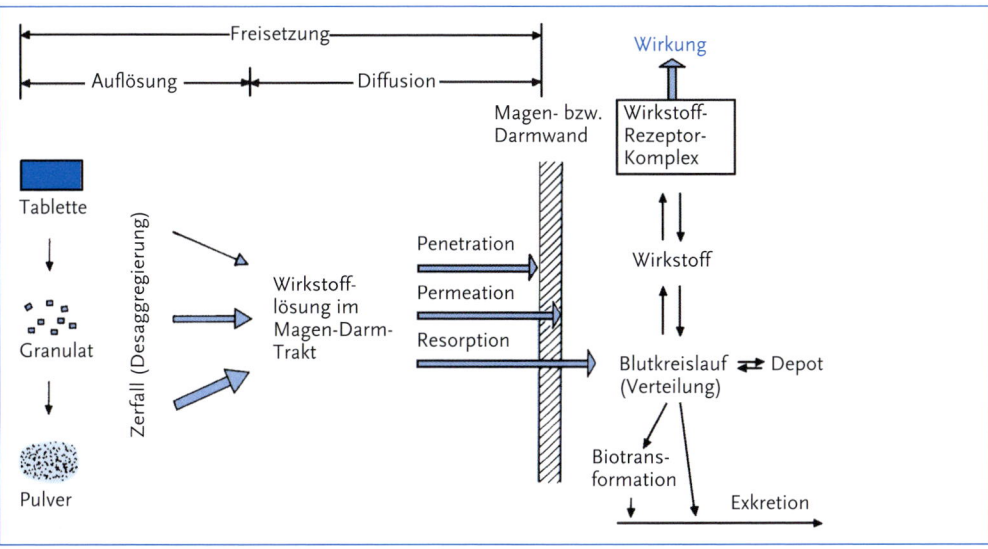

Abb. 9.20: Zerfalls-, Freisetzungs- und Resorptionsprozesse am Beispiel einer Tablette

sei Griseofulvinmikropulver angeführt, das zu einer Suspension verarbeitet wesentlich höhere Blutspiegelwerte erbrachte als bei einer Verpressung zur Tablette.

Für ungenügende Resorptionsquoten bei Tabletten oder für eine unzureichende Auflösbarkeit des Wirkstoffs dürften in vielen Fällen Komplexbildungen zwischen Wirkstoffen und Hilfsstoffen verantwortlich sein. Adsorptive Bindungen zwischen Wirk- und Hilfsstoffen, insbesondere mit den als Tablettierhilfsstoffen verwendeten Talkum, kolloidalem Kaolin, Calciumcarbonat, Magnesiumtrisilicat, Magnesiumhydroxid, Magnesiumoxid, Zinkstearat, Stearinsäure und Aluminiumhydroxid, sind erkannt worden, ohne dass eine Zuordnung zu den verschiedenen physikalischen Vorgängen im Einzelfall möglich war. Tetracyclin gibt z. B. mit Al^{3+}-Ionen Komplexe, desgleichen mit Ca^{2+}, so dass auch bei gleichzeitiger Milchverabreichung starke Wirkungseinbußen resultieren.

Für die im nächsten Kapitel (s. 10) erörterte Arzneiform „Überzogene Tabletten" gelten im Wesentlichen die oben gemachten Aussagen. Auch sie besitzen als Kern eine Tablette, deren rascher Zerfall die Voraussetzung für die Arzneistoffresorption darstellt. Hinzu kommt allerdings, dass zuvor die Überzugsschicht gelöst (z. B. durch Salzbildung mit Ionen der Magen- oder Darmflüssigkeit), gesprengt (Quellung des Kerns nach Diffusion von Flüssigkeit durch Überzugsschicht) oder für den Wirkstofftransport durchlässig werden muss. Während bei nichtretardierenden Filmüberzügen kaum Verzögerungen der Freisetzung auftreten, benötigen Zuckerüberzüge mit ihrer beachtlichen Dicke zu ihrer Lösung einige Zeit.

Gegenüber Tabletten und „überzogenen Tabletten" erweist sich die Kapsel (s. 11) zum peroralen Gebrauch im Hinblick auf die Bioverfügbarkeit als herstellungstechnisch einfacher. Das erklärt die zunehmende Bedeutung dieser Arzneiform. Altersbedingte oder durch Interaktion mit Inhaltsstoffen hervorgerufene Härtung der Gelatinehülle wie auch lipophile Wirkstoffe oder Hilfsstoffe als Füllmaterialien verzögern die Freisetzung, während hydrophile Substanzen und die Benetzung fördernde Tenside zu einer Erhöhung der Freisetzung und Bioverfügbarkeit führen.

9.8.3
Erfassung des Auflösungs-, Freisetzungs- und Verteilungsverhaltens von Wirkstoffen

9.8.3.1
Lösemodelle (dissolution test)

Allgemeines

Da die Lösungsgeschwindigkeit von Wirkstoffen oftmals den geschwindigkeitsbestimmenden Schritt für die Resorption darstellt, erbringt der Freisetzungstest (dissolution test) wichtige Informationen zur biopharmazeutischen Qualität von Arzneiformen. Obgleich die für die peroralen Arzneiformen entwickelten Lösemodelle in ihrem Prinzip sehr einfach anmuten, haben diese erst nach jahrzehntelangen Bemühungen eine derartige Reife erlangt, dass sie standardisiert und validiert Bestandteil der Arzneibücher sind.

Man unterscheidet zwischen der *wahren Lösungsgeschwindigkeit* (intrinsic dissolution rate), die sich auf den (reinen) Wirkstoff bezieht, dessen Inlösunggehen unter definierten Bedingungen verfolgt wird, und der *scheinbaren Lösungsgeschwindigkeit* (apparent dissolution rate), die die effektive Freisetzung eines Wirkstoffs aus einer Arzneiform unter den Bedingungen konventioneller Verfahren charakterisiert.

Die Zahl der bisher vorgeschlagenen Lösemodelle ist beträchtlich. Im Folgenden sollen die wichtigsten Modelle, die zugleich für alle sich hiervon ableitenden Varianten stehen, aufgeführt werden und hierbei die Problematik der Einflussgrößen auf die Lösungskinetik erläutert werden. Entsprechend den Versuchsanordnungen sind bei allen Auflösungs-, Freisetzungs- und Resorptionsmodellen zwei Gruppen nach den Lösebedingungen zu unterscheiden:

Non-sink-Bedingungen (engl. sink = Ausguss, Abfluss) liegen vor, wenn die Konzentration des Wirkstoffs im Medium entsprechend seiner Auflösung bis zu einem Maximalwert ansteigt. Im Allgemeinen muss hier in einer vorgegebenen Zeit ein vorgegebener Prozentanteil der eingesetzten Gesamtwirkstoffmenge in Lösung gegangen sein (z. B. 60 % in 30 min). Solche Bedingungen sind gegeben, wenn während des Lösevorgangs der Wirkstoff bzw. die Arzneiform mit der gesamten Menge Lösungsmittel in Kontakt steht und kein Flüssigkeitsaustausch stattfindet (geschlossenes System).

Sink-Bedingungen liegen dagegen vor, wenn die Konzentration des Wirkstoffs im Verteilungsvolumen trotz ständiger Auflösung auf einem niedrigen Niveau gehalten wird analog den Vorgängen bei der Resorption, bei der der Wirkstoff dem Lumen des Magen-Darm-Bereiches durch Aufnahme in die Blutbahn entzogen wird. Von Sink-Bedingungen spricht man, wenn der gelöst vorliegende Wirkstoff 10 % der Sättigungskonzentration nicht überschreitet. Im Modellversuch sind diese Bedingungen dadurch erzielbar, dass fortlaufend aus der vorgelegten Prüflösung Volumina entnommen und zur Analyse gebracht und durch gleiche Volumina frischer Prüflösung ersetzt werden oder dass die Arzneiform während des Lösevorgangs stets mit reinem Lösungsmittel umspült wird (Durchflusszelle). Modelle, die nach dem letztgenannten Prinzip arbeiten, werden als offene Systeme bezeichnet.

Geschlossene Systeme

Bei allen Variationen dieser Bestimmungsmethode befindet sich der Formling in einem temperierten Behälter in einem Lösungsmittel, das durch Rühren, Schütteln, Rotieren oder Oszillieren in Bewegung gehalten wird. Die Menge des Lösungsmittels muss derart bemessen sein, dass nach erfolgter Lösung die Konzentration weit unterhalb der Sättigungskonzentration liegt. Bei schwerlöslichen Stoffen sind zwangsläufig recht große Flüssigkeitsvolumina zu verwenden.

Bechermethode (beaker method)

Diese besonders einfache Methode (Abb. 9.21) findet zur Bestimmung der Auflösungsgeschwindigkeit von Substanzen Verwendung, die zunächst zu Formlingen verpresst werden. In ein Becherglas, das ein bestimmtes Volumen Lösungsmedium (meist 250 ml Puffer) enthält und mit einer Rühreinrichtung ausgestattet ist, wird der Pressling vorsichtig einge-

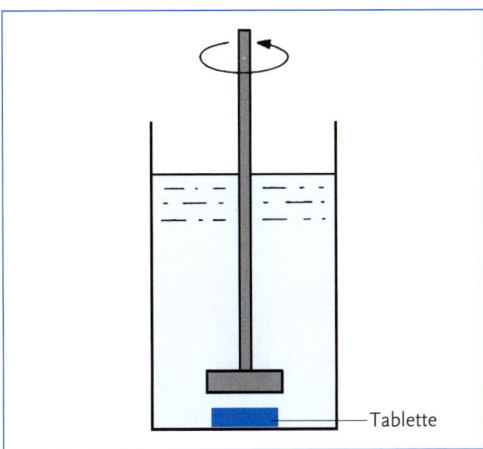

Abb. 9.21: Bechermethode

bracht und zentriert. In regelmäßigen zeitlichen Abständen werden aliquote Volumina entnommen und deren Gehalt bestimmt. Die entnommenen Lösungsmittelvolumina sind zu ergänzen. Die Ergebnisse hängen von der Rührgeschwindigkeit, der Lage der Tablette im Becher und der Eintauchtiefe des Rührers ab. Eine Bewegung von 50 U/min in einem 500-ml-Becher soll etwa den physiologischen Verhältnissen des Magen-Darm-Traktes entsprechen. 40–60 U/min werden daher bei der Bechermethode empfohlen.

Drehkörbchenmethode (rotating basket method)

Die Arzneiform befindet sich in einem Drahtkörbchen mit vorgeschriebener Dimension und Maschenweite, das mit festgelegter Umdrehungsgeschwindigkeit in der Prüfflüssigkeit rotiert (Abb. 9.22). Die Methode ist in mehreren Arzneibüchern aufgeführt (USP XXIII, Ph. Eur.).

Kritisch ist einzuschätzen, dass das Drahtnetz einen Abrieb am Formling bewirken kann, dass Quellstoffe gegebenenfalls durch Verstopfen der Maschen den Konzentrationsausgleich behindern oder sich der Formling am Ort der geringsten Bewegung befinden kann. Die Reproduzierbarkeit der Ergebnisse wird durch die Vibration der Rührwelle beeinträchtigt.

9

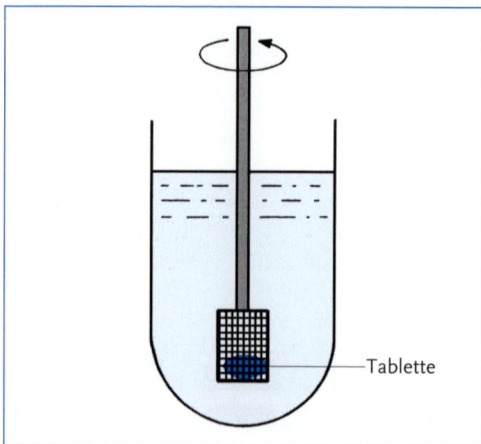

Abb. 9.22: Drehkörbchenmethode

Blattrührerapparatur
(paddle method)

Diese Prüfmethode zur Bestimmung der Freisetzungsgeschwindigkeit wird derzeit bevorzugt eingesetzt. Sie ist Bestandteil moderner Arzneibücher. Es existieren hierbei Variationen, deren gemeinsames Element ein Rundbodengefäß mit einem Zweiflügelrührer spezieller Blattform ist (Abb. 9.23). Es befindet sich in einem thermostatierten Wasserbad. Da sich der zu prüfende Formling während des Vorgangs, bedingt durch den Rundboden des Gefäßes, zentral unter dem Rührflügel befindet,

erfolgen die Bewegungsabläufe gleichförmig, woraus gut reproduzierbare Prüfergebnisse resultieren. Im Allgemeinen verwendet man Gefäße mit 1 l Inhalt, wobei das Prüfvolumen max. 900 ml beträgt, doch werden gelegentlich auch kleinere oder größere Prüfvolumina mit entsprechend dimensionierten Gefäßen zur Ermittlung der Auflösungsraten herangezogen.

Für Serienuntersuchungen stehen Prüfgeräte zur Verfügung, bei denen mehrere Prüfgefäße mit Rührflügel gleichzeitig beschickt werden können. Die Geschwindigkeit ist von $25-200$ U · min^{-1} mit einer Genauigkeit von ± 1 U · min^{-1} durch permanenten elektronischen Soll-Ist-Abgleich, die Temperatur ist von $30-42$ °C stufenlos regelbar. Moderne Freisetzungssysteme ermöglichen auch einen automatischen Probenzug entsprechend den Anforderungen der Pharmakopöen (z.B. Erweka-Dissolutionstester DT).

Prüflingsmagazine werfen die Prüflinge zeitgleich in alle Reaktionsgefäße ein, so dass sich die manuelle Berechnung des zeitlichen Verzuges für das Einbringen der Prüflinge in die einzelnen Messgefäße erübrigt.

Mit Hilfe von 20-Kammer-Magazinen können entsprechend viele Produkte nacheinander vollautomatisch mit 6 Prüflingen pro Charge geprüft werden.

Offene Systeme

Bei offenen Systemen werden von einem festgelegten Volumen Lösungsmittel ständig Anteile dem System zu- und wieder abgeführt. Dieser Vorgang wird durch eine Durchflusszelle realisiert (Sink-Bedingungen).

Durchflussmethode

Die zu prüfende Arzneiform befindet sich zwischen zwei Glas- oder Keramikfritten und wird im Durchfluss von unten her von der Auflösungsflüssigkeit (Wasser, künstlicher Magen- oder Darmsaft) umspült (Abb. 9.24). Die Ermittlung des Gehalts an gelöstem Wirkstoff erfolgt in der abfließenden Flüssigkeit meistens spektralphotometrisch unter Verwendung einer Durchflussküvette.

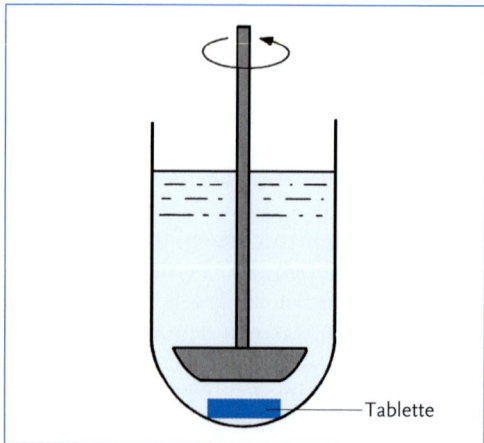

Abb. 9.23: Blattrührermethode

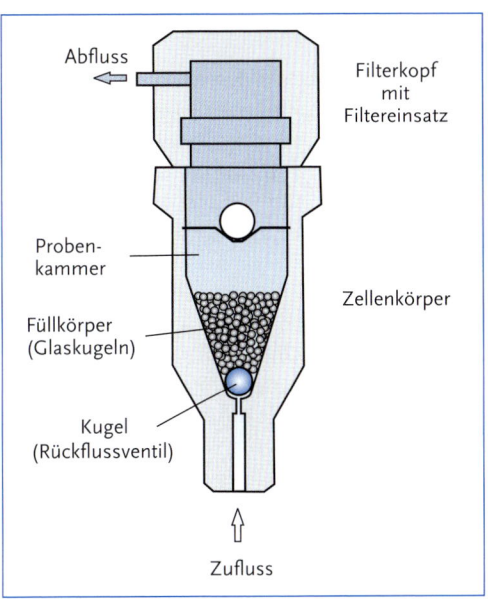

Abb. 9.24: Durchflussmethode

Die Methode zeichnet sich durch gute Er-
gebnisdifferenzierbarkeit, Präzision und prinzipielle Ähnlichkeit der Auflösungsbedingun-
gen mit denen der In-vivo-Verhältnisse (Sink-
Bedingungen, s. 9.8.3.1) aus. Zur Simulation
der physiologischen Verhältnisse im Magen-
Darm-Trakt wird bei der Durchflussmethode
ein Flüssigkeitsstrom von etwa 40–80 ml/min
eingestellt.

Lösemodell der Sartorius AG

Mit dem Gerät kann gleichzeitig Auflösungs-
und Resorptionsverhalten untersucht werden.
In dem rotierenden Behälter befinden sich neben der zu untersuchenden Arzneiform auch
Füllkörper. Der Freisetzungsversuch wird mit
künstlichem Magensaft gestartet. Dieser wird
später durch künstlichen Darmsaft ersetzt.
Dem Behälter wird in bestimmten Zeitintervallen unter gleichzeitigem Ersatz des entsprechenden Lösungsmittels eine konstante Menge
Lösung über ein Filter entzogen. Der automatisch gesteuerte Abtransport erfolgt in der
Weise, dass die dem System entzogene Wirkstoffmenge näherungsweise so groß ist wie die
in vivo resorbierte Menge.

9.8.3.2
Resorptionsmodelle

Während mit Lösemodellen vorrangig eine
Charakterisierung des Auflösungs- und Libe-
rationsverhaltens erfolgen kann, simulieren
Resorptionsmodelle darüber hinaus auch die
Verteilung des Wirkstoffs zwischen Gastroin-
testinalflüssigkeit und den Lipoidmembranen
der Zellen. Neben der Lösungsgeschwindigkeit
wird die Resorptionsrate im starken Maße vom
Übertritt des Wirkstoffs in die Lipoidmembran
festgelegt, so dass diesem Schritt besondere Bedeutung im Resorptionsablauf zukommt. Bei
den zahlreichen in der Literatur beschriebenen
Versuchsanordnungen, von denen nur einige
besonders repräsentative und verbreitete hier
aufgeführt sein sollen, dient eine Membran
künstlichen oder natürlichen Ursprungs als Ersatz für die menschliche Zellmembran *(Membranmodelle)*. Wenn auch tierische Membranen
den *In-vivo*-Verhältnissen mehr entsprechen
und z.B. Schweinezwerchfell selbst nach entsprechender Lagerhaltung gut reproduzierbare
Werte erbrachte, finden künstliche Membranen, bedingt durch Reproduzierbarkeit und
leichte Handhabung, bevorzugt Anwendung.
Durch Beschichtung der synthetischen Membranen mit Lipoiden wird mitunter der Charakter der biologischen Membran imitiert. Die
Membran ist in einer Diffusionszelle so angebracht, dass sie diese in zwei Kammern teilt
(Zweikammersystem). Eine Kammer enthält
die Wirkstofflösung *(Donorflüssigkeit*, gegebenenfalls auch die Arzneiform), die zweite die
Flüssigkeit, in die der Wirkstoff nach Passage
der Membran übertritt *(Akzeptorflüssigkeit)*.
Die Flüssigkeiten der einzelnen Kammern
müssen auf konstanter Temperatur gehalten
und ständig durchmischt werden, um Diffusi-
onsschichten, die sich an der Membran bilden
und die die Reproduzierbarkeit des Vorganges
beeinträchtigen können, weitgehend abzu-
bauen bzw. konstant zu halten.

Resorptionsmodell nach Stricker
(Sartorius AG)

Es ermöglicht Studien unter Verhältnissen, die
denen des Gastrointestinaltrakts annähernd

9

Ph.Eur. 2.9.3 Wirkstofffreisetzung aus festen Arzneiformen

Die Ph.Eur. beschreibt drei Geräte zur Bestimmung der Freisetzungsgeschwindigkeit von Wirkstoffen aus festen Arzneiformen: Blattrührer-, Drehkörbchen- und Durchflusszellen-Apparatur.

Blattrührerapparatur: Die Apparatur besteht aus einem 1 Liter fassenden, zylindrischen Glasgefäß mit halbkugelförmigem Boden, welches in einem Wasserbad bei 37 °C hängt. Ein Deckel auf dem Gefäß verlangsamt das Verdunsten der Prüfflüssigkeit. In die Flüssigkeit (maximal 900 ml) taucht ein motorbetriebener Zweiflügelrührer, dessen streifenförmiges Rührblatt an beiden Enden, dem Gefäßboden folgend, kreislinienförmig begrenzt wird. Die zu prüfende Zubereitung wird in das Gefäß eingebracht, bevor der Rührer in Betrieb genommen wird. Durch den halbkugelförmigen Boden des Prüfgefäßes befindet sie sich immer mittig unter dem Rührstab, der 25 mm über dem Boden endet. Zubereitungen, die aufschwimmen, werden z. B. mit einer Glas- oder Drahtspirale beschwert.

Drehkörbchen-Apparatur: Bei der Drehkörbchen-Apparatur ist der Flügelrührer durch ein zylindrisches Körbchen aus verschweißtem Drahtgeflecht ersetzt (Innenmaße: h = 27 mm, ∅ = 20 mm). Das Körbchen dient der Aufnahme der zu prüfenden Zubereitung und muss sich beim Befüllen in trockenem Zustand befinden.

Durchflusszellen-Apparatur: Die Ph.Eur. beschreibt drei unterschiedliche Konstruktionstypen von Durchflusszellen. Zwei davon dienen der Prüfung nicht lipophiler Arzneiformen. Sie unterscheiden sich im Wesentlichen nur in ihren Abmessungen. Es sind vertikal stehende Röhrchen aus durchsichtigem Material, die von unten nach oben von der auf 37 °C temperierten Prüfflüssigkeit durchströmt werden. Nach unten verjüngen sich die Zellen zur Einlassöffnung hin konisch, am oberen Auslass befindet sich ein Filtersystem, welches ungelöste Partikel zurückhält. Der Durchmesser des zylindrischen Mittelteils beträgt beim einen Typ ca. 23 mm, beim anderen Typ 12 mm. Die Zellen werden mit Glasperlen gefüllt. Auf oder innerhalb des Glasperlenbettes wird eine Einheit der Zubereitung platziert. Alternativ kann die zu prüfende Einheit auch auf einen im zylindrischen Mittelteil der Zelle fixierten Drahteinsatz gelegt werden. Mittels einer Pumpe wird entweder frische Prüfflüssigkeit kontinuierlich durch die Zelle gefördert oder das Freisetzungsmedium in einem geschlossenen Kreislauf zirkuliert. Der dritte monografierte Durchflusszellentyp ist für die Prüfung fester lipophiler Arzneiformen wie Zäpfchen und Weichkapseln bestimmt. Die Zelle besitzt im unteren Teil zwei nebeneinander liegende Kammern. Eine davon dient der Aufnahme der Zubereitung. Sie wird von unten mit Prüfmedium gespeist. Die oben austretende Flüssigkeit läuft in die zweite Kammer über. Ein Hohlraum über beiden Kammern fängt lipophile Hilfsstoffe auf, die auf der Oberfläche der Prüfflüssigkeit schwimmen. Die Prüfflüssigkeit selbst fließt am Boden der Überlaufkammer durch eine Kapillare in ein Steigrohr, welches zu einem der Durchflusszelle aufsitzenden Filterhalter führt. Das Prüfmedium kann auch hier in einem offenen oder geschlossenen Kreislauf geführt werden. Bei der Festlegung der Prüftemperatur ist der Schmelzpunkt der Arzneiform zu berücksichtigen.

entsprechen. Es besteht im Wesentlichen aus einer Diffusionskammer (Abb. 9.25) mit zwei durch eine besondere Lipoidbarriere getrennten Kompartimenten, von denen das eine künstlichen Magensaft oder Darmsaft mit gelöstem Wirkstoff, das andere künstliches Plasma enthält. Die Diffusionsgeschwindigkeit des Wirkstoffes in das Plasma kann berechnet werden. Diese sollte der entsprechenden In-vivo-

Resorptionsgeschwindigkeitskonstanten direkt proportional sein.

9.8.3.3
Verteilungsmodelle

Bei einer Anzahl von Modellen wird die Membran durch ein in Wasser nicht mischbares organisches Lösungsmittel simuliert (*Verteilungs-*

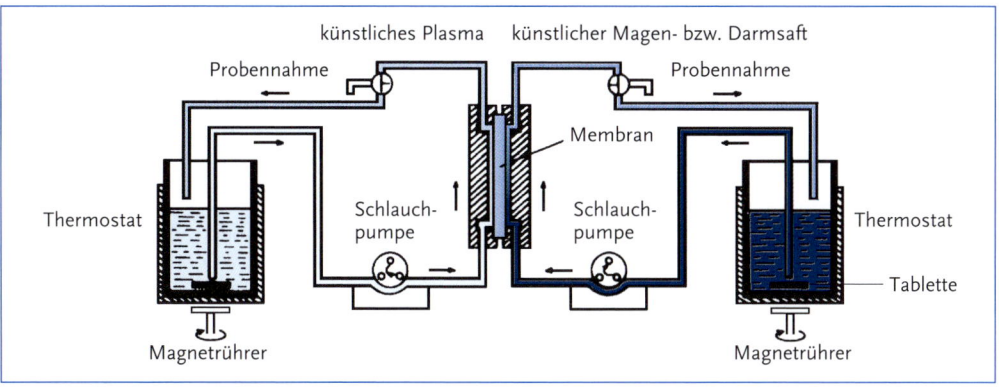

Abb. 9.25: Resorptionsmodell (nach Stricker)

modelle). Nur bei lipophilen Wirkstoffen bzw. bei Wirkstoffen, die in undissoziierter Form vorliegen, wird mit ausreichender Geschwindigkeit ein Übertritt aus der Donatorphase in die Lipoidphase und aus dieser in die Akzeptorphase möglich sein.

Schulman-Zelle

Sie stellt die einfachste Anordnung der Verteilungsmodelle dar (Abb. 9.26). In einem thermostatisierten Trog sind die wässrigen Phasen A (Donorphase) und C (Akzeptorphase) durch eine undurchlässige Scheidewand getrennt. Überschichtet werden beide Phasen mit der Lipoidphase B. Alle drei Phasen werden mit konstanter Rührgeschwindigkeit durchmischt (Phase A und C mittels Magnetrührer, Phase B mittels Flügelrührer). Der Wirkstofftransport, der von A über B nach C erfolgt, lässt sich über die zeitabhängige Konzentrationsänderung in jeder Phase durch Probenahme verfolgen.

Drehkolben nach Koch (Resotest®; Büchi, Schweiz)

Der Kolben hat birnenförmige Gestalt und ist mit zwei Ansätzen versehen (Abb. 9.27). Er ist über einen Ansatz an eine Rotationseinrichtung angeschlossen. Der zweite Ansatz dient zur Einfüllung der Phasen und zur Probenahme. Die Phasen A und C, die durch eine kreisrunde im Zentrum durchbrochene Schei-

dewand *S* – auch während der Rotation des Kolbens – getrennt als zwei gleichvolumige Kompartimente vorliegen, sind von der Lipoidphase B überschichtet. Der Phasenübertritt des Wirkstoffs erfolgt analog zur Schulman-Zelle. Der Vorteil des Drehkolbens besteht vor allem darin, dass lediglich die Gleichförmigkeit der Drehbewegung sicherzustellen ist und nicht die Konstanz der Geschwindigkeit von drei Rührern (s. Abb. 9.26), was erfahrungsgemäß Probleme aufwirft.

Die Ergebnisse, die mit all den beschriebenen Einrichtungen erhalten werden, sind stark abhängig von der Gerätekonstruktion, von der Flüssigkeitsmenge und -art, der Bewegungsintensität und der Temperatur. Es wäre günstig, wenn die Rührgeschwindigkeit, Durchflussgeschwindigkeit bzw. Schüttelbewegung (bei Zer-

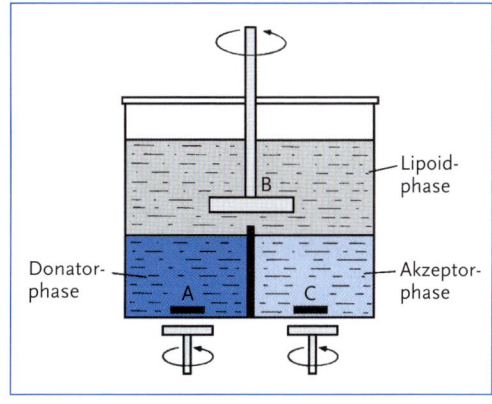

Abb. 9.26: Schulman-Zelle

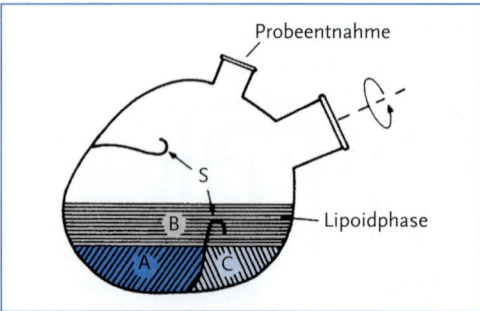

Abb. 9.27: Drehkolben nach Koch

fallstestern) mit den physiologischen Bedingungen übereinstimmen würden.

9.9
Prüfung

Die erörterten Prüfungen gelten zugleich für die unter 10 (überzogene Tabletten) und 12 (perorale Depotarzneiformen) angeführten Arzneiformen.

9.9.1
Allgemeines

Tablettenprüfungen sind nicht nur als Qualitätsprüfung durchzuführen, also zur Absicherung, dass die Tabletten den bestehenden Normen oder Arzneibuchvorschriften entsprechen, sie dienen auch zur Entwicklung optimaler Tablettiervorschriften. Wie bei allen Arzneiformen ist zu unterscheiden zwischen einer Wirkstoffprüfung, die auf chemischem, physikalisch-chemischem oder mikrobiologischem Wege erfolgt, und der physikalisch-technologischen Prüfung.

Folgende Prüfungen sind nach der Ph. Eur. vorgesehen:
- Prüfung auf Gleichförmigkeit des Gehalts,
- Prüfung auf Gleichförmigkeit der Masse,
- Wirkstofffreisetzung (s. 9.8.3.1),
- Zerfallszeit:
  - *Tabletten zur Herstellung einer Lösung* und *Tabletten zur Herstellung einer Suspension* müssen innerhalb von 3 Minuten, *nichtüberzogene Tabletten* innerhalb von 15 Minuten und *über-*

zogene Tabletten innerhalb von 60 Minuten in der Prüfapparatur zerfallen sein.
  - *Magensaftresistente Tabletten* zerfallen nicht in 0,1 M Salzsäure innerhalb von 2 Stunden, aber in Phosphatpuffer pH 6,8 innerhalb von 60 Minuten in der Prüfapparatur.
  - *Brausetabletten* müssen in einem Becherglas mit Wasser in 5 Min. zerfallen sein.
  - *Tabletten mit modifizierter Wirkstofffreisetzung* werden einer geeigneten Prüfung unterzogen, die in der Ph. Eur. nicht genauer spezifiziert ist und sich an dem gewünschten Freisetzungsverhalten für die Arzneiform orientiert.
  - *Tabletten zur Anwendung in der Mundhöhle* sind so zu formulieren, dass der Wirkstoff so langsam freigesetzt wird, dass eine lokale Wirkung, Freisetzung oder Absorption herbeigeführt werden kann. Es sind auch hier keine genauen Angaben der Zerfallszeit vorgegeben.
- Feinheit der suspendierten Teilchen. Die nach dem Zerfall von Tabletten zur Suspensionsherstellung erhaltene homogene Suspension muss sich durch ein definiertes Sieb gießen lassen.

9.9.2
Äußere Merkmale

Es ist zu prüfen, ob alle Tabletten die in den Standard-, Norm- bzw. Arzneibuchvorschriften angeführte Form und die dort festgelegten Maße aufweisen. Zu den Prüfungen der Oberflächenbeschaffenheit wird eine Lupe verwendet.

9.9.3
Gleichförmigkeit der Masse
und des Gehaltes

Zur Erfassung der Gleichförmigkeit des Gehaltes wird der Wirkstoffgehalt je Tablette bestimmt. Das erfolgt vorwiegend auf chemisch-analytischem Wege. In engem Zusammenhang hiermit steht die Tablettenmasse, da Abweichungen sich zwangsläufig auf die Dosierung auswirken. Alle modernen Arzneibücher lassen die Masseabweichungen einer

---

Ph.Eur. 2.9.5 Gleichförmigkeit der Masse einzeldosierter Arzneiformen

20 nach dem Stichprobenverfahren entnommene Einheiten werden einzeln gewogen und deren Durchschnittsmasse errechnet. Bei höchstens 2 der 20 Einheiten darf die Einzelmasse um einen höheren Prozentsatz, als in der folgenden Tabelle angegeben ist, von der Durchschnittsmasse abweichen, jedoch darf bei keiner Einheit die Masse um mehr als das Doppelte dieses Prozentsatzes abweichen.

Arzneiform	Durchschnittsmasse (mg)	Abweichungen (%)
Nichtüberzogene Tabletten, Filmtabletten	80 oder weniger	10
	Mehr als 80 und weniger als 250	7,5
	250 und mehr	5
Kapseln, nicht überzogene Granulate und Pulver	Weniger als 300	10
	300 und mehr	7,5
Pulver zur Herstellung von Parenteralia*	mehr als 40	10
Suppositorien und Vaginalzäpfchen	ohne Unterscheidung der Massen	5

* Wenn die Zubereitung gleich oder kleiner als 40 mg ist, wird die Zubereitung nicht der Prüfung auf Gleichförmigkeit der Masse, sondern der Prüfung auf Gleichförmigkeit des Gehalts unterzogen.

---

bestimmten Zahl von Tabletten einer Charge ermitteln, wobei die erlaubte Abweichung in Abhängigkeit von der Durchschnittsmasse 5–10 % betragen darf.

9.9.4
Mechanische Festigkeit

9.9.4.1
Allgemeines

Mit dem komplexen Begriff „mechanische Festigkeit" werden Tabletteneigenschaften gekennzeichnet, die recht vielfältiger physikalischer Natur sein können. Im Einzelnen soll hiermit die Widerstandsfähigkeit gegen Druck, Zug, Schlag, Biegen, Brechen, Rollen, Schleifen und Fallen erfasst werden. Prüfungen auf mechanische Festigkeit erstrecken sich auf Verschleiß-, Roll-, Schüttel-, Schlag-, Reib-, Druck- und Biegefestigkeit. Die Charakterisierung der mechanischen Festigkeit ist unbedingt notwendig, um Gewähr zu geben, dass die Tabletten den Belastungen beim Schütteln und Transport sowie ggf. einer Dragierung oder Befilmung standhalten.

Die zahlreichen verwendeten Methoden, die zum Teil sehr einfacher Art sind, andererseits jedoch einen apparativen Aufwand erfordern, stellen grundsätzlich Konventionsverfahren dar.

9.9.4.2
Biege- und Druckfestigkeit

Als *Biegefestigkeit* bezeichnet man den Widerstand, den eine Tablette einem auf ihre Oberseite (oder Unterseite) wirkenden Druck leistet, wobei die der Druckstelle gegenüberliegende Seite nicht unterstützt wird. *Druckfestigkeit* ist der Widerstand einer Tablette gegen eine diametrisch wirkende Kraft, bei welcher die Tablette zerbricht. Zur Erfassung der Druckfestigkeit steht eine Reihe von Geräten zur Verfügung, die häufig als Härtetester bezeichnet werden. Der in diesem Zusammenhang verwendete Begriff Härte ist nicht exakt. Unter *Härte* wird die Widerstandskraft der Oberfläche eines Festkörpers gegen das Eindringen eines spitzen oder kegelförmigen Prüfkörpers verstanden. Härteprüfungen sind somit definitionsgemäß Oberflächenfestigkeitsprüfungen. Für die Bewertung von Tabletten sind sie nur von geringem Wert.

9

Ph.Eur. 2.9.6　Gleichförmigkeit des Gehalts einzeldosierter Arzneiformen

Von 10 nach dem Stichprobenverfahren entnommenen Einheiten wird der Wirkstoffgehalt bestimmt. Multivitaminpräparate und Spurenelement-Zubereitungen sind von der Prüfung ausgenommen.

Anforderungen an Tabletten, Pulver zur Herstellung von Parenteralia und Suspensionen zur Injektion:

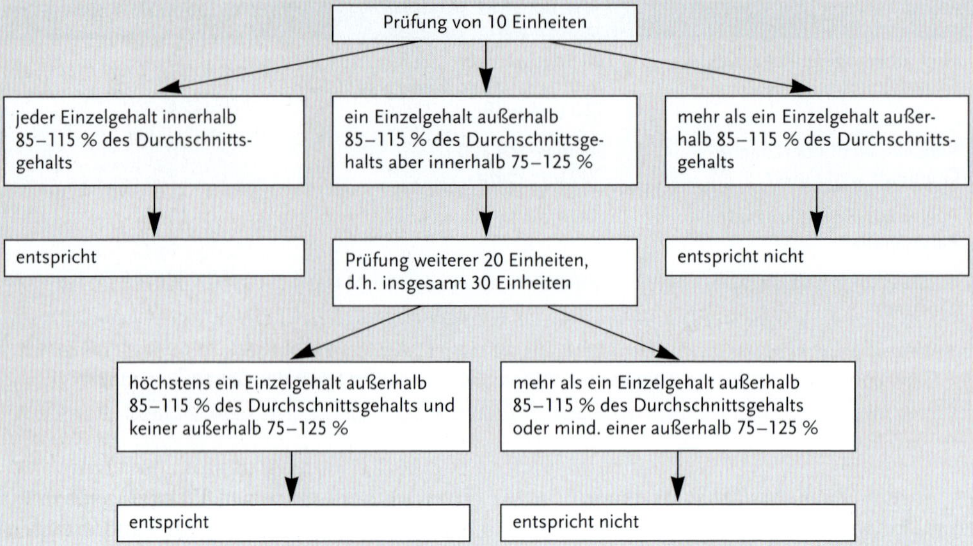

```
                    ┌─────────────────────────┐
                    │  Prüfung von 10 Einheiten │
                    └─────────────────────────┘
```

| jeder Einzelgehalt innerhalb 85–115 % des Durchschnittsgehalts | ein Einzelgehalt außerhalb 85–115 % des Durchschnittsgehalts aber innerhalb 75–125 % | mehr als ein Einzelgehalt außerhalb 85–115 % des Durchschnittsgehalts |

| entspricht | Prüfung weiterer 20 Einheiten, d. h. insgesamt 30 Einheiten | entspricht nicht |

| höchstens ein Einzelgehalt außerhalb 85–115 % des Durchschnittsgehalts und keiner außerhalb 75–125 % | mehr als ein Einzelgehalt außerhalb 85–115 % des Durchschnittsgehalts oder mind. einer außerhalb 75–125 % |

| entspricht | entspricht nicht |

In der Abbildung 9.28 sind verschiedene Messprinzipien zum Bestimmen von Druck- und Biegefestigkeit dargestellt.

Stokes-Monsanto-Hardness-Tester

In den kleinen Metallapparat (Abb. 9.29) wird eine Tablette eingelegt, der Druck so eingestellt, dass die Tablette festliegt und der Zeiger auf der Skala auf 0 steht. Durch Drehen einer

Schraube wird die Tablette mit langsam ansteigendem Druck, der über eine Feder übertragen wird, so lange belastet, bis sie zerspringt. Der Druck wird direkt an der Skala abgelesen.

Strong-Cobb-Tablet-Hardness-Tester

Auch hier wirkt die Kraft diametrisch auf die Tablette, doch ist die Feder durch einen pneumatischen Kolben ersetzt.

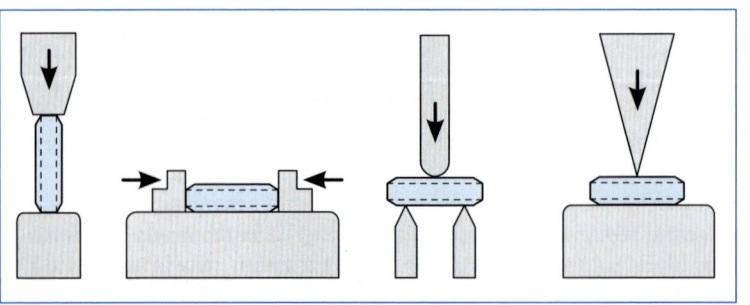

Abb. 9.28: Prinzipien der Bruchfestigkeitsmessung

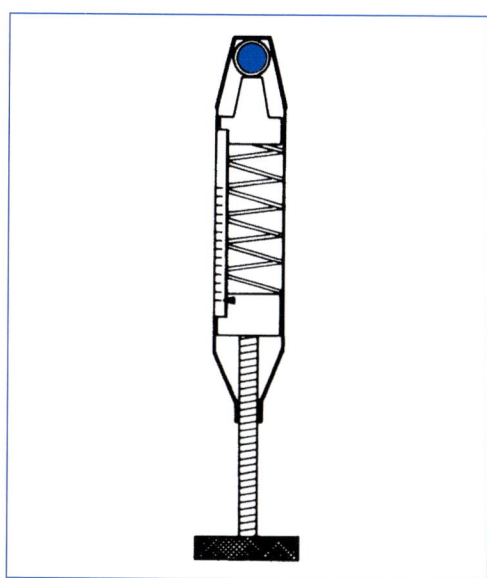

Abb. 9.29: Stokes-Monsanto-Hardness-Tester

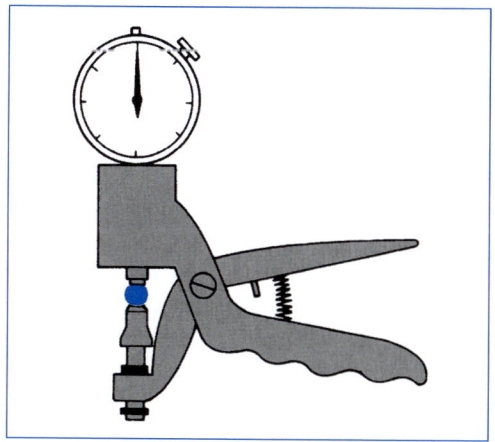

Abb. 9.30: Pfizer-Tablet-Hardness-Tester

Pfizer-Tablet-Hardness-Tester

Bei diesem zangenähnlichen Gerät (Abb. 9.30) wird die ausgeübte Kraft über die Backen einer Zange übertragen. Der zum Brechen der Tablette notwendige Druck ist direkt ablesbar.

Automatische Bruchfestigkeitstester

Gegenüber der bei älteren Geräten üblichen mechanischen Kraftübertragung mit Laufge-

wichten zur Bruchfestigkeitsbestimmung erfolgt heute eine elektronische Registrierung der Kraft.

Die zum Zerbrechen eines Prüflings aufzuwendende Kraft verformt einen Dehnungsmessstreifen, dies verändert dessen elektrischen Widerstand. Diese Widerstandsänderung wird zur Bestimmung des Bruchwertes herangezogen, der in Newton (N) oder Kilopond (kp) angezeigt werden kann. Eine vollautomatische Messung von Dicke und Durchmesser der einzelnen getesteten Tablette vor der Bruchwertbestimmung ist ebenfalls möglich.

Beim *Erweka-Bruchfestigkeitstester TBH 28* wird die Bruchfestigkeit über einen elektronischen Kraftaufnehmer gemessen. Die Tablettenauflage erfolgt hierbei horizontal.

Beim *Heberlein-Bruchfestigkeitstester* (Abb. 9.31) wird eine Tablette auf einer horizontalen Auflage zwischen zwei Backen zerbrochen. Nach Positionieren der Tablette zwischen den beiden Backen der Maschine wird der Motor gestartet, der mittels eines Zahnradsystems den Kraftbacken mit konstanter Geschwindigkeit vorwärts bewegt. Sobald die beiden Backen die Tablette berühren, wird die Kraft auf die Messbacken übertragen. Über einen Gelenkmechanismus wird ein Antriebsseil bewegt, das, über Messkontakte kontrolliert, wiederum

---

Ph.Eur. 2.9.8 Bruchfestigkeit von Tabletten

Bei der Prüfung wird die Kraft gemessen, die notwendig ist, um eine Tablette durch Druck zu zerbrechen. Die Tablette befindet sich dazu zwischen zwei flachen Backen eines Prüfgerätes, von denen einer beweglich ist und die Tablette mit einer kontinuierlich ansteigenden Kraft belastet. Das Gerät stoppt im Augenblick des Brechens und gibt die höchste vor dem Bruch gemessene Kraft an. Beim Einlegen der Tabletten ist gegebenenfalls die Ausrichtung von Form, Bruchrille und Prägung in Bezug auf die Richtung der Kraft zu berücksichtigen. Die Prüfung wird an 10 Tabletten durchgeführt, wobei der Mittelwert und die Extremwerte der 10 Messungen, ausgedrückt in Newton, als Ergebnis angegeben werden.

9

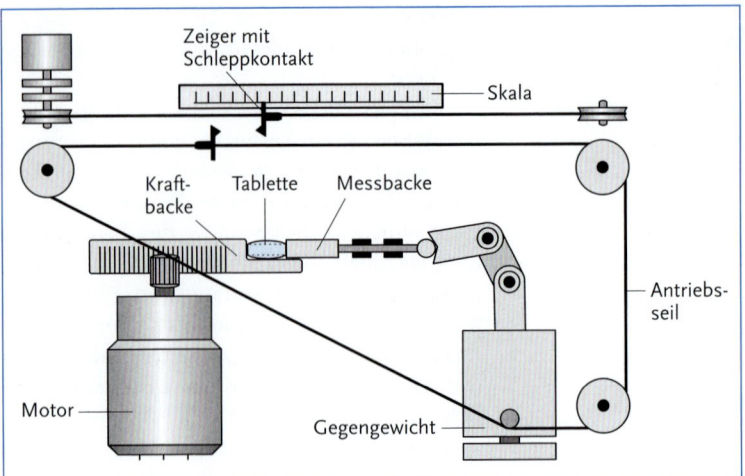

Abb. 9.31: Prinzip des Heberlein-Bruchfestigkeitstesters

den die Backen antreibenden Motor in Betrieb hält. Zerbricht die Tablette durch die Kraft der Backen, so stoppt der Motor, und die Bruchfestigkeit der Tablette kann als Wert auf der Skala abgelesen werden.

Beim *Shore-Härtetester* erfolgt die Beurteilung der Festigkeitscharakteristik über das Eindringen eines Dorns in die Tablette bis zum Bruch.

9.9.4.3
Abrieb (Friabilität)

Als Abrieb wird die Masse aller Partikel bezeichnet, die durch die mechanische Prüfungsbelastung von der Tablette abfällt. Die Friabilitätsprüfung ist in der Ph. Eur. aufgeführt.

Für Tabletten, deren Durchmesser größer als 13 mm ist, darf die Trommel unter einem 10°-Winkel montiert werden.

Der Abrieb wird bestimmt, indem die Tabletten vor Durchführung der Prüfung und nach dem Test die unzerbrochenen Tabletten nach Entstauben gewogen werden. Aus der Massedifferenz zwischen Ein- und Auswaage wird der Abrieb berechnet:

$$\text{Abrieb [\%]} = \frac{m_{Abrieb}}{m_{Einwaage}} \cdot 100 \qquad (9.2)$$

Fallprobe

Als einfachste Prüfung auf Abrieb (zugleich Bruchfestigkeit) gilt die Fallprobe. Man lässt eine Tablette aus 1 m Höhe auf eine hölzerne Unterlage fallen. Hierbei soll die Tablette weder zerspringen, noch abblättern. Diese Probe dient lediglich als qualitative Prüfung.

Ph.Eur. 2.9.7 Friabilität von nichtüberzogenen Tabletten

Die Friabilität (Abriebfestigkeit) von Tabletten wird als Roll- und Fallverschleiß gemessen. Dabei werden 10 (> 0,65 g) oder 20 (≤ 0,65 g) exakt gewogene Tabletten in eine rotierende Trommel von ca. 29 cm Durchmesser gegeben. Bei jeder Umdrehung werden sie von einem gebogenen Mitnehmer angehoben und in der Mitte der Trommel fallen gelassen. Nach 100 Trommelumdrehungen (25 min^{-1}) werden die Tabletten von anhaftendem Staub befreit und erneut gewogen. Die Friabilität wird als Masseverlust in Prozent bezogen auf die Ausgangsmasse angegeben. Ein Wert bis 1 % ist normalerweise tolerierbar. Auch wenn Tabletten nach dem Test gesprungen, gespalten oder zerbrochen sind, entspricht das Prüfmuster nicht den Anforderungen der Monografie.

Schüttelprobe

Eine Bestimmung des Abriebs (Schüttelver-schleißes) ist ohne großen Aufwand möglich. Ein Tablettenröhrchen mit einem Durchmesser, der den zu prüfenden Tabletten entspricht, wird zur Hälfte mit Tabletten (entstaubt, genau gewogen) gefüllt und in eine Schüttelmaschine in Längsrichtung zur Schüttelbewegung eingespannt. Man schüttelt eine bestimmte Zeit bei bestimmter Geschwindigkeit und wägt die Tabletten nach sorgfältiger Entstaubung. Die Massedifferenz entspricht dem Abrieb.

Friabilitäts- und Abriebtester

Zur Bestimmung der Friabilität und des Abriebes werden die Trommeln durch einen Schneckengetriebemotor mit einer konstanten Drehzahl von 25 ± 1 min^{-1} in Rotation versetzt. Bei einigen Geräten können aber auch andere Rotationsgeschwindigkeiten eingestellt werden.

Die *Friabilator-Trommel nach USP und Ph. Eur.* (Abb. 9.32a, Ph. Eur. 2.9.7) (innerer Durchmesser: 28,5 cm; Breite 3,9 cm) wird heute hauptsächlich angewandt und berücksichtigt den Roll- und den Fallverschleiß.

Die nicht arzneibuchkonforme *Erweka-Abriebtrommel* (Abb. 9.32 b) mit einem Durchmesser von 20 cm enthält 12 Schaufeln, die die Tabletten bis zu einer bestimmten Höhe mitnehmen und dann abgleiten lassen. Dabei reiben die Tabletten aneinander. Ein hartes Aufschlagen der Tabletten wird somit verhindert.

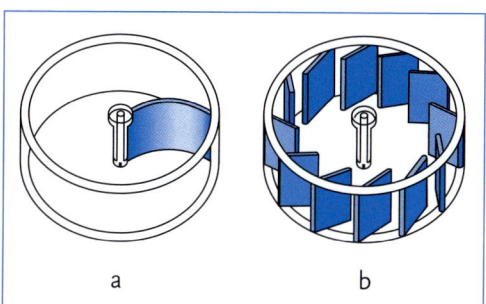

a   b

Abb. 9.32: a Friabilator nach USP bzw. Ph. Eur. und **b** Erweka-Abriebtrommel (Erweka GmbH, Heusenstamm)

9.9.5
Zerfall

9.9.5.1
Allgemeines

Tabletten sind zerfallen, wenn sie sich in einem Prüfmedium gelöst haben (bei löslichen Tabletten) oder in eine Vielzahl von Partikeln zerfallen sind. Als Bewertungskriterium dient die Zeit. Der Zerfall (Desaggregierung) erfolgt im Allgemeinen in zwei, allerdings nicht scharf abzugrenzenden Schritten, nämlich über Granulatkörner zu Pulverpartikeln (s. Abb. 9.20). Ein schneller und vollständiger Zerfall schafft günstige Voraussetzungen für die Wirkstoffverfügbarkeit. Zerfallsprüfungen tragen zur Standardisierung von Tablettenrezepturen bei und sichern somit die Gleichförmigkeit von Tablettenpräparaten.

Als Zerfallsmedium dient Wasser oder künstliche Verdauungsflüssigkeit bestimmter Temperatur (z. B. 37 °C). Die Zeit, in der der Formling zerfallen soll, ist in Abhängigkeit von der Tablettenart unterschiedlich. Bei Spezialtabletten, z. B. bei magensaftresistenten, dünndarmlöslichen Formlingen, verwendet man künstliche Verdauungssäfte, die im pH-Wert und teilweise auch bezüglich der Oberflächenspannung und der Viskosität (Schleimstoffe) den natürlichen Verhältnissen angeglichen sind. Man bemüht sich hierbei, die Prüfungen unter möglichst physiologischen Bedingungen durchzuführen.

Während bei einfachen Methoden keine exakt definierte Bewegung der Prüfflüssigkeit und des Formlings erfolgt, ist bei den heute üblicherweise eingesetzten automatisch arbeitenden Prüfgeräten eine genormte Bewegung gewährleistet. Sie besitzen darüber hinaus ein Sieb mit festgelegter Maschenweite, der Zerfall wird erst dann als beendet angesehen, wenn alle Partikel das Sieb passiert haben. In-vivo-Prüfungen ergaben häufig längere Zerfallszeiten als beim In-vitro-Zerfallstest. Der Grund hierfür liegt offensichtlich darin, dass die nachgeahmten Bewegungen des Magens zu heftig sind und das viskose Mucin der Prüfflüssigkeit fehlt.

9

9.9.5.2
Methoden

Automatischer Zerfallstester

Diese Geräte arbeiten vollautomatisch und bestehen aus einem Testkörbchen, das mit 6 Glasröhrchen zur Aufnahme je einer Tablette oder eines anderen Formlings ausgestattet ist (Abb. 9.33). Während das Röhrchen oben offen ist, verschließt ein Siebgewebe von 2 mm Maschenweite die untere Seite. Das Körbchen taucht in ein Becherglas mit Testflüssigkeit von 37 °C ein, das sich in einem thermostatisierten Wasserbad befindet. Nach Einschalten des Geräts führt das Testkörbchen 30-mal in der Minute eine Auf- und Abwärtsbewegung aus. Im tiefsten Punkt der Abwärtsbewegung befindet sich das Sieb 25 mm vom Boden des Becherglases entfernt, während es am oberen

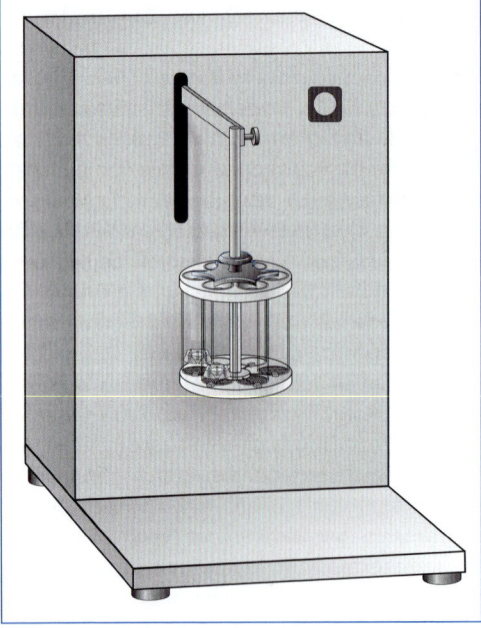

Abb. 9.33: Erweka-Zerfallstester Typ ZT 20 (Erweka GmbH, Heusenstamm)

Punkt der Aufwärtsbewegung die Testflüssigkeit gerade noch berührt (bzw. 25 mm eintaucht). Am Ende der Zerfallszeit sollen alle Teile der Tablette durch das Sieb gefallen sein. Durchlöcherte Plexiglasscheiben (*engl. disks*) beschweren bei Bedarf die Formlinge. Sie üben so einen leichten Druck aus und verhindern ein Schwimmen. Ein solcher Zerfallstester entspricht den Forderungen der Arzneibücher (Ph. Eur., USP).

Eine automatische Ermittlung der Zerfallszeit ist ebenfalls möglich. Dazu finden zwei verschiedene Methoden der Endpunktbestimmung Anwendung. Bei der *1. Methode* (z.B. Erweka ZT 60 Serie) befindet sich in der Mitte der Zerfallzeitscheiben eine Messfahne, die am oberen Ende aus Metall besteht. Diese Scheiben nähern sich während des Zerfalls dem Siebboden des Korbes. Berührt die Scheibe den Siebboden, so wird ein Stromfluss induziert, den das Gerät als Zerfall wertet. Für Dragees und Filmtabletten, die sich nicht vollständig auflösen, wird eine Kalibrierung mit Abstandshaltern durchgeführt, so dass der Endpunkt dann entsprechend der Restdicke des Formlings entspricht. Eine *2. Methode* (Erweka ZT 70 Serie) ermittelt die Zerfallszeit pharmakopöekonform mittels Magnet und Sensor. In die Zerfallszeitscheibe ist ein Ringmagnet eingesetzt. Ein unterhalb des Siebbodens angebrachter Hallsensor erkennt die USP-Zerfallsdisk in Abhängigkeit von der Entfernung (Abb. 9.34). Der Schaltabstand lässt sich in 0,1 mm-Schritten vom Siebboden einstellen, so dass auch nicht vollständig zerfallende Arzneiformen getestet werden können.

Die angeführten Zerfallsprüfungen reichen zur Klärung biopharmazeutischer Fragestellungen nicht in jedem Falle aus. Hierzu sind weitere In-vitro-Verfahren, z.B. der Freisetzungs-Test (s.9.8.3) notwendig. Für magensaftresistente und dünndarmlösliche Tabletten sowie für Depotformlinge kommt auch die Half-change-Methode (s.12.8) zum Einsatz.

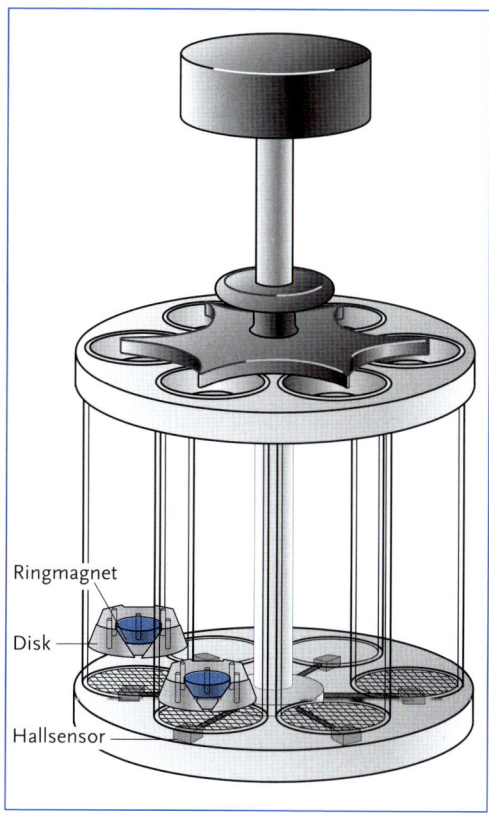

Ringmagnet

Disk

Hallsensor

Abb. 9.34: USP-Zerfallstestkorb mit Auswerteelektronik (Scheiben mit Ringmagneten und Hallsensoren) (Erweka GmbH, Heusenstamm)

Ph.Eur. 2.9.1 Zerfallszeit von Tabletten und Kapseln

Zur Prüfung der Zerfallszeit von Tabletten und Kapseln beschreibt die Ph.Eur. zwei unterschiedliche Apparaturen. Tabletten und Kapseln normaler Größe werden mit einer Apparatur geprüft, die sechs Einheiten aufnehmen kann und einen Innendurchmesser der Prüfröhrchen von 21,5 mm aufweist, während der Konstruktionstyp für große Tabletten und Kapseln die gleichzeitige Prüfung von drei Einheiten in Röhrchen von 33 mm Durchmesser ermöglicht. Als Inkubationsmedien können Wasser, Pufferlösungen oder künstliche Verdauungsflüssigkeiten, auch mit Zusatz von Enzymen oder Viskositätserhöhern, verwendet werden. Verbreitete Anwendung finden 0,1 M-Salzsäure und Phophat-Pufferlösung pH 6,8. Die Prüfung wird bei einer Temperatur von 37 ± 1 °C, bei der großen Apparatur 37 ± 2 °C durchgeführt. Der Korb wird dabei 28 – 32 mal pro Minute 50 – 60 mm auf und ab bewegt. Die Verwendung eines Scheibchens als zusätzlicher mechanischer Belastung ist bei der Prüfung von Tabletten und überzogenen Tabletten vorgeschrieben. Magensaftresistente Tabletten werden ohne Scheibchen geprüft, und bei Kapseln ist deren Gebrauch optional.

9

Kapitel 10

Überzogene Arzneiformen

10.1
Allgemeines

Das Überziehen von Arzneiformen, insbesondere von Pillen, ist seit langem bekannt und wurde wohl zum ersten Mal von Rhazes (850–923) mit Pflanzensamenschleim durchgeführt. In den Rezeptursammlungen Anfang des 20. Jahrhunderts werden folgende Überzugsmittel angeführt: Schokolade, Collodium, Blattsilber, Blattgold, Gelatine, Keratin und Zucker. Überzogene perorale und orale Arzneiformen (Tabletten, Dragees, Pillen usw.) werden als Compressi obducti, Tabulettae obductae und früher auch allgemein als Dragees bezeichnet. Sie werden geschluckt, gelutscht (u.a. Lutschdragees) oder gekaut (u.a. Kaudragees).

Überzogene Arzneiformen bestehen aus einem Kern (Tablette, Granulatkorn), der von einer gleichmäßigen, lückenlosen und meist gefärbten Schicht umhüllt ist. Früher verstand man darunter hauptsächlich mit Zuckerschichten umhüllte Formen ((Zucker-)Dragierung). In steigendem Maße setzen sich nunmehr Verfahren durch, bei denen zuckerfreies Überzugsmaterial verwendet wird. Die Überzugsschicht besteht dann nur aus einem dünnen Film (*Filmcoaten,* früher auch *Filmdragierung*). Besondere Bedeutung besitzen ferner Überzüge, die im Magensaft stabil sind, so dass die Arzneiform frühestens im Dünndarm zerfällt. Eine gewisse Diffusion des Wirkstoffs durch den Film in den Verdauungstrakt bzw. des Magensafts in den Kern ist unerwünscht, aber möglich *(magensaftresistent überzogene Tabletten).*

Das „klassische" Dragieren erfolgt im rotierenden Kessel. Dabei wird die Dragierflüssigkeit manuell anteilsweise auf die Kerne gegeben oder aber aufgesprüht. Heute werden meist modernere Methoden, z.B. das Wirbelbettverfahren (10.6.4) oder die Kesselfilmlackierung (10.6.1), verwendet.

10.2
Gründe für die Herstellung von überzogenen Arzneiformen

Obgleich das Herstellen von überzogenen Tabletten arbeitsaufwändiger ist und somit höhere Kosten anfallen, gewinnt diese Arzneiform ständig an Bedeutung. Folgende Vorteile sind zu nennen:

- Verdecken eines unangenehmen Geschmacks oder Geruchs (ursprünglicher Zweck des Dragierens),
- Schutz der Wirkstoffe gegen äußere Einflüsse (Luftsauerstoff, -feuchtigkeit),
- stärkere Widerstandsfähigkeit gegen mechanische Beanspruchung,
- weitgehender Schutz der Wirkstoffe vor Inaktivierung oder Zerstörung durch Magensäure (magensaftresistent überzogene Tabletten),
- weitgehender Schutz des Patienten vor Wirkstoffen, die Mund- oder Magenschleimhaut reizen,
- Erleichtern des Schluckvorganges durch glatte Oberflächen und den Fortfall von Kanten,
- psychologische Wirkung von Farbe, Glanz und Form auf die positive Einstellung des Patienten zur Arznei (ästhetische Gründe),
- bessere Möglichkeiten zum Unterscheiden und Identifizieren von Präparaten durch verschiedene Farben des Überzugs (geringere Verwechslungsgefahr),
- Möglichkeiten zum Herstellen von überzogenen Tabletten mit steuerbarer Wirkstoffabgabe (verzögerte oder abgestufte Freisetzung bei Depotpräparaten),

10

- Verdecken eines aus verfahrenstechnischen Gründen farblich nicht einheitlichen Oberflächendesigns (scheckiges Aussehen der Kerne durch Anwendung farblich unterschiedlicher Granulate).

10.3
Ausgangsmaterial

Als Ausgangsmaterial (früher auch als „Drageekerne" bezeichnet) werden Tabletten, Granulatkörner und Pellets verwendet. Nur solche Kerne sind zum Überziehen geeignet, die eine genügende physikalische Stabilität besitzen, um der mechanischen Beanspruchung im Dragierkessel (Roll- und Scherbeanspruchung) bzw. im Wirbelbett (Stoßbeanspruchung) zu widerstehen. Andererseits soll ein günstiger Zerfall im Magen-Darm-Trakt gewährleistet sein. Da die Kerne besonders beim Zuckerdragieren durch die Überzugsschichten beträchtlich an Volumen zunehmen, muss sich ihre Größe in Grenzen halten, um die Einnahme nicht zu erschweren (Masse des Kerns ≤ 0,5 g). Vor allem aber ist es erforderlich, dass die Kerne im Kessel gut rollen und nicht im Kessel oder in der Wirbelschicht geldrollenartig zusammenkleben. Sie dürfen daher keine planen Flächen aufweisen. Besonders als Kerne geeignet sind daher bikonvex-runde oder bikonvex-ovale Formen mit niedriger Steghöhe. Gewölbte Tabletten rollieren leicht im Dragierkessel und neigen nur zu geringem Abrieb.

Die Kerne müssen weiterhin staubfrei sein. Quellung darf nicht auftreten, da sonst ein vorzeitiges Platzen der Kerne erfolgen könnte. Weiterhin ist darauf zu achten, dass die Presslinge nicht zu weich sind. Eine poröse Oberfläche begünstigt zudem unerwünschtes Eindringen von Überzugsflüssigkeit.

10.4
Zuckerdragierung

10.4.1
Allgemeines

Ursprünglich verstand man unter dem Begriff „Dragieren" ausschließlich die Zuckerdragie-

rung. Die Bedeutung der Zuckerdragierung hat aber auf Grund hoher Produktionskosten und problematischer Automatisierung stark abgenommen. Das Herstellen einer Charge kann zudem bis zu einer Woche dauern. Beim *Kaltdragieren* wird der Dragiersirup bei Raumtemperatur aufgetragen. Beim *Heiß- oder Warmdragieren* wird der auf bis zu 60 °C erwärmte Sirup aufgetragen.

10.4.2
Dragierkessel

Das Überziehen der Kerne mit Zuckerschichten erfolgt in Dragierkesseln. Kleine Kessel mit 30–50 cm Durchmesser werden für die galenische Entwicklung und Kleinstproduktionen eingesetzt. Für Chargen bis 100 kg werden Kessel mit 100–120 cm Durchmesser verwendet. Maximal können 600 kg in einer Charge hergestellt werden. Dragierkessel sind aus Edelstahl oder Kupfer. Sie rotieren im Allgemeinen im Uhrzeigersinn (der meist rechtshändige Dragiermeister kann so einfacher in das Gut greifen) auf einer schrägen Achse, deren Neigungswinkel bei kleineren Kesseln verstellbar ist. Die Umdrehungsgeschwindigkeit lässt sich regulieren. Dragierkessel sollen auch verschließbar und grundsätzlich erwärmbar sein. Während das im Kleinbetrieb durch Föhn oder IR-Lampe erfolgen kann, wird in der Industrie mit Warmluftzufuhr (Warmluftgebläse, 60 °C) gearbeitet. Staub wird durch Absaugvorrichtungen entfernt. Die Innenfläche des Kessels wird beispielsweise mit einer Zuckerschicht ausgekleidet, um die Glätte der Kesselwand zu mindern und ein Rollen der Kerne zu gewährleisten. Durch rippenförmige Einbauten, die als „baffles" bezeichnet werden, wird die Zirkulation der Kerne verbessert und dadurch die Dragierzeit verkürzt; der Kessel wird dazu maximal zu zwei Dritteln gefüllt.

10.4.3
Dragiervorgang

Der klassische Dragiervorgang lässt sich in sechs Phasen untergliedern (Tab. 10.1):

Tab. 10.1: Phasen beim Dragiervorgang

Schichten	Funktion	Zusammensetzung

Isolieren (optional)	• Schutz von licht-, feuchtigkeits- und oxidationsempfindlichen Wirkstoffen im Drageekern vor stabilitätsmindernden Umwelteinflüssen
	• bittere oder gefärbte wasserlösliche Stoffe sollen nicht nach außen dringen und zu fleckigen, unansehnlichen und bitterschmeckenden Dragees führen
		• alkoholische *Schellacklösungen*, die Weichmacher enthalten (z. B. Rizinusöl, Monoolein, Propylenglykol)
		• *Lackisolierungen*
		  etherisch-alkoholischer Tolubalsam
		  acetonische Siliconharzlösungen
		• aufgesprühte Mischpolymerisate aus Vinylderivaten (Vinylpyrrolidon-Vinylacetat 60:40 = Luviskol VA 64®, in organischem Lösungsmittel)

Andecken	• Erhöhen der mechanischen Festigkeit • Schutz des Kerns vor Feuchtigkeit • Verhinderung der Diffusion von bitteren Geschmacksstoffen in die Hülle • Schutz des Kerns vor Farbstoffen aus der Drageehülle • Abrunden von Kanten	• *Andecksirup*: Zuckersirup (50–65 %ig) mit Arabisch Gummi, hochdispersem Siliciumdioxid, Natriumcarboxymethylcellulose, Calciumcarbonat, Gelatine • *Andeckpuder*: Gemische aus Talkum, Puderzucker, Calciumcarbonat, hochdispersem Siliciumdioxid
Auftragen	• eigentlicher Vorgang des Dragierens	• *Saccharosesirup* mit hochdispersem Siliciumdioxid, Natriumcarboxymethylcellulose, Stärke u. a. • *Auftragsuspensionen* • *Auftragpuder*: wie *Andeckpuder*
Färben	• soll physiologisch unbedenklich sein und muss der Arzneimittelfarbstoffverordnung entsprechen	• *anorganische Farbstoffe*: Titandioxid, Calciumcarbonat, Eisenoxide • *organische* feindisperse *Pigmentsuspensionen* • *Carotinoide* • *Suspendiermittel* sind Auftragsirupe, Polyvinylpyrrolidon (Kollidon 25®), Cellulosederivate
Glätten		• *Glättsirup*: wie Auftragsirup, evtl. mit Glucose (10–15 %) • *Glättspachtel*: Binderfarbe (Bindemittellösung und Pigment) und Auftragpuder
Polieren		• *Polierwachs* (Polierfettmischung): Carnaubawachs oder Mischungen aus Bienenwachs, Kakaobutter, Ceresin und Paraffin • *Polierlösung*: Carnaubawachs, Bienenwachs usw. in organischen Lösungsmitteln • *Polieremulsion*: Fettemulsion mit Talkum • *Poliertalk*: talkhaltige Polierfettmischung

10

1. Isolieren

Rezepturbeispiel für eine Feuchtigkeitsisolierschicht:

Celluloseacetatphthalat	4,5 g
Glyceroltriacetat	1,0 g
Isopropanol	94,5 g
	100,0 g

2. Andecken (3–8 Schichten)

Die Andeckschicht soll den Kern mechanisch und vor eindringender Feuchte schützen. Der Andecksirup enthält neben Zucker noch Bindemittel (z. B. Polyvinylpyrrolidon, Cellulosederivate, Gelatine), Antiklebemittel (z. B. Talkum) und Füllstoffe (z. B. Calciumcarbonat). Das Auftragen des Andecksirups erfolgt in kleinen Portionen im Wechsel mit Andeckpuder.

Beispiel

Rezepturbeispiel für einen Andecksirup:

I	Gelatine	20,0 g
	Gereinigtes Wasser	55,0 g
II	Arabisches Gummi	50,0 g
	Gereinigtes Wasser	80,0 g
III	Saccharose	550,0 g
	Tween® 80	10,0 g
	Gereinigtes Wasser	ad 1000,0 g

Rezepturbeispiel für einen Andeckpuder:

Arabisches Gummi	40,0 g
Saccharose	200,0 g
Talkum	250,0 g
Calciumcarbonat	350,0 g
hochdisperses Siliciumdioxid	160,0 g
	1000,0 g

- Kerne erwärmen und im Kessel mit *Andecksirup* bis zum Kleben der Kerne versetzen,
- *Andeckpuder* bis zum freien Rollen der Kerne zugeben,
- mit Warmluft trocknen,

3. Auftragen (bis zu 40 Schichten)

Die Auftragschicht macht den größten Teil der Drageehülle aus. Durch das Auftragen gewinnt das Dragee an Gewicht und wird zugleich abgerundet. Der Auftragsirup besitzt eine niedrigere Viskosität und weniger Bindemittel als der Andecksirup.

Beispiel

Rezepturbeispiel für einen Auftragsirup:

Natriumcarboxymethylcellulose	0,8– 1,8 g
Gereinigtes Wasser	41,2–31,0 g
Saccharose	55,0–58,0 g
hochdisperses Siliciumdioxid	1,0– 3,0 g
Titandioxid	0,0– 0,2 g
Reisstärke	2,0– 6,0 g
	100,0 g

- wechselweise *Auftragsirup* und *Auftragpuder* aufgeben und trocknen, bis die Masse der Hülle etwa 30–50 % der Kernmasse entspricht und der Steg verschwunden ist.

4. Färben

- erfolgt im Allgemeinen mit den letzten Auftragsschichten durch Zusatz von 1–3 % Farbstoff zum Auftragsirup.

Beispiel

Rezepturbeispiel für eine Farbsuspension

I	Farbpulver	380,0 g
II	Kaliumsorbat	2,0 g
	Gereinigtes Wasser	q. s.
III	Polyvidon (z. B. Kollidon® 25)	3,0 g
	Natriumcarboxymethylcellulose	9,0 g
IV	Tween® 80	1,0 g
	Glucoselösung Ph. Eur.	10,0 g
	Natriumhydrogenphosphat	14,0 g
	Zuckersirup	395,0 g
		1000,0 g

Farbpulver ist ein Gemisch aus Farbpigmenten oder Farblacken (s. 5.4.1) meistens mit Titandioxid und Puderzucker.

5. Glätten (3–5 Schichten)

Beispiel

Rezepturbeispiel für einen Glättsirup:

Farbsuspension	1 Teil
Zuckersirup	1 Teil

- Zugabe eines Glättsirups. Das Prinzip des Glättens besteht darin, dass nach dem Auftragen von Sirupschichten das Wasser langsam verdunstet, Erhebungen abgetragen und Senken aufgefüllt werden und der Zucker durch Kristallisation an der Oberfläche dem Dragee eine Glasur verleiht;
- keine Wärmezufuhr,
- anschließend noch 10–30 Minuten bei geschlossenem Deckel glattschleifen und trocken laufen lassen.

6. Polieren

> **Beispiel**
>
> Rezepturbeispiel für eine Polieremulsion:
>
> | | |
> |---|---|
> | Cetylpalmitat | 16,0 g |
> | Arabisch-Gummi-Lsg. 40 % | 38,0 g |
> | Zuckersirup | 20,0 g |
> | Glucoselösung Ph. Eur. | 7,0 g |
> | Gereinigtes Wasser | ad 100,0 g |
>
> Eine andere Poliermöglichkeit besteht
> darin, das gemahlene Cetylpalmitat direkt
> in die Stofftrommel zu geben.

- Auftragen von *Polierlösung* oder
  -emulsion bzw. Kugeln aus *Polierwachs*
  in speziellen Poliertrommeln (z. B. aus
  Segelleinwand oder mit Stoff oder Filz
  ausgeschlagene Gefäße) mitlaufen
  lassen,
- ohne Wärmeanwendung,
- Dragees müssen eine Restfeuchtigkeit
  aufweisen.

10.4.4
Physikalische Vorgänge bei der Dragierung

Seit der Mitte des 20. Jahrhunderts ist man zunehmend bemüht, die physikalischen Aspekte beim Dragiervorgang abzuklären. Exakte Kenntnisse über den Umhüllungsprozess haben hohe wirtschaftliche Bedeutung. Sie sind Voraussetzung für das automatische Steuern der industriellen Dragierung.

10.4.4.1
Ermittlung der optimalen Sirupmenge

Der Ermittlung der optimalen Sirupmenge pro Aufgabe kommt besondere Bedeutung zu. Grundsätzlich muss die Aufgabemenge so gewählt sein, dass beim Auftragen eine gleichmäßige Benetzung der Dragees erfolgt. Ein zu starker Zusatz an Sirup führt zu irreversibler Kohäsion der Dragees untereinander und damit zur Zwillings- oder Mehrlingsbildung. Bei richtiger Dosierung des aufgetragenen Sirups reicht die kinetische Energie der rotierenden

Drageemasse gerade aus, um dieses kritische Klebstadium zu überwinden. Hervorgerufen wird das Kleben durch das Verdunsten der Flüssigkeit, das den Zucker auskristallisieren lässt. Die Schichtdicke eines frisch aufgetragenen Zuckerfilms beträgt etwa 10–14 µm. Deshalb dürfen im Zuckersirup suspendierte Pigmente keinen größeren Durchmesser haben, da sonst eine glatte Drageehülle, die auch für den Glanz nach dem Polieren Voraussetzung ist, nicht erreicht werden kann.

10.4.4.2
Bewegungsabläufe und Ort der Sirupzugabe

Der Bewegungsablauf der Dragees im Kessel wird durch zahlreiche Faktoren (Kesselform, Drageemenge, Drageefeuchtigkeit, Kesselumdrehungsgeschwindigkeit und -neigung) beeinflusst. Man hat durch Zeitlupenaufnahme die Drehbewegungen an der Oberfläche der rotierenden Drageemasse studiert. Hierbei sind unterschiedliche Bewegungszonen deutlich geworden (Abb. 10.1).

Zone I

Die Drageebewegung ist in der „Wirbelzone" gekennzeichnet durch eine kreiselartige Rota-

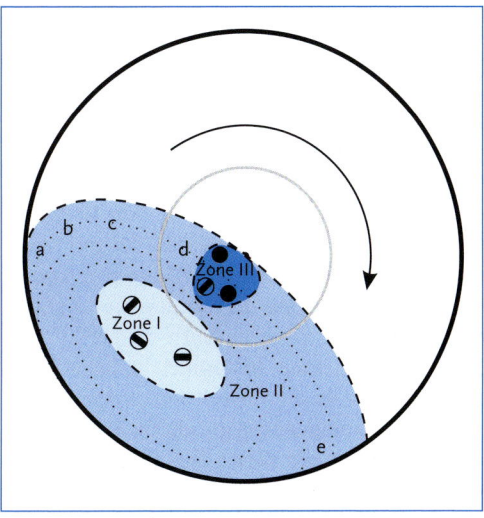

Abb. 10.1: Darstellung der Rollvorgänge im Dragierkessel

10

tionsbewegung um die eigene Achse, ohne dass Ober- und Unterseite vertauscht werden. Die kreiselnden Dragees durchlaufen diese Zone schlangenlinienförmig und verbleiben in Zone I, im Vergleich mit den übrigen Zonen, relativ lange an der Oberfläche der rotierenden Drageemasse.

Zone II

Sie umgibt allseits die flächenmäßig nur halb so große Zone I und stellt die für den Dragiervorgang wichtige Zone dar.

Bewegungsformen. Ein einzelnes Dragee verweilt längere Zeit auf einer geordneten, annähernd elliptischen Bahn innerhalb der rotierenden Masse. Diese elliptischen Bahnen verlaufen z. T. sichtbar an der Oberfläche der Drageemasse, z. T. versteckt in der Tiefe der rotierenden Masse. Dabei überschlagen sich die Dragees ständig, was sich in der Projektion als stetiger Wechsel zwischen Ober- und Unterseite auswirkt. In der rotierenden Drageemasse ist zudem ein Geschwindigkeitsgefälle nachweisbar. Die kleineren „Ellipsenbahnen", die in der Nähe des Rotationsmittelpunktes der Zone I liegen, werden von einem Dragee in der gleichen Zeit durchlaufen wie die größten Ellipsenbahnen, die zur Hälfte entlang der Kesselrückwand verlaufen.

Energieverhältnisse. Ein bewegtes Dragee wird im rotierenden Kessel durch Zentrifugalkräfte an die Kesselwand gedrückt. An dieser wird es ein Stück hochgehoben (Zone IIa). Unter Schwerkrafteinfluss löst sich das Dragee von der Kesselwand (Zone IIb). Am höchsten Ort im Dragierkessel weist das Dragee maximale potenzielle Energie auf (Zone IIc), und es beginnt anschließend die Fallbewegung (Zone IId). Durch die Erdanziehung wird das fallende Dragee beschleunigt, bis es auf die benachbarten Dragees oder die Kesselwand aufprallt und den Großteil seiner Energie als Stoßkraft beim Aufprall verbraucht (Zone IIe). Schließlich bewegt sich das Dragee wieder mit der Kesselwand fort, wird hochgehoben und der Zyklus beginnt von neuem.

Zone III

Die kleine, aber wichtige Zone liegt an der dem Dragiermeister zugekehrten Oberfläche der Drageemasse (Abb. 10.1).

Ort der Sirupzugabe. In Zone III weisen die Dragees eine große kinetische Energie und ungeordnete Fallbewegung auf. Die Gefahr eines Aggregierens von befeuchteten Dragees ist geringer. Zone III ist folglich der geeignete Ort für eine Sirupzugabe. Nach Verlassen der an der Oberfläche liegenden Zone III tauchen die feuchten Dragees in der Tiefe der Drageemasse unter (Zone IIe).

10.4.5
Fehlerhafte Dragees

Folgende wichtige Regeln helfen, Probleme beim Herstellen von Zuckerdragees zu verhindern:

- Ein gründliches Trocknen der Kerne durch Warmluft oder IR-Strahlen vor dem Auftragen einer neuen Schicht ist besonders wichtig. Eventuell anfallende „Zwillinge" müssen entfernt werden (nicht getrennt werden, da sich sonst ihre Zahl potenziert).
- Es ist darauf zu achten, dass nie zuviel Auftragsirup verwendet und dieser in dünnem Strahl auf die Kerne gegeben wird.
- Während das Auftragen der Schichten bei schräg gestellter Achse erfolgt, empfiehlt es sich, das Polieren der Dragees bei flach gestellter Achse durchzuführen.

Das Erzielen eines gleichmäßigen Farbtons bereitet oft Schwierigkeiten. Auftretende Probleme sind hier:

- Bei Verwendung löslicher Farbstoffe „Wolkenbildung": Die Drageeoberfläche muss vor dem Auftragen der nächsten Schicht vollkommen glatt sein.
- Bei Verwendung löslicher Farbstoffe können diese die Hülle durchdringen und in den Kern gelangen, wo es zu unerwünschten Wechselwirkungen mit dem Kern kommen kann.
- Durch die Rotations- und Kreiselbewegun-

gen der Dragees im Kessel wirken Zentrifugalkräfte auf die suspendierten Farbstoffpartikel der Pigmentsirupe ein, so dass diese zwangsläufig zu den Drageerändern gedrängt werden. Dies führt zur „Mondbildung", einem Dragierfehler, der durch eine Anhäufung von Farbstoffteilchen am Drageerand bei opak durchschimmerndem Kern in der Drageemitte gekennzeichnet ist. Durch rasche Trocknung und Viskositätserhöhung des Auftragmediums kann dieser Tendenz entgegengewirkt werden.

● *Haarrisse* und *Sprünge* deuten auf ein Eindringen von Feuchtigkeit in den Kern hin, so dass die Sprengmittel aufquellen.

10.4.6
Schnelldragierung

Bemühungen, die zeitaufwändige konventionelle Zuckerdragierung abzukürzen, führten zur Entwicklung von Schnelldragierverfahren. Trotz der hiermit verbundenen Zeitersparnis, bedingt durch eine Verringerung der Dicke der Drageehülle (Dünnschichtdragee, Hülle beträgt nur 10–30 % der Kerngewichte), haben diese jedoch die klassische Dragierung noch nicht vollständig verdrängen können. Zum Schnelldragieren werden *Dragiersuspensionen* verwendet, die aus Saccharose, Weizenstärke, Natriumcarboxymethylcellulose und Wasser mit Farbstoffen bestehen und einen hohen Feststoffanteil aufweisen. Dadurch kann auf die Zugabe eines Dragierpuders verzichtet werden. In etwa 4–5 Stunden kann so eine Charge Dragees hergestellt werden.

Wesentliche Verkürzungen der Dragierzeiten ließen sich weiterhin durch *schnelltrocknende Auftragflüssigkeiten* und durch Ersatz von wasserlöslichen Farbstoffen durch Farbpigmente erzielen. Abgesehen von den zahlreichen Vorteilen der wasserunlöslichen Farbpigmente (höhere Deckkraft, gleichmäßige Farbgebung), die gleich im Auftragsirup suspendiert zur Anwendung gelangen (Auftragsirup = Farbsirup), kann zumeist das Polieren ohne vorangegangenes Glätten durchgeführt werden. Pigmentsuspensionen enthalten z.B. Polyvinylpyrrolidon (Kollidon® 25), Natriumcarboxymethylcellulose, Talkum, hochdisperses Siliciumdioxid

(Aerosil®), Puderzucker, Wasser und Stärke-(Glucose-)sirup aus teilhydrolysierter Maisstärke. Ein Bentonitzusatz kann darüber hinaus die Suspension stabilisieren.

10.5
Befilmung von Tabletten

10.5.1
Allgemeines

Die zeit- und materialaufwändige Herstellung von Zuckerdragees, bei der die Kerne auch noch eine erhebliche Masse- und Volumenzunahme erfahren (hiermit verbunden sind hohe Kosten für Verpackung und Transport), hat schon früh Bemühungen ausgelöst, die Kerne auf andere Art zu überziehen. Die als Filmtabletten (Filmdragees, filmtabs, filmcoated tablets) bezeichnete Arzneiform ist dadurch charakterisiert, dass die Kerne mit einem relativ dünnen Film aus geeignetem Material überzogen sind. Die Überzugsschicht verändert die ursprüngliche Form des Kernes nicht, auch Gravuren bleiben vollständig erhalten. Trotzdem muss die Schicht in der Lage sein, nicht nur möglichen schlechten Geschmack oder Geruch der Wirkstoffe zu überdecken und die Stabilität der Wirkstoffe gegenüber äußeren Einflüssen zu erhöhen, sondern auch eine hohe Widerstandsfestigkeit gegenüber mechanischer Beanspruchung zu gewährleisten. Auch sollen Filmtabletten weder in ihrem Aussehen den Zuckerdragees, noch im Hinblick auf ihre Wirkstofffreisetzung den Tabletten nachstehen. Ein wichtiger Vorteil der Filmdragierung in der Industrie sind die beachtlich verkürzten Herstellungszeiten sowie die vielfältigen Möglichkeiten zur Beeinflussung der Tabletteneigenschaften.

Filmüberzüge, deren Aufgabe nicht primär eine Modifizierung der Wirkstofffreisetzung ist, werden zur Förderung der Compliance eingesetzt. Der Geschmack von bitteren Wirkstoffen kann mit Filmüberzügen überdeckt werden. Der Schluckvorgang wird durch die glatte Oberfläche der Arzneiform erleichtert. Die psychische Wirkung durch Wahl einer geeigneten Farbe unterstützt oft auch statistisch abgesichert die Wirkung des Wirkstoffes.

10

Magensaftresistente Filmüberzüge dienen zum Schutz von magensäureempfindlichen Wirkstoffen bzw. zum Schutz der Magenschleimhaut vor reizenden Wirkstoffen. Durch die Auflösung des Schutzfilms im weniger stark sauren bzw. alkalischen Milieu des Dünndarms wird oft eine verbesserte Bioverfügbarkeit erreicht.

Eine *protrahierte Wirkstofffreisetzung* hat zum Ziel, den Wirkstoff über einen langen Zeitraum freizusetzen, um einen Retardeffekt zu erzielen. Der Filmüberzug quillt z. B. im Milieu des Darms auf, und der Wirkstoff wird durch Diffusion freigesetzt.

10.5.2
Schichtdicke

Die Schichtdicke, die erforderlich ist, um Magensaftresistenz einerseits und andererseits ein Lösen des Films im Dünndarm zu erreichen, ist vom Filmbildner abhängig. Weichmacher und andere Hilfsstoffe (Pigmente, Farbstoffe, hochdisperses Siliciumdioxid, Stärke, Cellulosederivate, hochmolekulare Macrogole, Polyvinylpyrrolidon) können die Durchlässigkeit verändern. Das Ausmaß hängt von der hydrophilen bzw. hydrophoben Natur der Filmsubstanzen ab. Auf jeden Fall muss mittels Auflösungstests (s. 9.8.3.1) nicht nur die Zerfallseigenschaft der Filmtablette, sondern auch die durch den Film diffundierende Wirkstoffmenge geprüft werden.

Zur Berechnung der Filmmenge legt man die Oberfläche des Formlings zu Grunde. Für eine *zylindrische Tablette* ergibt sich die Oberfläche zu

$$O = \pi \left(d \cdot h + \tfrac{1}{2} d^2 \right) \qquad (10.1)$$

Volumen und Oberfläche von den bevorzugt eingesetzten *drageegewölbten Kernen* (s. Abb. 9.1) werden nach folgenden Formeln berechnet:

$$V = \left(r^2 h + r^2 h_w + \frac{h_w^{\ 3}}{3} \right) \cdot \pi \qquad (10.2)$$

$$O = 2 \left(r \cdot h + r^2 + h_w^{\ 2} \right) \cdot \pi \qquad (10.3)$$

Aus der Oberfläche der jeweils zu Grunde gelegten Tablettenform, der Anzahl der Kerne und der Auftragstärke des Filmes pro Filmtablette kann dann die benötigte Menge an Film berechnet werden:

$$m_{Lack} = \quad N \cdot O_{Drageekern} \cdot B \qquad (10.4)$$

$$N = \frac{m_{Dragees}}{m_{Drageekern}} = \text{Anzahl der Drageekerne}$$

m_{Lack}	= Masse Lack für die Charge Drageekerne (mg)
B	= Beladung der Dragees mit Lack (mg/cm²)
$m_{Dragees}$	= Gesamtmasse aller Drageekerne (g)
$m_{Drageekern}$	= Masse eines einzelnen Drageekerns (g)
$O_{Drageekern}$	= Oberfläche eines Drageekerns (cm²)

Angaben über die Schichtdicke derartiger Filmschichten differieren. Es werden Schichtdicken von 20–200 µm angegeben, doch können diese auch wesentlich größer sein. Grundsätzlich ist ein Filmüberzug wesentlich dünner als ein Zuckerüberzug.

10.5.3
Überzugsmaterialien

Diese können nach chemischen oder funktionellen Gesichtspunkten eingeteilt werden. Die Einteilung nach chemischen Gesichtspunkten findet sich in Kapitel 5.

In Tabelle 10.2 sind die Filmbildner nach funktionellen Aspekten eingeteilt.

10.5.3.1
Schnelllösliche Filmbildner

Die Cellulosederivate MC, HEC, HPC, HPMC und NaCMC sind leicht wasserlöslich und werden im Konzentrationsbereich von 5–10 % eingesetzt.

Methacrylate

Die Methacrylate mit basischen Aminogruppen quellen im Speichel auf, sind aber erst im sauren pH-Bereich des Magens löslich (Eudragit® E).

Povidon = Polyvinylpyrrolidon (PVP)

Povidon ist sehr hydrophil und stark hygroskopisch. Bei 70 % relativer Luftfeuchtigkeit wird Povidon flüssig. Daher ist es allein nicht als Filmbildner geeignet.

Tab. 10.2: Funktionelle und strukturelle Einteilung der Filmbildner

Schnellzerfallende Überzüge	Basische Amino-gruppen zur Geschmacks- oder Geruchsabdeckung, quellen im Speichel und sind im Magen löslich	Freie Carboxyl-gruppen für magensaftresistente Überzüge	Unlösliche, aber quellbare Überzüge ⇒ Diffusion durch permeable Membran und dadurch Retardierung
Celluloseether			
MC HPMC HEC HPC Na-CMC		CMEC	EC
Celluloseester			
		CAP HPMCP	
Polymethacrylate			
	Eudragit E	Eudragit L 100 Eudragit S 100 Eudragit L100−55	Eudragit RS Eudragit N 30 D Eudragit L Eudragit S
Polyvinylderivate			
PVP PVAc		PVAP	
Polyhydroxycarbonsäuren			
		Schellack	

Copovidon = Polyvidonacetat (PVAc)

Copovidon (Ph. Eur.) ist ein Copolymerisat aus 1-Vinylpyrrolidon-2-on und Vinylacetat im Verhältnis 6 + 4 (Kollidon® VA64). Copovidon ist weniger hygroskopisch als Povidon. Die Filme sind elastischer.

10.5.3.2
Magensaftresistente und dünndarmlösliche Filmbildner

Magensaftresistente, aber dünndarmlösliche Filmtabletten (enteric coated tablets) tragen Überzüge, die vom sauren Magenmilieu nicht angegriffen werden, jedoch im Dünndarm, der ein schwach saures, neutrales oder alkalisches Milieu besitzt, relativ schnell zerfallen oder gelöst werden, so dass die im Tablettenkern inkorporierten Wirkstoffe erst im Dünndarm freigesetzt werden. Es kommt bei dieser Formulierung also darauf an, durch einen entspre-

chenden Überzug geschützte Wirkstoffe durch den Magen zu schleusen. Von diesem Prinzip wird Gebrauch gemacht, wenn

- eine Inaktivierung oder Zerstörung der Wirkstoffe im Magen zu befürchten ist (Antibiotika, Organpräparate, Enzyme),
- Wirkstoffe die Magenschleimhaut reizen, Übelkeit oder Erbrechen verursachen (Salicylsäurederivate, Eisen-, Bismut-, Phosphorverbindungen, Sulfonamide),
- eine hohe Wirkstoffkonzentration im Darm erreicht werden soll, z.B. zur Lokalbehandlung (Anthelmintika, Antiseptika),
- Wirkstoffe die Verdauung behindern (Tannin, adstringierende Ionen, Bildung unlöslicher Verbindungen mit Pepsin und Peptonen),
- die Erzielung einer protrahierten Wirkung (s. Kapitel 12) angestrebt wird,
- im Duodenum und Jejunum durch Freigabe der gesamten Wirkstoffmenge eine optimale Resorption erzielt werden soll.

10

Frühere Vorstellungen über die Verhältnisse im Magen-Darm-Trakt waren wenig exakt, zumindest erfolgte eine stark vereinfachte Darstellung der wirklichen Verhältnisse. So ging man von der Annahme aus, dass im Magen ein stark saures Milieu und bereits im Zwölffingerdarm ein pH-Wert im alkalischen Bereich vorliegt. Nicht wenige Misserfolge bei „magensaftresistenten" Präparaten sind auf diese Fehleinschätzung zurückzuführen. Obgleich im Magen der pH-Wert meist im sauren Bereich liegt und im Darm pH-Werte im Alkalischen vorherrschen, ist doch keinesfalls mit einem abrupten Übergang vom sauren zum alkalischen Bereich zu rechnen. Vielmehr finden sich auch noch in oberen Dünndarmbereichen schwach saure Werte (s. 9.8.1).

Magensaftresistente Arzneiformen sollten mindestens 30 Minuten vor der Nahrungsaufnahme eingenommen werden, um eine ungehinderte Passage durch den Magen zu gewährleisten. Entsprechend der Ph. Eur. müssen sie zwei Stunden im sauren Magenmilieu stabil sein und im alkalischen Bereich innerhalb von einer Stunde zerfallen.

Gemeinsames Strukturmerkmal der Filmbildner, die sich erst im schwach sauren oder alkalischen Milieu des Dünndarms auflösen, ist eine freie Säurefunktion in der Seitenkette, die in der Salzform gut wasserlöslich ist.

Celluloseacetatphthalat (CAP)

CAP ist ein gemischter Ester der Cellulose mit Phthalsäure und Essigsäure. Die Salzbildung erfolgt im alkalischen Milieu an der freien Carboxylgruppe der Phthalsäure. CAP ist nur in organischen Lösungsmitteln löslich.

Aquateric® ist eine wässrige Pseudolatexdispersion, die ohne Zusatz von organischen Lösungsmitteln verarbeitet werden kann. Ein Zusatz von 5–30 % Glyceroltriacetat (GTA) ist wegen der hohen Glasübergangstemperatur (s. 10.5.4) notwendig. Des Weiteren können Phthalsäure- und Citronensäureester als Weichmacher zugesetzt werden.

Hydroxypropylmethylcellulosephthalat (HPMCP)

Es sind 2 Typen im Handel, HP 50® und HP 55®. Die Zahl hinter der Typbezeichnung verweist auf den pH-Wert, bei welchem sich der Film auflöst (5,0 bzw. 5,5). HPMCP ist aus wässrigen Systemen unter Thermogelierung anwendbar. Da die Glasübergangstemperatur unter 20 °C liegt, ist ein Weichmacherzusatz nicht erforderlich.

Carboxymethylethylcellulose (CMEC)

CMEC ist ein Celluloseether, weshalb die Hydrolyseempfindlichkeit verringert ist.

Das pulverförmige Handelsprodukt Duodcell® wird in Wasser redispergiert. Als Weichmacher wird bis zu 30 % Glycerolmonocaprylat zugesetzt.

Polyvinylacetatphthalat (PVAP)

Die Reinsubstanz ist nur in organischen Lösungsmitteln löslich. Die weichmacherhaltige Formulierung Opadry® kann ohne Anwendung von Lösungsmitteln zum Befilmen verwendet werden.

Schellack

Insbesondere ältere Formulierungen enthalten häufig noch Schellack als magensaftresistente bzw. retardierende Überzugssubstanz. Häufig wird die Substanz auch als Isolierschicht bei der Zuckerdragierung eingesetzt. Schellack löst sich im alkalischen Milieu des Dünndarms durch Salzbildung der Polyhydroxycarbonsäuren. Der Zusatz von Weichmachern ist erforderlich, da der Film sehr spröde ist.

Methacrylsäureester

Die magensaftresistenten Methacrylsäureester Eudragit® L und S ermöglichen eine exakte Steuerung der pH-abhängigen Wirkstofffreisetzung. Eudragit® L 100–55 löst sich bei pH 5,5, Eudragit® L ab pH 6,0 und Eudragit® S ab pH 7,0. Zum Herstellen der Latexdispersion im wässrigen Milieu wird die wässrige Dispersion oder das Pulver nach Redispergieren zu 5–10 % mit Natronlauge teilneutralisiert. Da die Filme zum Verspröden neigen, ist Triethylcitrat (TEC) als Weichmacher zuzugeben.

10.5.3.3 Unlösliche Filmbildner

Die unlöslichen Filmbildner quellen im Verdauungssaft auf. Dabei wird der Film permeabler und die Wirkstoffmoleküle können durch den Film diffundieren. Verwendet werden für permeable Überzüge
- Ethylcellulose
- Methacrylate

Ethylcellulose

EC ist das einzige nicht wasserlösliche Cellulosederivat, das als Filmbildner verwendet wird. Die Löslichkeit von EC ist abhängig vom Substitutionsgrad. Die nicht löslichen EC-Derivate mit DS = 2,3–2,6 werden für pharmazeutische Produkte verwendet. Ethylcellulose wird mit anderen Filmbildnern zum Herstellen eines Überzuges mit definierter Durchlässigkeit kombiniert. Ein Zusatz von 20 % Dibutylphthalat (DBP) als Weichmacher ist notwendig. PEG (Macrogol) kann zur Modifizierung der Wirkstoffdiffusion zugesetzt werden.

Aquacoat® ECT ist eine 30 %ige wässrige Latexdispersion von EC, die zusätzlich Cetylalkohol, Natriumdodecylsulfat und Dimethylpolysiloxan als Hilfsstoffe enthält. Ein Zusatz von 25–30 % Weichmacher (TEC, TBC, TBS, GTA (s. 10.5.4)) ist notwendig, um die Filmbildungstemperatur zu senken.

Surelease® enthält kolloidal dispergierte EC (30 %) in einer wässrigen Aluminiumhydroxiddispersion. Dibutylsebacat oder fraktioniertes Kokosöl ist als Weichmacher enthalten. Die Dispersion wird durch Ölsäure stabilisiert. Kolloidales Siliciumdioxid wirkt als Antihaftmittel. Werden hydrophile Stoffe wie z. B. PEG (Macrogol) zugegeben, kann die Wirkstofffreisetzung aus EC-Filmen modifiziert werden. Ein Weichmacherzusatz ist erforderlich.

Methacrylsäureester

Eudragit® RS (schwerdurchlässig) und RL (leichtdurchlässig) sind Methylmethacrylat-Ethylacrylat-2:1-Copolymere mit Trimethylammoniummethylmonoacrylatchlorid (TAMCl). Dieses Monomer ist stark hydrophil. Durch Mischen der beiden Eudragit-Typen kann die Permeabilität unabhängig vom pH-Wert gesteuert werden. Im wässrigen Milieu quellen die Polymere auf, und der Wirkstoff diffundiert durch die hydrophilen Bereiche im Überzug. Normalerweise ist ein Weichmacherzusatz notwendig. Eudragit® N 30 D ist eine neutrale Dispersion, die wasserunlösliche Filme bildet. Es wird für Matrixtabletten und Retardüberzüge verwendet, wobei hier kein Weichmacherzusatz erforderlich ist. Eudragit® L und S können direkt zu erodierenden Matrixtabletten verpresst werden, wobei das pH-Wert-abhängige Auflösungsverhalten ausgenutzt wird.

10.5.4 Weichmacher

Weichmacher sind niedermolekulare, hochsiedende Flüssigkeiten. Sie erhöhen die Flexibilität von sonst harten Polymerfilmen und verringern die Sprödigkeit. Die Weichmacher lagern sich zwischen die Polymerketten des Filmbildners ein. Dadurch können die Polymere nicht mehr so stark miteinander in Wechselwirkung treten, die Beweglichkeit der Polymerketten wird erhöht und bestimmte physikalische Kenngrößen des Polymers ändern sich. Die hier wichtige charakteristische Kenngröße der filmbildenden Polymere ist die *Glasübergangstemperatur* T_g. Unterhalb von T_g liegen amorphe Körper in einer glasähnlichen Struktur vor. Bei Temperaturen oberhalb von T_g nimmt die Viskosität der Substanz stark ab, so dass das Auftragen von Filmen oberhalb der Glasübergangstemperatur erfolgen wird. Durch die Zugabe von Weichmachern kann die Glasübergangstemperatur auf Raumtemperatur gesenkt werden.

Als Weichmacher werden verwendet:
- Citronensäureester (Citroflex®)
  - Tributylcitrat (TBC)
  - Triethylcitrat (TEC)

10

- Acetyltriethylcitrat (ATEC)
- Acetyltri-n-butylcitrat (ATBC)
● Phthalsäureester
  - Dimethylphthalat
  - Diethylphthalat (DEP)
  - Dibutylphthalat (DBP)
● weitere Ester organischer Polyalkohole
  - Dibutylsebacat (DBS)
  - Glyceroltriacetat (GTA) = Triacetin
  - Rizinusöl
  - acetylierte Fettsäureglyceride
● Polyalkohole
  - Glycerol
  - Propylenglykol
● Polyoxyethylenderivate
  - Polyethylenglykol (PEG, Macrogol)
  - Polyoxyethylen-Polyoxypropylen-Copolymer (Pluronic®)

Polyethylenglykol (PEG, Macrogol)

Steigende Anteile von PEG erhöhen die Permeabilität von Filmüberzügen, so dass durch Variation des PEG-Anteils im Film die Wirkstofffreisetzung gesteuert werden kann.

Polyoxyethylen-Polyoxypropylen-Copolymer

Durch Variation der Anteile von hydrophilen Ethylenoxid- und hydrophoben Propylenoxidgruppen sowie der Kettenlänge der Polymerblöcke kann die Löslichkeit der Produkte und damit auch Freisetzungseigenschaften für Wirkstoffe variiert werden.

10.5.5
Farbstoffe und -pigmente

Das Färben von überzogenen Tabletten dient nicht nur ästhetischen Zwecken. Neben dem Verhindern einer Verwechslung sowohl beim pharmazeutischen Hersteller als auch beim Endverbraucher ist vor allem die psychische Wirkung der gefärbten Tablette relevant. Beispielsweise werden bestimmte Formulierungen antidepressiver Wirkstoffe auf Grund des befreiend wirkenden Einflusses der Farbe gelb gefärbt. Farbstoffe und -pigmente sind in Kapitel 5.4.1 aufgeführt.

10.6
Techniken des Überziehens von Formlingen

10.6.1
Kesselfilmlackierung

Für die Kesselfilmlackierung bedient man sich Dragierkessel, wie sie bereits bei der Zuckerdragierung (10.4) beschrieben wurden. Statt in Form eines Dragiersirups wird die Überzugssubstanz als Lacklösung oder Latexdispersion mittels Düsen auf das Pulverbett gesprüht.

Zum Aufsprühen der Filmlösungen eignen sich für kleinere Ansätze und Versuche im Labormaßstab vor allem Luftdrucksprühpistolen (Zweistoffdüsen), die mit 0,15 bis 0,3 MPa (1,5–3 bar) Luftdruck arbeiten. Eine besonders sorgfältige Abstimmung der Düseneinstellung und der Luftführung ist notwendig, weil sonst Verneblungen auftreten, die zu Filmverlusten bis zu 20 % führen können. Bei größeren Ansätzen (>50 kg) bewähren sich Einstoffdüsen. Sie arbeiten mit einem hohen Massendruck von 5–15 MPa (50–150 bar), der durch Druckluft erzeugt wird. Es tritt jedoch keine Luft in den Sprühstrahl (Airless-Systeme), so dass Verneblungen vermieden werden. Düsendurchmesser (abhängig von der Partikelgröße der Pigmente) und Sprühdruck bestimmen die Sprühgeschwindigkeit. Der Sprühstrahl ist auf die herabfallenden Kerne im oberen Teil des Kessels gerichtet, während die Warmluftzufuhr zweckmäßigerweise unweit der Sprühzone erfolgt. Die Lösungsmitteldämpfe werden am oberen Rand des Kessels abgesaugt, wobei

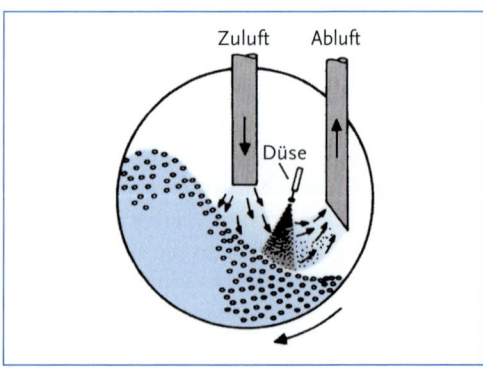

Abb. 10.2: Aufsprühverfahren

der Luftdurchsatz der Absaugvorrichtung größer sein muss als die Warmluftzufuhr, damit Lösungsmitteldämpfe nicht aus dem Kessel austreten (Abb. 10.2). Um ein Rollen der Kerne sicherzustellen – Filmtabletten kommen leicht ins „Rutschen" –, sind die Kessel mit Stollen oder einem Dragierarm auszurüsten.

In steigendem Maße gewinnt die *Automatisierung* auch beim Prozess des Überziehens Bedeutung. In der Industrie finden sich vollautomatische Sprühaggregate (Abb. 10.3). Hierbei wird

- in festgelegten Abständen eine bestimmte Menge Film- oder Dragiersuspension aufgesprüht,
- das Rollieren der Kerne gesteuert und
- die anschließende Warmlufttrocknung geregelt.

Oft ist eine Anzahl von Dragierkesseln zu einer Arbeitsstraße zusammengeschlossen, die von einem zentralen Steuerpult überwacht wird.

Zur Steuerung der einzelnen Arbeitsphasen existieren folgende Grundprinzipien:
1. Regelung über Computerprogramme, die auf den Erfahrungen der zeitlichen Abläufe der Handbefilmung beruhen.
2. Regelung durch Bestimmung des Trockenzustands der Filmhüllen über die Messung der Luftfeuchte im Kessel oder im Abluftrohr.
3. Regelung durch Temperaturmessung mittels Thermoelementen. Hierbei wird die Temperaturerniedrigung gegenüber einem Normalwert bestimmt. Eine

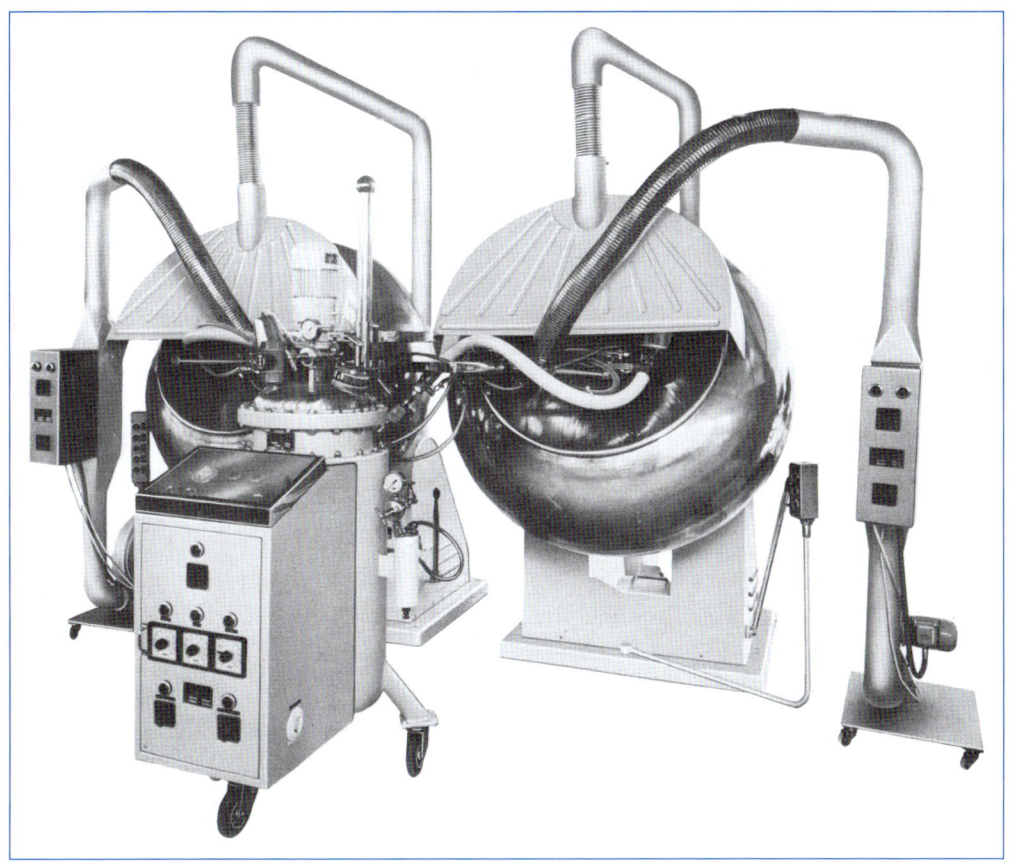

Abb. 10.3: Dragierkessel mit Doppelsprühaggregat und Absaugvorrichtung (G. Steinberg Processing GmbH, Kressbronn-Bodensee)

Temperaturerniedrigung ist so lange messbar, wie Flüssigkeit aus der aufgetragenen Schicht verdunstet. Nach Trocknen der Schicht steigt die Temperatur auf den oben erwähnten Ausgangswert, wodurch ein neuer Befeuchtungsvorgang ausgelöst wird.

Auch eine Kombination von Feuchtigkeitsmessung (Prinzip 2) und indirekter Feuchtebestimmung durch Temperaturmessung (Prinzip 3) wird zur Regelung der automatischen Befilmung verwendet.

Zur *Feuchtigkeitsmessung* finden Geräte zur elektrischen Leitfähigkeitsbestimmung und das Lithiumchlorid-Hygrometer Verwendung (s. 2.5.2). Mit Letzterem sind insbesondere Großgeräte zur automatischen Befilmung ausgerüstet. Die *Temperaturmessung* erfolgt mit Thermofühlern.

10.6.2
Tauchrohrverfahren, Tauchschwertverfahren

Eine Vermeidung von Sprühnebeln, eine rationelle Ausnutzung der Trocknungsluft und damit eine Verkürzung der Dragierzeiten werden durch das *Tauchrohrverfahren* (Abb. 10.4) erreicht. Mitten in die Masse der in einem Dragierkessel rotierenden Kerne taucht ein Rohr ein, das an seinem unteren Teil gekrümmt ist und mit seiner Öffnung gegen die Drehrichtung des Kessels weist. Es dient der Zuführung von Trocknungsluft, die innerhalb des Gutes einen kernfreien Hohlraum ausbildet. In diese so entstandene Luftblase wird die Suspension oder Lösung mittels einer an der Rohröffnung befindlichen Düse kontinuierlich eingesprüht. Die den Hohlraum begrenzenden Kerne werden hiervon getroffen und durch den scharf gebündelten Warmluftstrahl innerhalb der Sprühzone sofort getrocknet. Die Trocknungsluft passiert anschließend die Masse der Kerne und wird dadurch zur weiteren Trocknung genutzt, bevor sie in der Kesselöffnung abgesaugt wird. Durch ständigen Wechsel der Kerne an der Begrenzungsregion der Luftblase erhalten im Laufe der Zeit alle Kerne einen gleichmäßigen Überzug.

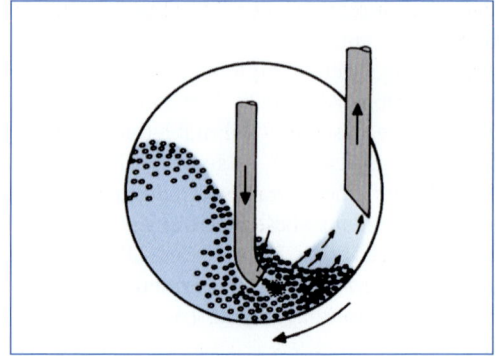

Abb. 10.4: Tauchrohrverfahren

Sowohl für die Zuckerdragierung als auch für die Befilmung bringt das *Tauchschwertverfahren* (Abb. 10.5) unter Verwendung von konventionellen Dragierkesseln Vorteile, wobei sich der Befilmungsprozess auf wenige Stunden reduzieren lässt. Das „Tauchschwert" ist ein Zweikammersystem, das in das Kernbett eingebracht wird und einen intensiven Zu- und Abluftaustausch durch die perforierte Außenwand ermöglicht. Beim Befilmen sind Düsen jeweils links und rechts des „Tauchschwerts" etwa 20 cm über dem rollenden Gut angeordnet, beim Zuckerdragieren wird ein dünnwandiges Chromstahlrohr mit Bohrungen an der Unterseite zum Auftragen der Lösung oder Suspension verwendet, doch kann auch beim

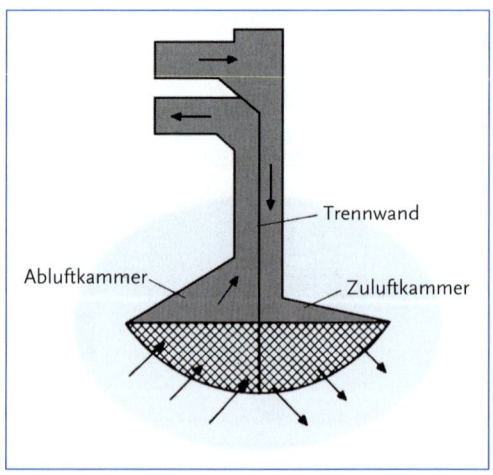

Abb. 10.5: Tauchschwertverfahren

Zuckerdragieren eine Sprühanlage eingesetzt werden.

10.6.3
Trommelcoating (Accela-cota®)-Verfahren

Eine Reduktion der Trocknungszeit bis zu 50 % gegenüber den gebräuchlichen Systemen in konventionellen Kesseln ist mit Trommelcoatern (Abb. 10.6) zu erzielen. Die Luft wird hierbei durch die perforierte Laufläche eines sich drehenden, zylindrischen Kessels, der mit einer Sprüheinrichtung ausgestattet ist, durch das mittels Mischschaufeln ständig in Bewegung gehaltene Tablettenbett hindurchgezogen. Durch einen Abluftventilator erfolgt eine wirksame Entstaubung.

Es gibt andere Hochleistungs-Befilmungsanlagen, die mit zylinderförmigen Trommeln (Pellegrini-Trommeln) mit einem Fassungsvermögen von 50–600 kg Kernmaterial ausgestattet sind. Das Überziehen in perforierten Trommeln ist heute das Standardverfahren für die Befilmung größerer Formlinge.

10.6.4
Wirbelschichtverfahren (Luftsuspensionsverfahren)

Die Luftsuspensionsverfahren nehmen unter den Verfahrenstechniken eine besondere Stellung ein. Die verschiedenen Luftsuspensionsverfahren können in modular aufgebauten Systemen durch Austausch der Einsätze durchgeführt werden, so dass nur ein Grundgerät

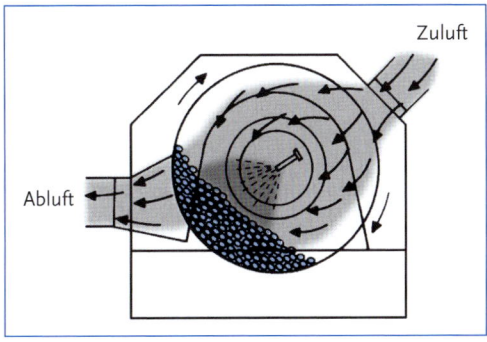

Abb. 10.6: Accela-Cota®-Dragieranlage (Manesty Machines LTD, Speke, Liverpool)

zur Erzeugung des Luftstroms notwendig ist. Die Wirbelschichter (Abb. 10.7) werden in verschiedenen Baugrößen angeboten, beginnend mit einem Produktbehälterinhalt von 1,5 l bis zu mehr als 3000 l Inhalt. Der Luftdurchsatz beträgt bei Kleinanlagen 750 m^3/h, während Großanlagen bis zu 14000 m^3/h benötigen. Die in dem Gebläse beschleunigte Luft wird in einem Heizaggregat erwärmt und dann in die Wirbelkammer geführt. Das Gut wird dadurch in Bewegung gebracht und gehalten, wobei die Art dieser Bewegung durch die verschiedenen Einsätze gesteuert wird.

Ein besonders wichtiges Verfahren zum Granulieren (s. 9.3.3.4) und zum Befilmen von Kernen ist das *Wurster-Verfahren*, ein *„Bottomspray"*-Verfahren (Abb. 10.8b). Die Zuluft wird durch den Zuluftboden in das Volumen des Arbeitszylinders gebracht. In diesem befindet sich ein Steigrohr. Die Zweistoffdüse befindet sich unterhalb des Steigrohrs und die Granulierflüssigkeit bzw. die Filmlösung wird in das Steigrohr gesprüht, in dem die zu granulierenden oder zu überziehenden Kerne aufsteigen. Das Gut wird gleichzeitig durch die nachströmende Warmluft getrocknet. Nach Austritt aus dem Steigrohr fallen die Kerne wieder zum Boden und werden dann erneut durch das Steigrohr in die Höhe transportiert. Das wird durch eine spezielle Konstruktion der Bodenplatte ermöglicht. Im Zentrum der Bodenplatte befinden sich mehr Öffnungen als am Rand der Platte, so dass der Luftstrom zentral entsprechend größer als am Rand der Platte ist. Damit wird das Gut verstärkt im Zentrum in das Steigrohr beschleunigt.

Einen *„Top-spray"-Einsatz* zeigt Abbildung 10.8a. Das Gut wird durch die von unten zuströmende Luft emporgehoben und von oben besprüht.

Beim *Rotor-Einsatz* oder *„Tangential-spray"*-Verfahren (Abb. 10.8c) nach K. H. Bauer rotiert eine Platte, in deren Zentrum sich ein spitz zulaufender Kegel befindet. Durch den Spalt, der durch Einstellung der Höhe des Rotors variiert werden kann, strömt die Luft in die Wirbelkammer. Das Gut wird kreisförmig in Bewegung gehalten und durch die seitlich in den Produktbehälter hineinragende Sprühdüse besprüht.

Das Gut muss eine ausreichende Festigkeit besitzen, da es einer starken mechanischen Stoßbeanspruchung unterliegt und somit die Gefahr eines starken Abriebs gegeben ist. Zum Überziehen mit Zuckerschichten ist das Wirbelschichtverfahren weniger geeignet. Bewährt ist es dagegen bei der Herstellung von Filmtabletten sowie dem Überziehen von Pulvern und Granulaten.

Der Kugelcoater® der Fa. Hüttlin arbeitet mit einer Turbojet-Technik. Hierbei sind in den Kammerböden die Ausströmschlitze radial angeordnet. Somit tritt das Gas horizontal aus , da sonst das Produkt in Bodennähe noch beschleunigt wird. Dreistoffdüsen besprühen das Produkt von unten. Bei diesem Verfahren ist der geringe Sprühverlust hervorzuheben.

10.7
Prüfung

Kerne

Die Ph. Eur. schreibt für die Kerne keine Prüfungen vor. Da die Qualität des Endprodukts aber maßgeblich von der Qualität des Ausgangsmaterials abhängt, müssen diese den folgenden Qualitätsansprüchen genügen:

- Die *mechanische Festigkeit (Bruch-* und *Abriebfestigkeit)* der Kerne muss wegen der Belastungen, denen sie während des Befilmungsprozesses ausgesetzt sind, höher sein als die von Tabletten.
- Andererseits sollen Kerne trotz ihrer höheren Festigkeit gute *Zerfallseigenschaften* besitzen.
- Die *Porosität* ist ein wichtiges Qualitätskriterium. Eine geringe Porosität sichert die Festigkeit des Presslings und verhindert das Eindringen von Überzugsflüssigkeit in den Kern, doch wirkt sie sich gleichzeitig ungünstig auf den Zerfall aus. Bei extrem geringer Porosität können auch Zerfallsmittel nicht wirksam werden.

Überzogene Tabletten

In der Ph. Eur. sind nur Prüfungen für die überzogenen Tabletten vorgeschrieben. Die Prüfungen sind in der Monografie „Tabletten" aufgeführt und im Abschnitt 9.9 zusammengefasst.

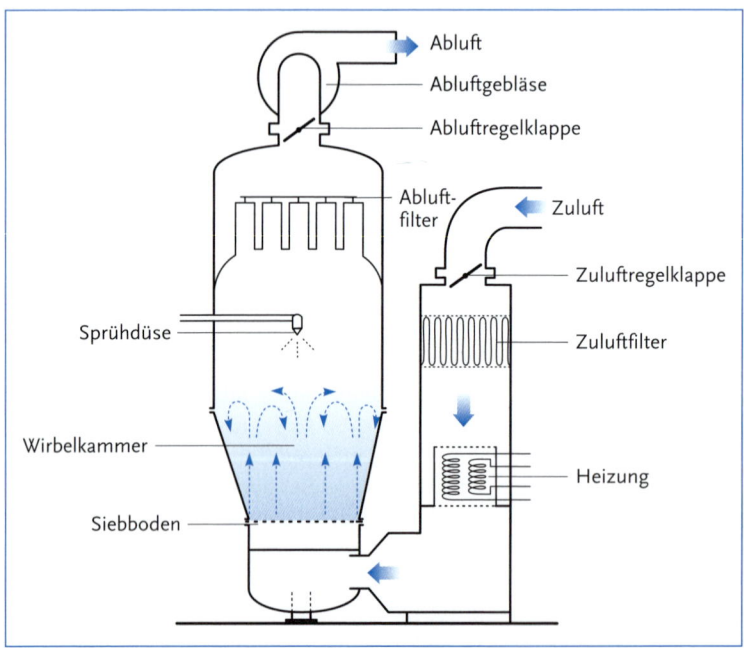

Abb. 10.7: Wirbelschichter (Glatt GmbH, Binzen)

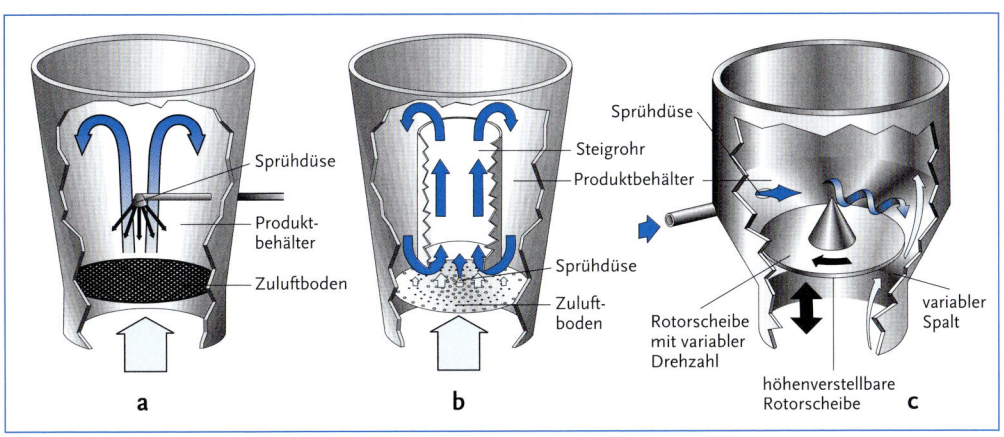

Abb. 10.8: Einsätze beim Wirbelschichter
a Top-spray-Einsatz, **b** Bottom-spray-Einsatz = Wurster-Einsatz, **c** Rotoreinsatz (Glatt GmbH, Binzen)

10

Kapitel 11

Kapseln

11.1 Allgemeines

Kapseln sind geformte, in der Regel elastische Hohlkörper von unterschiedlicher Größe, die dosierte (pulverförmige, granulierte, pelletierte oder tablettierte) feste Wirkstoffe, gegebenenfalls auch viskose Flüssigkeiten oder Schmelzzubereitungen enthalten. Des Weiteren werden dosierte Arzneiformen als Kapseln bezeichnet, in denen der Wirkstoff von Gelatine oder einem anderen geeigneten Stoff hermetisch eingeschlossen ist (Abb. 11.1). Das Arzneibuch unterscheidet Hart- und Weichkapseln sowie Oblatenkapseln. In der Regel wird für die Herstellung von Hart- und Weichkapseln Gelatine als Ausgangsmaterial verwendet.

Die Gelatinekapsel (Capsulae gelatinosae) weist gegenüber anderen Darreichungsformen, wie Tabletten und Dragees, eine Reihe von Vorteilen auf. Sie ist geruch- und geschmacklos und lässt sich leicht einnehmen, da sie bei Benetzung mit Speichel infolge ihrer Schlüpfrigkeit den Schluckakt erleichtert. Dank ihrer Quellfähigkeit und Wasserlöslichkeit werden die Wirkstoffe im Magen rasch freigesetzt. Zahlreiche Wirkstoffe, die sich sonst wegen ihrer Oxidations- und Lichtempfindlichkeit, Thermolabilität und Hygroskopizität nicht zu anderen Arzneiformen verarbeiten lassen, können ohne Wärmeanwendung verkapselt werden. Eine Kapselabfüllung bietet sich besonders dann an, wenn die Wirkstoffe einen schlechten Geschmack (z.B. Chloramphenicol) oder Geruch besitzen. Kapseln weisen bei trockener Lagerung eine gute Stabilität auf, lassen sich mit modernen Technologien schnell herstellen und sind deshalb besonders auch in der Entwicklung von Arzneiformen interessant. Gegenüber der Granulierung und der Tablettenkompression, bei der mit Veränderungen der Eigenschaften des Ausgangsmaterials (Kristallinität, Auftreten polymorpher Modifikationen, Stabilität) und damit mit einer Auswirkung auf die Wirkstofffreisetzung gerechnet werden muss, gibt das schonende Verfahren der Kapselfüllung keinen Anlass zu derartigen Befürchtungen.

Gelatine ist sehr gut verträglich (s. 13.3.3). In hochkonzentrierter Form bilden warme Gelatinelösungen ein flüssiges System (Sol), das bei Abkühlung reversibel in den Gelzustand übergeht. Die Zusammensetzung des Kapselmaterials ist recht unterschiedlich. Kapseln ohne Weichmacher sind von härterer Konsistenz und werden als *Hartgelatinekapseln* bezeichnet. Enthalten die Gelatinemassen Weichmacher (Glycerol, Sorbitol, Propylenglykol), so entstehen *Weichgelatinekapseln* (z.B. Gelatine 52 %, Glycerol 39 %, 9 % Wasser). Zwischen Hart- und Weichgelatinekapseln bestehen mit Ausnahme der Herstellungstechniken keine grundsätzlichen Unterschiede, allerdings haben Weichgelatinekapseln oft dickere Hüllen und enthalten Weichmacher. Von der Menge des Weichmachers werden die Elastizität und Geschmeidigkeit bestimmt. Das Gelatinekapselmaterial enthält oft einen Konservierungsmittelzusatz.

Stärkekapseln (Capsulae amylaceae) spielen heute kaum noch eine Rolle. Es sind paarweise ineinander schiebbare, einseitig verschlossene Zylinder oder Näpfchen (Durchmesser 15–25 mm, Höhe etwa 10 mm). Sie bestehen meist aus Weizenstärke und Weizenmehl und dienen zur Aufnahme pulverförmiger Wirkstoffe.

Eine Ausnahme davon sind VegaGels™ (Swiss Caps). Diese Weichkapseln aus Kartoffelstärke verhalten sich laut Herstellerangaben wie Weichgelatinekapseln, ohne deren Sicherheitsproblematik (Stichwort BSE) aufzuweisen. Auch für Hartkapseln existieren inzwischen alternative Wandmaterialien, z.B. HPMC (Vcaps™, Capsugel).

11

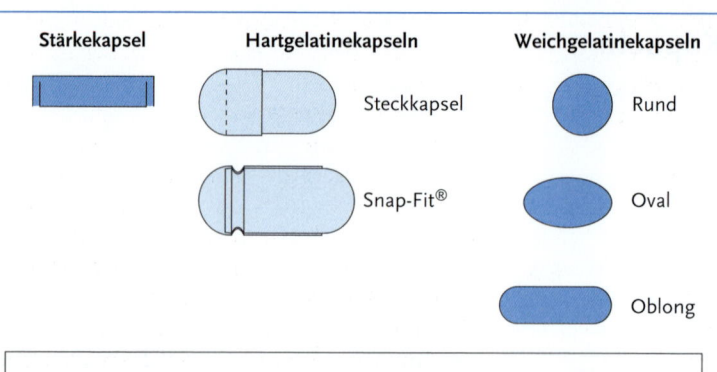

Abb. 11.1: Kapseltypen, -formen und -größen

Stärkekapsel   Hartgelatinekapseln   Weichgelatinekapseln

Steckkapsel

Snap-Fit®

Rund

Oval

Oblong

Kapsellänge (mm)	Kapselgröße	Füllvolumen in ml
10,30	5	0,13
14,10	4	0,2
16,10	3	0,27
17,90	2	0,37
19,30	1	0,48
21,30	0	0,67
23,50	00	0,95
28,00	000	1,36

11.2
Hartgelatinekapseln

11.2.1
Herstellung der Leerkapseln

Oblonge *Steckkapseln* (Hartgelatinekapseln, Capsulae operculatae) sind Hohlkörper. Sie bestehen aus zwei, an den Enden halbkugelig abgerundeten Hälften, dem Ober- und Unterteil, die sich ineinander schieben lassen.

Die Herstellung der Leerkapseln erfolgt industriell. Die Gelatinehülle lässt sich einfärben oder durch Pigmente opak gestalten, wodurch ein wirksamer Schutz für lichtempfindliche Wirkstoffe erreicht wird.

Tauchverfahren

Die Herstellung der Leerkapseln erfolgt ausschließlich nach dem Tauchverfahren. Bereits der Erfinder der Gelatinekapsel, der französische Apotheker Mothes (1833), tauchte kleine mit Quecksilber gefüllte Lederbeutel in eine erwärmte hochkonzentrierte Gelatinelösung und füllte die beim Erkalten erhaltene und abgestreifte Gelatinehülle mit Wirkstoff. Die so gewonnenen Kapseln wurden anschließend mit einem Tropfen geschmolzener Gelatine verschlossen.

Die heutige Herstellung von Kapselhüllen erfolgt mit vollautomatischen Maschinen, die mit Zehntausenden von aus rostfreiem Stahl bestehenden Metallstiften als Formen, Docken genannt, ausgerüstet sind und in parallelen Arbeitsgängen Kapselober- und -unterteile produzieren. Die Docken befinden sich reihenweise auf Stäben angeordnet und müssen mit höchster Präzision angefertigt sein, um eine hohe Qualität der Steckkapseln zu gewährleisten. Mehrere Reihen von Docken werden gleichzeitig in ein thermostatisiertes Gelatinebad getaucht und mit bestimmter Geschwindigkeit wieder herausgezogen. Durch Rotation um die Längsachse verteilt sich der Gelatineüberzug auf den Docken beim Abkühlen vor dem vollständigen Erstarren. Gleichmäßig zugeführte klimatisierte Luft sorgt für eine Restfeuchte von etwa 10 %. Die Kapselrohlinge werden von den Docken abgezogen und mit rotierenden Messern auf die geforderte Länge abgeschnitten. Kapselober- und -unterteile werden schließlich zusammengeführt, zusammengeschoben und als Leerkapsel ausgeworfen. Es schließt sich eine Prüfung auf Farbton usw. an. Die Leistung derartiger Maschinen beträgt etwa 40 000 Stück/h (1 Million in 24 h).

11.2.2
Füllgut

Steckkapseln sind besonders zur Aufnahme von festen Substanzen geeignet. Um eine gleichmäßige Dosierung zu sichern, müssen die Pulver eine weitgehend einheitliche Korngröße besitzen und eine gute Fließfähigkeit aufweisen. Eine Zumischung von Fließmitteln, z.B. Aerosil®, Metallseifen oder eine Granulierung können erforderlich sein. Unter dieser Voraussetzung ist eine Dosiergenauigkeit von ± 5 % erzielbar. Sofern kein bestimmtes Füllgut vorgegeben ist, empfiehlt es sich, ein Ge-

misch von 99,5 Teilen Mannitol mit 0,5 Teilen Aerosil® als Füllmaterial zu verwenden. Es können allerdings auch lipophile Flüssigkeiten in Steckkapseln gefüllt werden, wenn der Spalt zwischen Ober- und Unterteil anschließend mit einer Banderole versiegelt wird. Wässrige Lösungen sind nicht abfüllbar, da sie Gelatine auflösen. Auch lassen sich niederaliphatische Alkohole nicht verkapseln, z.B. vermag Ethanol die Kapselhülle zu durchdringen. W/O-Emulsionen sind ggf. vertretbar. Mit Gelatine inkompatible Stoffe (Gerbstoffe und andere Eiweißfällungsmittel) sind verständlicherweise als Kapselinhalt ungeeignet.

Flüssigkeiten mit niedriger Viskosität lassen sich nicht ohne weiteres in Hartkapseln einarbeiten, da selbst bei hoher Maßgenauigkeit des Ober- und Unterteils ein Auslaufen aufgrund von Kapillarkräften nicht ausgeschlossen werden kann. Das lässt sich allerdings verhindern, wenn Hilfsstoffe dafür sorgen, dass nach dem Abfüllen ein thixotropes Gel entsteht, während zuvor durch Rühren eine niedrige Viskosität vorliegt, die eine Dosierung mittels Dosierpumpe und Abfüllung gestattet (*Thixotrop-Verfahren*), oder wenn Hilfsstoffe (z.B. Polyethylenglykol) im geschmolzenen Zustand eine Dosierung und Abfüllung ermöglichen und in der Kapsel schnell erstarren (*Thermocap-Verfahren*).

Große Bedeutung besitzen Kapseln für die moderne Asthmatherapie mit dafür entwickelten Pulverinhalatoren. Das Einkapseln des wirkstoffhaltigen Pulvers schützt vor Agglomeration, die durch Aufnahme von Feuchtigkeit verursacht werden kann. Ein Kapselvorrat kann in den Pulverinhalator eingelegt werden. Bei der Anwendung wird durch einen speziellen Mechanismus des Pulverinhalators die Kapsel angestochen, und der Kapselinhalt steht zur Inhalation zur Verfügung (s. 22.2.7.2). Die Bedeutung der Kapseln geht hier zu Gunsten der Reservoir-Mehrdosen-Inhalatoren zurück.

11.2.3
Füllen und Verschließen

Zum Füllen und Verschließen der Leerkapseln stehen Kapselfüllmaschinen zur Verfügung, die sowohl eine Verkapselung in der Apotheke ermöglichen, die statt einer rezepturmäßigen

11

Herstellung von Pulvern, Pillen oder Tabletten von Vorteil sein kann, als auch für eine großindustrielle Produktion entsprechend dimensioniert ausgelegt sein können. Von einfachen Handabfüllgeräten, bei denen die Dosierung pulverförmiger Wirkstoffe oder Granulate durch Einstreichen von Hand erfolgt, über Halbautomaten mit Schnecken- oder Spindeldosierung, getakteten Hochleistungsmaschinen mit speziellen Stopf- und Dosierscheibenverfahren bis hin zu kontinuierlich arbeitenden Hochleistungsmaschinen, bei denen z.B. das pulverförmige Füllgut durch ein angelegtes Vakuum in ein Dosierröhrchen angesaugt und verdichtet und schließlich mit leichtem Druckstoß in den Kapselunterteil ausgestoßen wird (*Accofil-Verfahren*), reicht die Palette auf dem Markt befindlicher Kapselfüll- und -schließmaschinen. Die Arbeitsphasen Füllen, Schließen, Auswerfen erfolgen häufig im Rundläuferprinzip. Die stündliche Maximalleistung beträgt in Abhängigkeit vom Maschinentyp und der Kapselgröße zwischen 2000 und 180000 Stück.

Die einfache Kapselfüllmaschine für die manuelle Befüllung (Abb. 11.2) besteht aus einem Rahmen, der 4 Stifte zur Aufnahme von Lochplatten enthält. In diese Lochplatten sind Aussparungen für die einzelnen Kapseln eingelassen, in die die vorverschlossenen Ober- und Unterhälften eingeführt werden. Mit Hilfe von Rändelschrauben können dann die Kapselun-

terhälften fixiert werden, so dass die Kapseloberteile mittels der obersten Lochplatte entfernt werden können. Die Rändelschrauben werden gelockert, so dass die Unterhälften bis zur Bodenplatte heruntergleiten. Nach der Kapselbefüllung wird die obere Lochplatte mit den Kapseloberhälften wieder aufgesetzt und die Kapseln durch gefühlvolles Zusammenpressen der oberen und unteren Lochplatte verschlossen.

Für jede Kapselgröße ist ein eigener Lochplattensatz zu verwenden, da die Lochplatten dem Durchmesser der jeweiligen Kapselgröße angepasst werden müssen.

Moderne Hartkapseltypen besitzen eine ringförmige Vertiefung des Oberteils, die bei Zusammenschieben in eine Rille des Unterteils einrastet (*Snap-Fit®-Kapseln*), oder vergleichbare Verschließmechanismen (s. Abb. 11.1).

Gelatinekapseln sind am besten bei einer rel. Luftfeuchtigkeit von 40–50 % haltbar und sollen bei maximal 25 °C in gut verschlossenen Gefäßen (z.B. Kunststoffdosen, Schraubdeckelgläser) aufbewahrt werden. Wesentlich höhere Luftfeuchtigkeit kann zum Zerfließen, sehr trockene Luft zur Versprödung führen.

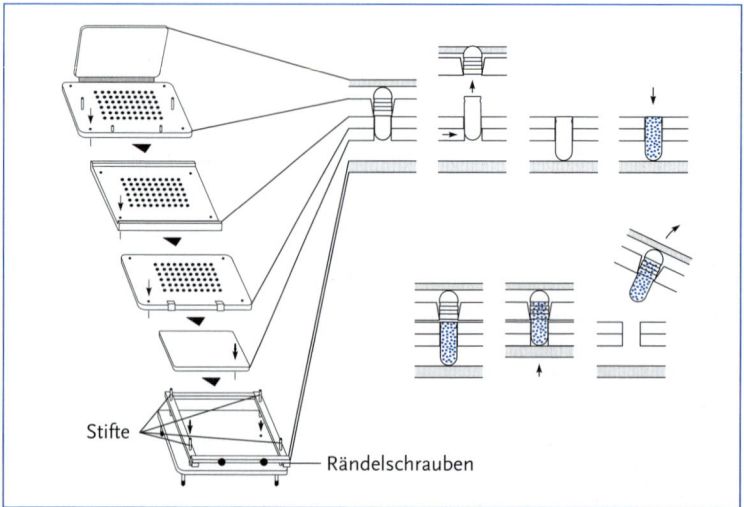

Abb. 11.2: Aufbau und Mechanismus einer Kapselfüllmaschine

Stifte

Rändelschrauben

11.3
Weichgelatinekapseln

11.3.1
Applikationsformen und Füllgut

Während bei Hartgelatinekapseln die Herstellung der Leerkapseln und das Füllen derselben in völlig getrennten Arbeitsgängen vonstatten geht, erfolgen diese Arbeitsphasen bei Weichgelatinekapseln in einem Prozess. Die rationelle Produktionsweise und die Entwicklung neuer Technologien haben dazu geführt, dass Weichgelatinekapseln heute eine umfangreiche und vielfältige Anwendung finden und die Bedeutung dieser Arzneiform weiterhin ständig zunimmt. Da es ohne weiteres möglich ist, Kapseln in unterschiedlichen Größen und Formen zu erzeugen, ist die Anwendung nicht nur auf perorale Applikationsformen beschränkt. *Weichgelatinerektalkapseln* (s. 13.8) erbrachten in einigen Fällen eine wesentlich höhere Bioverfügbarkeit als gleichdosierte Zäpfchen mit lipophilen Grundmassen. *Vaginalkapseln* werden gleichfalls günstig beurteilt. Eine orale Resorption kann durch *Lutschkapseln* erzielt werden. Sie sind innen hohl und besitzen eine etwa dreifach stärkere Wanddicke als andere Kapseln. Der Wirkstoff ist hierbei in die Gelatinehülle eingearbeitet. Andererseits ergeben Nitroglycerin-Kaukapseln *(Zerbeißkapseln)* eine rasche Resorption des Wirkstoffs über die Mundschleimhaut. Schließlich können einzeldosierte Wirkstoffe nach Aufstechen oder Aufschneiden der tubenförmigen *Salbenkapseln* durch Ausquetschen des Inhalts zur Applikation gebracht werden (perkutane Applikation von Nitroglycerin-Herzsalbe).

In Weichgelatinekapseln werden im Allgemeinen flüssige oder halbfeste Füllgüter verkapselt. Es eignen sich fette Öle, flüssige Kohlenwasserstoffe, mittelkettige Triglyceride (Miglyol® 812) und ätherische Öle. Es gibt heute kaum eine Wirkstoffgruppe, die nicht in öligen Trägerflüssigkeiten gelöst, suspendiert oder emulgiert (W/O-Emulsion) verkapselt werden kann. Direkt zur Abfüllung kommen Vitamin-A-haltige Öle wie Lebertran, Lösungen von Vitamin A, D, E, F in indifferenten Ölen und Lösungen von Hormonen. Feste

Wirkstoffe müssen in einer geeigneten Trägerflüssigkeit, meist fettes Öl, gelöst oder suspendiert oder mit Hilfe von Verdickungsmitteln zu einer Paste angerieben werden, so dass die festen Teilchen nicht mehr sedimentieren. Diese noch gut fließfähigen Mischungen werden vor der maschinellen Abfüllung homogenisiert. In einigen Fällen ist es günstiger, hydrophile Lösungsmittel bzw. Trägerflüssigkeiten einzusetzen. Hier bewähren sich Polyethylenglykole.

11.3.2
Herstellung

11.3.2.1
Tropfverfahren

Das Tropfverfahren *(Globex-Verfahren)* arbeitet vollautomatisch (Abb. 11.3). In regelmäßigen Abständen ausgestoßen, tropft das lipophile Füllgut aus einer Düse. Gleichzeitig fließt eine warme Gelatinelösung aus einem die Düse mantelartig umgebenden Rohr in eine Kühlflüssigkeit (meist flüssiges Paraffin von 4 °C), wobei sich unter Erstarren um das Füllgut eine nahtlose Kapselhülle bildet (nahtlose Kapsel). Es entstehen runde Kapseln, die keine Lufteinschlüsse enthalten. Sie erfahren noch eine Nachbehandlung (Wasch- und Trockenpro-

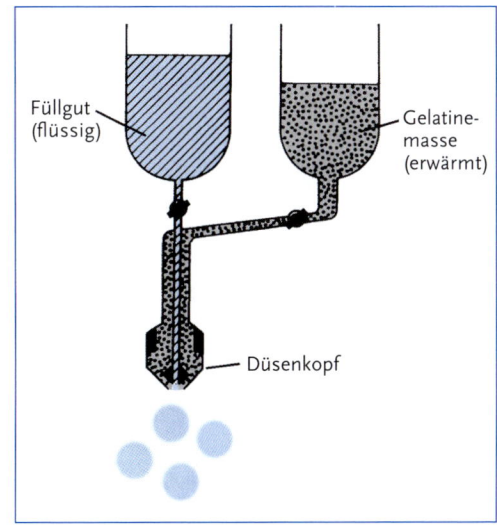

Abb. 11.3: Globex-Verfahren

Füllgut (flüssig)

Gelatinemasse (erwärmt)

Düsenkopf

11

zesse). Durch Auswechseln oder Verstellen des Düsenkopfes ist die Kapselgröße in weiten Grenzen variierbar. Die Leistungsfähigkeit liegt bei 5000 Stück/h, die Masseabweichung wird mit ± 3 % angegeben.

11.3.2.2
Stanzverfahren

Zwei in den USA entwickelte maschinelle Stanzverfahren erbrachten eine bedeutende Leistungssteigerung bei der Fertigung von Kapseln. Nach Auflegen einer Gelatinefolie auf eine mit entsprechenden Formen versehene, erwärmte Metallplatte schmiegt sich die Gelatine der Form an *(Colton-Verfahren)* oder die Folie wird mittels Vakuum durch einen porösen Formboden angesaugt *(Upjohn-Verfahren)*. Nach Einführen des Füllgutes mittels einer Fülldüse und nach Auflegen einer zweiten Gelatinefolie verschweißt ein nachfolgender Pressvorgang die beiden Gelatinefolien und stanzt die Kapseln aus.

Moderner ist das *Accogel-Verfahren,* das (vergleichbar mit dem zuletzt genannten Verfahren) durch Anlegen eines Vakuums durch Kanäle im Boden von Formwalzen zur Ausbildung von Mulden im Gelatineband führt, die zur Aufnahme des Füllguts dienen (Abb. 11.4). Nach Aufpressen eines zweiten Gelatinebands mittels einer zweiten Formwalze wird die Kapsel verschlossen und ausgesetzt. Nach Aufhebung des Vakuums zieht sich die untere gespannte Kapselhälfte zusammen, während sich die oben aufgepresste entsprechend dehnt, so dass beide Kapselhälften die gleiche Form annehmen. Hervorzuheben ist, dass nach diesem Verfahren nicht nur flüssige und pastöse Stoffe dosiert werden können, sondern dass auch pulverförmige Füllgüter, die durch Zusatzeinrichtung vorverdichtet werden, abfüllbar sind. In Abhängigkeit von der Kapselgröße ist ein Stundenausstoß von 25000–60000 Kapseln möglich. Die mittels dieser Verfahren hergestellten Kapseln weisen Schweißnähte auf.

Auch das folgende und wohl bedeutsamste Verfahren kann in die Gruppe der Stanzverfahren eingegliedert werden.

11.3.2.3
Scherer-Verfahren

Einen entscheidenden Fortschritt brachte die Erfindung von Scherer, der 1933 in Detroit eine Maschine zur Weichgelatinekapselherstellung entwickelte, die in einem Arbeitsgang Kapselherstellung und Füllung ermöglicht. Vollautomatische Hochleistungsmaschinen können heute bis zu 100000 Kapseln/h mit einer Dosiergenauigkeit von ± 1 % produzieren. Die Kapseln weisen eine zentrale Schweißnaht in

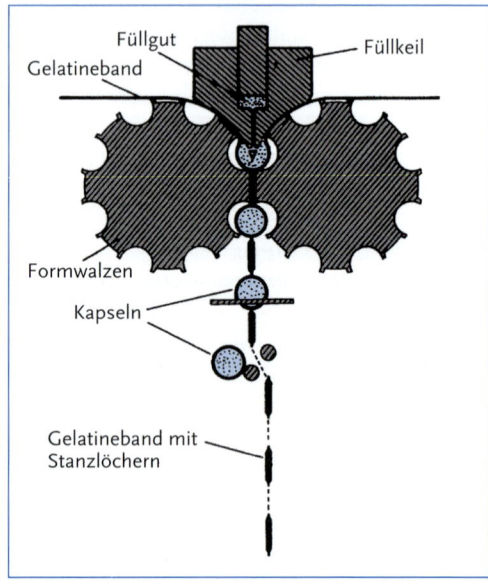

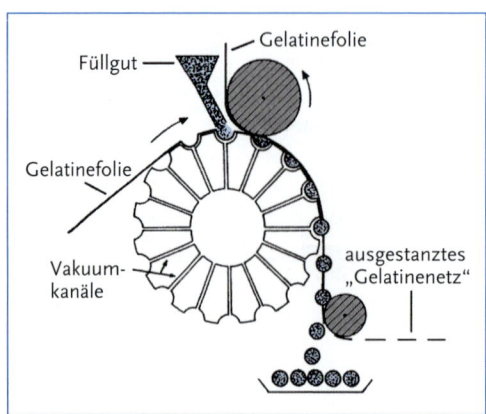

Abb. 11.4: Accogel-Verfahren

Abb. 11.5: *Scherer*-Verfahren

Längsrichtung auf und sind luftfrei gefüllt. Die Herstellung unterschiedlicher Formen (runde, ovale, oblonge, Tropfen- und Ampullenform) ist ohne weiteres möglich. Der Rauminhalt kann 0,08–7 ml betragen (die Größe kann auch in „Minim"-Einheiten angegeben werden; ein Minim ≈ 0,06 ml. Die Automaten arbeiten nach folgendem Prinzip (Abb. 11.5): Zwischen zwei gegeneinander rotierenden Formwalzen laufen endlose Gelatinebänder (40 % Gelatine, 30 % Glycerol, 30 % Wasser) hindurch. Die Walzen stanzen aus den Gelatinebändern die Kapselformen aus. Gleichzeitig wird das Füllgut zwischen die beiden Stanzblättchen dosiert, und deren Ränder werden durch Wärmeeinwirkung miteinander verschweißt. Die fertige Kapsel wird nun ausgestoßen, vorgekühlt und nach dem Waschen mit organischem Lösungsmittel in klimatisierter Luft von etwa 30 % relativer Luftfeuchtigkeit und bei 20 °C getrocknet. Die Kapseln sind ein- oder zweifarbig herstellbar. Da sich keine trockenen Pulver verkapseln lassen, sind diese vor der Abfüllung mit einem indifferenten Trägermedium zu einer Suspension oder Paste zu verarbeiten.

11.4
Überziehen von Kapseln

Gelatinekapseln (Weich- und Hartkapseln) lassen sich auch magensaftresistent gestalten. Das Überziehen der kompletten Hartgelatinekapsel mit magensaftresistenten Schichten (s. 10.5.3.2) ist technologisch anspruchsvoll, weil der Übergang von Ober- zu Unterteil schwer zu befilmen ist. Die Filme müssen darüber hinaus eine ausreichende Elastizität aufweisen, um nicht abzuplatzen. Oftmals ist es empfehlenswerter, das Füllgut der Kapsel zu überziehen. Weiterhin lassen sich Kapseln mit modifizierter Wirkstofffreigabe herstellen, bei denen das Füllgut oder die Kapselhülle (oder beide) durch besondere Zusätze oder Herstellungsverfahren so gestaltet werden, dass sich die Geschwindigkeit oder der Ort der Freisetzung ändern. Gelegentlich erhalten Kapseln durch Siliconisieren einen Schutz gegenüber Luftfeuchtigkeit. Auf gleichem Wege lässt sich verhindern, dass ein unangenehmer Geruch des verkapselten Wirkstoffs (z. B. Knoblauch) durch die Kapselwand penetriert.

11.5
Prüfung

Kapseln müssen folgenden Prüfungen der Ph. Eur. entsprechen:
● Gleichförmigkeit des Gehalts,
● Gleichförmigkeit der Masse,
● ggf. Wirkstofffreisetzung,
● Zerfallszeit.

Die Zerfallszeit von *Hartkapseln* und *Weichkapseln* wird in Wasser, in Ausnahmefällen auch in Salzsäure oder künstlichem Magensaft, geprüft. Kapseln müssen in 30 Minuten zerfallen sein. *Kapseln* mit magensaftresistenter Hülle dürfen in 2 Stunden in 0,1 M Salzsäure nicht beschädigt sein. In Phosphatpufferlösung muss die Kapsel dann in 60 Minuten zerfallen. Für *Kapseln mit modifizierter Wirkstofffreigabe* oder mit magensaftresistent überzogenen Füllgütern ist eine Prüfung durchzuführen, um die angemessene Freigabe des Wirkstoffs nachzuweisen.

Die Prüfung auf Zerfallszeit darf entfallen, wenn die Prüfung auf Wirkstofffreisetzung durchgeführt wird.

11.6
Mikrokapseln

11.6.1
Allgemeines

Unter Mikroverkapselung versteht man die Umhüllung feinverteilter Flüssigkeitstropfen oder Feststoffteilchen mit Gelatine, natürlichen oder synthetischen Polymeren oder anderem Material zu Mikrokapseln von 1–500 μm Durchmesser. Die Größe der Mikrokapseln ist zwar verfahrensabhängig, doch relativ einheitlich. Die Stärke der Kapselwand ist weitgehend steuerbar und beträgt 2–30 % der Gesamtkapselmasse. Sie kann entsprechend den Erfordernissen dicht, permeabel oder semipermeabel gestaltet werden.

Mikrokapseln können durch *Koazervation* hergestellt werden. Unter Koazervation (Koazer-

11

vierung) versteht man die Entmischung von stark solvatisierten Kolloiden in zwei flüssige Phasen, von denen die eine viel, die andere wenig kolloide Anteile enthält. Die Koazervation stellt einen Entladungsvorgang dar, bei dem die Teilchen nicht vollständig dehydratisiert werden. Während im Solzustand die hydratisierten Teilchen eine elektrische Ladung aufweisen, verlieren sie diese bei der Koazervation, bleiben aber hydratisiert. Hierdurch können die Teilchen sich stärker nähern und unter gewissen Bedingungen einen Teil ihrer Solvathüllen einbüßen. Es entsteht ein kolloidreiches Koazervat mit dicht zusammengedrängten Teilchen, wobei die Solvathüllen dafür sorgen, dass der flüssige Aggregatzustand erhalten bleibt.

Man spricht von *einfacher Koazervation*, wenn die Phasentrennung durch Aussalzen (z. B. mit Ammoniumsulfat), Temperatur-, pH-Änderung oder Alkoholzusatz erfolgt, von *komplexer Koazervation*, wenn es bei Anwendung entgegengesetzt geladener Polymere (z. B. Gelatinesol/Arabisches Gummisol) infolge Ladungsausgleich zur Abscheidung des Wandmaterials kommt.

Durch Ausfällung gelöster kolloider Makromoleküle mit Hilfe gleichfalls in Lösung befindlicher Makromoleküle einer anderen Verbindung (z. B. Gelatinesol mit positiver, Arabisches Gummisol mit negativer Ladung) bilden sich Tröpfchen, die suspendierte Pulverteilchen umhüllen. Durch Temperaturerniedrigung lässt sich dann die Umhüllung verfestigen, so dass die entstandenen Mikrokapseln von der Flüssigkeit abgetrennt werden können. Bei Koazervierungsvorgängen kommt der Konzentration, der Temperatur, dem pH-Wert, Elektrolytzusätzen, der Viskosität und der Oberflächenspannung ausschlaggebende Bedeutung zu.

Die Möglichkeit, durch Koazervation oder auch auf anderem Wege Feststoffteilchen und auch Flüssigkeitströpfchen einzeln zu umhüllen, gab der pharmazeutischen Technologie neue Impulse.

Auf diesem Wege können Flüssigkeiten in rieselfähige Pulver überführt und Inkompatibilitäten verhindert werden, auch Geschmacksüberdeckungen sind ohne weiteres möglich.

Schließlich lassen sich Depotformen unterschiedlichen Typs herstellen. Durch die Art des gewählten Hüllenmaterials, durch die Wandstärke und durch Weichmacher lässt sich die Wirkstofffreisetzung in weiten Grenzen steuern. Weitere Anwendungsmöglichkeiten ergeben sich bei der Stabilisierung von Wirkstoffen. Die bei der Bildung von Mikrokapseln zur Anwendung kommenden Prinzipien werden auch die Weiterentwicklung anderer Arzneiformen beeinflussen.

Die Mikroverkapselung hat sich auf verschiedenen technischen Gebieten revolutionierend ausgewirkt. Mit mikroverkapselter, zunächst farbloser Tinte präparierte Papierbogen ermöglichen das Anfertigen von Durchschriften ohne Blaupapier, da bei Druckeinwirkung die Kapseln brechen, die Flüssigkeit ausfließt und bei Kontakt mit einer zweiten Farbkomponente eine der Drucklinie entsprechende Färbung auftritt. Mikrokapseln mit Duft- und Aromastoffen als Zusätze zu Lebensmitteln, mikroverkapselte Klebstoffe, die erst auf Druck die Klebwirkung ausüben, und mit verkapselten Antikorrosionsmitteln versehene Werkteile, z. B. Nieten, die sich bei der Verarbeitung mit dem freigesetzten Rostschutzmittel überziehen, sind nur einige Beispiele.

11.6.2
Verfahren zur Mikroverkapselung

In der Dispersionsflüssigkeit, die das polymere oder kolloide Wandmaterial in gelöster Form enthält, wird die zu umhüllende Substanz verteilt (Zweiphasensystem) (Abb. 11.6 a). Bei der Einstellung eines geeigneten pH-Wertes kommt es infolge Verringerung der Löslichkeit der Polymere oder der Kolloide zu einer Ausscheidung des Wandmaterials als flüssige Phase (Abb. 11.6 b) bzw. durch Verbindung verschiedenartig geladener Makromoleküle zu einem Komplex mit verringerter Löslichkeit. Auch durch Elektrolytzusätze (Aussalzung) kann das Wandmaterial in flüssiger Form zur Ausscheidung gebracht werden. Im Allgemeinen forciert eine Temperaturerniedrigung diese Vorgänge. Das flüssige Wandmaterial umhüllt den zu verkapselnden Kern und baut langsam eine Überzugsschicht auf (Abb. 11.6 c).

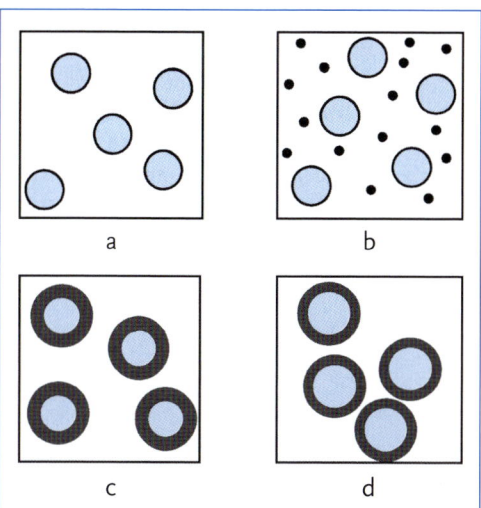

Abb. 11.6: Phasen der Mikroverkapselung

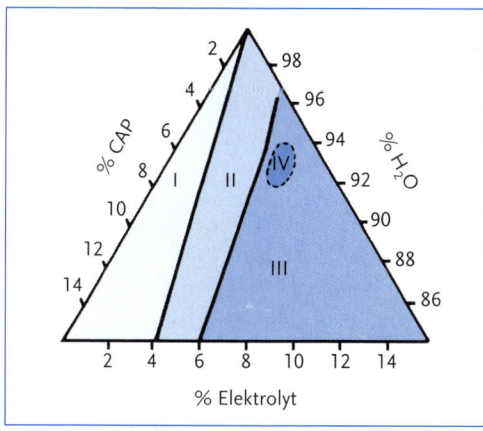

Abb. 11.7: Dreiecks-Phasendiagramm zur Koazervation des CAP in Gegenwart von Elektrolyten

in einer wässrigen Lösung solvatisierten Celluloseacetatphthalat-Anionen (CAP) durch sukzessive Zugabe von sekundärem Natriumphosphat und Natriumsulfat erläutert, wobei sich das Polymer als weiche Gelhülle an der Grenzschicht der Wirkstoffpartikel niederschlägt. Durch weitere Erhöhung der Ionenkonzentration wird die Hülle ausgehärtet.

Der Reaktionsverlauf lässt sich an einem Dreieck-Phasendiagramm (Abb. 11.7) darstellen, das verfahrenstechnische Optimierungen erleichtert. Es sind vier Zonen zu unterscheiden. In Zone 1 ist das Makromolekül nur teilweise gelöst, die Lösung erscheint trübe. Durch Zugabe von Na_2HPO_4 geht das Makromolekül vollständig in den Solzustand über, die Lösung wird klar (Zone II). In Zone III liegt ein Gleichgewichtszustand von Solform und Gelform (Koazervat) des Makromoleküls vor. Die Zone IV stellt eine Mischungslücke dar. Hier liegt das günstigste Verhältnis von Elektrolytkonzentration zu CAP-Konzentration vor, und die Koazervation läuft optimal ab.

Die Technologie kennt verschiedene Varianten der Koazervation. Zur Mikroverkapselung wasserlöslicher Substanzen werden organische Lösungsmittel als Dispergierflüssigkeit verwendet. Auch durch schmelzbares Wandmaterial lassen sich in einer inerten Flüssigkeit Umhüllungen erreichen. Schließlich polymerisieren in der Flüssigkeit gelöste Monomere nach Zugabe eines Katalysators durch Rühren, wobei durch Adsorption an den zu umhüllenden Teilchen eine Kapselwandbildung erfolgt (*Grenzflächenpolymerisation*).

Während dieses Prozesses wird durch ständiges Rühren eine Agglomeration der Einzelteilchen verhindert. Es schließt sich die Phase der Verfestigung der flüssigen Hülle an (Abb. 11.6 d). Das kann durch Gelieren oder auch durch chemische Vernetzung erfolgen. Durch Filtration trennt man die Mikrokapseln ab, die schließlich getrocknet werden (NCR-Methode, Abkürzung von National-Cash-Register-Company).

Als Beispiel für eine Koazervation unter Elektrolytzugabe sei die Phasentrennung von

Mikrokapseln lassen sich auch durch physikalische oder mechanische Umhüllungsprozesse herstellen, z. B. nach dem *Wurster-Verfahren* oder dem Hüttlin-Kugelcoater (s. 10.6.4). Dabei wird auf im Wirbelbett befindliche Feststoffteilchen das Umhüllungsmaterial in gelöster Form durch Versprühen aufgetragen, und ein Warmluftstrom sorgt für die rasche Verdampfung des Lösungsmittels. Nach dem *Southwest-Research-Institute-Verfahren* werden flüssige oder feste Teilchen mittels Zentrifugalkräften durch kleine Öffnungen eines Zylinders getrieben, die mit einem dünnen Film aus Überzugsmaterial, der ständig durch nachfließende

11

Lösung erneuert wird, überspannt sind. Dabei reißen die Teilchen Substanz des Wandmaterials mit sich, von der sie umschlossen werden. Auch durch die getrennt in Aerosolform überführten und elektrisch verschiedenartig aufgeladenen Teilchen einerseits und das Umhüllungsmaterial andererseits lassen sich beim Zusammenbringen beider Spontanumhüllungen erreichen (*Illinois-Institute-of-Technology-Methode*). Flüssige Wirkstoffe (z. B. ätherische Öle, Rizinusöl, Lebertran, Methylsalicylat) sind gleichfalls einkapselbar.

Über Nanokapseln, deren Größe im Nanometerbereich liegt und die eine potenzielle Arzneiform darstellen, wird im Abschnitt 25.3.1 berichtet.

Kapitel 12

Perorale Depotarzneiformen

12.1
Allgemeines

Die Wirkungsdauer von Arzneistoffen ist unterschiedlich, doch beträgt sie im Allgemeinen nur Minuten oder einige Stunden. Nach oraler Zufuhr einer Wirkstoffdosis setzt die Wirkung mehr oder weniger schnell ein, um nach Erreichen eines Konzentrationsgipfels wieder abzunehmen (Abb. 12.1, Kurve A). Die Blutspiegelwerte sollen dabei den therapeutisch optimalen Konzentrationsbereich nicht übersteigen, um toxische Wirkungen (Abb. 12.1, Kurve B) auszuschließen. Die Erzielung eines anhaltenden Effekts macht daher oft eine Applikation mehrmals täglich erforderlich, um den durch Biotransformation und Ausscheidung erfolgenden Abfall der Wirkstoffkonzentration im Organismus zu kompensieren (Abb. 12.1, Kurve C und D). Das stellt für den Patienten, für den Arzt und das Pflegepersonal eine nicht zu unterschätzende Belastung dar.

Seit langem besteht daher der Wunsch nach Arzneiformen mit lang anhaltender Wirkung (Abb. 12.1, Kurve E). Die Aufrechterhaltung eines konstanten Wirkstoffspiegels im Blut und im Gewebe für längere Zeiträume ist bei zahlreichen Erkrankungen erwünscht, z. B. Infektionskrankheiten, Störungen des Herz- und Kreislaufsystems, Allergien, Schmerzzuständen, hormonalen Störungen sowie bei der Substitutionstherapie und bei prophylaktischen Maßnahmen. Derartige Arzneiformen mit protrahierter (verzögerter) Wirkstofffreigabe sichern nicht nur eine gleichmäßige Wirkung unter Vermeidung von Plasmakonzentrationsspitzen, sondern sind auch oftmals in der Lage, Arzneimittelnebenwirkungen zu verringern. Auch eine Einsparung von Arzneimitteln ist möglich, da die totale Wirkstoffmenge gegebenenfalls reduziert werden kann. Ein weiterer Vorteil ist vor allem darin zu sehen, dass der Patient in der Regel nur noch einmal (gelegentlich auch zweimal) täglich das Arzneimittel einnehmen muss. Da nachts keine Einnahme von Arzneimitteln mehr notwendig wird, kann der Patient durchschlafen. Diese Vorteile verbessern die Compliance (Einnahmedisziplin).

Abb. 12.1: Schematische Darstellung des zeitlichen Verlaufs der Wirkstoffkonzentration im Organismus nach peroraler Applikation einer normalen Einzeldosis, einer Überdosis und einer idealen Depotarzneiform

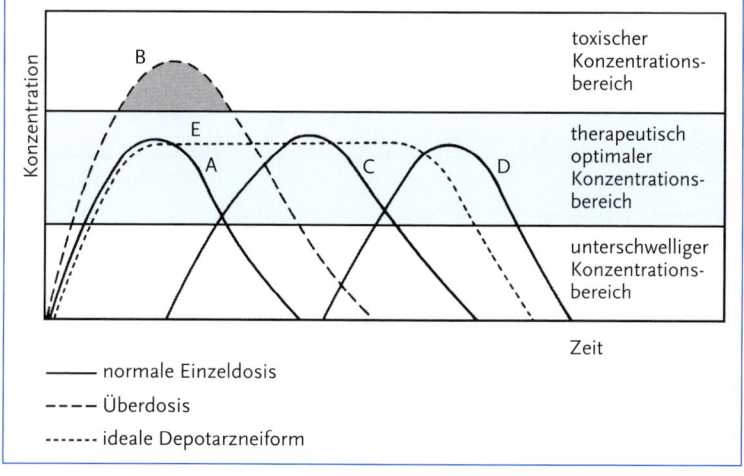

12

Allerdings lassen sich bei weitem nicht alle Wirkstoffe zu peroralen Arzneiformen mit verlängerter Wirkung verarbeiten. In Betracht kommen nur Wirkstoffe mit ausreichender therapeutischer Breite. Es muss weiterhin bedacht werden, dass die physiologischen Bedingungen individuell stark differieren können, so dass eine planmäßige Entfaltung der Wirksamkeit nicht immer zu garantieren ist. Die Wirkungsdauer lässt sich nicht ohne weiteres verkürzen. Wirkstoffe können weiterhin lediglich in ganzen Einheiten dosiert werden (z. B. 1 oder 2 Tabletten). Ein Zerkauen einer Depottablette kann durch Freisetzung der Gesamtwirkstoffmenge auf einmal zu toxischen Effekten führen. Wenig sinnvoll ist auch die Konzipierung derartiger Arzneiformen mit Wirkstoffen langer biologischer Halbwertszeit (z. B. $t_{1/2} > 10$ h, sie besitzen von sich aus eine Langzeitwirkung) und mit Wirkstoffen, deren Einzeldosis hoch ist (z. B. 200 mg und mehr). Im letzteren Falle würden die Depotpräparate Dimensionen annehmen, die eine perorale Applikation nicht mehr gestatten (Beispiel: Sulfonamide mit Einzeldosen von 1–2 g). Nicht sinnvoll ist auch die Herstellung von Depotzu-

bereitungen, wenn der Wirkstoff nicht über die gesamte Länge des resorptionsfähigen Gastrointestinaltrakts resorbiert wird, sondern nur in den oberen Abschnitten (z. B. Lactoflavin). Der Wirkstoff muss außerdem gegenüber pH-Einflüssen und einem biologischen Abbau im Gastrointestinaltrakt stabil sein. Schließlich darf sich bei Depotarzneiformen die Wirkstofffreisetzung während der Lagerung (Alterung) nicht verändern.

Der in Abbildung 12.1 dargestellte Kurvenverlauf (Kurve E) stellt einen hypothetischen Idealfall dar. Kontinuierliche Zuführung des Wirkstoffs einerseits und Abbau und Elimination andererseits halten sich hier innerhalb des therapeutisch optimalen Konzentrationsbereichs die Waage. Bei Arzneiformen mit prolongierter Wirksamkeit lässt sich nur eine Annäherung an diese Idealverhältnisse erreichen. Ein Kurvenverlauf, wie er in Abbildung 12.2, Kurve F, dargestellt ist, entspricht einer guten prolongierten Arzneimittelwirkung, da die abgegebene Wirkstoffmenge lange innerhalb des gewünschten therapeutisch optimalen Konzentrationsbereichs liegt. Eine wiederholte Wirkung liegt vor, wenn die Wirkstoffabgabe stoß-

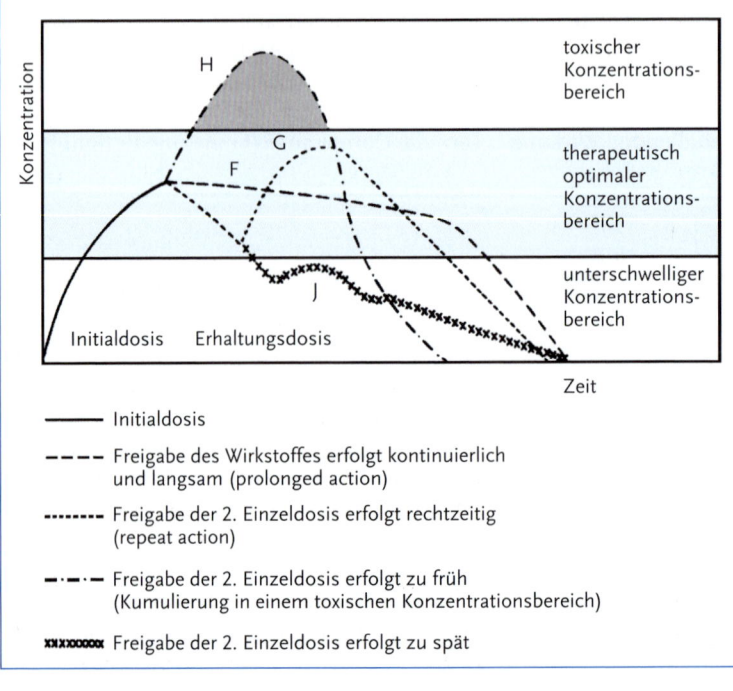

Abb. 12.2: Schematische Darstellung des zeitlichen Verlaufs der Wirkstoffkonzentration im Organismus nach peroraler Applikation von Arzneiformen mit hinhaltender und gestaffelter Wirkstoffabgabe sowie von zwei Formulierungen mit unsachgemäß erfolgter Freigabe der zweiten Einzeldosis

─────── Initialdosis

─ ─ ─ ─ Freigabe des Wirkstoffes erfolgt kontinuierlich und langsam (prolonged action)

········· Freigabe der 2. Einzeldosis erfolgt rechtzeitig (repeat action)

─ · ─ · ─ Freigabe der 2. Einzeldosis erfolgt zu früh (Kumulierung in einem toxischen Konzentrationsbereich)

xxxxxxxx Freigabe der 2. Einzeldosis erfolgt zu spät

weise erfolgt (Kurve G), so dass sich mehrere Maxima ergeben. Bei der Entwicklung von Arzneiformen mit verlängerter (oder wiederholter) Wirkung kommt es darauf an, dass der Wirkstoff möglichst ohne große Schwankungen freigesetzt wird, wobei die freigesetzte Wirkstoffdosis die therapeutisch optimale Konzentration weder überschreiten noch unterschreiten soll. Im Falle der Kurve H gelangte eine zweite Dosis zu früh zur Wirkung, so dass es infolge Summation der vom Körper aufgenommenen Wirkstoffmenge zu toxischer Wirkung kommt. Der Kurvenverlauf J resultiert, wenn die zweite Dosis zu langsam abgegeben bzw. vom Organismus aufgenommen wird. Im letzten Fall liegt der Wirkstoff lediglich in therapeutisch unterschwelligen Konzentrationen vor.

Depotarzneiformen sind das Produkt langer und geduldiger gemeinsamer Entwicklungstätigkeit von pharmazeutischen Technologen, Analytikern, Pharmakologen und Klinikern. Vor Beginn der eigentlichen galenischen Arbeiten müssen umfangreiche biokinetische und klinische Grundlagen über die zu verarbeitenden Wirkstoffe vorliegen. Erst die Kenntnis und richtige Interpretation dieser richtungweisenden Daten stellt für den pharmazeutischen Technologen den Start für eine erfolgversprechende Arbeit dar.

Aus dem bereits Dargestellten lassen sich die Anforderungen an eine als ideal zu bezeichnende Depotarzneiform im Wesentlichen in folgenden vier Punkten zusammenfassen.

- Von der Zubereitung wird nach der Applikation ein rasches Erreichen der therapeutisch optimalen Blutspiegelwerte verlangt.
- Es ist ein konstantes Blutspiegelniveau zu sichern.
- Über die gewünschte Zeitdauer muss eine gleichmäßige biologische Wirkung erhalten bleiben.
- Durch die Vermeidung von Konzentrationsspitzen, d.h. Verhinderung des Vordringens der Wirkstoffkonzentration in den toxischen Bereich, sind Intensität und Häufigkeit unerwünschter Nebenwirkungen zu reduzieren.

Perorale Arzneiformen mit protrahierter Wirkung sind seit Jahrzehnten bekannt. In Patenten aus dem Jahr 1930 wird beschrieben, dass mit Fett oder fettartigen Stoffen umhüllte Wirkstoffpartikel im Verdauungstrakt nur schwer löslich sind, dass aber während der Passage die Wirkstoffe dennoch freigegeben werden. Erst 1952, als D-Amphetamin in Form verschieden stark mit Fetten und Wachsen überzogener Pellets (Spansules) in den Handel kam, begann eine neue Ära, die zur Entwicklung zahlreicher Typen von Arzneiformen führte.

Die Zahl der Modified-release-Präparate ist in den letzten Jahrzehnten beträchtlich angewachsen. Es mehren sich allerdings kritische Stimmen, die neue Akzente bei der Bewertung solcher Präparate setzen. Alle Bestrebungen galten bisher dem Ziel, eine kontinuierliche Freisetzung über einen möglichst langen Zeitraum zu erreichen. Hierbei fanden chronopharmakologische Gesichtspunkte keine Berücksichtigung, die darauf hinweisen, dass physiologische und pathophysiologische Funktionen periodischen Veränderungen unterliegen. Im Vordergrund steht hierbei der zirkadiane Rhythmus, unter dem der 24-h-Biorhythmus verstanden wird. Bekannt ist, dass Schmerzen oder Beschwerden bei verschiedenen Krankheitsbildern verstärkt morgens auftreten und dann in abgeschwächter Form abends. Auch ist die Anfallhäufigkeit z.B. für Asthma morgens bzw. nachts besonders hoch. Tageszeitliche Schwankungen treten weiterhin bei Hochdruckerkrankungen auf. Während es morgens zu einem Blutdruckanstieg kommt, stellen sich nachts häufig Normalwerte ein, die keiner medikamentösen Behandlung bedürfen. Diese wenigen Beispiele verdeutlichen, dass ein mittels Modified-release-Präparaten erzielter gleichbleibender Blutspiegelwert rund um die Uhr in bestimmten Fällen überhaupt nicht erforderlich, u.U. sogar nachteilig ist. Abgesehen von einer unnötigen Belastung des Organismus durch Arzneimittel kann eine langfristige Anwendung durch Ausbildung von Toleranzerscheinungen zu einer Wirkungsverringerung führen. Aus diesen Gründen zielen neue Tendenzen in der Forschung darauf ab, Biorhythmen und eine mögliche Toleranzausbildung

12

bei Modified-release-Präparaten mit zu berücksichtigen und die Freisetzung aus Arzneiformen den tageszeitlichen therapeutischen Erfordernissen anzupassen.

12.2
Möglichkeiten der Wirkungsverlängerung

Eine Verlängerung der Wirkungsdauer von Arzneimitteln kann generell bei allen Arzneiformen nach unterschiedlichen Prinzipien erfolgen, nämlich auf chemischem Wege, durch pharmazeutisch-technologische Maßnahmen und durch Nutzung physiologischer bzw. pharmakologischer Möglichkeiten (Tab. 12.1).

Chemische Veränderungen am Wirkstoffmolekül beruhen meist darauf, dass durch Salz-, Ester- oder Etherbildung oder mit Hilfe von Additionsverbindungen, Komplex- oder Molekülverbindungen der Wirkstoff schwerer löslich und dadurch schlechter resorbierbar wird oder dass der Wirkstoff erst im Organismus nach und nach in Freiheit gesetzt wird. Beispiele sind Protamin-Insulin, Zink-Insulin, Procain-Penicillin, Ester der Steroidhormone. Andererseits führen auch Abwandlungen des

Moleküls zur Verminderung der Biotransformation und Elimination. Langzeitsulfonamide sind hierfür Beispiele. Veränderungen am Wirkstoffmolekül selbst lassen sich nicht in jedem Falle durchführen, da hiermit meist eine Änderung der Wirkungsrichtung verbunden ist.

Von physiologischer bzw. pharmakologischer Seite ergeben sich bereits durch die Wahl des Applikationsortes (s. 7.6.1) Möglichkeiten einer Depotwirkung. Mit Implantaten sind sogar über Monate andauernde Wirkungen erzielbar (z. B. Hormon-Implantate). Auch durch Gefäßkonstriktoren (z. B. Epinephrin in Lösungen von Lokalanästhetika) sowie durch Enzymhemmer (z. B. Cholinesterasehemmer) lässt sich eine Inaktivierung der Wirkstoffe verzögern. Die renale Ausscheidung kann weiterhin durch Nierenblocker (Probenecid, Thiosemicarbazon, p-Aminohippursäure) gehemmt werden. Der Einsatz der genannten Verbindungen ist jedoch pharmakologisch nicht unbedenklich, so dass sie nur relativ selten zur Anwendung kommen.

Die Protrahierung der Arzneimittelwirkung ist durch pharmazeutisch-technologische Maß-

Am Wirkstoff chemisch durch:
Salzbildung
Esterbildung
Additionsverbindungen
Komplexverbindungen
Molekülvergrößerung
Einführung chemischer Gruppen
An der Arzneiform pharmazeutisch-technologisch durch:
Wahl schwerlöslicher Wirkstoffmodifikationen
Teilchengröße und -form
Art und Menge der Hilfsstoffe
hohen Anteil an Klebemitteln
hydrophobe Gleit- und Formentrennmittel bei Tabletten
schwerlösliche Hülle bei Dragees
Wechselwirkungen mit Hilfsstoffen
Herstellungstechnologie (z. B. große Festigkeit bei Tabletten)
Wahl der Umhüllung oder Einbettung
Gerüstbildung
Adsorption an Ionenaustauscher
Am Individuum physiologisch bzw. pharmakologisch durch:
Applikationsort
Applikationsart
Reaktionshemmer
Gefäßkonstriktoren
Ausscheidungsblocker

Tab. 12.1: Möglichkeiten zur Wirkungsverlängerung eines Arzneimittels

nahmen in vielfältiger und eleganter Weise erreichbar. Sie beruht im Wesentlichen auf einer Verzögerung der Wirkstofffreisetzung durch Verringerung der Lösungsgeschwindigkeit und (oder) der Diffusionsgeschwindigkeit. Die Probleme der Steuerung der Arzneimittelwirkung durch die Arzneiform sollen daher in den folgenden Abschnitten ausführlich dargestellt werden.

12.3
Definitionen

Die Begriffe für Arzneiformen mit einer verlängerten Wirkung sind international nicht einheitlich definiert. Im Allgemeinen versteht man unter *Langzeitarzneiformen* solche, bei denen der Wirkstoff chemisch so modifiziert ist, dass seine Biotransformation und Elimination verzögert sind und er damit eine lange biologische Halbwertszeit aufweist.

Nach der umfassenden Definition der Amerikanischen Food and Drug Administration (FDA) werden unter *controlled release products* Formulierungen verstanden, die bestimmt sind, den aktiven Bestandteil in einer Weise freizusetzen, die sich signifikant von den entsprechenden Zubereitungen mit sofortiger Freisetzung unterscheiden. Diese Definition schließt alle Typen von Modified-release-(Depot-)Arzneiformen sowie solche mit zeitlich fixierter Freisetzung (z. B. magensaftresistente Präparate) ein. Auch der Begriff *Arzneiformen mit modifizierter Freisetzung* fasst alle Arzneiformen zusammen, die beabsichtigt eine andersartige Freisetzung besitzen als eine normale, schnelle Freisetzung.

Bei *Modified-release-Arzneiformen* wird die Wirkstofffreisetzung durch pharmazeutisch-technologische Maßnahmen derart gesteuert und kontrolliert, dass der notwendige Blutspiegel über einen längeren Zeitraum aufrechterhalten wird.

Die verlängerte Wirkung bei *Depotarzneiformen* beruht auf einer allmählichen Freisetzung und Resorption aus einem Depot. Bei parenteralen Arzneiformen ist dies der Fall, wenn Implantate vorliegen, eine i. m.-Applikation einer öligen Suspension erfolgt oder bei Verabreichung des Wirkstoffs als Ester, aus dem der Wirkstoff allmählich durch Hydrolyse freigesetzt wird. Perorale Depotarzneiformen enthalten zumeist eine Initial- und eine Depotdosis. Der Begriff Depotarzneiform wird oft jedoch als übergeordnete Bezeichnung für Arzneiformen mit verlängerter Wirkung verwendet bzw. als Synonym für Modified-release-Arzneiform.

Bei Depotarzneiformen (Abb. 12.3) sind vier Typen zu unterscheiden:
● *Sustained-release-Typ* (Synonyme: gleichmäßig hinhaltende Wirkstofffreigabe, sustained action): Aus der Arzneiform wird der Wirkstoff durch eine Initialdosis dem Körper in einer Konzentration zugängig gemacht, die die gewünschte pharmakodynamische Wirkung ergibt (so schnell, wie das durch die Resorptionsfähigkeit gegeben ist) und die eine Erhaltung dieser pharma-

Abb. 12.3: Blutspiegelkurven nach Applikation unterschiedlicher Typen von Depotarzneiformen

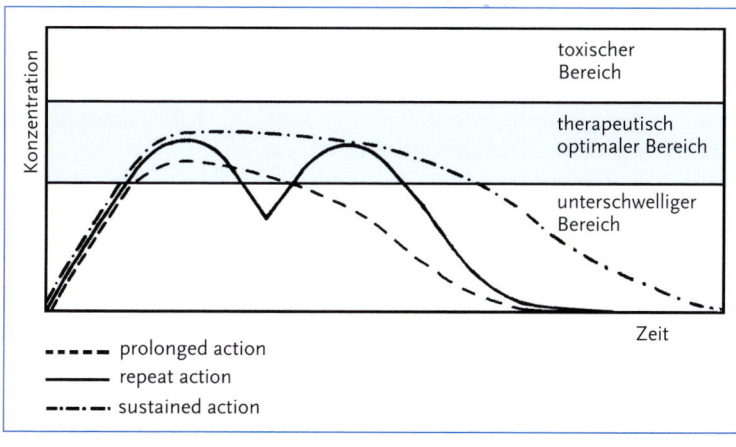

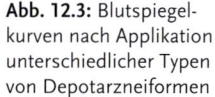

12

kologisch optimalen Konzentration für eine gewisse Zeit über die Wirkungszeit einer Einzeldosis hinaus garantiert.

- *Prolonged-release-Typ* (Synonyme: verlängerte [protrahierte] Wirkstofffreigabe, prolonged action): Aus der Arzneiform wird der Wirkstoff durch eine Initialdosis dem Körper in einer Menge zugänglich gemacht, die genügend, aber nicht unerwünscht hoch ist und den gewünschten pharmakodynamischen Effekt ausübt. Zudem soll diese Arzneiform den Wirkstoff kontinuierlich so freigeben, dass eine messbare Wirkungsverlängerung gegenüber einer normalen Einzeldosis resultiert.
- *Repeat-release-Typ* (Synonyme: gestaffelte Wirkstofffreigabe, repeat action): Aus der Arzneiform wird vom Wirkstoff zunächst eine Initialdosis und nach einiger Zeit eine weitere Einzeldosis stoßweise freigesetzt. Eventuell können weitere Dosen zur gegebenen Zeit folgen.
- *Delayed-release-Typ* (Synonym: verzögerte Wirkstofffreigabe): Aus der Arzneiform wird der Wirkstoff erst längere Zeit nach der Applikation in Freiheit gesetzt.

Die Bezeichnung *delayed-release* wird vorwiegend für magensaftresistente, dünndarmlösliche Arzneiformen verwendet, die nicht unbedingt Depotarzneiformen sein müssen.

Da Arzneiformen vom Prolonged-release-Typ nur in der Lage sind, die Wirkung über einen begrenzten Zeitraum hinaus zu verlängern und Repeat-release-Zubereitungen eine gestaffelte, stoßweise Freisetzung des Wirkstoffs bewirken, entspricht die Sustained-release-Arzneiform dem Idealtyp einer Depotzubereitung.

Arzneiformen mit kontrollierter Freisetzung sind den therapeutischen Erfordernissen weitgehend angepasste Darreichungsformen, deren Wirkstofffreisetzung durch Mechanismen gesteuert wird, die von physiologischen Bedingungen (pH-Wert, Enzyme, Art und Quantität der Nahrung) in nicht signifikantem Ausmaß beeinflusst werden. Nach den angewandten Steuerungsprinzipien unterscheidet man zwischen diffusions-, matrix-, quellungs-, membran- oder chemisch-kontrollierter Freisetzung.

Bei Modified-release-Arzneiformen lassen sich weiterhin folgende Unterscheidungen treffen. *Single units* sind monolithische Arzneiformen, d. h. Einzelarzneiformen, wie Tabletten, Dragees, die unzerfallen den Magen-Darm-Trakt passieren (z. B. Gerüsttabletten), durch Abbau immer kleiner werden (Erosionstabletten) oder erst im Darm die Wirkstoffe freisetzen (magensaftresistente Tabletten).

Multiple units sind Formlinge, die im Magen in Untereinheiten zerfallen. Das können Tabletten sein, die aus unterschiedlich behandelten Granulaten oder aus durch Koazervation oder in der Wirbelschicht gewonnenen Mikrokapseln aufgebaut sind. Gleichermaßen zählen hierzu Gelatinekapseln, die umhüllte Pellets enthalten.

Während bei single units bei der Magenverweildauer recht erhebliche Schwankungen (nüchtern 0,5–4 h, nach Nahrungsaufnahme 10 h und mehr) auftreten, sollen bei multiple units die meist <1 mm großen Mikropartikel fortlaufend den Pylorus selbst in dessen geschlossenem Zustand passieren und sich über den gesamten Magen-Darm-Bereich verteilen. Das führt im Idealfall zu einer recht gleichmäßigen Passage durch den Gastrointestinaltrakt, wie gut reproduzierbare Blutspiegel in gezielten Studien belegen. Allerdings zeigen auch diese Formen eine ausgeprägte Beeinflussung durch Nahrungsaufnahme. Dennoch werden immer mehr Modified-release-Präparate als multiple units gestaltet.

12.4
Komplexe mathematische Formulierungen und Modellsysteme

12.4.1
Biokinetische Modelle

Es ist bisher eine große Anzahl von Modellsystemen angewendet und studiert worden, die die Konzentrationsverläufe im Organismus wiedergeben sollen. Von einem pharmakokinetischen Modell wird gefordert, dass es für Wirkstoffe mit bestimmten physikalisch-chemischen Eigenschaften den zeitlichen Konzentrationsverlauf in einem beschränkten Konzentrationsbereich in einem bestimmten Körpermedium unter Berücksichtigung der biologischen und messtechnischen Fehlerbreite in ausreichender Näherung wiederzugeben vermag. Die zu den Modellen gehörenden mathematischen Formeln und Ableitungen schaffen die biokinetischen Voraussetzungen zur Entwicklung einer idealen peroralen Depotarzneiform.

Einzelheiten müssen der Spezialliteratur entnommen werden. Im Folgenden soll ein einfaches biokinetisches Modell das Geschehen im Organismus und die exakte mathematische Formulierung einer Depotarzneiform erläutern:

$$D \overset{k_{r^0}}{\to} G \overset{k_a}{\to} B \overset{k_e}{\to} E \qquad (12.1)$$

D Depotarzneiform,
G Gastrointestinaltrakt (Resorptionsort),
B Verteilungsflüssigkeit (Blut),
E Ausscheidungsorgane,
k_{r^0} Geschwindigkeitskonstante für die Freigabe des Wirkstoffs,
k_u Geschwindigkeitskonstante der Resorption,
k_e Geschwindigkeitskonstante der Elimination.

Die Depotform D gibt ihren Wirkstoff an den Gastrointestinaltrakt G zur Resorption ab, von wo er durch Diffusion, Zellpenetration und -permeation in die Transportmedien B gelangt und anschließend der Elimination E unterliegt. Um eine konstante Wirkstoffkonzentration im Blut und im Gewebe über eine bestimmte Zeitperiode zu erhalten, muss der Wirkstoff kontinuierlich und in konstanten Mengenverhältnissen ins Blut und ins Gewebe eintreten, so dass die Freigabe aus dem Depotkörper entsprechend einer Reaktion 0. Ordnung zu erfolgen hat. In vielen Fällen, auch den weiter hier betrachteten, findet sich allerdings eine Freisetzungskinetik 1. Ordnung.

12.4.2
Applikation einer einfachen Dosis

Unter der Voraussetzung, dass sich in G eine bestimmte Dosis D_0 eines Wirkstoffs befindet, die von G nach B und E wandert, gilt unter der Annahme der Kinetik 1. Ordnung:

$$c_p = \frac{D_o \cdot F}{V} \cdot \frac{k_a}{k_a - k_e} \cdot \left(e^{-k_e \cdot t} - e^{-k_a \cdot t}\right) \qquad (12.2)$$

c_p Plasmakonzentration,
D_o Applizierte Dosis,
F Anteil, der resorbiert wird,
V Verteilungsvolumen.

Dies ist die sog. Dost'sche Grundgleichung der Pharmakokinetik, im angelsächsischen Sprachraum auch *Batemanfunction* genannt. Abhängig von Verteilungsvolumen und den anderen Faktoren ergibt sich das Ausmaß der Plasmakonzentration c_p des Wirkstoffes, der natürlich zeitabhängig ist. Der resorbierte Anteil F (von 0 bis 1 gehend), kann durch unabhängige Versuche bestimmt werden.

Abbildung 12.4 zeigt ein der Gleichung entsprechendes Kurvenbild, basierend auf den Werten von $k_a = 2{,}0$ h^{-1} und $k_e = 0{,}2$ h^{-1}. Nach dem raschen Erreichen eines Maximums fällt die Wirkstoffkonzentration wieder ab und nähert sich exponentiell dem Nullpunkt. Die Neigung des an- und absteigenden Astes ist von k_a und k_e abhängig. Auch die Maximalkonzentration und die Zeit zum Erlangen dieser Konzentration sind Funktionen dieser beiden Parameter.

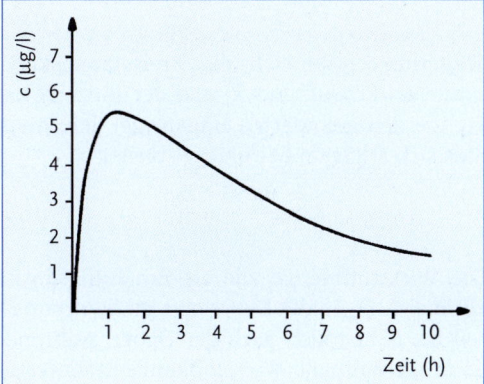

Abb. 12.4: Blutspiegelkurve nach Applikation einer Einzeldosis

12

12.4.3
Applikation einer Depotdosis

Die Depotform kann den Wirkstoff, einem Prozess 0. Ordnung folgend, also mit konstanter Geschwindigkeit im Magen-Darm-Trakt freigeben; Resorption und Elimination verlaufen wiederum als Vorgang 1. Ordnung.

$$b_t = \frac{k_{r^0}}{k_e}(1 - e^{-k_e t})\,\frac{k_a \cdot D_0 - k_{r^0}}{k_e - k_a}(e^{-k_a t} - e^{-k_e t}) \qquad (12.3)$$

b_t ist die zur Zeit t im Blut vorhandene Wirkstoffmenge, die vom Wert Null zur Zeit $t = 0$ zunächst rasch, danach immer langsamer ansteigt und theoretisch zur Zeit $t = \infty$ den konstanten Grenzwert erlangt.

Da sich die erreichbare konstante Maximalkonzentration nach

$$c_{\max} = \frac{k_{r^0}}{k_e} \text{ für } t \to \infty \qquad (12.4)$$

errechnet und k_a und k_e durch die Wirkstoffeigenschaften gegeben sind, kann k_{r^0} zur Fixierung dieses maximalen Wirkstoffspiegels verwendet werden. Dadurch wird der Grenzwert zum gewünschten Optimalwert

$$c_{\mathrm{opt}} = \frac{k_{r^0}}{k_e} \text{ für } t \to \infty \qquad (12.5)$$

und die erforderliche Freisetzungskonstante zum Produkt aus k_e und dem gewünschten optimalen Blutspiegel

$$k_{r^0} = k_e \cdot c_{\mathrm{opt}} \qquad (12.6)$$

Weiterhin ergibt sich die Freisetzungskonstante als Produkt aus k_e und der Einzeldosis D_0, die den geforderten Blutspiegel liefert, so dass sich folgende Beziehung ableitet

$$k_{r^0} = \frac{0{,}693 \cdot D_0}{t_{1/2}} \qquad (12.7)$$

Die Wirkstoffmenge, die als Erhaltungsdosis zusätzlich D_m in die Depotform zu inkorporieren ist, richtet sich nach der Dauer, während derer die optimale Wirkstoffkonzentration im Organismus aufrechterhalten werden soll

$$D_m = k_{r^0} \cdot h \qquad (12.8)$$

h Dauer, während der der gewünschte Wirkstoffspiegel aufrechterhalten werden soll.

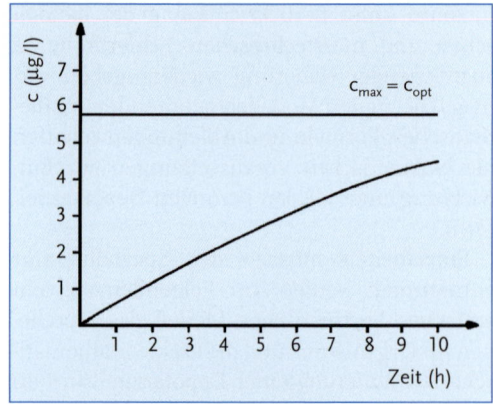

Abb. 12.5: Blutspiegelkurve nach Applikation einer Depotdosis

Abbildung 12.5 zeigt ein der Formel 12.3 entsprechendes Kurvenbild, dessen k_a- und k_e-Wert denen der Abbildung 12.4 entsprechen. Um k_{r^0} zu berechnen, wurde vorausgesetzt, dass die durch die Einzeldosis D_0 in Abbildung 12.4 erreichte Maximumkonzentration gleichzeitig die Optimalkonzentration darstellt. Wie aus der Abbildung hervorgeht, wird die als Gerade dargestellte optimale Wirkstoffkonzentration nach 10 h noch nicht erreicht. Demzufolge dürfte es kaum möglich sein, den gewünschten optimalen Blutspiegel innerhalb einer vertretbaren Zeit aufzubauen und aufrechtzuerhalten, da ja die Arzneiform nach einer gewissen Zeit durch den Intestinaltrakt ausgeschieden wird.

12.4.4
Applikation einer idealen peroralen Depotarzneiform (sustained release dosage form)

Aus dem Dargelegten ergibt sich, dass in einer idealen peroralen Depotzubereitung zwei Teile enthalten sein müssen:

- der Initialteil, der eine sofort zur Verfügung stehende Initialdosis D_i enthält, die wie eine Einzeldosis D_0 die gewünschte Wirkstoffkonzentration schnell herstellt, und
- der die Erhaltungsdosis D_m enthaltende Depotteil, der durch die mit konstanter Geschwindigkeit erfolgende Freigabe

seines aktiven Prinzips diese Konzentration über den gewünschten Zeitraum aufrechterhält.

Die in der Formulierung enthaltene Gesamtwirkstoffmenge D_{tot} setzt sich aus $D_i + D_m$ zusammen.

12.4.5
Berechnung von Initial-, Erhaltungs- und Totaldosis

Um die Gesamtwirkstoffmenge zu berechnen, die in eine Depotarzneiform zu inkorporieren ist, gilt folgende Gleichung

$$D_{tot} = D_0 + \frac{0{,}693}{t_{1/2}} D_0 \cdot h \qquad (12.9)$$

D_{tot} insgesamt zu verarbeitende Wirkstoffmenge,
D_0 Wirkstoffmenge, die als Einzelgabe den gewünschten Blutspiegel aufbaut,

Es ist an dieser Formel kritisiert worden, dass man die Initialdosis D_i eines „Sustained-release-Präparats" nicht einer Einzeldosis D_0 gleichsetzen kann, die zur Erlangung des gewünschten optimalen Blutspiegels erforderlich ist, da die Freigabe aus Initial- und Erhaltungsteil zur gleichen Zeit beginnen kann und damit ein höherer Blutspiegel als der gewünschte erzielt wird. Durch Differenzieren der Gleichung 12.2 und Bestimmen des Nullwertes wird die Zeit t_{max} erhalten, die vergeht, bis die maximale Wirkstoffmenge nach Applikation einer einfachen Dosis auftritt

$$t_{max} = \frac{2{,}303}{k_a - k_e} \lg \frac{k_a}{k_e} \qquad (12.10)$$

Nach Einsetzen der Zeit t_{max} und der gewünschten Optimalkonzentration c_{opt} in Gleichung 12.9 lässt sich durch Auflösen D_i berechnen. Eine brauchbare Korrektur der sofort verfügbaren Dosis, die sich von der Zeit $t = 0$ bis zur Zeit t_{max} erstreckt, ist empfohlen worden. Sie ist gleich $k_{r^0} t_{max}$, so dass sich für D_i ergibt

$$D_i = D_0 - (k_{r^0} \cdot t_{max}) \qquad (12.11)$$

Da

$$D_{tot} = D_i + D_m$$

und

$$D_m = k_{r^0} \cdot h$$

ist, berechnet sich die totale Wirkstoffmenge nach

$$D_{tot} = D_0 - (k_{r^0} \cdot t_{max}) + k_{r^0} \cdot h \text{ bzw.} \quad (12.12)$$

$$D_{tot} = D_0 + k_{r^0} \cdot (h - t_{max}) \qquad (12.13)$$

Es sollte jedoch berücksichtigt werden, dass nur unsignifikante Mengen des Erhaltungsteils freigegeben werden, bevor die Initialdosis resorbiert ist, und dass das Problem der sofortigen oder verzögerten Freigabe von Teilen der Erhaltungsdosis von praktischen Voraussetzungen abhängt (bei Manteltabletten z. B. steht der Erhaltungsteil erst nach erfolgter Freigabe der Initialdosis zur Verfügung).

Für den Fall der verzögerten Freigabe der Erhaltungsdosis wird erhalten

$$D_i = D_0$$
$$D_m = k_{r^0} (h - t_{max}). \qquad (12.14)$$

Der Anwendung dieser Formeln stehen in der Entwicklungspraxis das Problem der In-vitro/In-vivo-Vergleichbarkeit sowie der Extrapolation der Pharmakokinetik auf die Wirkung (Pharmakodynamik) entgegen.

12.5
Herstellungsverfahren

12.5.1
Umhüllungsverfahren

Das Verfahren ist dadurch gekennzeichnet, dass genügend große Wirkstoffpartikel, z. B. große Einzelkristalle bzw. Kristallaggregate, mit Fettsubstanzen oder synthetischen oder halbsynthetischen Filmbildnern (s. 10.5, 10.5.3) umhüllt werden. Technisch erfolgt das durch Auftragen oder Aufsprühen im Trommelcoater, mit Hilfe des Wirbelbettverfahrens (s. 10.6.4) oder durch Koazervation (s. 11.6.1). Das Verfahren findet weitverbreitete Anwendung bei den Arzneiformen Tabletten, Kapseln und Granulaten (Abb. 12.6a).

12

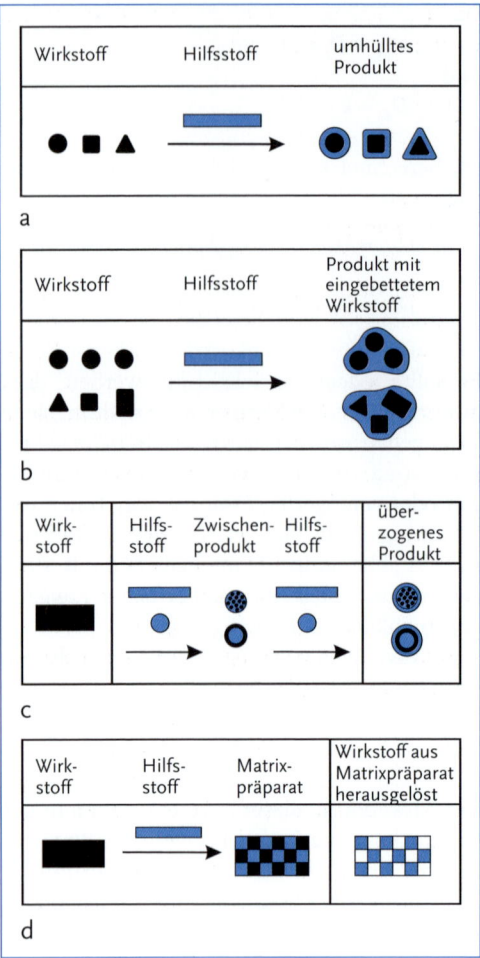

Abb. 12.6: a Umhüllungsverfahren, **b** Einbettungsverfahren, **c** Überzugsverfahren, **d** Gerüstverfahren

12.5.2
Einbettungsverfahren

Die Wirkstoffe werden in Hilfsstoffen, die die Wirkstoffliberation verzögern, homogen dispergiert (Abb. 12.6 b). Als Trägermaterialien dienen bevorzugt Fette, Wachse, gehärtete Öle und hypdrophile makromolekulare Trägerstoffe wie Dextran, Cellulosederivate, Polyvinylpyrrolidon, Gelatine. Häufig bedient man sich der Sprühtrocknung zur Erzielung von Wirkstoffeinbettungen in hydrophilen Hilfsstoffen und der Sprüherstarrung für Einbettungen in lipophilen Hilfsstoffen. Der Wirkungsmecha-

nismus kann auf einer Verzögerung des Lösevorgangs oder Verdaulichkeit oder auf einer beim Lösen auftretenden Erhöhung der Viskosität beruhen.

In der Wärme verformbare Kunststoffe (Thermoplaste) machen es möglich, ein Wirkstoff-Kunststoffgemisch auf recht einfache Weise durch *Spritzgießen* oder *Extrusion* (s. 28.3.3) in Formlinge zu überführen.

Bei der *Perlpolymerisation,* einem weiteren Einbettungsverfahren, wird der Wirkstoff zu einem Gemisch flüssiger Tröpfchen von Kunststoffmonomeren gegeben. Beim Polymerisationsvorgang erfolgt dann der Einschluss des Wirkstoffs. Er wird „einpolymerisiert". Mit den genannten Verfahren lassen sich in Abhängigkeit von den funktionellen Gruppen des Kunststoffs und dem davon abhängigen Verhalten gegenüber dem Milieu des Magen-Darm-Kanals Formlinge mit unterschiedlichen Freisetzungscharakteristika erzielen. Basische Gruppen im Polymergerüst führen zur Lösung oder Quellung im sauren Milieu des Magens (Initialdosis), saure Gruppen zur Lösung im schwach sauren bis neutralen Duodenalsaft (Erhaltungsdosis). Eine weitere Steuerungsmöglichkeit ergibt sich, wenn z. B. Pellets mit verschiedenen Freisetzungseigenschaften zu einer Einzeldosisarzneiform (z. B. Kapsel oder Tablette) weiterverarbeitet werden.

12.5.3
Überzugsverfahren

Während beim Umhüllungs- und Einbettungsverfahren Wirkstoffpartikel (oder Granulate, also Zwischenprodukte der Arzneiformung) behandelt werden, betrifft das Überzugsverfahren die Arzneiformen selbst. Tabletten, Drageekerne oder Kapseln werden hierbei vorwiegend nach dem Trommelcoater- oder Wirbelbettverfahren mit einer Überzugsschicht versehen, wobei makromolekulare Hilfsstoffe (Cellulosederivate, Eudragit®-Typen) Verwendung finden (Abb. 12.6 c). Die Herstellung magensaftresistenter Tabletten erfolgt gleichfalls nach dem Überzugsverfahren. Die drei genannten Verfahrensprinzipien kommen in der Arzneiformung vielfältig zur Anwendung, besonders bei der Herstellung von Depotpräparaten.

12.5.4
Gerüstverfahren

Weitere Aspekte zur Erzielung einer verzögerten Wirkstoffliberation ergaben sich mit der Einführung von Gerüst-(Matrix-)Tabletten, die eine kontinuierliche Freigabe gewährleisten. Wasserlösliche Wirkstoffe werden mit Kunststoffen entweder direkt oder nach Granulierung zu Tabletten verpresst (Abb. 12.6d). Zum Granulieren werden die üblichen Klebemittel verwendet oder Flüssigkeiten gewählt, in denen die Gerüstsubstanz löslich, der Wirkstoff aber unlöslich ist. Unter den wasser- und säureunlöslichen Kunststoffmaterialien haben sich besonders Polyvinylchlorid, Polyvinylacetat, Polyethylen sowie Polymere und Copolymere von Acrylaten und Methacrylaten bewährt. Diese bilden nach der Verpressung einen porösen, mit einem Schwamm vergleichbaren Gerüstkörper, in dem der Wirkstoff suspendiert vorliegt. Da bei der Kompression das Kunststoffmaterial zu einer zusammenhängenden Matrix zusammensintert, wird ein erheblicher Teil des Wirkstoffs vom Kunststoffmaterial eingeschlossen (Druck- und Thermosinterung). Größere Formlinge lassen sich im Spritzgussverfahren gewinnen. Auch einige anorganische Verbindungen (Bariumsulfat, Calciumsulfat, Titandioxid) sind erfolgreich als Grundlage für Gerüstsubstanzen zur Anwendung gekommen. Tabelle 12.2 gibt eine Übersicht über Geräte und Bearbeitungsmethoden zur Herstellung von Depotarzneiformen nach den erörterten Verfahren.

Einbettungs- und Gerüstarzneiformen zeigen in herstellungstechnologischer Sicht Gemeinsamkeiten und Übergänge und werden häufig zusammengefasst.

12.6
Spezielle Formlinge

12.6.1
Manteltabletten

Die Herstellung von Manteltabletten (press coated tablets, dry coated tablets) wird als Trockendragierung bezeichnet, da die Kerne ohne Anwendung von Feuchtigkeit und Wärme – im Gegensatz zur konventionellen Befilmung (Feuchtdragierung) – mittels Spezialmaschinen auf trockenem Wege ummantelt werden. Die Umhüllung erfolgt durch Aufpressen des Granulats auf den Kern. Hierdurch gelingt es, feuchtigkeitsempfindliche Wirkstoffe zu verarbeiten. Es können auch inkompatible Wirkstoffe getrennt im Kern bzw. im Mantelgranulat verarbeitet werden. Weiterhin besteht die Möglichkeit, Kern und Mantel durch eine Zwischenschicht abzugrenzen. Besondere Bedeutung haben Manteltabletten bei der Schaffung von Depotformen erlangt. Durch Einarbeitung eines Teiles des Wirkstoffs in einen oft leicht zerfallenden Mantel, eines anderen im langsam zerfallenden Kern (z. B. durch Einbettung in hochschmelzende Fette) lässt sich die therapeutische Wirkung wesentlich verlängern. Aber auch Magensaftresistenz ist erreichbar, sei es durch Verwendung magensaftresistent überzogener Kerne oder durch Aufpressen eines magensaftresistenten und dünndarmlöslichen Mantelgranulats. Nicht unerwähnt sei, dass, falls auch Wirkstoff im

Tab. 12.2: Geräte und Bearbeitungsmethoden zur Herstellung von Depotarzneiformen nach unterschiedlichen Verfahren

Technologisches Verfahren	Geräte bzw. Bearbeitungsmethoden
Umhüllungsverfahren	Trommelcoater Wirbelbettverfahren Koazervation
Einbettungsverfahren	Fettdispergierung Sprühtrocknung modifizierte Granulierung
Überzugsverfahren	Trommelcoater Wirbelbettverfahren Mikroverkapselung
Gerüstverfahren	Tablettenpresse

12

Mantel inkorporiert ist, sich eine höhere Dosiergenauigkeit ergibt als bei Verarbeitung von Wirkstoff in einer durch Feuchtdragierung aufgezogenen Hülle. Schließlich ist die Zerfallszeit von Manteltabletten im Allgemeinen geringer als bei Filmtabletten. Alle Tablettenformen können als Manteltabletten Verwendung finden (im Gegensatz zu Filmtabletten).

Schwierigkeiten treten mitunter bei der Kern-Mantel-Bindung und bei der Zentrierung des Kerns auf. Im Vergleich zur Zuckerdragierung ergeben sich Vorteile vor allem im Hinblick auf den geringen Platzbedarf, den Hochleistungsmaschinen benötigen, auf Zeitaufwand bei der Herstellung und auf geringen Hilfsstoffbedarf. Gegenüber modernen Filmverfahren ist die Herstellungskapazität allerdings beschränkt.

Zur Trockendragierung (Ummantelung) kommen zwei Maschinentypen zur Anwendung. Entweder werden die Kerne mit einer üblichen Tablettenmaschine hergestellt, so dass nur für die Aufpressung des Mantelgranulats ein Spezialpresscoater benötigt wird, oder aber Kern und Mantel werden in zwei zu einer Einheit gekoppelten Rundläufern in ein und derselben Maschine während eines Arbeitsgangs nacheinander hergestellt, wobei auf einem

Rundläufer die Kerne gepresst und danach durch eine Spezialeinrichtung auf den anderen Rundläufer überführt und hier ummantelt werden. Presscoater haben einen maximalen Stundenausstoß von 25 000 – 54 000 Tabletten. Abbildung 12.7 zeigt die Arbeitsweise einer Manteltablettenpresse:

1. Füllung der Matrize für die Mantelunterseite
2. Aufsetzen des Kernes
3. Oberstempel fällt im freien Fall und bettet den Kern in das Mantelunterseitengranulat
4. Füllung für die Manteloberseite
5. Vorpressen und endgültige Kompression
6. Ausstoßen der Manteltablette

Durch Weglassen der Stufe 4 entstehen *Punkt*-Tabletten.

12.6.2
Mehrschichttabletten

In Mehrschichttabletten (Sandwich-Tabletten, multilayer tablets) sind zwei oder drei Schichten von Granulaten zu einem Pressling vereinigt. Chemisch unverträgliche Wirkstoffe, getrennt in verschiedenen Granulaten verarbei-

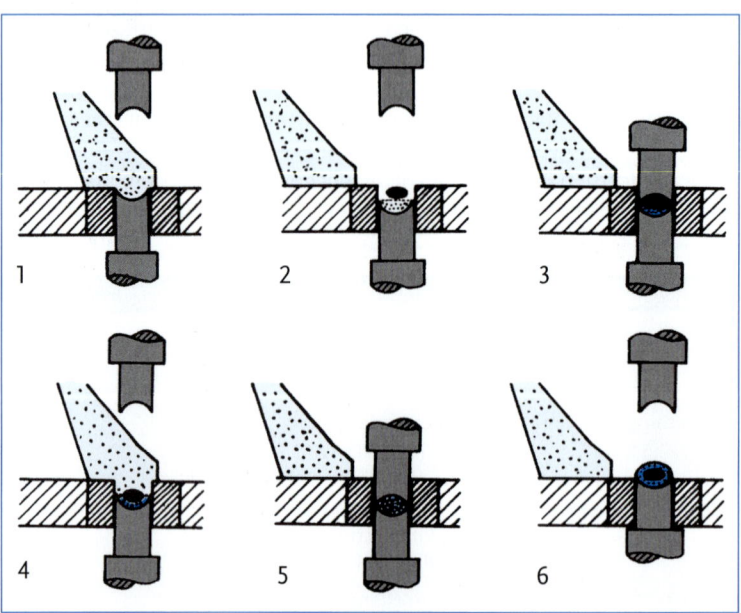

Abb. 12.7: Arbeitsweise von Manteltabletten-pressen

tet, lassen sich ohne weiteres zu einem Formling verpressen, eventuell können sie durch eine Schicht aus neutralem Granulat getrennt sein. Besonders geeignet sind Mehrschichttabletten zum Erreichen einer protrahierten Wirkung. Diese wird erreicht durch Präparierung eines Teiles des Wirkstoffs, z. B. durch Verwendung von mit Lipoidstoffen überzogenen Granulaten. Um scharfe Trennungen der Schichten innerhalb einer Tablette zu erhalten, muss die Größe der Granulatkörner gleich sein (0,15–1 mm), wobei die Korngröße stets kleiner sein sollte als die halbe Schichtdicke. Wenig Gleitmitteleinsatz und Anwendung eines einheitlichen Bindemittels für alle Granulate sind Vorbedingungen dafür, dass auch bei mechanischer Beanspruchung (Abpacken, Transport) keine Schichtentrennung erfolgt.

Zur Herstellung von Mehrschichttabletten sind Spezialmaschinen erforderlich, die in ihrer Arbeitsweise den üblichen Rundläufern ähneln, allerdings wird das für die einzelnen Schichten erforderliche Granulat aus getrennten Fülltrichtern in die Matrizenbohrung geführt. Zum Erreichen einer scharfen Schichtentrennung wird jede Schicht zunächst vorgepresst. Erst nach Füllung sämtlicher

Schichten erfolgt die Endkompression für die gesamte Tablette (Abb. 12.8).

Bei der Herstellung einer Zweischichttablette ergeben sich demnach folgende Arbeitsphasen:
1. Füllen für die erste Tablettenschicht
2. Vorpressen der ersten Tablettenschicht
3. Füllen für die zweite Tablettenschicht
4. Pressen der zweiten Tablettenschicht, verbunden mit Endkompression
5. Ausstoßen der Mehrschichttablette

Die maximale Stundenleistung für die Herstellung von Zwei- oder Dreischichttabletten kann je nach Maschinentyp 35 000–90 000 Tabletten betragen.

12.6.3
Mischgranulattabletten

Durch Komprimieren eines Gemisches unterschiedlich vorbehandelter Granulate entstehen Mischgranulattabletten. Hier liegen z. B. unbehandelte Wirkstoffe (Initialdosis) neben einem weiteren Teil mit Fetten umhüllter oder mit Lacken überzogener Wirkstoffe (Erhaltungsdosis) vor.

Abb. 12.8: Arbeitsweise von Mehrschichttablettenpressen

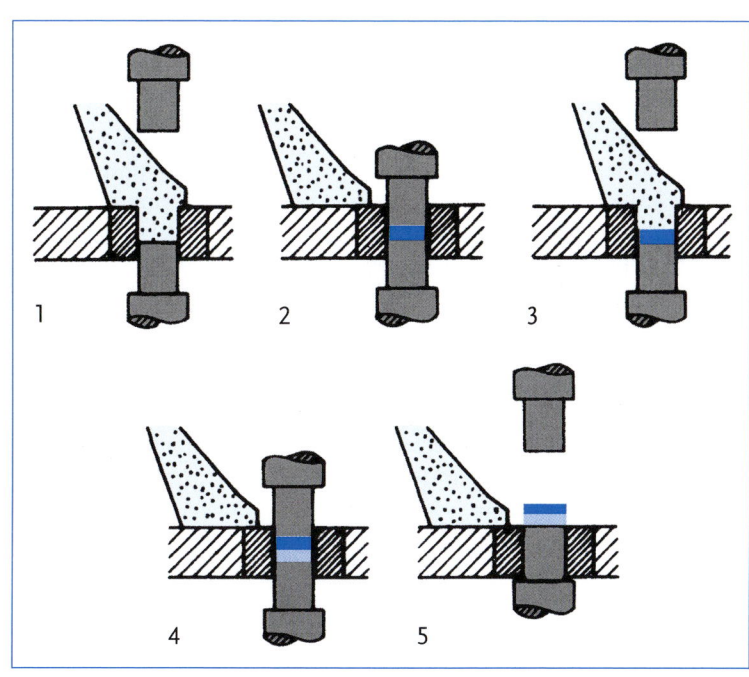

12

12.6.4
Duplextabletten

Hierunter sind im Überzugsverfahren hergestellte Filmtabletten mit Depotdosis zu verstehen, die mit weiteren Schichten, die die Initialdosis enthalten, überzogen sind.

In analoger Weise entstehen durch Aufdragieren von Schichten (nicht retardiert oder retardiert) auf Drageekerne Manteldragees oder Mehrschichtdragees.

12.7
Prinzipien der Freisetzungssteuerung

Ein Wirkstoff wird aus einer Lösung in der Regel schnell resorbiert. Wird durch pharmazeutisch-technologische Maßnahmen dafür gesorgt, dass der in fester Form vorliegende Wirkstoff nur verzögert aus der Arzneiform herausgelöst werden kann, so verläuft der Freisetzungsprozess langsamer als die Resorption. Damit wird die Freisetzung geschwindigkeitsbestimmend für die Resorption. Im Wesentlichen sind es zwei Prinzipien, mit denen auf diese Weise eine Retardierung zu erreichen ist:

● langsame Wirkstoffauflösung
● Errichtung von Diffusionsbarrieren

12.7.1
Langsame Wirkstoffauflösung

12.7.1.1
Anwendung von schwerlöslichen Wirkstoffen

Während bei nichtretardierten Arzneiformen oftmals große Anstrengungen erforderlich sind, um eine schnelle Wirkstoffauflösung zu sichern (Anwendung kleinster Teilchengrößen, leichtlösliche Salze usw., s. 7.6.2.1), sind bei Retardformen derartige Maßnahmen gegebenenfalls lediglich bei der Initialdosis zu beachten. Bei der Depotdosis wird man die verlangsamte Auflösung mit gegensätzlichen Effekten erreichen, d. h. Anwendung von Makrokristallen, anderen Kristallmodifikationen, schwerlöslichen Salzen.

12.7.1.2
Bindung an Ionenaustauscherharz

Eine langsame Freisetzung lässt sich durch Bindung des Wirkstoffs an Ionenaustauscher erreichen (s. 5.2.2.3). Mit Wirkstoff beladene Ionenaustauscherharze werden als *Resinate* bezeichnet. Das am Kationenaustauscher gebundene Wirkstoffkation wird bei der Passage durch den Magen-Darm-Trakt gegen H^+-Ionen im Magen und Na^+- und K^+-Ionen im Darm ausgetauscht. Insbesondere wurde mit Alkaloiden (Codein) und anderen basischen Wirkstoffen eine Verlangsamung der Wirkstofffreisetzung erreicht. Es hat sich als günstig erwiesen, entweder eine Mischung aus Alkaloidbase und Alkaloidsalz zu verwenden oder nur teilweise alkalisches Austauscherharz einzusetzen. Auf diesem Wege wird eine Ausbalancierung zwischen Initial- und Depotdosis geschaffen. Obgleich in Anbetracht der vorliegenden recht konstanten Ionenkonzentration im Magen-Darm-Kanal eine rasche Freisetzung nach 1. Ordnung gesichert erscheint und sich Ionenaustauschergranulate gegebenenfalls auch durch Verpressung leicht in Tabletten überführen lassen, sind nur sehr wenige Präparate auf dem Markt. Besonders bei längerer Therapie ist eine Veränderung des physiologischen Elektrolytgleichgewichts nicht auszuschließen. Es eignen sich lediglich ionisierbare Wirkstoffe für eine Verarbeitung zu Ionenaustauschertabletten, wobei der Wirkstoffgehalt je Tablette bedingt durch die begrenzte Bindekapazität nur gering sein kann.

12.7.2
Errichtung von Diffusionsbarrieren

12.7.2.1
Membranen als Umhüllungs- (bzw. Überzugs-)material

Wird der Wirkstoff als solcher oder in Form seiner Arzneiform (Granulat, Pellet, Tablette) mit einer Polymermembran umgeben, die den Wirkstoff gegen das Milieu des Verdauungstraktes abschirmt, durch die der Wirkstoff jedoch permeieren kann, so ergibt sich eine verlängerte oder verzögerte Freisetzung. Es sind zwei Membrantypen (Abb. 12.9) zu unterscheiden.

Porenfreie Membran

Bei einer wasserunlöslichen porenfreien Polymermembran muss gewährleistet sein, dass der Wirkstoff in dieser löslich ist. An der Grenzschicht Wirkstoff/Membran wird sich der Wirkstoff in der Membran zunächst lösen, dann durch diese hindurchdiffundieren und in das Darmlumen gelangen. Der Mechanismus setzt einen günstigen Verteilungskoeffizienten des Wirkstoffs zur Membran voraus. Steuerungsmöglichkeiten für die Freisetzung ergeben sich über das Polymermaterial (Veränderung des Diffusionskoeffizienten) und durch die Wahl der Membrandicke. Mit dieser Art von lipophilen Membranen lassen sich allerdings nur sehr geringe Freisetzungsraten erzielen.

Porenhaltige Membran

Porenhaltige Polymermembranen stehen heute stärker im Vordergrund des Interesses, da sie sowohl für Wasser als auch für gelöste Wirkstoffe permeabel sind. Während man früher poröse Schichten durch nicht vollständiges Überziehen von Arzneiformen mit lipophilen Materialien zu erzielen versuchte, werden heute wohl ausschließlich lipophile Polymere, denen wasserlösliche Anteile (z. B. Polyethylenglykol) zugemischt sind, verwendet. Bei Kontakt mit Magensaft lösen sich die wasserlöslichen Polymeren aus der Membran, und es entstehen Poren. Das Ausmaß der Porosität lässt sich mittels der hydrophilen Komponente entsprechend den Erfordernissen recht genau einstellen. Eine weitere Steuerungsmöglichkeit für die Freisetzung ist auch hier die Membrandicke. Durch die Poren erfolgt der Flüssigkeitseinstrom, der zur Lösung des Wirkstoffs führt, wobei im Inneren der Arzneiform eine konzentrierte Lösung entsteht, so dass dieser nun diffusionskontrolliert mit konstanter Geschwindigkeit (0. Ordnung) nach außen gelangt. Bei entsprechenden Löslichkeitsverhältnissen können zusätzlich – allerdings wesentlich langsamer – auch Wirkstoffanteile durch die wasserunlösliche Membran diffundieren.

Aufplatzende Membran

Bei Arzneiformen (vorwiegend Pellets, Granulate) mit permeablen Überzügen strömt Flüssigkeit durch den Film hindurch. Es entsteht ein hoher Innendruck, der ein Aufreißen der Hülle bewirkt. Steuerungsgröße für die Zeit bis zum Aufplatzen stellt neben der Permeabilität für Wasser v. a. die Dicke der Membran dar. Werden Formlinge mit unterschiedlicher Dicke der Überzugsschicht hergestellt und in einem geeigneten Verhältnis gemischt, so erfolgt eine gleichförmige Freisetzung über einen längeren Zeitraum. Meist erfolgt eine Abfüllung der Formlinge in Gelatinekapseln.

pH-abhängige Auflösung der Membran

Gleichfalls als Füllgut für Gelatinekapseln dienen Mikroformlinge, die teils unbehandelt, teils mit magensaftresistenten aber dünndarmlöslichen Hilfsstoffen überzogen sind. Während Erstere den Wirkstoff im Magen freisetzen, erfolgt die Freisetzung aus der Letzteren erst im Dünndarm. Durch die Dicke der Über-

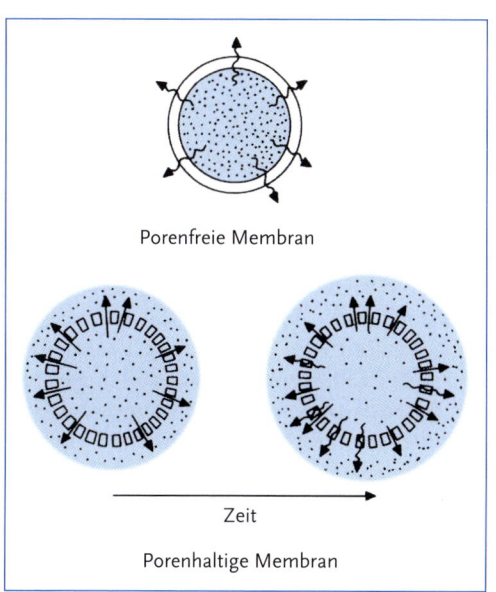

Abb. 12.9: Wirkstoffdiffusion durch porenfreie und porenhaltige Membran

12

zugsschicht und durch die Wahl des Polymers sind auch hier Möglichkeiten für zeitlich abgestimmte Freisetzungsprozesse gegeben.

12.7.2.2
Einbettung in Matrices

Porenfreie Matrix

Werden Wirkstoffe in nicht abbaubare Fette, Wachse oder Polymere porenfrei eingebettet, so ist die Löslichkeit des Wirkstoffs in der Matrix Voraussetzung für die Freisetzung. Eine Gleichförmigkeit der Freisetzung ist hier nicht gegeben. Während Moleküle an der Randzone der Matrix relativ schnell freigesetzt werden, verhindert das der lange Diffusionsweg für Moleküle im Innern der Matrix (Abb. 12.10).

Die diffusionskontrollierte Freisetzung lässt sich durch das Quadratwurzelgesetz (s. 15.7.4) beschreiben.

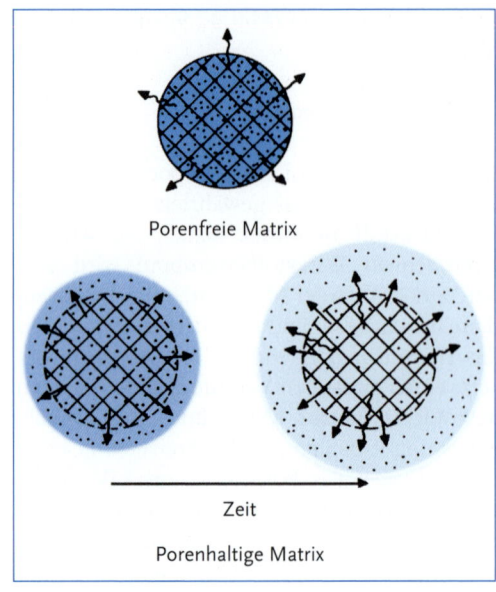

Abb. 12.10: Wirkstoffdiffusion aus porenfreier und porenhaltiger Matrix

Porenhaltige Matrix

Während des Transports der Matrixtablette (s. 12.5.4) durch den Organismus lösen Verdauungssäfte den an der Oberfläche lokalisierten Wirkstoff schnell (Initialdosis), während sie den im Innern des Gerüstes fixierten Wirkstoff erst allmählich freisetzen (Depotdosis). Das wirkstoffleere Gerüst wird schließlich unverdaut mit dem Stuhl ausgeschieden. Im Gegensatz zu anderen Tablettentypen wird die Freisetzungsgeschwindigkeit nicht von der Magen- und Darmmotilität, Flüssigkeitsmenge, Viskosität, Oberflächenspannung, Elektrolytkonzentration und in vielen Fällen auch nicht vom pH-Wert beeinflusst (Abb. 12.10).

Das Ausmaß der Freisetzung hängt vom Masseverhältnis zwischen Wirkstoff und Gerüstsubstanz, von der Wirkstoffkonzentration und von der Anzahl und Struktur der Kapillaren (gradlinig, winklig) und der Hohlräume im Gerüst ab.

Letzteres lässt sich durch den Typ des matrixbildenden Hilfsstoffes oder durch technologische Prozesse bei der Herstellung des Presslings steuern (Granulatform und -größe, Granulierflüssigkeit, Presskraft u.a.).

Hydrogelmatrix

Werden Pharmaka mit nichtverdaulichen hydrophilen – auch als Tablettenzerfallsmittel verwendeten – Quellstoffen, allerdings in hoher Konzentration (20 bzw. 25 %) gegebenenfalls mit weiteren Hilfsstoffen gemischt und zu Tabletten (Hydrokolloidmatrix-Tabletten) verpresst, so tritt bei Kontakt mit Wasser oder Verdauungsflüssigkeit anfänglich eine schnelle Freisetzung der Wirkstoffe ein. Gleichzeitig aber erfolgt eine Hydratation und Gelbildung an der Grenzfläche Tablette/Flüssigkeit, wobei sich eine Gelbarriere ausbildet. Diese behindert den Kontakt des von ihr eingeschlossenen Wirkstoffs mit der Lösungsflüssigkeit. Im Laufe der Zeit wird jedoch unter Volumenzunahme der Tablettenkörper von außen nach innen durchfeuchtet, wobei sich insgesamt eine gequollene Matrix ausbildet (Abb. 12.11). Die Freisetzung ist sowohl vom Eintritt der Flüssigkeit in das System als auch von der Diffusionsgeschwindigkeit des Wirkstoffs durch die Gelschicht abhängig. Die Dicke der gelförmigen Schicht ist eine Funktion der Zeit, denn je mehr Flüssigkeit eindringt, desto mehr Gel wird gebildet. Während anfänglich die Wirkstofffreisetzung schnell ist, verlangsamt sie sich infolge der längeren Diffusionsstrecke. Bei der Körperpassage erfolgt die Freisetzung sowohl durch Diffusion als auch durch Abtragung äußerer Schichten durch mechanischen Abrieb. Nach diesem Prinzip lassen sich recht einfach Tabletten herstellen, die eine gleichförmige, von pH- und Enzymverhältnissen weitgehend unabhängige Freisetzung über 6–8 h aufweisen. Über die Menge und den Polymerisationsgrad der Quellstoffe ist eine Steuerung der Freisetzung möglich.

Als Gelbildner werden Cellulosederivate (Methyl-, Hydroxymethyl-, Hydroxypropyl-, Natriumcarboxymethylcellulose), Copolymere der Methacrylsäure (Methylmethacrylat, 2-Hydroxymethylmethacrylat), Galactomannane sowie Alginate verwendet. Werden die Wirkstoffe mit Alginsäure unter Zusatz von Ca^{2+}-Ionen zu Tabletten verpresst, so bildet sich in Anwesenheit von Wasser durch Salzbildung zwischen der Carboxylgruppe der Alginsäure und dem Kation eine schwammartige, wasserunlösliche, aber quellbare Calciumalginat-Matrix aus, aus der eine langsame Freisetzung des inkorporierten Wirkstoffs durch Lösung und Diffusion erfolgt.

Eine interessante – allerdings nur recht selten angewandte – Variation der quellungsorientierten Wirkstofffreisetzung stellt der Case-II-Transport dar, der nicht der Diffusion nach Fick unterliegt. Ein glasartiges Polymer enthält eingebettet den Wirkstoff. Bei Gegenwart von Magensaft dringt dieser langsam unter Ausbildung einer Phasengrenzfläche in das Polymer ein, welches unter Quellung in den Gelzustand übergeht, und aus dem nun der Wirkstoff herausdiffundieren kann. Da die Phasengrenzfläche mit konstanter Geschwindigkeit von der Oberfläche zum Inneren der Arzneiform fortschreitet, ist eine gleichförmige Freisetzung zu beobachten.

Bioabbaubare Systeme

Bei bioabbaubaren Arzneiformen erfolgt eine Erosion, d.h. eine auf einem allmählichen Abbau, gegebenenfalls auch einer Auflösung des Formlings beruhende Verringerung der Diffusionsbarriere. Seit langem bekannt sind die zu diesem Typ zu zählenden nicht zerfallenden, sondern sich langsam und kontinuierlich auflösenden Lutschtabletten (s. 9.7.3.1). Gleichermaßen sind Fettpellets, in denen der Wirkstoff in ein verdauliches Fett eingearbeitet ist, hier einzuordnen. Da die enteralen enzymatischen Verhältnisse relativ konstant sind, wird der Wirkstoff durch die im Organismus stattfindende zeitlich abschätzbare Fettspaltung freigesetzt. Natürliche Fette weisen infolge ihrer mannigfaltigen Zusammensetzung in der lipasehaltigen Intestinalflüssigkeit allerdings beachtliche Unterschiede in den Hydrolysegeschwindigkeiten auf. Deshalb finden ausschließlich synthetische Triglyceride mit relativ hohem Schmelzbereich als Trägerstoffe Ver-

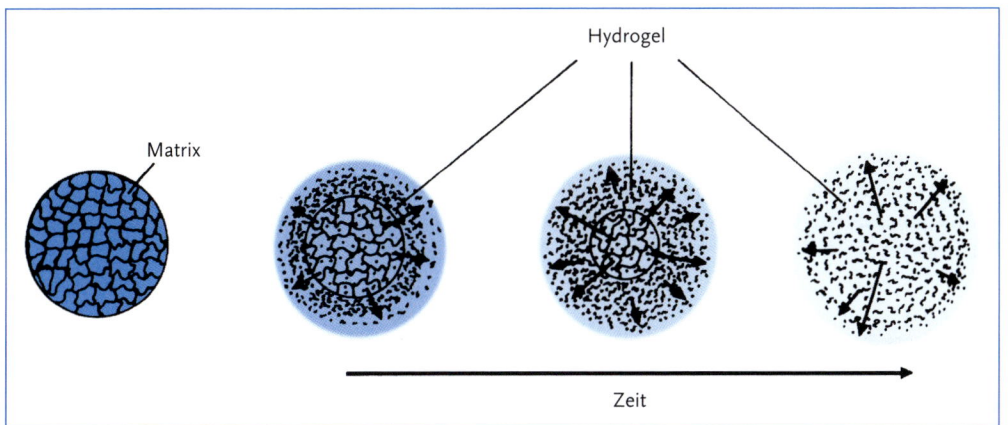

Abb. 12.11: Wirkstoffdiffusion aus Hydrogel-Matrix

wendung. Verarbeitet man Wirkstoffe mit definiertem synthetischem Triglycerid, dessen enzymatische Esterhydrolysegeschwindigkeit (kurzkettige Glyceride werden schnell, langkettige langsam abgebaut) bekannt ist, so ist die chemisch kontrollierte Freisetzung des Wirkstoffs in gewissen Grenzen festlegbar.

Bei modernen Arzneiformen sind Wirkstoffe mit Polymeren behandelt, deren Erosion nach drei Prinzipien erfolgen kann:

- Hydrophile Polymere werden durch Vernetzung wasserunlöslich, wobei die Bindung hydrolytisch instabil ist.
- Durch Hydrolyse, Ionisation oder Protonierung entsprechender funktioneller Gruppen an der Molekülkette werden wasserunlösliche Polymere in wasserlösliche überführt.
- Wasserunlösliche Polymere werden durch hydrolytische Spaltung der Polymerkette in wasserlösliche Bruchstücke zerlegt.

Bei der Herstellung bioabbaubarer Systeme, deren Abbau unter definierten physiologischen Bedingungen (pH-Wert, Enzyme) gleichförmig erfolgt, werden Wirkstoff und Polymer gemeinsam in einem organischen Lösungsmittel gelöst. Nach Abtrennung des Lösungsmittels erfolgt Weiterverarbeitung z. B. zu Tabletten.

Als Polymere finden Anwendung: Polymilchsäure, Polyamide, Polyanhydride, Polyglutaminsäure, Polyaminsäure u.a., sowie eine Anzahl hydrophiler Polymere, die vernetzt sind und hydrolytisch instabile Bindungen aufweisen.

Die Zahl der nach diesen Prinzipien aufgebauten peroralen Retardpräparate ist gering, besonders bei monolithischen Arzneiformen (Tabletten) dürfte eine gleichmäßige Durchwanderung des Magen-Darm-Trakts nicht stets gesichert sein, doch wird bioabbaubaren Systemen bei parenteralen Arzneiformen (Injektionen, Implantaten) eine steigende Bedeutung zugemessen.

12.7.3
Weitere Retardformen

Das Ausmaß der Resorption wird von der Verweildauer der Retardarzneiform im Magen und im oberen Bereich des Dünndarms begrenzt.

Letzterer gilt als Hauptresorptionsort und stellt das Resorptionsfenster für viele Arzneistoffe dar. Durch eine längere Verweildauer im Magen verbunden mit einer langsamen Wirkstofffreigabe passieren jeweils nur kleine Wirkstoffmengen das Resorptionsfenster, dessen vollständige Nutzung eine optimale Wirkstoffresorption ermöglicht. Auf zwei Wegen wurde versucht, den Aufenthalt im Magen zu verlängern. Angestrebt wurde eine Einmaldosierung pro Tag durch *Schwimmarzneiformen* (Schwimmkapseln), die gleiche Blutspiegelwerte ergeben sollen wie bei dreimal täglicher Applikation eines nicht retardierten Präparats. Die Arzneiform enthält Hydrokolloide, die bei Kontakt mit Magensaft quellen und durch Lufteinschlüsse ein spez. Gewicht < 1 aufweisen, so dass sie infolge ihres Auftriebs schwimmen. Die Madopar®-Depot Schwimmkapsel enthält als Hilfsstoffe u.a. hydriertes Pflanzenöl und den Gelbildner Methylhydroxypropylcellulose. Kritisch ist aber der sog. „house keeper effect" des leeren Magens, der die letzten Speisereste herauspresst, und die Sicherung der Reproduzierbarkeit der Resorption, da bei diesen Single-unit-Arzneiformen (s. 12.3) große Schwankungen in der Magenverweildauer denkbar sind. Dabei kann ebenfalls von Bedeutung sein, ob der Patient steht oder auf welcher Seite er liegt.

Auch über die Eignung von *Adhäsionsarzneiformen*, die über Wechselwirkungen mit der Mukosa an der Magenwand anhaften und so eine längere Verweildauer ermöglichen sollen, lassen sich konkretere Einschätzungen noch nicht geben. Lokale Reizungen sind nicht auszuschließen.

Günstigere Möglichkeiten für Retardpräparate ergäben sich, wenn auch der Dickdarm in der Lage wäre, Resorptionsleistungen zu erbringen. Bisher ist eine Resorption aus dem Kolon nur für wenige Wirkstoffe nachgewiesen, z. B. für Theophyllin, Glibenclamid, Metoprolol.

12.7.4
Wirkstofffreisetzung durch Diffusion
aus festen Körpern

Bei porenhaltigen Matrixtabletten hängt nach Freisetzung der Initialdosis die weitere Wirkstoffabgabe aus dem Gerüst (Erhaltungsdosis) von zwei Faktoren ab:

- von der Menge der in das Gerüst je Zeiteinheit eindringenden, den Wirkstoff lösenden Flüssigkeit,
- vom Anteil des gelösten Wirkstoffes, der gegen die Gerüstaußenfläche hin diffundiert.

Die Bedingungen, nach denen die Verdauungssäfte in die Poren des Gerüstes eindringen, lassen sich durch eine Gleichung erfassen, die eine Modifikation des Lösungsgesetzes von Noyes und Whitney darstellt.

$$v = K\left(c_m - c\right)\frac{m}{M \cdot l} \qquad (12.15)$$

v Menge der in das Tablettengerüst je Zeiteinheit eindringenden Flüssigkeit,
m Masse des löslichen Wirkstoffs, der sich in den Hohlräumen des Tablettengerüstes befindet,
M Masse der Gerüstsubstanzen,
l mittlere Länge der Kapillare,
c_m maximal mögliche Wirkstoffkonzentration an der Front des in die Kapillaren eindringenden Lösungsmittels,
c Wirkstoffkonzentration in den Kapillaren,
K Konstante, die durch mehrere andere Konstanten bedingt ist, wie z. B. den Diffusionskoeffizienten und Faktoren, die die Entstehung und Erhaltung der Kapillaren ausdrücken, sofern sie nicht schon durch das Verhältnis m/M gegeben sind.

Die Diffusion des gelösten Wirkstoffs gegen die Gerüstaußenfläche hin folgt dem Diffusionsgesetz nach Fick (s. 27.5.4), nach dem das Ausmaß der Diffusion vom Diffusionskoeffizienten des betreffenden Systems, von der Diffusionsoberfläche und dem Konzentrationsgefälle abhängt.

    Befindet sich ein Wirkstoff in einem kugelförmigen Körper (Arzneiform), so erfolgt die Freisetzung in die umgebende Lösung in mehreren Schritten (Abb. 12.12).

- Der Wirkstoff muss in A in Lösung gehen (physikalische Reaktion) oder von einer Bindung (z. B. Ionenaustauscher) losgelöst werden (chemische Reaktion). Die Geschwindigkeit wird bestimmt durch Lösungsgeschwindigkeit, Spaltungsgeschwindigkeit oder Austauschvorgänge.

- Durch Diffusion gelangt der Wirkstoff von A nach B. Die Geschwindigkeit wird bestimmt durch die Geschwindigkeit der Diffusion in der Matrix.
- Durch Diffusion gelangt der Wirkstoff von B nach C. Die Geschwindigkeit wird bestimmt durch die Geschwindigkeit der Diffusion im Lösungsmittelfilm.

Die Diffusionsgeschwindigkeiten von A nach B und von B nach C sind im Allgemeinen unterschiedlich. Die Geschwindigkeit des Freigabeprozesses wird durch den langsamsten der drei Schritte festgelegt. Hiervon ausgehend teilt man die Freigabe ein in:

- durch Freisetzungsreaktion gesteuerte Freigabe. Diese Freisetzung ist unabhängig von der Größe der Tablette,
- durch *„Partikeldiffusion"* gesteuerte Freigabe. Sie nimmt bei zunehmender Größe des Körpers umgekehrt proportional zum Quadrat des Durchmessers der Tablette ab,
- durch *„Filmdiffusion"* gesteuerte Freigabe. Die Freigabegeschwindigkeit nimmt hier bei zunehmender Größe des Körpers umgekehrt proportional zum Durchmesser der Tablette ab.

Da somit die „Partikeldiffusionsgeschwindigkeit" mit der Zunahme des Körperdurchmessers wesentlich stärker abnimmt als die „Filmdiffusionsgeschwindigkeit", ist die Freigabe bei größeren Tabletten vorwiegend „partikeldiffu-

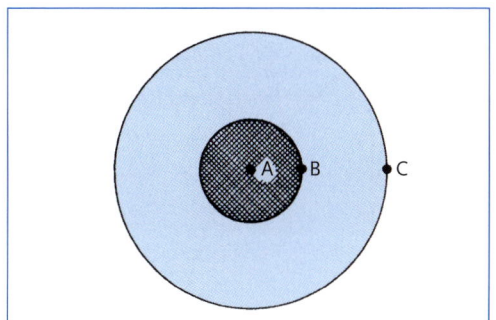

Abb. 12.12: Wirkstofffreisetzung durch Diffusion:
A Wirkstofflokalisation
B Teilchenoberfläche
C Außenoberfläche des Lösungsmittelfilms

12

sionsgesteuert", während die Freigabe aus kleinen Tabletten vorwiegend „filmdiffusionsgesteuert" ist.

Abbildung 12.13 veranschaulicht die protrahierte Wirkstofffreigabe aus peroralen festen Arzneiformen.

- Kurve A zeigt den typischen Kurvenverlauf für ein Umhüllungspräparat, dessen Filmüberzug pH-abhängig aufgelöst wird.
- Kurve B demonstriert den Kurvenverlauf für ein Umhüllungspräparat mit einem Filmüberzug aus einer in Wasser und Verdauungssäften unlöslichen Substanz. Die Wirkstoffabgabe erfolgt hier durch Diffusion und folgt näherungsweise einer Reaktion 1. Ordnung.
- Kurve C zeigt den typischen Kurvenverlauf für ein Einbettungspräparat auf Fettbasis, die enzymabhängig hydrolysiert wird. Die Kurve verläuft biphasisch, weil neben der

Diffusion des Wirkstoffs aus der Masse von einem bestimmten pH-Wert an zusätzlich ein Verdauen der Einbettungsmasse erfolgt.

- Kurve D zeigt den Kurvenverlauf für ein Gerüstpräparat. Die Diffusion aus der unlöslichen und unverdaulichen Matrix verläuft nach einer Reaktion 1. Ordnung.

Durch diffusionsgesteuerte Freigabe ist eine Freisetzungskinetik 1. Ordnung erreichbar. Charakteristisch für weitere Retardpräparate, die als Therapeutische Systeme bezeichnet werden, ist eine Freisetzungskinetik 0. Ordnung (zumindest einer angenäherten Kinetik 0. Ordnung). Da die Spezifika dieser Arzneiformklasse übergreifend auch für andere als perorale Arzneiformen Gültigkeit haben, wird diesen Arzneiformen ein gesondertes Kapitel gewidmet (s. 24).

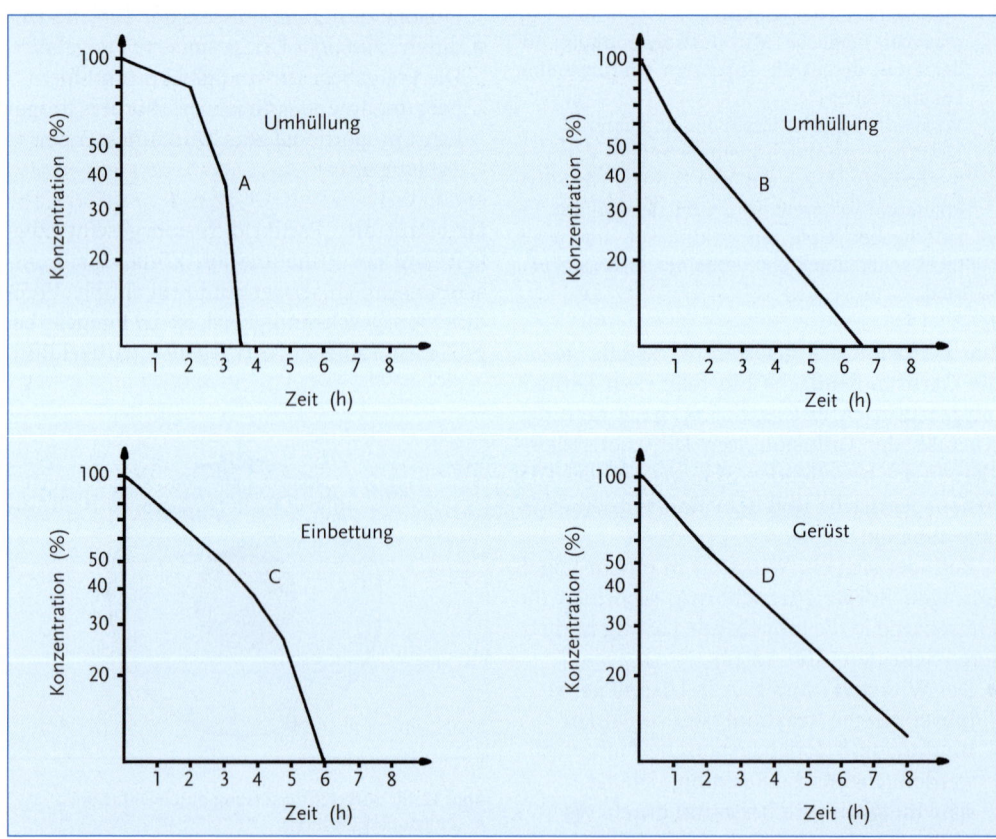

Abb. 12.13: Protrahierte Wirkstoffabgabe aus peroralen festen Arzneiformen (halblogarithmische Darstellung)

12.8
Prüfung

Verständlicherweise ist die Prüfung von peroralen Arzneiformen mit protrahierter Wirkung besonders komplex. Sinngemäß finden die für nicht modizierte Formlinge angeführten Methoden (s. 9.9) Anwendung. Zur Bestimmung der Wirkstoffliberation wird mit Wasser oder anderen Prüfflüssigkeiten, auch mit künstlichen Verdauungssäften einschließlich der Hinzufügung von Enzymen, bei einer Temperatur von 37 °C gearbeitet und erforderlichenfalls dem Wechsel der pH-Werte im Magen-Darm-Kanal Rechnung getragen. Vorzugsweise setzt man die Blattrührer- oder Drehkörbchen-Methode (s. 9.8.3.1) ein.

Half-change-Methode

Sie ist die älteste Methode zur Prüfung peroraler, pH-abhängiger Depotpräparate sowie für magensaftresistente und dünndarmlösliche Arzneiformen und ist dadurch gekennzeichnet, dass während der Versuchsdauer stündlich jeweils die Hälfte der Prüflösung anteilweise durch eine Lösung mit einem anderen pH-Wert ausgetauscht wird. Damit wird versucht, die Verhältnisse im Magen-Darm-Kanal nachzuahmen, wobei sich der pH-Wert vom stark sauren zum alkalischen Milieu fortlaufend verändert (Tab. 12.3).

Methode der USP XXIII

Zur Gewährleistung einer ausreichenden Verfügbarkeit fordert die Pharmakopöe bei Normaltabletten, dass nach einer bestimmten Zeit eine Mindestmenge an Wirkstoff freigesetzt sein muss. Bei Depotpräparaten ist darüber hinaus zusätzlich eine Höchstmenge an freigesetztem Wirkstoff festgelegt, die nicht überschritten werden darf. Das Ausmaß der Wirkstofffreisetzung und damit der Retardierungsgrad ist somit durch Ober- und Untergrenzen festgelegt, wie Abbildung 12.14 ausweist.

Bioverfügbarkeits- und Bioäquivalenzprüfung

Bei der Bioverfügbarkeitsprüfung werden Depotpräparate durch die AUC, den c_{max}-Wert und durch Plateauzeiten charakterisiert. Die *Plateauzeit* gibt die Zeitdauer an, während der die Plasmakonzentrationen oberhalb eines bestimmten, im Einzelfall festgelegten Plasmaspiegelwertes liegen (z. B. über der minimalen effektiven Konzentration, MEC). Als Plateauzeit wird wohl am häufigsten, weil ohne mathematischen Aufwand direkt aus der Plasmakurve abmessbar, die *Halbwertsdauer (half value duration, HVD)* gewählt, bei der die Zeitdifferenz abgelesen wird, bei der die Plasmakonzentration ≥ 50 % der maximalen Plasmakonzentration c_{max} ist. Abbildung 12.15 veranschaulicht die Charakterisierung einer Retardarzneiform in Gegenüberstellung zu einer nichtretardierten durch die erörterten Plateauzeiten. c_{max} der

Tab. 12.3: Half-change-Methode

Versuchsdauer (h)	Verhältnis künstl. Magensaft/ künstl. Darmsaft (%)	pH-Wert
0–1	100/0	1,3
1–2	50/50	2,4
2–3	25/75	6,2
3–4	12,5/87,5	6,8
4–5	6,25/93,75	7,1
5–6	etwa 3/97	7,2
6–7	etwa 1/99	7,3
7–8	etwa 0/100	7,3

12

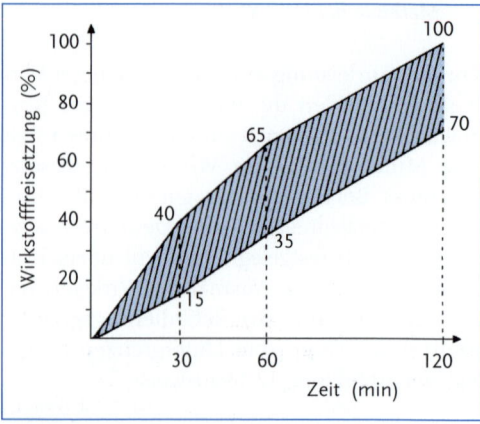

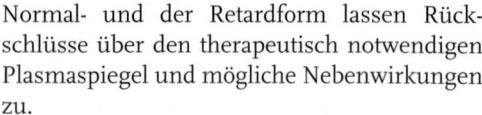

Abb. 12.14: Anforderung der USP XXIII an die In-vitro-Liberation von Arzneiformen mit modifizierter Wirkstofffreisetzung (Beispiel: Phenytoin retard-Kapseln). Die freigesetzte Wirkstoffmenge muss innerhalb des schraffierten Bereiches liegen.

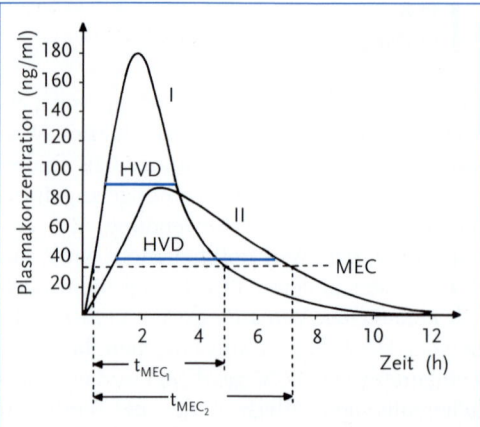

Abb. 12.15: Gegenüberstellung der Plasmaspiegel einer Arzneiform mit schneller Freisetzung (I) und einer Retardarzneiform (II), Charakterisierung durch Halbwertsdauer (HVD)

Normal- und der Retardform lassen Rückschlüsse über den therapeutisch notwendigen Plasmaspiegel und mögliche Nebenwirkungen zu.

Unter den weiteren in der Literatur vorgeschlagenen Zielgrößen für Retardpräparate, die z.T. einen erheblichen mathematischen Aufwand erfordern, sei lediglich die *mean residence time (MRT)* angeführt, die die *mittlere Verweildauer* der Wirkstoffmoleküle im Organismus angibt. Sie wird mit Hilfe der Analyse statistischer Momente berechnet und entspricht dem Schwerpunkt der Plasmaspiegelkurve, von dem nach Fällung eines Lots auf die Zeitachse die mittlere Verweildauer ablesbar ist. Bioäquivalenzentscheidungen bei Retardarzneiformen werden auf Grund der typischen Retardkriterien AUC, c_{max}, und einer vergleichbaren Bewertung der Plateauzeiten (oder der MRT) gefällt.

Kapitel 13

Rectalia

13.1
Allgemeines

Zubereitungen zur rektalen Anwendung (*Rectalia*) sind einzeldosierte, in der Regel zylindrische oder kegelförmige, formbeständige Zubereitungen, die zum Einführen in das Rektum bestimmt sind. Sie schmelzen bei Körpertemperatur oder lösen sich im wässrigen Milieu auf. Suppositorien zur Anwendung bei Erwachsenen haben im Allgemeinen eine Masse von ca. 2 g; Kinderzäpfchen von etwa 1 g.

Zäpfchenartige Zubereitungen waren bereits im alten Ägypten und in Mesopotamien bekannt. Schon damals fanden sie entweder zur Lokalbehandlung Anwendung, oder ihre Wirkung war für den ganzen Organismus bestimmt (Resorptionszäpfchen). Die Suppositorien jener Zeit stellten Talgzäpfchen oder fettgetränkte Wollpfropfen dar, denen entsprechende Wirkstoffe zugefügt waren. Sie wiesen eine sehr unterschiedliche Größe auf und konnten mitunter den ganzen Mastdarm ausfüllen. Seifenzäpfchen als Abführmittel führte erstmalig Galen an. Als Grundmassen dienten u. a. Zwiebelstücke, Honig, Gummiharze, Feigen, als Grundgerüst Wolle, Seide und Leinen. Rezepturen für Suppositorien aus dem 6. Jahrhundert weisen aus, dass Myrrhe, Schöllkraut und Opium rektal bei Durchfällen zur Anwendung kamen. Wachs ist bereits von den alten Griechen als Zäpfchengrundlage verwendet worden. Im Mittelalter fanden Suppositorien aus Speck, Talg, Wachs und Seife Erwähnung. Die zu jener Zeit häufig geübte, missbräuchliche rektale und vaginale Einverleibung von Zubereitungen, die rauscherzeugende Drogenauszüge enthielten (Bilsenkraut, Tollkirsche), führten zu sexuell gefärbten Exzessen. Man sieht hierin zumindest einen Anlass für die sehr zahlreichen Hexenprozesse und -verbrennungen. Um

1750 empfahl der französische Apotheker Baumé die bereits 100 Jahre früher aufgefundene Kakaobutter zur Zäpfchenherstellung. Seit 1888 kennt man Glycerolsuppositorien.

Neben Hämorrhoidal- und Abführzäpfchen mit lokalem Effekt dominieren systemisch wirkende Suppositorien mit Antirheuma-, Herz- und Kreislaufmitteln sowie mit Schmerz- und Beruhigungsmitteln. Interessant ist, dass das Spektrum der verarbeiteten Arzneistoffe in den einzelnen Ländern beträchtliche Unterschiede aufweist. In Frankreich fällt die hohe Zahl der Zäpfchenpräparate mit Hormonen und Vitaminen sowie mit Grippe- und Hustenmitteln auf, die auch in Italien eine wesentliche Bedeutung neben Antibiotikasuppositorien besitzen.

Die rektale Therapie hat mancherlei Vorteile gegenüber anderen Applikationsformen, z. B. der peroralen Anwendung von Arzneimitteln. Hier sind zu nennen: Umgehung des Firstpass-Effektes, keine Belastung des Magens, kein unangenehmer Geschmack (Übelkeit), Möglichkeit der Applikation evtl. auch während der Bewusstlosigkeit, bei Schluckbeschwerden usw. Besondere Bedeutung besitzt das Zäpfchen in der Kinderheilkunde. Während von Patienten eine Injektion als schmerzhaft, zumindest aber als unangenehm empfunden wird, bestehen gegen die Einführung von Zäpfchen im Allgemeinen keine Vorbehalte. Allerdings gibt es Länder (z. B. Großbritannien, Skandinavien), in denen sich die Zäpfchen als Arzneiform aus ästhetischen Gründen nicht durchsetzten („shocking way of application").

13.2
Forderungen an Suppositorienmassen und Suppositorien

Folgende Forderungen müssen erhoben werden:

- physiologische Indifferenz (keine Reizerscheinungen auf den Darm; diese können
durch unphysiologische Masse oder
Ranzidität, durch zu große Härte, aber auch
durch Verarbeitung von nicht genügend
zerkleinertem Wirkstoff hervorgerufen
werden),
- chemische Indifferenz (keine Inkompatibilitäten mit dem Wirkstoff),
- keine instabilen Modifikationen,
- geringes Intervall zwischen Schmelz- und
Erstarrungspunkt (hierdurch schnelle
Erstarrung der Masse in der Form, gute
Kontraktibilität, Vermeidung einer
Eiskühlung in Formen),
- geringes Intervall zwischen Fließschmelz-
punkt und Klarschmelzpunkt (bedeutsam
für Formbeständigkeit und somit Lagerfähigkeit, besonders bei höheren Temperaturen),
- ausreichende Viskosität der Schmelze
(weitgehende Reduzierung der Sedimentation suspendierter Wirkstoffe, hohe
Dosiergenauigkeit),
- Zäpfchen sollen innerhalb weniger Minuten
bei Körpertemperatur schmelzen oder sich
auflösen (Voraussetzung für Arzneimittelwirkung),
- gute Wirkstofffreisetzung und Resorption,
- gute Haltbarkeit und Lagerfähigkeit (keine
Ranzidität, Verfärbung, Nachhärtung, gute
Formbeständigkeit und Bruchfestigkeit,
ausreichende Stabilität der Wirkstoffe),
- Aufnahmefähigkeit für lipophile und
hydrophile Flüssigkeiten.

13.3
Suppositorienmassen

13.3.1
Fette und fettartige Massen

13.3.1.1
Kakaobutter

Kakaobutter wurde und wird noch in fast allen
Arzneibüchern aufgeführt. Kakaobutter war
lange Zeit die Zäpfchengrundlage schlechthin.
Als pflanzliches, aus gerösteten und enthülsten
Samen von *Theobroma cacao* durch Pressung

gewonnenes Fett gilt sie als körperfreundlich.
Kakaobutter ist chemisch und physiologisch indifferent und bewährt sich im Hinblick auf den
Schmelzbereich (31–34 °C). Bei Zimmertemperatur ist Kakaobutter formbeständig. Als
Nachteil ist aufzuführen, dass Kakaobutter –
wie alle natürlichen Fette – ranzig werden
kann. Durch günstige Lagerungsbedingungen
(trocken, kühl, Lichtschutz, Abwesenheit von
Luft und Aufbewahrung in Stücken – nicht als
geraspelte Ware) kann die Haltbarkeit verlängert werden. Da mittlerweile andere, weniger
oxidationsempfindliche Grundlagen zur Verfügung stehen, wird Kakaobutter kaum noch eingesetzt. In der Ph. Eur. ist die Monographie
nicht mehr aufgeführt, das DAB enthält sie
hingegen noch.

Kakaobutterzäpfchen besitzen ein ansprechendes Äußeres, schmelzen bei Körpertemperatur schnell (5 min); sie können allerdings bereits in der Hand schmelzen. Als nachteilig –
besonders für den Ungeübten – erweisen sich
Schwierigkeiten, die bei der Herstellung der
Zäpfchen auftreten und darauf zurückzuführen sind, dass Kakaobutter in Modifikationen mit unterschiedlichen physikalischen Eigenschaften vorkommt, die als α, β' und β
bezeichnet werden. Lediglich die β-Modifikation ist stabil und verantwortlich für den optimalen Schmelzpunkt der Kakaobutter von etwa
34 °C.

Es ist daher unerlässlich, Kakaobutter sehr
vorsichtig aufzuschmelzen, wobei die Temperatur nicht über 34 °C ansteigen soll. Kakaobutterzäpfchen müssen grundsätzlich im sog. Cremeschmelzverfahren (s. 13.4.1) hergestellt werden. Um einen infolge Unachtsamkeit zu stark
erhitzten Ansatz dennoch möglichst schnell in
die β-Modifikation zu überführen, ist es ratsam, nur 90 % der benötigten Kakaobutter klar
zu schmelzen und die restlichen 10 % in geraspelter Form kurz vor dem Ausgießen unterzu-
mischen. Die geraspelte Masse soll dabei nicht
mehr schmelzen. Kakaobutter nimmt nur wenige Prozent Wasser auf. Wenn sich auch in
neuerer Zeit in Kakaobutter Spuren natürlicher
Emulgatoren nachweisen ließen, so dürfte das
Wasser dennoch weitgehend als Pseudoemul-
sion gebunden vorliegen. Bereits geringe Wassermengen führen leicht zu einem oxidativen,

hydrolytischen oder bakteriellen Verderb. Kakaobutter besitzt nur eine relativ geringe Kontraktibilität. Beim Erstarren bleibt sie daher leicht an den Formen kleben, so dass diese vor dem Ausgießen mit flüssigem Paraffin ausgepinselt werden müssen. Zur Verringerung der Sedimentation von suspendierten Wirkstoffen in der verflüssigten Kakaobutter ist ein dauerndes Rühren während des Gießvorgangs unerlässlich. Zusätze, z. B. Öl oder Glycerol, lassen den Schmelzpunkt stark sinken. In diesen Fällen ist die Einarbeitung konsistenzerhöhender Hilfsstoffe (Wachs, Cetylalkohol) angezeigt. Gleiche Zusätze werden auch zur Erzielung von Tropenfestigkeit herangezogen. Am Applikationsort, dem Rektum, kann keine Fettspaltung und somit auch keine Resorption der Kakaobutter stattfinden. Sie bildet daher einen Fettfilm auf der Darmschleimhaut.

13.3.1.2
Hartfett

Durch Spaltung natürlicher Fette, Fraktionierung der Fettsäuren, Hydrierung und selektive Veresterung erhält man Produkte, welche die Idealanforderungen an eine Zäpfchengrundlage weitgehend erfüllen. Sie sind unter der Bezeichnung Hartfett in die Ph. Eur. aufgenommen worden und werden unter 5.3.5.1 ausführlich beschrieben.

13.3.2
Wasserlösliche hochschmelzende Massen (Macrogole)

Die Wasserlöslichkeit der Macrogole (Polyethylenglykole) beruht auf der Ausbildung von Wasserstoffbrücken zwischen dem Ethersauerstoff und den Wassermolekülen (s. 5.3.4.3). Polyethylenglykole, die weit oberhalb der Körpertemperatur schmelzen, sollen sich im Darm lösen. Der erwachsene Mensch verfügt jedoch lediglich über 1–2 ml Darmflüssigkeit, die über das 16–20 cm lange Rektum verteilt sind. Zur Lösung solcher Zäpfchen sollen zwar durch osmotische Kräfte entsprechende Flüssigkeitsmengen ins Darmlumen sezerniert werden, doch wird hierzu verhältnismäßig lange Zeit benötigt, zudem verläuft dieser Flüssigkeitsstrom entgegengesetzt zur Resorptionsrichtung. Es wurde daher empfohlen, Zäpfchen auf dieser Basis nur zur Lokalbehandlung einzusetzen, doch ist auch das umstritten. Einige handelsübliche Massen bestehen aus hochpolymeren Polyethylenglykolen mit einer mittleren Molekülmasse von 6000 und Schmelzpunkten zwischen 54 und 60 °C. Eine Polyethylenglykolmasse mit niedrigerem Schmelzbereich (47–49 °C) und besserer Löslichkeit besteht aus gleichen Teilen Polyethylenglykol 1000 und Polyethylenglykol 2000 und einem Wasserzusatz von 10–15 %. Die Komponenten können zur Einstellung der gewünschten Konsistenz gegeneinander teilweise ausgetauscht werden. Für die Herstellung von Zäpfchengrundlage empfiehlt es sich, Mischungen von Polyethylenglykol mit der Molekülmasse 5000 (fest) und Polyethylenglykol mit der Molekülmasse 600 (flüssig) mit einem etwa 30 %igen Anteil der flüssigen Komponenten zu verwenden, um eine Auflösung der Zäpfchen innerhalb von 30 min zu erzielen.

Die recht gut haltbaren Macrogole (Carbowaxe, Polywachse®) sind für viele Wirkstoffe gute Lösungsmittel, was eine Verzögerung der Arzneistoffresorption zur Folge haben kann. Als weitere Nachteile sind die beachtliche Härte und Nachhärtung zu nennen und die den Polyethylenglykolprodukten eigenen reduzierenden Eigenschaften, die zu Unverträglichkeiten mit einer ganzen Reihe von Wirkstoffen führen, z. B. mit Silbersalzen, Gerbstoffen, Aminophenazon, Chinin, Acetylsalicylsäure, Ammoniumbituminosulfonat, Perubalsam, Penicillin und einigen Sulfonamiden. Die Nachhärtung lässt sich durch Weichmacher (Glycerol, Wollwachs) zwar verringern, dennoch bleibt die Auflösungszeit in Wasser von 37 °C zu hoch. Lediglich Wirkstoffe, die zu starken Schmelzbereichsdepressionen führen, lassen sich gegebenenfalls recht vorteilhaft mit Polyethylenglykolmassen verarbeiten. Trotz der Einschränkungen hinsichtlich der Verwendung von Macrogolen liegen Einzelbeobachtungen vor, wonach auch mit derartigen Massen beachtlich hohe Resorptionsquoten erzielbar waren. Emulgatorzusätze und auch Lactose sollen die Resorption aus Polyethylenglykolen verbessern. Aufgrund ihres hohen Schmelzpunktes

13

eignen sich Macrogolzäpfchen besonders für die Anwendung in tropischen Breiten.

13.3.3
Wasserlösliche elastische Massen (Glycerol-Gelatine)

Zu dieser Gruppe gehören elastische, bei Raumtemperatur formbeständige Glycerol-Gelatine-Gele, die sich bei Körpertemperatur verflüssigen.

Gelatine verhält sich unterhalb des isoelektrischen Punktes kationenaktiv und oberhalb desselben anionenaktiv. Sie quillt in Wasser und löst sich beim Erwärmen. Geringe Mengen an Phosphaten, Citraten und Sulfaten erhöhen die Lösungsgeschwindigkeit. Gelatine (siehe Kap. 5) bildet in Konzentrationen ab 1,5 % mit Wasser bei Raumtemperatur transparente, elastische Gele, die als Grundlage zur Herstellung offizineller Gele, wie Zinkoxidgelatine, dienen. Gelatinegele zeigen eine reversible thermische Sol-Gel-Umwandlung, d.h., beim Erwärmen verflüssigt sich das Gel zum Sol, während bei der Temperaturerniedrigung erneute Gelbildung eintritt. Den Gelen ist ferner die Erscheinung der Synärese (s. 15.8.1) eigen.

Glycerol verleiht dem Gel Geschmeidigkeit und fördert die Vernetzung des Gelatinegelgerüstes. Mit Zunahme des Glycerolanteils erfolgt eine wesentliche Erhöhung der Konsistenz, dennoch muss der Glycerolanteil in Zäpfchenmassen auf Gelatinebasis möglichst niedrig sein, da Glycerol in höherer Konzentration laxierend wirkt. Die Applikation der elastischen Glycerol-Gelatine-Zäpfchen kann Schwierigkeiten bereiten. Das dürfte ein Grund dafür sein, dass andere Grundlagen eine wesentlich breitere Anwendung erfahren.

Beim Auflösen der Gelatine sowie beim Rühren der Glycerol-Gelatine entstehen Luftblasen. Sie sollten weitgehend vermieden werden, da sie die Festigkeit der Arzneiformen beeinträchtigen. Zum Entweichen der Blasen lässt man die warme Lösung etwas stehen. Die Zäpfchen dürfen nicht zu früh aus den Formen entnommen werden, da die Festigkeit erst nach Stunden vollständig erreicht ist.

Als Vorteil derartiger Grundlagen ist ihre schnelle Auflösung im Rektum zu nennen. Nachteilig ist, dass die Zäpfchen (oder die Glycerol-Gelatine-Grundlage) besonders bei niedrigem Glycerolanteil einen guten Nährboden für Bakterien darstellen. Zubereitungen auf Glycerol-Gelatine-Basis sind frisch zu bereiten und in sehr gut verschlossenen Gefäßen abzugeben. Die Aufbewahrung der Glycerol-Gelatine als Grundlage für Zäpfchen muss in sehr gut verschlossenen Gefäßen bei sehr kühler Aufbewahrung und mit z. B. 0,15 % p-Hydroxybenzoesäureester als Konservierung erfolgen. Die Einhaltung dieser Forderungen ist wegen der Gefahr einer allmählichen Eintrocknung der Masse notwendig.

Als Verpackungsmaterial für Glycerol-Gelatine-Zäpfchen bzw. -Kugeln haben sich Metall- und Kunststofffolien bzw. Kunststoffbehältnisse bewährt.

Zu berücksichtigen ist ferner, dass infolge von Unverträglichkeiten eine Härtung oder Zerstörung des Gelgerüstes eintreten kann. Inkompatibilitäten sind mit folgenden Stoffen bekannt: Salicylsäure, Tannin und gerbstoffhaltige Zubereitungen, lösliche Aluminium- und Ammoniumsalze, Chloralhydrat, stärkere Säuren und Alkalien. Die Unverträglichkeiten sind nicht immer ohne weiteres erkennbar. Form und Elastizität des Gels kann durchaus erhalten bleiben, doch verlieren derartige Zubereitungen bei Lagerung die Fähigkeit, sich im wässrigen Milieu aufzulösen.

Ältere Rezepturen beschreiben „Glycerol-Seifen-Zäpfchen", die als Laxans dienen. Durch Lösen von Natriumstearat in erhitztem Glycerol (Mengenverhältnis z. B. 1:10) entstehen beim Abkühlen formbeständige Gele.

13.4
Formulierung und Herstellung

Nach der Herstellungstechnik ist zu unterscheiden zwischen Gieß-(Schmelz-)Verfahren und Pressverfahren. Besondere Bedeutung kommt bei der Zäpfchenherstellung grundsätzlich solchen Herstellungstechnologien zu, die zugleich zu einer optimalen Verpackung führen (s. 28.3.6.3).

Ein weiteres, jedoch nur selten genutztes Verfahren sei noch angeführt. Durch Gefriertrocknung (Lyophilisation) von Gellösungen, in denen der Wirkstoff suspendiert oder gelöst vorliegt, erfolgt im Vakuum ein Lösungsmittelentzug, wodurch ein Gerüst resultiert, das eine genügende Festigkeit besitzt.

13.4.1
Gießverfahren

Dieses kommt am häufigsten zur Anwendung. Nachdem die Masse geschmolzen und mit dem Wirkstoff vereinigt ist, wird sie in Formen ausgegossen. Um ein schnelles Erstarren zu gewährleisten und so eine Sedimentation der Wirkstoffe weitgehendst zu vermeiden, ist beim Aufschmelzen der Masse darauf zu achten, dass die Temperatur nicht zu hoch steigt und möglichst keine Klarschmelze eintritt. Beim Ausgießen soll die Masse eine möglichst hohe Viskosität aufweisen und eine Temperatur besitzen, die nur wenig über dem Erstarrungspunkt liegt. Das erreicht man durch sehr vorsichtiges Erwärmen (z. B. Wasserbad < 40 °C). Wesentlich ist, dass die Masse hierbei ständig intensiv gerührt wird. Beim Ausgießen soll eine cremeartige Mischung vorliegen, d.h., in der Masse sollen geschmolzene und nicht geschmolzene Teilchen nebeneinander vorhanden sein. Diese Methodik wird als *Cremeschmelzverfahren* bezeichnet und ist dem *Klarschmelzverfahren*, das nur bei größeren Ansätzen notwendig sein kann, vorzuziehen. Das Ausgießen von kleineren Zäpfchenansätzen wird im *Einzelguss* vorgenommen, d.h., die einzelnen Bohrungen der Zäpfchenform werden nacheinander gefüllt. Erfolgt bei der halbindustriellen und industriellen Herstellung eine gleichzeitige Füllung aller Bohrungen der Form mittels geeigneter trichterförmiger Einrichtungen, so spricht man von einem *Massenguss*.

Die Formen sind aus unterschiedlichem Material hergestellt. Während früher Messingformen dominierten, sind heute im Wesentlichen Leichtmetallformen im Handel. In Abbildung 13.1 sind Zäpfchen- und Vaginalzäpfchengießformen zu sehen. Sie weisen Bohrungen mit Fassungsvermögen von ca. 2 g (Suppositorien für Erwachsene) oder ca. 1 g (Suppositorien für Kinder) bzw. 3 g (Vaginalsuppositorien, s. Kap. 14) auf und bestehen aus längsgeteilten Halbformen, die durch Schrauben, Klammern oder Bügel zusammengehalten werden. Während für die Apothekenrezeptur Formen mit 6, 12 und 24 Bohrungen üblich sind, fanden bei der industriellen Fertigung früher Formen Verwendung, die 500 Gießkanäle, teilweise sogar mehr, besaßen. In der Industrie wird heute nur in Blister ausgegossen. Da die Entnahme der erstarrten Zäpfchen aus längsgeteilten Formen mitunter Schwierigkeiten bereiten kann, werden quergeteilte empfohlen, die somit aus Ober- und Unterteil bestehen und die nach dem Öffnen die Zäpfchen z. T. in der oberen, z. T. in der unteren Hälfte enthalten. Die Zäpfchen lassen sich aus solchen Formen leichter entnehmen.

Bei der Reinigung der Formen sollte Wasser vermieden werden. Vor allem aber sind Waschmittelzusätze (Tenside) fernzuhalten. Die Formen unterliegen sonst leicht einer Oberflächenoxidation und nehmen eine Graufärbung an. Um Reste der Zäpfchenmasse aus den Formen zu entfernen, verwendet man Seifenspiritus (DAC).

Beispiel

Rezeptur Seifenspiritus (aus DAC)

Olivenöl	100 g
Kaliumhydroxid	21 g
Ethanol 96 %	500 g
Wasser	ad 1000 g

Kaliumhydroxid wird in 50 g Wasser und 100 g Ethanol 96 % gelöst, mit Olivenöl versetzt und bei 40 °C unter Rühren verseift. Nach Zusatz des restlichen Ethanols und Wassers wird einen Tag unter 20 °C stehen gelassen und anschließend filtriert.

Eine Reinigung mit Metallspateln oder Ähnlichem verbietet sich von selbst, da jeder hiermit verursachte Kratzer an der Innenfläche der Bohrung die glatte Oberfläche der Zäpfchen beeinträchtigt und zudem die Herausnahme der Zäpfchen aus den Formen erschweren kann.

Üblich ist es heute, Zäpfchen in Stada-Plastik-Formen auszugießen, die gleichzeitig

13

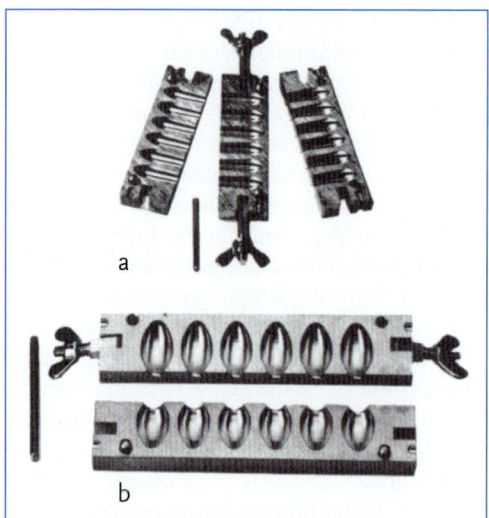

Abb. 13.1: a Zäpfchen- und **b** Vaginalzäpfchengießformen (Wepa Apotheken-Bedarf, Höhr-Grenzhausen)

Form und Verpackung darstellen. Kühlen ist dabei notwendig, da die Zäpfchen sonst zu langsam erstarren.

13.4.2
Pressverfahren

Beim Pressverfahren ist mit geraspelter Zäpfchengrundlage zu arbeiten, unter die der feingepulverte Wirkstoff gemischt wird. Das so vorbereitete Ausgangsmaterial wird in eine Suppositorienpresse (z. B. Suppositorienpresse nach Kummer) eingefüllt und mittels eines Kolbens, der durch eine Spindel vorwärts bewegt wird, durch eine kleine Öffnung in die Form gepresst. Durch eine Vorrichtung wird dann das Zäpfchen ausgestoßen. An sich eignen sich die bekannten handelsüblichen Zäpfchenmassen alle mehr oder weniger zur Herstellung von Presszäpfchen. Sollten Schwierigkeiten auftreten, so sind zur Herabsetzung der Sprödigkeit Weichmacher (flüssiges Paraffin, Wollwachs) zuzusetzen. Auf eine Vorbehandlung der Form mit flüssigem Paraffin oder Talkum kann im Allgemeinen verzichtet werden. Manche Suppositorienpressen besitzen Anschlüsse für Wasserkühlung, um die durch den Pressdruck auftretende Wärme abzuführen. Größere Maschinen vermögen mehrere Zäpf-

chen gleichzeitig herzustellen. Die Suppositorienformen dieser Maschinen lassen sich auch durch Globuliformen ersetzen. Neue industrielle Entwicklungen zeigen, dass es möglich ist, Zäpfchen in gleicher Weise wie Tabletten mit kühlbaren Maschinen und speziellen Stempelsätzen als Komprimate herzustellen.

Presszäpfchen besitzen nicht die optimale Homogenität, die durch das Gießverfahren erreicht werden kann, auch ist ihre Bruchfestigkeit geringer. Für flüssige Wirkstoffe ist das Pressverfahren weniger geeignet.

13.4.3
Hinweise zur Verarbeitung bestimmter Wirkstoffe

Sollen Zäpfchen mit *lipophilen Flüssigkeiten*, wie fetten Ölen (Rizinusöl, Lebertran), ätherischen Ölen, Ammoniumbituminosulfonat usw., hergestellt werden, so ist zu berücksichtigen, dass diese Stoffe den Schmelzbereich von Fettmassen erniedrigen, was zu technologischen Schwierigkeiten führen kann. Hier empfiehlt es sich, Spezialzäpfchenmassen mit erhöhtem Schmelzbereich heranzuziehen oder zu den Standardmassen geringe, aber ausreichende Mengen an Konsistenzerhöhern, z. B. Wachs, zuzusetzen. Auch viskositätserhöhende Hilfsstoffe, wie Bentonit, können von Vorteil sein. Schließlich bietet sich hochdisperses Siliciumdioxid stets an, wenn Flüssigkeiten, auch hydrophile (wie Fluidextrakte), abzubinden sind, bevor sie in die Schmelze eingearbeitet werden. Kleine Anteile hydrophiler Flüssigkeit lassen sich in Fettgrundlagen mit Emulgatorzusatz ohne weiteres verarbeiten, wobei feste (erstarrte) W/O-Emulsionen entstehen.

Zur Erhöhung des Schmelzbereichs und zugleich zur Erhöhung der Viskosität von Fettmassen kommt es, wenn *hohe Anteile an pulverförmigen Wirkstoffen* in den Fettmassen suspendiert werden. Diesen Faktoren kann man durch Zugabe von geringen Mengen Lecithin oder durch Verwendung niedrig schmelzender Spezialmassen entgegenwirken.

Perubalsam wird stets mit der gleichen Menge Rizinusöl angerieben, das zuerst vorgelegt wird.

Auch zur Verarbeitung *aggregierender Wirk-*

stoffe, wie Aminophyllin, Phenylbutazon, Papaverinhydrochlorid, sowie hygroskopischer Wirkstoffe (z.B. Trockenextrakte) hat sich das Verreiben mit hochdispersem Siliciumdioxid bewährt.

13.5
Das Zäpfchen als disperses System

Betrachtet man den Verteilungszustand des Wirkstoffs im System, so sind Zäpfchen zu klassifizieren als Suspensions- und Lösungszäpfchen. Emulsionszäpfchen, die bei der Einarbeitung von Flüssigkeiten (z.B. Fluidextrakten) entstehen, sind wenig gebräuchlich und weisen eine unbefriedigende mikrobiologische und chemische Stabilität auf.

13.5.1
Suspensionszäpfchen

Im Allgemeinen ist die Lösungstendenz des Wirkstoffes in der Grundlage nur gering. Der Wirkstoff liegt somit in suspendierter Form vor (erstarrte Suspension). Um eine gleichmäßige Verteilung des Wirkstoffs auf alle Zäpfchen und somit eine hohe Dosiergenauigkeit zu erreichen, ist die Sedimentation der Partikel in der geschmolzenen Masse möglichst gering zu halten. Hierzu ist ein intensives Rühren erforderlich, andererseits muss die Viskosität der geschmolzenen Masse möglichst hoch gehalten werden. Das ist durch Ausgießen der Masse bei einer Temperatur, die nur wenig über dem Erstarrungspunkt liegt, erreichbar. Weiterhin ist wichtig, dass die Masse in der Form schnell erstarrt, weil es sonst zu einer ungleichen Verteilung des Wirkstoffs innerhalb des einzelnen Zäpfchens kommen kann, d.h., durch Sedimentation reichert sich der Wirkstoff in der Suppositorienspitze an. Zu beachten ist, dass selbst durch kräftiges Rühren eine Sedimentation zwar zu verringern, nicht aber völlig zu verhindern ist, da Sedimentationsvorgänge erst mit dem Erstarren der Schmelze enden.

Nach dem Stokes-Gesetz ist die Sedimentationsgeschwindigkeit (v):

$$v = \frac{2}{9}\ \frac{r^2\ (\varrho_1 - \varrho_2)\cdot g}{\eta}\quad (\text{cm}\cdot\text{s}^{-1})\qquad (13.1)$$

r Teilchenradius,
ϱ_1 Dichte der suspendierten Phase,
ϱ_2 Dichte des Suspensionsmittels,
η Viskosität des Suspensionsmediums,
g Erdbeschleunigung.

Das Stokes-Gesetz gilt hier allerdings nicht, da Schwarmsedimentation vorliegt, deshalb darf die gültige Proportionalitätsgleichung nur heißen:

$$v \propto \frac{\bar{r}\cdot(\varrho_1 - \varrho_2)}{\eta}\qquad (13.2)$$

$\bar{r}$ mittlerer Radius

Voraussetzung für eine gute Dosiergenauigkeit ist demnach eine weitgehende Pulverisierung des Wirkstoffs. Diese ist darüber hinaus auch zu fordern, um einen mechanischen Reiz durch grobe Kristalle auf die Darmschleimhaut auszuschließen, insbesondere aber auch, um eine optimale Arzneimittelwirkung zu sichern. Weiterhin muss für eine hohe Viskosität Sorge getragen werden. Von Einfluss ist weiter die Differenz zwischen der Dichte des Suspensionsmediums und der Dichte der suspendierten Phase.

Zur Verbesserung der Dosiergenauigkeit im Gießverfahren sind viskositätserhöhende Zusätze (Glycerolmonostearat, Aluminiumstearat, Bentonit, Aerosil®, 2- oder 5 %ig) empfohlen worden. Sie vermögen die Viskosität beachtlich heraufzusetzen (Tab. 13.1), allerdings wird die Wirkstoffliberation in Abhängigkeit vom eingesetzten Hilfsstoff z.T. deutlich verringert. Bei derartigen Zusätzen ist zu beachten, dass die im Arzneibuch geforderte Grenze des Schmelzbereichs nicht überschritten wird.

13.5.2
Lösungszäpfchen

Lösungszäpfchen liegen vor, wenn der Wirkstoff in der Grundlage echt gelöst ist. Die Löslichkeit der meisten Wirkstoffe in einer lipoiden Zäpfchenmasse ist allerdings gering. Als Ausnahmen seien lediglich folgende Löslichkeitsangaben gemacht: Campher 8 %, Procain 1 %, Chloralhydrat 5 %. Auch bei Balsamen

13

Tab. 13.1: Viskositätserhöhung von Witepsol H 15® durch Hilfsstoffe

Suppositorienmasse/ Hilfsstoffe	Quasiviskosität (mPa · s) bei 40 °C
reine Suppositorien- masse mit	31
2 % Glycerolstearat	38
5 % Glycerolstearat	55
2 % Aluminiumstearat	55
5 % Aluminiumstearat	100
2 % Bentonit	200
5 % Bentonit	400
2 % Aerosil®	330
5 % Aerosil®	648

und fetten Ölen ist mit einer bemerkenswerten Löslichkeit zu rechnen. Im Allgemeinen ist die Löslichkeit aber so gering, dass ihr eine untergeordnete Bedeutung zukommt. Zwar wird beim Schmelzen die Löslichkeit der Wirkstoffe verbessert, beim Erstarren der Zäpfchengrundlage kristallisiert jedoch ein erheblicher Teil der Verbindungen wieder aus. Schmelz- und Erstarrungspunkte von Fettgrundlagen werden herabgesetzt, wenn eine größere Menge Wirkstoff gelöst wird. Hieraus können sich Herstellungsschwierigkeiten ergeben, auch fehlt derartigen Suppositorien die notwendige Festigkeit. In diesen Fällen empfehlen sich entweder spezielle Suppositorienmassen (erhöhter Schmelzbereich) oder auch der Zusatz von 1–3 % Aerosil®. Aus Lösungszäpfchen wird eine geringere Resorption des Wirkstoffs zu erwarten sein als aus Suspensionszäpfchen.

13.6
Dosiermethoden

13.6.1
Ermittlung des Fassungsvermögens der Gießform

Man ermittelt das Fassungsvermögen der Form (*Eichfaktor*) durch Füllung sämtlicher Bohrungen mit reiner Grundmasse. Abhängig von der Art der verwendeten Grundmasse und der Dichte des entstandenen Zäpfchens weicht

dessen Masse mehr oder weniger von der Masseangabe, die auf die Zäpfchenform aufgeprägt ist, ab. Wenn üblicherweise die Herstellung im Cremeschmelzverfahren erfolgt, sollte auch bei der Ermittlung des Eichfaktors hiernach gearbeitet werden. Nach Erstarren der Zäpfchen und Entfernung der Gießschwarte werden die Zäpfchen der Form entnommen, einzeln auf 2 Dezimalstellen genau gewogen und die Durchschnittsmasse berechnet. Überprüfungen haben ergeben, dass Abweichungen von dem vom Hersteller auf die Gießformen aufgeprägten Sollwert (geltend für Kakaobutter) in der Größenordnung von 5 % nicht selten sind. Nach Literaturangaben differieren die Bohrungen untereinander dagegen nur unwesentlich (maximal 0,4 %).

13.6.2
Dosierung unter Verwendung von Verdrängungsfaktoren

Zur Erzielung einer hohen Dosiergenauigkeit wird die Berücksichtigung von Verdrängungsfaktoren für die einzelnen inkorporierten Stoffe empfohlen (Tab. 13.2). Bekanntlich weisen die Wirkstoffe unterschiedliche Dichten auf, die von den Dichten der Suppositoriengrundlagen abweichen.

Der Verdrängungsfaktor gibt definitionsgemäß an, wieviel Gramm einer bestimmten Zäpfchengrundlage durch 1 g Wirkstoff verdrängt werden. Er errechnet sich formal aus

$$f = \frac{\text{Dichte der Grundmasse}}{\text{Dichte des Wirkstoffs}} \quad (13.3)$$

So verdrängt z. B. 0,1 g basisches Bismutgallat nicht 0,1 g Kakaobutter, sondern weniger, nämlich nur 0,037 g, also etwa $^1/_3$ an Suppositorienmasse. Ohne Berücksichtigung des Verdrängungsfaktors würde man anstatt 6 vorgesehener Zäpfchen nur 5 um 20 % überdosierte Suppositorien erhalten. In der Anlage F des DAC wird das Verfahren erklärt, und es werden die Verdrängungsfaktoren für die wichtigsten Wirk- und Hilfsstoffe aufgelistet.

Da die Wirkstoffe unterschiedliche Beschaffenheit (Wassergehalt, voluminöse oder kompakte Form) aufweisen können und sich zudem in Abhängigkeit von ihrer Struktur in den

Tab. 13.2: Verdrängungsfaktoren der Anlage F des DAC (Suppositoriengrundlage: Hartfett)

Arzneistoff	Verdrängungs-faktor
Benzocain	0,76
Bisacodyl	0,76
Bismutgallat, basisches	0,37
Butoxycainhydrochlorid	0,82
Chininhydrochlorid-Dihydrat	0,76
Codein-Monohydrat	0,69
Diazepam	0,70
Diclofenac-Natrium	0,64
Hydrocortisonacetat	0,73
Ibuprofen	0,90
Indometacin	0,68
Metamizol-Natrium-Monohydrat	0,70
Metronidazol	0,67
Morphinhydrochlorid-Trihydrat	0,80
Nystatin	0,77
Oxazepam	0,63
Papaverinhydrochlorid	0,72
Paracetamol	0,72
Prednisolonacetat	0,75
Procainhydrochlorid	0,80
Propyphenazon	0,84
Sulfanilamid	0,62
Theophyllin	0,66
Zinkoxid	0,16

Grundlagen lösen, ist es vorteilhaft, Verdrängungsfaktoren experimentell zu bestimmen.

Die Berechnung der benötigten Menge Suppositoriengrundmasse erfolgt nach folgender Formel:

$$M = nE - nfA$$
$$M = n(E - fA) \tag{13.4}$$

M erforderliche Grundmasse (g),
E Fassungsvermögen der Form (je Zäpfchen),
n Anzahl der anzufertigenden Zäpfchen,
f Verdrängungsfaktor (entnommen aus DAC),
A Wirkstoffmenge (g) je Zäpfchen.

Für Zäpfchen mit mehreren Wirkstoffen gilt:

$$M = n\left(E - \sum f_i A_i\right) \tag{13.5}$$

$\sum f_i A_i$ Summe aller Produkte aus Verdrängungsfaktor und Wirkstoffmenge.

Es ist weiterhin zu berücksichtigen, dass bei der Herstellung einer kleineren Anzahl von Zäpfchen ein recht hoher Verlust durch verbleibende Rückstände an Reibschale, Pistill und Kartenblatt eintritt. Als zweckmäßig wird angesehen, 10 % mehr Masse einzusetzen. Dieser Mehrgehalt bezieht sich sowohl auf den Wirkstoff als auch auf die Grundmasse. Bei größeren Ansätzen vermindert sich der Verlustausgleich.

Legt man für organische Substanzen einen durchschnittlichen Verdrängungsfaktor von 0,7 zu Grunde und berücksichtigt man einen Verlustausgleich von 10 %, so ergibt sich folgende Formel, die eine vereinfachte Berechnung der Dosierung gestattet:

$$M = n\left(\frac{11}{10}E - \frac{7,7}{10}A\right) \tag{13.6}$$

M erforderliche Menge Grundlage (g),
n Zahl der herzustellenden Zäpfchen,
E Eichfaktor der Gießform (Fassungsvermögen der Gießform für 1 Zäpfchen aus reiner Grundlage) (g),
A Wirkstoffgehalt des einzelnen Zäpfchens (g).

Lediglich bei Wirkstoffen mit sehr hoher Dichte (z.B. basisches Bismutgallat) muss ein möglichst experimentell ermittelter Verdrängungsfaktor verwendet werden.

Die aus Tabellen entnommenen Werte für Verdrängungsfaktoren können verständlicherweise nur den Rang von Richtwerten (Mittelwerten) besitzen, da Einflussgrößen wie Dispersität, Löslichkeit in der Zäpfchenmasse, Verhältnis wahre Dichte zu scheinbarer Dichte u.a., für jeden einzuarbeitenden Wirkstoff von Charge zu Charge differieren.

13.6.3
Volumendosiermethoden

Bei diesen Methoden wird die für eine bestimmte Rezeptur benötigte Ansatzmenge volumimetrisch ermittelt. Hierbei geht man ana-

13

log der Bestimmung des Fassungsvermögens der Gießform vor und ermittelt das Volumen, das die Suppositorienschmelze einnimmt, mit Hilfe eines Messstabes oder eines graduierten Gießbechers. Während zum Aufschmelzen und Ausgießen beim *Verfahren nach Starke* eine Plastikflasche oder ein Becherglas verwendet wird und das erforderliche Volumen an Gießmasse am Gefäß markiert wird, besitzt der *Gießbecher nach König* (Abb. 13.2) eine Messskala. Zudem ist dieser Becher mit einem Doppelmantel, der als Wasserbad dient, und einem Thermometer zur Kontrolle der Aufschmelz- und Ausgießtemperatur versehen. Die Herstellung der Gießmasse erfolgt durch Anreiben der zerkleinerten Wirkstoffe und Auffüllen mit geschmolzener Grundlage bis zur Markierung.

Die *Methode des zweifachen Ausgießens nach Münzel* basiert gleichfalls auf dem Volumendosierprinzip. Hierbei geht man so vor, dass zur Herstellung der wirkstoffhaltigen Zäpfchen etwas weniger Grundmasse, als zur Herstellung der gewünschten Anzahl Formlinge erforderlich ist, verwendet wird. Die fehlende Zäpfchenmasse wird durch Ausgießen mit Grundmasse ergänzt. Hierdurch ist auf empirischem Wege die erforderliche Menge an Grundlage ermittelt worden, jedoch liegt noch keine homogene Verteilung zwischen Wirkstoff und Vehikel vor. Die erstarrten Suppositorien werden daher nach Entfernung der Gießschwarte der Form entnommen, aufgeschmolzen und erneut ausgegossen. Die Methode ist zur rezepturmäßigen Herstellung von Suppositorien geeignet. Nachteilig ist der erhöhte Arbeits- und Zeitaufwand durch das zweimalige Ausgießen und Erstarrenlassen.

13.7
Herstellungs- und Verpackungsverfahren

Handgießverfahren. Abgesehen von der traditionellen rezepturmäßigen Herstellungsmethode für kleine Mengen von Zäpfchen durch Aufschmelzen der Masse und Zumischen des Wirkstoffs in der Chromstahlfantaschale sind verschiedene Herstellungsvarianten für die Herstellung von Zäpfchen in kleinen Ansätzen vorgeschlagen worden, ohne dass diese breite Anwendung gefunden haben. Anstelle von Metallgießformen ist die Verwendung von vorgeformten Kunststoffhülsen, die sowohl Gießform als auch Verpackung darstellen, vorteilhaft, da die Entnahme der Zäpfchen aus der Form und ein separates Verpacken entfallen. Beispiele für derartige Verpackungen sind Suppo-Steril® aus Polyvinylchlorid sowie Fakir-Suppomat® aus Polystyren mit eingefärbten Polyethylenkappen. Zum Füllen werden die flexiblen Hohlkörperstreifen in einen Metallrahmen eingepasst und in ein Kühlbad eingehängt, um ein möglichst schnelles Erstarren zu gewährleisten. Nach dem Erstarren und Entfernen der Gießschwarte sind die Formen mit einer Abdeckfolie zu verschließen. Die Entnahme der Zäpfchen durch den Patienten erfolgt durch Entfernen der Kunststoffkappe.

Suppositoriengießtöpfe. Bei größeren Ansätzen bewähren sich Suppositoriengießtöpfe, die eine Kapazität von 1,5–3 l besitzen. Es werden jedoch auch Töpfe mit einem Nutzinhalt bis zu 20 l angeboten. Der Gießtopf besteht aus einem Gefäß mit Doppelmantel, einer Heizung mit Thermostat und einem Rührwerk zur Verhinderung der Sedimentation. Das Rührwerk ist so konstruiert, dass keine Luft in die Masse eingearbeitet wird, was eine unerwünschte Porosität der Zäpfchen zur Folge haben würde. Bei modernen Apparaturen erfolgt eine völlig ho-

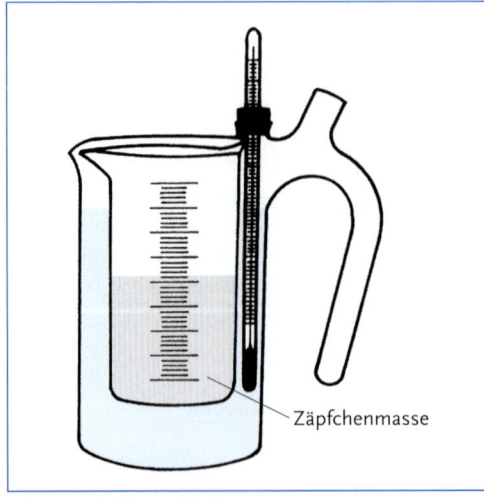

Abb. 13.2: Gießbecher

Zäpfchenmasse

mogene Vermischung der abgewogenen, hinzugefügten Bestandteile durch eine in den Gießtopf eingeschlossene Homogenisiereinrichtung. Später wird die Tourenzahl dieser Homogenisiereinrichtung verringert, so dass lediglich noch eine Rührwirkung gegeben ist. In der Industrie werden die unter den Gießtopf vorbeigeführten und mittels dünnem Strahl gefüllten Formen auf einem Fließband durch einen Kühltunnel geleitet. 10000 bis 12000 Zäpfchen werden als Tagesleistung bei zwei Personen Bedienung angegeben.

Gießautomaten. Gießautomaten vermögen 20000 Zäpfchen in der Stunde bei nur einer Bedienungskraft zu produzieren. Die Arbeitsphasen derartiger Automaten können je nach Typ linear oder auch kreisförmig (Rundläufer) erfolgen. Folgende Arbeitsgänge laufen vollautomatisch ab:
- Ausgießen der Masse,
- Kühlung der Form,
- Abschaben der überstehenden, erstarrten Masse,
- Ausstoßen der fertigen Suppositorien,
- Reinigung der Formen.

Füll- und Verschließautomaten. Als Gießform und Primärpackmittel dienen separat vorgeformte Folienbänder, die wie bei den nachfolgend beschriebenen Verfahren gefüllt und verschlossen werden. Die Stundenleistung derartiger Automaten beträgt 5000 bis 20000 Zäpfchen. Allerdings ist die GMP-gerechte

Lagerhaltung der stoßempfindlichen Hohlformenbänder recht aufwändig.

Form-, Füll- und Verschließautomaten. Bei diesen Hochleistungs-Fertigungslinien mit Leistungen von bis zu 25000 Zäpfchen pro Stunde wird die funktionelle Verpackung im ersten Schritt des Gesamtfertigprozesses aus Folien durch Verformung (meist Tiefziehen) und Siegeln der spiegelbildlichen Halbformen hergestellt (Abb. 13.3). Der Füll- und Verschließprozess ist durch folgende Teilschritte charakterisiert:
- Schmelzen der Suppositorienmasse in Wärmekesseln oder Kammern,
- Herstellung des Gießansatzes in einem beheizten Behältnis, wobei zum Erzielen einer homogenen Verteilung des Wirkstoffes Rührwerke, erforderlichenfalls auch sog. Kolloidmühlen, eingesetzt werden,
- Förderung der hochviskosen Masse mittels Pumpen in den Gießkessel der Füllstation,
- Füllen der Formen mittels Dosierpumpen über Hohlnadeln, wobei in einem Takt je nach Maschinentyp 6 bis 15 Formen gleichzeitig gefüllt werden,
- Verschließen der Einfüllöffnungen durch Siegeln,
- Chargeneindruck, evtl. Anbringen von Versteifungsrippen zur Erhöhung der mechanischen Festigkeit, Versehen mit Einrisskerben zur Erleichterung der Suppositorienentnahme sowie von Perforationen zum Abtrennen,

Abb. 13.3: Form-, Füll- und Verschließautomat

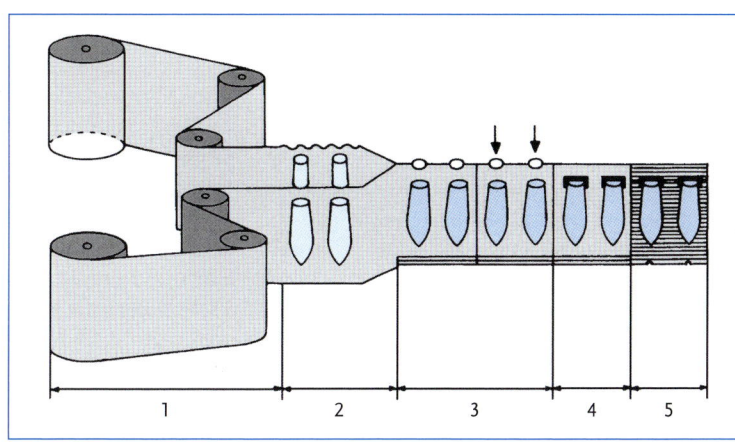

13

● Kühlen der Suppositorien durch Passage eines Kühltunnels,
● Zuführung der portionierten Strips zur Kartoniermaschine.

Kontroll- und Sicherheitseinrichtungen zur Funktionsüberwachung des Folientransports, der Dosierpumpen und Temperaturregelung im Gießbehälter, im produktfördernden Leitungssystem und im Kühltunnel gewährleisten eine hohe Zuverlässigkeit der Fertigungsanlagen.

13.8
Weitere rektale Arzneiformen

Rektaltampons bestehen aus einem tamponumkleideten Kunststoffkern, der an einem Ende einen Knopf trägt. Der Tampon ist mit Wirkstoff beschickt, der Knopf, der bei der Applikation außerhalb des Schließmuskels verbleibt, verhindert eine Aufwärtsbewegung dieser Zubereitungsform, so dass die Wirkstoffe im untersten Teil des Rektums wirksam werden können. Um das Einführen des Tampons zu erleichtern, ist dieser mit einer Hydro- oder Lipogelschicht überzogen. Auch bei speziellen Suppositorien, sog. *Fesselsuppositorien,* die in einigen Ländern eine gewisse Rolle spielen, versucht man den gleichen Effekt zu erreichen. Hier ist das Suppositorium mittels eines Fadens mit einem Knopf verbunden.

Weichgelatinerektalkapseln besitzen Torpedoform und sind nach dem Scherer-Verfahren mit einer Dosiergenauigkeit von ± 1 % herstellbar (s. 11.3.2.3). Die wasserlöslichen Kapseln werden zum Verbessern des Einführens mit einem Polymerfilm befilmt und sollen nach Anfeuchten mit Wasser appliziert werden. Sie üben keinerlei Reizwirkung auf die Rektalschleimhaut aus und gewährleisten eine schnelle Wirkstofffreisetzung. Die Abpackung erfolgt in feuchtigkeitsdichten Arzneigläsern oder in versiegelten Kunststoff- oder Aluminiumfolien.

Rektallösungen und -suspensionen können über das *Mikroklysma* hygienisch appliziert werden. Es handelt sich um eine einzeldosierte Arzneiform, bestehend aus einer Kunststoffkanüle, die bis zu einer Ringwulst in das Rektum einge-

führt wird. Hinter der Ringwulst befindet sich ein Plastikbällchen, das wenige Milliliter einer Wirkstofflösung enthält. Durch einen Druck auf dieses Bällchen wird der gelöste Wirkstoff in das Rektum eingespritzt. Bewährt haben sich Mikroklysmen, z. B. bei der Applikation von Aminotheophyllin bei Asthmaanfällen und Abführmitteln, insbesondere bei Kindern.

13.9
Biopharmazeutische Aspekte

13.9.1
Physiologische Verhältnisse im Rektum und ihr Einfluss auf die Bioverfügbarkeit

Das Rektum hat eine durchschnittliche Länge von 15–20 cm und enthält etwa 1–3 ml Schleim, der bei geringer Pufferkapazität einen pH-Wert von 7,4 aufweist. In unmittelbarer Nähe der Rektalschleimhaut soll ein pH-Wert von 5,4 herrschen. Die Fläche des menschlichen Rektums beträgt lediglich etwa 0,01 % derer des Gastrointestinaltrakts.

Der obere Teil des Rektums, etwa drei Viertel der Gesamtlänge, trägt den Namen *Pars ampullaris*, während das untere Viertel als *Pars canalis analis* bezeichnet wird. Den Abschluss bilden der innere und äußere Schließmuskel. Bei Darmgesunden ist das Rektum normalerweise leer. Es füllt sich erst kurz vor der Stuhlentleerung und löst das Gefühl des Stuhldrangs aus.

Die reiche Gefäßversorgung macht die Rektalschleimhaut zu einem geeigneten Resorptionsort. Das Blut wird über drei Venenstränge vom Rektum abgeführt, wobei sich zwei Abflussrichtungen ergeben. Während die im unteren Drittel befindlichen Venen (untere und mittlere Hämorrhoidalvene) das Blut unter Umgehung der primären Leberpassage der systemischen Zirkulation (Hohlvene) zuführen, wird das Blut über die obere Hämorrhoidalvene unmittelbar in die Mesenterialvene (Pfortader) und damit zur Leber transportiert (Abb. 13.4). Sofern die Resorption in den unteren Abschnitten des Rektums stattfindet, wird die primäre Leberpassage und damit der Firstpass-Metabolismus umgangen, was für die Bioverfügbarkeit von Wirkstoffen, die bei der

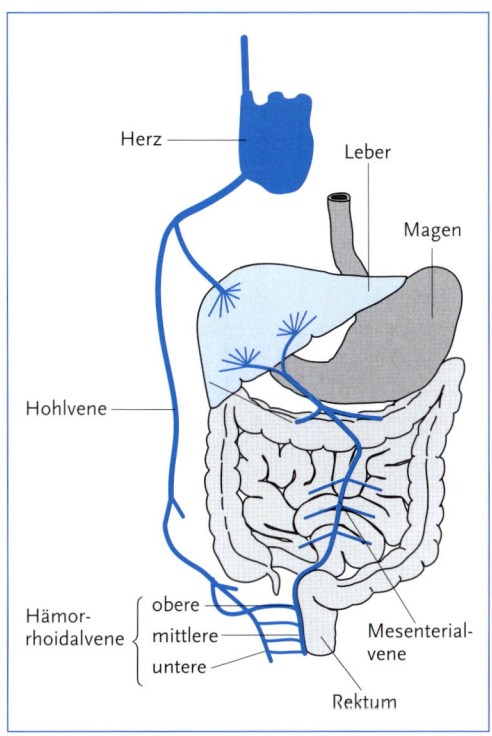

Abb. 13.4: Ableitende Venensysteme des Rektums

male Blutspiegel später als nach peroraler Applikation erreicht, wobei das Ausmaß der Resorption nicht in allen Fällen der nach peroraler Gabe entspricht, sondern oft bis zu 50 % geringer ist. Das trifft aber nicht für die oft verwendeten Suppositorien mit nichtsteroidalen Antiphlogistika, wie Indometacin, Diclofenac-Natrium, Ibuprofen, Naproxen und Piroxicam, zu, deren relative Bioverfügbarkeit im Vergleich zur peroralen Gabe als Lösung, Kapsel oder Tablette 75–100 % beträgt.

13.9.2
Hinweise zur Verfügbarkeitsbeeinflussung

Das Verfügbarwerden von Wirkstoffen aus Suppositorien wird maßgeblich vom Verteilungszustand des Wirkstoffs in den Zubereitungen bestimmt, der seinerseits von der Löslichkeit in den Suppositoriengrundlagen abhängt. Prinzipiell ist davon auszugehen, dass zur Erzielung einer guten Bioverfügbarkeit der Wirkstoff in feinstverteilter Form suspendiert vorliegen sollte. Da zur Herstellung von Suppositorien meist Fettgrundlagen Verwendung finden, sind die wenig lipidlöslichen Salze der Wirkstoffe (Alkaloidsalze) einzusetzen. Lösungssuppositorien besitzen infolge des ungünstigen Verteilungskoeffizienten Suppositorienmasse/Rektalschleim meist eine unbefriedigende Bioverfügbarkeit.

Der Einfluss der Suppositoriengrundlage und weiterer Hilfsstoffe auf das Verfügbarwerden von Wirkstoffen ist außerordentlich komplex und lässt keine allgemeingültigen Aussagen zu. Tenside und tensidhaltige Grundlagen vermögen durch Verbesserung der Benetzbarkeit der suspendierten Wirkstoffpartikel wie auch der Spreitung der geschmolzenen bzw. weitgehend erweichten Suppositorien die Bioverfügbarkeit zu begünstigen.

Hierbei ist zu beachten, dass der Tensidzusatz präparatebezogen optimiert sein muss, da die meisten Tenside in höheren Konzentrationen zu Verfügbarkeitseinschränkungen führen. Emulgatoren können aber auch durch Wechselwirkung mit der Rektalschleimhaut zu einer verbesserten Wirkstoffpermeabilität beitragen.

ersten Leberpassage eine ausgeprägte Metabolisierung erfahren, bedeutsam ist. Allerdings ist hierbei zu berücksichtigen, dass die drei Venensysteme miteinander durch Anastomosen verbunden sind, so dass mit einer vollständigen Umgehung der ersten Leberpassage auch bei der Resorption aus dem unteren Rektumabschnitt nicht zu rechnen ist.

Von ausschlaggebender Bedeutung für die rektale Resorption ist das Spreitungs- bzw. Auflösungsverhalten der Suppositorien, da hierdurch die Kontaktfläche zur Rektalschleimhaut festgelegt wird. Von Suppositorien ist zu fordern, dass sie bei Körpertemperatur (36,5 °C) schmelzen, besser aber 1–2 °C darunter.

Bei Erfüllung der stofflichen Voraussetzungen erfolgt die Resorption aus dem Rektum zufrieden stellend. Sie unterliegt den Gesetzmäßigkeiten der passiven Diffusion, und analog zur gastrointestinalen Resorption ist sie abhängig vom Verteilungskoeffizienten und damit vom Ionisationsgrad. Von Ausnahmen abgesehen, wird nach rektaler Gabe der maxi-

13

13.9.3
Erfassung der In-vitro-Wirkstoffverfügbarkeit

Zur Erfassung der Liberation von Wirkstoffen aus Suppositorien ist eine Vielzahl von Versuchsanordnungen bekannt, die sowohl offene als auch geschlossene Systeme darstellen. Üblicherweise wird die Prüfung mit unzerkleinerten Formlingen unter Verwendung von wässrigen Pufferlösungen vom pH 7,4 als Akzeptorflüssigkeit bei 37 °C in ähnlicher Weise wie der Auflösungstest für feste perorale Arzneimittel vorgenommen (s. 9.8.3.1). Zu beachten ist, dass insbesondere bei der Prüfung von Fettsuppositorien an die Temperaturkonstanz sehr hohe Anforderungen gestellt werden müssen, da die Wirkstoffliberation aus derartigen Zubereitungen in starkem Maße vom Schmelzverhalten und der Viskosität abhängt.

Bei Liberationsanordnungen ist prinzipiell zwischen Modellen mit und ohne Membran zu unterscheiden. Während bei Modellen ohne Membran das Suppositorium unmittelbaren Kontakt mit der Akzeptorflüssigkeit hat, sind Membranmodelle dadurch charakterisiert, dass die Prüfzubereitung sich in einem durch eine Membran abgegrenzten Kompartiment befindet. Als Membranen dienen die für Dialysezwecke üblichen hydrophilen Porenmembranen. Eine Simulation biologischer Membranen ist im Unterschied zu sog. Resorptionsmodellen nicht beabsichtigt.

Aus den Abbildungen 13.5 und 13.6 wird der Unterschied zwischen beiden Modelltypen deutlich. Jeder Typ besitzt sowohl Nachteile als auch Vorteile. Modelle ohne Membran zeichnen sich meist durch einfache Konstruktion und unkomplizierte Handhabbarkeit aus. Durch Übertritt von Grundlagenbestandteilen, insbesondere von grenzflächenaktiven Komponenten, kann aber die Bestimmung des Wirkstoffes in der wässrigen Akzeptorflüssigkeit erheblich erschwert werden. Bei Membranmodellen, die meist komplizierter aufgebaut sind, stellt die Membran ein artifizielles Kompartiment dar, das gegebenenfalls den Transport des gelösten Wirkstoffs in das Akzeptorkompartiment mitbestimmt bzw. überlagert. Vorteilhaft zu bewerten sind die störungsfreie Be-

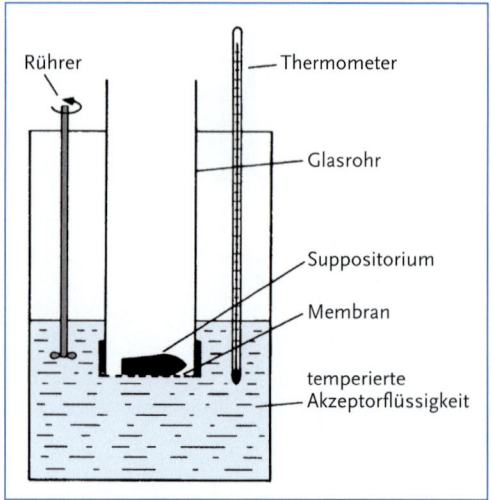

Abb. 13.5: Freisetzungsmodell mit Membran

stimmung des Wirkstoffs und die im Vergleich zu membranlosen Anordnungen meist bessere Ergebnisreproduzierbarkeit sowie die geringe Empfindlichkeit gegenüber methodisch-apparativen Einflüssen, wie Rühr- bzw. Strömungsgeschwindigkeit, da die Membran die Prüfzubereitung gegen hydrodynamische Effekte abschirmt.

13.10
Prüfung

13.10.1
Gleichförmigkeit der Masse bzw. des Gehalts

Als Eindosisarzneiformen müssen Suppositorien und Rektalkapseln den arzneibuchspezifischen Forderungen im Hinblick auf *Gleichförmigkeit der Masse* entsprechen, wobei üblicherweise Abweichungen bis zu 5 % (bez. auf die gemittelte Masse) toleriert werden. Eine Prüfung auf *Gleichförmigkeit des Wirkstoffgehaltes* wird von den meisten Arzneibüchern nur für niedrigdosierte Suppositorien und Rektalkapseln gefordert. Entsprechend Ph. Eur. ist diese Prüfung bei Suppositorien, die weniger als 2 mg oder 2 % Wirkstoff enthalten, durchzuführen, wobei der Gehalt im Bereich von 85 – 115 % des Durchschnittsgehaltes liegen muss.

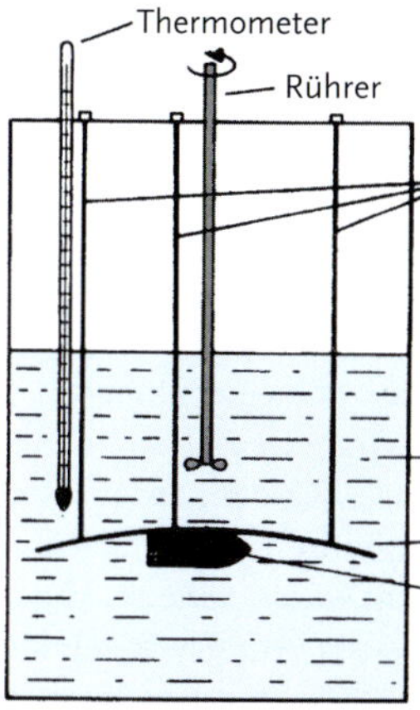

Abb. 13.6: Freisetzungsmodell ohne Membran

Zur Ermittlung der Wirkstoffverteilung innerhalb eines Zäpfchens wird der Formling quer zur Längsachse segmentiert und in den einzelnen Segmenten der Gehalt ermittelt.

Zu beachten ist, dass Suppositorien, die die Forderung nach zulässiger Masseabweichung erfüllen, beachtliche Gehaltsabweichungen aufweisen können.

13.10.2
Zerfalls- und Erweichungszeit

Zur Bestimmung der Zerfallszeit (Durchschmelzzeit bzw. Auflösungszeit bei wasserlöslichen Zubereitungen) von Suppositorien ist eine Vielzahl von Methoden bekannt, die in Abhängigkeit von den methodisch-apparativen Bedingungen unterschiedliche Werte ergeben. Im einfachsten Falle ist die Prüfung in Wasser von 37 °C möglich. Gebräuchlicher und aussagekräftiger sind die nachfolgend beschriebenen Methoden.

Methode der Ph. Eur. Bei dieser Methode wird die in Abbildung 13.7 dargestellte Apparatur verwendet.

Prüfapparatur nach Krówczynski. Dieses Gerät (Abb. 13.8) zur Bestimmung der Durchschmelzzeit vereinigt mehrere Vorteile. Das mit 5 ml Wasser gefüllte Rohr befindet sich in

Ph. Eur. 2.9.2 Zerfallszeit von Suppositorien und Vaginalzäpfchen

Das Gerät (Abb. 13.7) wird mittels einer drehbaren Haltevorrichtung, die es gestattet, das Gerät um 180 Grad zu drehen, in ein Behältnis mit mindestens 4 l Wasser bzw. 3 Geräte in ein Wasserbad mit mindestens 12 l gebracht. Die Prüfung ist mit drei Formlingen bei 36–37 °C derart durchzuführen, dass die Geräte alle 10 min im Wasser um 180° gedreht werden. Es wird gefordert, dass die Suppositorien mit fetthaltiger Grundmasse innerhalb von 30 min, solche mit wasserlöslicher Grundmasse innerhalb 60 min und Rektalkapseln innerhalb 30 min desintegriert sind. Der Erweka-Suppositorien-Zerfallszeittester Typ ST 30 ermöglicht die automatische und arzneibuchkonforme Bestimmung der Zerfallszeit. Das Wenden der Prüflinge erfolgt dabei automatisch. Insbesondere Suppositorien mit höherer Hydroxylzahl behalten beim Erweichen oft ihre Form, was eine Beurteilung der Zerfalls- bzw. Erweichungszeit erschwert. Es empfiehlt sich daher, mit einem Glasstab aufdie Abwesenheit eines festen Kerns zu prüfen, was in der vorgeschriebenen Apparatur nicht ganz einfach ist.

einem Mantel, der mit Wasser von 36,5 °C aus einem Thermostaten durchströmt wird. Nach Einführen des zu prüfenden Zäpfchens in das Rohr wird dieses sogleich mit dem Glasstab (30 g) beschwert, der am unteren Ende eine das Lumen des Rohres praktisch ausfüllende Abplattung besitzt, die eine Einkerbung aufweist, so dass die geschmolzene Zäpfchenmasse nach oben abfließen kann. Als Durchschmelzzeit gilt die Zeit vom Einbringen des Zäpfchens bis zum Auftreffen des Glasstabs auf die Einschnürung des Rohres.

Erweka-Suppositorien-Penetrationstester Typ PM 3. Diese Apparatur zur Bestimmung der Schmelz- und Erweichungszeit bzw. Auflösungszeit von Suppositorien entspricht in ihrer prinzipiellen Arbeitsweise der Versuchsanordnung von Krówczynski. Anstelle des Glasstabs dient als Penetrationselement ein aus V4A-

13

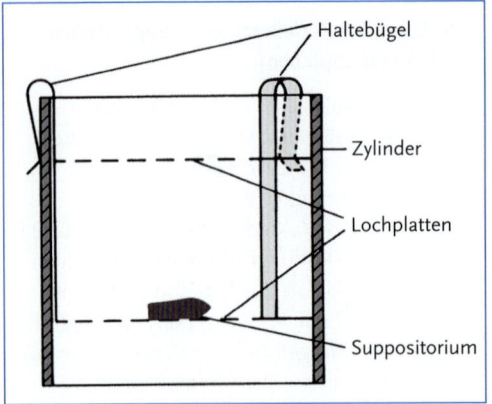

Abb. 13.7: Gerät zur Bestimmung der Zerfallszeit von Suppositorien und Vaginalzäpfchen nach Ph.Eur. 2002

Ph.Eur. 2.9.22 Erweichungszeit von lipophilen Suppositorien

Das Europäische Arzneibuch beschreibt zwei Apparaturen zur Bestimmung der Erweichungszeit. Während die Apparatur B mit der Prüfapparatur nach Krówczynski identisch ist, handelt es sich bei Apparatur A um ein Glasrohr mit flachem Boden und einem Innendurchmesser von 15,5 mm. Das Glasrohr enthält 10 ml auf 35,6 °C temperiertes Wasser. Nachdem das Suppositorium mit der Spitze nach unten eingebracht wurde, wird ein 30 g schwerer Stab, aus dessen verbreitertem Ende eine kleine Metallnadel herausragt, aufgesetzt und die Zeit gemessen, die vergeht, bis der Stab auf den Boden des Gefäßes abgesunken ist.

Stahl bestehender Stab von 7,5 g Masse. Die Apparatur ist mit drei Prüfrohren ausgerüstet (Abb. 13.9). Diese Prüfung der Erweichungszeit von lipophilen Suppositorien ist in der Ph. Eur. enthalten. Es wird die Zeit bestimmt, die verstreicht, bis ein Suppositorium unter definierten Bedingungen erweicht und einem eingesetzten, definierten Gewicht nicht standhält.

Prüfanordnung nach Setnikar und Fantelli. Bei diesem sog. dynamischen Modell wird eine Annäherung an die physiologischen Verhältnisse im Rektum angestrebt (Abb. 13.10). Das Suppositorium befindet sich in einem deformierbaren Cellophan-Schlauch und wird einem

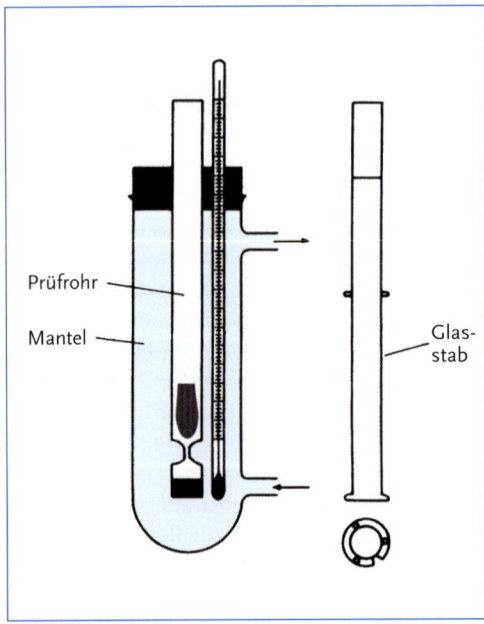

Abb. 13.8: Apparatur zur Bestimmung der Durchschmelzzeit nach Krówczynski

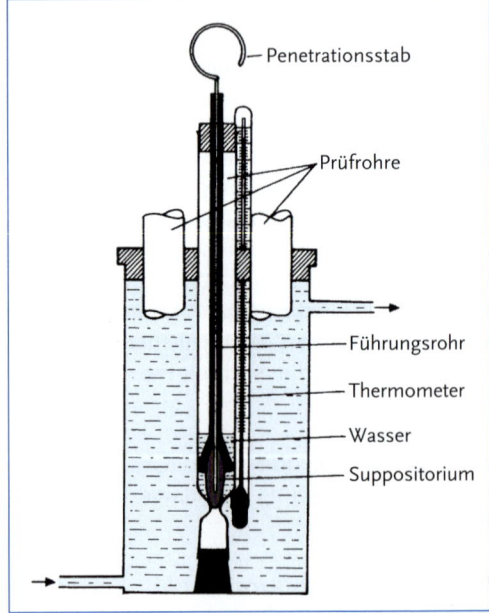

Abb. 13.9: Gerät zur Bestimmung der Erweichungszeit von lipophilen Suppositorien nach Ph.Eur. 2002

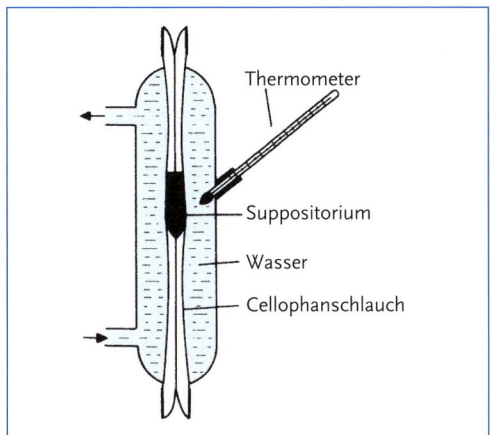

Abb. 13.10: Suppositorienprüfapparat nach Setnikar und Fantelli

hydrodynamischen Druck ausgesetzt, der den Abdominaldruck simulieren soll. Der Endpunkt ist erreicht, wenn sich die Prüfzubereitung völlig verflüssigt hat.

13.10.3
Druck- und Bruchfestigkeit

Die Druckfestigkeit lässt sich mit einer sehr einfachen Anordnung bestimmen. Ein Zäpfchen mit abgeschnittener Spitze steht in einer kleinen Glasröhre. Auf ihm ruht ein Holzstößel, der mit Wägestücken belastet wird. Je

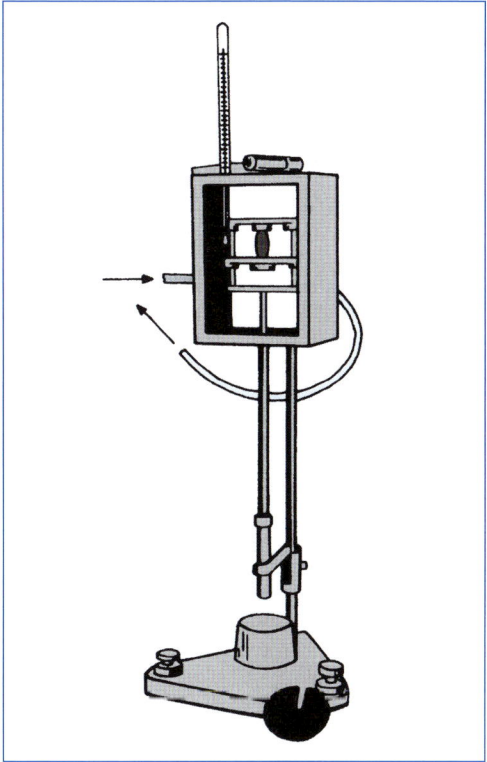

Abb. 13.11: Erweka-Suppositorien-Bruchfestigkeitstester Typ SBT

Minute wird die Masse der Wägestücke um 100 g erhöht. Sinkt das Zäpfchen zusammen, ist die Maximalbelastbarkeit überschritten.

Erweka-Suppositorienbruchfestigkeitstester Typ SBT. Der Tester (Abb. 13.11) hat eine doppelwandige Wärmekammer, die, am Oberteil eines Ständers angebracht, von temperiertem Wasser durchflossen ist. Die Kammer enthält eine Vorrichtung mit auswechselbaren Kunststoffeinrichtungen für die Aufnahme des zu prüfenden Suppositoriums, die gleichzeitig als Führung für ein Gehänge dient, in dessen Oberteil sich ebenfalls ein auswechselbarer Kunststoffeinsatz befindet, der der Form des Zäpfchens entspricht. Das Gehänge ist nach unten verlängert und hat eine Grundmasse von 600 g. Nach Einstellung der gewünschten Prüftemperatur wird ein (vortemperiertes) Zäpfchen mit der Spitze nach oben in die Haltevorrichtung eingesetzt, das Gehänge vorsichtig

> **Ph.Eur. 2.9.24 Bruchfestigkeit von Suppositorien und Vaginalzäpfchen**
>
> Der Monografietext betont ausdrücklich, dass die Prüfung sich ausschließlich auf solche Zubereitungen bezieht, die auf Fettgrundlagen basieren. Dies erklärt auch die Vorschrift, die zu prüfenden Einheiten mindestens 24 h vor der Prüfung bei der geforderten Prüftemperatur (25 °C) zu halten. Damit bezweckt man weitgehend einheitliche Ausgangsbedingungen, unabhängig von möglichen temperaturbedingten Modifikationsumwandlungen bei der vorherigen Lagerung. Eine praktikable Mindestanforderung an die Bruchfestigkeit liegt bei 1,2–1,4 kg.

13

aufgesetzt und die Prüfkammer durch eine Glasscheibe verschlossen. In Abständen von jeweils 1 min werden scheibenförmige Wägestücke (je 200 g), die einen Schlitz aufweisen, über diesen auf das Gehänge aufgelegt, bis schließlich das Zäpfchen unter der Last der Wägestärke zusammenbricht. Als Maßangabe für die Bruchfestigkeit gilt die Summe der auf dem Suppositorium zum Zeitpunkt des Bruches lastenden Masse (einschließlich Grundlast des Gehänges). Diese Prüfung entspricht der im Arzneibuch beschriebenen.

Kapitel 14

Vaginale Arzneiformen und Arzneiformen zur Einführung in Körperhöhlen

14.1
Vaginale Arzneiformen

Die Innenwand der Vagina, die bei der erwachsenen Frau eine Länge von 7–12 cm aufweist, besteht aus einem mehrschichtigen, unverhornten Plattenepithel, das ständig abgetragen wird. Ein fortlaufend in kleinen Mengen abgesondertes Transsudat, das die Elastizität der Zellschichten sichert und Schutzfunktionen ausübt, bildet vermischt mit dem Zervikalsekret und den abgestoßenen Vaginalzellen die Vaginalflüssigkeit, die das Epithel mit einem Flüssigkeitsfilm überzieht, der bei der gesunden Frau sauer reagiert.

Verantwortlich für die Azidität ist neben verschiedenen organischen Säuren vor allem Milchsäure. Das saure pH-Milieu besitzt eine Schutzfunktion für die spezifische, natürliche Vaginalflora, die aus verschiedenen Mikroorganismen, insbesondere aus Milchsäurebakterien, gebildet wird. Abweichungen der Vaginalflüssigkeit vom physiologischen pH-Bereich von 3,5–4,5 führen dazu, dass auch pathogene Mikroorganismen die Schleimhaut besiedeln können. Häufigste Indikation, die zur Anwendung von Vaginalpräparaten führt, ist der durch gesteigerte Sekretion bedingte Ausfluss (Fluor genitalis).

Vaginalzäpfchen, -tabletten, -kapseln, -schäume und -tampons werden in die Vagina eingeführt, vor allem zur lokalen Therapie mit entzündungshemmenden, antimykotischen oder antiseptischen Wirkstoffen, aber auch als antikonzeptionelle Mittel. *Vaginalzäpfchen* besitzen eine Masse von 2–6 g. Sie sollen bei Körpertemperatur erweichen oder sich verflüssigen. Obgleich über die stark durchblutete Schleimhaut der Vagina auch Wirkstoffe – analog zum Rektum – sehr gut zur Resorption gebracht werden können, wird diese Möglichkeit nur selten genutzt. Zur gleichmäßigen und flächigen Benetzung der feuchten Vaginalschleimhaut eignen sich Grundlagen mit hydrophilen Eigenschaften, vornehmlich Glycerol-Gelatine-Grundlagen (s. 13.3.3), die sich durch Variation der Zusammensetzung mit Wirkstoffen – soweit keine Inkompatibilitäten vorliegen – zu formbeständigen Körpern verarbeiten lassen und die durch sehr kurze Auflösungszeiten in Wasser und im Vaginalsekret gekennzeichnet sind. Als Beispiel für eine Grundlage sei folgende Zusammensetzung genannt: Gelatine 12,5 g, Glycerol 62,5 g, Wasser 25,0 g. Bei pulverförmigen, unlöslichen Wirkstoffen ist eine Reduzierung, bei hygroskopischen Wirkstoffen eine Erhöhung der Gelatinekonzentration zur Erzielung einer Formbeständigkeit notwendig. Vaginalzäpfchen auf Glycerol-Gelatine-Basis sind frisch herzustellen und in sehr gut verschlossenen Gefäßen abzugeben. Auch Zäpfchengrundlagen wie Hartfett finden, insbesondere bei vorliegender Unverträglichkeit zwischen Wirkstoff und Glycerol-Gelatine, zur Herstellung von Vaginalzäpfchen Verwendung. Witepsol S 55® und Witepsol S 58® sind wegen ihrer hydrophilen Eigenschaften besonders für die vaginale Applikation geeignet.

Vaginalzäpfchen werden nach den Prinzipien der Suppositorientechnologie durch Schmelzen der wasserlöslichen oder wasserunlöslichen Grundmassen und Ausgießen in Formen hergestellt. Die Gießform für Vaginalzäpfchen ist in Kapitel 13, Abbildung 13.1b, zu sehen. Für wasserunlösliche Grundlagen ist die Herstellung auch im Pressverfahren möglich. Vaginalzäpfchen enthalten oftmals einen 2 %igen Milchsäurezusatz zur Angleichung an den pH-Wert der Vaginalschleimhaut.

Die Prüfung von Vaginalzubereitungen auf Gleichförmigkeit des Gehaltes, der Masse, der

14

Wirkstofffreisetzung, der Bruchfestigkeit und der Zerfallszeit erfolgt analog der der Zäpfchen (s. 13.10).

Vaginaltabletten (s. 9.7.7) sind Presslinge und eine wichtige vaginale Arzneiform. Ihre Herstellung und Prüfung erfolgt wie im Abschnitt Tabletten (s. Kap. 9) angegeben. Sie werden bevorzugt mit Lactose als Füllstoff gefertigt und dürfen keine scharfen Ränder besitzen.

Vaginalkapseln sind Hart- oder Weichgelatinekapseln und weisen gleiche Vorteile auf.

Vaginaltampons sind wirkstoffhaltige Systeme und bestehen aus Watte, Zellstoff und Gaze. Sie dienen auch zur Aufnahme des bei Entzündungen verstärkt auftretenden Sekrets.

Vaginal-Schaumpräparate werden mittels Druckgaspackungen, die mit speziellen Dosierventilen und einem Applikator für die Einführung in die Vagina versehen sind, vor allem als Kontrazeptiva eingesetzt. Der Wirkstoff ist in einer O/W-Emulsion gelöst oder dispergiert. Die Schaumbildung erfolgt wie unter 22.2.3.4 beschrieben.

14.2
Arzneistäbchen

Arzneistäbchen (Bacilli medicati, Styli) werden zum Einführen in die Urethra, in die Vagina, in die Nasenöffnung, in den Gehörgang sowie in Wundkanäle verwendet oder dienen zum Ätzen. Sie weisen eine zylindrische, stäbchenartige Form auf.

Arzneistäbchen können eine harte, weiche oder elastische Beschaffenheit aufweisen. Je nach Grundlage sind sie bei Körpertemperatur schmelzend, löslich oder quellbar. Als lipophile Grundlagen dienen vor allem schmelzende Zäpfchenmassen (Hartfett u. a.). Die gewünschte Konsistenz lässt sich gegebenenfalls durch Zugabe von fettem Öl (Weichmacher) oder Wachs (Härtungsmittel) einstellen. Elastische Stäbchen werden mit Glycerol-Gelatine-Grundlage (2 Teile Gelatine, 1 Teil Wasser, 4 Teile Glycerol) hergestellt. Auch auf Kohlenhydratbasis (12 Teile Tragant, 18 Teile Stärke, 60 Teile Saccharose und 10 Teile Arabisches Gummi werden mit einer Mischung von 2 Teilen Glycerol und 1 Teil Wasser zu einer plastischen Masse angestoßen und ausgerollt) lassen sich lösliche Arzneistäbchen bereiten. Schließlich dienen Stoffe wie Tragant und Laminaria zur Herstellung quellbarer Arzneistäbchen.

In der Regel erfolgt die Herstellung nach den Prinzipien der Suppositorientechnologie. Die mit Wirkstoffen versehene Grundlage wird in Formen ausgegossen oder in Formen oder Röhren aufgesaugt. In gleicher Weise werden auch kosmetische Präparate, wie Lippenstifte, produziert. Bekannt ist auch das Pressen in Formen, wobei in jüngster Zeit Arzneistäbchen aus pulverförmigen Substanzen, z. B. auf Kohlenhydratbasis, wie Tabletten durch Komprimieren auf entsprechenden Maschinen hergestellt werden. Schließlich werden Stäbchen durch mechanische Bearbeitung, z. B. durch Abdrehen von Kristallen, erhalten (Alaunstifte, Höllensteinstifte und Kupfersulfatstifte).

Arzneiformen

Kapitel 15

Halbfeste Zubereitungen zur kutanen Anwendung

15.1 Allgemeines

Salben spielten im Leben der Völker des Altertums eine große Rolle, besonders als Körperpflegemittel. Ihre Verwendung gehörte teilweise zum Begrüßungszeremoniell. Einen Höhepunkt erreichte das „Salben" in der Antike. Insbesondere die Römer schätzten den Gebrauch von wohlriechenden Ölen und Salben ebenso wie das Bad.

Im Papyrus Ebers (etwa 1600 v. Chr.) fanden Salben als Heilmittel erstmals Erwähnung. Bei Hippokrates und Galenus stand die Salbenverwendung in hohem Ansehen. Als Bestandteile der damaligen Zubereitungen sind tierische Fette (Rinder- und Ziegenfett), Öle und Knochenmark überliefert. Im Mittelalter wurden außerdem Bienenwachs, Pflanzengummi und Honig verwendet. Der Gebrauch von Affen-, Hunde- und Schlangenfett wie auch von Blut, Kot und Ähnlichem hat maßgeblich zum unrühmlichen Ruf der mittelalterlichen „Dreckapotheken" zu Zeiten des Paracelsus beigetragen. Mit der Einführung des Vaselins durch Chesebrough (1878) und des gereinigten Wollwachses durch Liebreich (1885) in die Dermatologie erfuhr die Salbentherapie eine Modernisierung.

Aber erst in den letzten Jahrzehnten wurde eine wissenschaftliche Durchdringung des Problems „Salbe" möglich. Physikalisch-chemische und moderne dermatologische Betrachtungsweisen führten zu neuen Erkenntnissen über die mannigfaltigen Wechselwirkungen zwischen Trägermedium, Wirkstoff und Haut.

Halbfeste Zubereitungen sind Systeme von plastischer Verformbarkeit, die zur Applikation auf der gesunden, erkrankten oder verletzten Haut oder auf Schleimhäuten (z. B. Auge, Nase, Rectum) bestimmt sind. Arzneistoffe können gelöst (Lösungssalben) oder suspendiert (Suspensionssalben) in der Grundlage vorliegen. Die Einarbeitung von Wasser oder wässrigen Arzneistofflösungen in emulgatorhaltige Grundlagen führt zur Bildung von Cremes. Halbfeste Systeme mit hohem Feststoffanteil werden als Pasten bezeichnet.

Halbfeste Zubereitungen zur kutanen Anwendung dienen in der Hauptsache zur lokalen Therapie. Deck- und Schutzsalben sollen die gesunde Haut vor schädigenden Einwirkungen schützen. Wundsalben finden zur Behandlung der akut oder chronisch erkrankten Haut Verwendung. Bei vielen Zubereitungen zur Behandlung von Hauterkrankungen ist ein Eindringen des Wirkstoffes in die betroffenen oberen Hautschichten (Penetration) erwünscht und erbringt in vielen Fällen erst den heilenden Effekt. Eine Arzneistoffresorption in tiefere Gewebe oder den Blutkreislauf wird nur in seltenen Fällen, z. B. bei Rheumasalben oder bestimmten Hormonpräparaten, angestrebt. Sie kann bei großflächiger Anwendung bestimmter Wirkstoffe sogar zu Vergiftungen führen. Derartige Vergiftungsfälle sind z. B. nach der Applikation von Salicylsäuresalben bei Kleinkindern bekannt geworden.

In der Therapie von Hauterkrankungen werden auch heute noch in großem Maße individuell anzufertigende Rezepturarzneimittel verordnet. Dies ermöglicht dem Dermatologen neben einer individuellen Dosisgestaltung und Wahl der Grundlage z. B. auch die Verordnung chemisch (Instabilität von Wirkstoffen) oder mikrobiologisch (bei Konservierungsmittelfreiheit) labiler Zubereitungen, die als Fertigarzneimittel nicht angeboten werden können. Halbfeste Zubereitungen sind daher mit Abstand die am häufigsten in der Eigenherstellung öffentlicher Apotheken anzutreffende Darreichungsform.

15

Die Benennung und Klassifizierung streichfähiger Dermatika ist nicht einheitlich, wird oft
unterschiedlich gehandhabt und kann zu Miss-
verständnissen führen. Während aus dermatologischer Sicht meist zwischen Salben, Cremes
und Gelen unterschieden wird, ist es im pharmazeutischen Sprachgebrauch z. T. noch heute
üblich, die Bezeichnung „Salbe" für alle
streichfähigen Zubereitungen zur Anwendung
auf der Haut oder bestimmten Schleimhäuten
zu verwenden.

Die Ph. Eur. hat unter dem Überbegriff
„Halbfeste Zubereitungen zur kutanen Anwendung, Praeparationes molles ad usum der-
micum" neue Einteilungen definiert. Das Arzneibuch versteht unter dem Begriff „Salben"
einphasige Zubereitungen, die hydrophoben,
hydrophilen oder wasseraufnehmenden Charakter haben. Außerdem werden lipophile und
hydrophile Cremes und Gele sowie Pasten,
Umschlagpasten und wirkstoffhaltige Pflaster
definiert. Im hier vorliegenden Text wird der
Begriff „halbfeste Zubereitungen" verwendet,
wobei jedoch nur die in der Monographie angeführten streichfähigen Zubereitungen (Salben, Cremes, Gele, Pasten, Umschlagpasten –
auch solche zur nichtkutanen Anwendung) besprochen werden, während die Untergruppe
„Wirkstoffhaltige Pflaster" in Kapitel 16 behandelt wird.

15.2
Anforderungen an streichfähige Dermatika

Halbfeste Zubereitungen setzen sich aus der
Grundlage und dem Wirkstoff bzw. der Wirk-
stoffkombination zusammen. Das Trägermedium kann ein einfaches System (z. B. Vaselin) oder von komplexer Zusammensetzung
sein (z. B. ein mehrphasiges System). Die
Grundlage kann neben den konsistenzgebenden Bestandteilen verschiedene Zusatzstoffe
wie Antioxidanzien, Konservierungsstoffe oder
Penetrationsbeschleuniger enthalten. Im Gegensatz zu allen anderen Grund- und Hilfsstoffen in der Arzneiformung besitzen Grundlagen für halbfeste Zubereitungen eine
Eigenwirkung. Sie sind daher keinesfalls indifferent, sondern haben maßgeblichen Anteil am
Erfolg oder Nichterfolg einer Therapie. Nicht

selten spielt sogar die Grundlage die dominierende Rolle.

Eine Universalgrundlage gibt es nicht. Bei
der Wahl des Trägermediums sind sowohl die
physikalisch-chemischen Eigenschaften der
Wirkstoffe (z. B. Löslichkeit, Verteilungsverhalten) zu beachten, als auch die Lage des Wirkortes (obere Hautschichten oder tiefere Gewebe)
sowie dermatologische Aspekte. Hierzu zählt
u. a. der Zustand des Applikationsorts (ver-
letzte, kranke oder gesunde Haut), das Stadium
der Erkrankung (akute oder chronische Prozesse), der Hauttyp (Seborrhoiker oder Sebostatiker) und die natürliche Beschaffenheit
des Hautareals (Schleimhaut, behaarte Haut).

Grund- und Hilfsstoffe für halbfeste Zubereitungen müssen den monographierten Anforderungen entsprechen; ohne die entsprechenden Prüfungen darf der Rohstoff nicht
verwendet werden. Er muss stabil sein und darf
keine Inkompatibilität mit anderen Hilfsstoffen und den einzuarbeitenden Arzneistoffen
aufweisen. Salbengrundlagen müssen geeignete rheologische Eigenschaften, insbesondere
eine gute Streichfähigkeit, besitzen und eine
adäquate Arzneistofffreigabe gewährleisten.
Dies ist der Fall, wenn die Affinität des Arzneistoffs zur Haut größer ist als zur Salbengrundlage. Eine besondere Bedeutung kommt auch
der physiologischen Verträglichkeit zu. Zumeist sind zudem ein befriedigendes Wasseraufnahmevermögen und geringe bzw. keine
Behinderung der physiologischen Hautfunktionen (kein Wärmestau, keine Behinderung
des physiologischen Wassertransports) zu fordern. Davon ausgenommen sind Grundlagen,
die einen okklusiven Effekt und dadurch eine
verstärkte Hydratation der obersten Hautschichten erzeugen sollen.

Die fertige Zubereitung muss ein homogenes Aussehen haben. Auf eine ausreichende
Homogenität ist besonders dann zu achten,
wenn die eingearbeiteten Wirkstoffe in der gewählten Grundlage unlöslich sind und als
dispergierte flüssige oder feste Teilchen vorliegen. Die Teilchengröße muss der beabsichtigten Anwendung angepasst sein, darf also z. B.
beim Auftragen auf die Haut nicht zu mechanischen Reizungen führen (s. Kap. 15.5.2).

Zubereitungen zur kutanen Anwendung unterliegen relativ strengen mikrobiologischen Anforderungen, die bei der Herstellung zu berücksichtigen sind. Laut Empfehlung des Arzneibuchs dürfen sie pro g nicht mehr als 100 koloniebildende aerobe Keime und nicht mehr als 10 Enterobakterien und bestimmte andere gramnegative Bakterien enthalten. Sie müssen frei von *Pseudomonas aeruginosa* und *Staphylococcus aureus* sein. Für Zubereitungen, die zur Anwendung auf großen offenen Wunden oder auf schwer geschädigter Haut bestimmt sind, ist Sterilität vorgeschrieben. Die Aufrechterhaltung des mikrobiologischen Status während der Lagerung und Anwendung muss durch geeignete Maßnahmen sichergestellt sein, z. B. durch Konservierung und Einsatz geeigneter Primärverpackungen.

15.3
Einteilung und Aufbau von halbfesten Zubereitungen

Charakteristisch für halbfeste Zubereitungen ist ihre Streichfähigkeit, d. h. ein in der Regel plastisches Fließverhalten (s. Kap. 2.9.2). Die Zubereitungen weisen in Ruhe einen festkörperartigen Zustand auf, beginnen sich bei Einwirkung äußerer Kräfte ab einer bestimmten Belastung jedoch irreversibel zu verformen und zu fließen. Diese Eigenschaft macht sie für eine Applikation auf der Haut bzw. bestimmten Hautarealen besonders geeignet, denn halbfeste Systeme lassen sich gezielt auftragen und bleiben am Auftragsort haften. Der halbfeste Charakter lässt sich auf den kolloidalen Aufbau der Grundlagen zurückführen. Ein streichfähiges System muss eine dreidimensionale Struktur besitzen, die stabil genug ist, um in Ruhe einen festkörperartigen Zustand zu erzeugen, die jedoch beim Einwirken äußerer Kräfte so weit abgebaut wird, dass sich das System leicht plastisch verformen kann. Wieder zur Ruhe gekommen, sollte durch Rückbau der Struktur zumindest wieder eine gewisse Festigkeit erreicht werden. Der Aufbau der Strukturen, die dem plastischen Verhalten zugrunde liegen, kann bei den unterschiedlichen Typen von halbfesten Systemen recht verschieden sein. Die meisten Grundlagen enthalten durchgängige Gerüststrukturen, die durch feste Bestandteile der Grundlage gebildet werden und bei entsprechender Feinheit bzw. feiner Verteilung in der Lage sind, die flüssigen Bestandteile der Grundlage zu immobilisieren. Bei mechanischer Beanspruchung nimmt die Kohärenz der Gerüststrukturen ab, so dass sich die Zubereitung der Belastung folgend verformen kann.

Über die exakte Feinstruktur vieler halbfester Zubereitungen ist bisher nur relativ wenig bekannt. Dies ist unter anderem darauf zurückzuführen, dass die Grundlagen normalerweise sehr komplex aufgebaut sind. Selbst die eingesetzten Einzelkomponenten sind oftmals Vielstoffgemische (z. B. Vaselin). Der kolloidale Feinbau streichfähiger Dermatika hängt von der qualitativen und quantitativen Zusammensetzung und vom Herstellungsweg der Zubereitungen ab. Für einige Grundlagen sind Modellvorstellungen zum kolloidalen Aufbau entwickelt worden. Die im Folgenden besprochenen Modelle sollen dazu dienen, ein Grundverständnis vom Aufbau dieser Systeme zu entwickeln. Mit ihnen lassen sich bestimmte Eigenschaften halbfester Zubereitungen beschreiben, die unter anderem für die Vorgehensweise bei ihrer Herstellung von großer Bedeutung sind.

Die Einteilung halbfester Zubereitungen kann nach unterschiedlichen Gesichtspunkten erfolgen, z. B. anhand ihrer Funktion oder ihrer Zusammensetzung. Im Folgenden wird die im Europäischen Arzneibuch unter „Halbfeste Zubereitungen zur kutanen Anwendung" vorgenommene Systematisierung zugrunde gelegt. Sie basiert auf der Struktur, der Zusammensetzung sowie dem hydrophilen und lipophilen Charakter der jeweiligen Zubereitungen. Beispiele für die den einzelnen Gruppen zuzuordnenden offizinellen Grundlagen finden sich im Kasten Ph. Eur./DAB/DAC: Rezepturbeispiele.

Die Bezeichnung der halbfesten Zubereitungen im allgemeinen Sprachgebrauch (z. T. sogar die innerhalb der Arzneibücher) folgt allerdings häufig nicht der in der Ph. Eur. vorgenommenen Einteilung. So werden kommerziell erhältliche lipophile Cremes oft als „Salben" bezeichnet, obwohl dieser Begriff im Arzneibuch normalerweise für eine wasser-

15

freie Grundlage steht. Um bei der rezepturmäßigen Weiterverarbeitung den Charakter eines halbfesten Fertigarzneimittels entsprechend beurteilen zu können, sind Kenntnisse über die möglichen Bestandteile der einzelnen Typen und ggf. einfache Tests erforderlich, falls keine entsprechenden Informationen des Herstellers zur Verfügung stehen.

15.3.1
Salben

Salben haben nach der Definition des Arzneibuchs eine einphasige Grundlage, in der die Wirkstoffe in fester oder flüssiger Form dispergiert sein können. Sie werden nach den Eigenschaften der Grundlage in hydrophobe, hydrophile und wasseraufnehmende Salben eingeteilt. In vielen Salben lassen sich sowohl kristalline als auch flüssige Bereiche nachweisen, so dass streng genommen nicht von einer Einphasigkeit gesprochen werden kann. Als Abgrenzung von den Cremes ist vor allem das Fehlen einer Wasserphase anzuführen. Zwischen hydrophoben Salben und lipophilen Gelen gibt es gewisse Gemeinsamkeiten.

15.3.1.1
Hydrophobe Salben

Hydrophobe Salben bestehen ausschließlich aus unpolaren Komponenten, so dass sie höchstens sehr geringe Mengen Wasser aufnehmen können. Typische Bestandteile sind Vaselin, feste und flüssige Paraffine, pflanzliche Öle, tierische Fette, synthetische Glyceride, Wachse und flüssige Polyalkylsiloxane, die aufgrund ihrer Wasser abweisenden Wirkung bevorzugt in Hautschutzsalben eingesetzt werden.

Die wichtigste Grundlage zur Herstellung hydrophober Salben (sowie vieler anderer halbfester Zubereitungen) ist das Kohlenwasserstoffgemisch Vaselin, welches bereits von sich aus einen halbfesten Charakter aufweist. Die darin enthaltenen festen n- und iso-Paraffine (10–30 %) bilden eine feinkristalline Gerüststruktur, in der die flüssigen Anteile (70–90 %) gebunden werden. Da sowohl der Gerüstbildner als auch die flüssigen Bestandteile der gleichen Stoffklasse entstammen, spricht man hier

von einem Isogel. Ein Produkt mit vergleichbarer Struktur kann auch durch Zusammenschmelzen von festen und flüssigen Paraffinen erzeugt werden. Ein hoher Anteil mikrokristalliner (iso-)Paraffine in der festen Fraktion wirkt sich positiv auf die Feinmaschigkeit der Gerüststruktur aus, die für das Aufnahmevermögen für flüssige Bestandteile von zentraler Bedeutung ist. Für Vaselin wird ein aus Lamellen aufgebautes Gerüst postuliert (Abb. 15.1). Hierbei geht man davon aus, dass sich die langkettigen Paraffine unter Ausbildung von Faltungsebenen in paralleler Anordnung zusammenlagern und durch Aufeinanderlagerung dieser Strukturelemente stärkere Bündel ausbilden, die als Kristallisate im Polarisationsmikroskop sichtbar sind. In die Lamellen und das von ihnen gebildete Gerüst sind die flüssigen Kohlenwasserstoffe eingelagert. Das häufig im Zusammenhang mit Vaselin diskutierte klassische Fransenmizellmodell, in dem die kristallinen „Mizellen" durch einzelne parallel gelagerte Paraffinmoleküle aufgebaut werden,

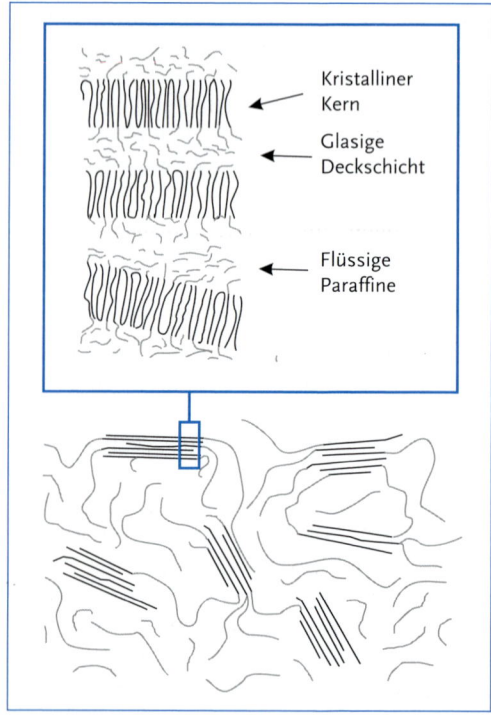

Abb. 15.1: Modell des kolloidalen Aufbaus von Vaselin

welche dann in die „Fransen" auslaufen, lässt sich mit Feinstrukturuntersuchungen nicht vereinbaren. Es ist eher vorstellbar, dass die „Mizellen" durch Aufeinanderlagerung einzelner Paraffinlamellen entstehen (Abb. 15.1); vgl. auch Aufbau von Macrogolsalben. Nach Scherung nimmt der Wiederaufbau der Gerüststruktur eine gewisse Zeit in Anspruch, was eine Thixotropie des Systems bedingt. Mit zunehmender Temperatur nimmt die Konsistenz von Vaselin ab, da die kristallinen Bereiche aufschmelzen, was schließlich zur vollständigen Verflüssigung führt. Nach dem Erstarren von geschmolzenem Vaselin bilden sich die polarisationsmikroskopisch detektierbaren kristallinen Bereiche erst allmählich wieder aus, wobei makroskopisch durch die zunehmende Kristallinität eine Eintrübung des Systems zu beobachten ist. Vaselinen mit einem hohen Anteil an n-Paraffinen in der festen Fraktion neigen insbesondere mit zunehmender Lagerdauer zur Bildung relativ großer Kristallite und grobmaschiger Gerüste. Schließlich kann ein Teil der flüssigen Bestandteile nicht mehr im Gerüst gehalten werden und tritt an der Oberfläche aus, wobei sich das Gerüst etwas zusammenzieht („Bluten" des Vaselins).

Vaselin ist eine nahezu inerte Salbengrundlage. Nur bei sehr empfindlichen Patienten werden gelegentlich Hautreizungen beobachtet. Vaselin eignet sich gut als Decksalbe, als Vehikelsystem für Arzneistoffe, die peripher wirken sollen, und als Grundlage für emulgatorhaltige, wasseraufnahmefähige Systeme (s.u.). Der aufgetragene Vaselinfilm ist undurchlässig für Feuchtigkeit, was eine verstärkte lokale Durchblutung, Hydratation und Quellung des Stratum corneum zur Folge hat. Dieser *Okklusionseffekt* fördert den Durchtritt von Wirkstoffen durch das Stratum corneum.

Anstelle von Vaselin kann als Kohlenwasserstoffgrundlage auch das aus dickflüssigem Paraffin und 5 % Hochdruck-Polyethylen bestehende hydrophobe Basisgel DAC eingesetzt werden (s. Kap. 15.3.3.1), welches dem Vaselin in vielen Anwendungseigenschaften ähnelt. Im Unterschied zu Vaselin verändert sich seine Konsistenz im Temperaturbereich von −15 °C bis +60 °C oder durch hohe Zusätze fester Arzneistoffe jedoch nur geringfügig. Zudem

ist der Anteil flüssiger Paraffine höher als bei Vaselin, was aufgrund der erhöhten Diffusionsgeschwindigkeit von Arzneistoffen oft eine raschere Wirkstofffreigabe zur Folge hat.

Die Konsistenz von Kohlenwasserstoffgrundlagen kann durch die Zugabe von flüssigen oder festen Paraffinen eingestellt werden. So lässt das DAB bei vielen Salbengrundlagen auf Vaselinbasis die Zugabe eines gewissen Prozentsatzes von dickflüssigem Paraffin zu. Paraffinkohlenwasserstoffe sind relativ schlechte Lösungsmittel für die meisten pharmazeutisch gebräuchlichen Wirkstoffe, so dass diese in der Regel in suspendierter Form in der Grundlage vorliegen.

Um eine paraffinfreie Grundlage herzustellen, können neben festen und flüssigen Wachsen (z.B. Cetylpalmitat, Oleyloleat, Isopropylmyristat) vor allem Triglyceride verwendet werden. Fette sind als körperähnliche Stoffe sehr gut hautverträglich. Tierische Fette werden aufgrund von Schwierigkeiten der Standardisierung sowie ihrer durch Antioxidanzien nur bedingt einzudämmenden oxidativen Anfälligkeit (die beim Fettverderb entstehenden Produkte wirken hautreizend) nur noch in Ausnahmefällen verwendet. Auch das noch im DAB monographierte Schweineschmalz ist kaum mehr von praktischer Bedeutung. Als Alternative kommen halbfeste synthetische Glyceride (z.B. Softisan® 378) oder hydrierte Öle (z.B. hydriertes Erdnussöl) in Frage, die aufgrund der gesättigten Fettsäureketten nicht dem oxidativen Verderb unterliegen. Über die exakte kolloidale Struktur der durch Fette gebildeten halbfesten Systeme (auch Lipogele genannt) ist wenig bekannt, es wird eine ähnliche Struktur wie bei Kohlenwasserstoffgrundlagen vermutet. Flüssige Pflanzenöle sowie die synthetisch gewonnenen mittelkettigen Triglyceride können zur Konsistenzerniedrigung von hydrophoben Zubereitungen eingesetzt werden.

15.3.1.2
Wasseraufnehmende Salben

Wasseraufnehmende Salben bestehen aus den Grundlagen der hydrophoben Salben, meist auf Kohlenwasserstoffbasis, in die zusätzlich Emulgatoren eingearbeitet sind. Dadurch sind

15

diese Systeme in der Lage, größere Mengen Wasser unter Bildung eines emulsionsartigen Systems (je nach Emulgator vom W/O- oder O/W-Typ) aufzunehmen. Sie werden daher auch als Absorptionsbasen bezeichnet, wobei je nach Emulgatortyp zwischen hydrophilen und lipophilen wasseraufnehmenden Grundlagen unterschieden werden kann. Absorptionsbasen und vor allem die daraus durch Wasserzusatz hergestellten Cremes sind vielverwendete dermatologische Zubereitungen. Typische Beispiele aus dem Arzneibuch sind Wollwachsalkoholsalbe und Hydrophile Salbe DAB [die Bezeichnung „Hydrophile Salbe" ist in diesem Zusammenhang jedoch irreführend, weil die Ph. Eur. unter diesem Begriff eine andere Art von Zubereitung definiert (s. Kap. 15.3.1.3)].

Lipophile Absorptionsbasen enthalten als W/O-Emulgatorkomponente hauptsächlich Wollwachs, Wollwachsalkohole, andere Sterole und Fettalkohole sowie Monoglyceride, Sorbitan- und Polyglycerolester. Hydrophile Absorptionsbasen entstehen bei Verwendung von O/W-Emulgatoren wie Fettalkoholsulfaten, Polysorbaten sowie Ethern bzw. Estern von Macrogolen mit Fettalkoholen oder Fettsäuren. Meist ist in hydrophilen Absorptionsbasen zusätzlich auch eine W/O-Emulgatorkomponente (z. B. Cetylstearylalkohol) enthalten.

Ein bekanntes Beispiel für einen in hydrophilen Absorptionsbasen verwendeten Mischemulgator (s. Kap. 5.3.6.5) ist der Emulgierende Cetylstearylalkohol. Der in Deutschland meist verwendete Typ A ist eine aus Cetylstearylalkohol und Natriumcetylstearylsulfat durch Zusammenschmelzen im Verhältnis 9:1 hergestellte Mischung. Auch Gemische von nichtionogenen O/W-Emulgatoren, wie z. B. Polyoxyethylenglycerolmonostearat oder Macrogolstearat 400, mit Cetylstearylalkohol sind zur Herstellung von hydrophilen Absorptionsbasen geeignet.

Die Einarbeitung der Emulgatoren, die häufig einen recht hohen Schmelzpunkt besitzen, in die hydrophoben Grundlagen erfolgt grundsätzlich in der Wärme mit anschließendem Kaltrühren, um eine homogene Verteilung in der Grundlage sicherzustellen. Sich dabei ggf. ausbildende Emulgatorkristallisate

wirken für die Salbengrundlage als zusätzliche strukturgebende Bestandteile. Das sowohl in lipophilen als auch in hydrophilen Absorptionsbasen häufig enthaltene Gemisch von Cetyl- und Stearylalkohol ist schon in relativ geringen Konzentrationen (5–10 %) in der Lage, in halbfesten Zubereitungen dreidimensionale Netzwerke aus Fettalkoholkristallisaten aufzubauen, in die andere Bestandteile der Salbengrundlage eingelagert sind. Bei entsprechend ausgebildeter Molekülstruktur können hydrophilere Emulgatoren, z. B. Cetylstearylalkoholsulfat oder Tenside mit Macrogolkopfgruppen, in die Fettalkoholkristallisate eingelagert werden (Abb. 15.2). Nicht immer jedoch ist die Entstehung eines Emulgator-Kristallisats erwünscht. So geht man bei cholesterolhaltigen Zubereitungen davon aus, dass der gute wasseraufnehmende Effekt hauptsächlich auf das in der Grundlage gelöst vorliegende Cholesterol zurückzuführen ist. In die emulgierende Augensalbe des DAC kann bei einem Cholesterolgehalt von nur 1 % unter höchstens leichtem Erwärmen die 1,5 fache Masse Wasser eingearbeitet werden. Die häufig als W/O-Emulgatoren in halbfesten Zubereitungen eingesetzten Wollwachsalkohole bestehen neben aliphatischen Alkoholen zu über 70 % aus cholesterolähnlichen Sterolen. Das Arzneibuch schreibt als Qualitätsanforderung an Wollwachsalkoholsalbe vor, dass die Grundlage in der Lage sein muss, das Zweifache ihrer Masse an Wasser aufzunehmen.

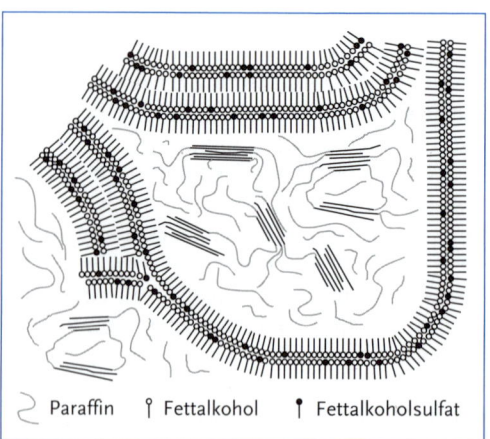

Abb. 15.2: Modellstruktur der Hydrophilen Salbe DAB

Lipophile Absorptionsbasen wirken als Salbengrundlagen fettend und besitzen Tiefenwirkung, sind jedoch aufgrund ihres Vermögens, Wasser aus der Haut aufzunehmen, nicht so okklusiv wie hydrophobe Salben. Hydrophile Absorptionsbasen wie die Hydrophile Salbe des DAB werden hauptsächlich für die Weiterverarbeitung zu hydrophilen Cremes verwendet, als eigenständige Grundlage spielen sie kaum eine Rolle. Die im Zusammenhang mit Wollwachsprodukten gelegentlich beobachtete Sensibilisierung ist wahrscheinlich nicht auf die eigentlichen Wollwachsbestandteile, sondern auf Pestizidrückstände in manchen Qualitäten zurückzuführen.

15.3.1.3
Hydrophile Salben

Die Grundlagen hydrophiler Salben sind mit Wasser mischbar. Sie bestehen üblicherweise aus Mischungen von flüssigen und festen Macrogolen (z. B. Macrogol 300 und 1500), die durch Zusammenschmelzen beider Komponenten und anschließendes Kaltrühren hergestellt werden. Das Verhältnis von festen zu flüssigen Bestandteilen wird so gewählt, dass homogene Massen von vaselinartiger Konsistenz entstehen. Die Grundlagen können einen gewissen Anteil Wasser enthalten.

Auch die Gerüststruktur in Macrogolsalben weist somit einen beträchtlichen kristallinen Anteil auf. Man geht davon aus, dass sich die Ketten von Macrogol 1500 in gestreckter Form parallel zueinander anordnen und dabei kristalline Lamellen bilden, zwischen deren hydrophile Flächen flüssige Macrogole aufgenommen werden können. Bei längerkettigen Macrogolen können die Lamellen alternativ auch aus gefalteten Molekülen aufgebaut sein, wobei ebenfalls ein Teil der flüssigen Macrogole zwischen die einzelnen Lamellen aufgenommen werden kann. Die aus Lamellen gebildeten Kristallite organisieren sich zu größeren Einheiten, den Sphäroliten, die miteinander Kontakt haben und so in der Salbe ein zusammenhängendes Gelgerüst aufbauen. In diesem ist der weitere Anteil an flüssigen Macrogolen immobilisiert. Bei Macrogolsalben handelt es sich also wie bei Vaselin um ein Isogel.

Macrogol-Grundlagen sind reizlos auf der Haut, besitzen ein gutes Haft- und Verteilungsvermögen und behindern den Gasaustausch und die Schweißproduktion nicht. Auf Grund ihres hydrophilen Charakters sind sie mit Wasser leicht abwaschbar und können auch an behaarten Körperstellen verwendet werden. Durch ihre osmotische Aktivität wirken sie austrocknend auf die Haut. Das hohe Saugvermögen kann für die Austrocknung von Wunden (Wundsekretaufnahme) ausgenutzt werden. Aufgrund dieser Eigenschaften werden Macrogolgrundlagen hauptsächlich für antiseptische und antimykotische Zubereitungen verwendet. Durch Einarbeiten von Wasser lässt sich die osmotische Aktivität weitgehend kompensieren. Macrogolsalben sind hygroskopisch gegenüber Luftfeuchtigkeit und verflüssigen sich bei zunehmendem Wassergehalt. Oberhalb von 5 % Wasser wird ihre Konsistenz bereits merklich beeinträchtigt. Deshalb und auch aufgrund der Möglichkeit einer Autoxidation müssen die Zubereitungen luftdicht verpackt und vor Licht geschützt aufbewahrt werden. Bei der Verarbeitung und Konfektionierung ist zu beachten, dass Macrogole bestimmte Kunststoffe (z. B. PVC) und Lacke zu lösen vermögen. Die Bearbeitung der Salben auf Salbenmühlen mit Kunststoffbelägen und das Abfüllen in Kruken oder Tuben bedarf daher einer eingehenden Prüfung. Da Macrogole bakterizide Eigenschaften besitzen, müssen Macrogolsalben nicht konserviert werden.

Eine Reihe von Arzneistoffen, die in therapeutisch gebräuchlichen Konzentrationen nicht in Kohlenwasserstoffgelen löslich sind, löst sich hingegen in Macrogolgrundlagen. So treten z. B. in Lösungssalben mit Macrogolgrundlagen mit Benzocain, Salicylsäure oder Chloramphenicol auch nach längerer Lagerung keine Rekristallisationserscheinungen auf. Durch die hohe Affinität gelöster Wirkstoffe zur Grundlage kann allerdings die Wirkstofffreisetzung in die Haut ungünstig beeinflusst werden.

15.3.2
Cremes

Unter Cremes werden im Arzneibuch mehrphasige halbfeste Systeme verstanden, die eine

15

Ph. Eur/DAB/DAC: Rezepturbeispiele für offizinelle halbfeste Grundlagen und Zubereitungen.

Salben

Hydrophobe Salben
- Gelbes Vaselin Ph. Eur.
- Weißes Vaselin Ph. Eur.
- Schweineschmalz DAB
- Zinksalbe DAB

Zinkoxid	10 T
Wollwachsalkoholsalbe	90 T

- Einfache Augensalbe DAC

Dickflüssiges Paraffin	40 T
Weißes Vaselin	60 T

Wasseraufnehmende Salben

Lipophile Absorptionsbasen
- Wollwachsalkoholsalbe DAB

Cetylstearylalkohol	0,5 T
Wollwachsalkohole	6 T
Weißes Vaselin	93,5 T

- Emulgierende Augensalbe DAC

Cholesterol	1 T
Dickflüssiges Paraffin	42,5 T
Weißes Vaselin	ad 100 T

Hydrophile Absorptionsbasen
- Hydrophile Salbe DAB

Emulgierender Cetylstearylalkohol (Typ A)	30 T
Dickflüssiges Paraffin	35 T
Weißes Vaselin	35 T

Hydrophile Salben
- Macrogolsalbe DAC

Macrogol 300	50 T
Macrogol 1500	50 T

Cremes

Lipophile Cremes
- Wasserhaltiges Wollwachs Ph. Eur.

Wollwachs	75 T
Gereinigtes Wasser	25 T

- Wasserhaltige Wollwachsalkoholsalbe DAB

Wollwachsalkoholsalbe	50 T
Gereinigtes Wasser	50 T

- Lanolin DAB

Dickflüssiges Paraffin	15 T
Gereinigtes Wasser	20 T
Wollwachs	65 T

- Kühlsalbe DAB*

Gelbes Wachs	7 T
Cetylpalmitat	8 T
Erdnussöl	60 T
Gereinigtes Wasser	25 T)

- Weiche Salbe DAC

Gereinigtes Wasser	10 T
Dickflüssiges Paraffin	7,5 T
Wollwachs	32,5 T
Gelbes Vaselin	50 T

Hydrophile Cremes
- Wasserhaltige hydrophile Salbe DAB

Hydrophile Salbe	30 T
Gereinigtes Wasser	70 T

- Nichtionische hydrophile Creme DAB

Polysorbat 60	5 T
Cetylstearylalkohol	10 T
Glycerol 85 %	10 T
Weißes Vaselin	25 T
Gereinigtes Wasser	50 T

- Basiscreme DAC*

Glycerolmonostearat 60	4 T
Cetylalkohol	6 T
Mittelkettige Triglyceride	7,5 T
Weißes Vaselin	25,5 T
Macrogol-20-glycerolmonostearat	7 T
Propylenglykol	10 T
Gereinigtes Wasser	40 T)

- Nichtionische hydrophile Creme SR DAC

Nichtionische emulgierende Alkohole	21 T
2-Ethylhexyllauromyristat	10 T
Glycerol 85 %	5 T
Kaliumsorbat	0,14 T
Wasserfreie Citronensäure	0,07 T
Gereinigtes Wasser	63,79 T

- Anionische hydrophile Creme SR DAC

Emulgierender Cetylstearylalkohol (Typ A)	21 T
2-Ethylhexyllauromyristat	10 T
Glycerol 85 %	5 T
Kaliumsorbat	0,14 T
Wasserfreie Citronensäure	0,07 T
Gereinigtes Wasser	63,79 T

- Hydrophobe Basiscreme DAC
    - Triglyceroldiisostearat   3 T
    - Isopropylpalmitat   2,4 T
    - Hydrophobes Basisgel   24,6 T
    - Kaliumsorbat   0,14 T
    - Wasserfreie Citronensäure   0,07 T
    - Magnesiumsulfat   0,5 T
    - Glycerol 85 %   5 T
    - Gereinigtes Wasser   64,29 T

Gele

Lipophile Gele
- Hydrophobes Basisgel DAC
    - Hochdruck-Polyethylen   5 T
    - Dickflüssiges Paraffin   95 T

Hydrophile Gele
- Wasserhaltiges Carbomergel DAB
    - Carbomer (50 000 mPa s)   0,5 T
    - Natriumhydroxid-Lsg. (50 g/l)   3 T
    - Gereinigtes Wasser   96,5 T
- 2-Propanolhaltiges Carbomergel
    - Carbomer (50 000 mPa s)   0,5 T
    - Natriumhydroxid-Lsg. (50 g/l)   1 T
    - 2-Propanol   25 T
    - Gereinigtes Wasser   73,5 T
- Carmellose-Natrium-Gel DAB
    - Carmellose-Natrium 600   5 T
    - Glycerol 85 %   10 T
    - Gereinigtes Wasser   85 T

- Hydroxyethylcellulosegel DAB
    - Hydroxyethylcellulose 10 000   2,5 T
    - Glycerol 85 %   10 T
    - Gereinigtes Wasser   87,5 T
- Zinkleim DAB
    - Zinkoxid   10 T
    - Glycerol 85 %   40 T
    - Gelatine   15 T
    - Gereinigtes Wasser   35 T

Pasten

- Weiche Zinkpaste DAB
    - Zinkoxid   30 T
    - Dickflüssiges Paraffin   40 T
    - Weißes Vaselin   20 T
    - Gebleichtes Wachs   10 T
- Zinkpaste DAB
    - Zinkoxid   25 T
    - Weizenstärke   25 T
    - Weißes Vaselin   50 T

Umschlagpasten

Wirkstoffhaltige Pflaster

* Zuordnung nicht eindeutig

Konservierungsempfehlungen des Arzneibuchs
sind nicht berücksichtigt

---

lipophile und eine wässrige Phase enthalten. Durch die Anwesenheit einer Wasserphase unterscheiden sie sich von den Salben. Cremes sind in der Regel emulgatorhaltige Systeme, die durch Einarbeitung von Wasser in lipophile oder hydrophile Absorptionsbasen hergestellt werden können. Das Endprodukt ist ein emulsionsartiges System, in dem das Wasser entweder als disperse Phase (lipophile Cremes) oder als kontinuierliche Phase (hydrophile Cremes) vorliegt. Von den Emulsionen im engeren Sinne, die fließfähige Systeme sind (s. Kap. 18), unterscheiden sich Cremes durch ihren halbfesten Charakter, der wie bei den Salben auf die Anwesenheit von kolloidalen Gerüststrukturen zurückzuführen ist. Der halbfeste Zustand trägt wesentlich zur Aufrechterhaltung des Emulsionszustandes bei, da er Aufrahmungs- bzw. Sedimentations- sowie Koaleszenzvorgänge auf mechanische Weise erschwert.

15.3.2.1
Lipophile Cremes

Lipophile Cremes haben eine W/O-Phasenverteilung und werden durch Zusatz von Wasser zu lipophilen, W/O-emulgatorhaltigen Grundlagen erhalten. Ein typisches Beispiel für derartige Systeme ist die wasserhaltige Wollwachsalkoholsalbe DAB, die aus Wollwachs- und Cetylstearylalkohol, weißem Vaselin und gereinigtem Wasser zusammengesetzt ist. Für diese Zubereitungen ist eine Modellstruktur vorgeschlagen worden (Abb. 15.3), bei der die in der lipophilen Phase dispergierten Wassertröpfchen von einem stabilen gemischten Grenz-

15

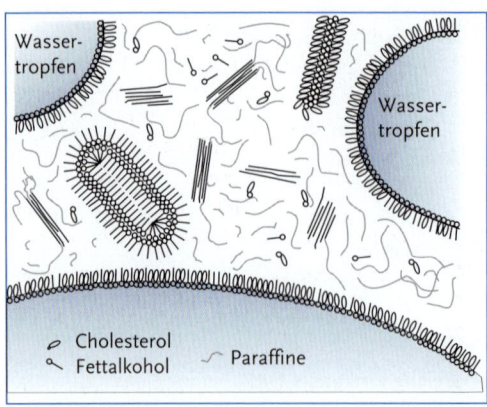

Wasser-tropfen

Wasser-tropfen

🖉 Cholesterol
🖎 Fettalkohol   ⌒ Paraffine

Abb. 15.3: Modellstruktur der Wasserhaltigen Woll-wachsalkoholsalbe DAB

flächenfilm aus Fettalkoholen und Sterolen umgeben sind, der die Grenzflächenspannung zur lipophilen Phase reduziert. Die Verwendung eines Emulgatorgemisches hat sich für das Wasseraufnahmevermögen als besonders günstig erwiesen. Die Stabilisierung des Emulsionszustandes erfolgt jedoch auch mechanisch über den halbfesten Zustand der kontinuierlichen lipophilen Phase. Ein Teil der nicht an der Grenzfläche zur dispersen Phase gebundenen Emulgatormoleküle liegt in der lipophilen Phase gelöst vor. Im Überschuss vorhandener Emulgator kristallisiert aus, wobei die gebildeten Kristallite wie im wasserfreien System zur Strukturbildung in der Grundlage beitragen. Aufgrund der relativ geringen Konzentration der Emulgatoren wird der Aufbau der lipophilen Phase jedoch von der Gerüststruktur des Vaselins dominiert. Die Einarbeitung des Wassers bei der Herstellung lipophiler Cremes erfolgt meist in der Wärme in die geschmolzene Grundlage, um die Emulgierung zu erleichtern, kann aber unter Umständen auch in der Kälte möglich sein (z. B. bei der hydrophoben Basiscreme DAC). Bei der Herstellung in der Wärme ist es notwendig, die Zubereitung während des Erstarrens intensiv mechanisch zu bearbeiten, da sich während der Abkühlung der endgültige Zustand ausbildet.

Da das Wasser in diesen Zubereitungen tropfenförmig dispergiert ist, so dass sich vorhandene Mikroorganismen nur sehr mühsam in der Zubereitung ausbreiten können, sind insbesondere Zubereitungen mit geringem Wassergehalt mikrobiell wenig anfällig. Für Zubereitungen mit höherem Wassergehalt wird eine Konservierung z.T. empfohlen oder vorgeschrieben (z. B. lipophile Cremegrundlage DAC). Lipophile Cremes zeigen Unverträglichkeiten mit phenolischen Arzneistoffen, wie Salicylsäure, mit Schieferöl- (Tumenol®, Ichthyol®) und Steinkohlenteerzubereitungen sowie mit Wirkstoffen, die eine O/W-Emulgatorwirkung besitzen (z. B. Polidocanol).

Lipophile Cremes wirken fettend und werden bevorzugt bei trockener Haut (sebostatischer Hauttyp) eingesetzt. Sie fördern die Hydratation des Stratum corneum, sind durch das eingearbeitete Wasser jedoch nicht so stark okkludierend und wärmestauend wie lipophile oder wasseraufnehmende Salben. Die Zubereitungen sind mit Wasser nicht abwaschbar und hinterlassen einen Fettglanz auf der Haut.

Eine Besonderheit im Bereich der lipophilen Cremes ist die im DAB monographierte Kühlsalbe. Diese wasserhaltige Zubereitung lässt sich nicht eindeutig in die Systematik der Ph. Eur. einordnen, da sie keinen Emulgator enthält. Der Charakter entspricht jedoch dem einer lipophilen Creme, und die Zubereitung wirkt auf der Haut stark fettend. Die rein mechanische Inkorporierung des Wassers ergibt einen physikalisch nur sehr bedingt stabilen Zustand, der jedoch beabsichtigt ist, da der Austritt des Wassers aus der Grundlage zum erwünschten Kühleffekt auf der Haut führt. Zur Einarbeitung von Wirkstoffen ist die Kühlsalbe aufgrund ihrer Labilität allerdings wenig geeignet.

15.3.2.2
Hydrophile Cremes

Hydrophile Cremes sind im Bereich der Fertigarzneimittel die am häufigsten verwendeten halbfesten Zubereitungen. Sie stellen Zubereitungen vom Typ O/W dar. Das enthaltene Wasser, welches stets in der Wärme unter anschließendem Kaltrühren eingearbeitet wird, bildet hier also die äußere, kontinuierliche Phase. In den meisten Fällen basiert die lipophile Phase auf Kohlenwasserstoffen, es werden jedoch zunehmend auch synthetische Wachse verwen-

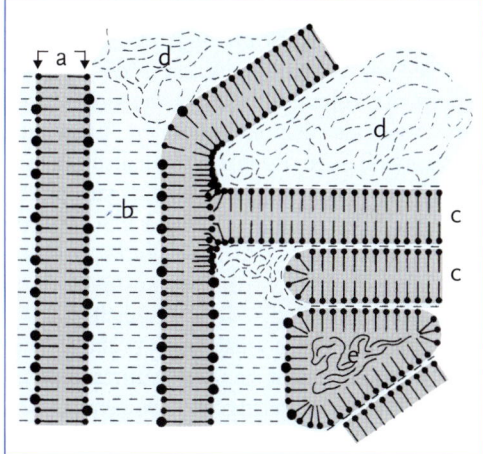

Abb. 15.4: Modellstruktur der Wasserhaltigen Hydrophilen Salbe DAB (Bezeichnungen siehe Text)

det. Der hydrophile Charakter wird durch die enthaltenen O/W-Emulgatoren vermittelt. Man nimmt an, dass diese in der Zubereitung in Form von Mischkristallisaten mit den in hydrophilen Cremes normalerweise ebenfalls enthaltenen Fettalkoholen vorliegen und auf diese Weise zur Ausbildung der erforderlichen Gerüststruktur führen.

Abbildung 15.4 zeigt eine Modellvorstellung zur Wasserhaltigen Hydrophilen Salbe DAB (Zusammensetzung: Emulgierender Cetylstearylalkohol, dickflüssiges Paraffin, weißes Vaselin, Wasser). Ein Teil des Cetylstearylalkohols bildet Mischkristallisate mit den Fettalkoholsulfaten (a). Die gebildeten Lamellen haben durch die eingelagerten Sulfatgruppen sehr hydrophile Oberflächen, so dass zwischen ihnen eine Wasserschicht gebunden werden kann (b). Die so entstehende geschichtete Struktur wird als hydrophile Gelphase bezeichnet (a+b). Der restliche Fettalkoholanteil kristallisiert als Semihydrat ebenfalls in einer lamellaren Anordnung, der so genannten lipophilen Gelphase (c). Die beiden Gelphasen bilden zusammen eine kohärente Gerüststruktur, in der der verbleibende Wasseranteil als Bulk-Wasserphase immobilisiert ist (d). Die Moleküle im Bulk-Wasser sind frei beweglich, während das interlamellar gebundene Wasser stark fixiert ist. Bulk-Wasser und intralamellar gebundenes

Wasser stehen in einem dynamischen Gleichgewicht. Sie sind kohärent, woraus eine elektrische Leitfähigkeit resultiert. Die aus Paraffin und Vaselin bestehende disperse lipophile Phase (e) wird über die hydrophoben Ketten der Fettalkohole in der Cremestruktur eingeschlossen.

Die anionischen Tenside in der Wasserhaltigen Hydrophilen Salbe DAB können zu Unverträglichkeitsreaktionen führen. So reagiert die hydrophile Gelphase recht empfindlich auf zugesetzte Salze (Austritt interlamellar gebundenen Wassers). Zudem kann es zu Unverträglichkeiten mit kationischen Wirkstoffen (z. B. Antihistaminika, Lokalanästhetika und Acridinderivaten) kommen. Auch Irritationen bei Applikation auf empfindlicher Haut wurden beschrieben. Daher werden insbesondere in Fertigarzneimitteln anstelle von anionischen Tensiden oft nichtionische Tenside eingesetzt, um Cremes einen hydrophilen Charakter zu verleihen (z. B. Polysorbat 60 in der nichtionischen hydrophilen Creme DAB oder Macrogol-Fettalkoholether in der im DAC monographierten nichtionischen hydrophilen Creme SR). Für solche Systeme wird eine ähnliche Struktur wie die der wasserhaltigen hydrophilen Salbe angenommen (Abb. 15.5).

Stearatcremes, die vor allem in der Kosmetik gebräuchlich sind, können ausschließlich auf Basis von Stearinsäure oder anderen langketti-

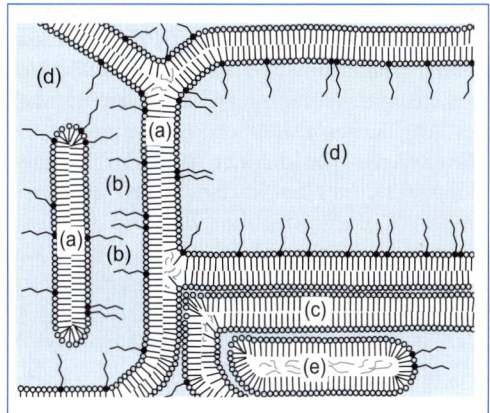

Abb. 15.5: Modellstruktur einer nicht-ionischen hydrophilen Creme. a) Mischkristall nicht-ionogen Tensid und Cetylstearylalkohol, b) fixiertes Wasser, c) lipophile Gelphase, d) Bulkwasser, e) lipophile disperse Phase

15

gen gesättigten Fettsäuren ohne Zusatz einer lipophilen Phase hergestellt werden. Ein Teil der Säuregruppen wird durch Zusatz von Natronlauge oder Trometamol in die entsprechende Seifenform übergeführt. Nach Verarbeitung in der Wärme bildet sich eine zum vorgestellten Modell der wasserhaltigen hydrophilen Salbe analoge Struktur aus, wobei Fettalkohole durch Fettsäuren ersetzt sind und die lipophile Paraffinphase fehlt. In der Wasserphase dispergierte Stearatkristalle verleihen der Zubereitung einen perlmuttartigen Schimmer. In der Ph. Helv. VII ist ein Unguentum stearinicum offizinell.

Da Wasser die äußere Phase bildet, sind hydrophile Cremes mikrobiell anfällig und müssen konserviert werden, wozu meist Sorbinsäure/Kaliumsorbat oder ein Gemisch von p-Hydroxybenzoesäureestern verwendet wird. Oft wird hydrophilen Cremes ein Feuchthaltemittel wie Glycerol, Propylenglykol oder Sorbitol zugesetzt.

Hydrophile Cremes sind sehr vielseitig einsetzbar und insbesondere zur Applikation auf seborrhoischer Haut geeignet. Sie sind mit Wasser abwaschbar und daher auch an behaarten Körperpartien einsetzbar. Die Zubereitungen sind nicht okklusiv, können jedoch bei geeigneter Zusammensetzung über die Zufuhr von Lipiden und feuchtigkeitsbindenden Substanzen dazu genutzt werden, das Feuchtigkeitsbindungsvermögen der Haut zu unterstützen. Durch den hohen Gehalt an Wasser, das auf der Haut schnell verdunstet, verändert sich der Zustand hydrophiler Cremesysteme nach der Applikation erheblich. Im verbleibenden Film konzentriert sich der Wirkstoff, was den Übertritt in die Haut fördert, sofern sich keine großen Wirkstoffkristalle bilden. Der Zusatz flüssiger, nichtflüchtiger Lösungsmittel wie Propylenglykol kann eine Kristallisation erschweren.

15.3.2.3
Amphiphile (ambiphile) Cremes

Amphiphile Cremes werden in der Systematik der Ph. Eur. nicht als eigene Gruppe aufgeführt. Von der Zusammensetzung her sind sie den hydrophilen Cremes zuzurechnen, da sie O/W-Emulgatoren enthalten. Im Gegensatz zu den hydrophilen Cremes im engeren Sinne sind hier jedoch sowohl die Wasser- als auch die Lipidphase kohärent, wodurch sie sich sowohl mit Wasser als auch mit lipophilen Substanzen verdünnen lassen. Es handelt sich also um eine Art Übergangszustand zwischen hydrophilen und lipophilen Cremes. Ein typischer Vertreter ist die Basiscreme DAC, die als W/O-Emulgatorkomponente Glycerolmonostearat und Cetylalkohol und als O/W-Emulgator Polyoxyethylenglycerolmonostearat enthält. Ein Strukturmodell geht von zwei untereinander verwobenen, mit wässriger Phase gequollenen kontinuierlichen Gelgerüsten aus (a, b), die in einer ebenfalls kontinuierlichen lipophilen Phase (c) eingebettet sind (Abb. 15.6).

Als Unterscheidungsmerkmal zwischen hydrophilen und lipophilen Cremes dienen z. B. die Abwaschbarkeit mit reinem Wasser, das Anfärbeverhalten mit hydrophilen und lipophilen Farbstoffen sowie ihre elektrische Leitfähigkeit. Zubereitungen mit sehr komplexem Aufbau, z. B. aus dem Bereich der Fertigarzneimittel und Kosmetika, lassen sich jedoch oft nicht ganz leicht eindeutig einer der beiden Gruppen zuordnen. Dies kann z. B. durch den bikontinuierlichen Aufbau erklärt werden.

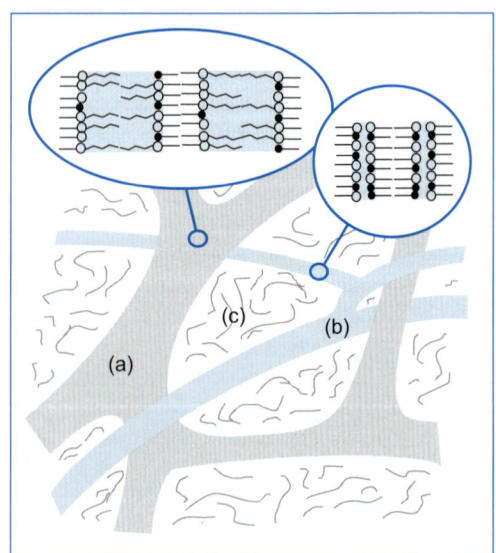

Abb. 15.6: Modellstruktur einer amphiphilen Creme (Bezeichnungen siehe Text)

15.3.3
Gele

Gele im Sinne des Arzneibuchs sind mit Hilfe von Quellmitteln gelierte Flüssigkeiten. Sie entstehen durch Interaktion wässriger oder lipophiler Flüssigkeiten mit organischen Makromolekülen oder anorganischen, in der Regel partikulären Substanzen. Sie besitzen ein makromolekulares oder aus festen Teilchen bestehendes Gerüst, in dem die flüssigen Komponenten sorptiv und durch mechanischen Einschluss immobilisiert sind (bikohärentes System). Zwischen den immobilisierten flüssigen Anteilen besteht ein dynamisches Gleichgewicht. Der kolloidale Aufbau von pharmazeutischen Gelen lässt sich wesentlich leichter bekannten Modellstrukturen zuordnen, als dies bei den oben besprochenen Salben und Cremes der Fall ist, da Gele einfacher zusammengesetzt sind. Nach der Form der Gelgerüstbildner können folgende Kolloidstrukturen unterschieden werden, wobei sich nicht alle realen Gele in diese Einteilung fassen lassen (Abb. 15.7):

- Gele mit *Linearkolloidgerüst*: Makromolekulare Quellstoffe mit kettenförmigem, linearem Bau bilden durch lokale Ausrichtung ihrer Ketten benachbarte Verknüp-

fungsstellen und führen so zu Haftbereichen. Dies ist für Hydrogele mit Cellulosederivaten charakteristisch.
- Gele mit *Laminarkolloidgerüst*: Die Strukturelemente dieses Typs sind plättchenförmige Gebilde. Als Beispiel seien die Bentonitgele genannt.
- Gele mit *Sphärokolloidgerüst*: Als Grundbausteine der Gelstruktur fungieren kugelförmige Teilchen, wie sie z. B. in Gelsystemen des hochdispersen Siliciumdioxids anzutreffen sind.

15.3.3.1
Lipophile Gele

Lipophile Gele (Oleogele) ähneln in ihren Eigenschaften Kohlenwasserstoff- und Triglyceridsalben. Ein typisches Beispiel ist das bereits als Alternative zu Vaselin erwähnte hydrophobe Basisgel DAC, welches aus flüssigem Paraffin besteht, das mit Hilfe von Hochdruck-Polyethylen geliert wurde. Die Herstellung ist nur industriell durch Zusammenschmelzen bei 130 °C und schlagartiges Abkühlen (10 K/s) möglich. Auch hier wird von einem Netzwerk aus Polyethylen-Kristalliten ausgegangen. Dieses Gel wird häufig zu Salben und Cremes weiterverarbeitet und eignet sich hauptsächlich für die Kaltverarbeitung, da starkes Erhitzen oder Aufschmelzen zu irreversiblen Strukturveränderungen führt.

Als weitere Gelbildner für Oleogele werden im Arzneibuch hochdisperses Siliciumdioxid sowie Aluminium- und Zinkseifen aufgeführt, die vorrangig für die Gelierung von fetten Ölen verwendet werden.

Zur Gelierung apolarer Flüssigkeiten mit hochdispersem Siliciumdioxid reichen bereits Konzentrationen von 5–10 % aus. Es lassen sich pflanzliche und tierische Öle, Silikon- und Mineralöle zu halbfesten Produkten versteifen. Das resultierende Gelgerüst zeigt nach elektronenmikroskopischen Untersuchungen einen netz- bis wabenartigen Aufbau (Sphärokolloidgerüst, Abb. 15.7). Die Verknüpfung der Siliciumdioxid-Teilchen kann entweder direkt zwischen zwei Silanolgruppen oder über Wassermoleküle als Brückenglieder erfolgen (Abb. 5.9). Die Gelbildung in apolaren Medien wird

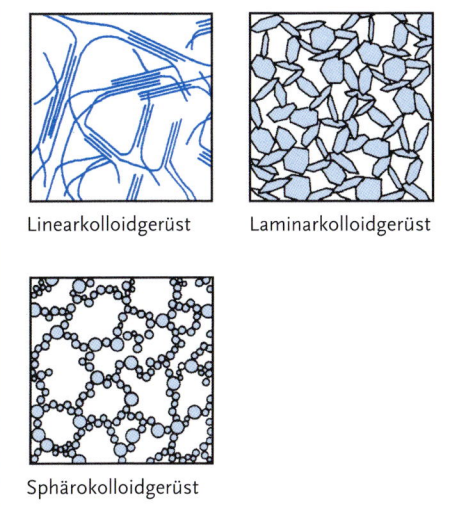

Linearkolloidgerüst   Laminarkolloidgerüst

Sphärokolloidgerüst

Abb. 15.7: Gerüsttypen von Gelen

15

durch kurzkettige Additive wesentlich begünstigt, da derartige Verbindungen durch Wasserstoffbrückenbindung die interpartikuläre Verknüpfung der Kolloidpartikel vermitteln. Ähnlich positiv ist der Einfluss geringer Wassermengen (etwa –13 %).

Zubereitungen mit hochdispersem Siliciumdioxid sind thixotrop und temperaturunempfindlich. Da die Substanz einen Brechungsindex n = 1,452 besitzt, der im Größenbereich pharmazeutisch gebräuchlicher organischer Flüssigkeiten (z. B. mittelkettiger Triglyceride) liegt, sind glasklare Zubereitungen herstellbar. Salbenartige Produkte aus hochdispersem Siliciumdioxid werden von der Haut reizlos vertragen, neigen jedoch in hohen Konzentrationen zur Austrocknung und werden nur recht selten verwendet. Häufiger wird der verdickende Effekt von hochdispersem Siliciumdioxid bei der Suppositorienherstellung genutzt, um die Sedimentation von Wirkstoffen beim Ausgießen zu verhindern.

15.3.3.2
Hydrophile Gele

Hydrogele zur kutanen Applikation sind streichfähige Zubereitungen mit einem hohen Gehalt an hydrophiler Flüssigkeit (80 bis > 99 %). Als Quellmittel werden organische oder anorganische Gelbildner, als Grundlagen neben Wasser auch Glycerol oder Propylenglykol eingesetzt. Die wichtigsten pharmazeutischen Hydrogelbildner für halbfeste Zubereitungen sind Carbomere und Celluloseether. Entsprechende Zubereitungen werden auch im DAB aufgeführt (s. Ph. Eur./DAB/DAC: Rezepturbeispiele).

Vor allem im Bereich der Fertigarzneimittel werden häufig Carbomere eingesetzt. Carbomere sind Polyacrylsäuren hohen Molekulargewichts mit geringer Quervernetzung durch Polyalkenether von Zuckern oder Polyalkoholen. Für pharmazeutische Zwecke müssen Qualitäten ohne toxikologisch bedenkliche Restanteile Benzol verwendet werden (z. B. Carbopol® 980 oder 974 P). Zur Gelherstellung, für die Konzentrationen von nur 0,5–1 % Carbomer ausreichen, wird der Gelbildner in Wasser dispergiert und die entstehende Suspension mit

anorganischen oder organischen Basen neutralisiert. Erst bei der Neutralisation kommt es zur Gelbildung (Abb. 15.8). Das weiße, lockere, hygroskopische Carbopol®-Pulver enthält die vernetzte Polyacrylsäure in Primärpartikeln (im Mittel ca. 0,2 µm Durchmesser), die zu Einheiten im Mikrometerbereich agglomeriert sind. Im trockenen Zustand sind die protonierten Polymerketten stark geknäult. Beim Dispergieren in Wasser nimmt die Substanz etwas Wasser auf, wobei sich die Ketten leicht entknäulen. Die Systeme bleiben aber flüssig. Sie besitzen einen pH-Wert von etwa 3. Durch Neutralisation mit einer entsprechenden Menge Base kommt es zur Deprotonierung der Polyacrylsäure. Die so entlang der Polymerkette entstehenden Ladungen stoßen sich ab und nehmen den größtmöglichen Abstand voneinander an. Dies führt zu einer vollständigen Entknäulung und Streckung der Ketten, die mit einer starken Wasseraufnahme (Quellung) der Partikel (bis zum 1000fachen ihres Originalvolumens) unter Ausbildung des Gels einhergeht. Neben Alkalihydroxiden werden zur Neutralisation auch organische Basen, wie

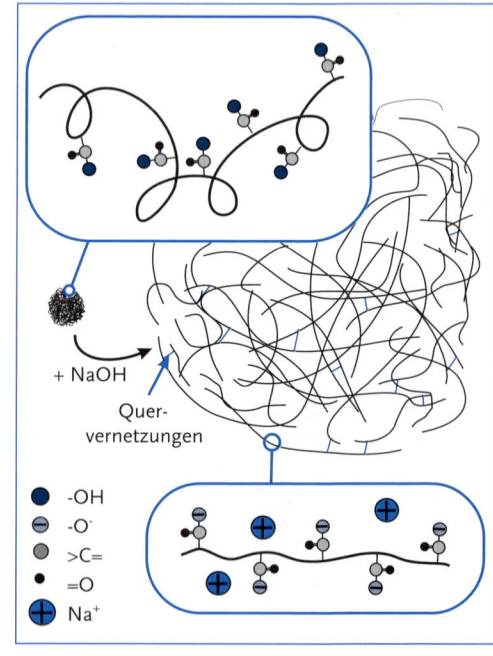

Abb. 15.8: Bildung von Carbomergelen

z. B. Trometamol (Tris) eingesetzt. Basisch reagierende Arzneistoffe wirken ebenfalls neutralisierend. Auf die Verwendung von Triethanolamin sollte wegen möglicher Nitrosaminbildung verzichtet werden. Polyacrylatgele sind kaum thixotrop und als glasklare Zubereitungen optisch sehr ansprechend. Zudem sind sie gut hautverträglich und hinterlassen beim Trocknen keinen Film auf der Haut. Bei der Verarbeitung sind allerdings einige Besonderheiten zu berücksichtigen. Die Gele sind nur etwa im pH-Bereich 6–10 viskositätsbeständig, im Sauren und bei pH-Werten >10–11 tritt ein rapider Viskositätsabfall ein. Zudem sind Zubereitungen aus Polyacrylsäure sehr salzempfindlich. Bereits in geringen Konzentrationen wirken v.a. mehrwertige Kationen wie Ca^{2+}- und Al^{3+}-Ionen konsistenzmindernd oder koagulierend. Auch mit vielen kationischen Wirkstoffen oder Polymeren sind Carbomergele unverträglich.

Als Alternative können verschiedene Celluloseether als Gelbildner eingesetzt werden. Während Cellulose selbst nur in Form bestimmter mikrokristalliner Qualitäten zur Hydrogelbildung verwendet werden kann, wobei sich ein partikuläres (kein makromolekulares) Gelgerüst bildet, sind verschiedene stark quellbare Celluloseether häufig verwendete Gelbildner. Besonders eignet sich hierfür Methylhydroxypropylcellulose (z. B. Methocel K100M), ein gemischter nichtionogener Ether der Cellulose mit 19–30 % Hydroxypropylgruppen. Die nichtionischen Cellulosederivate Hydroxyethylcellulose (ca. 2,5 %) und Methylcellulose (3–16 %) bilden ebenfalls streichfähige thixotrope Gele, deren Quellung bei niedrigen Temperaturen begünstigt ist. Die Zubereitungen bilden nach dem Verdunsten des Wassers auf der Haut permeable, transparente Filme. Diese Gele sind auf Grund ihres nichtionogenen Charakters über einen weiten pH-Bereich stabil und mit den meisten Arzneistoffen kompatibel. Elektrolytzusätze können infolge Dehydratisierung zur Ausflockung führen. In ähnlicher Weise wirken Gerbstoffe und Phenole. Hydroxypropylcellulose und Methylhydroxyethylcellulose finden ebenfalls als Gelbildner Verwendung. Auch Natriumcarboxymethylcellulose (Na-CMC, Carmellose-Natrium) wird in Konzentrationen von etwa 3–6 % zur Gelbildung eingesetzt. Das Quellungsverhalten dieser Substanz ist weniger temperaturabhängig als bei den nichtionischen Cellulosederivaten. Ihr ionischer Charakter führt allerdings zu zahlreichen Inkompatibilitäten. So bilden kationische Verbindungen schwer lösliche Niederschläge, und niedrige pH-Werte (<3,5) fällen die freie Säure aus. Gerbstoffe und Phenole, die mit den meisten Celluloseethern Unverträglichkeiten aufweisen, sind mit Carmellose-Na hingegen kompatibel. Zur Herstellung von Gelen mit Celluloseethern wird der Gelbildner zumeist in einem nicht quellenden Bestandteil der Grundlage (z. B. dem Feuchthaltemittel) angerieben oder dispergiert, um einen hohen Verteilungsgrad in der Grundlage sicherzustellen, und anschließend wird durch Zusatz des Wassers eine langsame Quellung ausgelöst. Bei Celluloseethern mit temperaturabhängigem Lösungsverhalten kann dies bei der Gelherstellung ausgenutzt werden: So lässt sich z. B. Methylcellulose, die sich in heißem Wasser nicht lost, darin gut gleichmäßig verteilen. Das Ausquellen kann dann durch Lagerung bei niedrigerer Temperatur beschleunigt werden.

Ein natürlicher Gelbildner, der allerdings für die Herstellung halbfester Zubereitungen nur selten eingesetzt wird, ist Alginsäure bzw. deren Salze. Für pharmazeutische Belange wird vorwiegend Natriumalginat eingesetzt, welches in Wasser in Konzentrationen von 3–6 % salbenartige Gele bildet. Werden der Zubereitung Calciumionen (z. B. in Form von Calciumcitrat) zugesetzt, tritt eine starke Konsistenzerhöhung ein, die auf die Ausbildung von Calciumbrücken zwischen den einzelnen Polymannuronsäureketten zurückzuführen ist (Abb. 15.9). Diese Möglichkeit zur „Aushärtung" von Alginatlösungen durch Zugabe von Ca^{2+} wird z. B. bei der Herstellung von Mikrokapseln ausgenutzt.

Gelatinegele werden kutan nur selten angewendet, z. B. in Form des Zinkleims DAB. Gelatine spielt als Gelbildner in anderen Bereichen der Arzneiformung jedoch eine große Rolle (z. B. bei der Herstellung von Gelatinekapselhüllen oder Glycerol-Gelatine-Gallerte für die rektale oder vaginale Anwendung). Gelatine löst sich in kaltem Wasser normaler-

15

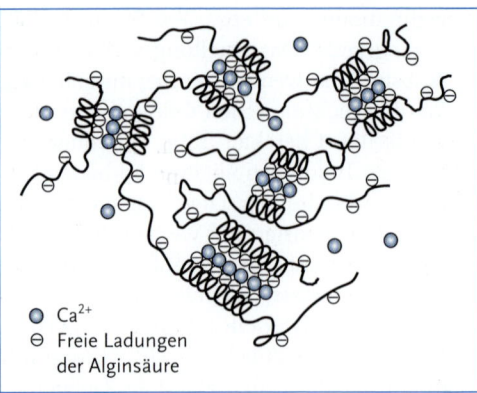

○ Ca²⁺
⊖ Freie Ladungen
  der Alginsäure

Abb. 15.9: Alginatgel

weise nicht, sondern quillt darin nur wenig. Erst beim Erwärmen geht sie vollständig in Lösung, wobei ihre Proteinketten in geknäulter Form vorliegen. Beim Abkühlen bildet sich die native, helikale Gelatinekonformation zurück. An den helikalen Strukturen setzt eine Kristallitbildung ein. Diese Kristallite fungieren als „Knoten" eines Netzwerks, in dem kristalline Helixbereiche über nichtkristalline Strukturen zu einem Gelgerüst verknüpft sind (Abb. 15.10). Die als Arzneiformen verwendeten Gelatinegele sind hochelastisch und zeigen bei Raumtemperatur rheodestruktives Verhalten, da die spezielle Netzwerkstruktur nicht durch die Eigenbewegung der Moleküle zurückgebildet werden kann. Sie sind insofern nicht als „streichfähig" zu bezeichnen. Erst nach erneu-

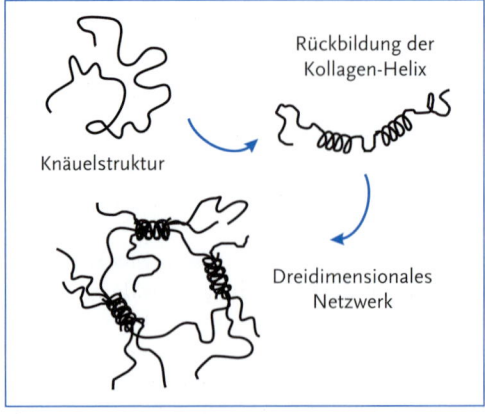

Rückbildung der
Kollagen-Helix

Knäuelstruktur

Dreidimensionales
Netzwerk

Abb. 15.10: Gelbildung von Gelatinelösungen

tem Erwärmen kann beim Abkühlen wieder ein Gel ausgebildet werden.

Gelegentlich zur Gel- und Schleimherstellung genutzt werden auch Tragant, Guar und Xanthangummi, wobei hier die Verwendung als Verdickungsmittel in flüssigen Zubereitungen im Vordergrund steht. Die ältesten pharmazeutisch verwendeten Hydrogele – auf Stärkekleisterbasis mit Glycerol – sind heute durch geeignetere Produkte vollständig verdrängt worden. Die synthetischen Polymere Polyvinylalkohol und Polyvinylpyrrolidon bilden bei ausreichendem Polymerisationsgrad und in relativ hohen Konzentrationen (10–15 %) ebenfalls Gele, welche jedoch im pharmazeutischen Bereich kaum Anwendung finden.

Ein anorganischer Hydrogelbildner ist Bentonit (Quellton), das in Konzentrationen von 8–15 % streichfähige Gele bildet. Zur Herstellung der Gele kann Bentonit in kleinen Anteilen in Wasser eingetragen oder unter Verwendung eines hochtourigen Rührers in das Wasser gegeben werden. Die Gele benötigen eine Quellzeit von mehreren Stunden, die durch Herstellung mit heißem Wasser (80–90 °C) verkürzt werden kann. Die feinen Bentonitpartikel (90 % < 1 μm) bauen ein Gelgerüst mit kartenhausähnlicher Struktur auf, die durch gegenseitige Kantenberührung der plättchenförmigen Teilchen zustande kommt. Zudem wird Wasser zwischen die kristallinen Schichten der Partikel eingelagert. Einige Bentonitgele sind ausgesprochen thixotrop, d.h. sie zeigen eine ausgeprägte isotherme Gel-Sol-Gel-Umwandlung (Abb. 15.11). Durch mechanische Einflüsse (Schütteln, Scheren) wird der strukturierte Zustand zerstört, das System verflüssigt sich. Während des Stehens nähern sich die Teilchen auf Grund der Brownschen Molekularbewegung einander an und bauen erneut das Gerüst auf, wodurch sich das System verfestigt. Die durchaus erwünschten thixotropen Eigenschaften werden durch Zusatz von Natriumcarbonat gefördert. Bei der Lagerung von Bentonitgelen treten keine und bei Temperaturveränderungen nur geringfügige Viskositätsverschiebungen auf. Bentonitgele sind im pH-Bereich 4,5–10,5 stabil und besitzen gute dermatologische Eigenschaften. Bedingt durch den Kationenaustauschercharakter kann es

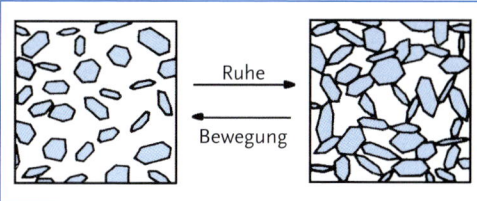

Abb. 15.11: Gel-Sol-Gel-Umwandlung bei Bentonit (Thixotropie)

beim Einarbeiten kationischer Arzneistoffe zu Qualitätsminderungen kommen (s. Kap. 27.4.3). Zubereitungen auf Basis von Bentonit spielen besonders auf dem amerikanischen Markt eine Rolle bei der Herstellung von Schüttelmixturen.

Auch hochdisperses Siliciumdioxid lässt sich zur Herstellung hydrophiler Gele einsetzen; hierzu sind allerdings höhere Konzentrationen (15–20 %) erforderlich als bei lipophilen Flüssigkeiten. Die schlechtere Gelbildung mit Wasser und – weniger stark ausgeprägt – auch mit anderen hydrophilen Flüssigkeiten hat ihre Ursache in der elektrostatischen Abstoßung der schwach negativ geladenen Partikel, die eine für den Gerüstaufbau notwendige Annäherung erst in höheren Stoffkonzentrationen zulässt. Zudem stehen in Wasser durch das Lösungsmittel ausreichend Möglichkeiten zur Absättigung der Silanolgruppen zur Verfügung. Bei Zugabe von Stoffen, die die elektrostatische Abstoßung herabsetzen (z. B. Elektrolyte, insbesondere kationogene Tenside, in Konzentrationen nahe der kritischen Mizellbildungskonzentration), lassen sich Gele bereits mit etwa 4 % der Substanz herstellen.

Die zur Gelbildung verwendeten organischen Linearkolloide (z. B. Cellulosederivate) sind unbegrenzt quellbar, d.h. der Gelzustand kann bei genügend hoher Solvenszugabe in den Solzustand übergeführt werden. Die zur Quellung eingesetzte Wassermenge bestimmt die rheologischen Eigenschaften der entstehenden Zubereitungen. Bei geringer Wasserzugabe resultieren aufgequollene Körper von elastischer Beschaffenheit (Gallerte). Bei weiterer Wasserzugabe bilden sich Systeme von plastischer Verformbarkeit, die auf Grund ihrer Streichfähigkeit kutan appliziert werden

können. Bei sehr hohem Wassergehalt wird schließlich der Solzustand erreicht, der sich vom geordneten Gelzustand dadurch unterscheidet, dass die Makromoleküle räumlich voneinander getrennt vorliegen. Carbomergele nehmen hier eine gewisse Sonderstellung ein. Die Gelpartikel können aufgrund der chemischen Quervernetzung nur eine Maximalmenge Wasser aufnehmen. Bei weiterer Wasserzugabe kommt es nur noch zwischen den Partikeln zur Wassereinlagerung, und es entsteht eine Suspension von Gelpartikeln.

Hydrogele sind strukturviskos und besitzen zumeist thixotropes Verhalten, das im Falle der Bentonitgele besonders ausgeprägt ist. Während des Lagerns erleiden insbesondere hoch konzentrierte Gele (Gallerten) eine Alterung, die unter Flüssigkeitsabgabe erfolgt, wobei die äußere Form des Gelkörpers erhalten bleibt. Dieser Vorgang wird als Synärese bezeichnet und ist auf das Zusammenziehen des Gerüsts unter zunehmender Ausbildung kristalliner Strukturen zurückzuführen.

Ein typisches Hydrogel enthält als Bestandteile außer Quellstoff und Wasser auch Feuchthalte- und Konservierungsmittel. Das Feuchthaltemittel (z. B. Glycerol, Propylenglykol oder Sorbitol in Konzentrationen von 10–20 %) soll nicht nur das Gel vor möglicher Austrocknung schützen, sondern der Zubereitung auch eine hohe Geschmeidigkeit und Streichfähigkeit verleihen („Weichmacherfunktion"). Hydrogele sind auf Grund ihres hohen Wassergehaltes stark mikrobiell gefährdet und müssen konserviert werden, üblicherweise mit Sorbinsäure/ Kaliumsorbat oder einem Parabengemisch, gelegentlich auch mit Alkoholen. Bei Zubereitungen, die mehr als 15 % Propylenglykol enthalten, ist auf Grund der mikrobiziden Wirkung dieses Hilfsstoffes eine Konservierung nicht erforderlich. Unkonservierte Hydrogele (wie auch hydrophile Cremes) sind bei Bedarf frisch herzustellen, in Tuben oder Spenderdosen abzugeben und innerhalb von einer Woche aufzubrauchen. Die Abfüllung in Tuben schützt dabei sowohl vor mikrobiellem Befall als auch vor Austrocknung.

Hydrophile Gele sind als nichtfettende Zubereitungen zur Applikation auf der seborrhoischen Haut geeignet und werden daher häufig

15

als Träger für Aknetherapeutika eingesetzt. Auch Wirkstoffe zur Behandlung juckender Hauterkrankungen (z.B. Antihistaminika, Corticoide, Antimykotika und Antiparasitika) werden häufig in Hydrogelgrundlagen eingearbeitet, deren kühlender Charakter unterstützend wirkt. Polyacrylatgele werden aber auch zur Behandlung tieferliegender Gewebeschichten z.B. mit nichtsteroidalen Antirheumatika eingesetzt.

15.3.4
Pasten

Definition. Pasten sind halbfeste Zubereitungen mit einem hohen Gehalt an fein in der Grundlage dispergierten Pulvern. Das Arzneibuch lässt offen, bei welchem Gehalt an suspendierten Feststoffen die Grenze zwischen Paste und Suspensionssalbe zu ziehen ist. Im NRF werden Zubereitungen mit 20 % Feststoffanteil noch als „Salbe" bezeichnet; die im DAB beschriebenen Zinkpasten haben einen Pulvergehalt von 30 bzw. 50 %.

Grundlagen. Im Prinzip ist die Herstellung von Pasten auch durch die Einarbeitung hoher Feststoffkonzentrationen in Flüssigkeiten möglich. Als Grundlage für die Herstellung von pharmazeutisch verwendeten Pasten dienen jedoch in der Regel hydrophobe Salben, gelegentlich mit Zusätzen von W/O-Emulgatoren. Als eingearbeitete Pulverbestandteile findet man vor allem Zinkoxid, Talkum und verschiedene Stärken, aber auch Wirkstoffe wie z.B. Harnstoff. Der Charakter entspricht oft eher einer hoch konzentrierten Suspensionssalbe als dem einer echten Paste.

Herstellung. Zur Herstellung von Pasten wird das feindisperse Pulver in der äußeren Phase suspendiert. Diese darf, sofern es sich um salbenartige Vehikel handelt, in denen sich das Pulver nicht löst, zur Erleichterung der Einarbeitung erwärmt oder geschmolzen werden. Um eine gleichmäßige Verteilung der Feststoffe zu gewährleisten, insbesondere um eventuelle Nesterbildungen zu zerstören, ist in der Regel ein Homogenisierungsschritt mittels Knetwerk oder Dreiwalzenstuhl erforderlich.

Struktur. Der Charakter einer Paste wird sehr stark von ihrem Feststoffgehalt bestimmt, der zu einer deutlichen Verfestigung gegenüber der reinen Grundlage führt. Insbesondere in hoch konzentrierten Pasten sind die dispergierten Pulverpartikel so dicht gepackt, dass es zu interpartikulären Wechselwirkungen kommt. Große Teile der Grundlage sind an die Oberfläche der dispergierten Partikel adsorbiert. Die Partikel sind nur noch durch einen dünnen Film aus Grundlage voneinander getrennt, durch den Kapillarkräfte auf die Pulverteilchen ausgeübt werden können. Die Struktur der Paste hängt nicht nur von der Konzentration der dispergierten Feststoffphase, sondern auch ganz erheblich von der Teilchengröße ab (feindisperse Teilchen bieten eine erheblich größere Gesamtoberfläche sowohl für die Ausbildung von Wechselwirkungen als auch für die Adsorption der kontinuierlichen Phase). Hoch konzentrierte Pasten zeigen aufgrund der Wechselwirkungen zwischen den dispergierten Teilchen dilatantes Fließverhalten. Bei niedriger konzentrierten Systemen findet man in der Regel plastisches Fließverhalten (vgl. Kap. 2.9.2).

Pasten mit hohem Feststoffgehalt wirken nicht nur abdeckend, sondern wie Puder aufsaugend und austrocknend. Weiche Pasten mit geringerem Feststoffanteil haben dagegen eher die Eigenschaften ihrer Grundlage, sie wirken abdeckend und fettend.

Haftpasten. Haftpasten (z.B. Hypromellose Haftpaste 4 % NRF) sind lipophile Zubereitungen zur Anwendung auf Schleimhäuten. Um einen dauerhaften Kontakt zwischen lipophiler Zubereitung und feuchter Schleimhautoberfläche herzustellen, enthalten solche Pasten einen hohen Anteil suspendierter organischer Quellstoffe, z.B. Celluloseether. Gelangen die an der Oberfläche der Haftpaste liegenden Gelbildnerteilchen in Kontakt mit der feuchten Schleimhaut, nehmen sie unter Quellung Feuchtigkeit auf, was zur sofortigen und starken Haftung der Zubereitung an der Schleimhaut führt.

15.3.5
Umschlagpasten

Die im Arzneibuch beschriebenen Umschlag-pasten aus einer hydrophilen, hitzespeichern-den Grundlage, in der die Wirkstoffe in fester oder flüssiger Form dispergiert vorliegen, spie-len in der Praxis nur eine geringe Rolle (z.B. Enelbin®-Paste, Kytta-Plasma® Umschlag-paste). Sie werden zumeist als Umschlag auf die Haut aufgebracht.

15.3.6
Besondere halbfeste Zubereitungen

Insbesondere unter den Fertigarzneimitteln finden sich halbfeste Zubereitungen, die sich nicht ohne weiteres in die im Arzneibuch vor-genommene Systematik einordnen lassen. Hierzu gehören z.B. zweiphasige Hydrogele, die eine emulgierte Lipidphase enthalten (z.B. Voltaren® Emulgel, Hepaplus® Emgel). Auch die Struktur mancher hydrophilen Cremes wird z.T. durch einen Gelbildner in der äuße-ren Phase bestimmt (z.B. in Asche Basis® Creme). Andere Zubereitungen sind so ge-nannte Tensidgele: Ihr halbfester Zustand beruht auf den durch Tenside gebildeten lyotrop-flüssigkristallinen Phasen (s. Kasten Flüssigkristalline Phasen), insbesondere sol-chen mit kubischer Struktur (z.B. Dolgit®-Mi-krogel, Contrheuma®-Gel forte, Bifomyk®-Gel). Um die flüssigkristalline Struktur aufzubauen, ist ein relativ hoher Tensidanteil erforderlich. Dies kann einerseits zu Irritatio-nen der Haut führen, erhöht aber andererseits eine erwünschte penetrationsfördernde Wech-selwirkung mit den Hautlipiden.

15.4
Anforderungen an halbfeste Zubereitungen für besondere Anwendungsgebiete

Halbfeste Zubereitungen, die auf bestimm-ten Körperoberflächen oder Schleimhäuten an-gewendet werden, müssen zum Teil noch über die in der Monographie „halbfeste Zubereitun-gen zur kutanen Anwendung" genannten An-forderungen hinausgehende Merkmale aufwei-sen. Dies gilt insbesondere für Zubereitungen zur Anwendung am Auge. Das Arzneibuch führt jedoch auch für halbfeste Zubereitungen zur vaginalen, rektalen, auricularen und nasa-len Anwendung in den entsprechenden Mono-graphien weitere Anforderungen auf.

Halbfeste Zubereitungen zur rektalen und vaginalen Anwendung sind Salben, Cremes oder Gele, die häufig in Einzeldosenbehältnis-sen abgefüllt werden, die mit einem geeigneten Applikator versehen sind. Normalerweise die-nen sie der Lokalbehandlung, z.B. bei Hämor-roidalleiden oder Vaginalmykosen. Zuberei-tungen zur vaginalen Anwendung haben in der Regel hydrophilen Charakter, meist handelt es sich um hydrophile Cremes. Bei Rektalzuberei-tungen findet man häufiger lipophile Zuberei-tungen.

Halbfeste Zubereitungen zur Anwendung am Ohr sind zur Anwendung im äußeren Gehörgang bestimmt, in den sie mit einem mit der Zubereitung imprägnierten Tampon oder in Form imprägnierter Gaze eingebracht wer-den können. Dadurch kann bei Trommelfellde-fekten ein gewisser Schutz vor dem Eindringen von Fremdstoffen in das Mittelohr erzeugt wer-den. Die entsprechenden Grundlagen dürfen keine lokale Reizung hervorrufen und sollen im Falle wässriger Zubereitungen konserviert sein. Zubereitungen für die Anwendung am verletz-ten Ohr, besonders im Fall von Trommelfell-Perforationen oder vor einem chirurgischen Eingriff, müssen steril, frei von Konservie-rungsmitteln und in Einzeldosenbehältnisse abgefüllt sein. Das Behältnis muss einen geeig-neten Applikator enthalten. In der Praxis spie-len solche Zubereitungen allerdings kaum eine Rolle.

Nasal anzuwendende halbfeste Zubereitun-gen dienen in der Regel zur lokalen Behand-

15

Flüssigkristalline Phasen

Flüssigkristalline Phasen, auch als Mesophasen bezeichnet, stellen einen Zwischenzustand zwischen dem kristallin-festen und dem flüssigen Aggregatzustand dar. Die Moleküle sind in flüssigkristallinen Phasen in mindestens einer Richtung geordnet, weisen also im Gegensatz zu Flüssigkeiten eine Fernordnung auf. Es fehlt ihnen aber die für Kristalle typische Nahordnung, und die Moleküle in Mesophasen sind vergleichsweise beweglich. Makroskopisch führt dies zu Systemen von viskos-flüssiger bis relativ fest-plastischer Beschaffenheit. Flüssig-kristalline Phasen entstehen entweder durch Einwirkung von Temperatur (thermotrope Mesophasen) oder durch Zusatz eines Lösungs-mittels (lyotrope Mesophasen) auf einen jeweils zur Flüssigkristallbildung befähigten Stoff, ein sogenanntes Mesogen. Thermotrope Mesogene bilden beim Erreichen des Schmelzpunktes der kristallinen Phase zunächst eine leicht getrübte Flüssigkeit, die thermotrop-flüssigkristalline Phase, aus. Erst beim weiteren Erhitzen geht diese bei einer definierten Temperatur in eine isotrope Schmelze über. Die Umwandlungen sind beim Abkühlen reversibel. Manche Substanzen bilden auch mehrere flüssigkristal-line Phasen. Wichtige Typen thermotroper Mesophasen sind nematische und smektische Phase. Bei nematischen Phasen besteht die einzige Ordnungsstruktur darin, dass die Moleküle parallel zueinander ausgerichtet sind. Bei smektischen Phasen sind die parallel ausgerichteten Moleküle zusätzlich in Schichten angeordnet, wobei die Molekülachse senkrecht oder gekippt zu den Schichtebenen stehen kann. Die Entdeckung flüssigkristalliner Strukturen erfolgte bereits vor über hundert Jahren bei Cholesterolestern, die solche thermotropen Mesophasen ausbilden. Es gibt auch verschie-dene Wirkstoffe, die thermotropen Mesomor-phismus zeigen, dennoch ist die thermotrope Mesomorphie für die Arzneiformung praktisch nicht von Bedeutung.

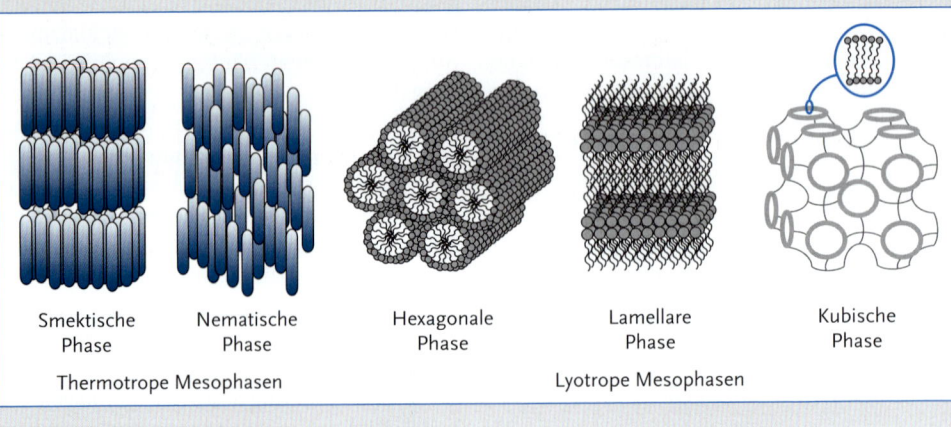

Smektische Phase   Nematische Phase   Hexagonale Phase   Lamellare Phase   Kubische Phase

Thermotrope Mesophasen   Lyotrope Mesophasen

Lyotrope Mesophasen können dagegen in verschiedenen Arzneiformen bzw. bei ihrer Herstellung häufiger beobachtet werden. Sie werden durch amphiphile Moleküle gebildet, die bei Kontakt mit Wasser durch Quellungsvor-gänge Wasser aufnehmen und mit diesem flüssigkristalline Phasen ausbilden. Beim Lösen eines (wasserlöslichen) Tensids in Wasser liegt bei sehr niedriger Tensidzugabe zunächst eine molekulardisperse Lösung vor. Bei weiterer Zu-gabe bilden sich Mizellen (s. Kap. 2.6.6) aus.

Erhöht man die Tensidkonzentration weiter, kann z. B. eine flüssigkristalline Phase mit *Hexagonalstruktur* (middle phase) auftreten. Hierbei handelt es sich um zylinderförmig angeordnete Tensidmoleküle in dichter Packung. Die polaren Gruppen des Tensids bilden die Oberfläche der parallel angeordneten Zylinder, während die apolaren Ketten recht ungeordnet in das Zylinderinnere hineinragen. Bei weiterer Zunahme der Tensidkonzentration ist ein Übergang in eine *Lamellarphase* (neat phase) möglich. Diese ist gekennzeichnet durch eine palisadenartige Anordnung der Tensidmoleküle, deren wassergequollene polare Köpfe gegeneinander in einer Ebene ausgerichtet und die apolaren Schwänze ohne Ausbildung eines Ordnungszustands in die Zwischenräume der Ebenen orientiert sind. Eine weitere lyotrope Mesophase ist die *inverse Hexagonalphase*, die sich bei lipophilen Tensiden (z. B. ungesättigten Monoglyceriden) im Kontakt mit Wasser oder Ölen ausbilden kann. Bei dieser Phase bilden die polaren Tensidgruppen den Zylinderkern, der von den apolaren, nach außen gerichteten Kohlenwasserstoffketten umgeben ist. *Kubische Phasen* sind entweder bikontinuierliche Systeme mit durchgehender Bilayerstruktur oder entstehen durch dichte Packung von regulären oder inversen Mizellen. Welche und wie viele lyotrope Mesophasen ein bestimmtes Tensid zu bilden vermag, hängt von seiner chemischen Struktur (z. B. HLB-Wert) ab, insbesondere der Molekülgeometrie im Zusammenspiel mit Wasser bzw. lipophilen Flüssigkeiten, welche im Bereich der Kohlenwasserstoffketten aufgenommen werden können. Dreikomponentenmischungen aus Wasser, Tensid und Öl weisen häufig große Gebiete der Mesophasenbildung auf, die gut in Dreikomponentendiagrammen (s. Kasten) dargestellt werden können. Auch die Bildung lyotroper Mesophasen ist stark temperaturabhängig. So kann unter Umständen durch Temperaturänderung ein Übergang in eine weitere Mesophase ausgelöst werden, aber auch die Bildung einer kristallinen oder flüssigen Phase erfolgen. Manche Substanzen, z. B. Phospholipide, können sowohl lyotrope als auch thermotrope Mesophasen bilden.

Mit Ausnahme von kubischen Mesophasen sind flüssigkristalline Phasen optisch anisotrop. Sie weisen daher eine starke Doppelbrechung auf und sind polarisationsmikroskopisch detektierbar, anhand unterschiedlicher mikroskopischer „Texturen" auch identifizierbar. Unter anderem die optischen Eigenschaften, die denen von Kristallen entsprechen, führten zu der Bezeichnung „flüssige Kristalle".
Nur bei sehr wenigen Dermatika wird der halbfeste Charakter einer lyotrop-flüssigkristallinen Phase direkt als Grundlage genutzt (s. Kap. 15.3.6). Flüssigkristalline Strukturen sind jedoch am Aufbau des Gelgerüsts vieler halbfester Zubereitungen beteiligt. Das Dispergieren von lamellar-flüssigkristallinen Phospholipid/Wasser-Mischungen in einer wässrigen Phase führt zur Bildung von Liposomen, die in einigen dermalen Zubereitungen genutzt werden und die besonders für die parenterale Anwendung ein interessantes Potenzial besitzen (s. Kap. 25.2). Auch die Entstehung flüssigkristalliner Strukturen erst im Kontakt mit physiologischen Flüssigkeiten kann für arzneiliche Zwecke genutzt werden, z. B. im Falle von Elyzol® Dentalgel, einer Zubereitung zur Behandlung von Parodontitis. Das Gel, welches eine Suspension von Metronidazolbenzoat in einer Mischung aus Glycerolmonooleat, Sesamöl und Wasser darstellt, wird direkt in die Zahnfleischtaschen eingebracht. Bei Körpertemperatur verflüssigt es sich und geht durch Aufnahme von Wasser in eine inverse Hexagonalphase über. Diese haftet gut am Wirkort und setzt den Wirkstoff verzögert frei.

lung in den Nasenhöhlen. Sie sollen die Nasenschleimhaut nach Möglichkeit nicht reizen und ihre Funktion sowie die der Zilien nicht beeinträchtigen. Bei den Zubereitungen handelt es sich um hydrophobe Salben, hydrophobe Cremes oder Hydrogele, die in Tuben mit Nasensalbenapplikator verpackt werden. Hydrophile Cremes sind für die nasale Anwendung ungeeignet. Hydrophobe Zubereitungen

sind nur in bestimmten Fällen für die nasale Verwendung angezeigt und aufgrund einer möglichen Aspiration lipophiler Bestandteile verbunden mit der Gefahr einer Lipidpneumonie nicht unproblematisch. Nasensalben müssen zwar weich sein, um sich gut auf der Schleimhaut verteilen zu lassen, dennoch sollte soweit wie möglich eine feste Konsistenz eingestellt werden, um einer Aspiration der Be-

15

Dreikomponentendiagramm

Mischungen aus drei Komponenten (z. B. Wasser, Öl, Tensid) lassen sich gut in einem dreieckigen Diagramm darstellen. Dabei bezeichnen die Ecken des Diagramms jeweils die drei reinen Komponenten, die binären Mischungen werden auf den Schenkeln und die ternären Mischungen innerhalb des Dreiecks gezeichnet. So können z. B. unterschiedliche Phasenbereiche oder Mischungslücken, die in bestimmten Mischungsbereichen der Dreikomponentenkombination auftreten, dargestellt werden. Im Beispieldiagramm bezeichnet der Rezepturpunkt (a) eine Mischung aus 20 % der Komponente A, 30 % B und 50 % C. Er befindet sich im Schnittpunkt der drei entsprechenden Konzentrationslinien (die Linien gleich bleibender Konzentration einer bestimmten Komponente sind im Dreiecksdiagramm jeweils Parallelen zum der „Ecke" der Komponente gegenüberliegenden Schenkel des Dreiecks). Um alle möglichen Rezepturen mit einem feststehenden Mischungsverhältnis zweier Komponenten (z. B. 40 % A und 60 % C) aufzufinden, zieht man eine

Gerade vom Rezepturpunkt der binären Mischung aus diesen Komponenten zur „Ecke" der dritten Komponente (Linie (b)). Auch Bereiche mit bestimmten Konzentrationsgrenzen lassen sich darstellen: So bezeichnet die Fläche (c) alle möglichen Mischungen, die mehr als 30 % der Komponente A und mehr als 20 % der Komponente B, jedoch höchstens 40 % der Komponente C enthalten.

Ein Dreiecksdiagramm gilt jeweils nur bei gleichen äußeren Bedingungen (z. B. Temperatur, Druck); die Berücksichtigung eines weiteren Parameters würde eine dreidimensionale Darstellung erfordern. Das gilt auch für die Beteiligung einer weiteren Komponente. Als „Notbehelf" zur Darstellung der Verhältnisse bei Mischungen aus vier Komponenten kann in einfachen Fällen ein so genanntes Pseudoternärdiagramm verwendet werden, in dem an einer Ecke anstatt einer Reinkomponente eine Mischung mit einem festgelegten Verhältnis zweier der vier beteiligten Komponenten aufgetragen wird.

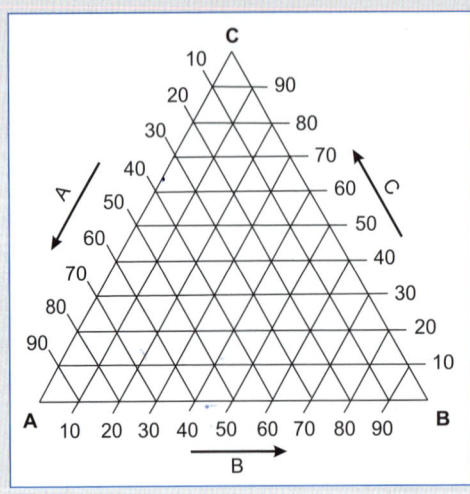

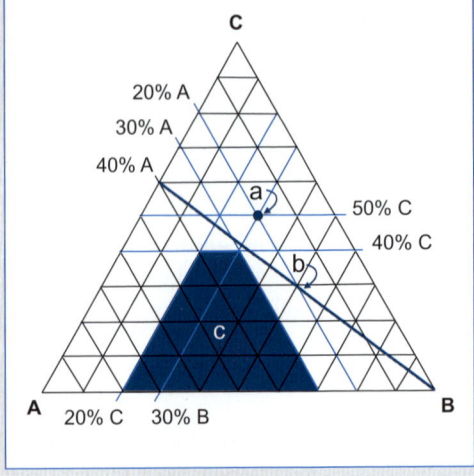

standteile vorzubeugen. Für die Herstellung emulsoider Systeme werden häufig Wollwachsalkoholsalbe, Lanolin oder Wollwachs verwendet. Als Alternative zu den lipophilen Grundlagen bietet sich häufig die Verwendung von Hydrogelen an, die auch den physiologischen Verhältnissen an der Nasenschleimhaut eher angepasst sind. Hydrophile Nasengele müssen wie wässrige Nasentropfen euhydrisch und annähernd isotonisch sein. Zur Einstellung der Tonizität werden häufig Glycerol oder Sorbitol verwendet. Wässrige halbfeste Zubereitungen zur Anwendung in der Nase müssen konserviert werden. Auch bei emulsoiden Zubereitungen sollte auf eine angemessene Konservierung geachtet werden, da die Kontaminationsgefahr während des Anwendungszeitraumes relativ groß ist.

15.4.1
Halbfeste Zubereitungen zur Anwendung am Auge

Halbfeste Zubereitungen zur Anwendung am Auge sind sterile Salben, Cremes oder Gele, die auf die Bindehaut aufgebracht werden. Im Vergleich zu flüssigen Zubereitungen besitzen sie eine verlängerte Wirkungsdauer, werden allerdings aufgrund des Fremdkörpergefühls und der Sichtbehinderung vor allem über Nacht oder unter Augenverbänden eingesetzt. Sie müssen reizlos vertragen werden, eine gute Haftfähigkeit am Auge sowie ausreichendes Spreitungsvermögen und Geschmeidigkeit besitzen. Die Teilchengröße von Suspensionszubereitungen wird von der Ph. Eur. limitiert, um Augenreizungen auszuschließen. Sie ist mikroskopisch zu überprüfen: In 10 µg Zubereitung darf kein Teilchen größer als 90 µm, maximal 2 Teilchen größer als 50 µm und höchstens 20 Teilchen größer als 25 µm sein. Daher ist bei der Herstellung von Suspensionsaugensalben neben der Verwendung entsprechend fein pulverisierter Wirkstoffe in besonderem Maße auf die Vermeidung von Partikelgrößenveränderungen und Rekristallisationserscheinungen zu achten (s. 15.5.2). Bei der Lagerung von Suspensionsaugensalben sollte die Partikelgröße regelmäßig überprüft werden. Außerdem ist im Arzneibuch die Abfüllung in sterilisierte und leicht verformbare Tuben mit Applikationstülle von nicht mehr als 5 g Inhalt oder in Einzeldosenbehältnisse vorgeschrieben. Die Verpackung in Tuben gewährleistet durch die geringe Öffnungsfläche, dass die Kontamination während der Applikation auf ein Minimum reduziert wird. Gleichzeitig ist ein guter Lichtschutz gegeben. Tuben

sollten eine Innenschutzlackierung besitzen und müssen frei von Metallsplittern sein. Falls in solche Mehrdosenbehältnisse abgefüllt wird, sind Zubereitungen mit einer wässrigen Phase zu konservieren.

Okular anzuwendende halbfeste Zubereitungen sollten möglichst über eine gewisse Hydrophilie verfügen, die eine Wechselwirkung mit der Tränenflüssigkeit und damit eine gute Verteilung im Bindehautsack gewährleistet. Als optimal sind Grundlagen mit einer Fließgrenze von 5 mN/cm^2 und einem Schmelzbereich von 32–33 °C (Temperatur der Cornea bzw. der Bindehaut) anzusehen. Von den gebräuchlichen Salbengrundlagen erfüllen nur recht wenige die genannten Anforderungen. Kohlenwasserstoffgele mit und ohne Emulgatorzusatz (z.B. Cholesterol, Wollwachs, Wollwachsalkohole) sind nach entsprechender Konsistenzeinstellung durch Zugabe von flüssigem Paraffin (bis zu 30 %) als recht günstig zu beurteilen. Diese Grundlagen sind bei 160 °C heißluftsterilisierbar, eine Konservierung ist dann nicht erforderlich. Grundlagen vom Typ O/W eignen sich wegen der emulgatorbedingt auftretenden Reizerscheinungen kaum. Lipophile Cremes können hingegen eingesetzt werden und ermöglichen die Verarbeitung von Arzneistoffen, die in wässriger Lösung vorliegen. Eine Konservierung, meist mit Benzalkoniumchlorid, Thiomersal u.a., ist hier zwingend erforderlich. Die Zubereitungen können im Autoklaven behandelt und unter aseptischen Bedingungen homogenisiert werden, wenn der Wirkstoff derartigen Temperaturen standhält. Eine gute Arzneistofffreisetzung bei gleichzeitiger physiologischer Verträglichkeit wurde für Celluloseether- oder Carbomergele (Carbopol® 934 P) nachgewiesen. In Fertigarzneimitteln werden als Gelbildner vorrangig Carbomere, auch solche ohne Wirkstoffzusatz, zur Behandlung des trockenen Auges eingesetzt. Hydrophile Augengele und die hydrophile Phase von Cremes sollten nicht nur konserviert, sondern auch euhydrisch und isotonisch sein.

15

15.5
Herstellungstechnologie

15.5.1
Allgemeines

Auch für die Herstellung halbfester Zubereitungen gilt der Grundsatz, dass zum Erreichen der erforderlichen Qualität der Produktionsprozess entsprechend ausgelegt werden muss. Dies gilt auch für die Herstellung im Kleinmaßstab, wie sie in Apotheken üblich ist. Da für halbfeste Zubereitungen vergleichsweise hohe Anforderungen an die mikrobiologische Reinheit gestellt werden, ist ein besonderes Augenmerk auf die Verwendung keimarmer Rohstoffe und den hygienischen Standard bei der Herstellung zu richten. Analog zu den in der Industrie geltenden GMP-Regeln mit ihren Anforderungen an Personal, Rohstoffe, Arbeitsplatz, Geräte, Herstellungsweise und Dokumentation, müssen auch bei der Herstellung im Kleinmaßstab entsprechende Grundsätze beachtet werden. Hinweise für die praktische Umsetzung solcher Anforderungen in Rezeptur und Defektur finden sich z. B. im allgemeinen Teil des NRF (s. NRF I.2, I.6).

Die Vorgänge bei der manuellen und der industriellen Herstellung halbfester Zubereitungen unterscheiden sich im Grundsatz wenig, lediglich in der Größenordnung und den verwendeten Geräten. Die Vorgehensweise bei der Herstellung richtet sich nach Typ und Zusammensetzung der entsprechenden Grundlage. Zudem bestimmt der Verteilungszustand des Arzneistoffs im Träger wesentlich die anzuwendenden technologischen Maßnahmen. Je nach ihrem Löslichkeitsverhalten liegen die Arzneistoffe in der Grundlage gelöst oder suspendiert vor; man spricht daher von Lösungs- und Suspensionssalben bzw. -cremes. Allerdings gibt es gleitende Übergänge zwischen den beiden Typen. Zum einen weisen Arzneistoffe, die in der Grundlage suspendiert vorliegen, stets eine gewisse, wenn auch unter Umständen sehr geringe Löslichkeit im Trägermedium auf. Zum anderen ist selbst die Löslichkeit relativ gut löslicher Arzneistoffe begrenzt, so dass beim Überschreiten der Sättigungskonzentration Suspensionszubereitun-

gen entstehen können. Zubereitungen mit mehreren Arzneistoffen unterschiedlicher Löslichkeit stellen gleichfalls Mischtypen dar.

15.5.2
Halbfeste Zubereitungen mit suspendierten Wirkstoffen

Die gebräuchlichen Salben und Cremes sind in überwiegender Zahl Suspensionszubereitungen, bei denen die Teilchengröße der inkorporierten Arzneistoffe von entscheidender Bedeutung ist. Zur Herstellung sind feinstgepulverte, für die Verarbeitung niedrigdosierter Wirkstoffe möglichst mikronisierte Substanzen einzusetzen (s. Kap. 1). Die erforderliche Teilchengröße ist ggf. durch Siebung (i.d.R. 180er Sieb) sicherzustellen. Falls notwendig, kann im Rezepturmaßstab eine Zerkleinerung durch Verreiben in einer angerauten Porzellanreibschale vorgenommen werden, wenn z. B. keine geeigneten Mühlen zur Verfügung stehen. Günstig liegen die Teilchengrößenverhältnisse bei gefällten Arzneistoffen (z. B. Zinkoxid oder basischem Bismutnitrat). Sehr feindisperse Pulver (Teilchengröße <20 µm) neigen sehr stark zur Agglomeratbildung, so dass bei ihrer Verarbeitung die Egalisierung bzw. Homogenisierung besonders wichtig sind. Diese wird oft durch Tenside wirksam unterstützt. Kaum noch von Bedeutung ist die Frischfällung des Wirkstoffs und Verarbeitung des feuchten Niederschlags, wodurch allerdings Zubereitungen mit sehr feinverteiltem Wirkstoff erhalten werden können.

Um eine gute Dispergierung des Wirkstoffes sicherzustellen, wird eine Konzentratverreibung hergestellt, indem der pulverisierte Arzneistoff mit der gleichen bis doppelten Menge Grundlage (oder einem flüssigen Grundlagenbestandteil) angerieben wird. So ist es in vielen Fällen möglich, eine weitere Teilchenzerkleinerung zu erreichen, da durch das plastische Verhalten der Grundlage und die hohe Feststoffkonzentration die zugeführten Scherkräfte (Pistill, Salbenmühle) stärker wirken als bei Zubereitungen mit nur geringem Wirkstoffgehalt. Die Konzentratverreibung wird anschließend durch geometrische Verdünnung mit der restlichen Grundlage (schrittweise Verarbei-

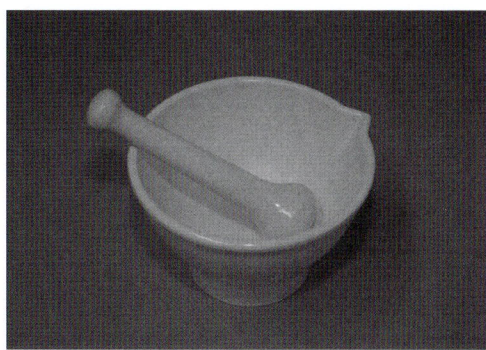

Abb. 15.12: Fantaschale mit Pistill

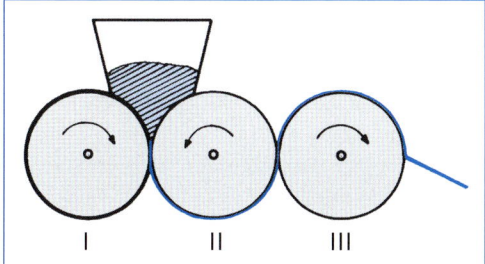

Abb. 15.13: Dreiwalzenstuhl

tung von wirkstoffhaltiger und wirkstofffreier Grundlage jeweils im Verhältnis 1:1) auf die geforderte Arzneistoffkonzentration gebracht. Der Verreibungseffekt ist in hohem Maße von dem verwendeten Arbeitsgerät abhängig. Bei der üblichen rezepturmäßigen Herstellung in der Fantaschale mit Pistill (Abb. 15.12) sind die geforderten Teilchengrößen nicht zu erreichen. Eine angeraute Reibschale mit passend dimensioniertem Pistill führt bei 20–25 minütiger manueller Verreibung oft zum Erfolg.

Besonders in hoch konzentrierten Zubereitungen (z. B. Stammverreibungen, Pasten) kann auch durch Bearbeitung in einer Walzenmühle eine Teilchenzerkleinerung erreicht werden. Am weitesten verbreitet ist hierfür der *Dreiwalzenstuhl* (Abb. 15.13). Dieser besteht aus drei Hartporzellan- oder Steingutwalzen (bezeichnet mit I, II, III), die durch einen Elektromotor in gegenläufig rotierende Bewegung versetzt werden, wobei die Scherwirkung durch unterschiedliche Drehzahlen der drei Walzen erhöht wird. Die zwischen den Walzen I und II aufgegebene Zubereitung bewegt sich als fei-

ner Film durch die Walzenzwischenräume entlang der Walzenoberflächen und wird schließlich an der Walze III mit einem Schabmesser abgestreift. Die Spaltbreite (Walzenabstand) lässt sich variieren und wird zwischen den Walzen II und III normalerweise etwas kleiner gewählt als zwischen den Walzen I und II. Bei entsprechend konstruierten Mühlen lassen sich Spaltbreiten bis hinab zu 10 µm realisieren. Der mit der Maschine erreichbare Verreibungseffekt ist auf die zwischen den Walzen auftretenden Reib- und Scherwirkungen zurückzuführen und sowohl von der Spaltbreite als auch von der Konzentration der Zubereitung abhängig. In niedriger konzentrierten Zubereitungen ist die Zerkleinerung weniger ausgeprägt, es lassen sich jedoch noch effektiv Pulveragglomerate zerteilen.

Nach der Herstellung von Suspensionszubereitungen muss mit Kristallwachstum durch Umlösungsvorgänge gerechnet werden, wenn der suspendierte Wirkstoff nicht praktisch unlöslich in der Grundlage ist. In der Regel weisen organische Wirkstoffe jedoch in den gebräuchlichen Grundlagen eine gewisse Löslichkeit auf (Tab. 15.1), so dass größere Partikel mit der Zeit auf Kosten kleinerer an Größe zunehmen. Solche Prozesse können durch eine enge Teilchengrößenverteilung vermindert werden. Ein Partikelgrößenwachstum ist auch dann zu erwarten, wenn während der Herstellung eine Übersättigung der Grundlage mit dem verarbeiteten Wirkstoff erzeugt wurde. Dies kann z. B. Folge einer Temperaturerhöhung während der Verarbeitung oder einer Konzentratherstellung in einem relativ guten Lösungsmit-

Tab. 15.1: Löslichkeit (%) einiger Arzneistoffe in Salbengrundlagen bei 20 °C

Arzneistoff	Vaselin	Gehärtetes Erdnussöl
Menthol	20	18
Campher	15	20
Thymol	6	30
Iod	1	6
Schwefel	0,5	–
Benzocain	0,1	–
Salicylsäure	0,06	2

15

tel sein. Um solche Prozesse aufzudecken, sollte bei Lagerung von defekturmäßig hergestellten Suspensionszubereitungen die Teilchengröße regelmäßig überprüft werden.

Die Einarbeitung höherer Konzentrationen pulverförmiger Wirkstoffe führt in der Regel zu einer Verfestigung der eingesetzten Grundlage, die unter Umständen durch den Einsatz von konsistenzniedrigenden Substanzen verhindert werden muss.

15.5.3
Halbfeste Zubereitungen mit gelösten Wirkstoffen

Im Bereich der hydrophoben Salben sind Zubereitungen mit vollständig gelösten Wirkstoffen eher selten anzutreffen. Die Ursache ist die im Allgemeinen geringe Löslichkeit von Wirkstoffen in lipophilen Grundlagen (Tab. 15.1). Eine Ausnahme bilden ätherische Öle sowie ihre Reinkomponenten. Typische Vertreter für Lösungssalben finden sich vor allem im Bereich der Macrogolsalben. Durch größere Mengen gelösten Arzneistoffs kann es zu einer mehr oder weniger ausgeprägten Schmelzpunktdepression und Erweichung der Zubereitung kommen (z. B. bei der Einarbeitung von Campher in Vaselin). Wenn hierdurch die rheologischen Eigenschaften der Grundlage in unzulässigem Ausmaß beeinträchtigt werden, ist die Zugabe von Konsistenzerhöhern erforderlich. Die Wirkstoffeinarbeitung in Lösungssalben erfolgt entweder auf kaltem Wege, oder der Wirkstoff wird, wenn seine Stabilität dies zulässt, bei möglichst niedrigen Temperaturen

---

Mischen

Das NRF geht im Abschnitt I.6.9 „Herstellungs- und Verpackungstechniken" auf manuelle und mechanische Mischgeräte für die Herstellung von Dermatika ein.

Für die manuelle Herstellung werden empfohlen:
- Raue Reibschale   für Puder
- Salbenschale mit Pistill   für halbfeste Dermatika, Emulsionen und Suspensionen
- Becherglas mit Glasstab   für Lösungen

Automatisierte Geräte sind z. B.
- Magnetrührer   für flüssige Zubereitungen
- Rühr- und Rolliersysteme   für halbfeste Dermatika

Zu Letzteren gehören der Unguator®, das TopiTec® und das Tubag®-System. Hierbei erfolgt die Zubereitung direkt in der Primärverpackung (beim Unguator® und TopiTec® in einer Kruke, beim Tubag®-System in einem Folienbeutel, der anschließend in eine Tube eingelegt wird). Die Anwendbarkeit muss jedoch immer rezepturspezifisch im Einzelfall belegt werden.

Es werden folgende allgemeine Herstellungshinweise gegeben:
Zur Herstellung von Suspensionssalben und -cremes sollen nur fein gepulverte – möglichst mikronisierte – Substanzen eingesetzt werden, von denen eine „Vorverreibung" mit einem kleinen Anteil der Grundlage herzustellen ist.

Bei Verwendung eines Rolliersystems kann vor dem Rollieren die „Vorverreibung" in einem vorübergehend abgeschnürten Abschnitt des Beutels durch manuelles Kneten mit wenig Grundlage durchgeführt werden. Zu diesem Zweck empfiehlt es sich, die Feststoffe zum Schluss einzuwiegen. Erfolgt die Herstellung in Rührsystemen, werden die Feststoffe auf die Hälfte der Grundlage eingewogen und mit dem Rest der Grundlage abgedeckt. Ist eine „Vorverreibung" notwendig, wird der Rührvorgang unterbrochen und nach dem Ergänzen der restlichen Grundlage erneut fortgesetzt. Auch beim Rollieren ist es sinnvoll, den Vorgang mehrmals zu unterbrechen, um den Beutel mit Füllgut in Längsrichtung auszustreichen.

in die geschmolzene Grundlage eingearbeitet, die anschließend kaltzurühren ist. Es darf nur so viel Wirkstoff eingearbeitet werden, wie ohne Übersättigung auch in der kalten Grundlage löslich ist, damit es nicht während der Lagerung zu Kristallisationserscheinungen kommt. Die Größe der dabei entstehenden Kristalle überschreitet in der Regel das für die dermale Verabreichung zulässige Maß. Ist das Lösungsverhalten des Arzneistoffs in der Grundlage nicht genau bekannt, sollte die Zubereitung sicherheitshalber als Suspensionssalbe hergestellt werden, um eine spätere Rekristallisation auszuschließen.

In Cremes können Wirkstoffe auch in der Wasserphase gelöst vorliegen, weshalb Lösungszubereitungen bei Cremes in diesem Bereich häufiger zu finden sind als bei den Salben.

15.5.4
Herstellung im Rezepturmaßstab

Für die Herstellung kleiner Ansätze, z. B. in der Apothekenrezeptur, ist auch heute noch die manuelle Verarbeitung mit Fantaschale und Pistill üblich (Abb. 15.12), ggf. nach Zerkleinerung durch Verreiben in einer Porzellanreibschale und Klassieren durch Siebung. Das Erwärmen der Zubereitungen erfolgt auf dem Wasserbad, häufig auch unter Einsatz von Mikrowellen. Zur Homogenisierung insbesondere von höherkonzentrierten Suspensionszubereitungen (z. B. Stammverreibungen oder Pasten) dient eine Walzenmühle.

In der letzten Zeit haben sich neben der traditionellen Herstellungsweise mittels Fantaschale und Pistill neue Methoden zur Herstellung von halbfesten Zubereitungen im Rezepturmaßstab etabliert. Es handelt sich dabei um Rolliergerät und elektrische Rührsysteme, die dadurch gekennzeichnet sind, dass die Zubereitungen direkt in ihrer Primärverpackung hergestellt werden.

Bei der Herstellung mit den Geräten Unguator® oder TopiTec® werden die zu mischenden Bestandteile in eine spezielle Kruke eingefüllt und darin durch eine Deckelöffnung mit Hilfe eines elektrisch angetriebenen Rührflügels bearbeitet. Durch die intensive mechanische Be-

anspruchung sind insbesondere bei Emulsionszubereitungen homogenere Zubereitungen zu erreichen als bei der manuellen Bearbeitung. Moderne Geräte erlauben zudem nach Einstellung der gewünschten Rührparameter eine vollautomatische und reproduzierbare Bearbeitung. Im Anschluss an die Herstellung wird der Rührer entfernt (manche Varianten arbeiten auch mit Einmalrührern, die nach der Herstellung in der Kruke verbleiben) und die Deckelöffnung der Kruke mit einer Applikationshilfe verschlossen, die eine Entnahme der Salbe in der benötigten Menge ermöglicht. Der Boden der Kruke ist verschiebbar, so dass die Zubereitung durch Hochdrücken oder -drehen des Bodens aus der Deckelöffnung entnommen werden kann, ohne das Gefäß zu öffnen. Auf diese Weise wird die Kontamination der Zubereitung minimiert.

Beim Tubag®-Verfahren werden die Komponenten der Zubereitung in einen Kunststoffschlauch gegeben, der gegebenenfalls zum Schmelzen der Bestandteile erwärmt wird. Durch Bearbeitung mit Hilfe einer speziellen Rolliervorrichtung erfolgt die Homogenisierung; pulverförmige Bestandteile sollten zuvor in einem kleinen Schlauchabschnitt manuell etwas vorverrieben werden. Der komplette Schlauch wird nach Aufschneiden eines Endes in eine Tube eingeführt, aus der die Zubereitung in herkömmlicher Weise entnommen werden kann.

Ein großer Vorteil der genannten Verfahren ist, neben der Zeitersparnis durch den Wegfall der Gerätereinigung und ggf. durch den vollautomatischen Rührvorgang, vor allem die hygienische Arbeitsweise im weitgehend geschlossenen System. Diesen Vorteilen stehen allerdings auch einige Einschränkungen gegenüber. So ist eine visuelle Kontrolle der fertigen Zubereitung nur sehr eingeschränkt möglich. Bei der Herstellung von Suspensionszubereitungen sollten nur feingepulverte (möglichst mikronisierte) Wirkstoffe verarbeitet werden. Auch hier ist ein Anreiben der zu suspendierenden Wirkstoffe mit einem kleinen Anteil der Grundlage empfehlenswert, um eine gleichmäßige Verteilung in der Grundlage sicherzustellen. Bei der Herstellung mit den hochtourigen Rührgeräten ist eine genaue Temperaturfüh-

15

rung oftmals nur schwer zu realisieren. So kann es z. B. durch das Entstehen von Prozesswärme zu Problemen kommen, wenn sich Wirkstoffe in der Wärme verstärkt in der Grundlage lösen und nach dem Erkalten unkontrolliert wieder auskristallisieren. Die Anwendbarkeit der alternativen Verfahren sollte daher in jedem Einzelfall geprüft werden.

Die Herstellung steriler halbfester Zubereitungen muss zur Sicherstellung der mikrobiologischen Qualität in der Regel unter aseptischen Bedingungen erfolgen, da eine Sterilisation im Endbehältnis meist nicht möglich ist. Sie ist daher nur an entsprechend geeigneten und ausgestatteten Arbeitsplätzen (u.a. reine Werkbank) möglich und sollte nach standardisierten Vorschriften erfolgen. Die verwendeten Ausgangsstoffe müssen durch geeignete Verfahren sterilisiert werden. Salbengrundlagen auf Kohlenwasserstoffbasis, wie z. B. cholesterolhaltiges Vaselin, lassen sich heißluftsterilisieren. In beheizbaren Druckfiltrationsgeräten ist auch eine Sterilfiltration mancher Grundlagen möglich. In Augencremes können Wirkstoffe nach Sterilfiltration in der Wasserphase gelöst eingearbeitet werden. Bei der Herstellung von Suspensionssalben ist durch Einsatz mikronisierter Wirkstoffe eine ausreichend geringe Partikelgröße sicherzustellen. Die Verarbeitung kann mittels Salbenplatte und Porphyrisator erfolgen. Die Herstellung im Rezepturmaßstab ist jedoch häufig problematisch, da die Bereitstellung steriler pulverförmiger Wirkstoffe im Rezepturmaßstab nicht immer gewährleistet ist.

15.5.5
Herstellung im industriellen Maßstab

Die Herstellung von Großansätzen halbfester Zubereitungen erfolgt üblicherweise in doppelwandigen Salbenmischern, die ein Temperieren (Erwärmen und Abkühlen) erlauben (Abb. 15.14). Die Mischer sind mit großformatigen Rührelementen häufig in Kombination mit wandgängigen Abschabern ausgestattet, die für eine intensive Durchmischung des Ansatzes sorgen. Insbesondere für die Herstellung von Zubereitungen, die eine disperse Phase enthalten, z. B. Cremes oder Suspensionssalben, sind

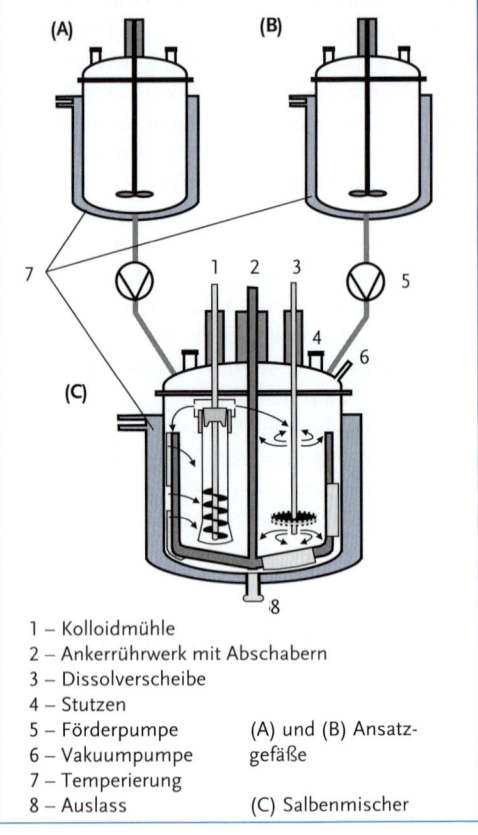

1 – Kolloidmühle
2 – Ankerrührwerk mit Abschabern
3 – Dissolverscheibe
4 – Stutzen
5 – Förderpumpe　　(A) und (B) Ansatz-
6 – Vakuumpumpe　　gefäße
7 – Temperierung
8 – Auslass　　　　　(C) Salbenmischer

Abb. 15.14: Anlage zur chargenweisen Herstellung halbfester Zubereitungen

die Mischer üblicherweise mit zusätzlichen Homogenisierelementen wie hochtourigen Rührern vom Rotor-Stator-Typ, Kolloidmühlen oder Dissolverscheiben ausgestattet (vgl. Kap. 1.1.5). Die Herstellung findet soweit wie möglich im geschlossenen System statt, um das Risiko einer mikrobiellen Kontamination zu minimieren. Lipidphase und ggf. Wasserphase werden dazu in getrennten Vorphasenbehältern vorbereitet. Diese Behälter sind ebenfalls temperierbar, so dass die einzelnen Phasen der halbfesten Zubereitung dort erhitzt oder geschmolzen und mit Hilfe von Flüssigkeitsrührern gemischt werden können. Über Rohrleitungen werden die vorbereiteten Phasen in den Salbenmischer übergeführt, wobei sie noch filtriert (ggf. sterilfiltriert) werden können. Im Salbenmischer werden die Ansätze dispergiert und anschließend kaltgerührt. Bei der Herstellung mehrphasiger Zubereitungen erfolgt die Emulgierung von Lipidphase und Wasserphase durch den Einsatz eines Homogenisierelementes bei einer Temperatur dicht oberhalb der Erstarrungstemperatur der Lipidphase. Der Schritt des Kaltrührens ist wie bei der manuellen Herstellung essentiell für die Entstehung möglichst feinverzweigter Gerüststrukturen und somit für die Konsistenz und physikalische Stabilität der entstehenden Zubereitung. Die Rühr- und Kühlgeschwindigkeit müssen genau aufeinander abgestimmt werden, um neben der notwendigen mechanischen Beanspruchung auch eine adäquate Temperaturverteilung zu gewährleisten und z. B. die Bildung erstarrter Krusten an der Wand des Mischers zu vermeiden. Zur Unterstützung des Mischvorgangs wird häufig noch zusätzlich das Homogenisierelement eingesetzt. Um den langwierigen Abkühlprozess abzukürzen und Energie einzusparen, kann bei der Herstellung von Cremes unter Umständen eine Kaltemulgierung (Cryo-Mix-, Hot-cold-Verfahren) durchgeführt werden, wobei eine Phase (üblicherweise die Wasserphase) im kalten Zustand eingearbeitet wird.

Das Einarbeiten von Wirkstoffen in die Zubereitungen kann im einfachsten Fall in gelöster Form erfolgen, wenn sichergestellt ist, dass der Wirkstoff auch in der fertigen Zubereitung stabil in Lösung bleibt. Zur Herstellung von Zubereitungen vom Suspensionstyp werden die Wirkstoffe als Pulver oder vorzugsweise als vorgefertigte Suspension bei möglichst niedrigen Temperaturen in den Ansatz eingetragen und dispergiert. Auch Gelbildner werden nach Möglichkeit als homogene Suspension in einer Flüssigkeit, in der sie nicht aufquellen, eingetragen, um eine Klumpenbildung zu verhindern. Eine Homogenisierung der erkalteten Zubereitung außerhalb der Prozessanlage, z. B. auf Dreiwalzenmühlen, sollte vermieden werden, da dies zur Unterbrechung der geschlossenen Prozesskette führt. Alle Dispergier- und Rührprozesse in der Anlage erfolgen vorzugsweise unter Vakuum, um den Eintrag von Lufteinschlüssen in die Zubereitung zu vermeiden. Diese würden neben einem möglichen Einfluss auf die Konsistenz und Dichte vor allem die chemische und mikrobiologische Stabilität

der Zubereitung gefährden. In Gelen wirken Luftbläschen zudem optisch sehr störend. Die fertige Zubereitung wird nach Möglichkeit im geschlossenen System, ggf. nach kurzer Zwischenlagerung, in die Primärverpackung abgefüllt. Bei sehr hochviskosen Zubereitungen lässt sich allerdings ein manuelles Austragen aus dem Mischer oft nicht vermeiden.

Neben dem beschriebenen diskontinuierlichen Verfahren kann man auch ein kontinuierliches Verfahren zur Herstellung halbfester Zubereitungen anwenden (Abb. 15.15). Dabei werden die unterschiedlichen beteiligten Phasen kontinuierlich mit Dosierpumpen aus den Vorphasenbehältern über entsprechende Filter in einen Homogenisator gefördert und nach dem Dispergieren in einem kontinuierlich arbeitenden Schabekühler unter Rühren abgekühlt. Derartige Anlagen sind vor allem in der Kosmetikindustrie verbreitet.

Unabhängig vom Herstellungsverfahren müssen sämtliche Verfahrensschritte unter keimarmen Bedingungen durchgeführt werden. Neben der Arbeit im geschlossenen System ist es dafür notwendig, dass sich die verwendeten Geräte leicht reinigen und möglichst im herstellungsbereiten Zustand unter Druck dampfsterilisieren lassen (steaming in place). Falls Arbeiten am offenen Produkt unvermeidbar sind, kann das Kontaminationsrisiko z. B. durch den Einsatz von Laminar-Air-Flow-Bereichen reduziert werden.

Ist für die Zubereitungen Sterilität gefordert, z. B. für halbfeste Systeme zur Anwendung am Auge oder auf schwer verletzter Haut, muss die gesamte Herstellung unter aseptischen Bedingungen erfolgen, denn wegen der komplexen Struktur halbfester Zubereitungen ist eine Sterilisation im Endbehältnis normalerweise nicht möglich. Für eine solche Herstellung müssen unter anderem geeignete Reinräume zur Verfügung stehen, und die gesamte Prozessanlage muss vor der Herstellung dampfsterilisiert werden können. Zudem sind keimarme bzw. sterile Ausgangsstoffe einzusetzen. Als keimreduzierende Maßnahmen während der Herstellung können z. B. ausreichend thermostabile Vorphasen in ihren Ansatzbehältern unter Wärmeanwendung sterilisiert und ggf. anschließend sterilfiltriert werden. Unter Um-

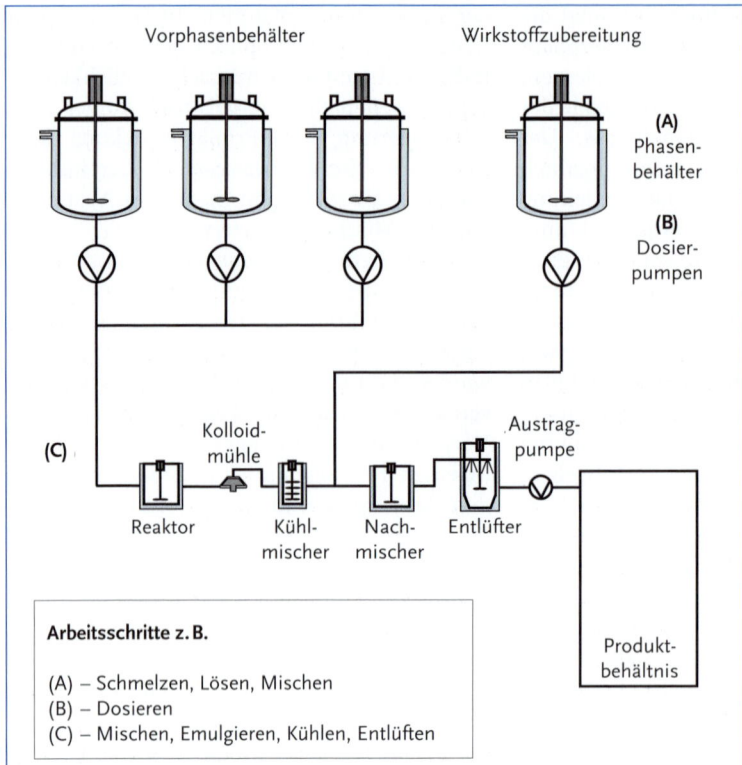

Abb. 15.15: Kontinuierliche Prozessanlage zur Herstellung halbfester Zubereitungen

ständen kann die Sterilisation des Ansatzes auch im Salbenmischer erfolgen. Anschließend muss der Ansatz erneut homogenisiert und kaltgerührt werden. Auch die Wirkstoffe müssen in steriler Form eingebracht werden, z. B. pulverförmig nach Heißluftsterilisation oder nach aseptischer Herstellung als sterilfiltrierte Lösung oder autoklavierte wässrige Suspension. Das Abfüllen in sterile Primärverpackungen verläuft unter aseptischen Bedingungen möglichst ebenfalls im geschlossenen System.

Die Möglichkeiten zur Inprozesskontrolle beschränken sich bei der Herstellung von halbfesten Zubereitungen hauptsächlich auf die Überwachung der Maschinen und des Prozessablaufes sowie auf Umgebungskontrollen. Zu kontrollierende Parameter sind z. B. die Temperaturen der beteiligten Phasen und des Gesamtansatzes im Verlauf der Herstellung, Rühr- und Homogenisierzeiten und -geschwindigkeiten, sowie Reihenfolge und Zeitpunkt der Zugabe einzelner Bestandteile.

15.6
Verpackung, Haltbarkeit, Lagerung

Als Primärpackmittel für halbfeste Zubereitungen dienen in der Regel Tuben oder Kruken. Wenn irgend möglich, sollten die Zubereitungen in Tuben abgefüllt werden, um einen wirksamen Kontaminations- und Verdunstungsschutz sowie Schutz vor oxidativen Veränderungen und Lichteinflüssen zu gewährleisten. In der Rezeptur bewähren sich auch Spenderkruken, die eine mikrobielle Kontamination ähnlich gut wie Tuben erschweren, im Hinblick auf Verdunstungs-, Licht- und Oxidationsschutz allerdings eher mit Kruken vergleichbar sind. Für manche Anwendungsbereiche (z. B. Augenarzneimittel) ist die Abfüllung in Tuben als Mehrdosenbehältnisse vom Arzneibuch vorgeschrieben. Im Falle sehr hochviskoser Zubereitungen kann die Abgabe in Tuben oder Spenderkruken allerdings aus anwendungstechnischen Gründen ungünstig sein.

Bei der Wahl des Primärpackmittels ist die chemische Kompatibilität der Zubereitung mit dem Behältnis bzw. den Behältnisbestandteilen zu berücksichtigen. So eignen sich z. B. Kunststoffbehälter nicht für die Lagerung von Macrogolsalben, da Macrogole Kunststoffe angreifen können. Bei Abfüllung von Carbomergelen in Aluminiumtuben kann es bei fehlerhafter Innenschutzlackierung zur Beeinträchtigung des Gelzustandes durch Wechselwirkung mit Aluminiumionen kommen. Bei der Auswahl von Tubenqualitäten für Augensalben ist besonders auf die Abwesenheit von Metallsplittern zu achten. Selbstverständlich können für Augenpräparate nur sterile Tuben verwendet werden.

Die Haltbarkeit der fertigen Zubereitungen richtet sich nach der chemischen, physikalischen und mikrobiologischen Stabilität der Zubereitung, die sowohl durch die Zusammensetzung als auch durch die Herstellungsweise und die Art der Verpackung beeinflusst wird. Für Fertigarzneimittel, die eine Laufzeit von mehreren Jahren haben sollen, wird die Haltbarkeit unter Berücksichtigung dieser Faktoren im Rahmen der Produktentwicklung optimiert und festgelegt. Da Rezepturarzneimittel zum alsbaldigen Verbrauch vorgesehen sind, können hier auch weniger lang haltbare Zubereitungen hergestellt und abgegeben werden. Laut Apothekenbetriebsordnung muss auf dem Etikett auf die begrenzte Haltbarkeit von Rezepturarzneimitteln hingewiesen werden. Es sollte hierbei ein konkreter Endzeitpunkt der Aufbrauchfrist angegeben sein.

Auf die Haltbarkeit von Zubereitungen, die in der Apotheke auf Vorrat hergestellt werden, z. B. defekturmäßig hergestellte Dermatika-Grundlagen, ist ebenfalls ein besonderes Augenmerk zu richten. Im NRF finden sich Richtwerte für die Haltbarkeit und Aufbrauchfrist von Rezepturarzneimitteln sowie für die Laufzeit und Weiterverarbeitungsfrist von gängigen Dermatika-Grundlagen. Auf Vorrat hergestellte Grundlagen und andere halbfeste Zubereitungen sollten stets nur in Mengen vorrätig gehalten werden, die dem Verbrauch angemessen sind. Bei zu langer Lagerung sind Qualitätsminderungen nicht auszuschließen, die sowohl die Grundlage (Ranzidität, nicht akzeptable Nachhärtung, nachteilige Veränderung der Disper-

sitätsverhältnisse bei Emulsionszubereitungen) als auch die inkorporierten Wirkstoffe (chemische und mikrobiell bedingte Zersetzungen, Teilchengrößenwachstum) betreffen können. Mikrobiell anfällige Zubereitungen, die kein Konservierungsmittel enthalten, sind bei Bedarf frisch herzustellen.

Halbfeste Zubereitungen sollten kühl und möglichst unter Luftabschluss (bis zum Rand gefüllte Gefäße) gelagert werden. Bei oxidationsempfindlichen Grundlagen sowie bei Zubereitungen, die lichtempfindliche Wirkstoffe wie Wasserstoffperoxid oder Bismutsalze enthalten, ist auf Lichtschutz zu achten.

15.7
Biopharmazeutische Aspekte

15.7.1
Haut und ihr Einfluss auf die Arzneistoffaufnahme

Die menschliche Haut besitzt eine Dicke von 1 bis 4 mm und eine Fläche von 1,6–2,0 m^2. Sie kann nach ihrem Aufbau in Epidermis, Dermis (beide Schichten bilden die Cutis) und Subcutis unterteilt werden. In diese Schichten sind Schweißdrüsen, Talgdrüsen, Haare und Nägel integriert (Abb. 15.16).

Die Subcutis (Unterhaut) besteht aus lockerem Bindegewebe und Fettzellen und hat im Körper neben der Funktion des Körperschutzes auch die Aufgabe, Energie in Form von Fett zu speichern.

Die Dermis (Lederhaut, Korium), hauptsächlich aus Kollagen und Elastin bestehend, sorgt für die Elastizität und mechanische Stabilität der Haut. In diesem Teil des Hautgewebes finden sich auch zahlreiche Gefäße und Nervenfasern, die für die Ernährung der Haut und deren Berührungsempfindlichkeit zuständig sind. Ihr Wassergehalt beträgt etwa 70 %.

Die Epidermis (Oberhaut, Abb. 15.17) hingegen besteht hauptsächlich aus Keratinozyten (ca. 90 %). Vom aktiv proliferierenden Stratum basale aus bilden sich diese Keratinozyten, die von dort in ca. 20 bis 30 Tagen an die Oberfläche wandern und sich während dieses Weges deutlich verändern. Im Stratum corneum angekommen, besitzen die Keratino-

15

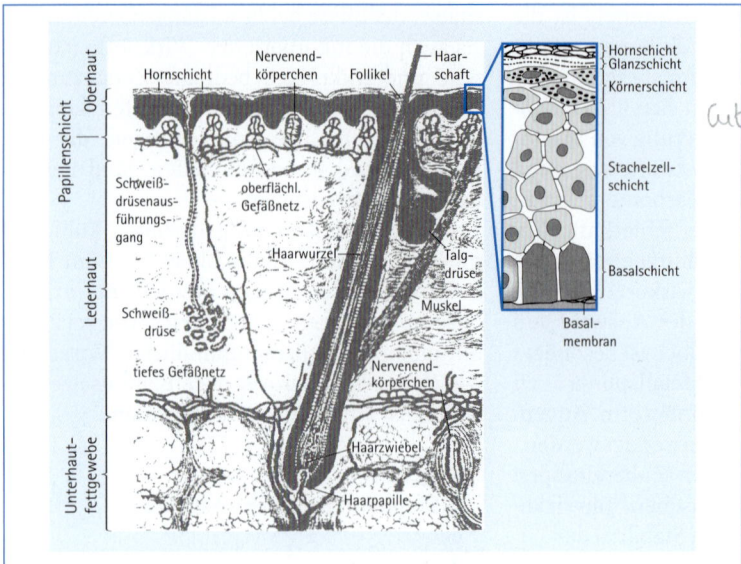

Abb. 15.16: Aufbau der Haut

[handwritten annotations:]
Cutis { Epidermis = Oberhaut
        Dermis = Lederhaut

Subcutis { Fettzellen, Bindegweb

zyten keinen Zellkern mehr, dafür aber sehr viel Keratin (ca. 80 %), dessen Bildung hauptsächlich während des Aufenthaltes der Keratinozyten im Stratum granulosum stattfindet (siehe Abb. 15.17).

Die im Stratum corneum nun auch Corneozyten genannten Keratinozyten sind nach erfolgter Differenzierung 0,5 µm dick und ca. 30–40 µm breit, haben einen geringen Wassergehalt (ca. 15–20 %), aber ein großes Wasseraufnahmevermögen. Das Stratum corneum (Hornschicht) selbst besteht aus ca. 15–20 Schichten Corneozyten, die in ein Lipidgemisch eingebettet sind (Ziegel-Mörtel-Prinzip). Dieses besteht hauptsächlich aus Ceramiden, Cholesterolestern und Cholesterol.

Das gesamte Stratum corneum unterliegt einer ständigen Erneuerung. Es ist von Ausführungsgängen der Schweiß- und Talgdrüsen und Haarfollikeln durchstoßen, deren Anteil an der Hautfläche lediglich etwa 0,1–1 % ausmacht und daher für die Arzneistoffaufnahme von sehr untergeordneter Bedeutung ist. Ein die Hornschicht überziehender Hydrolipidfilm, der aus Fettsäuren, Triglyceriden, Wachsen, Aminosäuren und anderen Komponenten besteht, erschwert die Benetzbarkeit der Hornschicht und hat auch antimikrobielle Wirkung.

Die Eindringfähigkeit von Stoffen über das Stratum corneum in die intakte Haut ist sehr gering. Die Corneozyten („Ziegel") sind eingebettete hydrophile Barrieren im Lipidgemisch („Mörtel"), dessen multiple Lipidschichten ein hydrophobes Kontinuum bilden. Beide Komponenten zusammengenommen (Ziegel-Mörtel) formen eine recht undurchdringliche Barriere für viele Stoffe. Der Arzneistofftransport in die Haut geschieht für lipophile Wirkstoffe durch die lipidreichen Interzellularräume der Hornschicht (interzelluläre Route, Abb. 15.17). Der transzelluläre Weg spielt nach neueren Erkenntnissen eine sehr untergeordnete Rolle. Günstige Voraussetzungen für die Penetration in das Stratum corneum und die Durchdringung dieser Barriere (Permeation) sind gegeben, wenn der Arzneistoff lipophil ist und dazu eine gewisse Wasserlöslichkeit besitzt. Hingegen ist die Permeation von Fetten und fetten Ölen, wie auch von stark hydrophilen Stoffen gering.

Nach Passage der Hornschicht erfolgen das Vordringen unter eventueller Metabolisierung in die tiefer gelegenen lebenden Schichten und die Aufnahme in das kapillare System wesentlich schneller. So liegt der Diffusionskoeffizient für die üblichen Arzneistoffe in der wasserreichen Dermis etwa drei Zehnerpotenzen höher als in der Hornschicht. Eine Ausnahme bilden einige Stoffe, wie Corticosteroide und Iod, die sich in den untersten Zellschichten des

Abb. 15.17: Aufbau der Epidermis

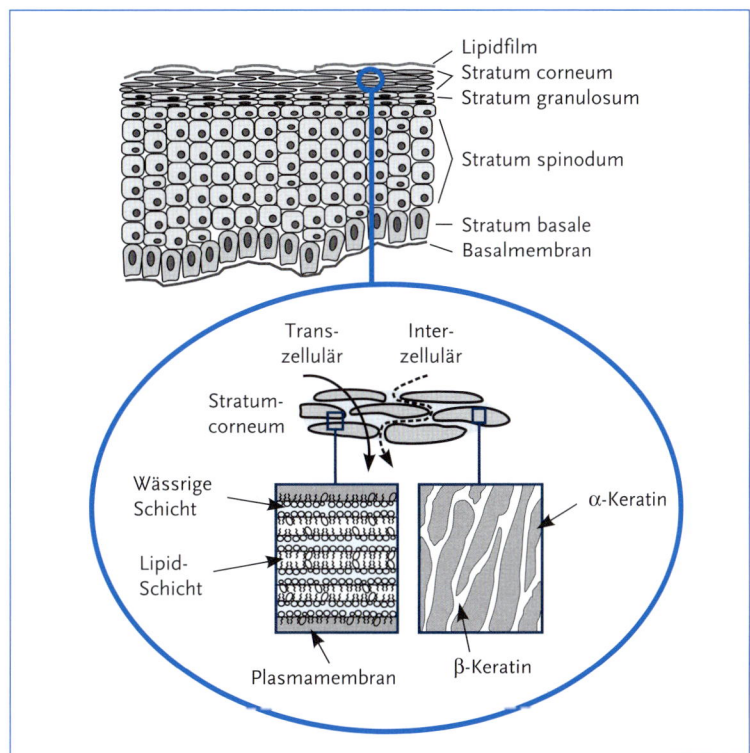

Stratum corneum anreichern und ein Reservoir ausbilden.

Wirkstoffe, die die Hornschicht durchdringen, können zu unerwünschten systemischen Nebenwirkungen führen. Diese Gefahr, die zu toxischen Effekten führen kann, ist besonders bei großflächiger Applikation von Zubereitungen auf stark geschädigter Haut (Verlust der Barrierefunktion des Stratum corneum) zu beachten. Eine Verstärkung der Arzneistoffpermeation wird durch Wärmebehandlung (warme Bäder) und durch Okklusion erreicht. Bei der Okklusion wird nach Aufbringen des Dermatikums das Wundgebiet mit einer wasserdampfundurchlässigen Folie abgedeckt. Weil durch die Unterbrechung des transepidermalen Wassertransports die Hydratation der Hornschicht stark erhöht wird, ist es hierdurch möglich, die Permeation von Corticosteroiden bis auf das Hundertfache zu erhöhen. Eine Steigerung der Hydratation der Haut tritt auch beim Auftragen von Lipoidgrundlagen (Vaselin, Fette, Öle) auf, da sie die laufende Abgabe von Wasserdampf aus der Haut an die Umge-

bung verhindern und dadurch zu einer Erhöhung der Hauttemperatur und zu einer Mazeration der Haut führen. Andere Verhältnisse liegen bei O/W-Cremes vor. Hier verdunstet das Wasser des Systems leicht, und die zurückbleibende Schicht ist so porös, dass sie das durch die Schweißdrüsen ausgeschiedene Wasser nicht zurückhält und somit die Verdunstung nicht verhindert wird. Auch mit Hydrogelen ist keine Hydratation der Haut zu erzielen; wenn sie Glycerol enthalten, ist im Gegenteil zu befürchten, dass der Haut Feuchtigkeit entzogen wird.

Inwieweit und in welchem Ausmaß Arzneistoffe einzudringen und die Hornschicht zu durchdringen vermögen, hängt sowohl von den morphologisch-physiologischen Gegebenheiten des Applikationsortes ab, als auch von den Eigenschaften des Arzneistoffes und dem Charakter sowie der Zusammensetzung der Arzneiform. Da es sich hierbei um ein multifaktorielles Geschehen handelt, sind allgemeine Aussagen zum Einfluss der in Tab. 15.2 aufgeführten Faktoren außerordentlich er-

15

Tab. 15.2: Faktoren, die die Aufnahme eines Arzneistoffs aus einer Arzneiform in die Haut beeinflussen

---

1. Beschaffenheit der Haut
- Hautzustand
- Hauttyp
- Lokalisation (pH-Wert)
- Behandlung der Haut

2. Eigenschaften und Einfluss des Arzneistoffs
- Konzentration
- Löslichkeit in der Grundlage
- Schmelzpunkt
- Molekülgröße
- Diffusionsvermögen
- Lösungsgeschwindigkeit
- Dissoziierbarkeit
- Verteilung zwischen den Phasen der Grundlage
- Verteilungsverhalten zwischen Salbe und Haut (Verteilungskoeffizient)
- Löslichkeit im Hautfett
- Bindung an Hautproteine
- Korngröße und -verteilung

3. Eigenschaften und Einfluss der Arzneiform
- Vehikeleigenschaften (hydrophil, lipophil, Emulsionstyp)
- Ordnungsgrad der gerüstbildenden Phase (Abhängigkeit von der Herstellungstechnik)
- Zusammensetzung des Vehikels (Sorptionsvermittler)
- Benetzung der Haut durch Vehikel (Tensidzusatz)
- Löslichkeit des Arzneistoffs im Vehikel
- Viskosität des Vehikels
- Veränderung des Vehikels auf der Haut (Verdunsten)
- Veränderung der Haut durch das Vehikel (Hydratationssteigerung)
- Spreitung auf der Haut (Bedeckungsfläche, Schichtdicke)

- Der Arzneistoff soll auf der Hautoberfläche verbleiben, bzw. nur oberflächlich eindringen, z. B. Desinfektionsmittel oder Lichtschutzpräparate.
- Der Arzneistoff soll in der Haut oder in tiefer gelegenen Geweben eine lokale Wirkung entfalten, dieses trifft bei den meisten Arzneiformen zu.
- Der Arzneistoff soll in solch hohen Dosen resorbiert werden, dass er eine systemische Wirkung ausübt. Dies ist aber bei Verwendung der traditionellen kutanen Arzneiformen nur im Ausnahmefall (z. B. Rheumasalben, Hormonpräparate) zu erreichen und wurde für ausgewählte Arzneistoffe mit der Entwicklung Transdermaler Therapeutischer Systeme realisiert (s. Kap. 24.3).

Aufgabe der Arzneiformulierung ist es, durch geeignete Wahl der Grund- und Hilfsstoffe sowie der Herstellungstechnologie eine ausreichende Freisetzung der Arzneistoffe aus der Arzneiform zu sichern. Allgemein gültige Aussagen hierzu sind auf Grund des komplizierten Aufbaus der meisten dermatologischen Darreichungsformen nicht möglich und müssen im Rahmen der Präparatentwicklung erbracht werden.

15.7.2
Einsatz topischer Arzneiformen

Entsprechend dem Sekretionszustand der Haut, insbesondere der Talgdrüsen, unterscheidet man mehrere individuell verschiedene Hauttypen. Zu den Extremtypen zählen der Seborrhoiker mit vermehrter Talgproduktion und Schweißsekretion und den hiervon abhängigen typischen Hauterkrankungen (Akne vulgaris, Rosazea, seborrhoisches Ekzem u.a.) und der Sebostatiker, dessen Talg- und Feuchtigkeitsproduktion gering ist. Oft tritt im letzteren Fall sogar eine abnorme Trockenheit der Haut auf, zu der es auch bei bestimmten Hauterkrankungen und im Alter kommen kann. Für Seborrhoiker sind lipophile Salben oder lipophile Cremes wenig geeignet und oft schlecht verträglich. Hier sollten feuchte Umschläge, Schüttelmixturen, Hydrogele oder andere hydrophile Grundlagen angewendet werden. Da-

---

schwert. Da der Arzneistofftransport durch die Hornschicht durch passive Diffusion erfolgt, kommt der Verteilung des Arzneistoffes zwischen Arzneiform und Haut eine große Bedeutung zu und damit auch den Faktoren, die das Verteilungs- und Diffusionsverhalten beeinflussen (s. Kap. 7.6.2). Neben diesen Faktoren sind aber auch die Bindung des Arzneistoffes an hauteigene Proteine und andere Gewebebestandteile und gegebenenfalls die metabolische Veränderung des Wirkstoffs in der Haut zu beachten.

Die Anwendung von Arzneistoffen auf der Haut erfolgt unter drei therapeutischen Zielsetzungen:

Tab. 15.3: Klassifizierung der Dermatika nach dem allgemeinen Grad der Tiefenwirkung, der Strömungsrichtung und der Vehikelwirkung sowie nach dem Erkrankungsstadium

Arzneiform	Grad der Tiefenwirkung	Richtung des Wasserstromes in der Haut	Vehikelwirkung	Erkrankungsstadium
Puder			kühlend,	akut
Schüttelmixtur			entquellend,	
offener feuchter Umschlag			oberflächenhaftend,	
Lösung			entzündungshemmend	
flüssige O/W-Emulsion				
O/W-Emulsion		von innen		
-Suspension	Zunahme	nach außen		subakut
(Softpaste)				
O/W-Creme				
Quasiemulsionsgel				
Paste		von außen	quellend,	
W/O-Creme		nach innen	penetrierend,	
Hydrophobe Salbe			entzündungssteigernd	chronisch
Okklusivverband				

gegen benötigt der Sebostatiker (seltener anzutreffen als der Seborrhoiker) „fette" Salben, also lipophile Salben oder Cremes. Häufiger als die beiden extremen Typen sind die zwischen ihnen stehenden gemäßigten Typen anzutreffen, die als „zum seborrhoischen Typ neigend" und „zum sebostatischen Typ neigend" zu kennzeichnen sind und die besonders mit Grundlagen auf Emulsionsbasis behandelt werden sollten. Zur Bedeutung der Arzneiform und der Zusammensetzung des Trägersystems für die Aufnahme von Arzneistoffen durch die Haut liegt eine Vielzahl von Befunden vor, die aber keine einheitliche Aussage vermitteln. In Tabelle 15.3 ist der Versuch unternommen worden, eine Klassifizierung dermatologischer Arzneiformen durchzuführen, die allerdings nur orientierenden Charakter besitzen kann.

Wesentlich leichter als durch die Haut werden Arzneistoffe durch Schleimhäute aufgenommen, da diese keine Hornschicht, sondern ein leicht permeables Epithel mit schleimproduzierenden Becherzellen besitzen.

15.7.3
Penetrationsbeschleuniger

Als Penetrationsvermittler (Enhancer, Absorptionsbeschleuniger) werden Stoffe bezeichnet, die den Widerstand der Hornschicht gegenüber der Passage von Arzneistoffen herabsetzen und deren Hautpermeation erleichtern. In Tabelle 15.4 sind die wichtigsten Verbindungen mit penetrationsbeschleunigendem Effekt angeführt. Von Enhancern ist zu fordern, dass sie zu keinen Hautreizungen führen und keine allergene Wirkung besitzen. Auch muss eine vollständige Regenerierung der Barrierefunktion der Haut nach Absetzen des Präparates gewährleistet sein.

Wie aus Abbildung 15.18 zu entnehmen ist, kann durch derartige Stoffe die Permeation von Corticosteroiden (Fluocinolonacetonid) wesentlich verbessert werden. Die Mechanismen des penetrationsvermittelnden Effektes sind nur teilweise bekannt. Die Wirkung wird mit einer Verdrängung des an die Proteinstruktu-

Tab. 15.4: Absorptionsbeschleuniger

Dimethylsulfoxid (DMSO)	1,2-Propylenglykol
Decylmethylsulfoxid	Ölsäure
N,N-Dimethylformamid	Natriumlaurylsulfat
N,N-Dimethylacetamid	Terpene
2-Pyrrolidon	Harnstoff
N-Methylpyrrolidon	
1-Dodecylazacycloheptan-2-on (Azone®)	

15

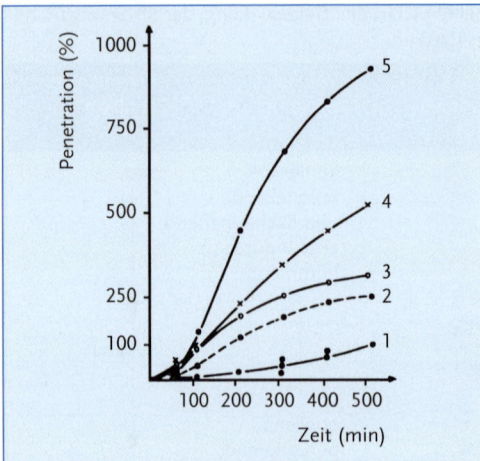

Abb. 15.18: Vergleich der perkutanen Fluocinolonaceto-nid-Penetration aus verschiedenen Lösungsmitteln: **1** Ethanol, **2** Tetrahydrofurfurylalkohol, **3** Dimethyl-acetamid, **4** Propylenglykol, **5** Dimethylsulfoxid

ren gebundenen Wassers, mit Wechselwirkungen mit den Hautlipiden oder auch mit Hydratation und Quellungsvorgängen erklärt, wobei der Verteilungskoeffizient der Stoffe offensichtlich von großer Bedeutung ist. Salicylsäure fördert z. B. durch Keratinolyse der Hornschicht die Arzneistoffpermeation und wird daher dermatologisch genutzt. Hyaluronidase depolymerisiert enzymatisch Hyaluronsäure, ein Mukopolysaccharid aus Glucuronsäure und N-Acetylglucosamin, die zusammen mit Chondroitinschwefelsäure den Hauptbestandteil von Binde- und Stützgewebe bilden.

Da Penetrationsförderer häufig in hohen Anteilen von etwa 10–50 %, bezogen auf die Gesamtmasse der Zubereitung, erforderlich sind, um eine „Auflockerung" der Hornschicht als Voraussetzung für eine verbesserte Arzneistoffpermeation zu erzielen, ergeben sich oftmals Probleme im Bezug auf ihre Verträglichkeit.

15.7.4
Arzneistoffverfügbarkeit und Wirkungsbewertung von Dermatika

15.7.4.1
In-vitro-Methoden

Geldiffusionsmethode

Diese einfache Methode hat sich zur Prüfung der Freisetzung von Arzneistoffen bewährt, die gefärbt oder durch eine Farbreaktion detektierbar sind, fluoreszieren oder eine antibiotische Aktivität besitzen. Die zu prüfende Zubereitung wird in ausgestanzte Löcher eines als Diffusionsmedium dienenden Agar- oder Gelatinegels gegeben. Nach einem geeigneten Zeitintervall entsteht durch Diffusion ein detektierbarer Farbhof oder Hemmhof, dessen Durchmesser als Maß für die Arzneistofffreisetzung dient (Abb. 15.19).

Membranmethoden

Eine einfache Freisetzungszelle besteht aus zwei durch eine Membran getrennte Kammern, die meist auf 30 °C temperiert sind. Die eine Kammer (Donor) enthält die zu prüfende topische Arzneiform, die andere Kammer (Akzeptor) wird mittels einer Schlauchpumpe von einer Freisetzungsflüssigkeit im Durchfluss oder Umlauf durchströmt. Die Erfassung der freigegebenen Arzneistoffmenge erfolgt entweder kontinuierlich, mittels Durchflussküvette oder ionensensitiver Elektrode, oder diskon-

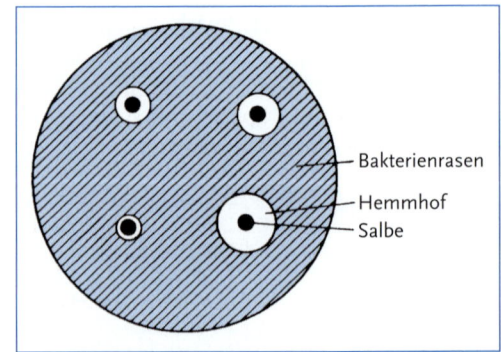

Abb. 15.19: Agarplattentest

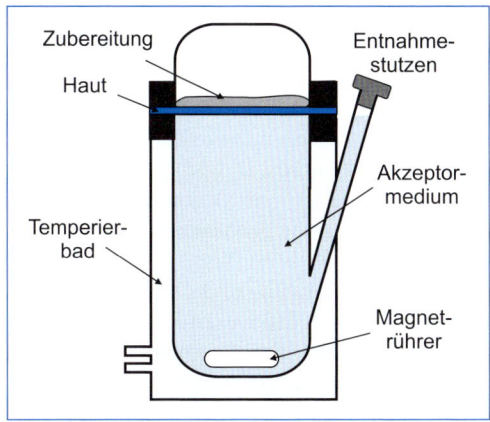

Abb. 15.20: Diffusionszelle nach Franz

tinuierlich durch Probenahmen in geeigneten Zeitintervallen mit anschließender Gehaltsbestimmung. Als Akzeptormedien werden meist Pufferlösungen eingesetzt; als Membranmaterialien dienen sowohl hydrophile als auch lipophile Membranen sowie exzidierte Tier- oder Menschenhaut (s. Kap. 7.2.1).

Eine Weiterentwicklung dieser Methode ist die so genannte Diffusionszelle nach Franz (Abb. 15.20). Sie bietet den Vorteil, dass die Arzneiform in natürlicher Weise auf ein exzidiertes Hautstück (z. B. aus der plastischen Chirurgie) aufgetragen und untersucht werden kann. Die Diffusionszelle besteht aus einem doppelwandigen temperierbaren Glas, in dem sich die ständig gerührte Akzeptorflüssigkeit befindet. In direktem Kontakt damit ist die Unterseite des auf der Glasöffnung fixierten Hautstückes. Die Oberseite der Haut kann nach Auftragen der Formulierung gegen Verdunstung mit einer Glasbedeckung geschützt werden. Proben können leicht aus dem Akzeptormedium durch die lange Glasöffnung entnommen werden.

Ergebnisbewertung

Da für die Wirkung von kutan applizierten Wirkstoffen die Wechselwirkung mit der lebenden Haut außerordentlich bedeutsam ist, sind mit derartigen artifiziellen Prüfmodellen lediglich Informationen zum Einfluss von Formulierungsfaktoren, wie Konzentration, Lös-

lichkeit und Verteilungszustand des Arzneistoffes im Träger etc., erhältlich.

Die Freisetzung von Wirkstoffen aus topischen Zubereitungen ist unter gewissen Einschränkungen mathematisch erfassbar.

Für *Suspensionssalben* gilt die Gleichung („Quadratwurzelgesetz" nach Higuchi)

$$Q = \sqrt{2 \cdot c_0 \cdot D \cdot c_s \cdot t} \qquad (15.1)$$

Q freigesetzte Arzneistoffmenge je Flächeneinheit,
c_0 Konzentration der ungelösten Teilchen zur Zeit $t = 0$ (Ausgangskonzentration)
c_s Sättigungskonzentration der gelösten Teilchen in der Salbe
D Diffusionskoeffizient des Wirkstoffs in der Salbe
t Zeitdauer der Einwirkung

Demnach ist unter konstant gehaltenen Bedingungen (c_0, c_S, D) die freigesetzte Wirkstoffmenge der Wurzel aus der Zeit proportional

$$Q = f(\sqrt{t}) \qquad (15.2)$$

Der Diffusionskoeffizient D des Arzneistoffs für eine bestimmte Salbengrundlage kann wie folgt errechnet werden:

$$D = \frac{s^2 \cdot \pi}{q^2 \cdot c_0 \cdot t} \qquad (15.3)$$

s Substanzmenge, die durch einen Querschnitt von q (cm^2) gewandert ist
c_0 Anfangskonzentration (mg/cm^3)
t Zeit (s)

Voraussetzung für die Anwendbarkeit der Gleichung ist die feine Verteilung des suspendierten Wirkstoffs, dessen Teilchen kleiner sein müssen als die Schichtdicke der Salbe. Die Konzentration der suspendierten Substanz muss wesentlich größer sein als die der gelösten Substanz ($c_0 \gg c_S$). Auch muss der vom Organismus aufgenommene Wirkstoff schnell abtransportiert werden, damit das Konzentrationsgefälle möglichst hoch bleibt. Günstige Wirkstoffabgaben aus Suspensionssalben sind erreichbar, wenn der Arzneistoff in der Grundlage etwas löslich ist, keine Assoziate mit ihr bildet und der pH-Wert eine hohe Konzentration des undissoziierten Wirkstoffs ermöglicht.

Für *Lösungssalben* wurden entsprechende Gleichungen erarbeitet. Voraussetzung für de-

15

ren Anwendung ist, dass der Arzneistoff moleculardispers gelöst und gleichmäßig verteilt ist und lediglich der Arzneistoff durch Diffusion aus der Grundlage in die Haut und nicht Stoffe aus der Haut in die Grundlage gelangen.

Wenn die Salbenschicht eine ausreichende Schichtdicke besitzt und der Prozentsatz des freigesetzten Arzneistoffs $\leq 30\,\%$ beträgt, ergibt sich die Gleichung

$$Q = 2 \cdot c_0 \sqrt{\frac{D \cdot t}{\pi}}$$

(15.4)

Q freigesetzte Arzneistoffmenge an der Grenzfläche Salbe/Haut pro Flächeneinheit
c_0 Anfangskonzentration
D Diffusionskoeffizient des Arzneistoffs in der Salbe
t Zeit nach Applikation

Diese einfache Formel weist aus, dass die Arzneistofffreisetzung direkt proportional der Initialkonzentration des Arzneistoffs ist. Wesentlich ist weiterhin der Diffusionskoeffizient des Arzneistoffs, der durch verschiedene Faktoren (z. B. Temperatur, Viskosität, Molekülgröße) beeinflussbar ist.

Auch für *Emulsionssalben* bzw. Cremes existieren Formeln zur Erfassung der Arzneistofffreisetzung. Unter der Annahme, dass der Wirkstoff gelöst und auf beide Phasen verteilt ist, die dispergierte Phase aus kleinen Kügelchen besteht und das Volumen der inneren Phase klein ist, kann folgende Gleichung zur Anwendung kommen:

$$D_e = \frac{D_1}{V_1 + k \cdot V_2} \left[1 + 3 \cdot V_2 \frac{k \cdot D_2 - D_1}{k \cdot D_2 + 2 \cdot D_1} \right]$$

(15.5)

D_e effektiver Diffusionskoeffizient des Systems,
D_1 Diffusionskoeffizient des Wirkstoffs in der äußeren Phase
D_2 Diffusionskoeffizient des Wirkstoffs in der inneren Phase
V_1 Volumenfraktion der äußeren Phase
V_2 Volumenfraktion der inneren Phase
k Verteilungskoeffizient

Die Komplexität des heterogenen Emulsionssystems ermöglicht die Anwendung der Gleichung nur unter sehr eingeschränkten Be-

dingungen. Dennoch werden die Faktoren sichtbar, die bei der Arzneiformulierung zu berücksichtigen sind. Es wird deutlich, dass für den effektiven Diffusionskoeffizienten D_e vor allem die individuellen Diffusionskoeffizienten für die beiden Phasen D_1 und D_2 und der Verteilungskoeffizient k von Bedeutung sind. D_1 und D_2 werden von Faktoren wie Viskosität, Temperatur usw. beeinflusst. Bei annähernd gleichen Werten für D_1 und D_2 übt der Verteilungskoeffizient k den wesentlichsten Einfluss auf die Freisetzung aus. Begünstigt der Verteilungskoeffizient das Vorliegen des Arzneistoffs in der externen Phase, wird auch die Freisetzungsrate begünstigt. Bei einem Verteilungskoeffizienten, der ein Vorliegen des Arzneistoffs vorwiegend in der inneren Phase bedingt, erfolgt eine Abgabehemmung.

15.7.4.2
In-vivo-Methoden

Zur Erfassung und Bewertung der Arzneistoffverfügbarkeit von dermatologischen Zubereitungen sind Blutplasmaspiegel- bzw. Harnspiegelbestimmungen auf Grund der meist sehr geringen Resorption nach topischer Applikation schwierig und für die Beurteilung der Wirkung an bzw. in der Haut nicht aussagefähig. Eine Ausnahme bilden Resorptionssalben und -pflaster.

Die im Folgenden beschriebenen Methoden erlauben eine orientierende Wirkungsbeurteilung von Dermatika:

Filmabrissmethode (stripping test)

Bei dieser häufig praktizierten Methode wird nach Auftragen der zu prüfenden Zubereitung auf die Haut in geeigneten Zeitintervallen die Hornschicht Lage für Lage mit Hilfe eines Klebfolienabrisses (Tesafilm®) entfernt, wodurch das Eindringen des Pharmakons in die einzelnen Hautschichten verfolgt werden kann. Auf Grund der geringen zur Analyse gelangenden Wirkstoffmenge wird oft mit radioaktiv oder fluoreszenzmarkierten Verbindungen gearbeitet. Ein Nachteil besteht dann darin, dass nicht mehr die Substanz selbst, sondern lediglich das markierte Atom erfasst wird, das auch in Abbauprodukten vorhanden sein kann.

Differenzmethode

Sie ist eine Methode mit geringem experimentellen Aufwand, bei der eine bestimmte Menge der Zubereitung auf ein Hautareal definierter Größe aufgebracht wird. Nach einer Einwirkzeit wird die Zubereitung mechanisch und anschließend durch Nachwaschen mit Wasser entfernt und in einen Messkolben übergeführt. Die durch geeignete Bestimmung des Arzneistoffs erhaltenen Befunde sagen aus, wie viel Arzneistoff nach Aufbringen der Salbe die behandelte Hautoberfläche verlassen hat. Weitergehende Informationen, z. B. über die Tiefe und das Ausmaß der Penetration, werden nicht erhalten.

Vasokonstriktionsmethode

Der sog. Skin-blanching-test ist zur Bewertung der Wirkung von Corticosteroiden geeignet, wobei man deren vasokonstriktorischen Effekt erfasst.

Krankheitsprovokation auf kleinen Testarealen

Nach einem Punktsystem bewertet wird die Reduktion einer künstlich gesetzten Entzündung der Haut. Zur Erythemprovokation werden vor allem Nicotinsäureester oder Crotonöl verwendet. Der Test eignet sich zur Erfassung der antiphlogistischen Wirkung von Dermatika.

Darüber hinaus existieren für spezielle Dermatika besondere Wirksamkeitstests. So dient zur Kennzeichnung der Effektivität von Lichtschutzsalben der Schwächungsgrad eines durch UV-Strahlung (Quecksilberdampflampe) hervorgerufenen Erythems auf der behandelten Haut im Vergleich zur induzierten Erythembildung auf der ungeschützten Haut.

15.8
Spezielle halbfeste Zubereitungen

15.8.1
Hautschutzmittel

Eine häufige Ursache für Hauterkrankungen, insbesondere für Ekzeme, ist die langandauernde und wiederholte Einwirkung von hautschädigenden Substanzen, wie sie bei der Ausübung bestimmter Berufe (z. B. Nahrungsmittel- und Friseurgewerbe, Metall verarbeitende Berufe und Baugewerbe, Heil- und Pflegeberufe) auftreten kann. Substanzen, die Bestandteile der oberen Hautschichten angreifen (v. a. Wasser), insbesondere auch solche, die ihre Lipidkomponenten zu lösen vermögen (v. a. Tensidlösungen und organische Lösungsmittel), führen zu einem Verlust der Barrierefunktion der Haut. Es kommt zudem zu einer erhöhten Abgabe von Wasser, so dass die Haut austrocknet, spröde und rissig wird und somit eindringenden Schadstoffen wenig Widerstand entgegensetzen kann. Wasser führt zudem zu einer Quellung der Hornschicht. Berufsdermatosen sind daher besonders häufig in Bereichen zu beobachten, bei denen in einer „nassen" Umgebung gearbeitet wird.

Traditionell werden die schädigenden Noxen nach ihrer chemischen Natur in zwei Kategorien eingeteilt:

- *Einflüsse hydrophiler Natur*, z. B. Wasser, wässrige Lösungen, Säuren und Laugen, Alkohole,
- *Einflüsse lipophiler Natur*, z. B. organische Lösungsmittel wie chlorierte Kohlenwasserstoffe oder Mineralöle, Ölfarben und Lacke.

Hautschutzmittel wirken dadurch, dass sie den Kontakt zwischen schädigenden Substanzen und Haut verhindern oder einschränken. Bei Tätigkeiten, die zu Verunreinigungen der Haut führen, erleichtern sie zudem die anschließende Reinigung, so dass auf aggressive, die Barrierefunktion beeinträchtigende Reinigungsmittel verzichtet werden kann. Hautschutzpräparate müssen auf die Art der Noxe abgestimmt werden. Verwendet werden hydrophile („wasserlösliche"), lipophile („wasserunlösliche") sowie Präparate mit speziellen Eigen-

15

schaften. Als grobe Richtlinie kann gelten, dass hydrophile Einflüsse durch den Einsatz lipophiler Präparate und lipophile Einflüsse durch die Verwendung hydrophiler Präparate vermindert werden können. Als Schutz gegen wässrige Systeme werden hydrophobe Grundlagen, wie z.B. Vaselin, Silikonöle, Lipogele, lipophile Absorptionsbasen und lipophile Cremes eingesetzt, während bei lipophilen Noxen eher hydrophilere Grundlagen, z.B. hydrophile Cremes, verwendet werden. Es hat sich allerdings gezeigt, dass diese starre Zuordnung nicht immer zutrifft, so dass die Eignung von Hautschutzpräparaten für jeden Anwendungsbereich geprüft werden sollte.

Relativ häufig finden sich in Hautschutzpräparaten Silikonöle, denen Schutzeigenschaften sowohl gegen hydrophile als auch gegen lipophile Einflüsse zugeschrieben werden. Vorrangig werden Dimethylsiloxane (Dimeticon 350) eingesetzt, wobei als Träger bevorzugt amphiphile Cremes (Basiscreme) oder hydrophile Cremes dienen. Um einen Hautschutzeffekt gegen gering aggressive Einflüsse, wie sie z.B. bei der Hausarbeit auftreten, zu erzielen, genügen bereits Konzentrationen von 2–5 %. Für einen optimalen Schutz gegen starke gewerbliche Noxen sind hingegen höhere Silikonölgehalte von etwa 10–30 % erforderlich, die in nicht abwaschbare Präparate eingearbeitet werden sollten. Da die physiologischen Hautfunktionen, insbesondere der Gasaustausch, durch Silikonöle nicht nachteilig beeinflusst werden, ist keine Okklusion der Haut zu befürchten. Silikonöle besitzen zudem ein gutes Wärmeleitvermögen, so dass sie auch zur Abdeckung ausgedehnter Hautareale (z.B. Schutz gegen Wundliegen) geeignet sind.

Spezielle Hautschutzpräparate sind z.B. solche mit einem Zusatz von Gerbstoffen oder adstringierender anorganischer Salze (z.B. Aluminiumchlorid), die die Schweißbildung und Aufweichung der Haut z.B. beim Tragen von Gummihandschuhen vermindern. Es gibt auch Präparate, die Puffersysteme enthalten, um die Haut vor Säuren und Laugen zu schützen. Zu den speziellen Präparaten zählen auch die Lichtschutzpräparate (s.u.).

Neben dem Schutz gegen die oben erwähnten Noxen ist auch ein Schutz gegen ätzende Verbindungen erwünscht, wie sie z.B. in der Zement- und Galvanisierindustrie auftreten. Hierfür haben sich Kombinationen aus Polyethylenglykolen und anorganischen Hydrogelen unter Zusatz eines Weichmachers (Glycerol) bewährt. Sie hinterlassen nach dem Antrocknen auf der Haut einen elastischen Film („flüssiger Handschuh").

15.8.2
Sonnenschutzmittel

Die UV-Strahlung des Sonnenlichts lässt sich in verschiedene Bereiche einteilen, die unterschiedliche physiologische Wirkungen auf die Haut besitzen:

- UV-A-Strahlung (λ ca. 320–400 nm): Sie wirkt schnell, aber nur kurzfristig bräunend; lediglich bei sehr hoher Strahlungsintensität werden Erytheme beobachtet. UV-A-Strahlung dringt bis in die Lederhaut ein, wo sie durch Wechselwirkung mit Fasern des Bindegewebes deren Elastizität dauerhaft schädigen kann. In der Folge wird eine vorzeitige Hautalterung beobachtet. Zudem kann UV-A-Strahlung Lichtdermatosen, wie photoallergische oder phototoxische Dermatitis, auslösen. Eine Beteiligung an der Hautkrebsentstehung wird diskutiert.
- UV-B-Strahlung (λ = ca. 280–320 nm, Maximum bei 307–308 nm): Sie führt zur langanhaltenden Bräunung der Haut, verursacht bei übermäßiger Einwirkung jedoch akute Hautschäden (Dermatitis solaris, Sonnenbrand). Die Absorption der Strahlung führt zu photochemischen Sekundärreaktionen, bei denen freie Radikale mit DNA-Bestandteilen reagieren. Als Spätfolge hoher UV-B-Belastung können bösartige Neubildungen (Basaliome, Melanome) auftreten.
- UV-C-Strahlung (λ < 280 nm): Sie wirkt sehr stark erythemauslösend. Dieser Anteil des Sonnenlichts wird durch die Ozonschicht jedoch praktisch vollständig herausgefiltert, so dass er unter normalen Umständen auf der Erde nicht auftritt. UV-C-Strahlung kann künstlich erzeugt und zu Desinfektionszwecken eingesetzt werden. Sie entsteht auch z.B. beim Schweißen.

Sonnenschutzpräparate. Bei UV-B-Exposition entsteht normalerweise ein natürlicher Lichtschutz durch Verdickung der Hornschicht und Induktion der Melaninbildung mit nachfolgender Pigmentierung der Haut. Der natürliche, langsame Anpassungsprozess an die Sonnenlichtexposition ist unter den heutigen Lebensumständen allerdings kaum noch möglich, so dass Sonnenschutzpräparate eingesetzt werden müssen, um Hautschäden vorzubeugen. Dies gilt vor allem für Personen mit sehr lichtempfindlichem Hauttyp und ist vor dem Hintergrund des Rückganges der vor UV-Licht schützenden Ozonschicht von besonderer Bedeutung. *Sonnenschutzmittel* sollen die erythembildenden Strahlen des UV-B-Bereichs so weit abschwächen, dass keine nachteiligen Hautveränderungen (Sonnenbrand) auftreten, ohne dabei die Bräunung zu verhindern (kosmetischer Sonnenschutz). Um einer vorzeitigen Hautalterung vorzubeugen, werden heute zunehmend auch Substanzen zugesetzt, die auch längerwelliges UV-Licht absorbieren.

Lichtschutzpräparate. Sie werden zu medizinischen Zwecken eingesetzt, wenn eine erhöhte Empfindlichkeit gegenüber Licht besteht, z. B. aufgrund einer Photosensibilisierung. Diese kann z. B. durch Furanocumarine (z. B. Psoralen), aber auch durch andere körperfremde oder körpereigene Substanzen (z. B. Porphyrine) ausgelöst werden. Auch bestimmte Arzneistoffe, wie z. B. Sulfonamide und andere Antibiotika, Phenothiazine, Teerpräparate oder Johanniskrautextrakt, können nach lokaler oder systemischer Gabe photosensibilisierend wirken bzw. phototoxische Effekte hervorrufen. Für Präparate, die einen medizinischen Lichtschutz bewirken sollen, wird ein besonders breites Wellenlängenspektrum (inklusive UV-A-Bereich) gefordert.

Als Lichtschutzmittel sind nur bestimmte Substanzen zugelassen, die in der Kosmetikverordnung bzw. EU-Kosmetikrichtlinie aufgeführt werden. Stoffe mit Lichtschutzwirkung lassen sich in lichtabsorbierende und lichtreflektierende Substanzen bzw. solche mit chemischem und physikalischem Sonnenschutz unterteilen. Bei den klassischen lichtabsorbie-

renden Substanzen handelt es sich um organische, zumeist aromatische Verbindungen, die ein Absorptionsmaximum im interessierenden Wellenlängenbereich besitzen. Die meisten Verbindungen finden sich im Bereich der UV-B-Filter. Dabei handelt es sich meist um Zimtsäure-, Benzimidazol- oder p-Aminobenzoesäurederivate. Die Lichtschutzwirkung der UV-B-Filter wird durch den Lichtschutzfaktor ausgedrückt, der angibt, wie viel länger die Haut mit dem Lichtschutzpräparat einer UV-Strahlung ausgesetzt werden kann, ohne ein Erythem auszubilden, als ohne Lichtschutzfilter. Breitbandfilter absorbieren sowohl UV-B- als auch UV-A-Strahlung und bestehen in der Regel aus Benzophenon-Derivaten. Sie werden bei Photodermatosen und zum Schutz vor Lichtsummationsschäden eingesetzt. Zunehmend werden auch zusätzlich UV-A-Filter entwickelt, um das verfügbare Wellenlängenspektrum noch weiter auszudehnen. Bisher stehen allerdings nur wenige solcher Substanzen zur Verfügung. Um einen möglichst breiten Lichtschutz zu erzeugen, werden häufig Kombinationspräparate aus verschiedenen Filtersubstanzen eingesetzt.

Chemische Lichtschutzfilter sind sehr wirksam, jedoch nicht immer unproblematisch. Sie können z. B. zu allergischen oder phototoxischen Reaktionen führen und möglicherweise nach Resorption unerwünschte Wirkungen entfalten. Zudem sind sie chemisch nicht völlig inert, so dass bei UV- und Hitzeeinwirkung Instabilitäten möglich sind. Daher werden in jüngerer Zeit zunehmend so genannte physikalische Lichtschutzsubstanzen verwendet. Diese nutzen die lichtreflektierende, -streuende und -brechende Wirkung von anorganischen Pigmenten, vor allem aus Zinkoxid und Titandioxid. „Normale" Pigmente mit Teilchengrößen von etwa 200–250 nm werden z. B. in pastenförmigen Produkten als totaler Sonnenschutz eingesetzt. Sie schützen durch Reflexion, Streuung und Absorption im gesamten UV-A-, -B- und -C-Bereich, sind also als Breitbandfilter anzusehen. Allerdings macht der auch optisch abdeckende Charakter diese Produkte für die meisten Anwendungsbereiche ungeeignet. Daher werden heute meist so genannte Mikropigmente eingesetzt, die eine noch weitaus gerin-

15

gere Teilchengröße besitzen („ultrafeines" Titandioxid z. B. unter 30 nm) und nicht nur wirksamer, sondern auch unsichtbar auf der Haut sind, da sie sichtbares Licht nicht streuen. Mikropigmente wirken nicht ausschließlich physikalisch, sondern vor allem durch Absorption von UV-Strahlung lichtschützend. Ihre Verarbeitung ist recht anspruchsvoll, weil der mikrofeine Charakter in der Formulierung unbedingt erhalten bleiben muss, da bei Aggregatbildung wieder der „Weißeleffekt" wie bei den klassischen Pigmenten in Erscheinung tritt. Das Erzielen sehr hoher Lichtschutzfaktoren ist daher schwierig; häufig werden die Mikropigmente darum mit einem chemischen Lichtschutzfilter kombiniert. Da beim Einsatz von Mikropigmenten bisher keine Kontaktallergien oder Photoreaktionen beobachtet wurden, werden sie bei empfindlichen Personen bevorzugt eingesetzt.

Lichtschutzpräparaten werden häufig noch weitere Wirkstoffe zugesetzt, wie antioxidative bzw. radikalfangende (z. B. Tocopherole), entzündungshemmende (Bisabolol) und heilungsfördernde (z. B. Dexpanthenol) Substanzen.

Als Grundlagen für Sonnenschutzmittel werden hauptsächlich flüssige Emulsionen oder auch Cremes verwendet, in denen sich sowohl lipophile als auch hydrophile Wirkstoffe verarbeiten lassen und die neben ihrer eigentlichen Wirkung auch eine pflegende Komponente besitzen. Da sich durch das Zusammenwirken von UV-A-Strahlung und bestimmten Emulgator- und Lipidkomponenten in manchen Fällen Unverträglichkeiten (Sonnenallergie, „Mallorca-Akne") ergeben, sind als Alternativen auch emulgator- und lipidfreie Präparate im Handel. Ein Beispiel sind Hydrogele, die allerdings kaum pflegende Eigenschaften aufweisen und leicht austrocknend wirken. So genannte Hydrodispersionsgele sind Hydrogele mit einer einemulgierten Lipidphase, wobei die Stabilisierung des dispersen Zustandes nicht durch klassische Emulgatoren, sondern durch die Verdickung der kontinuierlichen Phase sowie grenzflächenaktive Makromoleküle zustande kommt. Im Gegensatz zu den Hydrogelen lassen sich hier auch öllösliche UV-A-Filter, rückfettende und

Wasser abweisende Komponenten einarbeiten. Es werden auch Öle oder Lipogele als Sonnenschutzmittel verwendet, wobei allerdings nur lipidlösliche bzw. lipiddispergierbare Lichtschutzsubstanzen eingesetzt werden können.

Stifte, z. B. auf Grundlage von Bienenwachs, Hartparaffin oder Ceresin, dienen vor allem dem Lippenschutz. Mit pigmenthaltigen Pasten lässt sich ein hoher, z. T. auch totaler Sonnenschutz erzielen. Wässrige oder alkoholische Lösungen sind ebenfalls lipid- und emulgatorfrei zu formulieren, lassen sich als solche jedoch nur schwer homogen auftragen. Sie gewinnen im Zuge der Entwicklung sprühbarer Produkte an Bedeutung. Beim Aufenthalt im Wasser oder sportlicher Betätigung werden möglichst wasserresistente Formulierungen benötigt. „Wasserfeste" Produkte sind z. B. Emulsionen und Cremes vom W/O-Typ, Öle, Lipogele, lipophile Pasten und Liposomenpräparate. Als hydrophobisierende Hilfsstoffe werden z. B. Silikonölderivate, Perfluorverbindungen und alkyliertes PVP eingesetzt.

15.9 Prüfung

Die Prüfung halbfester Zubereitungen ist sowohl im Verlauf des Entwicklungsprozesses als auch im Rahmen der Qualitätskontrolle von Bedeutung. Die Eigenschaften der Zubereitung müssen nach der Herstellung den Produktspezifikationen entsprechen und dürfen sich während der Lagerung nicht über ein zulässiges Maß hinaus verändern. Bei der Prüfung halbfester Zubereitungen muss berücksichtigt werden, dass Abweichungen von der geforderten Qualität unmittelbar nach der Produktion unter Umständen noch nicht erkennbar sind, weil sich die Zubereitungen nach Herstellungsende noch verändern können.

Für die Prüfung halbfester Zubereitungen stehen eine Reihe von Untersuchungsmethoden zur Verfügung. Sie betreffen z. B. den analytischen Nachweis der Wirkstoffmenge und der Menge bestimmter Hilfsstoffe (z. B. Konservierungsmittel oder Antioxidanzien) oder den mikrobiellen Status (Keimzahl, ggf. Sterilität, im Rahmen der Entwicklung auch die ausreichende Konservierung). Außerdem lassen sich z.T. Prüfungen für die entsprechenden Grundlagen, z.B. bestimmte Fettkennzahlen, Schmelz- und Erstarrungsverhalten (s. Kap. 5.3) auch auf die fertigen Zubereitungen anwenden. Im Folgenden sollen im Wesentlichen die für halbfeste Zubereitungen typischen Prüfungen, mit Ausnahme der bereits besprochenen Freisetzungsuntersuchungen, beschrieben werden.

15.9.1
Makroskopisches Erscheinungsbild, organoleptische Prüfungen

Die makroskopische Begutachtung der fertigen Zubereitung (Gleichmäßigkeit, Farbe, Glanz, Strukturierung, Konsistenz) ist nicht nur bei der Rezepturherstellung, sondern auch bei der Großproduktion eine Möglichkeit, einen ersten Eindruck von der Produktqualität zu gewinnen. Zur Beurteilung der Homogenität eignen sich besonders dünne Ausstriche der Zubereitung, z.B. auf dunklem Glanzpapier oder zwischen zwei Glasplättchen. Verfärbungen oder Veränderungen im Geruch der Zubereitung (evtl. im Vergleich mit einem Typmuster) geben meist Hinweise auf chemische Reaktionen insbesondere während der Lagerung, evtl. auch auf Produktionsfehler. Die organoleptisch erfassbaren Eigenschaften der im Arzneibuch aufgeführten Zubereitungen sind in den entsprechenden Monographien angeführt, so dass eine orientierende Prüfung der geforderten Qualität möglich ist.

15.9.2
Rheologische Eigenschaften

Da der halbfeste Zustand durch seine rheologischen Eigenschaften charakterisiert ist, sind die entsprechenden Prüfungen sowohl während der Entwicklung (Einstellung der gewünschten Eigenschaften, Überprüfung der Lagerstabilität) als auch bei der Qualitätskontrolle von herausragender Bedeutung. Aufgrund des besonderen Aufbaus halbfester Zubereitungen muss bei allen Untersuchungen rheologischer Parameter unbedingt auf die exakte Einhaltung der vorgegebenen Messvorschriften geachtet werden. Es sind nur dann reproduzierbare Werte zu erhalten, wenn die Vorgeschichte der Zubereitung (Schmelztemperatur, Aufbewahrungsbedingungen, Aufbewahrungszeit, Ruhezeit zwischen Probenpräparation und Messung) normiert ist und die vorgeschriebenen Bedingungen während der Messung (u.a. die Messtemperatur) genau eingehalten werden. Da die Bildung der kolloidalen Struktur der Zubereitung direkt nach der Herstellung unter Umständen noch nicht abgeschlossen ist, wird empfohlen, halbfeste Zubereitungen frühestens zwölf Stunden nach ihrer Fertigstellung zu untersuchen.

Für eine umfassende rheologische Charakterisierung halbfester Zubereitungen müssen Untersuchungen mit Hilfe von Rotationsviskosimetern (s. Kap. 2.9.3.2), durchgeführt werden. Die Durchführung und Interpretation der Messungen ist vergleichsweise komplex, so dass solche Untersuchungen meist dem Entwicklungslabor vorbehalten bleiben. In der Qualitätskontrolle werden häufig auch einfachere Methoden eingesetzt, die zwar oft keine absoluten Messwerte liefern, mit denen jedoch für die Praxis ausreichende und gut reproduzierbare Informationen in kurzer Zeit gewonnen werden können. So können z.B. Unterschiede zwischen zwei Chargen oder Veränderungen während der Lagerung erkannt werden.

Rotationsviskosimetrische Messungen liefern über die erhaltenen Rheogramme Aussagen u.a. zur Fließgrenze, zur scheinbaren Viskosität während der Auf- und Abwärtsmessung und Thixotropieeffekten. Bei plastischen Systemen bergen sie allerdings den Nachteil, dass – mit Ausnahme der Fließgrenze – keine Aussagen über die Eigenschaften der unzerstörten Zubereitung erhalten werden können. Zudem ist die Messung im Rotationsmodus meist nur bei flüssigen oder sehr weichen halbfesten Zubereitungen möglich, da bei festen Zubereitungen die Haftung am Messkörper oft nicht ausreicht, so dass die Zubereitung abgeschert und zum Teil aus dem Messspalt geschleudert wird. Eine alternative Charakterisierungsmöglichkeit ist hier die *Messung im Oszillationsmodus*, aus der Informationen über den viskoelastischen Zustand der Probe gewonnen werden können, auch ohne dass sie zum Fließen ge-

bracht werden muss. Bei einer weiteren Messmethode, dem so genannten *Kriechtest*, der
auch in der Qualitätskontrolle eingesetzt wird,
wird die Probe mit einer definierten Schubspannung belastet und der zeitliche Verlauf der
Deformation aufgezeichnet. Nach einer gewissen Zeit wird die Belastung der Probe beendet
und die elastische Rückstellung der Probe beobachtet. Auf diese Weise werden so genannte
Kriechkurven erhalten, aus denen ebenfalls Informationen über die viskoelastischen Eigenschaften ableitbar sind.

Zur einfachen Charakterisierung können
auch Rotationsviskosimeter eingesetzt werden,
die nach der so genannten Brookfield-Methode
arbeiten. Bei diesem Messaufbau wird der
Messkörper (Spindel) in eine Probe abgesenkt,
die sich in einem Probengefäß befindet, dessen
Durchmesser deutlich größer ist als der des
Messkörpers. Im Gegensatz zu den üblichen
Rotationsviskosimetern ist hier also die Pro-
bendicke nicht genau definiert. Der Spindel
wird eine Messgeschwindigkeit vorgegeben
und das zugehörige Drehmoment gemessen.
Für die Charakterisierung halbfester Zubereitungen wird üblicherweise eine T-förmige
Spindel verwendet, die während der Messung
immer tiefer in die Zubereitung gedrückt wird.
Auf diese Weise vollführt der Messkörper eine
helikale Bewegung durch die Zubereitung und
trifft immer nur auf frisches, ungeschertes Material. Anders als bei üblichen Rotationsviskosimetern, bei denen die Probe beim Einbringen
in den Messspalt mechanisch belastet wird, ist
hier eine Messung an unbelastetem Material
möglich. Die Methode liefert allerdings keine
absoluten Werte, sondern eignet sich nur für
Vergleichsmessungen.

Dies gilt auch für die Methoden zur Prüfung
der Konsistenz halbfester Zubereitungen. Die
„Konsistenz" ist kein fest zu umreißender Begriff, sondern eher ein Notbehelf, um die „salbenartige", weiche Beschaffenheit halbfester
Zubereitungen durch eine Maßzahl zu charakterisieren. Im einfachsten Falle kann zur orientierenden Messung der Konsistenz die Eindringtiefe eines Glasstabs mit festgelegten
Abmessungen bestimmt werden. Für die Kon-
sistenzprüfung nicht zu weicher halbfester Zubereitungen wird häufig ein Penetrometer

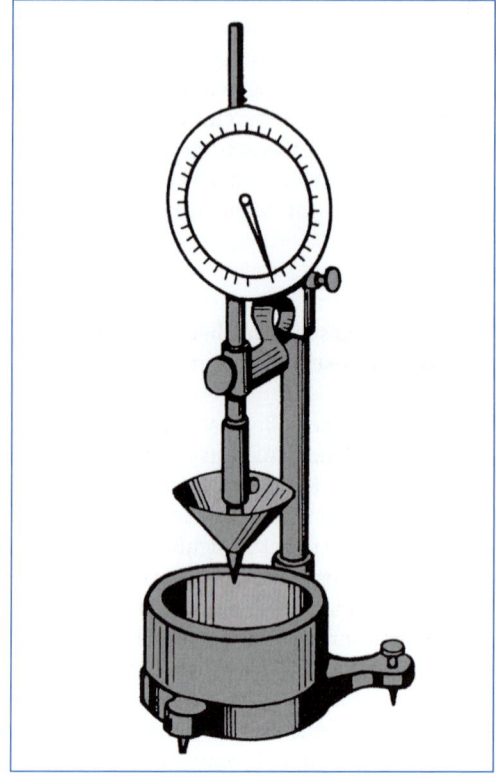

Abb. 15.21: Penetrometer nach Ph. Eur.

(Abb. 15.21) verwendet. Als Konsistenzmaß
dient hierbei die so genannte Kegelpenetration
$(mm \cdot 10^{-1})$, d.h. die Eindringtiefe eines definiert gestalteten Kegels aufgrund seines Eigengewichts unter genau festgelegten Versuchsbedingungen während einer bestimmten Zeit. Es
können unterschiedliche Kegelausführungen,
z.B. auch Mikrokegel, verwendet werden. Auch
hier besteht der Vorteil einer Messung an einer
mechanisch relativ unbelasteten Probe (s. Ph.
Eur. 2.9.9).

Auch durch die Bestimmung der Spreitbarkeit (sie ist nicht zu verwechseln mit der frei-
willigen Spreitung von Flüssigkeiten auf Oberflächen) mit Hilfe eines *Extensometers* lässt sich
die Konsistenz halbfester Zubereitungen charakterisieren: Ein bestimmtes Volumen der
Zubereitung wird in das Zentrum einer temperierten Glasplatte dosiert. Eine zweite Platte
mit definiertem Gewicht wird aus vorgegebener Höhe auf die Probe fallen gelassen und

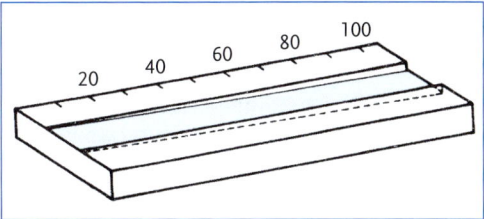

Abb. 15.22: Grindometer

Ph. Eur. 2.9.9 Prüfung der Konsistenz durch Penetrometrie

Das in der Ph. Eur. beschriebene Gerät kann mit zwei Prüfkörpern unterschiedlicher Größe ausgestattet werden, die jeweils im unteren Teil eine spitzere (25° bzw. 30°) und im oberen Teil eine stumpfere (70° bzw. 90°) konische Form aufweisen. Die Prüfkörper sind jeweils an einem Fallstab befestigt und besitzen mit diesem zusammen eine Masse von 23,8 g bzw. 150 g. Zur Messung der Eindringtiefe wird der Prüfkörper mit seiner Spitze auf die Oberfläche der auf 25 °C temperierten Probe aufgesetzt und 5 s lang aus der Arretierung freigegeben. Die Monographie führt drei verschiedene Methoden zur Probenvorbereitung auf. Während nach Methode A das Untersuchungsmaterial lediglich in das Prüfgefäß eingestrichen wird, ist bei Methode B eine fünfminütige Scherung und bei Methode C ein Schmelzprozess vor dem Einfüllen vorgeschrieben. Die Proben werden vor der Messung (A, C) bzw. der Scherung (B) 24 h bei 25 °C gelagert, um den Aufbau und die Stabilisierung eines Gelgerüstes zu ermöglichen.

nach einer bestimmten Zeit (z. B. drei Minuten) der mittlere Durchmesser der auseinander gedrückten Probe bestimmt. Gelegentlich wird zur Charakterisierung der Gebrauchseigenschaften auch ein Extrusionsrheometer verwendet, mit dem bestimmt werden kann, welche Kraft aufgewendet werden muss, um die Zubereitung durch eine enge Öffnung zu drücken.

15.9.3
Partikelgröße

Orientierende Hinweise zur maximalen Teilchengröße bei Zubereitungen mit suspendierten Wirkstoffen können mit Hilfe eines *Grindometers* (Abb. 15.22) gewonnen werden. Dieses Gerät besteht aus einem Hartstahlblock, in dessen Oberseite eine oder zwei etwa 1 cm breite Rinnen in Form von schiefen Ebenen

eingefräst sind, deren Tiefen kontinuierlich zunehmen (z. B. von 0–30 µm oder 0–100 µm). Zur Bestimmung wird eine kleine Probe der Zubereitung mit Hilfe eines Metallkeils gleichmäßig von größeren zu kleineren Tiefenbereichen hin über die Rinne ausgestrichen. Sobald die Teilchengröße der inkorporierten Arzneistoffe die Rinnentiefe übersteigt, entstehen Schleifspuren, die anhand der angebrachten Skala bestimmten Größenbereichen zugeordnet werden können.

Genaue Aussagen zur Teilchengröße, Teilchengrößenverteilung und Homogenität der Partikelverteilung in Suspensionszubereitungen lassen sich praktisch nur auf mikroskopischem Wege gewinnen (s. Kap. 2.2.3). Mit dieser Methode kann auch auf Abwesenheit von Feststoffpartikeln in Lösungssalben geprüft werden. Computergestützte Bildanalyseverfahren vereinfachen die Auswertung und Dokumentation mikroskopischer Untersuchungen. Zur Erleichterung der Teilchengrößenanalyse kann es unter Umständen sinnvoll sein, die Grundlage vorher durch Aufschmelzen oder Auflösen zu entfernen, wobei jedoch sichergestellt sein muss, dass die Partikelgröße dadurch nicht verändert wird. Zur orientierenden Charakterisierung der Partikelgröße bei der Qualitätskontrolle ist eine verkürzte Prüfung beschrieben worden, bei der in jeweils zehn zufällig ausgewählten Feldern zu je 0,5 mm² das größte Teilchen in der größten Ausdehnung gemessen und der Mittelwert berechnet wird. Das Arzneibuch macht nur für halbfeste Augenarzneiformen konkrete Vorschriften zur maximalen Partikelgröße (s. Kap. 15.4.1), weist jedoch darauf hin, dass in jedem Fall eine der vorgesehenen Anwendung angepasste Teilchengröße sichergestellt sein muss.

15

15.9.4
Thermoresistenz

Die Prüfung der Temperaturstabilität ist vor allem im Rahmen der Entwicklung von Bedeutung, wo sie zu den wichtigsten Tests zählt. Über die Thermoresistenz halbfester Zubereitungen gibt der so genannte *Schaukeltest* Auskunft. Die in einem geschlossenen Behältnis befindliche Zubereitung wird dabei wiederholt wechselnden Temperaturen (z. B. 24 h bei 40 °C, 24 h bei 4 °C) ausgesetzt und auf diese Weise stark belastet. Es wird die Zeit bestimmt, während der keine Qualitätsminderung, wie Beeinträchtigung der Konsistenz und Homogenität, auftritt. Neben generellen Aussagen zur Stabilität der Zubereitung werden so auch Informationen über das Verhalten bei unterschiedlichen Anwendungsbedingungen gewonnen. Außerdem wird die Stabilität der Zubereitung meist auch während einer Dauerlagerung unter isothermen Stressbedingungen (z. B. bei 40 °C) geprüft. Im Gegensatz zu anderen Arzneiformen sind für halbfeste Zubereitungen aus dem hierbei beobachteten Verhalten normalerweise keine direkten Rückschlüsse auf das Verhalten bei Raumtemperatur (z. B. anhand der Arrhenius-Beziehung) möglich. Das liegt daran, dass sich die Struktur der Zubereitungen bei Temperaturerhöhung auf übliche Stressbedingungen zumeist deutlich ändert. Zuverlässige Aussagen über die Lagerstabilität halbfester Zubereitungen können daher nur aus entsprechend langen Lagerstudien bei Raumtemperatur bzw. den erforderlichen Klimazonenbedingungen gewonnen werden.

15.9.5
Phasenlage

Zur Überprüfung des Emulsionstyps wird vorzugsweise die Leitfähigkeit bestimmt. Bei dieser Prüfung ergeben Systeme mit kontinuierlicher Wasserphase deutlich höhere Werte als Zubereitungen, in denen Wasser die disperse Phase ist. Unter Umständen kann die Aufnahme eines temperaturabhängigen Leitfähigkeitsspektrums Hinweise z. B. auf Veränderungen der Struktur während der Lagerung geben.

Andere Methoden, wie die Anfärbung mit lipophilen und hydrophilen Farbstoffen oder die Prüfung auf Verdünnbarkeit mit wässrigen bzw. lipophilen Flüssigkeiten, ermöglichen keine quantitativen, sondern bestenfalls orientierende Aussagen über die Phasenlage der Zubereitung. Bei vielen auf dem Fertigarzneimittelmarkt befindlichen Zubereitungen ist eine eindeutige Zuordnung zum O/W- oder W/O-Typ aufgrund der äußerst komplexen Struktur allerdings generell schwierig, nicht selten auch unmöglich.

15.9.6
Wasseraufnahmefähigkeit

Die Bestimmung der Wasseraufnahmefähigkeit dient zur Charakterisierung von lipophilen Absorptionsbasen. Die im Arzneibuch (z. B. für Wollwachsalkoholsalbe) vorgesehene Messung der Wasseraufnahmefähigkeit besteht darin, eine vorgegebene Menge Wasser manuell in eine definierte Menge Grundlage einzuarbeiten, die dann über eine bestimmte Zeit nicht wieder aus der Zubereitung abgeschieden werden darf. Das maximale Wasseraufnahmevermögen lässt sich durch die so genannte *Wasserzahl* ausdrücken. Diese ist definiert als die maximale Wassermenge in g, die 100 g wasserfreie Grundlage bei einer bestimmten Temperatur (meist 15–20 °C) dauernd oder eine begrenzte Zeit (meist 24 h) festzuhalten vermögen, wobei das Wasser manuell zu inkorporieren ist. Die quantitative Erfassung der aufgenommenen Wassermenge erfolgt durch Differenzwägung oder mit einer Wassergehaltsbestimmung. Das Wasseraufnahmevermögen ändert sich, wenn Lösungen inkorporiert werden, wobei es meist zu einer Erniedrigung der Wasserzahl kommt.

Wasserzahl (WZ) und Wassergehalt (WG), der in Prozent ausgedrückt wird, sind nicht identisch. Als Bezugsbasis für die Wasserzahl dient die wasserfreie Grundlage, während der Wassergehalt auf die wasserhaltige Emulsionssalbe bezogen ist.

15.9.7
Wassergehalt

Zur Bestimmung des Wassergehalts von Cremes wird vom Arzneibuch die Destillation vorgesehen (z. B. Wasserhaltige Wollwachsalkoholsalbe, Kühlsalbe, Lanolin). Weiterhin kann für halbfeste Zubereitungen auch der Trocknungsverlust bestimmt werden. Das Verfahren ist allerdings nicht anwendbar, wenn flüchtige Arznei- oder Hilfsstoffe (ätherische Öle, Phenole usw.) anwesend sind. Eine weitere Möglichkeit besteht in der Erfassung der enthaltenen Wassermenge durch die Karl-Fischer-Titration.

15.9.8
Weitere Prüfungen

Die Bestimmung der Dichte erlaubt Rückschlüsse auf möglicherweise eingearbeitete Luft. Für halbfeste Zubereitungen sind spezielle Plexiglaspyknometer mit halbkugelförmigem Volumen erhältlich. Für relativ fluide Zubereitungen kann auch die Biegeschwinger-

> **Ph. Eur. 2.9.28 Prüfung der entnehmbaren Masse oder des entnehmbaren Volumens bei halbfesten und flüssigen Zubereitungen**
>
> Die Forderung, dass die entnehmbare Menge eines halbfesten oder flüssigen Arzneimittels dem auf der Verpackung deklarierten Inhalt entsprechen muss, wird überprüft, indem die Zubereitung so vollständig wie möglich entnommen und das Volumen oder die Masse der entnommenen Menge gemessen wird.

methode eingesetzt werden. Die Bestimmung des Brechungsindex kann zur Kontrolle transparenter Dermatika, z. B. Gele, genutzt werden. Die pH-Wert-Bestimmung von Cremes und Gelen (z. B. zur Sicherstellung der korrekten Neutralisierung bei der Herstellung von Carbomergelen oder als Indikator für hydrolytische Prozesse) erfolgt normalerweise nach definierter Verdünnung der Zubereitung mit Wasser mittels pH-Meter mit Einstabmesskette.

15

Kapitel 16

Pflaster

16.1
Allgemeines

Pflaster sind flexible, klebende Zubereitungen, die zum äußeren Gebrauch bestimmt sind. Das durch Verseifen von Triglyceriden mit Blei(II)-oxid erhaltene Bleipflaster (Bleisalze der durch hydrolytische Fettspaltung entstandenen freien Fettsäuren), das die Grundlage zahlreicher in Arzneibüchern aufgeführter Pflaster (Emplastra) bildete, ist obsolet. Die heutigen Pflaster sind Kautschukpflaster oder Pflaster, deren Klebmasse auf Mischpolymerisaten der Acrylsäure und ihrer Ester basiert. Neben der Klebmasse enthalten sie eine Trägerschicht z.B. aus Gewebe oder Folie, auf die die Klebmasse aufgetragen wird. Pflaster, die nicht auf Rollen produziert werden, sind zusätzlich mit einer die Klebmasse schützenden Abdeckschicht versehen. Pflaster werden grundsätzlich industriell produziert. Sie sollen eine hohe Klebkraft haben, sich aber auch möglichst schmerz- und rückstandsfrei wieder von der Haut entfernen lassen.

Einfache Heftpflaster, die nur aus Träger- und Klebeschicht bestehen, dienen zum Fixieren von Verbänden, Verbandstoffen oder medizinischen Hilfsmitteln wie Kanülen, Kathetern etc. Zur Abdeckung kleinerer Wunden werden häufig mit einer Wundauflage versehene Pflaster verwendet (Wundschnellverbände). Zu den in Druckgaspackungen abgefüllten Pflastersprays (Sprühverbände) s. Kap. 22.2.2. Wirkstoffhaltige Pflaster, die im Arzneibuch in der Monographie „Halbfeste Zubereitungen zur kutanen Anwendung" beschrieben sind, enthalten in die Klebmasse eingearbeitete Wirkstoffe, die zur Permeation in tiefere Gewebeschichten, zur Keratinolyse oder zum Schutz der Haut bestimmt sind. Typische Einsatzgebiete sind die Applikation von durchblutungs-fördernden Wirkstoffen („Rheumapflaster") oder von Salicylsäure zur Erweichung verhornter Hautstellen. Es gibt aber auch Pflaster mit lokalanästhetischen (z.B. EMLA® Pflaster) oder antiphlogistischen Wirkstoffen (z.B. Voltaren® Wirkstoff-Pflaster). Die Pflaster stehen entweder bereits in einer der Applikation angemessenen Größe zur Verfügung oder werden vor Anwendung zurechtgeschnitten. Von den Transdermalen Therapeutischen Systemen (s. Kap. 24.3) unterscheiden sich einfache wirkstoffhaltige Pflaster hauptsächlich dadurch, dass sie keine definierte Wirkstoffabgaberate gewährleisten müssen und dadurch einen weniger komplexen Aufbau erfordern.

16.2
Aufbau

16.2.1
Klebmasse

Die Klebmasse setzt sich aus Gerüstsubstanzen, die dem Klebefilm innere Festigkeit und Elastizität verleihen, und weiteren Hilfsstoffen unterschiedlichster Art zusammen. Im medizinisch-pharmazeutischen Bereich werden fast ausschließlich Klebmassen auf Kautschuk- und Acrylatbasis verwendet. Gerüstsubstanzen für Kautschukklebmassen sind Naturkautschuk, aber auch modifizierte oder synthetische Kautschuke. Die Klebrigkeit wird durch sorgfältig abgestimmte Zusätze verschiedener Harze (z.B. Kolophonium und seine Derivate) erreicht. Natürliche Harze werden dabei zunehmend von synthetischen Harzen abgelöst. Außerdem setzt man Weichmacher zu, z.B. Wollwachs, pflanzliche Öle, flüssige Paraffine oder Wachse (Bienenwachs, Carnaubawachs), um eine geschmeidige, weiche und gut haftende Klebmasse zu erhalten. Weiterhin werden zur Konsistenzeinstellung *Füllstoffe* benötigt, die meist auch für die Farbe der Pflastermasse verantwortlich sind. Meist wird hierfür Zinkoxid, manchmal auch Titandioxid, Kreide, Talkum, Bariumsulfat oder Kaolin verwendet. Zur Erhöhung der Stabilität müssen Antioxidanzien zugesetzt werden. Zur Herstellung werden sämtliche Bestandteile zerkleinert, geschmolzen und mit Spezialbenzin durchgeknetet. Kautschuk-Harz-Pflaster haben eine hohe Klebkraft, die jedoch stark temperaturabhängig ist. Bei niedrigen Temperaturen nimmt sie deutlich ab, und bei Körpertemperatur kann die Klebmasse bereits stark erweichen, so dass beim Abziehen leicht Rückstände auf der Haut verbleiben. Bei über 60 °C zersetzen sich die Klebmassen. Zudem werden relativ häufig Allergisierungen beobachtet.

Als Alternative bieten sich Klebmassen auf Polyacrylatbasis an, die durch Polymerisation von Ethyl-, Butyl- und weiteren Acrylsäureestern gewonnen werden. Die Klebmassen dürfen nur einen geringen Anteil an Monomeren und Oligomeren enthalten, die offensichtlich Allergien auslösen können. Die Klebkraft ist geringer als die von Kautschukklebmassen, dafür sind die Pflaster thermostabil. Die Klebkraft bleibt auch bei extremen Temperaturen erhalten. Die Pflaster weisen eine ausgezeichnete Hautverträglichkeit auf und lassen sich selbst von der behaarten Haut praktisch schmerzlos und ohne Rückstände entfernen. Zudem sind sie mit Wasserdampf sterilisierbar und weisen eine hohe Alterungsbeständigkeit auf.

16.2.2
Trägerstoffe

Der Träger, auf den die Masse aufgestrichen wird, wird je nach Verwendungszweck ausgewählt. Er kann aus Gewebe aus Baumwolle und/oder Zellwolle, Vliesstoff oder Kunst-/Acetatseide bestehen. Es werden auch Folien aus Weich-PVC, Polyamid, Polyethylen oder Polyurethan verwendet. Das Trägermaterial kann perforiert sein, um eine Luft- und Wasserdurchlässigkeit zu ermöglichen. Gewebe müssen dehnbar aber dicht sein, so dass die aufgetragene Klebmasse nicht „durchschlägt". Zwischen Trägerstoff und Klebmasse ist eine

feste Bindung erforderlich, um zu verhindern, dass beim Entfernen des Pflasters Rückstände auf der Haut verbleiben oder beim Abwickeln von der Pflasterrolle die Oberseite klebrig wird.

16.2.3
Abdeckschicht

Falls notwendig, werden zum Abdecken der Klebmasse antiadhäsiv ausgerüstete Materialien wie Siliconpapier oder siliconisierte Polyethylenfolie verwendet. Die Abdeckfolie ist zumeist mit einer Abziehhilfe versehen.

16.3
Haltbarkeit

Pflaster unterliegen einer allmählichen Alterung, wobei sie die Klebkraft verlieren und spröde werden. Verantwortlich hierfür sind Oxidations- und Depolymerisationsreaktionen. Zugefügte Antioxidanzien können die Haltbarkeit verlängern. Zerstörenden Einfluss hat auch die Anwesenheit niederer Fettsäuren. Die Vielzahl der Doppelbindungen des Naturkautschuks begünstigt besonders bei Lichteinwirkung eine Sauerstoffanlagerung, so dass er eine geringere Alterungsbeständigkeit aufweist als Synthesekautschuk. Letzterer ist auch gegen Kautschukgifte, wie Eisen-, Kupfer- und Manganionen, und kautschukzerstörende Bakterien weniger anfällig. Kautschukpflaster sollen vor Licht und Feuchtigkeit geschützt möglichst bei Temperaturen zwischen 15–25 °C aufbewahrt werden. Bei der Lagerung von Polyacrylat-Pflastern ist es nicht notwendig, besondere Bedingungen einzuhalten.

16.4
Prüfung

Die Klebfähigkeit lässt sich durch Ermittlung der Kraft bestimmen, die benötigt wird, um einen Pflasterstreifen im Winkel von 180° von einer Stahlplatte abzureißen (Schälklebkraft). Das Soforthaftvermögen kann durch kurzzeitiges Absenken einer Pflasterschlaufe auf die Prüfplatte mit Kraftmessung beim anschließenden Wiederabziehen im 90°-Winkel getestet werden. Der innere Zusammenhalt der

Pflastermasse lässt sich durch Zugbelastung parallel zur Pflasteroberfläche prüfen (Scherklebkraft). Je weiter sich ein aufgeklebtes Pflaster auf der Prüfplatte bei Zugbelastung verschiebt, desto schwächer ist der Zusammenhalt der Masse. Weitere Prüfungen können die Reißfestigkeit und Dehnbarkeit sowie die Menge, den gleichmäßigen Auftrag und das rückstandslose Abrollen der Klebmasse betreffen. Zudem können die Fadendichte von Geweben, die Wasserfestigkeit und die Luft- und Wasserdampfdurchlässigkeit geprüft werden. Anhaltspunkte über die Haltbarkeit von Pflastern versucht man durch künstliche Alterung zu gewinnen, wobei man sie Wärme-, Sauerstoff- und UV-Strahleneinwirkungen aussetzt.

16

Arzneiformen

Kapitel 17

Lösungen

17.1
Arzneiformen

Lösungen (*Solutiones*) sind flüssige Zubereitungen, die Wirkstoffe in der Regel in Wasser oder vorwiegend Wasser enthaltenden Flüssigkeiten gelöst enthalten. Lösungen müssen, soweit sie keine kolloid gelösten Wirkstoffe enthalten, klar sein. Dickflüssige Lösungen von Quell- bzw. Schleimstoffen werden als *Schleime* (Mucilagines) bezeichnet.

Man unterscheidet zwischen *echten Lösungen* mit einer ionendispersen oder molekulardispersen Verteilung, bei denen die Teilchen < 1 nm groß sind, und *kolloiden Lösungen* (Lyosole) mit einer Teilchengröße in der Größenordnung zwischen 1 µm und 1 nm.

Bei Wirkstoffen ohne Thermolabilität empfiehlt sich oft ein Lösen in der Wärme. Grundsätzlich müssen bei Lösungen Haltbarkeitsprobleme berücksichtigt werden, da zahlreiche Wirkstoffe gegenüber Licht sowie bakteriellen, hydrolytischen und oxidativen Einflüssen instabil sind (s. Kap. 26). Die Grundlagen der Löslichkeit, der Lösungsgeschwindigkeit und der Löslichkeitsverbesserung (s. Kap. 2.6, 2.7) sowie weitere physikalisch-chemische Eigenschaften von Wirkstoffen, die Einfluss auf die Resorptionsverhältnisse haben (s. Kap. 7.6.2), werden an anderer Stelle erörtert.

Da viele als Lösung vorliegende Arzneiformen besonderen Anforderungen unterliegen (Injektions-, Infusionslösungen, Augentropfen usw.), erfolgt eine Behandlung der speziellen Problematik in den betreffenden Abschnitten.

Zumeist stellen auch *Nasentropfen* (Rhinoguttae), *Ohrentropfen* (Otoguttae) und *Sirupe* (Sirupi) Lösungen dar. Letztere weisen üblicherweise aus Stabilitätsgründen einen Zuckergehalt von 60–65 % auf. Sie finden als Geschmackskorrigens Verwendung. Der einfache Sirup (Sirupus simplex) dient als Basis für wirkstoffhaltige Sirupe. Zur Herstellung wird Saccharose in heißem Wasser unter Rühren gelöst. Die Lösung wird max. 120 s am Sieden gehalten (Vermeidung einer Invertierung des Zuckers) und vom Schaum befreit. Dann wird sie mit zum Sieden erhitztem Wasser auf die vorgeschriebene Masse ergänzt und koliert. Die heiße Lösung wird in sterile und trockene Gefäße abgefüllt. Die Gefäße sind vollständig zu füllen und sofort zu verschließen. Eine gewisse pharmazeutische Bedeutung besitzen Sirupe mit Drogenauszügen und mit Fruchtsäften.

Zu den älteren Lösungsarzneiformen, die heute nur noch teilweise als Bestandteil von Arzneibüchern anzutreffen sind, zählen:

- *Aromatische Wässer* (Aquae aromaticae): Sie werden durch Lösen von ätherischem Öl in Wasser oft unter Anwendung von Wärme hergestellt. Höhere ätherische Öl-Konzentrationen erzielt man durch Solubilisation mittels nichtionogener Tenside.
- *Arzneispiritusse* (Spirituosa medicata) enthalten Wirkstoffe gelöst in Ethanol oder in vorwiegend Ethanol enthaltenden Flüssigkeiten.
- *Arzneiöle* (Olea medicata) sind meist Lösungen von Wirkstoffen in fetten Ölen, jedoch fallen auch ölige Auszüge und Suspensionen unter diesen Begriff.

17.1.1
Mischungen

Beim Herstellen von alkoholischen Lösungen treten Volumenkontraktionen auf, die bei der Arzneiformung berücksichtigt werden müssen. Anhand eines praktischen Beispiels soll die Berechnung von Ethanolverdünnungen vorgestellt werden.

Übung

Es sollen 1000 ml eines 70 %igen *(V/V)* Ethanol-Wasser-Gemisches hergestellt werden. Nach Vorschrift des DAB 2004 müssen für 1000 g Gesamtmenge 665 g Ethanol 96 % *(V/V)* mit Wasser zu 1000 g verdünnt werden. Durch ein Versehen wurde zuviel Wasser zugegeben. Die Ermittlung der relativen Dichte dieser Mischung ergibt einen Wert von $d_{20}^{20} =$ 0,895. Wieviel Ethanol 96 % *(V/V)* muss nun dieser Mischung zugesetzt werden, um ein Ethanol-Wasser-Gemisch mit der geforderten relativen Dichte von 0,885 bis 0,889 zu erhalten?

Dichteberechnung ϱ_{20} aus der relativen Dichte d_{20}^{20} nach Relative Dichte Ph. Eur. 2.2.5.

Die Umrechnung von relativer und absoluter Dichte (s. Kap. 2.4.1) erfolgt nach der Formel

$$d_{20}^{20} = 1,00180\ \frac{cm^3}{g} \cdot \varrho_{20} \qquad (17.1)$$

Der Umrechnungsfaktor 1,00180 ml/g ist der inverse Wert der Dichte $\varrho = 0,9982$ g/ml von Wasser bei 20 °C.

$$\varrho_{20} = \frac{d_{20}^{20}}{1,00180\ \frac{cm^3}{g}} = \frac{0,895}{1,00180\ \frac{cm^3}{g}} = 0,8934\ \frac{g}{cm^3}$$

$$m = 1000\ cm^3 \cdot 0,8934\ \frac{g}{cm^3} = 893,4\ g$$

(17.2)

Bestimmung der wahren Ethanolkonzentration der hergestellten Verdünnung mit der Ethanol-Wasser-Tabelle (s. Tab. 17.1) nach Ph. Eur.

Die hergestellte Ethanol-Wasser-Mischung hat einen Ethanolgehalt von 66,8 % *(V/V)* bzw. 59,0 % *(m/m)*.

Berechnung der zuzusetzenden Ethanolmenge

Auf Grund der Volumenkontraktion von Ethanol-Wasser-Mischungen dürfen die Verdünnungen nur nach dem Massengehalt von Ethanol berechnet werden. Die einfachste Methode der Berechnung ist die Aufstellung eines „Mischungskreuzes" nach folgendem Schema (Formel 17.3):

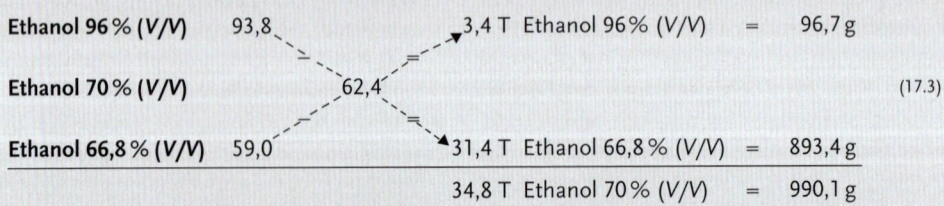

Ethanol 96 % (V/V)	93,8		3,4 T Ethanol 96 % (V/V)	=	96,7 g
Ethanol 70 % (V/V)		62,4			(17.3)
Ethanol 66,8 % (V/V)	59,0		31,4 T Ethanol 66,8 % (V/V)	=	893,4 g
			34,8 T Ethanol 70 % (V/V)	=	990,1 g

Bei dem Versuch der Herstellung von 1000 ml Ethanol 70 % *(V/V)* sind 893,4 g Ethanol 66,8 % *(V/V)* erhalten worden. Die Konzentration des Gemisches muss durch Zugabe von Ethanol 96 % *(V/V)* auf den geforderten Wert eingestellt werden.
Um 70 %igen Ethanol *(V/V)* zu erhalten, müssen 31,4 Teile (Masse) Ethanol 66,8 % *(V/V)* mit 3,4 Teilen (Masse) Ethanol 96 % *(V/V)* versetzt werden, um 34,8 Teile

(Masse) Ethanol 70 % *(V/V)* zu erhalten. Die Gesamtmasse beträgt dann 990,1 g. Das Gesamtvolumen lässt sich über die Dichte aus der Ethanoltabelle berechnen:

$$V(\text{Ethanol } 70\ \% \ (V/V)) = \frac{990,1\ g}{0,8855\ \frac{g}{cm^3}} = 1118\ cm^3$$

(17.4)

Wichtige Größen aus der Ethanoltabelle		
Dichte ϱ_{20} (g/cm³)	Ethanolgehalt in Prozent (*V/V*)	Ethanolgehalt in Prozent (*m/m*)
0,7893	100	100
0,8074	96	93,8
0,8292	90	85,7
0,8855	70	62,4
0,8933	66,8	59,0

Tab. 17.1: Auszug aus der Ethanoltabelle Ph. Eur.

Ebenso wie Ethanol zeigt auch Isopropylalkohol (2-Propanol) eine Volumenkontraktion bei der Herstellung von Mischungen des Alkohols mit Wasser. Eine Anweisung für die Herstellung von Isopropanol-Wasser-Mischungen findet sich im DAC. Mit der Tabelle 17.2 wird die Herstellung gebräuchlicher Mischungen vereinfacht.

17.2
Biopharmazeutische Aspekte

Eine Anzahl Arzneiformen (Tropflösungen, Sirupe usw.) stellen Lösungen dar. Aus biopharmazeutischer Sicht ist eine wässrige Wirkstofflösung als besonders günstig einzuschätzen, da im Gastrointestinaltrakt eine schnelle Resorption zu erwarten ist. Auch hier ist die Resorption von zahlreichen Faktoren abhängig. Verständlicherweise ergeben sich bereits Resorptionsunterschiede zwischen einer molekulardispersen und einer kolloiddispersen Lö-

sung. Entscheidend für den Verlauf der Resorption sind weiterhin pH-Wert, Ionisationsgrad sowie osmotischer Druck der Lösung. Neben diesen physikalisch-chemischen Eigenschaften der Lösung und der gelösten Substanz kommt den Hilfsstoffen große Bedeutung zu. In vielen Fällen lässt sich durch Ethanolzusätze die Resorption verbessern (aus Glycerol oder Ethanol bzw. den entsprechenden Wassermischungen als Lösungsmittel werden Wirkstoffe im Magen sehr fein ausgefällt, darüber hinaus wirkt Ethanol resorptionsfördernd), während eine Viskositätserhöhung meist mit einer Herabsetzung der Resorptionsrate gekoppelt ist. Letzteres wird verständlich, da hiermit eine Verringerung der Beweglichkeit der Moleküle in Richtung Resorptionsort verbunden ist. Werden makromolekulare Stoffe eingesetzt, so kann durch Komplexbildung zwischen Wirkstoff und Hilfsstoff ebenfalls eine Verzögerung, in manchen Fällen aber auch eine Verbesserung im Resorptionsverlauf auftreten. Mit öligen Lösungen, die peroral nur in kleinen Volumina und zur Gewährleistung einer besseren Einnahme oftmals in Form von Gelatinekapseln zur Anwendung kommen, ist nur die Erzielung einer langsamen Resorption möglich. Verarbeitet man eine ölige Lösung zur Emulsion, so liegen wiederum völlig andere Resorptionsverhältnisse vor, wobei das Phasenvolumenverhältnis, der Dispersitätsgrad und die Wirkstoffverteilung die Wirkstoffabgabe wesentlich mitbestimmen.

Oft ist mit höheren Resorptionsraten zu rechnen, wenn ein schwer wasserlöslicher

Konzentration Isopropylalkohol (*V/V*, in %)	Masse (g) Isopropylalkohol 100 %, die mit Wasser zu 100,0 g ergänzt werden müssen	Relative Dichte d_{20}^{20}
100	100,0	0,7863
90	86,36	0,8194
80	74,04	0,8496
70	62,80	0,8765
60	52,28	0,9024
50	42,39	0,9274
40	33,18	0,9478

Tab. 17.2: Herstellung von Isopropanol-Wasser-Gemischen nach DAC

Wirkstoff statt in wässriger Lösung als wässriges Solubilisat zur Applikation gelangt. Fällt ein schwerlöslicher Wirkstoff nach Applikation einer Lösung, bedingt durch die pH-Verhältnisse des Magens, aus, so wird das mikrokristalline Präzipitat anschließend meist schnell gelöst und resorbiert.

Kapitel 18

Emulsionen

18.1
Allgemeines

Emulsionen (*Emulsiones*) sind grob- oder kolloiddisperse Systeme aus zwei oder mehreren nicht miteinander mischbaren Flüssigkeiten. Unter Berücksichtigung der möglichen Anwesenheit flüssig-kristalliner Phasen (s. Kasten Flüssigkristalline Phasen, Kap. 15) lautet die Definition der International Union of Pure and Applied Chemistry (IUPAC): In einer Emulsion sind flüssige Tröpfchen und/oder flüssige Kristalle in einer Flüssigkeit dispergiert. Die Bezeichnung Emulsion leitet sich aus dem Lateinischen (emulgere = ausmelken) ab und bezieht sich auf die Milch als Typ einer natürlichen Emulsion. Infolge der unterschiedlichen Lichtbrechung der Komponenten der Emulsion erscheint diese milchig-undurchsichtig. Nur im Sonderfall, wenn beide Flüssigkeiten den gleichen Brechungsindex aufweisen, werden Lichtstrahlen beim Durchtritt durch die Emulsion gleich stark gebrochen, so dass diese durchscheinend oder transparent ist. Transparent sind auch Mikroemulsionen, die sich jedoch von den echten Emulsionen im Hinblick auf Zusammensetzung, Struktur und Eigenschaften grundsätzlich unterscheiden (s. Kap. 25.6).

Die größte Vielfalt im Bereich der pharmazeutisch verwendeten Emulsionssysteme findet sich bei den *Emulsionen zur äußeren Anwendung*, die auch als *Linimente* (lat. linire = einreiben) bezeichnet werden. Manchmal werden allerdings flüssige Einreibungen generell als Liniment bezeichnet, auch wenn sie keine Emulsionen sind (z. B. Methylsalicylat und Öle in Ethanol). Linimente sind flüssige, halbflüssige, gallertige oder bei Körpertemperatur schmelzende Mischungen, in der Regel vom Öl-in-Wasser (O/W)-Typ, die als Träger sowohl für wasser- als auch für öllösliche Wirkstoffe verwendet werden (Salicylsäure, Methylsalicylat, Benzylnicotinat, Campher). Der Übergang zu den Cremes ist fließend. Diese stellen ebenso wie die so genannten „Emulsionszäpfchen" emulsoide Systeme dar, ihnen fehlt allerdings das Charakteristikum der Fließfähigkeit.

Emulsionen zur peroralen Anwendung finden sich vergleichsweise selten. Es handelt sich hierbei in der Regel um O/W-Emulsionen, deren innere Phase entweder selbst das wirksame Prinzip ist (z. B. Paraffinöl-, Lebertran- oder Siliconölemulsionen) oder als Träger für lipophile Wirkstoffe dient. Da die direkte Einnahme öliger Substanzen oft als unangenehm empfunden wird und die Verabreichung als disperse Phase einer Emulsion zudem die Überdeckung eines schlechten Geschmacks ermöglicht, können perorale Emulsionsformulierungen dazu dienen, die Akzeptanz entsprechender Wirkstoffe beim Patienten zu erhöhen. Die Verabreichung in Kombination mit einer Ölphase kann bei lipophilen Problemwirkstoffen auch zu einer verbesserten Bioverfügbarkeit beitragen. Da die Formulierung als großvolumige, flüssige Emulsion insbesondere für hochwirksame Wirkstoffe nicht unbedingt den Ansprüchen an eine moderne Arzneiform genügt, wird heute z. B. versucht, solche Wirkstoffe als wasserfreie, „selbstemulgierende" Lipidformulierungen in Kapseln abzufüllen, aus denen sich erst nach Anwendung beim Kontakt mit Körperflüssigkeiten ein Emulsionssystem ausbildet (z. B. Sandimmun®).

Kolloidale Lipidemulsionen vom O/W-Typ spielen eine wichtige Rolle in der Intensivmedizin, weil sie im Rahmen der parenteralen Ernährung die Möglichkeit bieten, eine ausreichende Kalorienzufuhr zu gewährleisten. Diese Emulsionen enthalten als Ölphase pflanzliche Öle (z. B. Soja-, Oliven- oder Safloröl) oder mittelkettige Triglyceride und sind mit Hilfe von Ei-Phospholipiden stabilisiert. Da sie intravenös angewendet werden, stellen sie sehr hohe Ansprüche an Herstellung und Stabilität. Ihre mittlere Teilchengröße muss deutlich unter 1 μm liegen. Dabei dürfen höchstens sehr wenige Teilchen im unteren μm-Bereich enthalten sein, damit die Fetttröpfchen nicht durch das Verstopfen feinster Kapillargefäße z. B. zu Lungenembolien führen. Kolloidale Lipidemulsionen werden auch als Trägersysteme für die i.v.–Applikation schwer wasserlöslicher Wirkstoffe (z. B. Etomidat, Diazepam, Propofol) genutzt. Grobdisperse Emulsionen mit Teilchengrößen im μm-Bereich oder W/O-Emulsionen dürfen nur extravasal (z. B. i.m.) injiziert werden.

18.2
Emulsionstypen

Emulsionen bestehen aus zwei nicht miteinander mischbaren Phasen, von denen eine (innere oder disperse Phase) in Tropfenform in der anderen (äußere oder kontinuierliche Phase, Dispersionsmittel) zerteilt vorliegt. Die Tropfengröße hat eine große Bedeutung für die Eigenschaften der Emulsion. Zumeist weist eine der Phasen einen hydrophilen, die andere einen lipophilen Charakter auf. Im pharmazeutischen Bereich ist die hydrophile Phase normalerweise Wasser bzw. eine wässrige Lösung, während als lipophile (hydrophobe) Phase ein mineralisches, halbsynthetisches oder pflanzliches Öl (z. B. Paraffinöl, mittelkettige Triglyceride, Soja- oder Erdnussöl) dient. Je nachdem, ob die hydrophile Phase in der hydrophoben Phase oder die hydrophobe in der hydrophilen Phase dispergiert vorliegt, spricht man von einer Wasser-in-Öl-Emulsion (*W/O-Emulsion*) bzw. Öl-in-Wasser-Emulsion (*O/W-Emulsion*). In dieser Typenbezeichnung steht konventionsgemäß W für hydrophile Phasen und O für lipophile Phasen, selbst wenn die Phasen nicht von Wasser oder Öl gebildet werden. Es gibt auch so genannte multiple Emulsionen, bei denen sich in den Emulsionströpfchen nochmals Kügelchen des anderen Phasentyps befinden. Je nach Phasenlage werden solche Systeme als *W/O/W-* oder *O/W/O-Emulsionen* bezeichnet (Abb. 18.1). Die innerste Phase der multiplen Emulsion kann die gleiche (Typ I) oder eine andere Zusammensetzung als die kontinuierliche Phase haben (Typ II).

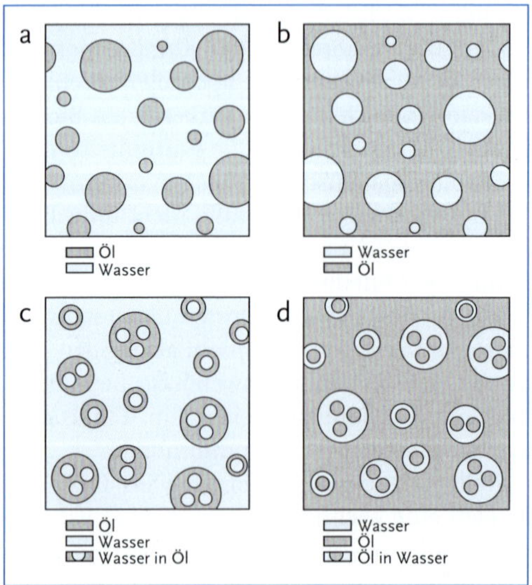

18.3
Instabilitätsphänomene und Stabilisierungsprinzipien

Aufgrund ihres dispersen Zustandes und der damit verbundenen hohen Grenzflächenenergie sind Emulsionen thermodynamisch instabile Systeme. Beim Schütteln der beiden Phasen, z. B. Wasser und Öl, wird sich die eine Phase zwar zunächst tröpfchenförmig in der anderen verteilen, anschließend tritt jedoch schon nach kurzer Zeit Entmischung auf. Die Tröpfchen fließen zusammen, sobald sie einander berühren, und das Öl sammelt sich auf dem Wasser an, bis schließlich beide Phasen getrennt vorliegen. In diesem Zustand haben Wasser und Öl die geringstmögliche gemeinsame Grenzfläche und das System somit die niedrigste Grenzflächenenergie. Um den beim Dispergieren erreichten Zustand zu fixieren und damit eine stabile Emulsion zu erzielen, müssen Emulgatoren verwendet werden, die

Abb. 18.1: Emulsionsschemata: **a** O/W-Emulsion, **b** W/O-Emulsion, **c** W/O/W-Emulsion, **d** O/W/O-Emulsion

auch die Herstellung von Emulsionen erleichtern. Emulgatoren sind daher neben Wasser- und Ölphase weitere essentielle Bestandteile pharmazeutischer Emulsionssysteme.

Instabilität von Emulsionen

Auch in den mit Emulgatoren stabilisierten Emulsionen können normalerweise bestimmte, typische Instabilitätsphänomene (Abb 18.2) beobachtet werden. Bei Entwicklung von Emulsionssystemen wird daher versucht, diese so weit wie möglich zu verhindern: Zwischen kontinuierlicher und disperser Phase herrscht üblicherweise eine Dichtedifferenz, aufgrund derer es zur *Aufrahmung* (Dichte der dispersen Phase < Dichte des Dispersionsmittels) oder zur *Sedimentation* (Dichte der dispersen Phase > Dichte des Dispersionsmittels) der dispergierten Teilchen kommt. Diese Vorgänge bewirken eine Trennung der Emulsion in zwei Schichten. Während die aufgerahmte oder sedimentierte Schicht reich an innerer Phase ist, enthält die entsprechende darunter- oder darüberliegende Schicht nur einen geringen Anteil disperser Phase. Die Geschwindigkeit dieses Prozesses lässt sich mit Hilfe des Stokesschen Sedimentationsgesetzes näherungsweise beschreiben (das Gesetz gilt streng nur für stark verdünnte Systeme):

$$v = \frac{h}{t} = \frac{2}{9}\frac{r^2\,(\rho_1 - \rho_2)\cdot g}{\eta} \qquad (18.1)$$

v Geschwindigkeit des Emulsionstropfens (durchquerte Höhe h pro Zeit t)
r Radius der Emulsionstropfens
ρ_1 Dichte der Dispersionsflüssigkeit
ρ_2 Dichte der dispersen Phase
g Erdbeschleunigung
η Viskosität der Dispersionsflüssigkeit

Aus dieser Gesetzmäßigkeit lässt sich ableiten, dass die Aufrahm- bzw. Sedimentationsgeschwindigkeit von Emulsionen durch Verringerung der Partikelgröße, Angleichen der Dichte der beiden Phasen sowie Erhöhung der Viskosität der äußeren Phase verringert werden kann. Die Verringerung der Partikelgröße ist eine sehr wirksame Maßnahme, die allerdings zu einer weiteren Erhöhung der Grenzflächenenergie führt und der zudem gewisse praktische Grenzen gesetzt sind. Bei Tröpfchengrößen im kolloidalen Bereich kommt es durch den verstärkten Einfluss der Brownschen Molekularbewegung nicht mehr zu einem vollständigen Aufrahmen oder Sedimentieren des Systems. Ein Dichteangleich zwischen kontinuierlicher und disperser Phase ist nur sehr eingeschränkt möglich und kann aufgrund des unterschiedlichen Ausdehnungskoeffizienten der beteiligten

18

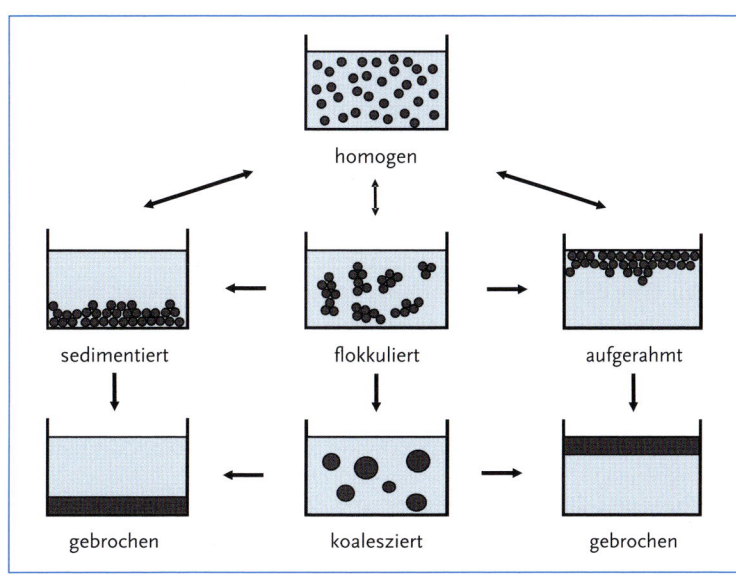

Abb. 18.2: Instabilität von Emulsionen

homogen

sedimentiert   flokkuliert   aufgerahmt

gebrochen   koalesziert   gebrochen

Phasen immer nur für eine bestimmte Temperatur exakt möglich sein. Bei Dichteangleichung kommt allerdings die Aufrahmung und die Sedimentation der Tropfen vollständig zum Stillstand. Die Möglichkeit der Viskositätserhöhung wird bei oralen und insbesondere topisch anzuwendenden Emulsionen intensiv zur Stabilisierung genutzt. Die zur Verdickung eingesetzten makromolekularen Verbindungen werden daher auch als *Quasiemulgatoren* bezeichnet (s.u.). Wenn die Emulsion so weit verdickt wird, dass sie eine Fließgrenze besitzt, kann auch hier die Bewegung vollständig gestoppt werden.

Sedimentation oder Aufrahmung führen zur Inhomogenität der Zubereitung, sind jedoch durch einfaches Aufschütteln reversibel, denn die Tropfenzahl und -größe bleibt bei diesen Vorgängen unverändert. Bei der Abgabe solcher Zubereitungen muss der Patient auf die Notwendigkeit des Schüttelns vor Applikation hingewiesen werden. Dies gilt auch für die Flokkulation oder Flockung, bei der sich Emulsionstropfen traubenartig aneinander lagern. Durch die Größe der entstehenden Flocke wird die Sedimentation bzw. Aufrahmung beschleunigt.

Sowohl Sedimentation und Aufrahmung als auch Flokkulation führen zu einer lokalen Konzentrationserhöhung und verstärkten Annäherung der Tropfen. Dadurch wird ein irreversibler Prozess, das Zusammenfließen (*Koaleszenz*) der Tropfen, begünstigt, der im Extremfall zur vollständigen Phasentrennung führen kann („Brechen" der Emulsion). So veränderte Zubereitungen können dann nicht mehr angewendet werden. Sedimentation und Aufrahmung bzw. Flokkulation sind keine notwendige Voraussetzung für das Auftreten von Koaleszenz. Diese kann immer dann auftreten, wenn sich die Emulsionstropfen einander stark nähern, bis sie schließlich nur noch durch einen dünnen Film des Dispersionsmittels voneinander getrennt sind. Wenn dieser reißt, fließen die Tropfen zusammen. Zwischen den einzelnen Tropfen in einer Emulsion wirken besonders bei starker Annäherung van der Waalssche Anziehungskräfte. Ungeschützte Tropfen können dieser Anziehungskraft keinen Widerstand entgegensetzen und fließen bei Annäherung sofort zusammen. Um Koaleszenzvorgänge in einer Emulsion wirksam zu verhindern, kommt es

also darauf an, die Tropfen vor zu starker Annäherung zu schützen bzw. das Zusammenfließen durch Einbringen von Barrieren zu verhindern. Dies kann z. B. durch den Aufbau einer elektrostatischen Abstoßung durch gleichsinnige Aufladung der Tropfen erreicht werden. Für den Aufbau solcher Schutzmechanismen spielt der Einsatz von Emulgatoren eine wesentliche Rolle.

18.4
Tenside, Emulgatoren

18.4.1
Definition, Charakteristika amphiphiler Verbindungen, Grenzflächenaktivität

Emulgatoren. Emulgatoren sind eine spezielle Untergruppe der *Tenside.* Als Tenside werden Verbindungen bezeichnet, die die Ober- bzw. Grenzflächenspannung herabsetzen, also *oberflächenaktiv* bzw. *grenzflächenaktiv* sind (s. Kap. 2.8). Die Zahl der grenzflächenaktiven Verbindungen ist beträchtlich. Je nach ihren speziellen Eigenschaften werden sie als Entschäumer, W/O- oder O/W-Emulgatoren, Netzmittel, Waschmittel und Lösungsvermittler verwendet.

Tenside

Tenside sind Verbindungen, die in ihrer chemischen Struktur räumlich getrennt sowohl lipophile als auch hydrophile Gruppen besitzen. Man bezeichnet sie daher auch als *amphiphile Substanzen.* Hydrophile Gruppen sind u.a. folgende:

Hydroxylgruppen $-\,OH$

Carboxylgruppen $-\,C\!\!\begin{smallmatrix} \nearrow O \\ \searrow OH \end{smallmatrix}$

mit einwertigem Kation $-\,C\!\!\begin{smallmatrix} \nearrow O \\ \searrow O^- \, Na^+ \, (K^+, NH_4^+) \end{smallmatrix}$

Carboxylgruppen mit zweiwertigen Kationen
$(-\,COO^-)_2 \; Ca^{2+}$ (oder Mg^{2+})

Sulfatgruppen	$-O-\overset{\displaystyle O}{\underset{\displaystyle O}{\overset{\|}{\underset{\|}{S}}}}-O^-\,H^+$	mit einwertigem Kation	$-O-\overset{\displaystyle O}{\underset{\displaystyle O}{\overset{\|}{\underset{\|}{S}}}}-O^-\,Na^+$
Sulfonatgruppen	$-CH_2-\overset{\displaystyle O}{\underset{\displaystyle O}{\overset{\|}{\underset{\|}{S}}}}-O^-\,H^+$	mit einwertigem Kation	$-CH_2-\overset{\displaystyle O}{\underset{\displaystyle O}{\overset{\|}{\underset{\|}{S}}}}-O^-\,Na^+$
Aminogruppen	$-N\overset{\displaystyle H}{\underset{\displaystyle H}{\big\langle}}$	protonierte Aminogruppe	$-\overset{\displaystyle H}{\underset{\displaystyle H}{\overset{\|}{\underset{\|}{N^+}}}}-H$
substituierte Aminogruppe	$-N\overset{\displaystyle H}{\underset{\displaystyle R^1}{\big\langle}},\quad -N\overset{\displaystyle R^2}{\underset{\displaystyle R^1}{\big\langle}}\quad -\overset{\displaystyle R_3}{\underset{\displaystyle R_1}{\overset{\|}{\underset{\|}{N^+}}}}-R_2$		
Polyoxyethylenkette	$-(O-CH_2-CH_2)_{\overline{n}}\,OH$		

Die Anwesenheit solcher polarer Gruppen bedingt eine Affinität des Tensidmoleküls zu polaren Flüssigkeiten, insbesondere zu Wasser, und damit den hydrophilen Charakter des Moleküls.

Lipophile (hydrophobe) Gruppen sind u.a. folgende:

Kohlenwasserstoffketten

$$H_3C-CH_2-CH_2-CH_2-CH_2-CH_3$$

cyclische Kohlenwasserstoffe

Kohlenstoff-
doppelbindungen $\qquad -\overset{\displaystyle |}{\underset{\displaystyle H}{C}}=\overset{\displaystyle |}{\underset{\displaystyle H}{C}}-$

Dieser Teil der Moleküle bildet den apolaren Rest. Er bedingt die Affinität zu organischen Lösungsmitteln geringer Polarität und demzufolge den lipophilen Charakter der Moleküle. Tenside weisen somit sowohl mit der Wasser- als auch mit der Lipidphase eine gewisse Ähnlichkeit auf und haben damit eine Affinität zu beiden Phasen, was ihre Tendenz zur Anreicherung in Grenzflächen erklärt.

Tenside besitzen eine oft lang gestreckte kettenförmige Struktur, wie z. B. die Seifen, die als typische Modellsubstanzen betrachtet werden können. Zur zeichnerischen Darstellung des Aufbaus und der Funktion eines Tensids bedient man sich eines einfachen Symbols, im Falle eines Seifentensids: Band und Kugel (Abb. 18.3). Das Band symbolisiert die Kohlenwasserstoffkette des Moleküls und die Kugel die Carboxylgruppierung. Die symmetrische Kohlenwasserstoffkette bildet den apolaren oder neutralen Teil des Moleküls, dessen elektrische Ladung ausgeglichen ist.

Tenside lassen sich nach ihrem Ladungszustand in *anionenaktive* (negativ geladen), *kationenaktive* (positiv geladen), *amphotere* (sowohl negativ als auch positiv geladene Gruppen tragend) und *nichtionogene* Verbindungen (ungeladen) einteilen (Tab. 18.1). Sie können auch mehrere hydrophile (z. B. Block-Copolymere vom Typ der Poloxamere) oder lipophile Gruppen (z. B. Phospholipide) tragen, wenn die Trennung von hydrophoben und hydrophilen Molekülbereichen gewahrt bleibt. Die als Emulgatoren pharmazeutisch eingesetzten Tenside werden in Kap. 5.3.6 behandelt. An pharmazeutisch anwendbare Tenside und Emulgatoren müssen besondere Anforderungen gestellt werden. Grundsätzlich sind chemische und physiologische Verträglichkeit zu fordern. Bei peroral zur Anwen-

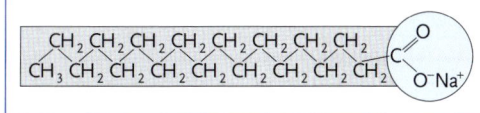

Abb. 18.3: Aufbau eines Seifenmoleküls (Natriumstearat), Ableitung des Band-Kugel-Symbols

Substanzklasse	Emulsionstyp	Beispiel
Anionenaktiv		
• Alkaliseifen	O/W	Natriumpalmitat
• Alkylsulfate	O/W	Natriumlaurylsulfat
		Natriumcetylstearylsulfat
• Alkylsulfonate	O/W	Natriumlaurylsulfonat
Kationenaktiv		
• Quartäre		
Ammoniumverbindungen	O/W	Cetrimid
• Pyridiniumverbindungen	O/W	Cetylpyridiniumchlorid
Amphoter		
• Phospholipide	O/W, W/O	Lecithin
Nichtionogen		
• Fettalkohole	W/O	Cetylalkohol
• Sterole	W/O	Cholesterol
		Wollwachsalkohole
• Glycerolfettsäureester	W/O	Glycerolmonostearat
• Sorbitanfettsäureester	W/O	Sorbitanlaurinsäureester
		(Span 20)
• Macrogolfettsäureester	O/W	Macrogolstearat
• Macrogolsorbitanfettsäureester	O/W	Macrogolsorbitanoleat
		(Tween 80)
• Macrogolglycerolfettsäureester	O/W	Macrogolglycerolmono-
		stearat
• Macrogolfettalkoholether	O/W	Macrogollaurylether
• Polyoxypropylen –	O/W	Poloxamer 188
Polyoxyethylen –		
Block-Copolymere		

Tab. 18.1: Beispiele für Emulgatoren

dung kommenden Arzneiformen sind zudem Probleme der Geschmacksbeeinflussung zu berücksichtigen.

Werden Tenside in Wasser gegeben, so sammeln sich die Moleküle an der Flüssigkeitsoberfläche an. Dabei orientieren sie sich so, dass der hydrophile Teil dem Innern der Flüssigkeit, der hydrophobe dagegen der angrenzenden Phase (im vorliegenden Fall der Luft) zugekehrt ist. Die Adsorption der Tensidmoleküle an der Flüssigkeitsoberfläche ruft eine Erniedrigung der Oberflächenspannung hervor. Werden dem Wasser genügende Mengen Tensid zugeführt, so bildet sich eine neue Grenzfläche Wasser/Tensid/Luft aus (Abb. 18.4). Bei Zugabe von hydrophilen Tensiden zu Wasser fällt die Oberflächenspannung zunächst sehr schnell ab, doch wird bald ein Wert erreicht, der durch weiteren Emulgatorzusatz nicht mehr zu erniedrigen ist (kritische Mizellbildungskonzentration, CMC). Von nun an vereinigen sich die Tensidmoleküle in der Lösung zu Assoziaten, die als Mizellen bezeichnet werden (s. Kap. 2.6). Sowohl die Tenside an der Wasseroberfläche als auch in den Mizellen stehen in einem dynamischen Gleichgewicht mit einzelnen, in der Wasserphase verbleibenden Molekülen.

So wie sich Tensidmoleküle an der Grenzfläche Wasser/Luft anreichern und orientieren, erfolgt auch eine Ausrichtung der Moleküle oberflächenaktiver Substanzen an einer Öl/Wasser-Grenzfläche. Bei der Ausbildung von

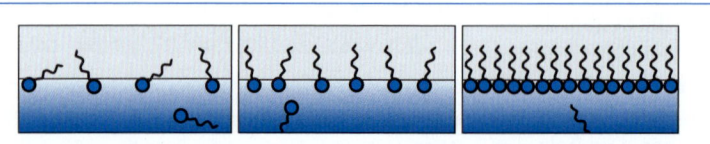

Abb. 18.4: Anordnung von Tensidmolekülen an einer Wasseroberfläche (zunehmende Konzentration)

Emulsionen wird durch den Emulgator gleichfalls die Grenzflächenspannung erniedrigt. Die Tensidmoleküle werden an der Grenzfläche adsorbiert und orientieren sich derart, dass sich die hydrophilen Gruppen zur wässrigen Phase, die lipophilen Gruppen zur Ölphase hin ausrichten. Mit der Parallelorientierung senkrecht zur Grenzfläche wird ein Zustand hoher Ordnung erreicht. Es kommt an der Grenzfläche nunmehr zur Ausbildung einer monomolekularen Adsorptionsschicht. Diese wird auch als Adsorptionsfilm bzw. als Emulgatorfilm bezeichnet. Hierdurch entsteht eine neue Grenzfläche, an der nur noch geringe Grenzflächenspannungen auftreten.

18.4.2
HLB-Wert

Der HLB-Wert bietet die Möglichkeit, Tenside nach ihren amphiphilen Eigenschaften zu kennzeichnen und sie entsprechend ihrem Verwendungszweck zu klassifizieren. Ursprünglich wurde das HLB-System für die Belange der kosmetischen Industrie entwickelt. Heute dient es als Hilfsmittel in der Nahrungsmittel-, Petroleum- und Erdölindustrie, in der pharmazeutischen und insbesondere in der Waschmittelindustrie sowie in allen weiteren Bereichen, in denen Grenzflächenaktivität eine Rolle spielt.

Den HLB-Begriff (Hydrophilic-Lipophilic-Balance) prägte Griffin für nichtionogene Tenside. Er ordnete jedem Tensid einen dimensionslosen Zahlenwert zu, der sich aus dem stöchiometrischen Verhältnis des lipophilen und hydrophilen Anteils des Tensids errechnen ließ. Der HLB-Wert macht somit Aussagen über das hydrophile-lipophile Gleichgewicht, das sich aus der Größe und Stärke der lipophilen und hydrophilen Gruppen ergibt. Einer lipophilen Substanz wird ein niedrigerer, einer hydrophilen ein höherer HLB-Wert zugeordnet. Daraus ergibt sich, dass sich durch Einführung hydrophiler Gruppen in ein nichtionogenes Tensid das Verhältnis von lipophilem Teil zu hydrophilem Teil zugunsten des Letzteren verändert und ein Tensid mit höherem HLB-Wert resultiert. Auf diesem Wege lassen sich z. B. W/O-Emulgatoren in O/W-Emulgatoren mit definierten HLB-Werten überführen.

Beispiel: Span 60® = Sorbitanmonostearat, HLB-Wert 4,7; Tween 60® = Polyoxyethylensorbitanmonostearat, HLB-Wert 14,9.

Aus Zweckmäßigkeitsgründen beruht das HLB-System auf einer Zahlenskala von 1 bis 20 (Abb. 18.5). Die Grenze zwischen vorwiegend lipophilen Substanzen und vorwiegend hydrophilen Substanzen liegt etwa bei einem HLB-Wert von 10. Eine fiktive Verbindung mit 100 % hydrophilem Anteil entspräche demnach einem HLB-Wert von 20. Folglich besitzt Macrogolsorbitanlaurat mit einem HLB-Wert von 16,7 einen hydrophilen Anteil von 84 %, bezogen auf das Gesamtmolekül. HLB-Werte stellen zwar keine analytischen Daten im strengen Sinne dar, doch ermöglichen sie wichtige Aussagen über die Grenzflächenfunktion amphiphiler Substanzen.

18

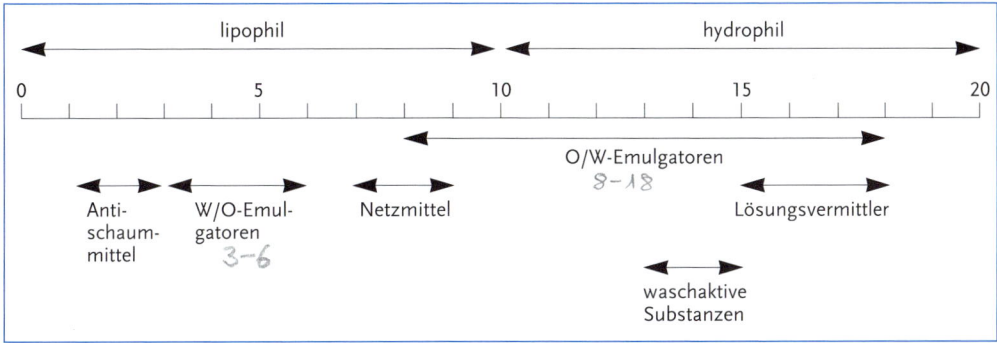

Abb. 18.5: HLB-System

Für das zunächst empirisch entwickelte HLB-System wurde später eine Beziehung aufgestellt, die es ermöglicht, aus der Molekülmasse des hydrophoben Anteils (M_0) und der Gesamtmolekülmasse des Tensids (M) den HLB-Wert annähernd zu berechnen:

$$\text{HLB} = 20 \left(1 - \frac{M_0}{M}\right) \qquad (18.1)$$

Für bestimmte Typen nichtionogener Emulgatoren, wie Polyoxyethylenderivate der Fettalkohole und Fettsäureester mehrwertiger Alkohole, lässt sich der HLB-Wert auch auf andere Weise ermitteln. So gilt für Fettsäureester:

$$\text{HLB} = 20 \left(1 - \frac{VZ}{SZ}\right) \qquad (18.2)$$

VZ   Verseifungszahl des Esters
SZ   Säurezahl der abgetrennten Fettsäure

Häufig wird der HLB-Wert direkt aus der chemischen Formel berechnet, indem den durch Koaleszenzmessungen ermittelten hydrophilen und lipophilen Eigenschaften der einzelnen Gruppen bestimmte Werte zugeordnet werden (Tab. 18.2):

$$\text{HLB} = 7 + \Sigma \text{ hydrophile Gruppennummern} + \Sigma \text{ lipophile Gruppennummern}$$
$$(18.3)$$

Für hydrophile Gruppen ergibt sich ein positiver, für hydrophobe ein negativer Wert. Die Formel lässt sich allerdings auf ungesättigte, stereoisomere und positionsisomere Verbindungen nicht anwenden.

Außerdem gibt es neben den Berechnungsmöglichkeiten eine Vielzahl von physikochemischen Messmethoden für die Bestimmung des HLB-Werts; ihrer generellen Anwendung sind allerdings Grenzen gesetzt. Die mit Hilfe unterschiedlicher Methoden bestimmten Werte für ein gegebenes Tensid können etwas voneinander abweichen.

Die Definition des HLB-Wertes gilt im Wesentlichen nur für nichtionogene Tenside und auch hier nur mit Einschränkungen. So ist das System nicht anwendbar für Tenside, die Propylenoxid, Butylenoxid, Stickstoff, Phosphor,

Tab. 18.2: Beispiele für HLB-Gruppennummern

Gruppe	Gruppennummer
Hydrophile Gruppe	
Ester	2,4
Carboxylgruppe	2,1
Freie Hydroxylgruppe	1,9
Ethersauerstoff	1,3
Hydroxylgruppe (Sorbitan)	0,5
Lipophile Gruppe	
$- CH_3$	−0,475
$= CH_2$	−0,475
$= CH -$	−0,475

Schwefel usw. enthalten. Ionogene Tenside gehorchen nicht den festgelegten Prinzipien. Man ermittelt ihre HLB-Werte daher experimentell und bringt sie mit dem Griffin-HLB-System in Einklang. Beispielsweise beträgt der HLB-Wert für reines Natriumlaurylsulfat 40. Das besagt selbstverständlich nicht, dass der hydrophile Teil des Moleküls 200 % beträgt, sondern lediglich, dass dieses Tensid im Vergleich zu anderen einen „scheinbaren" HLB-Wert von 40 hat.

Wesentlich für die praktische Anwendung des HLB-Systems ist die „algebraische Additivität" der HLB-Werte. Bei Mischung verschiedener Tenside addieren sich die HLB-Werte, so dass sich durch eine Kombination von nichtionogenen Emulgatoren mit hohen und mit niedrigen HLB-Werten unter Berücksichtigung der Mengenverhältnisse der Komponenten ein gewünschter HLB-Wert einstellen lässt. Die praktische Anwendung dieses Prinzips setzt allerdings voraus, dass die beiden betrachteten Tenside miteinander kompatibel sind.

Beispiel:

Eine Mischung von 40 % Sorbitanoleat (Span 80®) (HLB-Wert = 4,3) und 60 % Macrogolsorbitanstearat (Tween 60®) (HLB-Wert = 14,9) weist einen HLB-Wert von 10,7 auf:

$$\left(\frac{40}{100} \cdot 4,3 = 1,72; \quad \frac{60}{100} \cdot 14,9 = 8,94; \right.$$
$$\left. 1,72 + 8,94 = 10,66\right). \qquad (18.4)$$

18.4.3
„Erforderlicher" HLB-Wert

Der HLB-Wert des Emulgators allein gibt zwar Hinweise auf seine Funktion an der Grenzfläche, nicht aber auf seine Eignung als emulgierendes Agens für eine bestimmte Lipoidphase. Jedem zu emulgierenden Material kann ein sog. „erforderlicher" HLB-Wert (required HLB) zugeordnet werden. Hierunter versteht man denjenigen Wert, den ein Emulgator (oder eine Emulgatormischung) aufweisen muss, damit die betreffende lipophile Phase mit Wasser eine Emulsion optimaler Dispersität und Stabilität ergibt. Die Bestimmung des „erforderlichen" HLB-Wertes der lipophilen Phase erfolgt empirisch. Der Wert beträgt z. B. für lipophile Phasen in O/W-Emulsionen <20, bei Stearinsäure 17, Cetylalkohol 15, dickflüssigem Paraffin 10, weißem Wachs 9, Vaselin 7. Auch für die „erforderlichen" HLB-Werte gilt die algebraische Additivität. Aus den einzelnen „erforderlichen" HLB-Werten der Komponenten einer Ölphase und deren relativen Anteilen ergibt sich der „erforderliche" HLB-Wert der Mischung als Summe. Im Allgemeinen werden die stabilsten Emulsionen dann zu erhalten sein, wenn der „erforderliche" HLB-Wert der Bestandteile einer Lipoidphase mit dem HLB-Wert bzw. mit dem „scheinbaren" HLB-Wert des Emulgators (oder der Emulgatormischung) übereinstimmt.

18.4.4
Wirkungsweise von Emulgatoren

Emulgatoren dienen dazu, das Zerteilen der inneren Phase bei der Dispergierung zu erleichtern und die entstandenen Emulsionstropfen vor dem Zusammenfließen zu schützen. Dabei werden unterschiedliche Mechanismen wirksam, die häufig in Kombination auftreten. Da das Zustandekommen der emulsionsvermittelnden Wirkung noch nicht bis in alle Einzelheiten geklärt ist, ist es bis heute schwierig, exakte Vorhersagen über die Stabilität eines Emulsionssystems zu machen. Daher wird häufig auf semiempirische Ansätze zurückgegriffen.

Emulgatoren verringern die Grenzflächen-

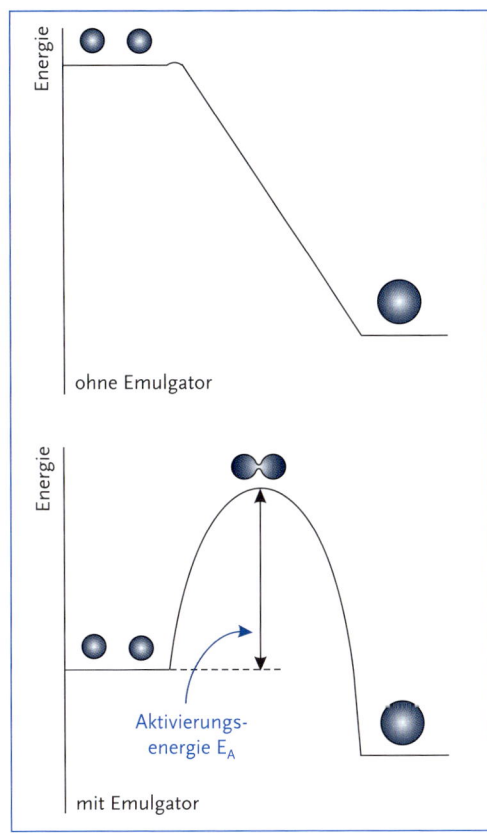

Abb. 18.6: Einfluss von Emulgatoren auf die Koaleszenzneigung einer Emulsion

spannung an der Wasser/Öl-Grenzfläche zum Teil beträchtlich. Sie erleichtern dadurch die Dispergierung und setzen durch die Reduktion der Grenzflächenenergie die treibende Kraft zur Phasentrennung herab. Dieser Faktor allein reicht zum Erzeugen einer stabilen Emulsion jedoch nicht aus, denn der gebrochene Zustand stellt nach wie vor die energetisch günstigere Situation dar. In der Praxis ist zu beobachten, dass Emulsionen mit sehr niedriger Grenzflächenspannung sogar besonders koaleszenzgefährdet sein können (z. B. im Bereich der Phaseninversionstemperatur s. u.). Es müssen daher noch andere Faktoren für die emulsionsstabilisierende Wirkung mit verantwortlich sein.

Das Zusammenfließen wird vor allem durch energetische Barrieren, die sich aufgrund der Adsorption von Emulgatormolekülen bilden, verhindert (Abb. 18.6). Die Energiebarrieren müssen so hoch sein, dass sie durch die kinetische Energie der Tropfen nicht überwunden werden können (Abb. 18.6). Aufgrund der Brownschen Molekularbewegung und der Sedimentations- und Aufrahmungsvorgänge befinden sich die Emulsionstropfen zum Teil in recht schneller Bewegung, die durch eine Temperaturerhöhung noch verstärkt wird, u. a. weil sich dabei die Viskosität verringert. Wenn die Barriere hoch genug ist, ist die Emulsion zwar thermodynamisch immer noch instabil, jedoch wird ihr Zustand kinetisch stabilisiert. Ein solcher Zustand wird metastabil genannt. Bei pharmazeutischen Emulsionen muss er über den Lagerungs- und Anwendungszeitraum erhalten bleiben.

Stabilisierung. Eine wichtige Möglichkeit zum Aufbau einer Energiebarriere ist das Einbringen von Ladungen. Bereits Emulsionströpfchen ohne Emulgator weisen in Wasser durch Adsorption von Ionen aus der Wasserphase normalerweise eine geringe negative Ladung auf, die jedoch zur Stabilisierung nicht ausreicht. Eine erheblich stärkere Aufladung wird durch die Lokalisation ionogener Emulgatoren in der Grenzfläche ausgelöst. Gleichsinnige Ladungen von Emulsionströpfchen verhindern, dass sie sich berühren und zusammenfließen können (elektrostatische Abstoßung). Die Wechselwirkungen geladener Emulsionströpfchen lassen sich mit Hilfe der DLVO-Theorie (s. Kap. 19.3.1) beschreiben. Durch das Anziehen von Gegenionen aus der Wasserphase entsteht eine elektrische Doppelschicht um die Partikel. Zusätze von Elektrolyten zu elektrostatisch stabilisierten Emulsionen können zu einer Abschirmung der Ladung um die Emulsionströpfchen führen und dadurch die Stabilität verringern. Dieses Phänomen kann z. B. bei der Zumischung von Elektrolyten zu kolloidalen Lipidemulsionen bei der parenteralen Ernährung zu Stabilitätsproblemen führen. Phospholipidstabilisierte kolloidale Lipidemulsionen werden aus diesem Grund nicht mit Natriumchlorid, sondern mit Glycerol, Xylitol oder Sorbitol isotonisiert.

Viele Emulsionen werden mit nichtionischen Tensiden stabilisiert, bei denen die Ausbildung eines elektrischen Feldes um die Emulsionstropfen nur eine untergeordnete Rolle spielt. Hier werden für die stabilisierende Wirkung so genannte sterische Effekte verantwortlich gemacht. Im Rahmen der sterischen Stabilisierung werden im Wesentlichen zwei Mechanismen diskutiert: Wenn sich zwei Emulsionstropfen, die auf ihrer Oberfläche verankert z. B. hydratisierte Polyoxyethylenketten tragen, einander annähern, beginnt ab einem bestimmten Abstand eine gegenseitige Durchdringung der Macrogolketten. Dadurch erfahren die Ketten eine Einschränkung ihrer Beweglichkeit, so dass das System einen Entropieverlust erleidet. Dieser für das System ungünstige Zustand kann durch das Auseinandertreiben der Tropfen wieder aufgehoben werden. Zudem entsteht aufgrund der erhöhten lokalen Konzentration der Polyoxyethylenketten im Annäherungsbereich ein osmotischer Druck. Dieser bewirkt einen Wassereinstrom, so dass die Tropfen wieder auseinandergeschwemmt werden. Durch solche sterischen Effekte kann auch die Stabilisierung mit bestimmten Makromolekülen erklärt werden. Man geht davon aus, dass die Stabilisierung von W/O-Emulsionen auf ähnlichen Effekten beruht, die in diesem Fall durch die lipophilen Ketten der Emulgatoren in der Ölphase vermittelt werden.

Eine wichtige Rolle kommt auch dem Aufbau des Emulgatorfilms zu. Dieser sollte die Grenzfläche völlig überziehen. Ist der Emulgatorfilm nicht lückenlos, weil z. B. bei der Dispergierung nicht ausreichend Emulgator zur Verfügung steht, so können Teile der inneren Phase bei Berührung mit ihren nicht durch oberflächenaktive Substanzen bedeckten Stellen zusammenfließen. Hierdurch verringert sich der Dispersitätsgrad so lange, bis die Grenzfläche so klein geworden ist, dass die eingesetzte Emulgatormenge ausreicht, sie völlig zu bedecken. Manche Emulgatoren liefern sehr stabile Filme, die die kugelförmige, innere Phase als flexible oder als starre Schicht umspannen. Berühren sich Tröpfchen der zerteilten Phase zufällig, bieten solche Filme einen zusätzlichen Schutz gegen das Ineinanderfließen. Zu diesen Stoffen zählen z. B. Proteinemulgatoren. Bei der Verwendung proteinhaltiger Emulgatoren, wie Casein oder Eigelb, kann es allerdings vorkommen, dass Emulsionströpfchen mit ihren Emulgatorfilmen aneinander kleben und „Trauben" bilden, die dann infolge ihrer größeren Masse aufrahmen oder Sedimentationsprozesse beschleunigen. Eher „löchrige" Emulgatorfilme können bei ausschließlicher Verwendung geladener Emulgatoren (z. B. Seifen, Cetylstearylsulfat) entstehen, weil eine dichte Packung im Emulgatorfilm hier durch die gegenseitige Abstoßung der Kopfgruppen verhindert werden kann. Um in solchen Systemen neben der Ladungsstabilisierung auch noch einen dichteren Grenzflächenfilm zu erzeugen, kann zur Auffüllung des Films ein zweites, ungeladenes Tensid verwendet werden. Solche gemischten Tensidsysteme bilden häufig besonders stabile Emulsionen aus (s. u.). Neben einer ausreichenden Festigkeit von Emulgatorfilmen wird von ihnen Elastizität gefordert, die notwendig ist, um Deformationen beim Rühren oder Gießen auszugleichen, und außerdem eine Regenerationsfähigkeit. Wird der Film verletzt, sollen Emulgatormoleküle aus der Lösung die Adsorptionsschicht sofort wieder komplettieren.

18.4.5
Gemischte Emulgatorsysteme, Komplexemulgatoren

In der Praxis erweisen sich Mischungen aus mehreren Emulgatoren häufig als effizientere Stabilisatoren als Reinstsysteme. Viele pharmazeutisch gebräuchliche Emulgatoren sind bereits von sich aus keine Reinsubstanzen (z. B. Cetylstearylsulfat, Lecithin). Eine Verstärkung der Emulgatorwirkung lässt sich mitunter durch Anwendung von zwei Emulgatoren des gleichen Emulgatortyps (O/W- bzw. W/O-Typ)

erreichen. Es sind jedoch auch Fälle bekannt, bei denen die Verwendung von zwei Emulgatoren die Emulgierung erschwert (z. B. Lecithin und Casein). Die Verwendung zweier Emulgatoren unterschiedlichen Typs kann sehr problematisch sein. Wird zu einer Emulsion nachträglich ein Emulgator vom anderen Typ zugesetzt, ist im Allgemeinen mit einem Brechen der Emulsion zu rechnen. Es existieren allerdings einige Kombinationen aus jeweils einem O/W- und einem W/O-Emulgator, die sich vorteilhafter verhalten als die Einzelsubstanzen. In diesen Fällen spricht man von Misch- bzw. Komplexemulgatoren. Sie erniedrigen die Oberflächenspannung in stärkerem Maße als jede Einzelkomponente allein und führen zu einer optimierten Belegung des Grenzflächenfilms. Die Emulsionsbildung erfolgt außerordentlich leicht (selbstemulgierende Wachse), und die Emulsionen sind sehr stabil.

Die Wirkungsweise derartiger Komplexemulgatoren lässt sich wie folgt erklären. Die beiden Emulgatoren vom entgegengesetzten Typ bilden einen Film, wobei sich jeweils die lipophilen Gruppen nach der Ölphase und die hydrophilen Gruppen nach der Wasserphase ausrichten. Hierbei durchdringen sich die Emulgatoren. Es kommt zur Verankerung der hydrophilen Gruppen durch Wasserstoffbrücken und zu einer Bindung der lipophilen Gruppen durch van-der-Waals-Kräfte. Durch die Komplexbildung erhöht sich das Wasserbindungsvermögen beträchtlich, es werden starke Hydratationsfilme gebildet und die Viskosität steigt an. Es kann hierbei Gelbildung eintreten. Die entstandenen sehr starken Filme sind für die besondere Stabilität der Emulsionssysteme verantwortlich. Mischemulgatoren spielen eine besondere Rolle bei der Bildung

Tab. 18.3: Beispiele für nichtionogene Mischemulgatoren

W/O-Emulgator	Teile	O/W-Emulgator	Teile
Cetylstearylalkohol	9	Cremophor S9® (Polyethylenglykol-400-stearat)	1
Cetylstearylalkohol	9	Tween 60® (Polyoxyethylen-sorbitanmonostearat)	1
Pentaerythritmonostearat	6	Tween 60®	3

von Cremes (s. Kap. 15). Besonders stabile Komplexe bilden Natriumcetylsulfat und Cholesterol (1:1) (Erniedrigung von σ um $60 \cdot 10^{-3}$ N $\cdot$ m^{-1}, Natriumcetylsulfat in gleicher Konzentration: Erniedrigung von σ um $22 \cdot 10^{-3}$ N $\cdot$ m^{-1}). Die Kombinationsmöglichkeit ist durch die beträchtliche Zahl grenzflächenaktiver Stoffe sehr hoch. Günstige Emulgatorkombinationen sind bisher lediglich empirisch ermittelbar. Die Fähigkeit zur Komplexbildung ist streng spezifisch (Tab. 18.3). Veränderungen im Molekül (Verzweigung von Ketten, Salzbildung, sterische Effekte) können die Ausbildung stabiler Addukte verhindern. Eine derartige Emulgatorkombination ist emulgierender Cetylstearylalkohol Typ A, Ph. Eur., der in der (wasserhaltigen) hydrophilen Salbe DAB eingesetzt wird.

Auch in anderen Fällen, in denen sich keine regelrechten Komplexe ergeben, können Mischungen aus W/O- und O/W-Emulgatoren günstig sein. Z. B. wird bei der Verwendung von Kombinationen aus Sorbitanestern und Polysorbaten häufig eine stabilere Emulsionsbildung beobachtet als bei Einsatz eines einzelnen Tensids dieser Substanzfamilie mit dem gleichen HLB-Wert. Als vorteilhaft wird hier auch die Möglichkeit der Verteilung von überschüssigen Bestandteilen des Emulgatorsystems sowohl in der Wasser- als auch in der Ölphase diskutiert.

18.4.6
Stabilisierung mit einer dritten Phase

Unter bestimmten Bedingungen (u.a. ausreichende Emulgatormenge) kann es dazu kommen, dass sich um Emulsionstropfen mehrschichtige Emulgatorbereiche ausbilden, die einen flüssigkristallinen Aufbau besitzen. Solche Schichten bewirken auch eine mechanische Stabilisierung des Tropfens und sind vor allem im Bereich der halbfesten Zubereitungen von Bedeutung.

Sehr interessante, im pharmazeutischen Bereich jedoch bisher wenig bedeutsame Emulsionssysteme, auch „Pickering-Emulsionen" genannt, werden durch feinstpartikuläre Feststoffe stabilisiert. Diese überziehen als kontinuierliche Schicht die Emulsionstropfen und verhindern so auf mechanischem Wege ein Zusammenfließen. Solche „unlöslichen Emulgatoren" sind Bentonit, Kohlepulver, Aluminium- und Magnesiumhydroxid sowie modifizierte Siliciumdioxidpartikel. Auch nimmt man neuerdings an, dass es bei der Emulsionsbildung mit Metallseifen zur Ausfällung des Emulgators an der Grenzfläche kommt und derartige oberflächenaktive Verbindungen dann als partikuläre Emulgatoren wirksam werden.

Die Emulsionsstabilisierung durch partikuläre Feststoffe setzt voraus, dass diese einen amphiphilen Charakter besitzen und sowohl von der lipophilen als auch von der hydrophilen Phase benetzt werden. Allerdings wird eine Phase wesentlich bessere Benetzungseigenschaften aufweisen. Die Benetzbarkeit wird durch den Randwinkel θ charakterisiert, der sich im Kontaktbereich zwischen Partikel und der Öl/Wasser-Grenzfläche ausbildet (Abb. 18.7). Die Benetzbarkeit hat auf die Lage eines festen, amphiphilen Partikels zwischen der Öl- und der Wasserphase entscheidenden Einfluss. Ist der Randwinkel $\theta > 90°$ und cos θ deshalb negativ, so wird das Partikel besser durch Öl (Partikel a), im Falle von $\theta < 90°$ und cos θ deshalb positiv (Partikel b) besser durch Wasser benetzt. Die Phase, die den Partikel besser benetzt und in die er dadurch mit seinem größeren Teil eintaucht, wird zur äußeren Phase. Da die pulverförmigen Substanzen die Emulsionskügelchen allseitig „stachelförmig" umgeben, vermögen sich die Kügelchen der inneren Phase lediglich mit ihren Hüllen zu berühren (Abb. 18.8).

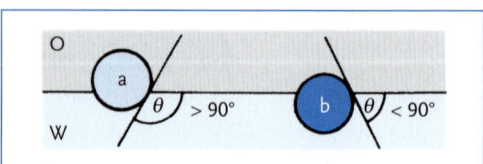

Abb. 18.7: Abhängigkeit der Größe des Benetzungswinkels von der Lage eines amphiphilen Partikels an der Grenzfläche Öl/Wasser: **O** Ölphase, **W** Wasserphase, Randwinkel θ

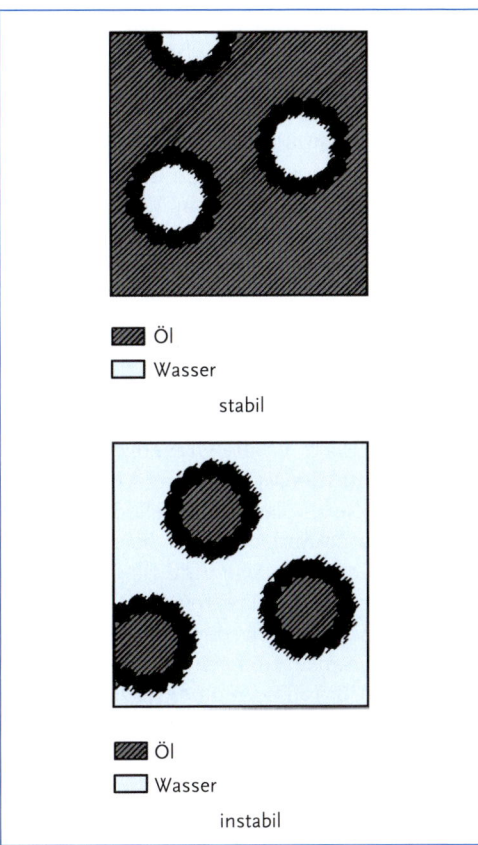

Öl

Wasser

stabil

Öl

Wasser

instabil

Abb. 18.8: Einfluss der Benetzbarkeit amphiphiler Partikel auf die Stabilität der Emulsion

18.4.7
Stabilisierung durch Quasiemulgatoren

Wie bereits erwähnt lässt sich die Stabilität einer Emulsion auch auf mechanischem Wege durch den Einsatz von Verdickungsmitteln, Quasiemulgatoren genannt, erhöhen, da diese die Beweglichkeit der Emulsionströpfchen stark einschränken. So wird verhindert, dass es zu Aufrahm-, Sedimentations- oder Koaleszenzprozessen kommt. Unter Quasiemulsionen sind also Systeme zu verstehen, in denen die innere Phase lediglich durch deren hohe Viskosität in der äußeren Phase gehalten wird. Als Quasiemulgatoren verwendet werden Schleimstoffe, die infolge starker Hydratation hohe Quellfähigkeit besitzen. Zu den wichtigsten Quasiemulgatoren zählen Tragant, Gela-

tine, Agar-Agar und die meisten halbsynthetischen Celluloseether sowie schwach vernetzte Polyacrylsäure und Polyvinylpyrrolidon. Quasiemulgatoren (Pseudoemulgatoren) im strengen Sinne sind – wie bereits aus der Bezeichnung hervorgeht – keine echten Emulgatoren und somit nicht in der Lage, über die Bildung von Grenzflächenfilmen stabile Emulsionen zu erzeugen. Viele als Verdickungsmittel eingesetzte Makromoleküle (z.B. einige Celluloseether, Gelatine, arabisches Gummi) besitzen jedoch auch eine gewisse Grenzflächenaktivität, so dass die Grenze zwischen Emulgator und Quasiemulgator oft nicht leicht zu ziehen ist. Zusätze an bestimmten makromolekularen Hilfsstoffen in geeigneter Konzentration führen zu einer sterischen Stabilisierung (s.o.).

In Verbindung mit echten Emulgatoren sind Quasiemulgatoren wertvolle Hilfsstoffe, die zur Einsparung von niedermolekularen Emulgatoren führen können. Dies kann insbesondere im Hinblick auf die Verträglichkeit der Zubereitungen von Vorteil sein, da niedermolekulare Emulgatoren vor allem in höheren Konzentrationen zu Irritationen, z.B. auf der Haut, führen können. Bewirken höhere Zusätze an Quasiemulgatoren eine Umwandlung der äußeren Phase zu einem Gel, so entstehen halbfeste Emulsionen (z.B. Emulsionsgele). Auch rein physikalische Einschlüsse von Wasser in halbfesten Zubereitungen (z.B. Wassertropfen in Vaselin) können als halbfeste Quasiemulsionen aufgefasst werden.

18.5
Phasenlage von Emulsionen

Die Phasenlage von Emulsionen wird von verschiedenen Faktoren bestimmt, von denen im Allgemeinen die Art des eingesetzten Emulgators die größte Bedeutung hat. Weitere Einflussfaktoren sind Temperatur, Phasenvolumenverhältnis, Viskositäten, Art der Ölphase, Art und Konzentration von Ionen und anderen Additiven sowie die Herstellungsbedingungen.

Die als Faustregel zu wertende *Bancroft-Regel* besagt, dass die Phase eines Emulsionssystems, in der sich der Emulgator bevorzugt löst oder anreichert, das Dispersionsmittel bildet.

18

(Beispiel: Alkaliseifen lösen sich in Wasser = O/W-Emulgatoren, fettsaure Salze mehrwertiger Metalle reichern sich in Öl an = W/O-Emulgatoren. Ausnahme: Lecithin ist trotz Öllöslichkeit in der Regel ein O/W-Emulgator.) Die Bancroft-Regel befindet sich somit in guter Übereinstimmung mit dem HLB-Konzept: Auf der entsprechenden Skala als W/O-Emulgatoren eingestufte Substanzen (lipophil) bilden in aller Regel W/O-Systeme, O/W-Emulgatoren (hydrophil) hingegen O/W-Emulsionen.

Diese Beobachtungen werden bestätigt durch geometrische Betrachtungen an den Emulgatormolekülen in der Wasser/Öl-Grenzfläche (Keiltheorie). Im Falle der hydrophilen, wasserlöslichen Emulgatoren ist der hydrophile Teil durch seine sterische Anordnung oder/und infolge der Hydratation sperrig und raumfüllend, während der lipophile Bereich einen vergleichsweise kleinen Raum einnimmt. Das Emulgatormolekül besitzt also eine Keilform, die dem Emulgatorfilm eine Rundung aufzwingt (Abb. 18.9). Bei lipophilen Emulgatoren, z. B. bei Seifen mit mehrwertigem Kation, liegt der umgekehrte Fall vor. Die doppelte Fettsäurekette hat einen größeren Platzbedarf,

darüber hinaus neigen Erdalkalisalze wenig zur Dissoziation, so dass die Hydratisierung der Carboxylgruppen niedriger ist. Dies führt zu einer Biegung der Grenzfläche um das Wassertröpfchen. Mit der Theorie der räumlichen Situation an der Grenzfläche ist deutlich darstellbar, dass Cholesterol ein W/O-Emulgator sein muss. Durch den Platzbedarf, den das Steringerüst an der Grenzfläche benötigt, ist nur die in der Abbildung 18.9 c dargestellte Anordnung möglich. Die Keiltheorie ist eine sehr anschauliche Darstellung der Verhältnisse bei der Emulsionsbildung, beschreibt die Verhältnisse an den gebildeten Emulsionstropfen allerdings nicht ganz exakt, da die Grenzfläche bei den üblichen Emulsionssystemen im Vergleich zur Molekülgröße als planar anzusehen ist.

Das Volumenverhältnis der beiden Phasen kann auf die Phasenlage Einfluss nehmen, so dass z. B. in Abhängigkeit von den Konzentrationsverhältnissen entweder eine W/O- oder eine O/W-Emulsion entsteht. Es ist aber durchaus nicht so, dass das Volumenverhältnis einen ausschlaggebenden Einfluss haben muss. So sind z. B. Emulsionsysteme bekannt, die bis zu 90 % innere Phase enthalten. Ein bekanntes Beispiel aus dem Lebensmittelbereich sind Mayonnaisen. Bei der Annahme gleich großer, starrer Emulsionstropfen wäre ein Phasenanteil von mehr als 74 Vol-% nicht möglich, da hier die Tropfen der inneren Phase praktisch die gesamte äußere Phase ausfüllen (Abb. 18.10a). Der Grund für die wesentliche Erhöhung des Anteils der inneren Phase liegt darin, dass die Tropfen in Emulsionen in der Regel nicht gleich groß, sondern polydispers sind, so dass die Tropfenzwischenräume besser ausgenutzt werden können (Abb. 18.10b). Bei Verformung der Tropfen sind sogar noch dichtere Packungen möglich (Abb. 18.10c).

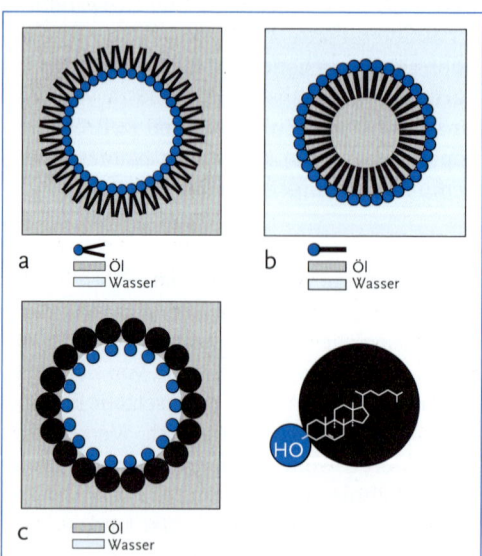

Abb. 18.9: Ausbildung des Emulgatorfilms bei
a W/O-Emulsionen (Emulgator: Erdalkali- bzw. Metallseifen), **b** O/W-Emulsionen (Emulgator: Alkaliseifen), **c** W/O-Emulsionen (Emulgator: Cholesterol)

18.5.1
Phaseninversion, Phaseninversionstemperatur

Zur Herstellung stabiler Emulsionen sind Einblicke in den Mechanismus der Emulsionsbildung und eine konkretere Charakterisierung der Leistungsfähigkeit von Emulgatoren und Emulgatormischungen notwendig. Wird ein

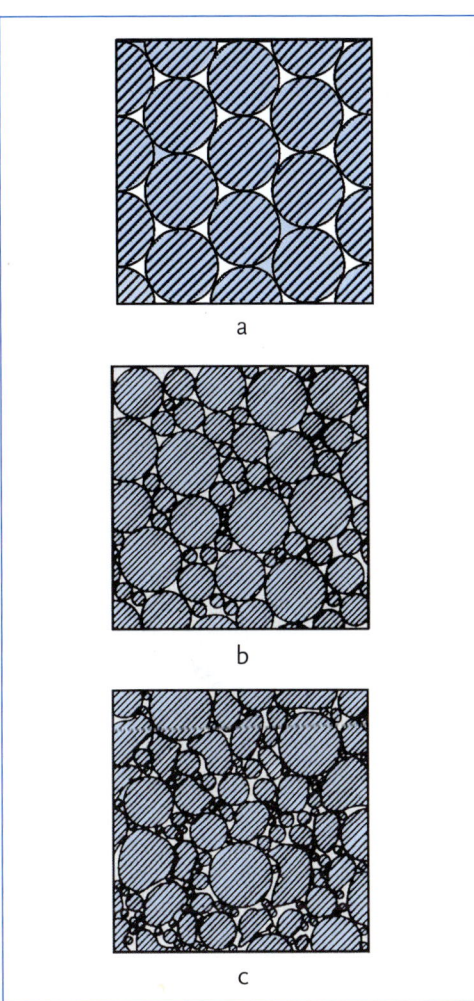

a

b

c

Abb. 18.10: Phasenverhältnisse bei Emulsionssystemen

ersten Fall kommt es durch Solubilisierung von etwas Wasser in der Ölphase. Durch eine einfache Bestimmung der Wasser-Solubilisierungskapazität der Ölphase (Wasseraufnahme ohne bleibende Trübung) lassen sich die günstigsten Emulsionsbedingungen erfassen. Es hat sich gezeigt, dass Öl-Emulgatormischungen, die die größte Wasser-Solubilisierungskapazität aufweisen, Emulsionen mit feinster Tröpfchengröße ergeben. Dieses Verfahren stellt eine Alternative zum HLB-Verfahren dar, da eine direkte Beziehung zwischen maximal solubilisiertem Wasser in Öl und dem HLB-Wert des Tensids existiert. Die Phasenumkehr erfolgt schnell. Sie lässt sich u.a. durch Viskositätsbestimmungen, vor allem aber durch Leitfähigkeitsmessung ermitteln.

Durch Temperaturveränderung kann sich die Polarität vor allem nichtionischer Emulgatoren stark verändern, wodurch eine Umkehr der Phasenlage (Phaseninversion) erfolgen kann. Nichtionogene, insbesondere Polyoxyethylenketten-tragende Emulgatoren werden bei höherer Temperatur stärker lipophil, weil ihre polaren Ketten nicht mehr so gut mit Wasser wechselwirken können. Ihr HLB-Wert nimmt dadurch ab und kann bei entsprechend hoher Temperatur in den Bereich von W/O-Emulgatoren übergehen. Mit solchen Emulgatoren hergestellte O/W-Emulsionen ändern daher bei dieser Temperatur ihre Phasenlage. Für solche Emulsionen kann daher als charakteristische Größe eine *Phaseninversionstemperatur (PIT)* bestimmt werden. Diese kann zur Ermittlung der für die Emulsionsbildung und -stabilität notwendigen Emulgatormischung und -konzentration verwendet werden. Bei einer O/W-Emulsion sollte die PIT um etwa 20–60 °C über der Lagertemperatur liegen, um die Stabilität des Produkts zu gewährleisten. Außerdem lässt sie sich für die Emulsionsherstellung nutzen: Bei der PIT ist die Grenzflächenspannung des Systems extrem niedrig, so dass eine relativ geringe mechanische Beanspruchung ausreicht, um feindisperse Emulsionssysteme zu erzeugen (PIT-Emulgierung).

Grundsätzlich gilt, dass sowohl dem HLB-Wert (einschließlich erforderlichem HLB), als auch dem PIT-Wert und allen weiteren bisher vorgeschlagenen Charakteristika, erhebliche

hydrophiles Tensid in die Ölphase eingetragen, so entsteht beim Emulgieren zunächst eine W/O-Emulsion, die sich dann durch Wanderung des Tensids in die Wasserphase (evtl. über eine Mischemulsion) in eine O/W-Emulsion umkehrt *(Phasenumkehr, Phaseninversion).* Eine in dieser Weise hergestellte Emulsion zeichnet sich durch sehr feine Tröpfchen aus. Wird dagegen das Tensid der wässrigen Phase hinzugefügt, so erfolgt keine Tensidwanderung und keine Phasenumkehr. Es entsteht eine grobe Emulsion, die nur durch intensive Rühreinwirkung verbessert werden kann. Zur primären Bildung einer W/O-Emulsion im

Mängel anhaften, die nur eine unzureichende oder nur eine bei bestimmten Emulsionssystemen gültige Charakterisierung zulassen. Trotz intensiver wissenschaftlicher Bemühungen existiert bisher keine allgemein gültige Methode, die eine exakte Stabilitätsvoraussage für Emulsiosnssysteme ermöglicht.

18.6
Chemische und mikrobielle Stabilität

Neben der physikalischen Stabilität einer Emulsion, also ihrer Eigenschaft, die bei der Emulgierung durch mechanische Kräfte bewirkte feine und gleichmäßige Verteilung der dispersen Phase über einen längeren Zeitraum beizubehalten, muss auch die chemische und mikrobiologische Stabilität gewährleistet sein.

Die chemische Stabilität ist dadurch gefährdet, dass zu Emulsionen verarbeitete Öle schneller der Autoxidation unterliegen als bei Abwesenheit von Wasser. Außerdem werden hydrolytische Vorgänge, die zu einer partiellen Verseifung des Öles führen, durch dessen Dispergierung und die damit gegebenen Grenzflächenvergrößerung begünstigt. Auch die Stabilität verarbeiteter Arzneistoffe (oft stellt die Lipidphase selbst den Wirkstoff dar, z. B. Lebertran) ist oftmals verringert. Einfluss auf die chemische Stabilität der Ölphase und der inkorporierten Arzneistoffe haben Luftanteile, die durch die Herstellungsprozesse in die Emulsion gelangen können. Ergeben sich Unverträglichkeiten zwischen Emulgator und Arzneistoff bzw. anderen verwendeten Hilfsstoffen (z. B. anionischer Emulgator und kationischer Arzneistoff), verliert die Emulsion gegebenenfalls ihre therapeutische Wirksamkeit, und durch verminderte Emulgatoraktivität tritt Koaleszenz auf.

Als wasserhaltige Systeme sind Emulsionen häufig gute Nährböden für Mikroorganismen. Dies gilt insbesondere für O/W-Emulsionen. Durch Zusatz von Konservierungsmitteln, die in der wässrigen Phase wirksam sind, lässt sich bei Emulsionen ein mikrobieller Verderb verhindern. Berücksichtigt werden muss eine mögliche Abwanderung des Konservierungsmittels in die lipophile Phase, was eine Kon-

zentrationsabnahme in der wässrigen Phase zur Folge hat. Um die Konservierung dennoch zu gewährleisten, muss ggf. die Konservierungsmittelkonzentration angepasst werden. Grundsätzlich verlängern eine kühle Lagerung und ein dichter Verschluss die Haltbarkeit.

18.7
Herstellungstechnologie

Zur Herstellung von Emulsionen kann auf unterschiedliche Weise verfahren werden. Möglich sind zum Beispiel:

18.7.1
Suspensionsmethode („kontinentale Methode")

Der Emulgator wird durch sorgfältiges Verreiben oder Dispergieren in der Phase, in der er nicht löslich ist (innere Phase), suspendiert. Diese wird (ggf. in Anteilen) mit der äußeren Phase versetzt, in der der Emulgator löslich, zumindest aber benetzbar ist. Im Zuge des Zusatzes der äußeren Phase kann eine Phasenumkehr erfolgen, durch die besonders feine Teilchen erzeugt werden können. Da der Emulgator fein verteilt – in Suspensionsform – vorliegt und nur langsam durch die zugefügte Phase herausgelöst werden kann, wird empfohlen, zunächst eine Primäremulsion mit einem Teil der äußeren Phase herzustellen und diese vor der Einarbeitung der restlichen äußeren Phase etwas stehen zu lassen. Diese Methode findet z. B. Anwendung bei Einsatz von arabischem Gummi und Tragant zur Bereitung von O/W-Emulsionen.

18.7.2
Lösungsmethode („englische Methode")

Der Emulgator wird in der äußeren Phase gelöst, die innere Phase wird anschließend in diese einemulgiert. Im Allgemeinen wird man so vorgehen, dass in das Dispersionsmittel, das den Emulgator enthält, die disperse Phase anteilweise eingearbeitet wird. Hier findet keine Phaseninversion statt, so dass die Dispergierung rein auf mechanischem Wege erfolgen muss.

Ein interessanter Fall von Emulsionsbildung liegt dann vor, wenn sich der Emulgator erst bei Vereinigung der beiden Phasen bildet. Hiervon macht man bei der Linimentherstellung gelegentlich Gebrauch, wo z. B. aus den freien Fettsäuren des verwendeten fetten Öls und Kalkwasser Calciumseifen entstehen.

18.7.3
Emulgiergeräte

Beim Emulgieren werden durch Zuführen von Energie gegen die Grenzflächenkräfte eine hydromechanische Stoffzerteilung erzielt und neue Grenzflächen gebildet.

Welche Gerätschaften oder Apparate zur Emulsionsherstellung einzusetzen sind, richtet sich einerseits nach der Größe des Ansatzes, andererseits nach der Viskosität der Emulsion und nach der Grenzflächenspannung. Bei flüssigen Emulsionen finden andere Emulgiermaschinen Anwendung als bei der Bereitung von Cremes. Wesentlich ist, welche Emulgierkraft dem Emulgator zukommt und welcher Dispersitätsgrad erreicht werden soll. Feindisperse Emulsionen werden umso leichter herzustellen sein, je niedriger die Grenzflächenspannung ist.

Nur bei sehr niedrigen Grenzflächenspannungen lassen sich akzeptable flüssige Emulsionen ausschließlich durch manuelle Bearbeitung herstellen, z. B. mittels Reibschale und Pistill, Schneebesen oder durch Schütteln in geräumigen Flaschen. Die entstehenden Emulsionen sind dennoch meist relativ grobdispers. Der Einsatz von Rührwerken oder Schüttelmaschinen führt meist zu höheren Dispersitätsgraden. In aller Regel ist nach der Dispergierung eine maschinelle Homogenisierung erforderlich, um den Dispersitätsgrad und damit die Stabilität zu erhöhen. Möglichst hochtourige schlagende oder schleudernde Rührwerke (z. B. Stabrührer, Rührwerke mit Rührarmen und Messerkreuzrührer) führen hierbei zur intensiven Zerteilung der inneren Phase. In den Rührgefäßen angebrachte Stromstörer vermögen den Dispergierprozess der inneren Phase weiter zu verstärken. Durch Zentrifugalrührer werden kräftige Ströme erzeugt, die einer plötzlichen Richtungsände-

rung unterliegen. Besonders durch Pralleffekte findet eine weitere Zerkleinerung der inneren Phase statt. Bewährte Geräte für den nichtindustriellen Bereich sind Mixbecher oder -stäbe (Küchenmaschinen). Mit Ultra-Turrax-Geräten werden besonders feindisperse Emulsionen erhalten (s. Kap. 23.7.2.6). Diese Apparaturen, die auch im industriellen Maßstab eingesetzt werden, können die disperse Phase auf Teilchengrößen bis in den unteren Mikrometer-Bereich bringen.

Je nach erwünschtem Zerteilungsgrad werden in der Industrie neben solchen Rotor-Stator-Geräten auch Kolloidmühlen oder speziell konstruierte Hochdruckhomogenisatoren eingesetzt. Als solche werden Geräte bezeichnet, bei denen voremulgiertes Dispergiergut von einem Kolben angesaugt und unter hohem Druck durch enge verstellbare Düsen (Düsen- bzw. Spalthomogenisatoren) gepresst wird (Abb. 18.11). Die Düsen sind zum Teil so gestaltet, dass die Kanäle, durch die die Emulsion gepresst wird, winklig angeordnet sind, was zu einer noch stärkeren Dispergierung der inneren Phase führt. Nach diesen oder ähnlichen Prinzipien konstruierte Homogenisiermaschinen, die in der Großproduktion zur Anwendung kommen, liefern mitunter mehrere 1000 l/h und können auch kolloidale Teilchengrößen erzeugen. Mittels Ultraschall lassen sich ebenfalls sehr feindisperse Emulsionen erzielen; die Anwendung ist jedoch auf kleine Ansätze beschränkt.

Für jede Kombination von Emulsionsrezeptur und Emulgiereinrichtung gibt es optimale Prozessbedingungen, z. B. im Hinblick auf Dispergierintensität und -dauer. So nimmt z. B. während der ersten Sekunden des Rührens der

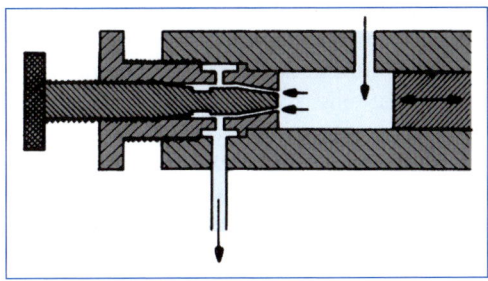

Abb. 18.11: Düsenhomogenisator

Teilchendurchmesser einer Emulsion sehr stark ab, um nach einiger Zeit einen Grenzwert zu erreichen. Eine längere Rührzeit bringt dann keine wesentliche Verbesserung der Emulsionsqualität mehr. Bei zu starker mechanischer Beanspruchung mit sehr intensiv einwirkenden Emulgiergeräten kann es unter Umständen sogar wieder zu einer Verschlechterung der Produktqualität kommen. Beim Homogenisieren ist aus Stabilitätsgründen darauf zu achten, dass die Produkttemperatur nicht zu stark ansteigt. Eine geringe Temperaturerhöhung fördert allerdings im Allgemeinen die Emulsionsbildung.

Unterwirft man Emulsionen Homogenisierprozessen, so resultiert hieraus oftmals eine Erhöhung der Viskosität der Emulsion. Die Emulsionströpfchen verhalten sich hier wie Festpartikel, bei denen bei Oberflächenzunahme die innere Reibung ansteigt.

18.8
Prüfung

Die Charakterisierung einer Emulsion umfasst vor allem ihre Teilchengröße und -verteilung, evtl. auch ihre Oberflächenladung, die Überprüfung des Emulsionstyps, ggf. ihre Viskosität und beim Entwicklungprozess auch ihre Aufrahm-, Sedimentations- und Koaleszenzneigung.

18.8.1
Teilchengröße, Dispersitätsgrad

Da die Teilchengröße ein wesentliches Merkmal von flüssigen Emulsionssystemen ist, sollte sie im Rahmen der Qualitätskontrolle bestimmt werden. Die Teilchengrößenbestimmung ist zudem ein wichtiges Instrument bei der Entwicklung und Stabilitätsprüfung. Bei stabilen Emulsionen bleibt der Dispersitätsgrad über die Zeit unverändert, während Änderungen auf eine mangelnde Stabilität hinweisen.

Zur routinemäßigen Bestimmung, hauptsächlich in O/W-Emulsionen, eignen sich vorrangig automatisierte Lichtstreuverfahren, wie die Laserbeugung, bei kolloidalen Emulsionen auch die Photonenkorrelationsspektroskopie (s. Kap. 2). Auch das Impulsverfahren (s. Kap. 2)

kann ggf. eingesetzt werden. Alternativ kann die Partikelgröße mikroskopisch, ggf. unter Einsatz einer Zählkammer, bestimmt werden, was jedoch mit einem nicht unerheblichen Arbeitsaufwand verbunden ist, wenn kein automatisches Bildauswertungssystem zur Verfügung steht. Bei der Probenvorbereitung muss bei allen Methoden darauf geachtet werden, dass keine Veränderung der Dispersität erzeugt wird. Es sollte möglichst nicht nur eine mittlere Teilchengröße, sondern eine charakteristische Partikelgrößenverteilung ermittelt werden, was mit modernen Analysenmethoden keinen zusätzlichen Aufwand bedeutet.

18.8.2
Aufrahmen, Koaleszenz

Die nachfolgenden Verfahren dienen zur Charakterisierung der Emulsion, vor allem im Hinblick auf ihre Stabilität. Sie geben zugleich wertvolle Hinweise über die Eignung der verwendeten Emulgatoren, des genutzten Herstellungsverfahrens bzw. der Emulgiereinrichtung.

Bei relativ grobdispersen oder instabilen Systemen ist ggf. bereits durch Beobachtung oder Untersuchung der Probe beim Stehenlassen bei Raumtemperatur eine gewisse Stabilitätsaussage möglich. Hierzu kann z. B. die Zeit bis zum beginnenden Zerfall der in einem Messzylinder befindlichen Emulsion gemessen werden, wobei die Abscheidung einer festgelegten Menge Wasser, Öl oder Rahmschicht als Instabilitätskriterium genutzt werden kann. Es kann auch die abgeschiedene Menge gegen die Zeit aufgetragen und daraus eine Beständigkeitskonstante ermittelt werden.

Gut formulierte, relativ stabile Emulsionssysteme erlauben so jedoch keine Aussagen, so dass im Laufe des Entwicklungprozesses auf beschleunigte Stabilitätstests zurückgegriffen wird.

Die *Methode der beschleunigten Alterung* nutzt den Einfluss der Temperatur auf die Stabilität der Emulsion. Erhöhte Temperaturen verringern die Stabilität von Emulsionen, weil es durch die verminderte Viskosität und erhöhte Beweglichkeit der dispersen Phase sowohl zu beschleunigter Sedimentation oder Aufrahmung als auch zu einer erhöhten Kollisionswahrscheinlichkeit der Tropfen durch die Brownsche Molekularbewegung kommt. Die Prüfung kann entweder im Wasserbad oder in einem Temperaturlagerschrank durchgeführt werden. Neben den oben beschriebenen Möglichkeiten zur Bestimmung der Aufrahmgeschwindigkeit kann auch die regelmäßige Bestimmung der Partikelgröße Hinweise auf eine beginnende Instabilität geben. Lagerstudien bei erhöhter Temperatur können allerdings nur mit großer Vorsicht auf die Situation bei Raumtemperatur übertragen werden, da sich neben den gewünschten Bedingungen auch andere Faktoren im Emulsionssystem verändern können, z. B. die Polarität nichtionogener Emulgatoren oder die Phasenverteilung bestimmter Inhaltsstoffe. Letztendlich kann die exakte Lagerstabilität einer Emulsion nur durch Dauerlagerung bei Normalbedingungen ermittelt werden. Auch die Einwirkung von Kälte, die zu einem Ausfrieren der wässrigen Phase führt, kann ggf. als Stressfaktor in beschleunigten Stabilitätstest genutzt werden. Hier ist insbesondere das mehrmalige Einfrieren und Wiederauftauen von Interesse.

Bei der Bestimmung der Stabilität durch die *Methode der beschleunigten Aufrahmung* wird der Grad der Trennung der inneren von der äußeren Phase oder die Veränderung der Partikelgröße unter dem Einfluss einer konstanten Zentrifugiergeschwindigkeit gemessen. Auch hier kann jedoch der Vergleich mit Normalbedingungen schwierig sein.

Zur Stabilitätsbeurteilung von W/O-Emulsionen kann auch die Erfassung der elektrischen Leitfähigkeitsänderung angewendet werden. Dabei spielt nicht die absolute Größe der Leitfähigkeit der Emulsion eine Rolle, sondern der Beginn und der Grad ihrer Veränderung bei der Koaleszenz. Zwei Platinelektroden, die mit einem Leitfähigkeitsmessgerät verbunden sind, tauchen in die Emulsion bis auf den Boden des Gefäßes ein. Man verfolgt die Zeit, bis eine Änderung des Leitwerts eintritt. Mit diesem Verfahren lassen sich Strukturveränderungen in der Emulsion erfassen, bevor visuell Anzeichen ihrer beginnenden Koaleszenz zu beobachten sind.

18.8.3
Emulsionstyp

Zur Bestimmung des Emulsionstyps lassen sich verschiedene Methoden verwenden. Es ist ratsam, jeweils mehrere anzuwenden, da die Auswertung von lediglich einer Methode zu Fehlurteilen führen kann. Insbesondere bei Methoden, die auf die Zugabe weiterer Phasenanteile angewiesen sind, ist darauf zu achten, dass die Phasenlage nicht durch die Testprozedur verändert wird.

Einen ersten Hinweis auf die Phasenlage kann eine *Abwaschprobe* geben: Nur O/W-Emulsionen lassen sich von der Haut oder Gegenständen leicht mit Wasser abwaschen. Die Beseitigung einer W/O-Emulsion mit reinem Wasser bereitet erfahrungsgemäß oft erhebliche Schwierigkeiten.

Bei der *Färbemethode* werden einige Tropfen einer wässrigen Farbstofflösung (z. B. Methylenblau) zu einer Probe der Emulsion gegeben. Färbt sich die ganze Emulsion rasch intensiv an, so liegt eine Emulsion vom Typ O/W vor, in deren äußerer Phase sich der Farbstoff schnell verteilen kann. Mit einem lipoidlöslichen Farbstoff, z. B. mit einigen Tropfen einer öligen Sudan-III-Lösung, lässt sich eine vergleichbare Anfärbung nur bei W/O-Emulsionen erreichen. Besonders gut lässt sich die Färbemethode unter dem Mikroskop auswerten.

Die *Verdünnungsmethode* beruht darauf, dass sich Emulsionen nur mit der äußeren Phase verdünnen lassen. Gibt man zu einer Emulsionsprobe etwas Wasser und verteilt dieses sich schnell, so dass man – ggf. nach Umschütteln oder Umrühren – wieder eine homogene Emulsion erhält, so liegt der Typ O/W vor. Wird dieselbe Emulsion hingegen mit Öl versetzt, setzt sich dieses auf der Emulsion ab. Entgegengesetztes Verhalten ist beim Typ W/O zu erwarten.

Zur *Ringprobe* gibt man einen Tropfen der zu prüfenden Emulsion auf ein Filterpapier. O/W-Emulsionen zeigen nach kurzer Zeit um den Tropfen herum einen wässrigen Ring.

Die wohl sicherste Bestimmung des Emulsionstyps kann durch *Prüfung der Leitfähigkeit* erfolgen. Taucht man die Elektroden eines

Konduktometers in die Emulsionsprobe ein, so wird nur beim Vorliegen einer O/W-Emulsion am Amperemeter ein deutlicher Ausschlag erfolgen, da nur Wasser als äußere Phase einen Stromfluss ermöglicht. Die hierfür erforderlichen Elektrolytspuren sind in jeder Wasserphase enthalten. Bei einer W/O-Emulsion wirkt die Ölphase als Isolator, so dass ein deutlicher Ausschlag des Amperemeters ausbleibt.

Kapitel 19

Suspensionen

19.1
Allgemeines

Suspensionen (Suspensiones) sind flüssige Dispersionen von Feststoffpartikeln in einer Flüssigkeit.

Sie kommen innerlich, messlöffelweise dosiert, zur Anwendung oder sie sind zur Behandlung der Haut bestimmt. Äußerlich anzuwendende Suspensionen, deren Dispersionsmittel vorwiegend wässrig ist, können als Lotionen (Lotiones, Schüttelpinselungen, „flüssiges Puder") bezeichnet werden. Darüber hinaus besitzen viele Arzneiformen Suspensionscharakter, z. B. Salben (Suspensionssalben), Zäpfchen (Suspensionssuppositorien), Injektions- und Augenarzneien mit suspendierten Wirkstoffen (wässrige und ölige Zubereitungen) und Weichgelatinekapseln, gefüllt mit Suspensionen.

Eine Sonderform stellen Trockensuspensionen dar. Hierunter sind trockene pulverförmige Präparate zu verstehen, die erst kurz vor der Anwendung durch Zufügen von Wasser in eine Suspension überführt werden. Ungenügende Haltbarkeit von Wirkstoffen in Wasser, aber auch die Ausbildung schwer aufschüttelbarer Sedimente können auf diesem Wege verhindert werden. Während diese Zubereitungen in den betreffenden Kapiteln erörtert werden, sollen im Folgenden Suspensionen im engeren Sinne abgehandelt werden.

Suspensionen, die pharmazeutisch eingesetzt werden, sind zumeist als grobdisperse Systeme einzuordnen. Die suspendierten Teilchen haben einen größeren Durchmesser als 1 μm (sind also größer als bei kolloiden Systemen) und können bis 100 μm und darüber betragen. Je nach Anwendungsbereich liegt der Feststoffanteil einer Suspension zwischen 0,5 und 40 %. Analog zu den Emulsionen ist

zwischen disperser Phase und Dispersionsmittel zu unterscheiden, wobei allerdings bei Suspensionen die disperse Phase aus Feststoffen besteht, die in der äußeren, flüssigen Phase praktisch unlöslich, zumindest aber schwer löslich sind. Partiell im Dispersionsmittel lösliche Stoffe eignen sich weniger zur Herstellung von Suspensionen, da eine wesentliche Vergröberung der Partikel der dispersen Phase infolge Kristallwachstums erfolgen kann (Ostwald-Reifung). In diesem Fall würden verstärkt auch Fragen nach der Stabilität der in Lösung gegangenen Anteile des Wirkstoffs auftreten. Man wird daher in solchen Fällen bemüht sein, durch Derivatbildung (Benzathin-Penicillin mit 0,02 % Wasserlöslichkeit), durch Einsatz des Stoffes als Base (Oxytetracyclin) oder Ester (Chloramphenicolpalmitat) für eine Schwerlöslichkeit der Verbindung zu sorgen. Existieren von einer Verbindung mehrere Salze, so wird man das Salz zur Suspension verarbeiten, das in der flüssigen Phase die geringste Löslichkeit aufweist. Wasserlösliche (in Öl unlösliche) Wirkstoffe können nur mit Lipoidlösungsmittel zu Suspensionen verarbeitet werden.

Da sich unlösliche oder schwerlösliche Wirkstoffe (Antibiotika, Hypnotika, Antazida, usw.) zu Suspensionsarzneiformen verarbeiten und damit in eine flüssige Darreichungsform überführen lassen, die eine perorale Einnahme erleichtert, kommt Suspensionen, insbesondere in der Pädiatrie, eine große Bedeutung zu. Die Möglichkeit einer Geschmackskorrektur bildet einen weiteren Vorteil.

Eine bekannte *Suspension zum äußeren Gebrauch* ist die Zinkoxidlotion, die in ihrer Grundzusammensetzung aus Zinkoxid, Talkum und einer Glycerol-Wasser-Mischung besteht. Die hohe Dichte der Feststoffe bedingt ein baldiges Absetzen. Die Zinkoxidlotion dient auch als Grundlage für Schüttelpinselungen mit weiteren Wirkstoffzusätzen (z. B. Salicylsäure). Bei Verarbeitung schwer- oder wasserunlöslicher Wirkstoffe ist bei großen Konzentrationen eine entsprechende Reduzierung des Feststoffanteils sinnvoll. Ein Zusatz löslicher Wirkstoffe, wie z. B. Ammoniumsulfobituminat, ist ohne weiteres möglich. Die fettfreie Zubereitung trocknet nach dem Auftragen auf der Haut zu einer Schicht an, für deren Elastizität und Feuchtigkeit der Glycerolanteil verantwortlich ist. Der Zinkoxidanteil wirkt austrocknend, entzündungshemmend und leicht adstringierend. In manchen Rezepturen wird Glycerol durch Sorbitollösung ersetzt. Eine ethanolhaltige Zinkoxidlotion trocknet schneller ein, doch eignet sie sich weniger für reizempfindliche Haut. Wird bei der Herstellung von Zinkoxidlotion das Wasser in sehr heißem Zustand zugegeben, erhält man eine besonders feine und viskose Suspension.

Sofern Zinkoxidlotionen an sichtbaren Körperflächen zur Anwendung kommen, sollte durch Zugabe von Pigmenten (z. B. Eisenoxid) eine farbliche Angleichung an den jeweiligen Hautteint des Patienten erfolgen.

19.2
Herstellungstechnologie

Bei der Herstellung von Suspensionsarzneiformen sind vier Phasen zu unterscheiden:
- Zerteilung bzw. Zerkleinerung der dispersen Phase,
- Mischung und Dispergierung der dispersen Phase im Dispersionsmittel,
- Stabilisierung zur Verhinderung bzw. Verminderung einer Sedimentation,
- Homogenisierung, worunter eine Egalisierung der dispersen Phase im Dispersionsmittel zu verstehen ist.

Nach Zerkleinerung auf die gewünschte Korngröße werden die Feststoffe zunächst mit einer kleinen Menge des Dispersionsmittels homogen angerieben, dann wird der Rest der Flüssigkeit in Anteilen zugesetzt. Besteht das Vehikel aus mehreren Flüssigkeiten, so verwendet man zum Anreiben die Flüssigkeit mit der höchsten Viskosität oder aber die mit den besten Benetzungseigenschaften für die zu dispergierenden Teilchen. Es ist zweckmäßig, zur Herstellung von Suspensionen grundsätzlich maschinelle Einrichtungen heranzuziehen, dazu eignen sich hochtourige Mischgeräte (Rührstäbe, rotierende Messerkreuze) sowie Ultra-Turrax-Geräte. Mit derartigen Dispergiereinrichtungen ist im Allgemeinen nur eine weitgehende Verteilung der dispersen Phase erreichbar. Es bewährt sich daher, die Suspension noch zu homogenisieren, wodurch eine Entaggregierung von Sekundärpartikeln und eine besonders feine und gleichmäßige Verteilung der dispersen Phase gesichert und auch eine weitere Zerkleinerung extrem großer Primärpartikel ermöglicht wird. Am günstigsten werden Kolloidmühlen (s. 1.1.5) oder, in der Apotheke, Mischgeräte beurteilt.

19.3
Physikalisch-chemische Aspekte

19.3.1
DLVO-Theorie

Anhand von Modellsystemen haben Kolloidforscher die Wechselbeziehungen zwischen den auf dispergierte Teilchen wirkenden van-der-Waals-Anziehungskräften und den elektrostatischen Abstoßungskräften zu erklären versucht. Die DLVO-Theorie, entwickelt von **D**erjaguin, **L**andau, **V**erwey und **O**verbeek, wird am häufigsten herangezogen, um den Einfluss von Faktoren, die für Koaleszenz- und Flockungsvorgänge verantwortlich sind, zu veranschaulichen.

Zu beachten ist, dass sich die als Modelle dienenden Kolloidsysteme von pharmazeutischen Suspensionen wesentlich unterscheiden. Bei den Ersteren weisen die suspendierten Partikel alle die gleiche Größe auf (Homodispersität) und sind kugelförmig. Der Feststoffgehalt ist gering (z. B. 2 %), und die kontinuierliche Phase besteht ausschließlich aus Wasser.

Im Gegensatz hierzu liegen bei pharmazeutischen Suspensionen Partikel sehr unterschiedlicher Größe (Heterodispersität) und einer von der Kugelform mehr oder weniger abweichenden Gestalt vor. Der Feststoffgehalt ist weitaus größer und kann bis 50 % betragen.

Abb. 19.1: DLVO-Theorie, Anziehungs- und Abstoßungskräfte zwischen zwei Partikeln

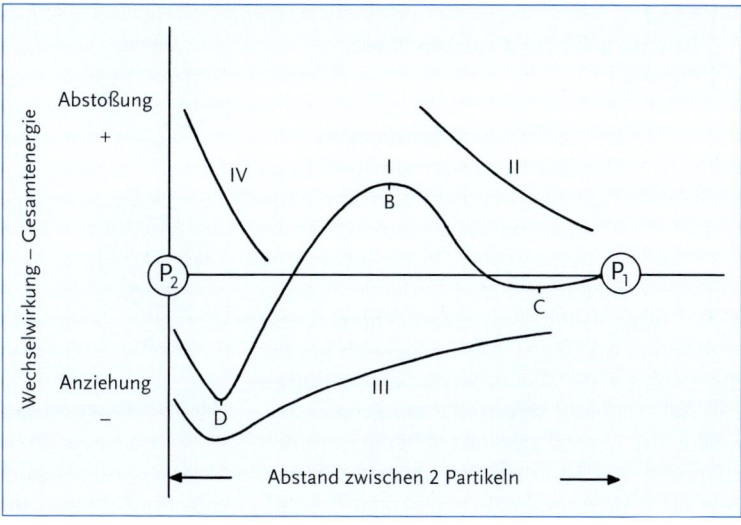

Auch besteht die kontinuierliche Phase meist nicht nur aus Wasser allein, sondern sie enthält weitere Substanzen. Dennoch gibt die DLVO-Theorie wichtige Hinweise für die Entwicklung pharmazeutischer Suspensionen und im gleichen Maße für Emulsionen.

Die Gesamtenergie der Wechselbeziehungen (E_T) zwischen zwei Partikeln setzt sich aus der bestimmbaren Abstoßungsenergie (E_R) und der Anziehungsenergie (E_A) zusammen.

$$E_T = E_R + E_A \qquad (19.1)$$

Abbildung 19.1 zeigt die Energieverhältnisse der Wechselwirkung (E_T) in Abhängigkeit vom Abstand zweier Partikel.

- *Kurve I:* Die gegenseitige Annäherung zweier Partikel (P_1, P_2) wird anfänglich erleichtert. Die Potenzialkurve durchläuft zunächst ein schwach ausgeprägtes Energieminimum (sekundäres Energieminimum, C). Bei ausreichender Tiefe dieses Minimums kann es bereits zu einer Flockung kommen, doch wird eine Redispergierung der lockeren Agglomerate ohne Schwierigkeiten möglich sein.

  Die weitere Verringerung des Partikelabstandes wird durch einen Anstieg des Energiepotenzials mit einem Maximum (B) behindert, und es muss Arbeit geleistet werden, um diese Energiebarriere zu überwinden.

Beim Überschreiten des Maximums der Energiebarriere und weiterer Verringerung der Distanz zwischen den Partikeln tritt ein primäres Energieminimum (D) auf, das oft recht tief ist, so dass sich Aggregate bilden können, die durch Schütteln nur schwer redispergierbar sind. Auch bei Emulsionen tritt im Bereich von D eine Zusammenballung von Emulsionskügelchen auf und gegebenenfalls Koaleszenz.

- *Kurve II:* Besteht ein hohes Potenzial an der Doppelschicht und überwiegt damit die Abstoßungsenergie, d. h. E_T ist stark positiv, so besitzt die Suspension keine Aggregationstendenz.

- *Kurve III:* Überwiegt die Anziehungsenergie, d. h. E_T ist stets negativ, so erfolgt eine schnelle Aggregation.

- *Kurve IV:* Bei Zusatz von geeigneten Mengen an Tensid verhindert der adsorbierte Tensidfilm an der Oberfläche der Partikel mit den in die wässrige Phase ragenden hydrophilen Gruppen einen Nahkontakt. Es fehlen damit die Voraussetzungen für Aggregationsvorgänge, woraus sich der stabilisierende Effekt von Tensidzusätzen bei Suspensionen ergibt.

19

19.3.2
Benetzbarkeit der dispersen Phase, Flotation

Pulverförmige Substanzen lassen sich z.T. leicht, z.T. aber auch recht schwer in Flüssigkeiten dispergieren. Verantwortlich für die unterschiedliche Eignung als disperse Phase ist der Grad der Benetzbarkeit. Feste, unlösliche Körper vermögen an ihrer Oberfläche Flüssigkeiten festzuhalten bzw. anzureichern. Diese Adsorption wird als *Lyosorption* bezeichnet, aus ihr resultiert die Benetzbarkeit eines Stoffes. Die sich bildende Solvathülle nennt man *Lyosphäre*. Die Benetzbarkeit ist abhängig von den chemischen Charakteristika beider Phasen. Nur bei hinreichender Benetzbarkeit der pulverförmigen Substanzen werden homogene, niederviskose Suspensionen erhalten.

Hydrophile Pulver sind sauerstoffhaltige Verbindungen, z.B. Oxide, Sulfate, Carbonate (Zinkoxid, Bariumsulfat, Calciumcarbonat), sie zeichnen sich durch gute Benetzbarkeit aus. Der Benetzungs- oder Randwinkel *(ϑ)* zwischen Feststoffoberfläche und Dispersionsflüssigkeit ist hier ein spitzer Winkel (s. 2.7.2). In Wasser bildet sich somit um jeden Partikel eine Solvathülle aus Lösungsmittelmolekülen. Diese verhindern ein Zusammenballen von Einzelpartikeln zu Aggregaten, wodurch die Ausbildung einer feindispersen Suspension gewährleistet wird. Die Adsorptionsschicht besitzt eine komplizierte Struktur, denn sie enthält sowohl die Moleküle des Dispersionsmittels als auch die Ionen oder Moleküle der dispersen Phase. Die Solvathülle setzt einer Zusammenballung einen mechanischen Widerstand entgegen, darüber hinaus erzeugen durch Adsorption von Ionen gebildete Ionenwolken eine Coulomb-Abstoßungskraft. Je stärker die Solvathülle und je stärker die elektrische Ladung ist, um so stärker erfolgt eine mechanische und elektrische Abstoßung (siehe DLVD-Theorie). Zwei Teilchen können sich deshalb nur bis zu einem bestimmten Abstand nähern (Abb. 19.2a). Nur wenn die Teilchen über große kinetische Energie verfügen, kann es zu einem Zusammenfließen zweier Solvathüllen kommen, so dass nunmehr zwei Teilchen eine neue Einheit bilden (Abb. 19.2b). Verlieren bei Zu-

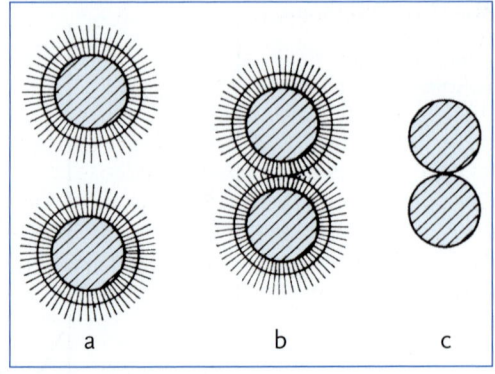

Abb. 19.2: Phasen der Koagulation fester Teilchen

gabe eines Koagulators die Teilchen ihre elektrische Ladung und durch Dehydratation ihre Lyosphäre, so erfolgt ein direkter Kontakt der Teilchen (Abb. 19.2c).

Handelt es sich dagegen um schlecht benetzbare Substanzen (stumpfer Randwinkel), die zur Suspension verarbeitet werden sollen, also um hydrophobe Stoffe, wie z.B. sauerstofffreie Verbindungen (Schwefel, Graphit, Sulfide), so besitzen diese eine stärkere Affinität zu Luft als zu Wasser. Ein gleiches hydrophobes aerophiles Verhalten haben zahlreiche lipophile organische Arzneistoffe. Sie klumpen in Anwesenheit von Wasser zusammen und bilden daher Agglomerate, die Lufteinschlüsse enthalten. Obwohl derartige Substanzen durchaus eine größere Dichte als Wasser aufweisen, bewirken die Lufteinschlüsse oder oberflächlich anhaftenden Luftblasen ein Aufsteigen der Agglomerate im Suspensionsmittel, so dass sich die feste suspendierte Phase schließlich ganz oder partiell an der Oberfläche des flüssigen Mediums ansammelt. Der Vorgang wird als *Flotation* bezeichnet. Der Begriff stammt aus der Erzaufbereitung. Hier wird das Erz durch Zusätze hydrophobisiert, also unbenetzbar gemacht, wodurch das pulverförmige Erz aus einer wässrigen Suspension nach Einblasen von Luft zum Aufsteigen (Flotieren) gebracht wird. Es reichert sich zusammen mit Schaum und Luft an der Oberfläche an und kann so leicht von der sedimentierenden Gangart abgetrennt werden. Die Hydrophobie verhindert, dass das Wasser alle Stellen der Oberfläche der Partikel erreicht. Insbesondere wird durch eine hohe Grenzflächenspannung verhindert, dass Wassermoleküle eine Solvathülle ausbilden, die als Trennschutz zwischen den einzelnen Partikeln fungiert und deren Adhäsionskräfte herabsetzt. Hydrophobe Stoffe zu Suspensionen zu verarbeiten bereitet erhebliche Schwierigkeiten, die sich jedoch auf zwei Wegen beseitigen lassen, nämlich durch Zusatz von Tensiden und Peptisatoren.

19.3.3
Tenside und Peptisatoren als Dispergiermittel

Durch Zusatz von amphiphilen Verbindungen (bei hydrophilem Suspensionsmittel insbesondere von Macrogolfettsäureestern) erfolgt eine Herabsetzung der Grenzflächenspannung zwischen dispergierten Feststoffen und flüssiger Phase, dabei wird die Benetzbarkeit der Partikel wesentlich verbessert. Zu diesem Zweck eingesetzte amphiphile Hilfsstoffe bezeichnet man als *Suspensionsvermittler*. Die Tensidmoleküle werden von den Partikeln adsorbiert und bilden um diese einen Film, der ein Zusammenklumpen der Einzelteilchen in der Flüssigkeit (Flockung) sowie Flotationsvorgänge verhindert, zumindest verringert. Die benötigte Tensidkonzentration muss experimentell ermittelt werden. Sie steht in Relation zur vorliegenden Grenzfläche, die mit Tensidmolekülen zu besetzen ist, und hängt somit von der Teilchengröße und der Konzentration der festen Phase ab. Eine optimale Grenzflächenbelegung lässt sich durch rheologische Messungen ermitteln. Eine nicht ausreichende oder eine überhöhte Tensidmenge bewirkt eine hohe interpartikuläre Haftung, die eine signifikante Veränderung des Fließverhaltens bedingt. Auch durch Sedimentationsmessung lassen sich Aussagen machen.

Wie bei Emulsionen zeigen die Tenside auch an den bei Suspensionen vorliegenden Grenzflächen (hier flüssig/fest) einen Orientierungseffekt (s. Kap. 18.4.1). Allerdings können die entsprechenden Molekülgruppen des Tensids nicht die Oberfläche der festen Teilchen durchdringen. Es erfolgt daher lediglich eine Adsorption an der Oberfläche. Liegt nur eine unvoll-

ständige Solvathülle vor, so können Tenside diese verstärken, oder aber es tritt ein Tensidfilm an die Stelle der Solvathülle. Haben sich entsprechende Solvat- oder Tensidhüllen ausgebildet, so werden Agglomerationen, Flockenbildungen und Flotation nicht oder zumindest in wesentlich geringerem Maße erfolgen. Sind die angewendeten Tenside Kolloidelektrolyte, so tragen sie gegebenenfalls noch auf anderem Wege zur Stabilisierung der Suspension bei. Werden nämlich Elektrolyte einer Suspension zugeführt, so erfolgt eine Adsorption von Ionen an der Oberfläche, wodurch die Partikel eine gleichartige Aufladung erfahren und sich gegenseitig abstoßen. Dieser Vorgang, der als *Peptisation* bezeichnet wird, verhindert gleichfalls ein Zusammentreten der Einzelpartikel zu Agglomeraten und somit eine Flockung.

Die Ausbildung einer elektrischen Ladung an den Grenzflächen kann auch durch Dissoziation funktioneller Gruppen an der Oberfläche der dispersen Phase oder Anlagerung ionischer Tenside an die Partikeloberfläche erfolgen. Im Allgemeinen sind feste lipophile Teilchen in einem hydrophilen Dispersionsmittel negativ geladen. Von adsorbierten Ionen, die der Oberfläche eine negative Ladung verleihen (potenzialbestimmende Ionen), werden positiv geladene Ionen, sog. *Gegenionen*, angezogen, wobei elektrische Doppelschichten entstehen, die nach Stern folgenden Aufbau haben (Abb. 19.3). An der fest an der Partikeloberfläche befindlichen und die negative Ladung des Teilchens bedingende Schicht (innere Helmholtz-Schicht) ist eine Schicht Gegenionen (äußere Helmholtz-Schicht) fixiert. Weitere Ionen weisen eine lockere Anordnung auf, die in die flüssige Phase hineinreicht. Diese äußere oder diffuse Schicht wird dadurch gebildet, dass durch Molekular- oder Wärmebewegung nach Brown eine diffuse Verteilung positiver und negativer Ionen vorliegt.

Die bei Bewegung der Partikel in der Flüssigkeit auftretenden Scherkräfte beeinflussen die fest an der Oberfläche gebundene Ionenschicht nicht. Da die elektrostatische Anziehung zwischen der geladenen Oberfläche und der diffusen Schicht mit zunehmender Distanz abnimmt, verringert sich die Konzentration der zunächst noch überwiegend vorhandenen Ge-

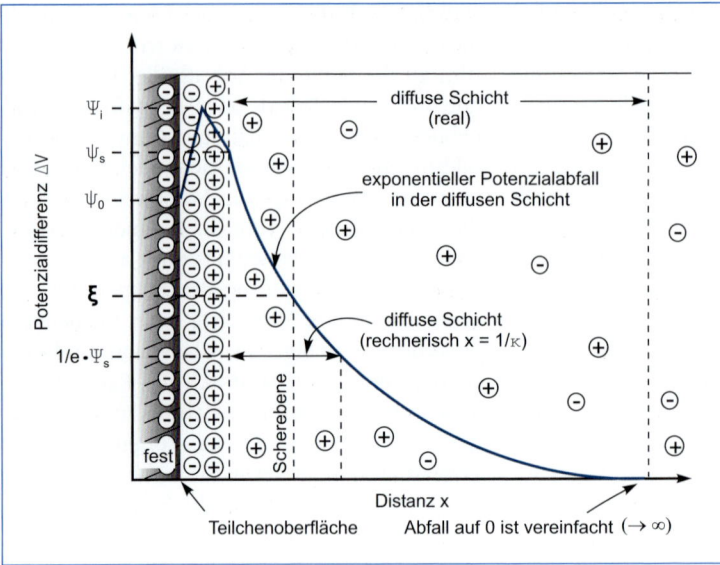

Abb. 19.3: Zetapotenzial (ζ: Zetapotenzial; ψ_S: Potenzial der äußeren Helmholtzschicht = Stern-Potenzial; ψ_i: Potenzial der inneren Helmholtzschicht; ψ_0: Nernst-Potenzial). Der initiale Anstieg des Potenzials an der Partikeloberfläche wird durch die spezielle Adsorption kleiner negativ geladener Teilchen an die selbst oft schon negativ geladene Partikeloberfläche verursacht.

genionen mit der Entfernung, und schließlich liegen in der Neutralzone negative und positive Ionen ladungsausgeglichen vor.

Die wahre Ladung der Teilchen (Nernst-Potenzial) ist gekennzeichnet durch die Potenzialdifferenz zwischen Teilchenoberfläche und Neutralzone (s. Abb. 19.3). Sie ist experimentell nicht bestimmbar. Als *Zetapotenzial* (ζ) wird die Potenzialdifferenz zwischen der Neutralzone und der Scherebene um die Teilchen, welche durch das Abstreifen eines großen Teils der diffusen Schicht infolge der Bewegung der Teilchen entsteht, bezeichnet. Es lässt sich durch Messung der elektrophoretischen Migrationsgeschwindigkeit in guter Näherung experimentell bestimmen. Die Teilchengeschwindigkeit ist abhängig von der Teilchenladung, d.h. des nach Abstreifen der diffusen Schicht auftretenden Zetapotenzials. Erhöht sich die Oberflächenladungsdichte (Nernst-Potenzial) bei unveränderter Elektrolytkonzentration, werden Potenzialverlauf und Zetapotenzial zu höheren Beträgen verschoben. Die Höhe des Zetapotenzials liefert im Rückschluss relativ genaue Aussagen über die Oberflächenladungsdichte und die elektrostatische Abstoßung zwischen den dispergierten Partikeln. Allgemein gilt, dass mit zunehmendem Betrag des Zetapotenzials die Stabilität der Dispersion steigt.

Bei pharmazeutischen Suspensionen sollte das Zetapotenzial grundsätzlich mindestens −50 mV betragen, um Agglomerationen zu verhindern. Eine Stabilisierung mit Peptisatoren, zu denen eine Anzahl wasserlöslicher Salze, wie Kaliumtartrat, Natriumoxalat, Calciumcitrat, Natriumpyrophosphat sowie Alkalicarbonate, Gallate und andere schwache Elektrolyte, zu zählen ist, bereitet allerdings in der Praxis Schwierigkeiten. Nur bei Zugabe dieser Peptisatoren in geeigneter – meist sehr geringer – Konzentration kann eine Stabilisierung, die jedoch recht empfindlich gegenüber äußeren Einflüssen ist, erwartet werden. Überschreitet man das Wirkungsoptimum der Peptisatoren, so tritt statt Stabilisierung Flockung ein. Dieses Phänomen erklärt sich wie folgt: In hochverdünnten Elektrolyten ist die Konzentration der Gegenionen um ein dispergiertes Teilchen sehr gering. Somit fällt die Potenzialkurve flach über eine lange Distanz ab, und die Dicke der diffusen Schicht ist sehr groß. Im Gegensatz dazu führt eine Erhöhung der Elektrolytkonzentration zu einer wesentlich dünneren diffusen Schicht, weil hier die Oberflächenladung durch die höhere Konzentration an Gegenionen schneller neutralisiert werden kann. Durch den steileren Abfall der Potenzialkurve ergibt sich bei gleicher Lage der Scherebene ein niedrigeres Zetapotenzial und folglich eine Abnahme der Stabilität der Dispersion.

19.3.4
Sedimentbildung

Besonders günstig wären pharmazeutische Suspensionen zu beurteilen, deren suspendierte Phase selbst bei längerer Aufbewahrung keine Tendenz zur Sedimentation zeigen würde. Solche Eigenschaften sind nur schwer erreichbar und werden auch nur selten angestrebt. Hinweise, welche Maßnahmen zur Verringerung oder Verhinderung von Sedimentationsvorgängen geeignet sind, lassen sich aus dem Stokes-Sedimentationsgesetz (s. 13.5.1) ableiten. Wenn auch dieses Gesetz an sich lediglich für Teilchen gilt, die annähernd Kugelform besitzen, kann es dennoch auch für nicht kugelförmige Partikel herangezogen werden, sofern diese genügend klein sind. Da in der Formel der Teilchenradius zum Quadrat erhoben wird, verringern sich mit abnehmender Partikelgröße die Sedimentationsvorgänge beträchtlich. Teilchen ($\ll 1$ µm), die der Brown-Molekularbewegung unterliegen, weisen keine nennenswerte Sedimentation mehr auf, wenn die Dichteunterschiede zwischen Partikeln und Dispersionsmedium nicht zu groß sind. Theoretisch würden sich mikronisierte Feststoffe zur Suspensionsherstellung am besten eignen, zumal mit der Abnahme der Teilchengröße im Allgemeinen auch mit einer Wirkungssteigerung gerechnet werden kann. Da jedoch eine derartig weitgehende Zerkleinerung der Stoffe besondere apparative Einrichtungen erfordert und andererseits extrem feine Partikel stärker zur Agglomeration neigen, ist man im Hinblick auf die Teilchengröße gezwungen, einen Kompromiss zu schließen.

Aus dem Stokes-Gesetz ist weiterhin ablesbar, dass durch Angleichen der Dichten der beiden Phasen die Sedimentationsgeschwindigkeit stark verringert werden kann und dass sich durch Erhöhung der Viskosität des Dispersionsmittels, z. B. durch Zugabe von Schleimstoffen oder in geringerem Maße auch durch mehrwertige Alkohole (Glycerol, Sorbitol), der Sedimentation entgegenwirken lässt. Eine Viskositätserhöhung verbessert gleichzeitig die Haftfähigkeit äußerlich anwendbarer Suspensionen. Aufgehoben ist jegliche Sedimentation, wenn keine Dichteunterschiede zwischen den beiden Phasen bestehen oder wenn die äußere Phase wie im Falle eines thixotropen Bentonitgels Strukturen ausbildet, die erst bei der Anwendung durch Schütteln zerstört werden (Gel-Sol-Umwandlung). Wesentlichen Einfluss auf die Sedimentation hat das Verhältnis dispergierte Phase/Dispersionsmittel (Phasenvolumenverhältnis). Mit zunehmender Konzentration an suspendierten Teilchen wird sich die Sedimentbildung verzögern.

In Abhängigkeit von der Flockungsneigung der dispergierten Teilchen sind zwei Arten des Sedimentierens gegeben:

1. *Aufstockende, unbehinderte Sedimentation*: Sie ist zu beobachten, wenn sich während des Sedimentierens die Feststoffpartikel nicht gegenseitig behindern (entflockte Systeme), so dass sich nach dem Stokes-Gesetz die gröbsten Teilchen zuerst absetzen und damit die unterste Schicht bilden. Auf diese lagern sich – nach Partikelklassen geordnet – die feineren Teilchen auf und lassen damit das Sediment anwachsen, wobei das Sedimentvolumen bald sein Maximum erreicht. Gleichzeitig nimmt die Feststoffkonzentration in der überstehenden Flüssigkeit ab, die allerdings oft über längere Zeiträume getrübt bleibt, da feinste Teilchen nur sehr langsam sedimentieren. Diese Feinstpartikel haben keinen Einfluss auf das Sedimentvolumen. Sie lagern sich lediglich in die durch gröbere Teilchen entstehenden Packungslücken ein (Abb. 19.4).

2. *Absetzende, behinderte Sedimentation*: Ein derartiger Sedimentationsvorgang tritt bei Suspensionen auf, die zur Flockung neigen. Beim Zusammentreffen von Einzelpartikeln vereinigen sich diese zu Flocken, die sich absetzen und dabei Assoziate mit weiteren Flocken, aber auch mit sehr feinen Einzelpartikeln ergeben. Es bildet sich schließlich ein sehr lockeres, kohärentes Sedimentgerüst aus, das infolge der Schwerkraft unter ständiger Volumenverringerung bis zum Erreichen eines Endzustandes zusammensinkt. Die

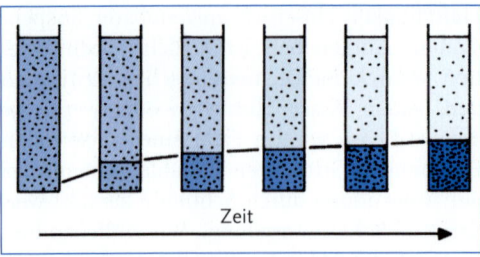

Zeit

Abb. 19.4: Aufstockende, unbehinderte Sedimentation

überstehende Flüssigkeit ist klar, da auch die feinsten Teilchen vom Flockungsvorgang mit erfasst werden (Abb. 19.5).

Die Beschaffenheit des Sediments vermag recht unterschiedlich zu sein. Die Höhe des Sedimentvolumens wird von der Aggregation und Flockung, d. h. von der geometrischen Anordnung der Teilchen zueinander im Sediment bestimmt. Ein Zusatz von grenzflächenaktiven Substanzen vermag das Sedimentvolumen herabzusetzen. Er bewirkt Entflockung und Sedimente mit hoher Packungsdichte. Die Anwendung von amphiphilen Stoffen ist daher u. U. nicht zu empfehlen. Das gilt im Allgemeinen nur für gröbere Partikel (z. B. Talkum, Zinkoxid), die infolge ihres Eigengewichts eine hohe Packungsdichte bedingen. Lockere Sedimente mit großem Volumen sind im Allgemeinen leichter redispergierbar als dicht gepackte Sedimente und somit erwünscht. Da sich gröbere Teilchen schneller absetzen als feine, kommt es bei Suspensionen mit dispergierten Teilchen unterschiedlicher Korngröße zunächst zu einer Sedimentation der größten Partikel, dann der feineren und schließlich der

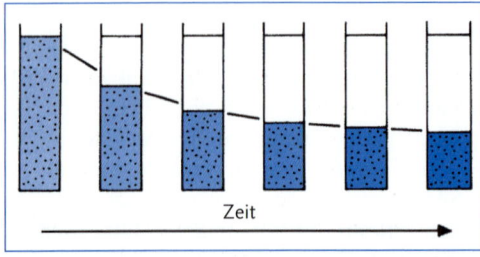

Zeit

Abb. 19.5: Absetzende, behinderte Sedimentation

feinsten. Es entstehen somit Schichten mit abnehmender Teilchengröße.

19.4 Stabilisierung

Wenn man auch bei Suspensionen eine Sedimentation nicht ohne weiteres verhindern kann, es sei denn, man wählt Dispersionsmittel mit rheologischen Eigenschaften, bei denen jegliches Absetzen der dispergierten Teilchen unmöglich ist, so ist man doch bestrebt, eine Sedimentation und andere die Homogenität der Zubereitung beeinflussende Vorgänge, wie Agglomeration, Flotation und Flockung, zu verzögern. Das gelingt mit Stabilisatoren, die die Viskosität der Zubereitung erhöhen. Dabei soll aber die Fließbarkeit der Suspension (insbesondere bei Peroralsuspensionen) erhalten bleiben.

Zur Erhöhung der Viskosität verwendet man makromolekulare Schleimstoffe, wie Tragant, Pektin, Methylcellulose, Hydroxyethylcellulose, Carmellose-Natrium, hydroxyalkylierte Stärkeabkömmlinge, Natriumalginat, Polymerisate der Acrylsäure (Carbopol®) und Dextrane. Typ und Menge des Stabilisators müssen für den Einzelfall empirisch ermittelt werden. Makromoleküle können auch über andersartige Mechanismen auf die Stabilität von Suspensionen einwirken. Geringe Polymerkonzentrationen sensibilisieren das System gegenüber Salzen und verursachen eine Destabilisierung. Das kann durch Brückenbildung über einzelne Makromoleküle, die mit Molekülgruppen durch Wechselwirkungen an der Partikeloberfläche gebunden sind, erfolgen, oder ionische Makromoleküle fungieren als Gegenionen, die zur weitgehenden Oberflächenentladung führen.

In etwas höherer Konzentration dagegen verursachen an der Feststoffoberfläche adsorbierte Polymere mit ihren in die Flüssigkeit hineinragenden Molekülteilen eine *sterische Stabilisierung*, die einen Nahkontakt der Teilchen nicht zulässt und damit Flockungs- und Koagulationsprozessen entgegenwirkt.

Bei stark solvatisierbaren Makromolekülen (Polyethylenglykol, Methylcellulose) kann eine Stabilisierung auch durch die Ausbildung einer Schutzhülle in Form einer starken Lyosphäre

(s. 19.3.1) mit fest eingebundenem Lösungsmittel erfolgen.

Als anorganische Stabilisatoren bieten sich Tonmineralien an, wie Bentonit (Veegum®), die in Wasser quellen und je nach Konzentration niedrigviskose Sole oder thixotrope Gele bilden. Hochdisperses Siliciumdioxid (Aerosil®) bildet gleichfalls, vorwiegend durch Wasserstoffbrücken und van-der-Waals-Kräfte, ein thixotropes Gelgerüst.

Auch zur Stabilisierung von öligen Suspensionen kann hochdisperses Siliciumdioxid erfolgreich verwendet werden. Bei öligen Suspensionen zur Injektion hat sich Aluminiummonostearat bewährt. Diese Verbindung versteift das Öl derart, dass es im Ruhezustand ein festes Gel darstellt. Durch Schütteln erhält man eine applizierbare Flüssigkeit. Eine vollständige Verhinderung der Sedimentation ist bei Systemen ohne Fließgrenze nicht möglich. Günstiger liegen die Verhältnisse bei viskosen Systemen, die eine Fließgrenze aufweisen, bei denen somit eine Scherkraft notwendig ist, um ein Fließen zu erreichen. Durch Erhöhung des Festkörperanteils der Suspension können Systeme entstehen, die eine Fließgrenze besitzen. Besondere Schwierigkeiten ergeben sich bei der Herstellung von Peroralsuspensionen, die aus Gründen einer exakten Dosierung nicht sedimentieren dürfen und dennoch gießbar sein sollen. Nicht in jedem Falle wird diese Forderung erfüllbar sein.

Da manche Suspensionen gute Nährböden für Mikroorganismen darstellen, ist in diesen Fällen eine Konservierung erforderlich.

19.5
Aufschüttelbarkeit des Sediments

Wie bereits angeführt, ist im Allgemeinen bei pharmazeutischen Suspensionen eine Sedimentbildung zulässig (Ausnahme Peroralsuspensionen mit stark wirksamen Wirkstoffen). Voraussetzung für eine hinreichende Dosierbarkeit ist jedoch eine leichte Aufschüttelbarkeit des Sediments, wobei die homogene Verteilung der dispersen Phase einige Zeit erhalten bleibt. Nicht immer ist eine Aufschüttelbarkeit leicht erreichbar. Die als Suspensionsstabilisatoren verwendeten Schleimstoffe

verdicken nämlich nicht nur die Suspension und erschweren damit die Aufschüttelbarkeit und Dispergierbarkeit des Sediments, sie führen oft auch zur *Kuchenbildung* („caking"), worunter ein Zusammenbacken des Sediments nach längerer oder kürzerer Lagerung zu verstehen ist. Oft bilden sich hierbei so zähe zusammenhängende Massen, dass eine homogene Verteilung des Sediments selbst durch starkes Schütteln nicht mehr erreichbar ist. Die Bildung von irreversiblen (nicht mehr redispergierbaren) Teilchenagglomerationen zu einem Sedimentkuchen wird auch als *Zementation* bezeichnet. Unter den stabilisierenden Hilfsstoffen führt besonders Arabisches Gummi zur Verbackung. Kuchenbildung kann jedoch auch andere Ursachen haben. Auch Kristallwachstum, das bei teilweiser Löslichkeit der suspendierten Stoffe im Dispersionsmittel zu berücksichtigen ist, kann die Aufschüttelbarkeit stark beeinträchtigen (Verfilzung des Sediments). Gleichermaßen führt eine Verringerung der Partikelladung und ein damit verbundenes stärkeres Wirksamwerden von Adhäsionskräften sowie der Verlust von Solvathüllen zu Änderungen der Packungsdichte und zum caking.

Kuchenbildung erfolgt insbesondere bei der aufstockenden Sedimentation, während bei absetzender Sedimentation ein lockeres und somit redispergierbares Sediment resultiert. Derartige wünschenswerte Sedimente lassen sich auch durch eine kontrollierte Flockung (Zusatz von Tensid, Elektrolyten, z.B. Aluminiumsalze) erreichen, die allerdings das Aussehen der Suspension beeinträchtigt.

19.6
Prüfung

19.6.1
Sedimentationsverhalten

Sedimentvolumen, Halbsetzzeit. Das Sedimentvolumen lässt sich in einem Messzylinder nach Beendigung der Sedimentation bestimmen. Auch die Halbsetzzeit dient zur Charakterisierung. Hierunter wird die Zeit verstanden, in der die Sedimentobergrenze die Hälfte ihres Weges (bei der sog. absetzenden Sedimentation von oben nach unten, bei der sog.

aufstockenden Sedimentation von unten nach oben) zurückgelegt hat (Abb. 19.6).

Suspensionsquotient. Angaben zur Stabilität der Suspensionen erhält man weiterhin durch Ermittlung des Suspensionsquotienten (*SQ*). Dieser ergibt sich aus dem Verhältnis des Sedimentvolumens (*SV*) zum Gesamtvolumen (*GV*) unter Berücksichtigung der Zeit (*t*).

$$SQ_t = \frac{SV}{GV} \qquad (19.2)$$

Man verwendet hierzu graduierte Messzylinder. Der Suspensionsquotient soll möglichst nahe bei 1 liegen. Dieses einfache Verfahren kann nur bei hohem Feststoffanteil, klarer Schichtentrennung und beim Fehlen von Kuchenbildung herangezogen werden.

Aufschüttelbarkeit des Sediments. Hierzu werden genormte Kippbewegungen um 90° mit der ein Sediment enthaltenden Suspension durch-

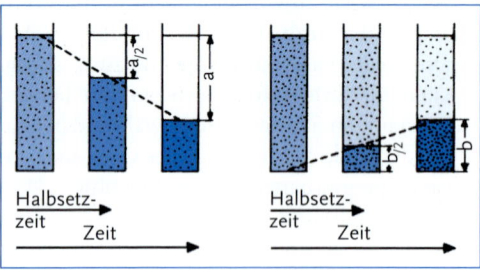

Abb. 19.6: Bestimmung der Halbsetzzeit

geführt. Entweder misst man die Zeit oder die Anzahl der Kippbewegungen, die erforderlich sind, um das Sediment vollständig zu redispergieren.

19.6.2
Teilchengrößen-, Dispersitäts- und weitere Prüfungen

Die Bestimmung der Teilchengröße suspendierter Festkörper erfolgt durch Nasssiebung, mikroskopische Messung oder mittels Lichtstreuverfahren. Der Dispersitätsgrad lässt sich mittels Andreasen-Pipette oder einfacher mit elektronischen Teilchenzählern (Coulter-Counter oder Lichtblockade) bestimmen. Die vielfältigen Verfahren zur Teilchengrößenbestimmung werden in Kapitel 2.2.3 erörtert. Orientierende Messungen können bei halbfesten Zubereitungen auch mit dem Grindometer erfolgen (s. Kap. 15.9.3).

Wesentliche Aussagen zu den Gebrauchswerteigenschaften von Suspensionen ergeben rheologische Messungen. Bei Schüttelmixturen kann darüber hinaus eine Prüfung auf Bindevermögen der angetrockneten Schicht sowie eine Beurteilung der Haftfestigkeit zur Charakterisierung beitragen.

Schließlich dient zur Qualitätsbeurteilung von Suspensionen eine quantitative Ermittlung des Wirkstoffgehalts in Anteilen, die unmittelbar nach dem Aufschütteln der Suspension entnommen werden.

Kapitel 20

Injektions- und Infusionszubereitungen

20.1 Allgemeines

Erste Injektionen beim Menschen kamen bereits um 1660 zur Anwendung, doch führte erst die Entwicklung einer Injektionsspritze (1852), insbesondere aber die Einführung der Glasampulle, zur weiten Verbreitung dieser Applikationsform. Die Glasampulle wurde 1886 gleichzeitig vom Apotheker Limousin (Frankreich) und von Friedländer (Deutschland) beschrieben.

Injektionen sind Einspritzungen von Lösungen, Suspensionen oder Emulsionen in den Körper zu therapeutischen oder diagnostischen Zwecken. Sie können in die Blutbahn, Gewebe und direkt in Organe erfolgen. Werden nur relativ geringe Mengen Zubereitung (1–15 ml) dem Organismus zugeführt, handelt es sich um *Injektionen* (injektio = Hineinwurf, Injectabilia, small volume parenterals), kommen dagegen größere Mengen zur Applikation (50 ml bis mehrere Liter), so spricht man von *Infusionen* (infusio = Hineingießung, Infundibilia, large volume parenterals). Wenn das zu injizierende Volumen 15 ml überschreitet, so sind die Injektionen den Infusionen in Bezug auf die Anforderungen und Prüfungen (z. B. Konservierung, Pyrogene) gleichgestellt.

Man bezeichnet diese Anwendung als *parenterale Zuführung* eines Arzneimittels (par enteron = außerhalb des Darmes) im Gegensatz zur *enteralen Applikation*, die über den Magen-Darm-Kanal erfolgt. Da die systemische Applikation eines Wirkstoffes beispielsweise über die Haut ebenfalls eine Applikation unter Umgehung des Magen-Darm-Traktes darstellt, ist diese Art ebenfalls eine parenterale Applikation. Im Sinne des Arzneibuches sind aber nur die im Folgenden behandelten Formulierungen als Parenteralia definiert.

Die parenterale Therapie bietet einige wesentliche Vorteile gegenüber der enteralen. Bereits durch die Wahl des Applikationsorts lassen sich Wirkungseintritt und -dauer weitgehend festlegen. Ist eine schnelle Arzneimittelwirkung erwünscht, bietet sich die intravenöse Applikation an. Werden Wirkstoffe nach peroraler Applikation im Magen inaktiviert, nur schlecht resorbiert oder aber führen sie zu gastrointestinalen Reizungen, so können diese Stoffe durch Injektion direkt in die Blutbahn gebracht werden. Diese Applikation ist weiterhin angezeigt, wenn der Patient bewusstlos ist. Auch bei Injektionspräparaten besteht die Möglichkeit, eine Steuerung der Arzneimittelwirkung zu erzielen. Unterschiedliche Prinzipien führen zu Injektionsarzneiformen mit Depotwirkung (s. Kap. 20.7). Mittels Infusionslösungen lassen sich weiterhin starke Blutverluste durch Auffüllung des Plasmavolumens ausgleichen und Patienten über längere Zeit parenteral ernähren.

Den Vorteilen stehen einige Nachteile gegenüber. Trotz der Massenproduktion an Ampullenlösungen ist die Injektionstherapie im Vergleich zu anderen Behandlungsformen noch immer recht teuer. Zu bedenken ist weiterhin, dass Injektionen direkt in die Blutbahn nur unter ärztlicher Verantwortung vorgenommen werden dürfen und dass viele Patienten – meist unberechtigt – oft erhebliche Vorbehalte gegenüber der Injektion hegen. Tabelle 20.1 führt einige Applikationsarten für Injektionen und Infusionen an.

20.2 Forderungen an Injektions- und Infusionslösungen

Eine optimale Wirkung und Verträglichkeit von parenteral verabfolgten Arzneizubereitun-

20

Tab. 20.1: Applikationsarten für Injektionen/Infusionen

Bezeichnung der Injektion	Applikationsart	Bemerkungen
intravenös (i.v.)	in die Vene (oftmals in die Armbeuge oder die Unterarmvene)	Da der Wirkstoff direkt in die Blutbahn gebracht wird, schnellste Wirkung. Größere Flüssigkeitsmengen (Infusionen) dienen zur Auffüllung des Blutkreislaufs, zur Behebung von Störungen im Elektrolyt- und Wasserhaushalt oder zur parenteralen Ernährung sowie zur Applikation von Wirkstoffen (intravenöse Tropfinfusionen). Eine Spezialform der i.v.-Injektion stellt die Verwendung stark hypertonischer Lösungen zur Verödung von Varizen (Krampfadern) dar
intraarteriell (i.a.)	in die Arterie	selten, muss unter Druck erfolgen
intramuskulär (i.m.) (häufig intraglutäal)	in das Muskelgewebe (in den Gesäßmuskel)	bei Anwendung von wässrigen Lösungen relativ schnelle Resorption bei Anwendung öliger Lösungen Depotwirkung
subkutan (s.c.)	in das Unterhautgewebe	langsamere Resorption als bei i.m.-Injektion; auch Infusionen werden auf diesem Wege verabfolgt (subkutane Tropfinfusion)
intrakutan (i.c.)	in die Oberhaut (unmittelbar unter die Oberhaut)	für diagnostische Zwecke, Applikation von Lokalanästhetika
intrathekal (intralumbal)	zwischen die oberen Lendenwirbel in die Cerebrospinalflüssigkeit	zur Lumbalanästhesie, zur Entnahme von Cerebrospinalflüssigkeit
intraperitoneal (i.p.)	in die Bauchhöhle	
intrapleural	in die Brusthöhle	
intraneural	in den Nerv	
perineural	in das Bindegewebe der Nerven	
intrakardial	in das Herz	
peridural (epidural)	in den Epiduralraum	zur Periduralanästhesie
intraartikulär	in den Gelenkspalt	

gen wird nur dann gegeben sein, wenn folgende Voraussetzungen erfüllt sind:

- Übereinstimmung von deklariertem und tatsächlich vorhandenem Wirkstoffgehalt, kein Wirkstoffverlust während der Lagerung durch chemische Zersetzung,
- Verwendung geeigneter Behältnisse, die nicht nur eine sterile Entnahme gestatten, sondern auch Wechselwirkungen zwischen Wirkstoff und Behältnismaterial ausschließen,
- gute Verträglichkeit. Dafür sind vor allem verantwortlich:
  - Keimfreiheit,
  - Pyrogenfreiheit,
  - physiologische Indifferenz des Lösungsmittels,
  - Isotonie,
  - Isohydrie,
  - Schwebstofffreiheit.

Im Prinzip gelten diese Forderungen für Injektions- und Infusionslösungen gleichermaßen, ihre Erfüllung sollte demnach in jedem Fall angestrebt werden. Da bei Injektionslösungen jedoch nur wenige Milliliter verabfolgt werden, machen sich geringe Abweichungen vom pH-Wert und vom osmotischen Druck des Blutes bei der Injektion nicht oder nur unwesentlich im Hinblick auf eine Schmerzempfindung bemerkbar. Eine Einstellung auf Isohydrie und Isotonie bei Injektionslösungen muss daher nicht unbedingt erfolgen und ist zudem oftmals nur schwierig zu realisieren. Auch ist für Injektionslösungen nicht grundsätzlich Pyrogenfreiheit gefordert, aber stets wünschenswert. Unerlässlich ist die Erfüllung der genannten Forderungen für Infusionslösungen.

Obwohl zwischen Infusionslösungen und Injektionslösungen eine weitgehende Übereinstimmung gegeben ist, handelt es sich eindeutig um eigenständige Arzneiformen, die ihre Besonderheiten aufweisen.

20.3
Behältnisse und Vorrichtungen für die parenterale Applikation

20.3.1
Ampullen

Ampullen sind zylindrisch geformte Behältnisse aus Glas und seltener aus Kunststoffen, die eine ausgezogene Spitze (Spieß) und einen flachen Boden besitzen. Die Nenngröße beträgt 1, 2, 5, 10, 20, gelegentlich auch 25 bzw. 30 ml (DIN ISO 9187-1). Ampullen sind Einzeldosenbehältnisse, da ihre gesamte Flüssigkeitsmenge für eine einmalige Injektion bestimmt ist. Das Öffnen einer Ampulle nach Anritzen mit einer Ampullenfeile ist obsolet. Statt dessen werden heute entweder *Brechring*-Ampullen oder OPC-Ampullen (one point cut) verwendet. Bei der Brechring-Ampulle erzeugt ein eingebrannter Emaillering Spannungen im Glas, die ein direktes Abbrechen des Spießes ermöglichen. Die OPC-Ampulle ist an der Verengung des Ampullenspießes bereits vorgeritzt, so dass diese durch einfaches Abbrechen des Ampullenspießes geöffnet werden kann, indem mit dem Daumen auf die Punktmarkierung am Spieß der Ampulle gedrückt wird. Es ist darauf zu achten, dass keine Glassplitterchen in die zu injizierende Lösung gelangen. Das ist insbesondere von der Ausgangsqualität des verwendeten Glases abhängig. Weite Spieße haben Ampullen, die zur Aufnahme von pulverförmigen (Trockenampullen) oder auch öligen Stoffen bestimmt sind. Schließlich kommen auch Glasampullen für die Aufnahme von Infusionslösungen zur Anwendung (zweispießige Großampullen). Ampullen werden in der Regel aus farblosem Glas hergestellt, für lichtempfindliche Wirkstoffe sind allerdings dunkelbraune Gläser erforderlich.

20.3.2
Spritzampullen, Fertigspritzen

Auf dem Gebiet der Injektionstechnik sind mancherlei Weiterentwicklungen zu verzeichnen, einige davon sollen hier aufgeführt werden. „Spritzampullen" müssen vor Gebrauch in ein Injektionsgerät eingelegt werden. Die Fertigspritze hingegen ist applikationsbereit.

Zylinderampulle. Bei der Zylinderampulle (Injektionsröhrchen, Injole®, Tubette®, Carpule®) befindet sich die Injektionsflüssigkeit in einem Glaszylinder, dessen eine Seite durch einen dicken Gummi- oder Kunststoffstopfen verschlossen ist, der als Kolben dient. Die andere Seite ist lediglich mit einer dünnen Gummi- oder Kunststoffmembran verschlossen, die beim Einsetzen der Ampulle in z. B. in einen Injektionspen vom hinteren Ende einer Injektionsnadel durchstochen wird. Besonders in der Zahnmedizin finden Carpulen Verwendung (Abb. 20.1).

Fertigspritze. Sie besitzt einen kräftig ausgebildeten Glaszylinder mit einer zusätzlichen Fin-

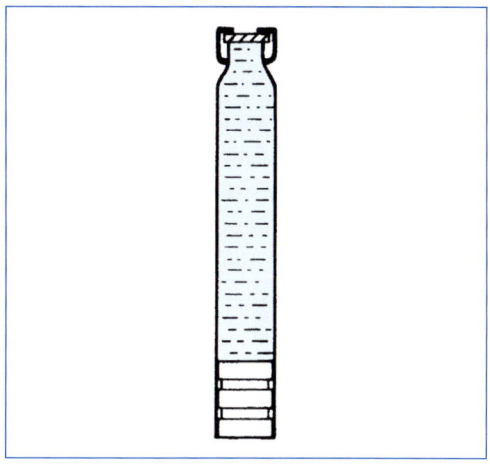

Abb. 20.1: Zylinderampulle

gerauflage sowie einem Stempel und ermöglicht die Durchführung einer Injektion ohne zusätzliches Spritzengestell. Die Injektionskanüle ist wahlweise fest montiert oder aufsteckbar (Variject®, Hypak®). Schließlich stellt die Zweikammerspritzampulle ein besonderes Spritzensystem dar, das eine getrennte Lagerung von zwei verschiedenen Lösungen oder einem Pulver und einer Flüssigkeit ermöglicht. Diese Anordnung kann bei instabilen Wirkstoffen von Vorteil sein. Einmalspritzen erfahren steigendes Interesse auf Grund ihrer Sicherheit gegenüber Kontaminationsrisiken. Spritzampullen, die weitestgehend aus Kunststoff bestehen, haben sich nicht durchsetzen können.

20.3.3
Fläschchen und Flaschen

Injektionsfläschchen (Vials, Durchstechflaschen). Injektionsfläschchen können Einzeldosis- oder Mehrdosenbehälter sein. Sie dienen zur Aufnahme von pulverförmigen Wirkstoffen, Lösungen oder Suspensionen und fassen im Allgemeinen 5 ml, doch sind auch größere im Handel. Die Weithalsglasfläschchen sind mit einem Gummistopfen verschlossen, der durch eine Bördelkappe aus Leichtmetall am Flaschenhals befestigt ist (Abb. 20.2). Der Gummistopfen (gelegentlich auch Gummischeibe) ist so gestaltet, dass er in der Mitte die geringste Dicke besitzt. Diese Stelle, die von einer abreißbaren Metalllasche geschützt ist, wird von der Injektionsnadel zum Ansaugen der Injektionsflüssigkeit durchstochen. Bei Fläschchen, die eine Trockensubstanz enthalten – das ist bei Wirkstoffen der Fall, die in Lösung eine zu geringe Stabilität aufweisen –, erfolgt das Auflösen durch Zugabe von sterilem Wasser oder

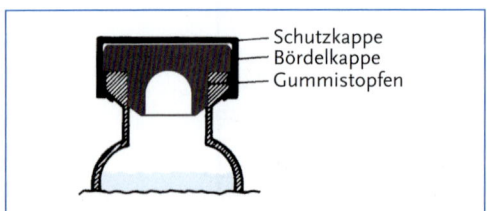

Abb. 20.2: Verschluss von Weithalsinjektionsfläschchen

Wasser mit isotonisierendem Zusatz. Dieses ist meist in Form einer Lösungsmittelampulle der Packung beigegeben und wird mittels Injektionsnadel, mit der der Stopfen durchstochen wird, kurz vor der Applikation zugeführt.

Infusionslösungen werden entweder in Behältnisse aus oberflächenbehandeltem Glas oder in Kunststoffbehältnisse abgefüllt.

Glas. Das Volumen der Glasgefäße beträgt 50–1000 ml. Die Dimensionen der Flaschen sind in DIN-Normen festgelegt. Für Infusionsflaschen schreibt die Ph. Eur. mindestens Glasart II vor. Die Flaschen sind Durchstechflaschen. Infusionsflaschen werden bis max. 80 % des Gesamtvolumens gefüllt, um eine gefahrlose Sterilisation im Dampf zu ermöglichen, so dass durch den Binnendruck ein Platzen der Flasche nicht zu befürchten ist (s. Kap. 29.2.4).

Kunststoff. Verwendet wird Polypropylen wegen des hohen Erweichungspunktes. Polypropylenbehältnisse können bei 121 °C sterilisiert werden, während Polyethylen niederer Dichte (PE-LD) nicht dampfsterilisierbar ist.

Die zum Verschluss von Infusions- bzw. Durchstechflaschen dienenden Gummi- oder Kunststoffstopfen oder -scheibchen dürfen keine Feststoffe, Farbstoffe sowie toxischen oder pyrogenen Bestandteile an die Lösung abgeben. Eine mehrmalige Verwendung der Stopfen ist nicht zulässig.

20.3.4
Infusionsbeutel

Aus Gründen der Gewichtsreduktion beim Transport und der Vermeidung von Glasbruch werden Infusionslösungen heute überwiegend in Kunststoffbeutel abgefüllt. Ein weiterer Vorteil dieser Verpackung ist, dass sie ohne Belüftung entleert werden kann, da die Beutel bei der Flüssigkeitsentnahme kollabieren. Infusionsbeutel gibt es in Größen von 50 bis 3000 ml. Sie bestehen meist aus Polyvinylchlorid (PVC), Polyethylen oder Poly(ethylen-vinylacetat). Teilweise handelt es sich um mehrschichtige Verbundstrukturen aus unterschiedlichen Polymeren. PVC ist preisgünstig und besitzt eine gute Blutverträglichkeit, was seine Eignung für Blutkonserven-Beutel begründet. Nachteilig ist eine hohe Wasserdampfdurchlässigkeit, die häufig einen weiteren Schutzbeutel als Umverpackung notwendig macht sowie ein starkes Absorptionsvermögen für zahlreiche Arzneistoffe (z.B. Diazepam, Glyceroltrinitrat oder Paclitaxel) welches zu einer raschen Konzentrationsabnahme in der abgefüllten Lösung führt.

Bei allen Infusionsbeuteln sind Schweißnähte oder andere Verbindungen verschiedener Teile kritische Stellen im Hinblick auf mögliche Undichtigkeiten. Einer Dichtigkeitsprüfung nach dem materialbelastenden Sterilisationsprozess kommt daher besondere Bedeutung zu. Infusionsbeutel besitzen einen Entnahmeport, der den sicheren Anschluss eines Infusionsbestecks erlaubt. Häufig findet sich darüber hinaus ein durchstechbarer Zuspritzport für die Zumischung weiterer Medikamente. Insbesondere Beutel mit 0,9 %iger NaCl oder 5 %iger Glucoselösung, welche als Trägerlösungen für zugemischte Arzneistoffe dienen, besitzen eine hohe Expansionskapazität, die das Zuspritzen von 15 bis 60 % weiterer Flüssigkeit bezogen auf ihr Füllvolumen ermöglicht.

Für die Totale Parenterale Ernährung (TPE, TPN) sind Zwei- und Dreikammerbeutel im Gebrauch, welche Glucose- und Aminosäurelösungen sowie eine Fettemulsion aus Stabilitätsgrunden in getrennten Kompartimenten enthalten. Vor der Anwendung wird der Beutel zusammengedrückt, wobei die Peelnähte zwischen den Kammern reißen und der Inhalt sich mischt.

20.4
Herstellungstechnologie (Ampullierung)

20.4.1
Reinigen

Die von den Glashütten zumeist offen angelieferten Leerampullen besitzen einen erweiterten Ampullenspieß, der Reinigungs- und Fülloperationen erleichtert. Schmutzteilchen und Glassplitterchen werden durch gründliche Rei-

nigung mit Spülflüssigkeit entfernt. Da das Füllen und Entleeren der Ampullenkörper wegen der engen Hälse Schwierigkeiten bereitet, führt man die Operationen unter Verwendung von Über- oder Unterdruck durch. Durch Anlegen eines Vakuums wird die Spülflüssigkeit aus der Ampulle entfernt, nach Aufhebung des Vakuums strömt sie wieder in die Ampulle. Die Ampullen werden mit nach unten gerichteten Spießen in Siebplatten gesteckt. Die Reinigung erfolgt dann in Gefäßen mit Spülflüssigkeit. Bei Ampullenreinigungsmaschinen strömt zunächst Spülflüssigkeit und dann destilliertes Wasser unter Druck durch die Spieße in die Ampullen. Mit Druckluft werden dann nach Unterbrechung der Wasserzufuhr Flüssigkeitsreste herausgepresst und die Ampullen gleichzeitig getrocknet. Diese Einrichtungen finden im Kleinbetrieb Verwendung.

Der Industrie stehen halbautomatische und automatische Ampullenreinigungsmaschinen zur Verfügung. Bei modernen Hochleistungsanlagen werden die geöffneten Ampullenspieße auf einer Zentrierplatte so angeordnet, dass nach Abwärtsgleiten eine Einführung der Hohlnadeln in die Leerampullen möglich ist. Allen Automaten ist gemeinsam, dass die Reinigung mit einer 80 °C heißen Spülflüssigkeit unter Druck (bis 0,4 MPa, 4 bar) erfolgt, wodurch auch solche Glassplitter erfasst werden, die fest an den Wandungen fixiert sind und die möglicherweise erst bei Sterilisationsvorgängen durch Hitzeeinwirkung abgelöst werden können. Nach Behandlung mit der Spülflüssigkeit folgen meist noch zwei Spülungen mit Wasser (bei gleichem Druck) und eine weitere Spülung mit destilliertem oder hochgereinigtem Wasser (0,05 MPa, 0,5 bar). Wesentlich ist, dass sich an jede Einspritzung eine Druckluftbehandlung (0,05–0,15 MPa, 0,5–1,5 bar) anschließt, die die Restflüssigkeit entfernt und dafür Sorge trägt, dass die Flüssigkeit der nächstfolgenden Druckspülung mit aller Kraft auf die Innenflächen der Ampulle prallen kann. Als Spülflüssigkeit wird Wasser mit Zusätzen an oberflächenaktiven Substanzen verwendet. In separaten Arbeitsgängen werden auch die Ampullenaußenflächen durch Sprüh- bzw. Druckduscheinrichtungen einer Reinigung unterzogen. An die letzte Druckluftbe-

20

handlung, die bereits für eine weitgehende Entfernung der Feuchtigkeit sorgt, schließt sich noch eine Trocknungs- bzw. Sterilisierphase bei 180 °C an. Bei 200 °C (2 h) bzw. 250 °C ($^1/_2$ h) erfolgt die Entpyrogenisierung der Leerampullen. Eine derartige Behandlung ist unbedingt erforderlich, wenn die Füllung der Ampullen lediglich unter aseptischen Bedingungen erfolgen kann, bzw. es nur möglich ist, die gefüllten Ampullen durch fraktioniertes Erhitzen mit Rücksicht auf die Labilität der Wirkstoffe zu entkeimen.

Besonders effektvoll gestaltet sich die Reinigung mit Ultraschall, da hiermit auch an den Wandungen besonders fest anhaftende Glaspartikel zu entfernen sind („Mikroschrubben"). Als Beispiel sei die Arbeitsweise einer auf dem Markt befindlichen vollautomatischen Maschine zur Innen- und Außenreinigung skizziert. Die Ampullen werden direkt aus dem Karton in ein schräg angeordnetes Einlaufmagazin gegeben und gelangen von dort aus über eine Einschubstation reihenweise auf die Nadeln des Spritzrades, das taktweise die Ampullen in das Tauchbad bewegt und sie in einer Tauchstation flutet. Auf der nächsten Station werden sie mit Ultraschall behandelt. Anschließend findet in den oberen Zonen des Spritzrades eine wechselseitige Ausspritzung mit Wasser und Druckluft statt. Danach wird die Ampulle von den Spritznadeln abgezogen und in das Ablaufmagazin geschwenkt. Die Leistung beträgt je nach Automatentyp 4000–8000 Ampullen/h.

Aufbrennampullen sind bereits gereinigte Ampullen, deren Spieße zugeschmolzen sind. Sie müssen in der Abfüllanlage „aufgebrannt" werden. Eine Reinigung vor dem Füllen ist nicht mehr erforderlich.

20.4.2 Füllen

Rekordinjektionsspritzen oder Büretten im Laminarflow finden Verwendung, wenn nur eine kleinere Anzahl von Ampullen herzustellen ist. Für den Klein- oder Mittelbetrieb empfehlen sich manuell oder elektrisch betriebene Kolbenabfüllvorrichtungen. Durch eine Hebelbewegung wird hierbei von einem Kolben die abzufüllende Lösung in eine Dosierspritze ge-

saugt und durch eine entgegengesetzte Hebelbewegung zur Abfüllung gebracht. Da das Fassungsvolumen der Dosierspritze verstellbar ist, lassen sich derartige Einrichtungen zur Abfüllung von Flüssigkeiten in Fläschchen oder Flaschen gleichfalls verwenden. In der Industrie eingesetzte Abfüllautomaten ermöglichen die Füllung (evtl. bei gleichzeitiger Begasung), das Zuschmelzen, das Beschriften und das Ausstoßen der Ampullen. Pumpsysteme sorgen selbst bei viskosen Flüssigkeiten für einen schnellen Abfüllvorgang.

Bei der Abfüllung ist darauf zu achten, dass die Innenseite des Ampullenspießes nicht durch die Kanüle mit Flüssigkeit benetzt wird. Die beim Zuschmelzen verkohlenden organischen Wirkstoffe führen zu einer Dunkelfärbung der Lösung oder Bildung von Schwebstoffen in der Ampulle. Moderne Füllautomaten verhindern das durch exakte Zentrierung der Abfüllkanüle, durch Hineintreiben von am Ampullenspieß haftender Flüssigkeit in die Ampulle durch einen kurzzeitigen auf den Ampullenhals gerichteten feinen Wasserdampfstrahl oder durch Zurücksaugen des nach der Füllung der Ampulle an der Kanüle hängenden Tropfens. Durchmesser und Länge der Füllnadel sowie die Einführungstiefe in die Ampullenspieße müssen genau festgelegt sein, damit bei der Füllung Luft aus dem Ampullenkörper entweichen kann. Auch muss ein Eintauchen der Kanüle in die Lösung verhindert werden.

Zu berücksichtigen ist, dass Ampullen und auch andere Behältnisse nur bis zu 90 % des Gesamtvolumens mit injizierbarer Flüssigkeit gefüllt werden. Der bei der Dampfsterilisation auftretende Binnendruck würde sonst zum Zerspringen des Glases führen. Da die Injektionslösung vom Arzt nicht quantitativ entnommen werden kann, weil ein kleiner Anteil der Lösung als Flüssigkeitsfilm auf der Ampullenwand bzw. dem -boden verbleibt, muss das abgefüllte Volumen etwas größer sein, als es der Deklaration (Nennvolumen) entspricht. Die Menge des Zuschlages ist abhängig vom Lösungsmittel (Öl > Wasser) und dem Nennvolumen. Kleinere Ampullen erfordern einen relativ größeren Zuschlag als größere Behältnisse.

20.4.3
Verschließen

Das Verschließen der Ampullen kann nach zwei Verfahren erfolgen. Beim *Zuschmelzverfahren* wird eine Gebläseflamme auf die Öffnung des Ampullenspießes gerichtet, und die Ampulle wird unter ständigem Drehen zugeschmolzen. Relativ häufig verbleiben aber an der Spitze des verschlossenen Spießes feine, mit dem Auge nicht sichtbare Haarrisse, so dass nicht immer die Dichtheit gegeben ist. Günstiger wird das *Abziehverfahren* beurteilt. Nach diesem arbeiten auch alle in der Industrie eingesetzten Ampullenverschließautomaten. Hierbei ist auf die Mitte des Ampullenspießes eine (oder auch zwei) Gebläseflamme(n) gerichtet. Nach Erweichen des Glases wird der obere Teil des Spießes – bei manuellem Arbeiten mit einer Pinzette, bei maschinellen Einrichtungen von einer entsprechenden Vorrichtung erfasst – nach oben abgezogen, wobei die Ampulle zugeschmolzen wird. Neuerdings werden statt Flammen auch energiereiche Laser eingesetzt.

Die Palette der Einrichtungen zum Zuschmelzen reicht von einfachen Handgeräten bis zu Vollautomaten. Letztere ermöglichen zugleich eine Abfüllung, Bedruckung und Abpackung der Ampullen und eignen sich im Bedarfsfall auch für ein Abfüllen unter Begasung. Die modernsten Entwicklungen auf dem Sektor der Ampullenfüll- und -verschließmaschinen besorgen darüber hinaus auch das Öffnen und Spülen der Ampullen.

Kombinierte, vollautomatische Anlagen zum Reinigen, Sterilisieren und Abkühlen sowie zum Füllen und Verschließen von Ampullen sind in der Industrie üblich. Die Ampullen werden kartonweise auf die Aufgabestation gegeben und von hier zur automatischen Überleitung von Transportzangen erfasst. Ein Reinigungsteil enthält die einzelnen Spritzzonen, ein Ultraschallaggregat, eine Umpumpeinrichtung, die erforderlichen Filter sowie eine elektrische Heizung für konstante Wassertemperaturen. Der Trocknungs- und Sterilisierteil ermöglicht mit einer Infrarotheizung ein Erhitzen der Ampullen auf 300 °C. In einem Kühlteil, das wahlweise mit einem Frischluft-

system oder einem Umlaufkühlaggregat arbeitet, kommt sterilfiltrierte Luft zur Anwendung (Abb. 20.3). Mittels einer Übergabestation erfolgt eine automatische Überführung der gereinigten und sterilisierten Ampullen auf den Drehtellereinlauf der nachgeschalteten Ampullenfüll- und -verschließmaschine, die mit einer Laminar-flow-box ausgestattet ist. Die gesamte Anlage wird von einem Zentralschaltpult überwacht. Die Leistung beträgt bei Ausführung für 1–5-ml-Ampullen 10000 Stück/h.

Andere automatisch arbeitende Ampullenfüll- und -schließmaschinen weisen eine Maximalleistung von 24000 Ampullen/h auf.

20.5
Herstellung von Lösungen

20.5.1
Lösungsmittel

20.5.1.1
Wasser als Lösungsmittel für Parenteralia

Wasser ist für die meisten flüssigen Parenteralia das einzige oder hauptsächliche Lösungs- bzw. Dispersionsmittel und wird im Falle von Infusionszubereitungen dem Organismus in beträchtlichen Mengen zugeführt. Als Hilfsstoff für die Herstellung parenteraler Zubereitungen besitzt es daher herausragende Bedeutung. Auf Herstellungsverfahren und Qualität wird in Kapitel 5 ausführlich eingegangen.

20.5.1.2
Nichtwässrige Lösungen

Organische Lösungsmittel dienen als Grundlage für Injektionslösungen, wenn
- der Arzneistoff in Wasser keine genügende Löslichkeit besitzt,
- der Arzneistoff in Wasser leicht zerstört wird,
- eine Depotwirkung gewünscht ist.

Fette Öle

Zahlreiche Wirkstoffe werden als ölige Lösungen oder ölige Suspensionen für Injektionszwecke verarbeitet. Hierbei schreiben die ein-

20

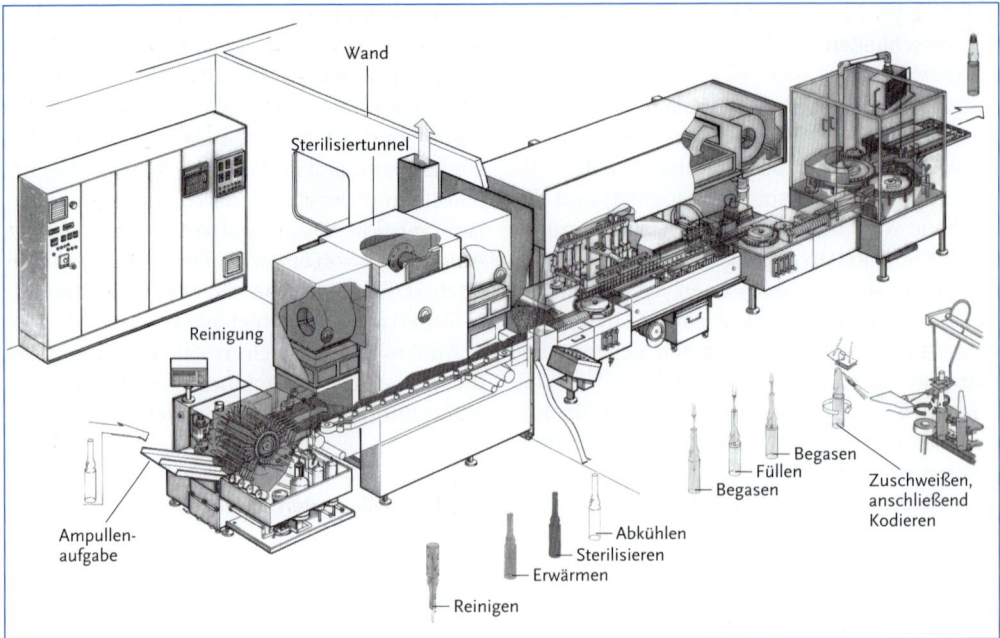

Abb. 20.3: Ampullenkompaktanlage in Isolatortechnik (Robert Bosch GmbH, Crailsheim)

zelnen Pharmakopöen unterschiedliche vegetabilische Öle vor. Baumwollsamenöl, Erdnussöl, Olivenöl, Mandelöl, Sonnenblumenöl, Sojabohnenöl und Sesamöl stehen im Vordergrund. Rizinusöl zeigt oftmals ein besonders günstiges Lösungsvermögen für Arzneistoffe.

Die Öle sind physiologisch indifferent und gut verträglich. Voraussetzung hierfür ist, dass sie besonders gereinigt sind und niedrige Säure- und Peroxidzahlen aufweisen. Freie Fettsäuren sind gegebenenfalls durch Extraktion mit Ethanol zu entfernen. Da eine intravenöse Applikation wegen der fehlenden Mischbarkeit mit dem Blutserum nicht möglich ist und zur Lungenembolie führen kann, ist lediglich ihre Anwendung für intramuskuläre und subkutane Injektionspräparate möglich. Ölige Lösungen oder Suspensionen verbleiben recht lange am Ort der Applikation und geben die Wirkstoffe verzögert ab, wobei die Wirkung bis zu 3 Monate andauern kann.

Die hohe Viskosität der fetten Öle verursacht Schmerzen bei der Applikation. Ein Zusatz von 5 % Benzylalkohol wirkt lokalanästhesierend.

Synthetische Fettsäureester

Nachteilig bei fetten Ölen ist, dass sie bei tiefen Temperaturen erstarren und bei Wintertemperaturen (besondere Bedeutung in der Veterinär- und Wehrpharmazie sowie bei Katastrophenfällen) somit erst durch Erwärmen in einen applikationsbereiten Zustand gebracht werden müssen. Ethyloleat bleibt dagegen flüssig. Es besitzt eine wesentlich geringere Viskosität, so dass eine weniger schmerzhafte Injektion möglich ist und auch eine schnellere Resorption erfolgt. Als Vorteil ist weiterhin die definierte chemische Zusammensetzung der Verbindung anzusehen. Wegen der Oxidationsanfälligkeit sind Stickstoffbegasung, Zusatz von Antioxidanzien oder Abfüllung in braunes Ampullenglas erforderlich. Da Gummimaterialien angegriffen werden, sollten nur Glasampullen Verwendung finden. Ethyloleat dient als Lösungsmittel insbesondere für Sexualhormone. In gleicher Weise werden nach vorhergehender toxikologischer Prüfung Oleyloleat, Isopropylmyristat, Isopropylpalmitat, Benzylbenzoat und Neutralöl (Miglyol® 812) verwendet.

Gelingt es ohne weiteres nicht, einen Arzneistoff in ausreichend hoher Konzentration in wässrigen oder öligen Flüssigkeiten zur Lösung zu bringen, so wird der Einsatz von Lösungsvermittlern (s. Kap. 2.6.6) notwendig.

20.5.2
Ansatz der Lösungen

Injektions- und Infusionslösungen werden üblicherweise hergestellt, indem der Arzneistoff eingewogen und dann auf das erforderliche Volumen aufgefüllt wird. Die Konzentration wird daher als (m/V)-Konzentration angegeben. Wässrige Lösungen mit einer geringen Arzneistoffkonzentration haben eine Dichte von ca. 1 g/cm^3. Daher kann mit reinem Wasser auf die verordnete Masse aufgefüllt werden. Bei hoch konzentrierten Arzneistofflösungen (Glucose 40 %) weicht die Dichte stark von 1 g/cm^3 ab, so dass dann exakt auf das erforderliche Volumen aufgefüllt werden muss, um den Arzneistoff in der richtigen Konzentration zu erhalten. So nimmt 100 g 50 %ige Glucoselösung nur ein Volumen von 85 ml ein.

Vor der Abfüllung müssen Injektions- und Infusionslösungen sterilfiltriert (s. Kap. 29.2.8) werden.

20.5.3
Isotonische Lösungen

20.5.3.1
Allgemeines

Injektions- und Infusionslösungen sowie Augentropfen müssen dem Milieu von Blut-, Gewebe- und Tränenflüssigkeit durch Isotonisierung (Einstellung auf den gleichen osmotischen Druck bzw. die gleiche Gefrierpunktserniedrigung) angepasst werden. Blut- und Gewebeflüssigkeit besitzen denselben osmotischen Druck. Bei i.v.-Injektion kleiner Flüssigkeitsvolumina wird durch nichtisotonische Lösungen der Injektionsschmerz nur wenig verstärkt, da durch das Blut eine schnelle Verdünnung erfolgt. Insbesondere bei der Anwendung von nichtisotonen Infusionslösungen kommt es zu Schädigungen der Gefäßwand und der Erythrozyten. Werden hypotonische Lösungen (geringerer osmotischer Druck als Blut) in die Blutbahn gebracht, so passiert Wasser die semipermeable Membran der Erythrozyten. Hierbei kommt es zwangsläufig zu einer Volumenzunahme der Blutkörperchen, verbunden mit einem erhöhten Innendruck. Bereits eine 0,4 %ige Natriumchloridlösung führt zu diesem Phänomen. Liegt eine noch stärker hypotone Lösung vor, z. B. eine 0,3 %ige Natriumchloridlösung, so wird der Druck in den Blutkörperchen so weit gesteigert, dass sie platzen. Es erfolgt Hämolyse, d. h. das Hämoglobin tritt in das Plasma über. Eine gegenteilige Wirkung verursachen hypertonische Lösungen (größerer osmotischer Druck als Blut), die zu einem Wasseraustritt aus den Blutkörperchen führen, so dass sie schrumpfen. Es tritt Plasmolyse ein. Bei isotonen Lösungen erfolgt der Flüssigkeitsaustausch im Gleichgewicht. Eine blutisotonische Natriumchloridlösung (0,9 %), die somit einen osmotischen Druck (0,686 MPa, 6,86 bar) besitzt, der in etwa mit dem des Blutes (0,662 MPa, 6,62 bar) übereinstimmt, führt daher nach i.v.-Applikation zu keiner Veränderung der Erythrozyten.

Hypotonische Lösungen können durch Zusatz geeigneter Verbindungen auf Isotonie mit den Körperflüssigkeiten eingestellt werden. Bei hypertonischen Lösungen ist das verständlicherweise nicht möglich.

20.5.3.2
Osmotischer Druck, Gefrierpunktserniedrigung

Bei der Isotonisierung wird der osmotische Druck einer Arzneistofflösung an den des Blutes angeglichen. Der osmotische Druck einer Lösung spiegelt ihr Bestreben wider, das Lösungsmittel, z. B. Wasser durch semipermeable Membranen hindurch an sich zu ziehen. Die Lösung erfährt dadurch eine Volumenzunahme, so dass ein Druck auf das umgebende Wandmaterial aufgebaut wird. Der Gegendruck (z. B. ein hydrostatischer Druck, der sich in einem Steigrohr über der Lösung aufbaut), der in der Lage ist, den Lösungsmittelstrom in die Flüssigkeit zum Stillstand zu bringen, entspricht ihrem osmotischen Druck.

Der osmotische Druck π ist wie die Gefrier-

20

punktserniedrigung und Siedepunktserhöhung eine kolligative Größe, d.h. er hängt lediglich von der Anzahl der osmotisch wirksamen Teilchen in der Lösung, nicht aber von ihrer stofflichen Beschaffenheit ab. Er lässt sich nach J. H. van't Hoff (1887) berechnen:

$$\pi = \frac{N}{V} R \cdot T = c \cdot R \cdot T \qquad (20.1)$$

$\dfrac{N}{V}$ Konzentration c (mol/l) (N = Anzahl der Mole, V = Volumen),

R Gaskonstante,

T absolute Temperatur

Diese Beziehung gilt exakt nur für ideale, also stark verdünnte Lösungen, bei denen intermolekulare Wechselwirkungen vernachlässigt werden können. Bei Elektrolyten wird die Anzahl der osmotisch wirksamen Teilchen pro Volumen von der Anzahl der Ionen, in die der Elektrolyt dissoziiert, und bei Elektrolyten mit unvollständiger Dissoziation zusätzlich vom Dissoziationsgrad α bestimmt. Beide Einflüsse werden durch den van't-Hoff-Faktor (i) berücksichtigt.

$$i = 1 + \alpha\,(n - 1) \qquad (20.2)$$

Dabei bedeutet n die Anzahl der Ionen, in die der Elektrolyt zerfällt ($n = 2$ für binäre, $n = 3$ für tertiäre Elektrolyte). Daraus folgt für die Berechnung des osmotischen Druckes

$$\pi = i \cdot c \cdot R \cdot T \qquad (20.3)$$

Da die direkte Bestimmung des osmotischen Druckes experimentell aufwändig ist, erfolgt die Bestimmung der osmotischen Eigenschaften von Lösungen meist über die Gefrierpunktserniedrigung, die als kolligative Eigenschaft dem osmotischen Druck proportional ist. Die Gefrierpunktserniedrigung ergibt sich aus der molalen Konzentration der aktiven Teilchen c und der kryoskopischen Konstante des Lösungsmittels K (für Wasser $K = 1{,}86$ K $\cdot$ kg mol^{-1}):

$$\Delta T = K \cdot c$$

bzw. $\Delta T = \dfrac{K \cdot m \cdot n}{M \cdot L}$ (20.4)

ΔT Gefrierpunktserniedrigung der Lösung gegenüber reinem Lösungsmittel (K)

K kryoskopische Konstante (K $\cdot$ kg mol^{-1})

c molale Konzentration der gelösten, osmotisch aktiven Teilchen mit c = mol/kg (die molale Konzentration ist gegenüber der molaren Konzentration volumenunabhängig, denn das Volumen kann sich bei Temperatur- oder Konzentrationsänderungen ebenfalls ändern)

m Masse des gelösten Stoffes (g)

M Molmasse des gelösten Stoffes (g/mol)

n Anzahl Ionen, in die der Stoff beim Lösen zerfällt

L Masse des Lösungsmittels (kg)

Zusätzlich zur Ionigkeit n muss auch hier ggf. wieder der Dissoziationsgrad α, z.B. über den van't-Hoff-Faktor i, berücksichtigt werden. Ebenso wie für den osmotischen Druck werden auch für die Gefrierpunktserniedrigung Abweichungen von dieser Gesetzmäßigkeit beobachtet, wenn die Lösung auf Grund einer erhöhten Konzentration nicht mehr als ideal zu betrachten ist.

Das Osmol (Symbol: osm; Einheit: (mol)) charakterisiert die Stoffmenge der osmotisch wirksamen Teilchen. Die Konzentration der osmotisch wirksamen Teilchen wird als Osmolarität (mol/l) bzw. Osmolalität (mol/kg) bezeichnet. Die Osmolalität einer wässrigen Lösung ist der Quotient aus der Gefrierpunktserniedrigung der Lösung und der Kryoskopiekonstante von Wasser:

$$\frac{osm}{m} = \frac{\Delta T}{1{,}86 K \cdot kg \cdot mol^{-1}} \qquad (20.5)$$

Für praktische Belange kann eine Abschätzung der isoosmotischen Konzentration von Lösungen, die Nichtelektrolyte oder starke Elektrolyte enthalten, unter Zugrundelegung der Gefrierpunktserniedrigung des Blutserums von 0,52 K und bei Kenntnis der Molekülmasse des Stoffes mit hinlänglicher Genauigkeit vorgenommen werden (s. Beispiel „Berechnung der Menge NaCl zur Herstellung einer blutisotonen Lösung"). Die exakte Berechnung des osmotischen Druckes oder der Gefrierpunktserniedrigung ist auf Grund intermolekularer bzw. interionischer Wechselwirkungen allerdings mit Unsicherheiten behaftet und scheitert bei schwachen Elektrolyten oft daran, dass der konzentrationsabhängige Dissoziationsgrad nicht bekannt ist. Insbesondere für schwache Elektrolyte ist daher die experimentelle Bestimmung (s.u.) vorzuziehen.

Eine Lösung, die den gleichen osmotischen Druck bzw. die gleiche Gefrierpunktserniedrigung wie das Bezugssystem (Blutserum, Gewebe bzw. Tränenflüssigkeit) aufweist, wird als isoosmotisch bzw. isokryoskopisch bezeichnet. In den meisten Fällen wird eine derartige Lösung auch isotonisch sein, d.h. sie wird sich in physiologischer Hinsicht osmotisch indifferent verhalten und reizlos verträglich sein. Es ist aber zu beachten, dass einige Arzneistoffe in isoosmotischer Konzentration nach i.v.-Applikation zu hämolytischen Reaktionen führen können. In diesen Fällen sind osmotischer Druck und Tonizität nicht gleichzusetzen und derartige isoosmotische bzw. isokryoskopische Lösungen erweisen sich dem Blut gegenüber als hypotonisch. Die Ursache für das abweichende Tonizitätsverhalten liegt in der partiellen Durchlässigkeit biologischer Membranen begründet, die nicht ideal semipermeabel sind und deshalb nicht nur die Passage von Wasser, sondern auch z.B. von Ammoniumchlorid, Ethanol und Harnstoff gestattet. Mizellbildende Wirkstoffe oder partiell ionisierende Salze geben ebenfalls niedrigere Werte als berechnet.

Beispiel

Berechnung der Menge NaCl zur Herstellung einer blutisotonen Lösung
Durch Umformung der Gleichung 20.4 ergibt sich für die zur Erzeugung einer bestimmten Gefrierunktserniedrigung erforderliche Einwaage einer Substanz nach:

$$m = \frac{\Delta T \cdot M \cdot L}{K \cdot n}$$

(20.6)

m zur Gefrierpunktserniedrigung benötigte Menge Substanz (g)

ΔT gewünschte Gefrierpunktserniedrigung (K)

M Molmasse der gelösten Substanz (mol/g)

L Masse des Lösungsmittels (kg)

K Kryoskopiekonstante des Lösungsmittels (K · kg mol^{-1})

n Ionigkeit, d.h. Anzahl der Ionen, in die der Stoff zerfällt

Mit $\Delta T = 0{,}52$ K (Gefrierpunktserniedrigung des Blutplasmas) und K $= 1{,}86$ K· kg mol^{-1} erhält man

$$m = \frac{0{,}52\ K}{1{,}86\ K \cdot kg \cdot mol^{-1}} \cdot \frac{M \cdot L}{n} = 0{,}28\ \frac{mol}{kg} \cdot \frac{M \cdot L}{n}$$

Für eine isoosmotische Natriumchloridlösung ($M_{NaCl} = 58{,}45$ g/mol) ergibt sich für L = 1 kg Lösungsmittel eine benötigte Einwaage von

$$m = 0{,}28\ \frac{mol}{kg} \cdot \frac{58{,}45\ g \cdot mol^{-1} \cdot 1\ kg}{2} = 8{,}18\ g$$

bzw. 0,818 g für 100 g Lösungsmittel. Dieser Wert liegt in etwa im Bereich der als blutisoton angesehenen 0,9 %igen Natriumchloridlösung, bringt jedoch bereits eine gewisse Abweichung vom idealen Verhalten zum Ausdruck.

Bestimmung der Gefrierpunktserniedrigung

Zur Ermittlung der Gefrierpunktserniedrigung müssen die Erstarrungstemperaturen von reinem Lösungsmittel und Lösung bestimmt werden. Für Routinebestimmungen der Gefrierpunktserniedrigung pharmazeutischer Lösungen werden elektronische Osmometer (Halbmikroosmometer, Abb. 20.4) verwendet, die eine schnelle Vermessung sehr geringer Lösungsvolumina ermöglichen. In diesen Geräten wird die Untersuchungsflüssigkeit mit Hilfe eines Kühlblockes unter ihren Gefrierpunkt abgekühlt, ohne dabei zu erstarren. Erst nach Erreichen einer bestimmten Unterkühlungstemperatur wird durch einen mechanischen Reiz die Kristallisation provoziert. Die freiwerdende Kristallisationswärme führt zu einem Temperaturanstieg bis auf eine Maximaltemperatur, die als Erstarrungspunkt registriert wird (Abb. 20.5). Bei der Erstarrung reiner Lösungsmittel steigt die Temperatur der erstarrenden Flüssigkeit bis auf den Schmelzpunkt an, bleibt bei diesem Wert, bis die gesamte Flüssigkeit erstarrt ist (Temperaturplateau), und sinkt anschließend wieder ab. Bei Lösungen wird die als Gefrierpunkt zu registrierende Maximaltemperatur dagegen nur für einen kurzen Moment erreicht. Dies ist darauf zurückzu-

20

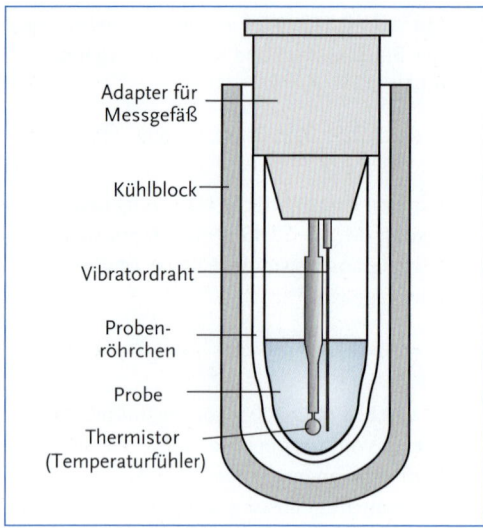

Abb. 20.4: Halbmikroosmometer (Messkopf)

führen, dass sich aus der Lösung zunächst nur Kristalle des reinen Lösungsmittels abscheiden, wodurch die Lösung aufkonzentriert wird und der Gefrierpunkt absinkt (s. Kap. 2.1).

Auf dem geschilderten Prinzip beruht auch die Bestimmung der Gefrierpunktserniedrigung wässriger Lösungen mit Hilfe der Beck-

mann-Apparatur (Abb. 20.6), die gerätetechnisch einfacher, allerdings auch erheblich zeitaufwendiger ist. Das Beckmann-Thermometer besitzt eine Einteilung von 0,01 K, um ein präzises Ablesen zu ermöglichen. Wird anstelle des Beckmann-Thermometers ein konventionelles Thermometer mit größerem Temperaturbereich eingesetzt, lässt sich die Apparatur auch zur Bestimmung der Erstarrungstemperatur anderer Substanzen verwenden.

20.5.3.3
Berechnung des isotonisierenden Zusatzes

Ermittlung unter Verwendung der Gefrierpunktserniedrigung

Zur Berechnung des zur Tonizitätsangleichung erforderlichen Zusatzes eines Isotonisierungsmittels ist die Gefrierpunktserniedrigung der hypotonen Arzneistofflösung (ΔT_A-Wert) zu ermitteln und diese von 0,52 K (ΔT-Wert des Serums bzw. der Tränenflüssigkeit) zu subtrahieren. Der Differenzwert repräsentiert das ΔT-Defizit, das durch Zusatz eines

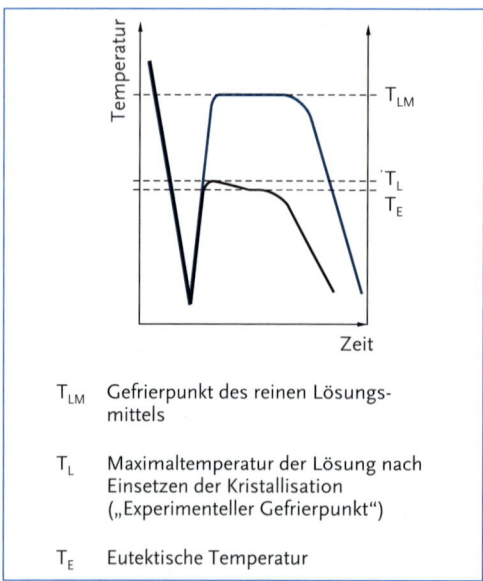

T_{LM} Gefrierpunkt des reinen Lösungsmittels

T_L Maximaltemperatur der Lösung nach
Einsetzen der Kristallisation
(„Experimenteller Gefrierpunkt")

T_E Eutektische Temperatur

Abb. 20.5: Erstarrungsverhalten von Flüssigkeiten

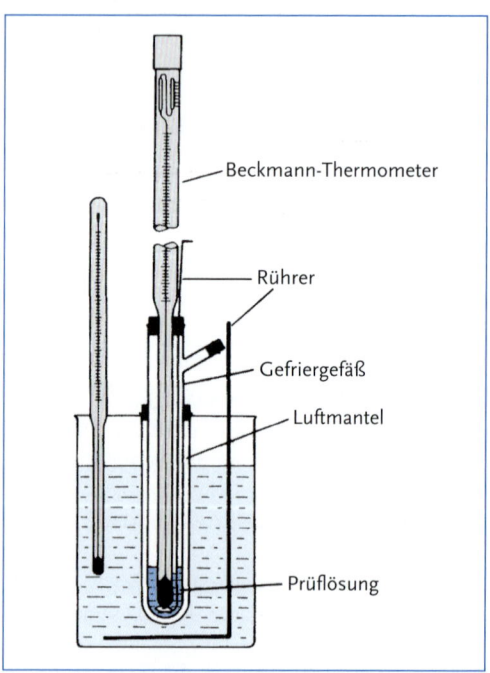

Abb. 20.6: Beckmann-Thermometer

geeigneten Hilfsstoffes auszugleichen ist. Die ΔT_A-Werte (Tab. 20.2), die meist für 1 %ige Arzneistofflösungen angegeben werden, sind einschlägigen Handbüchern (DAC, Hagers Handbuch der Pharmazeutischen Praxis, Tabellen für die pharmazeutische Praxis) zu entnehmen. Enthält die Rezeptur mehrere Arzneistoffe, so ist die Summe der ΔT_A-Werte zu berücksichtigen.

Bei der Berechnung nach folgender Gleichung wird der zur Isotonisierung erforderliche Hilfsstoffzusatz in Prozent erhalten.

$$\text{Hilfsstoff (\%)} = \frac{0{,}52K - n\,(\Delta T_A)}{\Delta T_H} \qquad (20.7)$$

n Arzneistoffgehalt der Lösung (%)
ΔT_A Gefrierpunktserniedrigung einer 1 %igen Lösung des Arzneistoffs (K)
ΔT_H Gefrierpunktserniedrigung einer 1 %igen Lösung des Isotonisierungsmittels (für NaCl = 0,58 K, für KNO_3 = 0,32 K)
0,52   Gefrierpunktserniedrigung des Serums (K)

Beispiel

Berechnungsbeispiel
Es sind 50 ml einer Lösung, die 1 g Procainhydrochlorid enthält, unter Verwendung von Natriumchlorid zu isotonisieren. Die Konzentration der Wirkstofflösung errechnet sich zu 2 %, der ΔT_A-Wert für die 1 %ige Wirkstofflösung beträgt 0,12 K und der ΔT_H-Wert für Natriumchlorid als Isotonisierungsmittel 0,58 K.
Beim Einsetzen dieser Werte in die Gleichung wird erhalten:

$$\text{NaCl (\%)} = \frac{0{,}52K - 2 \cdot 0{,}12K}{0{,}58K} = 0{,}483\,\% \qquad (20.8)$$

Zur Isotonisierung von 50 ml der Zubereitung sind 0,24 g Natriumchlorid erforderlich.

Ermittlung unter Verwendung des Natriumchloridäquivalentes

Das Natriumchloridäquivalent (E) gibt die Menge Natriumchlorid (g) an, die in der gleichen Menge Wasser gelöst, die gleiche osmotische Aktivität wie die Lösung von 1 g des betreffenden Arzneistoffes aufweist. Die E-Werte

Ph.Eur. 2.2.35 Osmolalität

Die Bestimmung der Osmolalität erfolgt nach Ph.Eur. durch Messung der Gefrierpunktserniedrigung mittels eines Osmometers. Dieses besteht aus einer Kühleinrichtung für das Messbehältnis (i.d.R. ein Peltier-Aggregat), einer Temperaturmesseinrichtung mit einem Thermistor als Temperaturfühler und einer Mischvorrichtung, mit der der Kristallisationsvorgang ausgelöst wird. Zur Kalibrierung gibt das Arzneibuch sieben Referenzlösungen an (unterschiedlich konzentrierte Natriumchloridlösungen). Im Normalfall wird eine Zweipunktkalibrierung mit einer Referenzlösung von 300 oder 400 mosmol/kg und destilliertem Wasser zur Nullpunktseinstellung vorgenommen.

liegen für eine Vielzahl von Arzneistoffen in pharmazeutischen Handbüchern vor.

Zur Berechnung wird die Masse des verordneten Arzneistoffes mit dem E-Wert aus der Tabelle multipliziert. Bei mehreren Arzneistoffen wird das Natriumchloridäquivalent für jeden einzelnen Arzneistoff berechnet. Von der theoretisch für das Gesamtvolumen benötigten Natriumchloridmenge wird dann die Summe der Natriumäquivalente der einzelnen Arzneistoffe subtrahiert. Das Resultat ist die Menge an Natriumchlorid, die der Rezeptur noch zugesetzt werden muss, um eine isotone Zubereitung zu erhalten.

Beispiel

Berechnungsbeispiel
Es sind 50 ml einer Lösung, die 1 g Procainhydrochlorid enthält, unter Verwendung von Natriumchlorid zu isotonisieren. Der E-Wert für Procainhydrochlorid beträgt 0,21 (Tab. 20.3); 1 g Procain entspricht demnach 0,21 g Natriumchlorid (die Menge Natriumchlorid für 50 ml einer 0,9 %igen Lösung 0,45 g), woraus sich als Differenz 0,24 g Natriumchlorid ergeben. Diese Menge ist zusätzlich zur Wirkstoffmenge in 50 ml Wasser zu lösen, um eine isotone Zubereitung zu erhalten.

20

Tab. 20.2: ΔT_A-Werte von Wirk- und Hilfsstoffen für die Konzentration 1 g/100 ml in K

Wirkstoff	ΔT_A	Wirkstoff	ΔT_A
Atropinsulfat	0,074	Natriumcitrat	0,178
Benzylpenicillin-Natrium	0,100	Natriumhydrogencarbonat	0,380
Borsäure	0,283	Natriumiodid	0,248
Calciumchlorid	0,200	Natriumtetraborat	0,241
Cocainhydrochlorid	0,090	Neostigminbromid	0,120
Diacetyltannin-Protein-Silber	0,096	Oxytetracyclinhydrochlorid	0,075
Diethazinhydrochlorid	0,110	Papaverinhydrochlorid	0,061
Dihydrostreptomycinsulfat	0,034	Physostigminsalicylat	0,090
Ephedrinhydrochlorid	0,165	Pilocarpinhydrochlorid	0,130
Epinephrinbitartrat	0,100	Procainhydrochlorid	0,122
Fluorescein-Natrium	0,182	Scopolaminhydrobromid	0,069
Homatropinhydrobromid	0,097	Silbernitrat	0,190
Kaliumchlorid	0,439	Streptomycinsulfat	0,034
Kaliumiodid	0,210	Natriumsalze der Sulfonamide	0,135
Kaliumnitrat	0,324	(Mittelwert)	
Lidocainhydrochlorid	0,130	Tetracainhydrochlorid	0,124
Narcotinhydrochlorid	0,079	Tolazolinhydrochlorid	0,180
Natriumacetat	0,260	Zinksulfat	0,083
Natriumchlorid	0,576		

Bei einer anderen Variante, die gleichfalls auf der Verwendung des *E*-Wertes beruht, wird dasjenige Volumen Wasser (*V*) errechnet, in welchem die verordnete Menge Arzneistoff zu lösen ist, um eine isotone Zubereitung zu erhalten.

$$V = m \cdot E \cdot V' \qquad (20.9)$$

V erforderliches Volumen an Wasser zum Lösen des Arzneistoffes (ml),

m Masse des verordneten Arzneistoffes (g),

E Natriumchloridäquivalent des Arzneistoffes,

V' Volumen einer isotonen Natriumchloridlösung, die 1 g NaCl enthält (V' = 111,1 ml).

Diese isotone Lösung wird mit einer isotonischen Hilfsstofflösung (meist 0,9 %ige Natriumchloridlösung) auf das verordnete Endvolumen ergänzt.

Da *V'* einen konstanten Zahlenwert darstellt, kann zur weiteren rechnerischen Vereinfachung der sog. Isotoniefaktor *I* als Produkt aus E · 111,1 gebildet werden, so dass die obige Gleichung folgende Form annimmt:

$$V = m \cdot I \qquad (20.10)$$

Isotoniefaktoren liegen gleichfalls in Handbüchern tabelliert vor.

Außer den erläuterten rechnerischen Verfahren können isotonisierende Zusätze aus Tonizitätskurven oder Nomogrammen entnommen werden.

20.5.4
Isohydrische Lösungen

Der pH-Wert der Körperflüssigkeit liegt im schwach Alkalischen bei 7,4. Körpereigene Puffersysteme (Carbonat-, Phosphat-, Eiweiß- und Hämoglobinpuffer) sorgen dafür, dass nur in außerordentlich geringem Ausmaß, nämlich zwischen pH 7,36 und 7,44 Schwankungen möglich sind. Die Pufferwirkung gegenüber sauren Agenzien ist größer als gegenüber alkalischen. Verantwortlich hierfür sind die zahlreichen Aminogruppierungen der Eiweiße. Werden geringe Volumina einer Injektionslösung, die einen vom Blut abweichenden pH-Wert aufweist, in die Blutbahn appliziert, erfolgt eine schnelle Verdünnung und Abpufferung durch das Serum, so dass eine reaktionslose Verträglichkeit gesichert ist. Voraussetzung hierfür ist, dass die Injektion langsam erfolgt. Selbst bei Infusionslösungen kommt es unter diesen Bedingungen meist zu einer recht schnellen Angleichung an den physiologischen pH-Wert. Auch i.v.-Injektionen mit extremen

Tab. 20.3: Natriumchloridäquivalente und Isotoniefaktoren einiger Wirkstoffe

Wirkstoffe	Natriumchlorid-äquivalente (E)	Isotonie-faktoren (I)
Ascorbinsäure	0,18	19
Benzylpenicillin-Kalium	0,16	17
Clonidinhydrochlorid	0,22	23
Ethylmorphinhydrochlorid	0,15	16
Histaminhydrochlorid	0,40	43
Morphinhydrochlorid	0,16	15
Natriumiodid	0,30	38
Pilocarpinhydrochlorid	0,22	23
Procainhydrochlorid	0,21	23
Streptomycinsulfat	0,06	6
Tolazolinhydrochlorid	0,31	33

pH-Werten, wie pH 3 (entspricht einer HCl 0,001 mol/l) oder pH 11 (entspricht einer NaOH 0,001 mol/l), sollen noch toleriert werden. Zumindest Infusionslösungen sollten auf den pH-Wert des Blutes eingestellt werden, so dass Isohydrie erreicht wird. Eine grundsätzliche Forderung nach Isohydrie wird allerdings nicht als notwendig erachtet.

Bei intramuskulärer und subkutaner Applikation fehlt die beachtliche Pufferkapazität des Blutes, auch erfolgt hier nur langsam eine Verdünnung, so dass der physiologische pH-Bereich enger zu ziehen ist. pH-Werte von <3,5 bzw. >9,5 verursachen Schädigungen der Endothelien und bedingen Schmerzhaftigkeit. Selbst nach Isotonisierung und Pufferung kann bei i.m.-Injektionen noch Schmerzempfindung auftreten. In diesem Falle empfiehlt sich der Zusatz eines Lokalanästhetikums.

Entscheidend für parenterale Zubereitungen ist nicht allein der pH-Wert an sich, sondern auch die dahinterstehende Pufferkapazität, d.h. die titrierbare Alkalität oder Azidität. Eine isotonische Natriumchloridlösung, die auf Grund des im Wasser gelösten CO_2 der Luft einen pH-Wert von 5 aufweist, kann unbedenklich infundiert werden, da die zugeführten Protonen von der Blutflüssigkeit schnell neutralisiert werden. Eine 5 %ige Natriumhydrogencarbonatlösung mit einem pH-Wert von 8,4, die somit vom isohydrischen pH-Wert wesentlich geringer abweicht, besitzt dagegen eine beachtliche Pufferkapazität. 12 ml HCl (1 mol/l) würden benötigt werden, um 200 ml einer solchen Lösung auf pH 7,4 zu bringen. So wird verständlich, wie notwendig insbesondere bei Lösungen mit großer Pufferkapazität eine pH-Regulierung (etwa auf 6,8–7,4) ist, um eine Überforderung der biologischen Puffersysteme und der homöostatischen Regulationsmechanismen eines geschwächten Organismus zu vermeiden.

Eine Einstellung des pH-Wertes von Injektions- und Infusionslösungen kann durch neutralisierende Zusätze erfolgen, z.B. durch Milchsäure, Kohlendioxidbegasung, kleine Mengen einer konzentrierten Säure oder Base. Oft setzt man Puffersysteme ein, wobei vor allem Phosphatpufferlösungen (Natriumdihydrogenphosphat/Natriummonohydrogenphosphat) geeignet sind.

Eine Angleichung von Lösungen an den physiologischen pH-Wert ist nicht unproblematisch. Es ist zu beachten:
- dass keine Unverträglichkeiten mit den Arzneistoffen auftreten,
- dass keine Löslichkeitsänderung zur Niederschlagsbildung führt und
- dass die Stabilität des Arzneistoffs, insbesondere auch bei der Hitzesterilisation, nicht verringert wird.
- Im besonderen Maße muss darauf hingewiesen werden, dass derartige Zusätze zu Tonizitätsänderungen führen.

20

20.5.5
Stabilisierung

Injektionslösungen mit *oxidationsempfindlichen Arzneistoffen* bedürfen besonderer Maßnahmen zur Stabilisierung. Insbesondere kommt es darauf an, die Arzneistoffe so zu schützen, dass eine Dampfsterilisation durchgeführt werden kann. Bekanntlich erhöht sich bei Temperaturanstieg die Geschwindigkeit von Reaktionen, auch die von Zersetzungsreaktionen.

Zur Verhinderung der Oxidationsreaktionen ist die Anwesenheit von Sauerstoff auszuschließen. Das geschieht durch Begasung mit einem inerten Gas. Sie sollte bei allen Arbeitsgängen erfolgen, also auch beim Abwägen, Lösen und bei den Filtrationsprozessen. Geeignete Gase sind Kohlendioxid und insbesondere Stickstoff. Diese Gase werden in entsprechender Reinheit in Gasflaschen bezogen und nach Sterilfiltration mittels geeigneter Abfüllvorrichtungen zur Erzeugung der Schutzgasatmosphäre bei Injektionslösungen verwendet (s. Kap. 26.4.3.3).

Stickstoffbegasung allein erweist sich oftmals als nicht ausreichender Oxidationsschutz, so dass gleichzeitig noch antioxidative Stabilisatoren der Lösung zugesetzt werden, die ein stärker negatives Redoxpotenzial besitzen als die Arzneistoffe. Als Antioxidanzien verwendet man Cystein, Ascorbinsäure und, wenn es unumgänglich ist, auch Sulfite (z.B. Natriumsulfit) und Natriumhydrogensulfit, u.a. (s. Kap. 5.4.3.2). Da Oxidationen durch Schwermetallionen katalysiert werden, die bereits in einer Konzentration wirksam sind, die sich den herkömmlichen chemischen Nachweisen entziehen, setzt man *Schwermetallionenfänger* ein, z.B. EDTA-Dinatriumsalz (Titriplex®).

Zur Verhinderung des fördernden *Einflusses von Licht* auf Oxidationsprozesse ist in manchen Fällen die Herstellung und Aufbewahrung der Injektionslösungen unter Lichtschutz notwendig. Ampullen aus braunem Glas schützen lichtempfindliche Arzneistoffe vor Zersetzung. Zur Stabilisation ist oftmals eine ungepufferte Einstellung des pH auf Werte, bei denen die Arzneistoffe ihre größte Haltbarkeit besitzen, erforderlich (s. Kap. 26.4.2.2).

Nicht hitzesterilisierbare Zubereitungen müssen aseptisch hergestellt und sterilfiltriert werden. *Hydrolysegefährdete Arzneistoffe* werden trockenampulliert und erst direkt vor der Anwendung gelöst. Durch eine Lyophilisation kann die Auflösbarkeit des Pulvers verbessert werden.

Zur Verhinderung einer bakteriellen Kontamination sind bei Injektionspräparaten gegebenenfalls Konservierungsmittelzusätze erforderlich. Das gilt für Injektionspräparate in Mehrdosenbehältern, um die durch die Schlusssterilisierung erzielte Keimfreiheit auch bei Mehrfachentnahme von Einzeldosen zu sichern. Besondere Bedeutung kommt einem Zusatz von Konservierungsmitteln bei Injektionsarzneien zu, die aus Stabilitätsgründen keiner Hitzesterilisation unterworfen werden können. Besitzen die Arzneistoffe selbst eine antimikrobielle Wirksamkeit, erübrigt sich zumeist eine Konservierung (s. Kap. 26.5.2).

Zu ausführlichen Darlegungen zur Stabilität und zur Stabilisierung von Arzneistoffen und Arzneiformen siehe Kap. 26.

20.5.6
Sterilisation

Injektions- und Infusionslösungen sind einer Schlusssterilisation zu unterziehen. Sie erfolgt bei wässrigen Lösungen, Emulsionen und Suspensionen im Autoklaven bei 121 °C, bei öligen Lösungen und Suspensionen durch Heißluft von 160–180 °C. Bei thermolabilen Stoffen ist lediglich eine Entkeimungsfiltration möglich, wobei die Herstellung der Injektionspräparate unter aseptischen Bedingungen zu erfolgen hat (s. Kap. 29).

20.5.7
Pyrogene

20.5.7.1
Allgemeines

Bereits vor 100 Jahren beobachtete man, dass nach intravenöser Zufuhr größerer Dosen nachweislich steriler Lösungen beim Menschen gelegentlich hochfieberhafte Reaktionen auftraten, die gepaart waren mit Schüttelfrost,

Unwohlsein, Atemnot, Kreislaufschwäche, Kopf- und Gliederschmerzen. Bei diesen Hyperthermien kommt es weiterhin zunächst zur Leukopenie (Erniedrigung der Leukozytenzahl) und später zur Leukozytose (Erhöhung der Anzahl der Leukozyten). Unter ungünstigen Umständen können derartige Infusionszwischenfälle sogar zum Tode führen.

Die Substanzen, die Hyperthermien nach parenteraler Applikation auslösen können, werden als Pyrogene (pyrogen = Fieber, Feuer erzeugend) bezeichnet. Von besonderer Bedeutung auf Grund der biologischen und physikochemischen Eigenschaften ist eine spezielle Gruppe von Pyrogenen, die Endotoxine (Tab. 20.4). Endotoxine sind Zellwandbestandteile gramnegativer Bakterien (*Escherichia coli*, Salmonellen, Pseudomonaden). Die Endotoxine wirken bereits in Nanogramm-Mengen fiebererzeugend. Neben den Endotoxinen gibt es noch zahlreiche weitere pyrogen wirkende Substanzen aus der belebten (gramnegative und grampositive Bakterien, Viren, Pilze) und unbelebten Materie (Zinkverbindungen aus Gummi- und Kunststoffverschlüssen, Eisenionen, Kupferionen, Arzneistoffe).

Ein phosphoryliertes Polysaccharid mit einer relativ festverknüpften Lipoidkomponente stellt den wesentlichen und zugleich hochpyrogenen Anteil des Endotoxin-Komplexes dar. Die weiteren Komponenten des genuinen Komplexes, ein zweites Lipoid und ein Eiweißkörper, sind vom Lipopolysaccharid leicht abspaltbar und im Allgemeinen ohne physiologische Wirkung.

In Sonderfällen kann auch die Eiweißkomponente pyrogene Eigenschaften besitzen. Da Endotoxine von molekularer Größe sind, können sie nicht durch eine Sterilfiltration entfernt werden. Siedendes Wasser und auch eine Sterilisation in der trockenen Hitze bei 180 °C führt nicht zu einer Zerstörung von Endotoxinen. Eine vollständige Zerstörung ist erst nach mehrstündiger Autoklavierung oder Hitzebehandlung bei 200 °C (1 h) bzw. 250 °C ($^1/_2$ h) möglich, was mit der Stabilität vieler Arznei- und Hilfsstoffe nicht vereinbar ist. Mittels Filtration durch Filter mit positiver Oberflächenladung (z. B. Zeta Plus®) können die negativ geladenen Endotoxine aus Lösungen entfernt werden, allerdings nur bis zur Erschöpfung des Filtermaterials.

Da Pyrogene auch unter extremen Bedingungen eine hohe Beständigkeit aufweisen, bereitet eine Entpyrogenisierung nicht unerhebliche Schwierigkeiten, zumal pyrogene Verunreinigungen sowohl im abgestandenen destillierten Wasser, in Arznei- und Hilfsstoffen, an Behältnissen, die zur Herstellung von parenteralen Lösungen oder zu deren Aufbewahrung verwendet werden, und nicht zuletzt an Spritzen, Kanülen und Infusionsschläuchen vorkommen können. Daher müssen komplexe Maßnahmen ergriffen werden. Es muss dafür Sorge getragen werden, dass eine pyrogenfreie Herstellung von Injektions- und Infusionslösungen erfolgt, und es muss gesichert sein, dass diese auch apyrogen zur Applikation gelangen. Nur wenn von pharmazeutischer und medizinischer Seite alles unternommen wird,

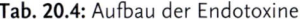

Tab. 20.4: Aufbau der Endotoxine

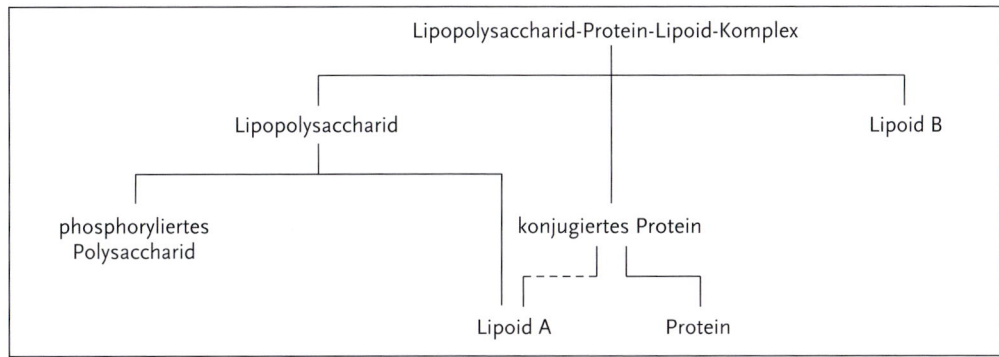

um eine Pyrogenentstehung auszuschließen und eine Beseitigung bereits vorhandener Pyrogene zu erreichen, werden Hyperthermien und weitere unerwünschte Wirkungen beim Patienten nach parenteraler Applikation von Arzneimitteln auszuschließen sein.

Die Ph. Eur. fordert für Infusions- und Injektionslösungen ab 15 ml Einzeldosis Pyrogenfreiheit. International sind die Anforderungen an Pyrogenfreiheit sehr heterogen gefasst. Je nach Nation wird Pyrogenfreiheit ab 10 ml bzw. ab 100 ml gefordert. Da heute international alle Injektionslösungen mit pyrogenfreiem Wasser herzustellen sind, stellen solche Zubereitungen zumindest pyrogenarme Präparate dar, die in der Regel keine Gefahr für den Patienten bedeuten. Der Begriff „pyrogenfrei" ist im Übrigen nicht absolut zu fassen. Er bedeutet lediglich, dass eine bestimmte Dosis im biologischen Versuch (Kaninchentest) zu keiner Temperaturerhöhung führt. Verständlicherweise ist die Gefahr der Erzeugung einer Hyperthermie bei Infusionslösungen entsprechend größer.

Die grundsätzliche Forderung, dass die Herstellung von Injektions- und Infusionslösungen unter aseptischen Bedingungen zu erfolgen hat, verhindert bei Verwendung von pyrogenfreiem Wasser, pyrogenfreien Arznei- und Hilfsstoffen sowie pyrogenfreien Behältnissen und Arbeitsmaterialien Zwischenfälle bei Injektionen und Transfusionen. Unabdingbar ist allerdings, dass auch von ärztlicher Seite und vom Klinikpersonal entsprechende Vorsichtsmaßnahmen durch sorgfältige Reinigung ihrer Arbeitsgeräte (Spritzen, Kanülen, Infusionsbestecke) und deren sachgerechte Sterilisation durchgeführt werden.

20.5.7.2
Pyrogenfreies Wasser

Bei der Herstellung pyrogenfreier Lösungen sind mehrere Faktoren zu beachten.

Abgestandenes destilliertes Wasser enthält erfahrungsgemäß eine Vielzahl von Keimen und ist daher pyrogenhaltig. Selbst ordnungsgemäß hergestelltes einfach oder mehrfach destilliertes Wasser kann lediglich als pyrogenarm bezeichnet werden. An Wasser, das für Injektionszwecke bestimmt ist, müssen verständlicherweise besondere Anforderungen gestellt werden. Wird dieses unmittelbar nach der Destillation zur Herstellung von Injektions- und Infusionslösungen verwendet, und werden diese Zubereitungen einer Dampfsterilisation unterworfen, ergibt die biologische Prüfung auf Pyrogene erfahrungsgemäß keine Beanstandung.

Ein übliches Verfahren zur Entpyrogenisierung ist die Ultrafiltration. Pyrogene Stoffe lassen sich weiterhin aus Wasser oder wässrigen Lösungen mit Hilfe von Spezialfiltern entfernen. Die Endotoxine werden dabei an das Filtermaterial adsorbiert. Die Bindungskapazität ist hier natürlich begrenzt, so dass bei Kapazitätserschöpfung Endotoxine in das Filtrat gelangen. Grundsätzlich ist die Entfernung von Pyrogenen aus schwach befallenen Lösungen sicherer als aus stark verunreinigten.

Zur Entpyrogenisierung können auch Aluminiumoxidsäulen oder die Filtration durch Aktivkohle herangezogen werden. Eine Kontrolle über die erfolgreiche Pyrogenbefreiung ist in jedem Fall notwendig. Auch mit γ-Strahlen (Cobalt 60) lässt sich eine Entpyrogenisierung durchführen.

Für die Prüfung auf Bakterienendotoxine wird pyrogenfreies Wasser (Wasser zur Prüfung auf Bakterien-Endotoxine; Wasser zur BEP) für die Herstellung und Verdünnung von Reagenzien benötigt. Dieses wird durch Dreifachdestillation gewonnen, wobei dafür zu sorgen ist, dass bei der Destillation keine Tröpfchen übergehen können. Der Test muss mit dem Wasser zur BEP natürlich negativ ausfallen.

20.5.7.3
Entpyrogenisierung von Wirk- und Hilfsstoffen

Zur Herstellung von Injektions- und Infusionslösungen dürfen nur reinste Arznei- und Hilfsstoffe zur Anwendung kommen. Entscheidend für ihre Qualität ist in hohem Maße auch, unter welchen Bedingungen die Lagerung erfolgte. Da Staub und Feuchtigkeit häufig Ursache der Pyrogenität sind, sollten alle Substanzen in fest verschlossenen Gefäßen und trocken gelagert werden. Vor allem Wirk- und Hilfsstoffe biologischer Herkunft sind pyrogengefährdet, z. B. Antibiotika, Arabisches Gummi, Glucose, Fructose, Natriumcitrat, -lactat, Dextran, Heparin, Leberextrakte, Insulin.

Eine sichere Entpyrogenisierung von Arznei- und Hilfsstoffen erfolgt durch einstündiges Erhitzen bei 200 °C. Nur wenige Stoffe weisen für dieses Verfahren die nötige Beständigkeit auf (z. B. Natriumchlorid). Die verunreinigten Substanzen werden vernichtet bzw. bei Verschulden des Herstellers an diesen zurückgegeben.

20.5.7.4
Entpyrogenisierung von Behältnissen, Stopfenmaterialien usw.

Die Entpyrogenisierung der zur Herstellung von Injektions- und Infusionslösungen benötigten Ansatzgefäße und sonstigen Materialien (Glasbechergläser, Trichter, Fritten usw.) und bei den Aufnahmebehältnissen (Ampullen, Infusionsflaschen) erfolgt nach gründlicher Reinigung.

Wenn immer möglich, erfolgt die Entpyrogenisierung durch trockene Hitze. Im Falle von Gummi- und Kunststoffmaterialien kann eine Behandlung mit Detergentienlösung, nachfolgende sorgfältige Spülung mit Trinkwasser und anschließende Spülung mit destilliertem pyrogenfreien Wasser zum Ziel führen.

20.5.7.5
Prüfung

Die Prüfung erfolgt mit dem *Kaninchen-Test* oder dem *Limulus-Test*.

Beim Kaninchen-Test injiziert man die zu untersuchende Lösung in die Ohrvene und misst rektal die Temperaturerhöhung. Mit dem Kaninchentest werden alle Pyrogene erfasst, also nicht nur die Endotoxine.

Der Limulus-Amöbozyten-Lysat-Test (LAL-Test, Pyrogel®) ist bis zu 100mal empfindlicher als der Kaninchen-Test. Er ermöglicht nur den Nachweis von Endotoxinen und spricht nicht auf andere Pyrogene an. Der Versuch ist innerhalb von 90 Minuten durchführbar. Der LAL-Test ist zwar kein Tierversuch, aber zur Gewin-

---

Ph.Eur. 2.6.8 Prüfung auf Pyrogene
Ph.Eur. 2.6.14 Prüfung auf Bakterien-Endotoxine

Für die Prüfung auf pyrogen wirkende Substanzen beinhaltet das Arzneibuch zwei Monographien: Die „Prüfung auf Pyrogene" und die „Prüfung auf Bakterien-Endotoxine". Bei der **„Prüfung auf Pyrogene"** wird der Anstieg der Körpertemperatur bei Kaninchen gemessen, der nach intravenöser Injektion einer sterilen Lösung der zu prüfenden Substanz hervorgerufen wird. Die Prüfung wird mit einer Gruppe von drei Tieren durchgeführt, deren Rektaltemperatur über einen Zeitraum von mindestens 90 min vor der Verabreichung der Prüflösung bis 3 Stunden nach der Injektion in Abständen von höchstens 30 min aufgezeichnet wird. Für jedes Kaninchen wird die Differenz zwischen Höchsttemperatur und Anfangstemperatur errechnet. Die Prüfung gilt als bestanden, wenn die Summe der drei Differenzen in der Versuchstiergruppe einen Wert von 1,15 °C nicht überschreitet. Im Rahmen gewisser Überschreitungen sind Wiederholungsprüfungen zulässig.

Die **„Prüfung auf Bakterien-Endotoxine"** ist bis zu 100mal empfindlicher als der Test am Kaninchen. Es ist eine in-vitro-Methode, bei der ein Lysat aus der Hämolymphe von Pfeilschwanzkrebsen zum Einsatz kommt. Wenn nichts Gegenteiliges vorliegt, wird die „Prüfung auf Bakterien-Endotoxine" der „Prüfung auf Pyrogene" vorgezogen, da sie im Allgemeinen einen gleichen oder besseren Schutz des Patienten gewährleistet. Das Arzneibuch gibt sechs Methoden zur Durchführung des Tests an, denen drei verschiedene Prinzipien zugrunde liegen: Die Gelbildung, die Trübungsmessung (Turbidimetrie) sowie die Farbreaktion eines chromogenen Peptids. Die Gelbildungsmethode lässt sich als Grenzwertprüfung (Methode A) oder halbquantitativ unter Auswertung einer vierstufigen, geometrischen Verdünnungsreihe (Methode B) durchführen. In beiden Fällen wird die Reaktionsmischung aus Prüflösung und Lysat, den Hersteller-

20

Empfehlungen entsprechend, eine festgelegte Zeit (im Allgemeinen 60 min bei 37 °C) erschütterungsfrei inkubiert. Wenn sich am Ende der Reaktionszeit ein festes Gel gebildet hat, das beim Umdrehen unverändert im Röhrchen bleibt, wird dies als positives Ergebnis gewertet. Die turbidimetrische und die Chromogen-Methode beruhen auf der photometrischen Messung des Reaktionsverlaufs, wobei im ersten Fall eine auftretende Trübung, im zweiten Fall die Absorption eines Chromophors, der von einem chromogenen Peptid abgespalten wurde, erfasst wird. Beide Verfahren können entweder als kinetische Messung (Methode C: Turbidimetrisch-kinetische Methode, Methode D: Kinetische Methode mit chromogenem Peptid) durchgeführt werden, wobei die Zeit bis zum Erreichen einer vorgegebenen Trübung bzw. Absorption gemessen wird oder als Endpunktmethode (Methode E: Endpunktmethode mit chromogenem Peptid, Methode F: Turbidimetrische Endpunktmethode), wobei die Trübung bzw. Absorption nach Ablauf einer festgelegten Zeitspanne quantifiziert wird. Die Methode A (Gelbildungsmethode, Grenzwertprüfung) hat Referenzcharakter, da sie immer dann anzuwenden ist, wenn der Test auf Bakterien-Endotoxine in einer Arzneibuch-Monographie ohne Angabe der Nachweismethode vorgeschrieben ist.

Vor der Verwendung einer jeden Lysatlösung muss mittels einer Endotoxin-Standardsubstanz unter Anwendung einer vierstufigen Verdünnungsreihe überprüft werden, ob die im eigenen Labor ermittelte Empfindlichkeit um nicht mehr als den Faktor 0,5 bzw. 2 von dem herstellerseits angegebenen Wert abweicht. Weiterhin ist eine Negativkontrolle mit pyrogenfreiem Wasser (Wasser zur BEP) durchzuführen sowie in einer „Prüfung auf Störfaktoren" auszuschließen, dass der Test durch das zu prüfende Produkt weder gehemmt noch verstärkt wird. Werden Störfaktoren nachgewiesen, müssen diese durch eine geeignete Behandlung eliminiert werden, z. B. indem ihre Konzentration durch Verdünnen der Prüflösung herabgesetzt wird.

Die dabei maximal zulässige Verdünnung, bei der die Nachweisgrenze noch nicht unterschritten wird (Maximum Valid Dilution, MVD), errechnet sich als das Produkt aus dem Endotoxin-Grenzwert und der Konzentration der Untersuchungslösung, dividiert durch die Lysat-Empfindlichkeit λ. Der Endotoxin-Grenzwert ergibt sich als der Quotient aus dem Grenzwert für pyrogene Endotoxine je kg Körpermasse und Stunde (K) und der empfohlenen Maximaldosis des Produktes je kg Körpermasse und Stunde (M):

$$MVD = \frac{\text{Endotoxin-Grenzwert} \cdot \text{Konzentration der Untersuchungslsg.}}{\lambda} \qquad (20.11)$$

$$Endotoxin - Grenzwert = \frac{K}{M} \qquad (20.12)$$

K beträgt für intravenöse Zubereitungen 5, für intravenöse radioaktive Arzneimittel 2,5 und für Zubereitungen zur intrathekalen Anwendung 0,2 I. E. Endotoxine pro kg Körpermasse und Stunde.

nung des Lysats wird die Hämolymphe von Pfeilschwanzkrebsen (*Limulus polyphemus* oder *Tachypleus tridentatus*) benötigt. Der Pfeilschwanzkrebs ist ein lebendes Fossil und hat ein primitives Immunsystem, welches in den Granula der Amöbozyten lokalisiert ist. Die Amöbozyten sind ein zellulärer Bestandteil des blau gefärbten Blutes. Diese Amöbozyten agglutinieren mit Endotoxinen. Aus den Amöbozyten wird ein Lysat gewonnen, das ebenfalls mit Endotoxinen reagiert. Es kommt zu einer Gelbildung, die damit die Anwesenheit von Endotoxinen anzeigt.

Mit Zustimmung der Zulassungsbehörde kann er als alleiniger Pharmakopoetest angewendet werden. Wie für biologische Produkte üblich, muss die Lysat-Empfindlichkeit für jede neue Charge bestimmt werden. Sie gibt an, bis zu welchem Grenzwert Endotoxine nachgewiesen werden können. Die Standardisierung erfolgt gegen ein Referenz-Standard-Endotoxin (RSE), nämlich das E.-coli-Endotoxin EC-6. Per Definition entspricht 1 EE gleich 0,1 ng Endotoxin des EC-6.

20.6
Suspensionen zur Injektion

Bei den zur Injektion bestimmten Suspensionen kann es sich um wässrige oder ölige Zubereitungen handeln. Alle in Kapitel 19 genannten Voraussetzungen, die an Suspensionen zu stellen sind, müssen erfüllt sein. Besondere Aufmerksamkeit ist demnach entsprechend dem Stokes-Gesetz der Teilchengröße und der Dichte des Suspensionsmittels zu widmen. Der Teilchengröße kommt hier auch noch in anderem Zusammenhang Bedeutung zu. Durch wohlausgewogene Mischungen von Partikeln unterschiedlicher Kristallgröße (oder Löslichkeit) werden Präparate erhalten, die Initial- und Depotdosis vereinigen (z.B. Hormonpräparate). Die Herstellung entsprechender Suspensionen stellt ein Prinzip der Wirkungsverlängerung dar. Weitere Möglichkeiten zur Erzielung einer protrahierten Arzneimittelwirkung bei parenteralen Arzneiformen siehe Kapitel 20.7.

Suspensionsinjektionen enthalten neben Hilfsstoffen, die die Sedimentation verringern (Schleimstoffe) oder die Aufschüttelbarkeit des Sediments sichern (Tenside, Peptisatoren), oftmals auch Isotonisierungsmittel, Puffersubstanzen, Konservierungsmittel u.a. Das optimale Zetapotenzial beträgt −50 mV, bei dem ein wieder leicht redispergierbares, geflocktes System mit lockerem, voluminösem Sediment erhalten werden kann.

Durch Herstellung eines erstarrten thixotropen Gels mit Hilfe geeigneter Viskositätserhöher (Aluminiumstearat) lässt sich jegliche Sedimentation unterbinden. Solche Zubereitungen erhalten ihre Spritzbarkeit (Nadelgängigkeit) durch manuelles Schütteln kurz vor der Injektion. Ist eine ausreichende Stabilität von Wirkstoffen in wässrigem Medium nicht gegeben, werden Arzneimittel als Pulver in Injektionsbehältnisse, z.B. Trockenampullen, zusammen mit entsprechenden Hilfsstoffen abgefüllt. Die Herstellung der spritzfertigen Suspension erfolgt in diesem Fall durch Zugabe von Wasser für Injektionszwecke kurz vor der Applikation.

20.7
Parenterale Depotarzneiformen

Parenteral applizierbare Präparate mit verlängerter Wirkung stehen schon seit längerer Zeit zur Verfügung, sie haben jedoch an Bedeutung erheblich zugenommen. Die Applikation erfolgt i.m., seltener s.c. Die Probleme der Entwicklung von Depotarzneiformen sind ebenso kompliziert und vielseitig wie bei Arzneiformen zur peroralen Applikation. Unterschiedliche Prinzipien, die einzeln oder kombiniert Anwendung finden, führen zum Ziel (Tab. 20.5). Auf weitere mögliche pharmakologische Methoden wurde bereits in Kapitel 12.2 hingewiesen. Im Folgenden seien die bedeutsameren chemischen und pharmazeutisch-technologischen Prinzipien erörtert.

20.7.1
Chemische Methoden

Sie beruhen auf einer Verringerung der Wasserlöslichkeit des Wirkstoffs. Recht häufig nutzt man hier den Einfluss der *Salzbildung* auf die Wirkung aus. Intramuskuläre Injektionen von Benzylpenicillin-G-Natrium führen innerhalb von $1/2$ h zu hohen Blutspiegelwerten, die allerdings rasch abfallen. Durch Anwendung des weniger löslichen Procainsalzes gelingt es, die Blutspiegelwerte über 12–24 h aufrechtzuerhalten. Kombiniert man dieses Salz mit Hilfsstoffen und verwendet man Lösungen mit hoher Viskosität, ist eine weitere Verlängerung der Wirksamkeit gegeben. Die Wirkungsverlängerung lässt sich noch weiter steigern durch Anwendung einer öligen Suspension von Penicillin-G-Procain, wobei die Partikel (d < 5 μm) in Erdnussöl, dem 2 % Aluminiumstearat zugefügt sind, suspendiert vorliegen. Zum Erreichen einer schnell einsetzenden Wirkung fügt man derartigen Depot-Penicillin-Präparaten eine Dosis wasserlösliches Penicillin-G-Natrium zu, das die Initialwirkung herbeiführt. Nach Ersatz des Procains durch andere Stickstoffbasen sind sogar Penicillinverbindungen herstellbar, mit denen sich Blutspiegelwerte über 1 Woche erreichen lassen.

Auf dem Steroidgebiet bevorzugt man *Ester*, die in öliger Lösung appliziert werden, zur Er-

Tab. 20.5: Prinzipien zur Verlängerung der Wirkungsdauer von Injektionspräparaten

Prinzip	Methode	Beispiele
pharmakologische Interferenzen mit einem zweiten Wirkstoff	Einschluss durch Vasokonstriktoren Hemmung des Stoffwechsels	Epinephrin bei Lokalanästhetika
chemische Modifikation des Wirkstoffs	Verwendung schwerlöslicher Salze, Ester, Komplexe	Procain-Penicillin, Protamin-Insulin, Protamin-Zink-Insulin, Vitamin-B_{12}-Zinktannatkomplex, Fettsäure- und Polyphosphorsäureester der Steroidalkohole, Vitamin B_{12} als Hydroxy-Cobalamin zur Retardierung
pharmazeutisch-technologische Modifikation des Wirkstoffs und/oder des Injektionsvehikels	Variation der Partikelgröße, Wahl des Vehikels (z. B. ölige statt wässrige Lösung), Verwendung von wäßrigen oder öligen Suspensionen, Zusatz von viskositätserhöhenden Stoffen zum Wasser (Schleimstoffe) oder zum Öl (Aluminiummonostearat), Zusatz von Absorbenzien und Komplexbildnern, Verwendung von Lösungen, aus denen der Wirkstoff im Gewebe mikrokristallin ausgefällt wird, Verwendung in Implantaten, Bildung von Polymereinbettungen als Mikropartikel	Diphtherie- und Tetanustoxoide an Aluminiumhydroxid- oder Aluminiumphosphatgel absorbiert, Procain-Penicillin in Aluminiumstearat-Erdnussölgel, Vitamin B_{12} in Aluminiummonostearatgel, ACTH in Gelatinegel, Adsorbatimpfstoffe (z. B. Bindung an hochdisperses Aluminiumoxid), Bindung von Impfstoffen an Antigene, Polyphloretinphosphat als Komplexbildner mit ACTH, Polyhydroxyfettsäureeinbettungen

zeugung lang anhaltender Wirkungen. Besonders eingehend sind Steroidhormone untersucht worden, von denen Ester mit zahlreichen organischen Säuren zur Anwendung kommen. Diese sind inaktiv. Erst im Organismus erfolgt unter Einwirkung von Esterasen die Freisetzung der wirksamen Steroide mit den freien alkoholischen Gruppierungen. Je nach Säurekomponente verläuft die Hydrolyse mit unterschiedlicher Geschwindigkeit. Durch Kombination verschiedener Ester lässt sich eine Initialwirkung mit einer Depotwirkung verbinden. Werden zwei- oder mehrbasische Säuren nur an einer Carboxylfunktion mit dem Steroid verestert, kann zur Verbesserung der Wasserlöslichkeit an den freien Gruppen häufig noch Salzbildung vorgenommen werden (Beispiel: Dinatriumsalz des Prednisolon-21-phosphats).

20.7.2
Pharmazeutisch-technologische Methoden

Da aus wässrigen Lösungen die Resorption im Allgemeinen relativ rasch verläuft, wählt man für eine verzögerte Resorption als Vehikel *ölige Lösungen*. Ein ähnlicher Effekt lässt sich auch mit anderen nichtwässrigen Lösungsmitteln erreichen. Die Freigabe ist vom *Verteilungskoeffizienten* des Wirkstoffs zwischen dem nichtwässrigen Lösungsmittel und Wasser abhängig, aber auch von der *Viskosität* der Lösung. Durch Zusatz von viskositätserhöhenden Makromolekülen im Falle wässriger Lösungen und von Aluminiummonostearat (etwa 2 %) im Falle öliger Lösungen lässt sich die Freisetzung und Diffusion beträchtlich verringern, allerdings muss die Spritzbarkeit gewährleistet bleiben. Auch durch die Zunahme der Schmerzhaftigkeit bei der Applikation sind einer Erhöhung der Viskosität Grenzen gesetzt.

Sehr häufig werden auch *wässrige* und *ölige Suspensionen* mit schwerlöslichen Wirkstoffen zur Erzielung einer Resorptionsverlangsamung eingesetzt, deren Ausmaß sich zusätzlich durch Wahl der Teilchengröße steuern lässt. Erwartungsgemäß führt bei wässrigen Suspensionen die Verwendung von gröberen Partikeln zu einer lang anhaltenden therapeutischen Wirkung, während im Gegensatz hierzu bei öligen Dispergiermitteln der gleiche Effekt oftmals mit mikronisierten Partikeln erreichbar ist. Für feinere Teilchen sind offensichtlich – im Vergleich zu gröberen – bei Anwendung öliger Dispergiermittel die günstigen Voraussetzungen für eine Freisetzung, vor allem der innige Kontakt mit der Gewebeflüssigkeit, nicht gegeben, was zu einer Verlangsamung der Liberations- und Resorptionsgeschwindigkeit führt. Gelegentlich dienen *W/O-Emulsionen* als Depotvehikel für wasserlösliche Wirkstoffe. Eine interessante galenische Zubereitungsform stellen *wässrige Kristallsuspensionen* dar, die insbesondere auf dem Gebiet der Hormontherapie Verbreitung gefunden haben. Wässrige, injizierbare Suspensionen enthalten hierbei Hormonkristalle verschiedener Größe, wobei vorwiegend Ester (Essig-, Propion-, Butter- und Benzoesäureester) verwendet werden.

Ferner lassen sich in vielfältiger Weise *Adsorbenzien* und *Komplexbildner* einsetzen. Als Beispiel seien hier die Komplexe genannt, die aus einer Kombination von Insulin mit Protamin und Metallen, z.B. Zink, gebildet werden. Vitamin B_{12} in Öl suspendiert und in ein Aluminiummonostearatgel überführt, zeigt ebenfalls einen guten Depoteffekt. Die Wirkung der häufig zur Herstellung von Depotformulierungen herangezogenen wasserlöslichen makromolekularen Verbindungen (Dextran, Polyvinylpyrrolidon, Gelatine, Natriumcarboxymethylcellulose) ist sicherlich teilweise auf ihre viskositätserhöhenden Effekte zurückzuführen, doch sieht man als wahrscheinlich an, dass auch Komplexbildungen hierfür verantwortlich sind. Solche Makromoleküle werden insbesondere bei Antibiotika, Antihistaminika, Anästhetika, Hypnotika und Nebennierenhormonen angewendet.

In manchen Fällen erfolgt die Ausbildung eines schwer resorbierbaren Wirkstoffs im Organismus selbst. Löst man einen in Wasser schwerlöslichen Wirkstoff in einer organischen Flüssigkeit, die jedoch mit Wasser mischbar ist, so fällt nach i.m.-Applikation der Stoff bei Verdünnung mit Gewebsflüssigkeit aus und ist dann vom Körper schwer resorbierbar.

Zu den Depotparenteralia zählen auch *Implantate*. Das sind sterile, zylindrische Formlinge, die nach Inzision in das Unterhautgewebe eingebracht werden und hier über einige Wochen oder Monate Wirkstoffe freisetzen. Implantate können lediglich aus Wirkstoff bestehen, meist ist dieser jedoch mit Hilfsstoffen verpresst bzw. in eine Polymermatrix eingeschlossen oder mit einer Polymermembran umhüllt. Es sind vor allem Hormone (u.a. Ovulationshemmer, Prostaglandine), aber auch Antibiotika, die auf diesem Wege appliziert werden. Da polymere Trägermaterialien (wie Silicone) für den Wirkstoff im Körper nicht abbaubar sind, muss der wirkstofffreie Formling wieder entfernt werden. Diese Prozedur kann entfallen, wenn biologisch abbaubare Polymere (z.B. Polymilchsäure) eingesetzt werden.

Weitere Möglichkeiten zur Erzielung eines Depoteffektes ergeben sich durch (auch implantierbare) Infusionspumpen (s. Kap. 24.6 und 24.7).

20.8
Biopharmazeutische Aspekte

Während bei der i.v.-Injektion (vasale Applikation) kein Resorptionsprozess stattfindet, da der Wirkstoff direkt in die Blutbahn eingebracht wird, muss bei der extravasalen Applikation (vor allem i.m.- und s.c.-Injektion) der Wirkstoff von einer lokalisierten Gewebsregion zunächst Kapillarwände überwinden, um in die Blutbahn zu gelangen. Die Kapillaren gestatten einen Stoffaustausch zwischen Blut und Gewebe. Sie sind für Wirkstoffe hochpermeabel. Der Porenradius peripherer Kapillaren bei Menschen beträgt etwa 2–4 nm, er ist damit wesentlich größer als der Radius der Zellmembranporen. Die Kapillarwände sind als hochporöse Lipoidmembranen aufzufassen, deren Barrierefunktion wesentlich schwächer ausgeprägt ist als bei der Epithelschicht des Magen-Darm-Trakts, so dass die Resorption von Wirkstoffen aus der Subkutis oder dem Muskelgewebe im Vergleich zur Aufnahme über

20

die Epithelschicht erleichtert verläuft. Dennoch können biopharmazeutische Probleme auftreten, die sich aus der strukturellen Vielfalt und aus funktionellen Veränderungen der Kapillarwand ergeben, deren Durchlässigkeit in den einzelnen Organen und Geweben stark differiert und sich bei zunehmendem Alter verringert.

Lipoidlösliche Stoffe durchdringen die Kapillarwand sehr schnell, während lipoidunlösliche Stoffe nicht permeieren. Die Geschwindigkeit ist dabei für die lipoidlöslichen Stoffe abhängig von Diffusionskoeffizienten, Konzentrationsgefälle, Lipoid-Wasser-Verteilungskoeffizient und Ionisationsgrad.

Weiterhin hat auf das Resorptionsgeschehen die Durchblutung im Bereich der Kapillaren und der Zustand der interzellulären Kittsubstanz Einfluss. Letztere besteht aus Hyaluronsäure. Durch Zusätze von Hyaluronidase verteilt sich die injizierte Lösung über einen größeren Kapillarbereich, wodurch sich die Resorptionsgeschwindigkeit erhöht. Ein vergleichbarer Effekt ist auch durch die Applikationstechnik zu erzielen, wenn bei der i.m.-Injektion ein größeres Muskelareal betroffen ist und damit eine erhöhte Diffusionsfläche zur Verfügung steht.

20.9
Spezielle Infusions- und Injektionslösungen

20.9.1
Ringer-Lösung

Nachdem zur Behebung von Blutvolumenmangelzuständen 0,9–1,0 %ige Natriumchloridlösungen weitgehend an Bedeutung verloren haben, wird die Ringer-Lösung zur kurzzeitigen Volumenauffüllung weiterhin noch therapeutisch eingesetzt. Sie enthält neben NaCl noch KCl, CaCl$_2 \cdot$ 6 H$_2$O, einige modifizierte Lösungen auch NaHCO$_3$ oder CH$_3$CO-ONa (Ringer-Acetat-Lösung) bzw. Natriumlactat (Hartmann-Lösung). Während NaHCO$_3$-freie Lösungen hitzesterilisiert werden können und stabil sind, ist eine Autoklavierung von Natriumhydrogencarbonatlösungen nur nach Begasung mit Kohlendioxid möglich. Unbegaste

Lösungen müssen der Entkeimungsfiltration unterworfen werden.

20.9.2
Neutralisierende Lösungen

Natriumhydrogencarbonatlösung. Eine Dampfsterilisation ist nicht ohne weiteres möglich, da hierbei eine Freisetzung von Kohlendioxid erfolgen kann. Hiermit im Zusammenhang stehen pH-Erhöhungen, Bildung von physiologisch bedenklichem Natriumcarbonat, evtl. auch Fällung von Calciumcarbonat (Calciumionen können aus dem Glas oder als Verunreinigung aus dem Natriumhydrogencarbonat stammen). Auch bei der Herstellung von Hydrogencarbonatlösungen sollte ein Entweichen von Kohlendioxid und damit verbunden ein Anstieg des pH-Wertes vermieden werden (z.B. durch vorsichtiges Rühren beim Lösen). Neuere Vorschriften fordern daher eine Begasung mit Kohlendioxid, die ein Autoklavieren ermöglicht. Eine derartige Lösung darf 4 Wochen vorrätig gehalten werden. Der pH-Wert verändert sich nur geringfügig. Wegen der Druckverhältnisse bei der Hitzesterilisation sollen die Behältnisse mindestens zu 80 % und höchstens zu 90 % gefüllt sein und die Flaschen auf den Kopf in den Autoklaven gestellt werden. Aus Sicherheitsgründen darf der Autoklav erst nach dem Abkühlen der Behältnisse auf Raumtemperatur geöffnet werden. Gebräuchlich sind eine isotonische (1,4 %ige) und eine 4 %ige Natriumhydrogencarbonatlösung.

Biogenes Carbonat. Anstelle des schwierig zu verarbeitenden Hydrogencarbonats wird gelegentlich zur Behandlung von leichten Azidosen Natriumacetat oder Natriumlactat als biogenes Carbonat, das im Citronensäurezyklus des physiologischen Abbaus gebildet wird, eingesetzt.

Biogene Salzsäure. Zur Therapie von Alkalosen dient der Zusatz von Ammoniumchlorid zu isotonen Lösungen (s. Kap. 20.5.3). Der Ammoniak wird zu neutralem Harnstoff verstoffwechselt, und die verbleibende Salzsäure kann die Alkalose beheben.

20.9.3
Zuckerlösungen

Glucose (Dextrose, Saccharum amylaceum). Die vorgeschriebene Dampfsterilisation führt zu einer gelblichen bis gelbbräunlichen Verfärbung der Lösung (Polymerisation des als Abbauprodukt entstehenden Hydroxymethylfurfurals), die als physiologisch unbedenklich angesehen wird. Die Verfärbung nimmt mit der Zuckerkonzentration zu. Eine Rolle spielt hierbei die Reinheit der Glucose, so dass besonders gereinigte Glucose verwendet werden soll. Die Verfärbung wird mit Verringerung der Dauer der Hitzeeinwirkung reduziert, was durch Abkürzung der Abkühlphase in Autoklaven mit besonderen Kühleinrichtungen möglich ist. Da die Zersetzung pH-abhängig ist und das Optimum der Stabilität bei pH 3,5 liegt, lässt sich durch Salzsäurezusatz oder durch intensive Kohlendioxidbegasung Verfärbungen entgegenwirken. Eine schwache Gelbverfärbung ist zulässig.

In der Therapie finden 5 %ige (isotonische) und 10–40 %ige (hypertonische) Lösungen Verwendung.

Fructose. In geringerem Maße treten auch hier bei der Sterilisation Verfärbungen auf, doch sind die oben geschilderten Maßnahmen im Allgemeinen erst bei Zuckerkonzentrationen über 20 % erforderlich. Bei Applikation an Patienten mit hereditärer Fructoseintoleranz kann es zu schweren Nebenwirkungen kommen.

Mannitol und Sorbitol. Lösungen der Zuckeralkohole sind ohne weiteres sterilisierbar.

20.10
Lösungen zur Elektrolyttherapie

20.10.1
Grundlagen der Elektrolytinfusionstherapie

Etwa 60 % des menschlichen Organismus bestehen aus Wasser. Für einen Erwachsenen mit einer Körpermasse von 80 kg ist somit mit einer Wassermenge von ~ 50 l zu rechnen. Es ist zu unterscheiden zwischen dem Wasser, das innerhalb der Zellen (*intrazellulär*) vorliegt (etwa 56–70 %), und dem *extrazellulären Wasser,* das sich als *intravasale Flüssigkeit* im Blutkreislauf (etwa 3 l) und als *interstitielle Flüssigkeit* zwischen den Zellen befindet. Zwischen dem Wasser des Blutkreislaufs und dem Wasser im interstitiellen Raum erfolgt ein Flüssigkeits- und Ionenaustausch durch Diffusion. Der Übergang von Elektrolyten in die Zellen erfolgt durch membranständige Transportsysteme. Eine derartige Steuerung ist unbedingt erforderlich, da sich die Elektrolytzusammensetzung der Zellflüssigkeit von der der extrazellulären Räume unterscheidet. Das intrazelluläre Wasser enthält als Kationen im Wesentlichen Kalium – neben geringen Mengen an Magnesiumionen. Als Anionen liegen Phosphationen, Mono-, Di- oder Triphosphate des Adenosins und Hexosemonophosphat vor, darüber hinaus Sulfationen. In der extrazellulären Flüssigkeit dominieren als Kation das Natriumion, als Anionen Chlorid- und Hydrogencarbonationen. Geringe Unterschiede in der Zusammensetzung der diffusiblen Ionen (Na^+, Cl^-) existieren auch zwischen der intravasalen und interstitiellen Flüssigkeit, die man dennoch als funktionelle Einheit betrachten kann. Tabelle 20.6 gibt den Elektrolytgehalt des Blutplasmas wieder.

Kam es nach traumatischen Einflüssen zu Blutverlusten, so benutzte man früher ausschließlich physiologische Natriumchloridlösung oder Ringer-Lösung zur Volumenauffüllung. Hiermit ließen sich zwar oft Schockzustände und deren Folgereaktionen erfolgreich verhindern, doch wurde nicht genügend berücksichtigt, dass das Blutvolumen nur etwa 4 % des Gesamtvolumens der Körperflüssigkeit ausmacht und dass in jeder Minute 73 % des Blutwassers mit dem Wasser des extravasalen Raums ausgetauscht werden. Entscheidend für die Einführung der Therapie mit Elektrolytlösungen war die Erkenntnis, dass man mit parenteral zugeführten Lösungen auch den interzellulären Raum erreicht und dass es dank verfeinerter klinisch-physiologischer Verfahren möglich ist, Störungen im Wasser-Elektrolyt-Haushalt des Organismus exakt zu erfassen. Diese sind mit Infusionslösungen mit spezifiziertem Gehalt an bestimmten Ionen

20

Tab. 20.6: Elektrolytgehalt des Blutplasmas

Ionen	Normalwerte (mmol/l)
Na^+	142
K^+	5
Ca^{2+}	2,5
Mg^{2+}	0,85
Cl^-	103
HCO_3^-	27
HPO_4^{2-}	0,67
SO_4^{2-}	0,35
Proteine	16

sicher zu behandeln. Eine klinisch ermittelte Ionendifferenz bzw. -abweichung vom Normalwert wird somit durch eine Substitutionstherapie mit Elektrolytinfusionslösungen ausgeglichen. Ein gestörtes Ionengleichgewicht, das meist mit pH-Verschiebungen einhergeht und schwere Störungen beim Patienten bedingt, wird somit wieder normalisiert. Ein Überschuss an Anionen (insbesondere an Cl^-) stört das Säure-Basen-Gleichgewicht und führt zur Azidose, während ein Mehrgehalt an Kationen (Na^+, K^+, Mg^{2+}) eine Alkalose bedingt. Bei der Elektrolyttherapie kommt es darauf an, dass die für den Patienten notwendigen Ionen in der richtigen quantitativen Relation zueinander zugefügt werden. Ein Austausch von Verbindungen, z. B. eines Natriumsalzes gegen das entsprechende Kaliumsalz, ist demnach nicht ohne weiteres möglich. Physiologisch-chemisch sind Kalium- und Natriumionen zudem ausgesprochene Antagonisten. Das gilt auch für Kalium- bzw. Magnesium- und Calciumionen. Elektrolytlösungen sollten im Allgemeinen auch – wie alle Infusionslösungen – isotonisch sein. Oftmals wird es jedoch erforderlich sein, Elektrolytlösungen herzustellen, die hypertonisch sind. Eine generelle Forderung nach Isotonie bei Elektrolytlösungen kann somit nicht erhoben werden.

Elektrolytlösungen werden therapeutisch eingesetzt zur

- Deckung des physiologischen Wasserbedarfs,
- Deckung des physiologischen Elektrolytbedarfs,
- Substitution zusätzlicher Verluste an Wasser und Elektrolyten,
- Kompensation von Störungen im Säure-Basen-Gleichgewicht,
- Ingangsetzung einer gestörten Nierenfunktion.

Die Therapie kann notwendig werden bei Störungen im Wasser-Elektrolyt-Haushalt, die sehr unterschiedliche Ursachen aufweisen, z. B. Unfälle, Verbrennungen, operative Eingriffe, pathologische Veränderungen endokriner Organe, besonders der Nebennierenrinde.

20.10.2
Berechnung der Konzentration von Elektrolytlösungen

Die Elektrolytbilanz der Körperflüssigkeiten bildet die Basis für die Elektrolyttherapie. Für diese ist die Kenntnis der quantitativen Relationen der Ionen zueinander entscheidend (Tab. 20.6). Erst sekundär interessiert, welcher Salzverbindung die Anionen und die Kationen angehören. Eine Angabe der Elektrolytkonzentration in mg/100 ml führt im Hinblick auf das Verhalten der Elektrolyte zu falschen Schlüssen, da es bei physiologischen Vorgängen lediglich auf die in der Volumeneinheit vorliegende Anzahl der geladenen und ungeladenen Teilchen ankommt.

Die gesetzliche Einheit des SI-Systems für die Ionenkonzentration ist die Stoffmengenkonzentration in mol/l. Die früher übliche Kennzeichnung der Ionenkonzentration in val/l bzw. mval/l ist nicht mehr erlaubt.

Da bei der Herstellung von Elektrolytlösungen die Salze gewogen werden, sind die benötigten Salzmengen auf der Basis der rel. Molekül- und Atommassen unter Berücksichtigung der stöchiometrischen Zusammensetzung der Elektrolyte zu errechnen.

20.11
Blutzubereitungen

Die parenterale Verabfolgung von Blut oder dessen Zubereitungen erfolgt bei erheblichen Blutverlusten, bei Mangel an Erythrozyten und Leukozyten und bei Blutkrankheiten.

Der Blutersatz kann durch eine Frischblut-übertragung direkt vom Spender an den Patienten vorgenommen werden, wichtiger ist die Verwendung von Vollblut- oder Serumkonserven, die fast ausschließlich aus Blutbanken stammen. Hierbei wird das Spenderblut durch Zusatz von *Stabilisierungsmitteln* zur Vollblutkonserve verarbeitet. Die verwendete Stabilisatorlösung CPDA-1 enthält Citronensäure/Natriumcitrat, Glucose, Natriumhydrogencarbonat und Adenin. Eine Blutgerinnung wird durch Natriumcitrat verhindert (Bildung von Calciumcitrat), Glucose und Adenin verlängern die Lebensfähigkeit der Erythrozyten. Derartig stabilisierte Vollblutkonserven besitzen eine maximale Haltbarkeit von 5 Wochen.

Das Problem der Alterung der Blutbestandteile betrifft am stärksten die Leukozyten, gefolgt von den Erythrozyten. Es hat sich herausgestellt, dass für den Blutersatz die zellulären Bestandteile des Blutes häufig eine untergeordnete Rolle spielen. Anstelle der Infusion von Vollblutkonserven kann daher der Ersatz einzelner Serumbestandteile treten.

Zur Gewinnung von Plasma dient die *Plasmapherese*. Das vom Spender entnommene Vollblut wird zentrifugiert, wobei die festen Bestandteile des Blutes abgetrennt werden. Die Erythrozyten und die übrigen Zellen werden anschließend wieder dem Spender reinfundiert, damit sind diejenigen Stoffe, bei denen der Organismus zum Ausgleich des Defizits mehrere Wochen benötigt, sofort wieder zugefügt, während der eingetretene Eiweißverlust vom Körper kurzfristig wieder zu beheben ist.

Das so gewonnene Plasma wird sofort tiefgefroren und bei −20 °C aufbewahrt oder weiterverarbeitet. Als Zubereitungen haben gefrorenes *Human-Frischplasma, Trockenplasma* (wird zur Infusion steril gelöst) und die *Serumkonserve* Bedeutung. Letztere dient zur Volumenauffüllung. Sie enthält ein Vollplasma ohne Fibrinogen.

Zur Gewinnung von klinisch relevanten Plasmabestandteilen, wie Albumin, Immunglobulinen, Fibrinogen, Prothrombin-Komplex und Gerinnungsfaktoren-Konzentraten (Faktor VII bzw. Faktor IX), dient bevorzugt das *Kälte-Präzipitationsverfahren nach Cohn*. Bei diesem Verfahren werden durch schrittweise Zugabe von Ethanol zu gekühltem Blutplasma bei gestaffelten pH-Werten Plasmafraktionen ausgefällt und zur weiteren Anreicherung und Reinigung chromatographischen Methoden (meist Gelchromatographie) unterworfen.

Die Produkte stellen in der Regel gefriergetrocknete Zubereitungen dar, die bei sachgerechter Abfüllung unter Vakuum oder Inertgas und Aufbewahrung im Kühlschrank bei 2–8 °C mehrere Jahre haltbar sind. Albumin wird meist als 4–5 %ige Lösung zur Volumenauffüllung und als 15–25 %ige Lösung zur Eiweißsubstitution eingesetzt.

Eine besondere Stellung nehmen Zubereitungen mit *speziellen* Immunglobulinen ein, die aus dem Plasma immunisierter Menschen gewonnen werden und anstelle von Immunsera (s. Kap. 20.16) zur passiven Immunisierung dienen. Derartige Produkte finden therapeutische und prophylaktische Anwendung, z. B. bei Masern, Röteln, Mumps und Poliomyelitis. Sie können nur i.m. appliziert werden. Nur nach einer besonderen Vorbehandlung (Inaktivierung von Teilen des Peptidmoleküls) und in geringen Konzentrationen ist auch eine i.v.-Anwendung möglich.

Infektionsgefahren für den Patienten bei Transfusionen werden durch Überprüfung potenzieller Blutspender auf Hepatitis-Viren und gegebenenfalls auch durch Pasteurisieren der Zubereitung vermieden. Besondere Bedeutung hat der Ausschluss einer Infektion von HI-Viren erlangt. Hohe Anforderungen werden an den Spender gestellt, wobei Risikopersonen auszugrenzen sind. Problematisch ist, dass der Nachweis von Antikörpern im Blut frühestens 4 Wochen nach der Infektion möglich ist, so dass nicht nachgewiesen werden kann, ob sich der Spender in den letzten Wochen vor dem Spendetermin infiziert hat. Das Blut wäre aber dann schon infektiös.

Mit Vorzug werden daher die Gerinnungsfaktoren zur Behandlung von Hämophilie gentechnisch hergestellt.

20

20.12
Plasmaersatzmittel

20.12.1
Allgemeines

Blutverluste, soweit sie etwa 10 % der Gesamtmenge nicht überschreiten, vermag der Organismus selbst wieder auszugleichen. Treten größere Verluste auf, so müssen Blutersatzflüssigkeiten zur Auffüllung des Plasmas durch Infusion dem Organismus zugeführt werden. Das kann auch beim sog. Entblutungsschock erforderlich sein, der bei traumatischen Einwirkungen (Verbrennungen, innere Verletzungen) und bei andauernden Durchfällen oder Erbrechen auftritt. Durch einen Übertritt größerer Anteile von Plasmaflüssigkeit in das Gewebe verringert sich hierbei die in der Blutbahn befindliche Flüssigkeitsmenge, wobei die Viskosität des Blutes ansteigt. Schwere Durchblutungsstörungen sind die Folge.

Als beste Maßnahme zur Auffüllung des Blutkreislaufs muss die Transfusion von Blutkonserven angesehen werden. Sie wird besonders bei schweren Blutverlusten notwendig sein. Blutersatzflüssigkeiten werden dem Patienten zugeführt, wenn die Blutverluste nicht so umfangreich sind, oder aber im Rahmen der Soforthilfe, um den Kreislauf so weit aufzufüllen, dass ein Transport des Verletzten in die Klinik möglich ist. Sie werden in Mengen von 500–1000 ml infundiert.

Bereits mit „physiologischer" Natriumchloridlösung bzw. mit Elektrolytlösungen ist eine Auffüllung des Blutvolumens möglich, doch verbleibt die zugeführte Flüssigkeitsmenge nur kurzfristig im Blutkreislauf, sie wird recht schnell wieder über die Nieren ausgeschieden. Lösungen von Makromolekülen besitzen dagegen eine längere Verweildauer in den Blutgefäßen, weil Makromoleküle nicht oder nur in geringem Maße zur Diffusion befähigt sind und zudem Wasser durch Hydratation binden. Entscheidend für die Eignung als Plasmaersatzmittel ist neben der chemischen Struktur die Molekülmasse. Sie soll über 20000 liegen. Kolloide mit geringerer Molekülmasse verlassen die Blutbahn sehr schnell und werden ausgeschieden. Eine zu hohe Molekülmasse bedingt andererseits die Gefahr einer Speicherung im Organismus.

Das Blutsystem besitzt einen osmotischen Druck (bei Körpertemperatur 0,65–0,8 MPa, 6,5–8 bar), der von der Gesamtheit der gelösten Moleküle und Ionen abhängt. Er setzt sich somit aus dem eigentlichen osmotischen Druck, der durch die Elektrolyte hervorgerufen wird, und dem sog. *onkotischen* (kolloidchemischen) *Druck* zusammen. Für Letzteren ist die wasseranziehende Kraft der Kolloide verantwortlich. Da die Kapillarwand nur für Wasser und echt gelöste Stoffe durchgängig ist, nicht aber für Kolloide, muss beim Durchtritt des Lymphplasmas durch die Kapillarwand die Kraft, mit der die Makromoleküle Wasser anziehen, überwunden werden. Während der onkotische Druck im normalen Blut rechnerisch vernachlässigt werden kann (3–4 kPa, 0,03–0,04 bar), ist er bei Zuführung von Blutersatzflüssigkeiten bedeutsam.

Als Makromoleküle für Plasmaersatzmittel werden neben Hydroxyethylstärke Gelatine und Dextran eingesetzt.

20.12.2
Gelatine

Früher war es üblich, Gelatinelösungen durch Erwärmen vor der Infusion zu verflüssigen. Stattdessen werden heute depolymerisierte und quervernetzte Gelatinederivate hergestellt, die bei Raumtemperatur noch flüssige Sole bilden. Die Lösungen der Gelatinederivate enthalten noch zusätzlich Elektrolyte.

Die Quervernetzung erfolgt an den Aminogruppen von basischen Aminosäuren (Lysin, Histidin) sowie terminalen Aminogruppen von Aminosäuren. Die Elimination erfolgt überwiegend renal. Des Weiteren werden die Eiweißderivate durch Peptidasen abgebaut.

Modifizierte flüssige Gelatine (*MFG*) oder *Gelatinepolysuccinat* (35 kDa) ist mit Bernsteinsäureanhydrid quervernetzt und wird in einer calciumhaltigen Natriumchloridlösung (Gelafundin®) oder in Ringeracetatlösung (Gelafusal®, Thomaegelin®) angewendet. *Oxypolygelatine* (Gelifundol®, 20–27 kDa) ist ein mit Glyoxal quervernetztes Produkt. Mit Diisocyanat werden die Gelatinebruchstücke über

Harnstoffbrücken miteinander vernetzt (Haemaccel®). Es wurde versucht, durch Hydrolyse von Gelatine zu Produkten zu gelangen, die in Lösungen erst bei tieferen Temperaturen in den Gelzustand übergehen. Bessere Ergebnisse erzielte man durch Behandlung der Gelatine mit Glyoxal, wobei die Amino- und Guanidinogruppen im Molekül durch Kondensation blockiert werden, und durch anschließende Oxidation mit Wasserstoffperoxid, die zu einer Vermehrung der im Molekül vorhandenen Carboxylgruppen führt. Als Blutersatzflüssigkeit werden 5 %ige Lösungen verwendet, die mit Natriumchlorid isotonisiert sind und selbst bei niedriger Temperatur nicht gelieren.

20.12.3
Dextran

Dextran ist ein Polysaccharid mit Glucoseeinheiten als monomere Bausteine, die in α-1,6-Stellung glykosidisch verbunden sind. Der Anteil dieser Bindungen beträgt bei den heutigen Dextranpräparaten meist mehr als 90 %. Der Rest besteht aus α-1,3- bzw. -1,4-Bindungen. Elektronenmikroskopische Untersuchungen haben ergeben, dass Dextranmoleküle lange verzweigte Fäden bilden. Dextrane entstehen in saccharosehaltigen Medien unter der Einwirkung des Enzyms Dextran-Saccharase, das von verschiedenen *Leuconostoc*-Stämmen pro-

duziert wird. Bei ungesteuerter Synthese erhält man je nach Bakterienart ein unverzweigtes oder verzweigtes hochmolekulares Dextran mit einer Molekülmasse von mehreren Millionen, das in dieser Form für klinische Zwecke nicht brauchbar ist. Durch gesteuerte Synthese oder nachträgliche Säurehydrolyse können jedoch Dextrane mit einer gewünschten Molekülmasse hergestellt werden. Das hydrolysierte Dextran lässt sich durch Zugabe von Lösungsmittel (z. B. Methylalkohol) aus der wässrigen Lösung fraktioniert ausfällen. Als Plasmaersatz dienen 10 %ige bzw. 6 %ige Lösungen von Dextran 40 oder Dextran 70 mit einer mittleren Molekülmasse von 40 000 bzw. 70 000 unter Zusatz von 0,9 % Natriumchlorid. Verfahrenstechnische Probleme treten bei der Herstellung von Dextranlösungen im Allgemeinen nicht auf. Die Lösungen sind ohne weiteres bei 120 °C sterilisierbar. Bei 4 °C gelagerte Dextranlösungen erwiesen sich über einen Zeitraum von 10 Jahren als stabil.

20.12.4
Hydroxyethylstärke

Hydroxyethylstärke (HES) ist ein hydroxyethyliertes Amylopektinhydrolysat. HES wird mit einer mittleren Molmasse von 70 000 (6 %ig), 200 000 (3-, 6- und 10 %ig) sowie 450 000 (6 %ig) eingesetzt (HAES-steril®, Hemohes®, Plasmasteril®, Rheohes®, Sera-HAES®). Der Substitu-

Dextrankette (Ausschnitt)

tionsgrad beträgt beim nieder- und mittelmolekularen Derivat ca. 0,5, beim hochmolekularen Derivat 0,7. Besonderheit der HES-Moleküle ist deren kugelförmige Form durch starke Verzweigung und Vernetzung. Dadurch ist trotz des hohen Molekulargewichts die Viskosität relativ gering. Die Biotransformation von HES erfolgt durch enzymatische Spaltung durch α-Amylasen, gefolgt von Ausscheidung über Niere oder Stuhl.

20.13
Lösungen zur parenteralen Ernährung

20.13.1
Allgemeines

Ist eine normale Nahrungsaufnahme nicht möglich (nach Operationen, bei Karzinomen, bei Erkrankungen von Säuglingen usw.), so wird eine parenterale Ernährung notwendig. Sie ist einerseits unerlässlich für die Erhaltung der Lebensfunktion und verhindert andererseits, dass körpereigenes Eiweiß abgebaut wird. Während der Organismus über Reserven an Fett und Eiweiß verfügt, die bei einer nicht zu lang andauernden Nahrungsunterbrechung genutzt werden können, besteht nur ein geringes Reservoir an Wasser, Glucose und Kaliumionen, so dass in diesem Falle schon nach kurzfristiger Unterbrechung der Nahrungsaufnahme eine künstliche Zufuhr notwendig wird. Diese kann durch Nährsonden, Nährklysmen und durch parenterale Infusion erfolgen. Oft ist eine vollwertige Nahrungszufuhr über Wochen, in manchen Fällen sogar über Monate, notwendig. Die parenterale Applikation erfolgt im Allgemeinen durch intravenöse Infusion.

Die parenterale Ernährung basiert auf der Zufuhr folgender Stoffe: Kohlenhydrate, Aminosäuren, Fett.

20.13.2
Kohlenhydrate

Als Energieträger dienen Zucker, zumeist werden 5 %ige Glucoselösungen eingesetzt. Die hiermit zu erzielende Kalorienzufuhr ist nicht allzu hoch (838 kJ/l, 200 kcal/l). Höher konzentrierte Glucoselösungen (> 10 %) können wegen der Gefahr von Venenschäden nicht appliziert werden. Bei Anwesenheit von Aminosäuren wird Mannitol oder Sorbitol verwendet (s. Kap. 20.13.3). Während für Glucose und Fructose echte Überempfindlichkeiten beschrieben werden, sind solche bei Sorbitol nicht bekannt geworden.

20.13.3
Aminosäuren

Schwere Eiweißmangelzustände (Blutungsverluste, Verbrennungen, Operationen, Hungerzustände) werden durch Infusion von Aminosäurepräparaten ausgeglichen. Weitere Bestandteile derartiger Präparate sind als Energieträger Sorbitol (evtl. auch Ethanol), oftmals auch Vitamine und grundsätzlich ein Elektrolytzusatz.

Die Lösungen werden auf pH-Werte von etwa 6,0 eingestellt. Höhere pH-Werte mindern die Stabilität der Lösungen. Zur Vermeidung von Zersetzungserscheinungen einzelner Aminosäuren bei der Hitzesterilisation, die im Allgemeinen bei 120 °C im Dampfsterilisator durchgeführt wird, erfolgt die Herstellung der Aminosäureninfusionslösungen unter Inertgassättigung. Da reduzierende Zucker in Gemischen mit Aminosäuren nach Sterilisation Verfärbungen ergeben (Maillard-Reaktion), muss Mannitol oder Sorbitol verwendet werden. Die Aminosäuren müssen ebenfalls einen hohen Reinheitsgehalt aufweisen, da besonders Tryptophan in Gegenwart von Verunreinigungen oxidativen Veränderungen unterliegt. Bei Anwesenheit von Sauerstoff beeinflusst Lichteinwirkung die Stabilität der Lösungen.

Die Applikation erfolgt als i.v.-Dauertropfinfusion (Alvesin®, Aminofusin®).

20.13.4
Fett

Intravenös infundierte Fettemulsionen sind besonders geeignet, dem Patienten hohe Energiewerte zuzuführen. Voraussetzung für eine physiologische Verträglichkeit derartiger Fettemulsionen ist, dass die hierzu verwendeten

Öle höchste Reinheit aufweisen und die Tröpfchengröße der Lipidphase dieser O/W-Emulsionen ≤ 1 µm ist. Besondere Aufmerksamkeit ist dem Dispersitätsgrad auch im Hinblick auf die Stabilität beim Autoklavieren sowie bei der Lagerung zu widmen. Als Fettkomponente dienen Pflanzenöle, insbesondere Sojaöl und Baumwollsamenöl, z.T. auch synthetische gesättigte mittelkettige Glyceride (Miglyol® 812). Der Fettanteil der Emulsionen beträgt 10–30 %. Als Emulgatoren werden Lecithine verwendet, die aus der Sojabohne oder Eigelb gewonnen werden. Antioxidanzien erhöhen die Stabilität der Präparation. Als Lösungsmittel dient Wasser für Injektionszwecke, dem meist Glycerol zugesetzt wird. Die Homogenisierung erfolgt mit Ultraschall, Ultra-Turrax, Kolloidmühlen bzw. speziellen Hochdruckhomogenisatoren (s. Kap. 18.7.3), die eine Dispergierung auf den erforderlichen Feinheitsgrad gewährleisten. Fettemulsioninfusionszubereitungen sind ohne Qualitätsminderung autoklavierbar. Vor dem Einsatz in der Humanmedizin erfolgen Prüfungen auf Keim- und Pyrogenfreiheit sowie histologische Untersuchungen an Tieren (Lipofundin MCT®, Lipovenös®, Intralipid®).

20.14
Radiopharmaka

20.14.1
Allgemeines

Radiopharmaka, auch als Nuklearpharmaka oder radioaktive Arzneimittel bezeichnet, werden in der Nuklearmedizin zu diagnostischen und therapeutischen Zwecken verwendet. Die wichtigste Stellung unter den Radiopharmaka nehmen i.v. zu applizierende Injektionslösungen ein. Für sie gelten die generellen Anforderungen, die an Injektions- und Infusionslösungen gestellt werden. Das Prinzip einer nuklearmedizinischen Anwendung besteht in der Applikation eines radioaktiven Tracers an den Patienten und Messungen der an einem bestimmten Organ angereicherten Radioaktivität. Der Begriff „Tracer" bringt dabei zum Ausdruck, dass es sich bei der applizierten Dosis um äußerst geringe Substanzmengen handelt. Eine pharmakologische Wirkung ist nicht zu erwarten, Organspezifität liegt jedoch vor.

Die meisten Radiopharmaka sind Diagnostika. Sie müssen eine radioaktive Strahlung mit ausreichender Durchdringungsfähigkeit besitzen, damit sie nach ihrer Inkorporation außerhalb des Körpers gemessen werden können. Zum Einsatz kommen hierbei vor allem γ-Strahler, deren Energie im geeigneten Energiebereich liegt. Unter γ-Strahlung versteht man nichtpartikuläre elektromagnetische Strahlung.

β-Strahlung dagegen besteht aus Elektronen und besitzt auf Grund der korpuskulären Eigenschaften eine geringe Reichweite. Sie wird daher außer bei bestimmten diagnostischen Fragestellungen hauptsächlich zur Therapie eingesetzt. Des Weiteren finden β-Strahlen Einsatz in der *In-vitro*-Diagnostik.

Die wichtigsten Bedingungen für die Auswahl eines diagnostischen Radionuklids sind: Die Strahlenbelastung des Patienten muss so gering wie möglich sein. Aus diesem Grund sind Radionuklide mit kurzer physikalischer Halbwertszeit und Radiotracer mit kurzer biologischer Halbwertszeit einzusetzen. Als biokinetische Parameter sind weiterhin zu berücksichtigen die Aufnahme im Zielorgan, Verteilung im Ganzkörper, Abbau und Bildung markierter Fragmente, Elimination. Eine wichtige Kennzahl ist die effektive Halbwertszeit, die sich aus biologischer und physikalischer Halbwertszeit ergibt.

Die zur Verfügung stehenden Radionuklide besitzen nur im Ausnahmefall eine genügende Organotropie. Im Allgemeinen muss das Radionuklid erst in einen Radiotracer überführt werden, um auf Grund bestimmter Molekülgröße, -geometrie und chemischer bzw. physikalischer Eigenschaften in einem bestimmten Organ angereichert zu werden.

Zur Herstellung wird die reine chemische Substanz als Target eingesetzt und entweder im Kernreaktor einer Neutronenbestrahlung unterworfen, oder es erfolgt im Zyklotron ein Beschuss mit geladenen Partikeln, gewöhnlich Protonen. Radioaktive Materialien, die α-Partikel aussenden, sind für die Medizin nicht interessant, da die radioaktive Toxizität der entsprechenden Elemente zu hoch ist.

20

20.14.2
Herstellung

Die Forderung nach möglichst kurzer physikalischer Halbwertszeit bedingt, dass die verwendeten Radionuklide direkt beim Anwender gewonnen werden müssen. Dies wurde durch die Entwicklung von Radionuklidgeneratoren möglich. Grundlage eines Generators ist der genetische Zusammenhang zwischen bestimmten Radionukliden, der als Mutter-Tochter-Beziehung bezeichnet wird und ein radioaktives Gleichgewicht nach relativ kurzer Zeit beinhaltet. Die Generatoren enthalten das Mutternuklid an einer Adsorbersäule nichteluierbar fixiert. Das nuklearmedizinisch interessierende Tochternuklid, das durch Zerfall des Mutternuklids entsteht, wird durch periodische Elution dieser Säule gewonnen.

Das zur Zeit am häufigsten verwendete Radionuklid ^{99m}Tc ist über einen solchen Generator zu erhalten. ^{99m}Tc hat für nuklearmedizinische Untersuchungen ideale Eigenschaften. Es besitzt eine reine γ-Strahlung und eine physikalische Halbwertszeit von 6 Stunden.

Zur Erzielung einer ausreichenden Organotropie wird ^{99m}Tc in verschiedene Komplexe überführt. Zur Herstellung derartiger Komplexe existieren vorgefertigte Kits (inaktive Markierungseinheiten), die alle zur Komplexbildung notwendigen Substanzen lyophilisiert enthalten. Kurz nach der Applikation ist der gewünschte Tracer durch Zugabe des entsprechenden kurzlebigen Radionuklids herzustellen. Der Radiotracer liegt sehr verdünnt vor, und die Lösungen reagieren daher sehr empfindlich gegenüber jeder Veränderung, insbesondere des pH-Wertes. Um dem zu begegnen, ist es üblich, Carrier hinzuzufügen, z. B. eine Lösung der entsprechenden nicht radioaktiven Verbindung als Partner, um die Stabilität zu verbessern und die Radiolyse oder die Adsorption an Verpackungsmaterialien zu senken. Bei der Herstellung von kolloiden Lösungen werden Stabilisatoren, wie Gelatine, Polyvinylpyrrolidon, Dextran oder Mannitol, eingesetzt.

Beim Umgang mit radioaktivem Material ist das Einhalten der entsprechenden gesetzlichen Bestimmungen über den Verkehr mit radioaktiven Präparaten wichtigste Voraussetzung.

Zum Schutz für das Personal wird die kumulative Dosis mit einem Dosimeter gemessen. Ein Kontaminationsmonitor wird eingesetzt, um nach Abschluss der Arbeiten Hände und Finger des Personals auf Spuren an radioaktivem Material zu überprüfen.

Mehrdosenbehältnisse (Glasgefäße), die zur Aufnahme der Injektionslösungen dienen, müssen genormte Abmessungen aufweisen, um basierend auf Intensitätsmessungen in der Ionisationskammer eine exakte Deklaration vornehmen zu können.

Transport und Aufbewahrung der Gefäße erfolgen in Bleibehältern.

20.14.3
Konservierung

Da die radioaktive Strahlung des Wirkstoffes eine Radiolyse des Konservierungsmittels hervorrufen kann, ist ein Konservierungsmittelzusatz bei radioaktiven Injektionslösungen nicht generell möglich. Am häufigsten kommt Benzylalkohol zur Anwendung, der gegenüber radioaktiver Zerstörung relativ stabil ist. Ein weiterer Vorteil besteht in der hohen Einsatzkonzentration, die bis zu 1 % beträgt. Da die Injektionslösungen im Allgemeinen in sehr geringen Volumina hergestellt werden, erleichtert diese Konzentration die genaue Konservierungsmitteldosierung. Als Radiolyseprodukt entsteht aus Benzylalkohol durch Oxidation Benzoesäure, die ebenfalls bakteriostatische Eigenschaften aufweist, jedoch eine geringe Löslichkeit besitzt (Niederschlagbildung). Weiterhin kommt Phenylethylalkohol (0,3–0,6 %) zur Anwendung.

Einige Pharmakopöen lehnen die Zugabe von Konservierungsmitteln zu therapeutischen Injektionen mit hoher Energie ab; zu diagnostischen Präparationen können Konservierungsmittel dagegen zugesetzt werden.

20.14.4
Prüfung

Die radioaktiven Injektionslösungen müssen den Anforderungen der Pharmakopöen an diese Lösungen entsprechen. Die geforderte *Prüfung auf Sterilität* bereitet bei radioaktiven

Injektionslösungen Schwierigkeiten. Die geringe physikalische Halbwertzeit der Radionuklide ist mit den etwa 7 Tage beanspruchenden Arzneibuchmethoden kaum vereinbar. Einige Pharmakopöen erlauben daher die Verteilung und Anwendung der Präparate vor Beendigung des Sterilitätstests. Eine sinnvolle Maßnahme zur mikrobiellen Überprüfung kurzlebiger Radionuklide ist die tägliche Kontrolle des mikrobiellen Wachstums im Kulturmedium, das mit der zu testenden Substanz beimpft ist. Auf diese Weise liegen die entsprechenden Prüfergebnisse vor der Verteilung bzw. Anwendung der Injektionslösung vor. Ein weiteres Problem stellt die kleine Behältniszahl je Charge dar.

Bedingt durch die Schwierigkeiten der Sterilitätsprüfung kommt bei der Herstellung dieser Lösungen der Kontrolle der ordnungsgemäßen Funktion des Sterilisators mittels Indikatoren, deren Farbumschlag in Abhängigkeit von der Temperatureinwirkung erfolgt, eine ganz besondere Bedeutung zu.

Der Pyrogentest für radioaktive Zubereitungen wird mit dem Limulus-Test durchgeführt.

20.15
Hämodialyselösungen

Hämodialyselösungen finden in der „Künstlichen Niere" Anwendung, der das Prinzip der Dialyse des Patientenblutes in einem geschlossenen System semipermeabler Membranen gegen eine Hämodialyselösung zu Grunde liegt. Das Blut wird einer Arterie entnommen und durch ein Schlauchsystem in einen Dialysator geleitet, in dem es von einer durch einen Thermostaten auf konstanter Temperatur gehaltenen Spülflüssigkeit umströmt wird. Der Dialyseeffekt ist von folgenden Faktoren abhängig: wirksame Membranoberfläche und Porenweite der Membran, Umlaufgeschwindigkeit des Blutes und der Spülflüssigkeit, Konzentrationsgefälle zwischen Blut und Spülflüssigkeit, Temperatur der Spülflüssigkeit.

Die Zusammensetzung der Hämodialyselösung soll den normalen Blutwerten möglichst nahe kommen und eine Gesamtosmolarität zwischen 300 und 400 mosm/l aufweisen.

Beispiel

Die Standardzulassung für *Acetat-Hämodialyse-Konzentrat* schreibt folgende Zusammensetzung für die gebrauchsfertige Lösung vor:

Na^+	120–155 mmol/l
K^+	0–4,5 mmol/l
Ca^{2+}	0–2,5 mmol/l
Mg^{2+}	0–2,5 mmol/l
Cl^-	90–130 mmol/l
Acetat	25–45 mmol/l
Glucose	0–6 g/l

Die Belieferung der Dialysezentren mit gebrauchsfertigen Hämodialyselösungen ist aus Gründen der Rationalität (Transportprobleme) nicht sinnvoll. Daher wird zweckmäßigerweise vom Pharmazeuten eine konzentrierte Hämodialyselösung hergestellt, die mit Wasser für Hämodialyselösungen zum Verdünnen des Konzentrats auf den geforderten Gehalt eingestellt wird. Das Wasser wird insbesondere auf die Abwesenheit von Aluminiumionen geprüft. Aluminiumionen stehen im Verdacht unerwünschter neurotoxischer Wirkungen. Für die Heimdialyse kann auch Trinkwasser verwendet werden, wobei dann aber die im Wasser enthaltenen Ionen zu berücksichtigen sind. Durch intensive Filtration sind Verunreinigungen zu entfernen und ein keimarmes bis keimfreies Filtrat zu erzielen. Die Verdünnung des Konzentrats erfolgt im medizinischen Bereich mittels Mischeinrichtungen mit Wasser zum Verdünnen konzentrierter Hämodialyselösungen. Die so hergestellte Hämodialyselösung lässt sich im Bedarfsfall durch Zusätze verändern.

Spüllösungen ähnlicher Zusammensetzung werden weiterhin für die *Peritonealdialyse* verwendet, die gleichfalls bei urämischen Zuständen sowie bei Intoxikationen eingesetzt wird, um harnpflichtige oder toxische Stoffe aus dem Blut über das Peritoneum, das als semipermeable Membran fungiert, zu eliminieren. Da diese Lösungen in die Bauchhöhle infundiert (und nach einem bestimmten Zeitintervall wieder abgezogen) werden, sind es Infusionslösungen und müssen – im Gegensatz zu den extrakorporal zur Anwendung kommenden

20

Spüllösungen der „Künstlichen Niere" – im Autoklaven sterilisiert werden.

Immunsera und Impfstoffe dienen zur *Immunisierung*. Die Immunität ist das Resultat der Auseinandersetzung eines Organismus mit einem *Antigen* (Infektionserreger, Schlangengift), die zur Bildung von *Antikörpern* geführt hat.

Eine *passive Immunisierung* erfolgt mithilfe des Serums von Lebewesen, denen zu einem früheren Zeitpunkt Antigene appliziert wurden, die zur Bildung von Antikörpern führten. Immunsera, worunter flüssige oder gefriergetrocknete Zubereitungen zu verstehen sind, die Immunglobuline (*heterologe Antikörper*) aus dem Serum von Tieren enthalten, bewirken einen sofortigen Impfschutz. Er ist allerdings zeitlich begrenzt und bewahrt nicht vor einer Zweiterkrankung. Dieser Typ der Immunisierung stellt vor allem eine therapeutische Maßnahme dar. Sie wird bei Botulismus, verschiedenen Gasbrandformen, bei Vergiftungen mit tierischen Giften (Schlangen, Skorpione) angewandt. Da die „fremden" Antikörper ihrerseits nunmehr antigen wirken, sind bei einer wiederholten Immunisierung durch das artfremde, meist tierische Eiweiß Allergien nicht völlig auszuschließen. Sofern möglich werden daher in zunehmendem Maße speziell Immunglobuline, die aus dem Serum immunisierter Menschen gewonnen werden, eingesetzt (s. Kap. 20.11).

Eine *aktive Immunisierung* liegt dann vor, wenn dem Impfling modifizierte Antigene in Form von abgetöteten oder abgeschwächten Bakterien, Viren oder Toxoiden (mit Hilfe von Formaldehyd oder Hitzebehandlung in ein Toxoid umgewandeltes Toxin) injiziert werden, die im menschlichen Organismus zur Antikörperbildung (*homologe Antikörper*) führen. Da die Antikörper erst im Körper gebildet werden müssen, besteht der Impfschutz nicht sofort, ist dann jedoch bis zu 10 Jahre gegeben. Der Schutz kann durch Nachimmunisierung beliebig verlängert werden. Diese Methodik wird in Form einer prophylaktischen Schutzimpfung gegen viele Infektionskrankheiten praktiziert.

Bei Impfstoffen für den Menschen werden üblicherweise folgende Arten unterschieden:

- *Bakterielle Impfstoffe*, deren Gewinnung durch Kultur geeigneter Stämme auf flüssigen oder festen Nährböden erfolgt. Sie stellen flüssige oder gefriergetrocknete Zubereitungen dar, die inaktivierte Bakterien (Totimpfstoffe) oder lebende Bakterien (Lebendimpfstoffe) enthalten.
- *Toxoid-Impfstoffe* stellen in der Regel Adsorbatzubereitungen dar, die bakterielle Toxoide an einen Träger, wie z. B. Aluminiumhydroxid, Aluminium- oder Calciumphosphat, gebunden enthalten. Diese Träger sind oft Adjuvanzien, d.h. sie verstärken die antigene Wirkung des Toxoids.
- *Virusimpfstoffe* bestehen aus lebenden oder inaktivierten Viren oder deren immunisierenden Subunits und werden aus Tieren, Zellkulturen oder Geweben gewonnen.

Immunsera und Impfstoffe in Einzeldosisbehältnissen dürfen, solche in Mehrdosenbehältnissen müssen konserviert werden. Als Konservierungsmittel werden bevorzugt Phenol (Maximalkonzentration 0,25 %), Phenolderivate, aber auch Thiomersal und Benzalkoniumsalze verwendet. Als biologische Produkte sind Immunsera und Impfstoffe zersetzungsgefährdet und müssen vor Licht geschützt im Kühlschrank bei 2–8 °C, aber frostgeschützt, gelagert werden. Die Dauer der Verwendbarkeit richtet sich nach dem biologischen Ursprung und nach der Art der Zubereitungen. Sie beträgt in der Regel 2–5 Jahre. Einige Impfstoffe, wie z. B. Gelbfieber-, Hepatitis-B- und Röteln-Lebendimpfstoff, sind so instabil, dass während des Transports eine lückenlose Kühlkette gewährleistet sein muss.

Feine, makroskopisch oft nicht sichtbare Risse und Sprünge, insbesondere an der Verschlussstelle der Ampullen, bilden eine Gefahrenquelle für eine Kontamination der Injektionslösung. Zur Prüfung werden die in einem Farbbad (Methylenblau) befindlichen kalten Ampullen in eine Vakuumkammer eingebracht. Durch Evakuierung und anschließende Aufhebung des Vakuums tritt bei Vorliegen von Kapillarrissen die Farblösung in die Ampullen ein.

Ampullen mit gefärbten Wirkstofflösungen setzt man zur Prüfung auf Dichtigkeit einem Vakuum aus, wobei die Wirkstofflösung gegebenenfalls ausfließt.

Moderne Prüfautomaten, Pinhole-Detektoren, arbeiten mit einem elektrischen Hochspannungsfeld. Beim Einbringen jeder einzelnen Ampulle zwischen insgesamt 4 Elektroden fließt über den Ampullenkörper ein Strom bestimmter Stromstärke. Eine undichte Ampulle wird bei gleichbleibender Spannung durch eine Erhöhung der Stromstärke erkannt.

20.17.2
Ungelöste Verunreinigungen, Schwebstoffe

Die Sichtprüfung betrifft ungelöste Verunreinigungen, insbesondere Schwebstoffe und Glassplitter. Selbst bei korrekter Arbeitsweise ist eine Produktion absolut fremdstoffpartikelfreier Injektions- und Infusionslösungen technisch nicht realisierbar. Die Kontaminationsquellen sind vielfältig. *Endogene Verunreinigungen* entstehen in ursprünglich klaren Lösungen durch Molekülaggregate bei Alterungs-, Übersättigungs-, Polymerisations- und Wechselwirkungsprozessen. *Exogene Verunreinigungen* gelangen dagegen während der Herstellung in die Lösung. Sie stammen von den verwendeten Geräten, Filtermaterialien, Primärpackmitteln sowie aus der Umgebungsluft (airborne particles). Bei Ampullen bilden Glassplitterchen ein Problem. Sie widerstehen häufig intensiven Reinigungsoperationen. Fest am Glaskörper fixierte Glasteilchen werden oftmals erst durch die Hitzesterilisation abgelöst. Beim Öffnen der Ampulle können Glassplitterchen in den Ampullenkörper gelangen. Mit Hilfe der Phasenkontrastmikroskopie ließ sich der Beweis erbringen, dass in jeder Ampulle Glasteilchen bis zu 100 µm Größe vorkommen. Ausfällungen und Schwebstoffe können aber auch erst bei der Applikation der Lösung durch Manipulationen des medizinischen Personals entstehen. Durch Zumischen oder Zuspritzen weiterer Wirkstoffe durch den Arzt können Inkompatibilitäten auftreten, die zu Ausfällungen führen können.

Die möglichen Gefahren für den Patienten, dem eine schwebstoffhaltige Lösung injiziert wird, werden ebenfalls sehr unterschiedlich beurteilt. Interessant ist, dass im Tierversuch eine i. v.-Injektion einer Aufschwemmung von Ampullenglassplittern keine nachteiligen Folgen erkennen lässt. Andererseits fand man in der Lunge von Patienten, denen über lange Zeit große Mengen von Lösungen infundiert worden waren, zahlreiche unlösliche Bestandteile, die von den Infusionslösungen herrühren sollen. Zusammenhänge zwischen größeren, im Organismus verbleibenden Teilchen und hierdurch hervorgerufenen Spätfolgen dürften auch in Zukunft schwerlich zu belegen sein.

Drei Methoden zur Prüfung auf Partikelkontamination sind in der Ph. Eur. aufgeführt. *Nichtsichtbare, nicht komplett transparente Partikel* werden durch ein Lichtblockadegerät erfasst. Des Weiteren ist eine *mikroskopische Methode* beschrieben. *Sichtbare Partikelkontaminationen* werden durch visuelle Betrachtung gegen einen mattweißen und schwarzen Hintergrund nach definierter Beleuchtung der Probe geprüft.

Die meisten Arzneibücher fordern eine Sichtprüfung. Bei einer visuellen Kontrolle (ohne optische Hilfsmittel) liegt die Erfassungsgrenze bei etwa 40–50 µm. Das USP lässt auf partikuläre Verunreinigungen durch elektronische Partikelzählung und eine mikroskopische Auszählung der Partikel prüfen.

Weitere vom menschlichen Auge unabhängige elektronische Geräte mit hoher Empfindlichkeit sind zur Prüfung auf Partikelfreiheit entwickelt worden. Sie basieren auf sehr unterschiedlichen Prinzipien. International fehlen verbindliche Messmethoden.

Bei der Transmissionsmessung wird ein Lichtstrahl, der die Ampulle durchleuchtet, auf ein Sensorsystem projiziert. Die Ampulle wird rotiert und dann abgebremst. Verunreinigungen in der Lösung bleiben dann weiter in Bewegung, so dass auf die Sensoren ein bewegter Schatten fällt. Die Änderungen der Lichtinten-

20

Ph. Eur. 2.9.19 Partikelkontamination – Nichtsichtbare Partikel

Zur Bestimmung der Partikelkontamination von Injektions- und Infusionslösungen beschreibt das Arzneibuch zwei Methoden: Partikelzählung durch Lichtblockade und Partikelzählung mithilfe eines Mikroskops. Beide Prüfungen werden zum Schutz vor zusätzlichen Kontaminationen unter einer Laminarflow-Einheit durchgeführt. Die verwendeten Apparaturen werden unmittelbar vor Gebrauch mit partikelfrei (0,22 µm) filtriertem Wasser gespült.

Partikelzählung durch Lichtblockade:

Grundlage der Messung ist die Abschwächung eines Lichtstrahls, der durch eine Durchflussküvette auf eine Photozelle fällt. Partikel im Strahlengang bewirken infolge einer Abschattung des Sensors teilchengrößenabhängige elektrische Impulse.

Von Parenteralia mit einem Volumen von 25 ml und mehr wird eine ausreichende Anzahl nach einem Stichprobenplan entnommener Einheiten einzeln geprüft. Bei kleinvolumigen Zubereitungen unter 25 ml wird der Inhalt von mindestens 10 Einheiten vereinigt, um ein Volumen von mindestens 25 ml zu erhalten. Von diesen Proben werden jeweils 4 Anteile von je mindestens 5 ml untersucht, wobei die mittlere Partikelzahl nur aus den drei zuletzt gemessenen Anteilen berechnet wird. Die Zubereitung entspricht den Anforderungen, wenn folgende höchstzulässige Partikelkonzentrationen nicht überschritten werden:

Nennvolumen	tolerierte mittlere Partikelzahl	
	≥ 10 µm	≥ 25 µm
> 100 ml	≤ 25 je ml	≤ 3 je ml
≤ 100 ml	≤ 6000 je Behältnis	≤ 600 je Behältnis

Partikelzählung mit Hilfe eines Mikroskops:

Ist die Lichtblockademessung nicht anwendbar, weil die Zubereitungen nicht genügend klar sind, eine erhöhte Viskosität aufweisen oder die Produkte beim Durchfluss durch den Detektor Gasblasen bilden, kommt die mikroskopische Partikelzählung zum Einsatz.

Die Zubereitungen werden einzeln (Nennvolumen ≥ 25 ml) oder nach nach der Vereinigung von mindestens 10 Einheiten (Nennvolumen < 25 ml) durch ein schwarzes oder dunkelgraues Membranfilter filtriert. Nach dem Trocknen wird das Filter unter ein Auflichtmikroskop gebracht, das außer der eingebauten Lampe für die Hellfeldbeleuchtung eine zweite fokussierbare Hilfslampe besitzt, deren Lichtstrahlen in einem Winkel von 10 bis 20° schräg einfallen. Die gesamte Filtermembran oder eine repräsentative Teilfläche wird bei 100facher Vergrößerung nach Partikeln abgesucht. Durch Vergleich mit kreisförmigen 10- und 25 µm-Markierungen auf einem Okularmikrometer wird die Größe der Partikel ermittelt und deren Anzahl in den beiden Größenklassen bestimmt.

Nennvolumen	tolerierte mittlere Partikelzahl	
	≥ 10 µm	≥ 25 µm
> 100 ml	≤ 12 je ml	≤ 2 je ml
≤ 100 ml	≤ 3000 je Behältnis	≤ 300 je Behältnis

sität werden erfasst und zur Auswertung herangezogen. Probleme können sich durch das Erfassen und Fehlinterpretieren von Luftblasen ergeben. Daher muss das System entsprechend optimiert werden, um Fehlmessungen zu verhindern. Gleichzeitig kann auch noch die Füllhöhe der Ampullen ermittelt werden.

20.17.3
Weitere Prüfungen

Sie betreffen die *Inhaltsmenge* von Ampullen und sichern, dass in den Behältnissen die vorgeschriebene Menge an Lösung, Suspension, Emulsion oder Trockensubstanz (Nominal-

Ph.Eur. 2.9.20 Partikelkontamination – Sichtbare Partikel

Die zerstörungsfreie Prüfung von Injektions- und Infusionslösungen in transparenten Behältnissen wird durch visuelle Kontrolle in einer speziellen Betrachtungsstation durchgeführt. Diese besteht aus einem geteilten Hintergrund, der zur Hälfte matt schwarz, zur anderen Hälfte matt weiß beschichtet ist, und einer verstellbaren Beleuchtungseinheit. Nach leichtem Aufwirbeln wird die Zubereitung je 5 Sekunden lang vor der weißen und der schwarzen Fläche betrachtet und nach Partikeln abgesucht. Während nichtsichtbare Partikel (< 50 µm) in parenteralen Lösungen meist gleichmäßig verteilt sind, kommen größere, sichtbare Partikel oft nur singulär vor. Eine Stichprobenprüfung erlaubt daher in der Regel keine Aussage über die Qualität der Grundgesamtheit, weshalb die visuelle Partikelprüfung mit bloßem Auge nur als lückenlose Endkontrolle kompletter Produktionschargen sinnvoll ist.

inhalt und Mehrvolumen) vorliegt. Das vom Nominalinhalt sowie von der Art der Ampulleninhalte abhängige Mehrvolumen bzw. das Mindestvolumen ist aus Tabellen zu entnehmen.

Eine Prüfung auf *Konsistenz* ist bei öligen Injektionslösungen oder -suspensionen erforderlich. Sie gewährleistet die „Spritzbarkeit" derartiger Zubereitungen. Als Kriterium dient die Zeit, die festgelegte Volumina einer solchen Zubereitung zum Auslaufen aus einer senkrecht aufgehängten Injektionsspritze mit normiertem Ansatzstutzen benötigen.

Eine Prüfung auf *Homogenität* gilt für Suspensionen, die nach dem Aufschütteln eine fixierte Zeit äußerlich homogen erscheinen müssen.

Prüfungen auf *Sterilität* erfolgen mikrobiologisch unter Verwendung eines vorgeschriebenen Kulturmediums. Die Anzahl der je Charge zu prüfenden Behältnisse ist in den einzelnen Arzneibüchern unterschiedlich festgelegt. Eine Kennzeichnung „steril" darf nur erfolgen, wenn unter den Bedingungen der Prüfung auf Sterilität (s. 29.4, Ph. Eur. 2.6.1) kein Keimwachstum nachgewiesen werden konnte. Sofern keine Sterilitätskontrolle durchgeführt wurde, sind Angaben über durchgeführte Sterilisationsmaßnahmen erforderlich (z.B. „Dampfsterilisiert", „Heißluftsterilisiert", „Bakterienfrei filtriert" usw.).

Auf *pyrogene Verunreinigungen* erfolgt die Prüfung durch den Limulus-Test, gegebenenfalls tierexperimentell am Kaninchen (s. Kap. 20.5).

20

Ph.Eur. 2.9.17 Bestimmung des entnehmbaren Volumens von Parenteralia

Injektionszubereitungen in Einzeldosisbehältnissen und Infusionszubereitungen müssen ein genügend großes Volumen besitzen, um zu gewährleisten, dass das in der Beschriftung angegebene Nominalvolumen verabreicht werden kann. Gleiches gilt für Mehrdosenbehältnisse, die nach den Angaben der Beschriftung eine spezifische Dosisanzahl mit einem bestimmten Volumen enthalten. Im Vergleich zum Nominalvolumen darf ein Einzeldosisbehältnis jedoch kein so großes Volumen enthalten, dass die Applikation des gesamten Inhalts ein Risiko für den Patienten bedeuten würde. Von Infusionszubereitungen abgesehen, erfolgt die Prüfung in der Regel so, dass das Gesamtvolumen mit einer, bei Mehrdosenbehältnissen mit mehreren Spritzen entnommen wird und, ohne die Nadel zu entleeren, in einen Messzylinder oder ein Wägegefäß überführt wird. Da auch in der Spritze Reste der Zubereitung zurückbleiben, wird mit der beschriebenen Vorgehensweise nicht nur das entnehmbare, sondern, genauer gesagt, das applizierbare Volumen bestimmt.

Kapitel 21

Augenarzneien

21.1
Allgemeines

Unter Augenarzneien (Ophthalmika) sind Augentropfen (Guttae ophthalmicae), Augensalben (Unguenta ophthalmica) (s. 15.4.1), Augenbäder (Collyria) und einige wenig gebräuchliche spezielle Applikationsformen (Lamellen und Augensprays) sowie als Depotform Inserte zu verstehen, die zur Anwendung am verletzten oder intakten Auge bestimmt sind. Kontaktlinsenpflegemittel, die trotz ihrer weiten Verbreitung bisher keinen Eingang in Arzneibücher gefunden haben, werden auf Grund gleicher mikrobieller Reinheitsanforderungen den Augenarzneien gleichgestellt.

Augenarzneien werden zu diagnostischen und therapeutischen Zwecken eingesetzt. Pharmakologische Wirkungen sind meist lokal auf das Auge und das angrenzende Gewebe beschränkt. Es ist jedoch zu beachten, dass auch systemische Wirkungen auftreten können. Beispielsweise können Parasympathomimetika zu kardiovaskulären Nebenwirkungen führen.

Folgende Wirkstoffgruppen finden in der Ophthalmologie Anwendung:
- pupillenerweiternde Pharmaka (Mydriatika): Atropin, Scopolamin, Phenylephrin und Epinephrin,
- pupillenverengende Pharmaka (Miotika): Pilocarpin, Physostigmin, Neostigmin, Betablocker,
- Antiinfektiva: Antibiotika (z. B. Chloramphenicol, Tyrothricin) und Virustatika,
- Lokalanästhetika (Cocain, Tetracain),
- Antiphlogistika (Zinksulfat, Corticosteroide),
- Antiallergika.

Das Auge stellt eines der empfindlichsten Organe des Menschen und eine mögliche Eintrittspforte für Mikroorganismen dar. Es ist daher gerechtfertigt, dass an Augenarzneien verschärfte Qualitätsforderungen gestellt werden. Augentropfen müssen eine gute Wirksamkeit, physiologische Verträglichkeit (Schmerzfreiheit, Reizlosigkeit) und Sterilität aufweisen.

21.2
Augentropfen

21.2.1
Wässrige Lösungen

21.2.1.1
Anforderungen

Zur Herstellung gut verträglicher Zubereitungen sind folgende Faktoren zu beachten:
- Sterilität,
- Klarheit (Schwebstofffreiheit bzw. Schwebstoffarmut bei Lösungsaugentropfen),
- Konservierung,
- Tonizität,
- Stabilität.

Darüber hinaus kommen der Einstellung eines optimalen pH-Wertes (Pufferung) und der Viskosität Bedeutung zu.

21.2.1.2
Sterilität

Infolge Verwendung mikrobiell kontaminierter Augentropfen ist es wiederholt zu schwerwiegenden Zwischenfällen gekommen. Nach Literaturberichten traten nach Applikation mikroorganismenhaltiger Lösungen schwere Reizzustände auf, die in mehreren Fällen zum Verlust der Sehkraft bzw. zu bleibenden Augenschädigungen führten. Die Mikroorganismen können durch die Arznei- und Hilfsstoffe, durch nicht aseptische Arbeitsweise und durch

21

eine fehlende Schlusssterilisation sowie durch eine mögliche Rekontamination während der Applikation eingeschleppt werden. Pathogene Erreger sind selbst in Lösungen mit Silberverbindungen (Targesin®) oder Antibiotika, die lange Zeit als autosteril galten, lebensfähig. Besonders gefürchtet sind aus der Gruppe der Bakterien *Pseudomonas aeruginosa,* das ein Korneakollagen abbauendes Enzym besitzt, *Escherichia coli, Pyocyaneus* und Vertreter der *Subtilis*-Gruppe. Von den niederen Pilzen wird hauptsächlich *Aspergillus fumigatus* für Infektionen verantwortlich gemacht. Auch Viren (Adeno-Viren) führen zu krankhaften Zuständen am Auge (Keratokonjunktivitis). Die unverletzte Hornhaut stellt eine gute Barriere gegen Mikroorganismen dar. Sie ist aber als guter Mikroorganismennährboden anzusehen.

Alle modernen Arzneibücher fordern daher für Ophthalmika Sterilität. Die Bereitung von Augentropfen hat unter Einhaltung der Grundregeln des aseptischen Arbeitens zu erfolgen, wobei der Verwendung von Wasser für Injektionszwecke sowie sterilisiertem Behältnis- und Verschlussmaterial besondere Bedeutung zukommt.

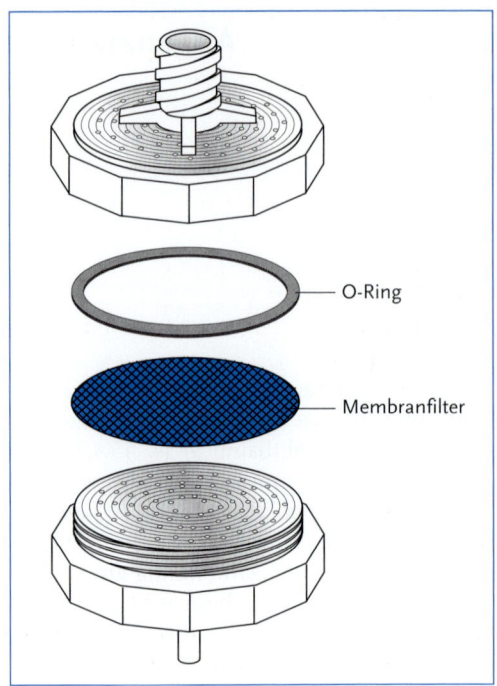

Abb. 21.1: Filtrationseinheit

21.2.1.3
Klarheit (Schwebstofffreiheit bzw. Schwebstoffarmut)

Die Forderung nach partikelfreien bzw. partikelarmen Lösungen soll möglichen mechanischen Reizungen durch Feststoffe vorbeugen. Daher werden die Löungen vor der Abfüllung filtriert. Eine optimale Lösung des Filtrationsproblems von Augenarzneilösungen, aber auch anderer kleiner Flüssigkeitsmengen, stellt die Kombination herkömmlicher Injektionsspritzen mit einem Filtervorsatz dar (Abb. 21.1). Durch den Einsatz geeigneter Membranfilter lassen sich alle Filtrationsmöglichkeiten ausschöpfen.

Bewährt haben sich Dosierspritzen in Kombination mit Filtrationsvorsätzen, die durch Betätigung eines Hebels bereits bei leichtem Handdruck eine Sterilfiltration sowie eine Dosierung in einem Arbeitsgang ermöglichen.

Von Filterherstellern werden zu diesem Zwecke auch sterilisierte und kontaminations-sicher verpackte Kunststoff-Filtrationsvorsätze zum einmaligen Gebrauch (Einweg-Filtrationseinheiten) angeboten.

Für größere Volumina sind die bekannten Druckfiltrationsgeräte zur Herstellung von Injektions- und Infusionslösungen einsetzbar (s. 1.4.1).

21.2.1.4
Konservierung

Mit Ausnahme der Zubereitungen, die am verletzten Auge oder bei chirurgischen Eingriffen verwendet werden und die als Eindosenarzneimittel herzustellen sind, müssen Augentropfen konserviert werden. Die hierfür verwendeten Stoffe müssen die unter 26.5.2.3 aufgeführten Forderungen erfüllen, wobei der sicheren Wirkung gegen Problemkeime *(Pseudomonas aeruginosa)* besondere Bedeutung zukommt. Aus der umfangreichen Palette pharmazeutisch genutzter Konservierungsmittel haben sich vor allem Thiomersal (0,002 %), Alkonium- und Benzalkoniumsalze (0,002–0,01 %)

in Kombination mit Natriumedetat (0,1 %), weiterhin auch Chlorhexidin (0,005–0,01 %), Chlorobutanol (0,5 %) und Benzylalkohol (0,5–1 %) bewährt. Bei der Wahl des Konservierungsmittels und der Festlegung der Konzentration sind die Verträglichkeit mit den Arznei- und Hilfsstoffen sowie dem Behältnis- und Verschlussmaterial und der pH-Wert der Zubereitung zu berücksichtigen. Gegebenenfalls sind sorptionsbedingte Verluste durch Erhöhung der Konservierungsmittelkonzentration auszugleichen.

21.2.1.5
Tonizität

Bedingt durch ihren Elektrolyt- und Kolloidgehalt besitzt die Tränenflüssigkeit einen osmotischen Druck, der mit dem des Blutes und der Gewebsflüssigkeit zahlenmäßig gleich ist. Er beträgt 0,65–0,8 MPa (6,5–8 bar), was einer Gefrierpunktserniedrigung gegenüber Wasser von $\Delta T = 0,52$ K bzw. der Konzentration einer 0,9 %igen wässrigen Natriumchloridlösung entspricht. Das Auge besitzt einen recht hohen Tonizitätstoleranzbereich, in dem keine bzw. nur geringfügige, noch akzeptable physiologische Beeinflussungen auftreten. So werden Lösungen mit einem Tonizitätsbereich von $\Delta T = 0,4$–0,8 K, entsprechend Konzentrationen von 0,7–1,45 % Natriumchlorid, schmerzfrei vertragen und verursachen keinen Tränenfluss, der ein Ausspülen des Wirkstoffs zur Folge haben würde. Hypertonische Lösungen sind relativ besser verträglich als hypotonische. Da zudem Arzneilösungen nur in recht kleinen Quantitäten (ein Tropfen) zur Anwendung kommen, kann die Einstellung auf *annähernde Isotonie* für die meisten Augentropfen als ausreichend angesehen werden. Lösungen, die am verletzten oder operierten Auge angewendet werden, sollten jedoch isotonisch sein. Zur Isotonisierung wird in den meisten Fällen ein Zusatz von Natriumchlorid, gelegentlich auch von Kaliumnitrat (insbesondere bei der Anwesenheit von Silberionen in der Zubereitung) oder Borsäure verwendet. Der DAC (Anlage B) schlägt zur Ermittlung des isotonisierenden Zusatzes das Vorgehen über die Gefrierpunktserniedrigung vor und stellt entsprechende Werte für in der

Augenheilkunde häufig verwendete Wirk- und Hilfsstoffe zur Verfügung. Auch die so genannte E-Wert Methode (Verwendung des Natriumchloridäquivalents) wird in der Praxis oft genutzt. Beide Verfahren werden im Kapitel „Injektions- und Infusionszubereitungen" (20.5.3) ausführlich besprochen.

21.2.1.6
pH-Wert

Die Pufferkapazität des Auges ist geringer als die des Blutes. Das ist dadurch bedingt, dass dem Auge das Hämoglobin-Oxyhämoglobin-Puffersystem fehlt. Die Pufferung erfolgt nur durch Carbonat- und Phosphat-Puffer sowie durch Proteine. Der pH-Wert beträgt wie der des Blutes 7,4, kann aber durch entweichendes Kohlendioxid bis auf 8–9 ansteigen. Der pH-Toleranzbereich des unversehrten Auges wird in der Literatur unterschiedlich angegeben. Als völlig schmerzfrei bei der üblichen tropfenweisen Applikation sind ungepufferte Lösungen vom pH-Wert 7,3–9,7 anzusehen. pH-Bereiche von 5,5–11,4 gelten als noch akzeptabel.

Augentropfen werden aus sehr unterschiedlichen Gründen gepuffert, z. B. zur Optimierung der Wirkung (z. B. Oxytetracyclin) oder zum Erreichen einer befriedigenden Löslichkeit (z. B. Chloramphenicol).

Die Einstellung der Lösungen auf Isohydrie (pH 7,4) wäre zur Erreichung völliger Reizlosigkeit wünschenswert, sie ist jedoch in den meisten Fällen nicht zu realisieren, da die Löslichkeit und Stabilität der Wirkstoffe und z. T. auch der Hilfsstoffe, aber auch das Wirkungsoptimum neben dem physiologischen Aspekt (Verträglichkeit) eine dominierende Rolle spielen. Diese Aspekte sind aber nur selten beim physiologischen pH-Wert optimal. Der günstigste pH-Wert, auf den die Lösung einzustellen ist, stellt einen Kompromiss zwischen den genannten Faktoren dar. Er wird als *euhydrischer Wert (Euhydrie)* bezeichnet; z. B. besitzen die meisten als Augenarzneien gebräuchlichen Alkaloidsalze maximale Stabilität im pH-Bereich 2–4, der jedoch völlig unphysiologisch ist. Bei den gleichfalls für die Augentherapie bedeutsamen Lokalanästhetika (Stabilitätsmaximum beim pH-Wert 2,5–4,5) liegen die Verhältnisse

21

vergleichbar ungünstig. Hinzu kommt, dass Letztere mit steigendem pH-Wert auf Grund der besseren Korneapenetration eine höhere Wirksamkeit zeigen. Unter Berücksichtigung der physiologischen Angleichung werden diese Lösungen auf pH-Werte von 5,5–6,5 eingestellt.

Die pH-Angleichung erfolgt durch Säure- bzw. Basezusatz oder Pufferung. Als Pufferlösungen werden vor allem Natriumacetat-Essigsäure-Puffer (im sauren Bereich) und Phosphatpuffer (im neutralen Bereich) verwendet. Liegt der aus Stabilitätsgründen diktierte pH-Wert außerhalb des akzeptablen physiologischen Bereichs, so ist auf eine Pufferung zu verzichten und die pH-Einstellung durch Säure- bzw. Laugezusatz vorzunehmen. Derartig bereitete Lösungen weisen praktisch keine Pufferkapazitäten auf und werden daher von der Tränenflüssigkeit besser an die physiologischen Werte angeglichen als gepufferte Lösungen. Zwischen Isotonie und Euhydrie besteht in gewissen Grenzen eine Relation hinsichtlich physiologischer Verträglichkeit. Ist nämlich eine Lösung annähernd isotonisch, so wird sie selbst bei ungünstigem pH-Wert noch reizlos verträglich sein.

21.2.1.7
╳ Viskosität

Wässrige Augentropfen haben den Nachteil, dass sie durch die Augenlidbewegung aus dem Konjunktivalsack herausgedrückt werden. Dadurch wird die Kontaktzeit am Auge herabgesetzt. Durch Erhöhung der Viskosität sind eine bessere Verteilung des Wirkstoffs und eine längere Kontaktzeit zu erreichen. Zudem besitzen diese Zubereitungen schmierende Eigenschaften und bewirken eine Verminderung von Reizungen. Sie sind daher insbesondere bei der Behandlung der Keratokonjunktivitis angezeigt. Als viskositätserhöhende Zusätze finden Celluloseether, Polyacrylsäure und Polyvinylpyrrolidon (PVP) Verwendung. Besonders bewährt hat sich ein 1–2 %iger Zusatz von niedrig polymerem Polyvinylalkohol (PVA). Die Viskosität der Zubereitungen sollte 25 mPa·s nicht übersteigen, da sonst mit einer Verstopfung des Tränenkanals gerechnet werden muss. Gebräuchlich sind Lösungen mit Viskositätswerten von 2–15 mPa·s.

21.2.2
Ölige Lösungen

Ölige Lösungen nehmen gegenüber den wässrigen stark an Bedeutung ab. Ölige Lösungen besitzen eine lange Kontaktzeit an der Kornea, werden nicht ausgewaschen, haben aber den Nachteil der Sichttrübung. Aus Lipoidvehikeln erfolgt eine Arzneimittelresorption langsamer, so dass auf diesem Wege auch eine Erzielung von Depoteffekten möglich wird. Für ölige Zubereitungen sind Isotonie und Isohydrie bedeutungslos. Ölige Medien bilden keinen Nährboden für Mikroorganismen, können aber Sporen enthalten. Daher ist eine Sterilisation erforderlich, aber keine Konservierung. Als Lösungsmedien dienen hochgereinigte peroxidarme Pflanzenöle mit niedriger Säurezahl, insbesondere Erdnussöl und Rizinusöl.

21.2.3
Suspensionen

Die Bereitung von Suspensionspräparaten ist angezeigt, wenn der Wirkstoff (z. B. Corticosteroide) in den für Augenarzneien geeigneten Trägern eine ungenügende Löslichkeit aufweist oder wenn ein Depoteffekt angestrebt wird.

Sowohl an wässrige als auch an ölige Suspensionen wird als Hauptforderung eine begrenzte Teilchengröße gestellt. Prinzipiell sind mikronisierte Pulver zu verwenden, die mechanische Reizungen am Auge ausschließen und die Wirkung sichern. Die meisten Arzneibücher fordern für Suspensionen, die am Auge zur Anwendung kommen, Teilchengrößen von < 30 μm. Wegen des möglichen Kristallwachstums industriell gefertigter Produkte während der Lagerung ist bei deren Entwicklung insbesondere auch der Teilchengrößenstabilität besondere Beachtung zu schenken. Zur Stabilisierung der Suspensionen werden Viskositätserhöher (s. 19.4) eingesetzt. Trotz dieser Stabilisierungsmaßnahme gelingt es oft nicht, nicht-sedimentierende Zubereitungen herzustellen. In diesen Fällen kommt der Aufschüttelbarkeit des Sediments größte Bedeutung zu. Die Homogenität der aufgeschüttelten Zubereitung muss zumindest für die Dauer der Applikation gewährleistet sein, um eine exakte Dosierung zu garantieren.

21.2.4
Behältnisse und Aufbewahrung

Augentropfen können in Einzeldosisbehältnisse oder Mehrdosenbehältnisse abgefüllt werden. *Einzeldosisbehältnisse* enthalten nur eine zum einmaligen Gebrauch bestimmte Arzneidosis. Als Behältnisse finden Kunststoffampullen (Ophthiole®, Flexiole®) oder kleine Kunststoffampullenfläschchen Verwendung (bottle pack). Als *Mehrdosenbehältnisse* finden Fläschchen mit nach außen gerichteter Tropfspitze Anwendung. Ein Deckhütchen dient dem Schutz der Tropfspitze während der Aufbewahrung. Die Lösung wird durch einfaches Kippen des Behältnisses oder Druck über die flexible Tropfspitze direkt in den Bindehautsack eingebracht. Des Weiteren gibt es auch Augentropfflaschen aus Kunststoff. Beachtet werden muss bei diesem Primärpackmittel aber die Adsorption von Konservierungsmitteln am Kunststoffmaterial und die hier problematische Dampfsterilisation.

Ähnliche Probleme betreffen auch die Verwendbarkeit der Verschlussmaterialien. Sie sollen kein bzw. nur ein geringes Adsorptionsvermögen für Wirk- und Hilfsstoffe besitzen und dürfen keine Fremdstoffe an die Wirkstofflösung abgeben. Außerdem müssen sie sterilisierbar sein, ohne dass ihre elastischen Eigenschaften beeinträchtigt werden.

Allgemein wird für Augentropfen eine Begrenzung der Aufbrauchfrist vorgeschrieben, die nach Ph. Eur. bei 4 Wochen nach erfolgtem Anbruch liegt. Aus Gründen der Wirkstofflabilität können Kühllagerung und kürzere Verwendbarkeitsfristen erforderlich sein. Flüssige, unkonservierte Augentropfen müssen nach Anbruch innerhalb von 24 Stunden aufgebraucht oder verworfen werden.

21.3
Augenbäder

Augenbäder, auch als Augenwässer (Collyria) bezeichnet, sind wässrige Lösungen, die zur Spülung oder Waschung des Auges bestimmt sind. Sie finden zur Behandlung von Verätzungen und Verbrennungen (Erste Hilfe), aber auch als desinfizierende Spüllösungen Verwendung. Augenwässer sind nach den bei Augentropfen ausgeführten Grundsätzen herzustellen und müssen die gleiche mikrobielle Reinheit aufweisen.

Augenwässer sind vor Licht geschützt in keimdicht verschlossenen Behältnissen und gegebenenfalls kühl aufzubewahren. Die Verwendbarkeitsfrist darf nach erfolgtem Anbruch 4 Wochen nicht überschreiten.

21.4
Kontaktlinsenpflegelösungen

21.4.1
Kontaktlinsen

Als Material werden bevorzugt hydrophile Kunststoffe, vor allem Copolymere aus Hydroxyethylmethacrylat (HEMA) und N-Vinylpyrrolidon (NVP) oder Methacrylsäure (MA) verwendet. Statt HEMA kann Methylmethacrylat (MMA) für die Polymerisation eingesetzt werden. Harte Linsen werden aus Copolymeren von MMA mit fluor- und/oder siliconhaltigen Methacrylaten gefertigt. Sie haben einen geringen Wassergehalt und sind weniger flexibel. Bei den neueren Materialien ist das weniger ausgeprägt als bei früher verwendeten Polymethylmethacrylat-Linsen (PMMA), weshalb diese Linsen auch als „Hart-flexible-Linsen" bezeichnet werden. Der Tragekomfort dieser Linsen hat deutlich zugenommen. Bestimmte Fehlsichtigkeiten sind nur mit harten Kontaktlinsen zu korrigieren und hierbei ist auch die Gefahr der Kontamination mit Viren, Bakterien und Pilzen geringer. Aus HEMA-Copolymeren werden die weichen hydrophilen Kontaktlinsen gefertigt, die flüssigkeitsreiche Gele von elastischer Beschaffenheit darstellen. Sie zeichnen sich durch gute Trageeigenschaften, hohe mechanische Festigkeit (Flexibilität), hohen Wassergehalt und große Sauerstoffdurchlässigkeit aus. Die Eigenschaften können über die verwendeten Copolymere gesteuert werden. Der Einsatz von Glycerolmethacrylat sorgt für eine hohe Wasseraufnahmefähigkeit der Linsen, die wesentlich mehr Tränenflüssigkeit als harte Kontaktlinsen binden. Bei einem Mangel an Tränenflüssigkeit kann es aber zum gestörten Sauerstofftransport in die Hornhaut

21

führen. Darüber hinaus neigen Kontaktlinsen mit höherem Wassergehalt eher zu Ablagerungen. Es ist wichtig, diese Ablagerungen (Lipide, Mucine, Proteine) zu entfernen, denn diese Substanzen stellen eine Nahrungsquelle für Mikroorganismen dar, die sich als Biofilm auf der Linsenoberfläche entwickeln können.

Risikofaktoren für Erkrankungen des Auges, bedingt durch Kontaktlinsentragen, sind mangelhafte Reinigung und eine mangelhafte Desinfektion der Linsen. Da der Aufbewahrungsbehälter ebenfalls durch Bakterien kontaminiert sein kann, sind wirkungsvolle Desinfektions- und Reinigungsmaßnahmen sowohl der Kontaktlinsen als auch der Behälter notwendig.

Kontaktlinsenhygienesysteme müssen eine ausreichend antimikrobielle Wirkung zeigen, dürfen aber nicht toxisch sein, falls Bestandteile mit dem Auge in Kontakt kommen. Sie sollten einen minimalen Effekt auf die Eigenschaften der Kontaktlinse ausüben. Für sie gelten die gleichen mikrobiellen Reinheitsanforderungen wie für Augenbäder. Auch Kontaktlinsenpflegelösungen können mikrobiell kontaminiert werden, oft durch Einsaugen von Mikroorganismen aus der Luft. Der Fingerkontakt mit der Flaschenöffnung, das Offenstehenlassen der Flaschen sowie der Kontakt der Flaschenöffnung mit kontaminierten Oberflächen sind weitere Ursachen der Kontamination.

Es werden Systeme mit unterschiedlichen Aufgaben verwendet: Abspüllösungen, Tensid-Reiniger, Enzym-Reiniger, Desinfektionsmittel, Aufbewahrungslösungen.

21.4.2
Reinigung

Die mechanische Oberflächenreinigung erfolgt durch Reiben der Linse zwischen den Fingern und Abspülen mit Spüllösung (isotonische Kochsalzlösung). Diese Reinigung sollte täglich nach dem Tragen erfolgen.

Tensid-Reiniger entfernen locker anhaftende Beläge und Gewebstrümmer, inklusive der Mikroorganismen, sie sollten Lipide, Mucine und Proteine wirksam beseitigen. Zähe Beläge, besonders gebundene Proteine, erfordern einen Enzym-Reiniger, der die Proteine hydrolysiert, die nach einer Tensidreinigung zurückbleiben.

Die strengen Anforderungen der Augenarzneiformen gelten natürlich auch für die Kontaktlinsenpflegelösungen.

21.4.2.1
Desinfektionsmittel

Die Desinfektion beinhaltet die Zerstörung von Mikroorganismen durch einen Angriff auf deren Zellwände und/oder das Inhibieren der Proteinbiosynthese. Kontaktlinsen können mit physikalischen oder chemischen Mitteln desinfiziert werden. Es gibt zwei Arten der chemischen Desinfektion: chemische Lösungen und Wasserstoffperoxid. Die antimikrobielle Wirksamkeit von Wasserstoffperoxid beruht auf der oxidativen Zerstörung wichtiger Zellkomponenten durch hochaktiven Sauerstoff, der aus Wasserstoffperoxid entsteht. Konservierung der Lösung ist deshalb auch nicht notwendig. Wasserstoffperoxid darf selbst natürlich nicht in das Auge gelangen, kann jedoch einfach inaktiviert werden. Bei diesem Neutralisationsprozess entstehen Wasser und Sauerstoff. Das Neutralisieren kann durch Austausch der Lösung oder durch Zugabe einer Neutralisationstablette stattfinden.

Als chemische Desinfektionssysteme werden desinfizierend wirkende Polymere, wie Dymed, Tris Chem und Polyquats, verwendet.

Unter den physikalischen Desinfektionsmethoden ist Hitze die verbreitetste. Andere umfassen Mikrowellen, Ultraschall-Reinigung, UV-Licht und stehende Wellen.

21.4.2.2
Kombilösungen

Diese Lösungen sind Reinigungs- und Aufbewahrungslösungen in einem. Hier wird die Desinfektion durch Molekülstrukturen bewirkt, die für das Auge verträglich sind. Da der Reinigungseffekt geringer ist, müssen die Linsen zusätzlich anderweitig gereinigt werden (Proteinentfernung oder Oberflächenreinigung).

21.5
Biopharmazeutische Aspekte

Augenarzneimittel (Ophthalmika) werden zur Erzielung therapeutischer Effekte im vorderen Augenbereich, der von Kornea, Bindehaut, Iris, Linse und Ziliarkörper gebildet wird, aber auch für diagnostische Zwecke, wie z. B. Fluorescein-Natrium zur Sichtbarmachung von Korneadefekten, genutzt (Abb. 21.2).

Außerordentlich bedeutsam sind Ophthalmika zur Behandlung des Glaukoms, wo sie den pathologisch erhöhten intraokularen Druck herabsetzen. Weitere am Auge oft applizierte Wirkstoffe besitzen antiphlogistische, antibiotische, antivirale oder lokalanästhetische Wirkung. Der Applikationsort für ophthalmische Darreichungsformen ist der von der Bindehaut und Kornea gebildete spaltförmige Bindehautsack, der etwa 30 µl Tränenflüssigkeit enthält. Er vermag lediglich einen Tropfen Flüssigkeit bzw. sehr geringe Mengen Salbe aufzunehmen. Da die Tränenflüssigkeit ständig erneuert wird, kommt es nach der Applikation von wässrigen Augentropfen bereits innerhalb von etwa 8–10 min zu einem beträchtlichen Abfall der Wirkstoffkonzentration, so dass nur etwa 10–30 % der verabfolgten Wirkstoffmenge ausgenutzt werden. Wirkstoffe, die in der Augenkammer ihre Wirkung entfalten sollen, müssen durch die Kornea in das Kammerwasser permeieren. Die Kornea ist aus drei Schichten aufgebaut. Sie besteht aus dem hydrophilen Stroma, das von einem mehrschichtigen Epithel und einem einschichtigen Endothel begrenzt ist. Die beiden Grenzschichten besitzen lipophilen Charakter. Für die Wirkstoffpermeation, die durch passive Diffusion erfolgt, stellt das mit dem Tränenfilm benetzte Epithel die Hauptbarriere dar. Der transkorneale Wirkstofftransport unterliegt den bekannten Abhängigkeiten vom Lipid-Wasser-Verteilungskoeffizienten. Obgleich der Stofftransport durch die Kornea gering ist, werden im Kammerwasser therapeutisch wirksame Konzentrationen erreicht, die höher liegen als nach systemischer Darreichung durch i. v.-Injektion. Ein Wirkstoffübertritt in den Glaskörper findet hingegen praktisch nicht statt. Die Wirkstoffverfügbarkeit lässt sich durch Viskositätser-

höhung bei wässrigen Arzneitropfen nur in begrenztem Maße beeinflussen. Derartige Zubereitungen sorgen jedoch dafür, dass der Wirkstoff nicht durch Tränenfluss verstärkt ausgeschwemmt wird, und sie sind besser verträglich. Die Akzeptanz durch den Patienten wird auf diesem Wege verstärkt. Beachtliche Depoteffekte erbringen hingegen Inserte. Ein Zusatz von Tensiden zu wässrigen Augentropfen, der zur Löslichkeitsverbesserung von Problemwirkstoffen oder zur Verbesserung der Benetzbarkeit bei Suspensionsaugentropfen erforderlich sein kann, bedarf einer gründlichen Überprüfung der physiologischen Unbedenklichkeit. Auch ist zu beachten, dass durch Tenside das Tropfvolumen verändert wird, was zu Fehldosierungen führen kann, und durch Mizelleinschluss die wirksame Konzentration von Wirkstoffen und Konservierungsmitteln herabgesetzt wird.

Eine Wirkungsverlängerung wird durch Verabfolgung von Wirkstoffen als ölige Lösungen oder wässrige bzw. ölige Suspensionen, vor allem aber als Augensalbe, erreicht. Sowohl ölige Augentropfen als auch Augensalben führen zu Sehbeeinträchtigungen.

21.6
Prüfung von Augentropfen

Folgende Prüfungen sind an flüssigen Augenarzneien vorzunehmen:
- Prüfung auf Klarheit oder Schwebstofffreiheit, bei der nur einzelne Fasern, aber keine ungelösten Partikel nachweisbar sein dürfen,
- Prüfung auf Sterilität nach den Prüfvorschriften des Arzneibuches,
- Prüfung auf Tonizität durch Bestimmung der Gefrierpunktserniedrigung gegenüber reinem Wasser,
- Prüfung auf Teilchengröße von Suspensionen durch mikroskopische Partikelmessung (s. Kap. 2.2.3).

21

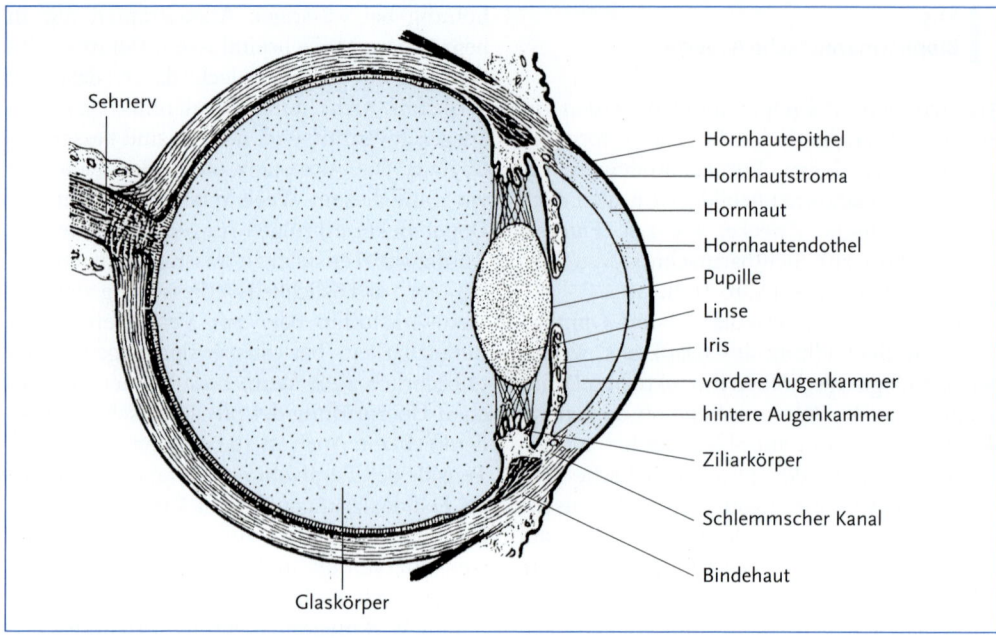

Abb. 21.2: Querschnitt durch das Auge

Arzneiformen

Kapitel 22

Inhalanda, Aerosole

22.1
Inhalanda

Schon die Priesterin Pythia des Orakels von Delphi atmete betäubende Dämpfe von Kräutern ein, um sich in einen Rauschzustand zu versetzen. Bis heute nutzen indianische Stämme in den Regenwäldern Südamerikas primitive Einrichtungen zur Erzeugung berauschender Dämpfe bei religiösen Zeremonien. Alle Kulturen haben seit alters her pflanzliche Inhaltsstoffe zum Inhalieren als Volksmedizin verwendet. Die Behandlung von Krankheiten der Atmungsorgane durch Inhalation ist seit dem Altertum bekannt. Bis in die heutige Zeit hat sich die Kamillendampfbehandlung und die Applikation von ätherischen Ölen und deren Bestandteilen (Campher, Menthol), oft vernebelt mit Hilfe sog. Inhalatoren, gehalten.

Inhalanda liegen vor, wenn Wirkstoffe, entweder gelöst in Wasser in Tröpfchenform oder als Trockensuspensionen, meist mit Luft gemischt, über die Atmungsorgane dem Organismus zugeführt werden. Zubereitungen zur Inhalation sind flüssige oder feste Darreichungsformen, die als Dampf, Aerosol oder Pulver im Respirationstrakt angewendet werden, um eine lokale oder systemische Wirkung zu erzielen. Die Ph. Eur. unterscheidet folgende Zubereitungen zur Inhalation:

- flüssige Zubereitungen zur Inhalation,
- Flüssigkeiten zur Zerstäubung,
- Zubereitungen in Druckgas-Dosierinhalatoren und
- Pulver zur Inhalation.

Zu Narkosezwecken inhalierbare Gase fallen nicht unter diese Monographie.

22.1.1
Zubereitungen zur Inhalation

Flüssige Zubereitungen können heißem Wasser zugesetzt und dann als Dampf inhaliert werden. Eine Überführung in Aerosole durch geeignete Zerstäuber ist auch möglich. Anwendung finden hier unter Druck stehende Gase, Ultraschallvibrationen oder andere Methoden. Pulver zur Inhalation werden mit der Hilfe von Pulverinhalatoren verabreicht.

22.2
Aerosole

22.2.1
Allgemeines

Sind die zu applizierenden Arzneiformen nicht gasförmig und lassen sich auch nicht einfach durch Verdampfen einatmen, so sind sie als Aerosol (auch Synonym für Spray) zu verabreichen. Unter einem Aerosol ist ein disperses System aus Luft und darin verteilten kleinen festen oder flüssigen Teilchen zu verstehen. Sind die dispergierten Teilchen fest, so handelt es sich um Staubaerosole (Rauch enthält feste und gasförmige Komponenten), sind sie flüssig, so hat man Nebelaerosole (Dampf enthält flüssige und gasförmige Komponenten).

Sie werden mit Hilfe von Zerstäubern auf die Schleimhäute der Nase, des Mundes, des Rachens und der Luftröhre aufgebracht oder eingeatmet. Hauptanwendungsgebiet sind allergische, chronisch obstruktive oder entzündliche Atemwegserkrankungen (allergischer Schnupfen, Asthma bronchiale, chronische Bronchitis, Mukoviszidose).

Entscheidend für das Erreichen des Zielgewebes in der Lunge und damit den therapeutischen Erfolg sind zwei Parameter: die Teil-

22

chengröße und die Geschwindigkeit, mit der die Tröpfchen bzw. Partikel in den sich verästelnden Bronchialraum eingebracht werden. Sind die Teilchen zu groß, lagern sich diese in den oberen Luftwegen ab. Zu kleine Teilchen werden dagegen nicht in der Lunge zurückgehalten, sondern wieder ausgeatmet. Ist die Geschwindigkeit der Teilchen zu groß, werden sie zum größten Teil in Rachen, Larynx und Trachea aufprallen. Wird eine minimale Einatmungsgeschwindigkeit nicht erreicht, kann oft das Inhalationsgerät nicht aktiviert werden.

Ablagerungsmechanismen

Folgende Ablagerungsmechanismen werden unterschieden (s. Abb. 22.1):

Impaktion (Prallabscheidung). Abscheidung der großen und schnellen Partikel, die den Richtungsänderungen des Luftstromes nicht folgen, sondern sich auf Grund ihrer Trägheit und der einwirkenden Zentrifugalkräfte geradlinig fortbewegen. Dadurch kommt es zu einer Abscheidung an Gabelungen oder Verengungen. Partikel über 10 µm werden überwiegend im Mund- und Rachenraum, im Kehlkopf oder in den oberen Bronchialästen durch Impaktion abgelagert.

Bei Sprays für den Nasen-, Mund- oder Rachenraum sollte die Teilchengröße deshalb > 30 µm sein, um zu verhindern, dass Wirkstoffe in die Lunge gelangen. Andere Verhältnisse liegen vor, wenn die Wirkstoffe die feinsten Verästelungen der Lunge durch Einatmen erreichen sollen. Der optimale Teilchengrößenbereich liegt zwischen 0,5–5 µm.

Sedimentation. Partikel im Größenbereich von 1–5 µm werden, beeinflusst durch die Gravitationskraft, hauptsächlich durch Sedimentation abgeschieden. Dies findet in den peripheren Lungenbereichen, den Bronchiolen, Alveolargängen und Alveolen statt und ist somit der erwünschte Mechanismus für die Aerosoldeposition.

Diffusion. Aerosolpartikel unter 0,5 µm werden durch die Stöße der Gasmoleküle bewegt (Brown'sche Molekularbewegung). Bewegen sich die Teilchen als Kollektiv, so wird dies als Diffusion bezeichnet. Je kleiner die Teilchen sind, desto effektiver ist die Abscheidung durch Diffusion. Allerdings verweilen Teilchen < 1 µm lange in der Schwebe und werden daher zu einem großen Teil wieder ausgeatmet, wenn nach Applikation des Sprühstoßes die Luft nicht lange genug angehalten wird. Da pharmazeutische Aerosole eine monodisperse Größenverteilung nur sehr selten erreichen, finden meist alle Abscheidemechanismen nebeneinander statt, und deshalb wird nur ein Teil des Aerosols an den tatsächlich gewünschten Ort innerhalb des Respirationstraktes gelangen.

Neben dem wichtigsten Einflussfaktor, der Teilchengröße, sind für die erfolgreiche Deposition Partikelgeschwindigkeit, Inhalationstechnik, Verweildauer der Partikel im Respirationstrakt und die Geometrie der Atemwege entscheidend. So können durch langsamere Inhalation größere Teilchen in tiefere Regionen vordringen und durch Anhalten der Luft nach dem Einatmen die Abscheidung durch Sedimentation und Diffusion begünstigt werden.

Aerosolapplikation

Aus diesen Faktoren leiten sich Anforderungen an das Aerosolapplikationssystem ab:
- möglichst großer Anteil an Partikeln unter 5 µm,
- konstante Dosierung,
- hohe Dosiergenauigkeit,
- keine Beeinflussung des Partikelspektrums durch Luftfeuchtigkeit, Temperatur, Lagerung und Inhalationstechnik,
- einfach und sicher bedienbar, transportabel, umweltfreundlich, preiswert.

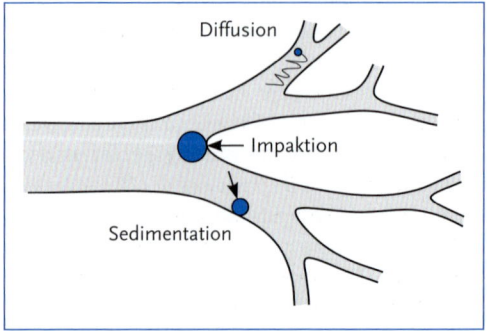

Abb. 22.1: Depositionsmechanismen

Man unterscheidet folgende Verfahren zur Aerosolerzeugung:
- treibgashaltige Dosieraerosole,
- Vernebelung von in Wasser gelösten Wirkstoffen und
- Trockenzerstäubung von pulverförmigen Wirkstoffen.

Die Zerteilung des Wirkstoffes zum Aerosol erfolgt durch Dispersion beim Versprühen von Flüssigkeiten oder durch Zerstäuben von Feststoffen (Aufwirbeln von Staubsedimenten, mechanische Bearbeitung fester Stoffe). Andere Verfahren zur Erzeugung von Aerosol durch Kondensation (Abkühlen unter die Dampfsättigung oder chemische Reaktion zwischen gasförmigen Phasen) haben für pharmazeutische Präparate nur untergeordnete Bedeutung.

Treibgashaltige Dosieraerosole = MDI (= „metered dose inhaler"). Der Wirkstoff befindet sich vorwiegend suspendiert, aber auch gelöst in Treibgas, in einer Druckgaspackung, aus der beim Öffnen eines Ventils Substanz als Aerosol entweicht.

Verneblung von in Wasser gelösten oder suspendierten Wirkstoffen. Düsen- und Ultraschallvernebler werden eingesetzt, um aus Wirkstofflösung oder -suspension Flüssigkeitströpfchen freizusetzen, die inhaliert werden können.

Trockenzerstäubung von pulverförmigen Wirkstoffen = DPI (= „dry powder inhaler"). Hierbei werden pulverförmige Wirkstoffe durch die Inhalation freigesetzt und dispergiert. Seit neuestem befindet sich auch ein Trockeninhalator (Maghaler®) auf dem Markt, der das Pulver in situ durch Aktuierung einer Klinge erzeugt, die eine genau dosierte Menge in einer bestimmten Teilchengröße von der Oberfläche einer isobarisch verpressten Tablette abreibt.

22.2.2
Aerosolpackung, treibgashaltige Dosieraerosole

Durch Entwicklung geeigneter Treibmittel, Behältnisse und Dosiereinrichtungen ist es ge-

lungen, feine Verneblungen und Zerstäubungen von Flüssigkeiten, Emulsionen und Suspensionen zu erzielen. Die Dosieraerosole erfüllen die Anforderungen konstanter Dosierung, hoher Dosiergenauigkeit, keinerlei Beeinflussung des Partikelspektrums durch äußere Einflüsse und Inhalationstechnik in hohem Maße.

In den Aerosolpackungen liegt der Wirkstoff mit einer Flüssigkeit, die einen Siedepunkt unterhalb der Zimmertemperatur aufweist, und dem Treibgas in einem druckdichten Behältnis vor. In der Packung herrscht ein Überdruck. Durch Öffnen des Ventils wird der Wirkstoff in Form einer Lösung oder feinst verteilten Suspension herausgepresst. Dabei verdampft das Lösungsmittel explosionsartig, und der Wirkstoff wird dispergiert. Die Aerosolwolke verlässt das Ventil mit einer sehr hohen Anfangsgeschwindigkeit (30–50 m/s) und besteht aus Treibmitteltröpfchen und Wirkstoffpartikeln, die von Treibmittel umgeben sind. Diese Primärpartikel haben einen großen Durchmesser (30–50 µm), der durch die Verdampfung des Treibgases rasch abnimmt. Bedingt durch Verdunstungskälte und Volumenexpansion des Treibmittels kühlt die Aerosolwolke stark ab.

Bei diesen treibgasgetriebenen Dosieraerosolen treten zwei Probleme auf, die bei vielen Patienten, aber vor allem in der geriatrischen und pädiatrischen Patientenpopulation, für einen therapeutischen Misserfolg verantwortlich sind:
1. Durch die Größe der Partikel wird ein großer Anteil im Mund-Rachen-Raum abgeschieden. Dies kann zu Nebenwirkungen führen. Insbesondere bei Glucocorticoiden ist die Gefahr eines Mundsoors beträchtlich.
2. Die hohe Geschwindigkeit des Aerosols erfordert die Synchronisation von Auslösung des Sprühstoßes und Inhalation durch den Patienten. Der Patient ist hier oft überfordert, was wiederum zur Abscheidung des Materials im Mund-Rachen-Raum führt. Der Kältereiz kann zudem einen Reflexhustenreiz oder bei Asthmapatienten einen weiteren Asthmaanfall auslösen. Die Anwendung der Dosieraerosole erfordert

22

somit eine eingehende Beratung und Einweisung des Patienten, denn 70 % der Patienten begehen Anwendungsfehler und beeinträchtigen so den Therapieerfolg.

Das Dosieraerosol wird zur Suspensionshomogenisierung vor der Anwendung geschüttelt. Der Patient atmet vollständig aus, umschließt das Mundstück mit den Lippen und atmet langsam und tief ein. Dabei löst er den Sprühstoß aus und atmet weiter tief ein. Anschließend hält er die Luft möglichst 10 s an, um die Verweildauer der Partikel im Respirationstrakt zu erhöhen. Danach kann er normal ausatmen. Sprühkopf und Auslassöffnung müssen regelmäßig mit warmem Wasser gereinigt werden. Zur Inhalation von glucocorticoidhaltigen Aerosolen sollte ein Spacer (s. 22.2.2.3) verwendet und anschließend der Mund ausgespült werden.

Anwendungsbeispiele

In Aerosolform applizierte Wirkstoffe werden im Allgemeinen wegen der großen Gesamtoberfläche über die Lunge außerordentlich schnell resorbiert. Sprays in Druckdosen haben darüber hinaus vielfache Anwendungsmöglichkeiten, insbesondere in der Kosmetik, im Haushalt und auf vielen technischen Gebieten, gefunden.

Inhalationsaerosole werden überwiegend zur topischen Behandlung von Bronchialerkrankungen eingesetzt. Sie besitzen eine lokale Wirkung auf die Schleimhäute der Luftwege oder auf die Bronchialmuskeln (antiasthmatische Aerosole). Hierbei werden zur Akuttherapie der Bronchialobstruktion β_2-Mimetika oder Anticholinergika eingesetzt. Die antiinflammatorische Therapie bei Asthma bronchiale wird durch inhalierbare Steroide, wie Beclometason und Budenosid, erreicht.

Eine systemische Wirkung kann mittels Inhalation ebenfalls erzielt werden, erleichtert doch die große innere Oberfläche die Resorption. Pulmonale Resorption wird bei Wirkstoffen ausgenutzt, die im Gastrointestinaltrakt der Zerstörung unterliegen oder dort nur schlecht resorbiert werden. Diese bisher selten durchgeführte Therapie könnte in Zukunft durch die Verarbeitung von Peptiden an Bedeutung gewinnen. Mit Wirkstoffen wie Ergotamintartrat, Insulin oder Octylnitrit wird bereits eine systemische Wirkung nach Inhalation erreicht.

Aerosole zur kutanen Anwendung – hierzu zählen *Verbandmittel* (spray bandages), die die erkrankte Haut durch Ausbildung von elastischen Membranen vor äußeren Einwirkungen schützen. Die Membranen müssen sich innerhalb von maximal 30 s ausbilden und wasserdampfdurchlässig sein, um eine normale Regeneration unter dem Verband zu sichern. Sie können mit Wasser abwaschbar (Polyvinylpyrrolidon, Cellulosederivate) oder nichtabwaschbar (Acrylharze) sein und gegebenenfalls Wirkstoffe wie Antibiotika oder Antiseptika enthalten. Besonders bei Wunden, die mit traditioneller Verbandtechnik schwer abzudecken sind (Wunden im Hals-, Gesichts-, Kopf-, Achselhöhlen- und Analbereich), eignen sich Aerosolverbände. Spezielle chirurgische Präparate enthalten Ester der 2-Cyanacrylsäure, die bei Anwesenheit von Feuchtigkeitsspuren in kürzester Zeit polymerisieren und blutungsstillende Filme erzeugen, die zu einem Verkleben von Wundrändern führen.

Die eigentlichen *dermatologischen Aerosole* umfassen antiseptische, antimykotische, antiphlogistische, antipruriginöse, antiallergische und zur Behandlung von Verbrennungen dienende Präparate. Mit ihrer Hilfe lassen sich Lösungen, Suspensionen, Schäume, Salben und Puder auf die Haut aufbringen. Eine besondere Gruppe von Aerosolen ist zur Anwendung in Körperhöhlen bestimmt, z. B. zur Behandlung der Mundhöhle und des Rachens (Infektionen), des Rektums (Juckreiz, Hämorrhoiden) und zur intravaginalen Anwendungen (Kontrazeptiva).

Schließlich werden Aerosole zur Oberflächenanästhesie, zu diagnostischen Zwecken sowie zu Desinfektion der Luft, des Operationsfeldes und des chirurgischen Instrumentariums eingesetzt.

22.2.2.1
Behältnisse

Als Behältnismaterialien finden unterschiedliche Werkstoffe Verwendung, die Vor- und Nachteile aufweisen.

Verzinntes Blech (Weißblech) zählt wohl zu dem am häufigsten gebrauchten Material. Es ist haltbar und von relativ geringem Gewicht. Wegen einer zu befürchtenden Korrosion (Angriff durch saure und alkalische Agenzien, gegebenenfalls kann Chlorwasserstoff aus dem Treibmittel abgespalten werden) durch das Treibmittel ist eine Innenschutzlackierung erforderlich (eingebrannte Epoxidharze). Ein ausreichender Schutz soll auch durch Zusatz von Gelatine und anderen hochmolekularen Stoffen zu erhalten sein.

Schwarzblech ist zwar billiger, doch muss wegen des von außen angreifenden Rostes und einer Korrosionsmöglichkeit im Innern eine beiderseitige Schutzlackierung der Behälter durchgeführt werden.

Aluminium hat als Dosenmaterial eine weite Verbreitung gefunden, allerdings unterliegt es in noch stärkerem Maße einer Korrosion. Die Dosen werden daher lackiert oder eloxiert (Aufziehen einer Aluminiumoxidschicht auf elektrolytischem Wege).

Glas schätzt man wegen seiner weitgehenden Indifferenz. Die Wanddicke ist allerdings entsprechend stark zu wählen, um den Überdruck im Behälter zu kompensieren. Im Übrigen ist eine Plastikumhüllung als Schutz gegen die bei einer Explosion auftretenden Splitter unerlässlich.

Kunststoffe haben sich als Behältnismaterial bisher nicht durchsetzen können. Voraussetzung ist, dass sowohl Druckbeständigkeit, Undurchlässigkeit gegenüber Gasen und Flüssigkeiten als auch Temperaturstabilität gewährleistet sind.

Man unterscheidet ein-, zwei- und dreiteilige Dosen. Bei dreiteiligen Dosen wird das Blech zylindrisch zusammengerollt und überlappend zusammengeschweißt oder gelötet. Der nach innen gewölbte Boden und der Deckel (Dom) werden angerollt. Bei zweiteiligen Dosen wird das Blech tiefgezogen und der Boden doppelt aufrolliert. Einteilige Dosen (Aluminium) werden aus einem Block fließgepresst (Monoblock). Hierdurch entfallen Nahtstellen. Die Volumina der Behältnisse betragen 10–600 ml.

22.2.2.2
Ventilsysteme

Das Ventilsystem besteht aus dem auf einem Ventilteller aufsitzenden Ventilgehäuse mit mechanischer Vorrichtung, dem Steigrohr, das in die Sprayflüssigkeit hineinragt, und dem aufgesetzten Sprühkopf (Abb. 22.2). An das Ventilsystem werden besondere Anforderungen gestellt. Dichtigkeit und exakte Arbeitsweise sind für die Aerosolpackung entscheidend. Das Material und die erforderlichen Dichtungen müssen indifferent gegenüber dem Doseninhalt sein. Man bevorzugt Kunststoffe (Nylon®, Niederdruckpolyethylen), für die in vielen Systemen vorhandene Feder rostfreien Stahl. Durch Betätigung des Ventils mittels Fingerdruck wird ein Kanal freigegeben, so

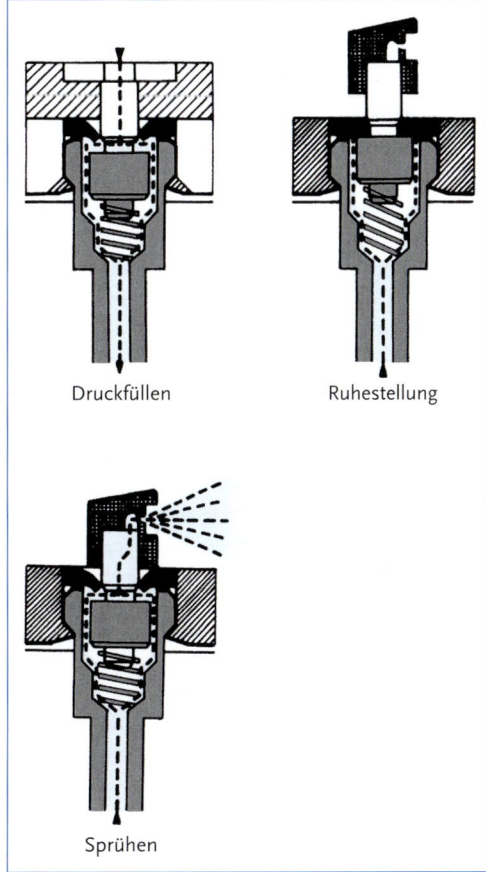

Druckfüllen

Ruhestellung

Sprühen

Abb. 22.2: Ventilsystem

22

dass das Treibmittel die Wirkstofflösung durch das Steigrohr in den Sprühkopf drückt und die Zerstäubung erfolgt. Entscheidend ist aber, dass sich nach Betätigung des Ventils dieses wieder unverzüglich automatisch schließt. Der Feinheitsgrad des Sprühguts wird im Wesentlichen durch den Durchmesser der Ventilöffnung, durch den Druck und durch den Bau des Sprühkopfs festgelegt.

Bei der Applikation von Wirkstoffen soll oftmals eine bestimmte Dosierung gewährleistet sein. Hierzu sind Spezialventile erforderlich, die eine Dosierkammer besitzen. Diese steht mit dem Doseninhalt in Verbindung und enthält ein bestimmtes Volumen Flüssigkeit. Bei Betätigung des Ventils wird die Verbindung geschlossen und gleichzeitig die Dosierkammer nach außen geöffnet, so dass eine exakte Menge Wirkstoff versprüht wird. Eine Kunststoffkappe schützt das Ventil vor Beschädigung und verhindert ein unbeabsichtigtes Versprühen.

22.2.2.3
Hilfsmittel zur Verbesserung der Anwendung

Zur Verbesserung der nicht ganz unproblematischen Handhabung der klassischen treibgashaltigen Dosieraerosole wurden einige Hilfsmittel entwickelt.

Verlängerungsstücke und Spacer sind röhrenartige Hohlkörper mit einem Volumen zwischen 50 und 900 ml, die auf das Mundstück aufgesteckt werden und so den Abstand zum Mund vergrößern. Zusätzlich kann sich ein Rückschlagventil an dem Mundstück des Spacers befinden. Innerhalb des Spacers sinkt die Geschwindigkeit des Aerosols, sowohl die Impaktionsrate im Mund-Rachen-Raum wie auch der Kältereiz werden vermindert und die Koordination von Auslösung des Sprühstoßes und Inhalation ist nicht so kritisch. Nachteilig sind die physikalische Größe dieser Hilfsmittel sowie die mögliche elektrostatische Wirkstoffdeposition am Spacer.

Atemzugsausgelöste Dosierventile setzen das Aerosol erst frei, wenn der inspiratorische Luftstrom durch den entstehenden Unterdruck einen Sperrmechanismus löst (Autohaler®).

Vor der Inhalation wird durch einen Hebel Wirkstoff vordosiert und erst durch das Einatmen aus dem Behältnis freigesetzt. Damit entfällt die sonst notwendige Synchronisation der Inhalation mit dem Auslösen des Sprühstoßes.

Ein computergesteuertes Hilfsgerät (Smart-Mist®, Aradigm Corp.), in das konventionelle MDI eingesetzt werden können, erlaubt die Freisetzung einer Dosis nur, wenn die notwendige Atmungsfrequenz erreicht ist. Das Gerät speichert die Anzahl der ausgelösten Dosen und die Dosierungsfrequenz und kann auch so programmiert werden, dass Dosen nur in Minimalintervallen abgegeben werden. Compliance und Auswertung klinischer Daten werden dadurch signifikant verbessert.

22.2.2.4
Treibmittel

Allgemeines

Voraussetzung für die Verwendung von Treibmitteln ist ihre physiologische Unbedenklichkeit bei beabsichtigter oder auch unbeabsichtigter Inhalation. Sie müssen gute Hautverträglichkeit aufweisen. Auch dürfen beim Erhitzen keine toxischen Produkte entstehen. Ein Kriterium für die Verträglichkeit ist die maximale Arbeitsplatzkonzentration (MAK). Der *MAK-Wert* gibt an, wieviel ppm (Volumenanteile auf 1 Million Volumenteile oder cm^3/m^3) der Mischung während eines 8-Stunden-Tages und einer 5-Tage-Woche ohne Gesundheitsschäden auf Haut oder Schleimhaut bzw. beim Einatmen vertragen werden. Treibmittel müssen bei Raumtemperatur einen hohen Dampfdruck besitzen und dürfen keine Wechselwirkungen mit den Wirkstoffen und den Behälter- und Ventilmaterialien eingehen. Sie sollen weder brennbar noch explosiv sein. Die Treibmittel sollten eine gewisse Löslichkeit im Arzneilösungsmedium besitzen, um eine Aufrechterhaltung des Binnendrucks und eine gute Versprühbarkeit zu gewährleisten. Treibmittel werden eingeteilt in komprimierte und verflüssigte Gase.

Komprimierte Gase

Es finden vor allem Stickstoff, Kohlendioxid und Distickstoffoxid Verwendung.

Stickstoff. Indifferenz, Geschmacklosigkeit, geringer Preis und leichte Füllbarkeit der Behältnisse werden als Vorteile geschätzt. Nachteilig wirkt sich aus, dass sich das Gas in den Lösungsmitteln praktisch nicht löst, eine feine Verneblung kaum erreichbar ist und während des Sprühvorgangs die Dose nicht waagerecht gehalten werden darf (sofortiges Entweichen des Stickstoffs). Stickstoff wird für Salben- und Pasten-Druckgaspackungen verwendet.

Kohlendioxid. Auch Kohlendioxid ist indifferent, geschmacklos und preisgünstig. Von Vorteil ist weiterhin seine Löslichkeit in den verschiedensten Lösungsmitteln. Hierdurch findet kein starker Druckabfall bei der Benutzung der Dose statt. Der Sprüheffekt ist günstiger als bei Stickstoff. Wegen der relativ geringen Lösungsgeschwindigkeit ist der Füllvorgang aufwändiger.

Verflüssigte Gase

Hierunter sind Flüssigkeiten mit sehr tiefem Siedepunkt zu verstehen, die bei Zimmertemperatur gasförmig, im Aerosolbehältnis infolge der vorliegenden Druckverhältnisse teilweise verflüssigt sind. Es besteht zwischen Flüssigkeit und Gas, die nebeneinander in der Dose vorliegen, ein Gleichgewicht. Entweicht durch einen Sprühstoß Gas, so wird dieses durch Phasenübergang von flüssig zu gasförmig wieder ergänzt. Die Anwendung solcher Verbindungen (Hydrofluorkohlenwasserstoffe, niedere Kohlenwasserstoffe) garantiert auf diese Weise einen konstanten Doseninnendruck bis zur Leerung.

Niederkettige Kohlenwasserstoffe. n-Propan (Sdp. −42 °C, Druck bei Raumtemperatur etwa 0,8 MPa, 8 bar) und n-Butan (Sdp. 0,5 °C, Druck bei Raumtemperatur etwa 0,25 MPa, 2,5 bar) sind physiologisch indifferent und billig. Von Nachteil sind die Brennbarkeit und die Explo-

sionsgefahr. Diese Kohlenwasserstoffe bewähren sich jedoch in Mischung mit fluorierten Kohlenwasserstoffen, zumal sie in dieser Kombination die genannten Nachteile nicht mehr aufweisen.

Fluorierte Chlorkohlenwasserstoffe (FCKW). Unbrennbarkeit und Mischbarkeit mit aliphatischen und aromatischen Kohlenwasserstoffen und den meisten organischen Lösungsmitteln sind die Vorzüge fluorierter Chlorkohlenwasserstoffe, die heute aber keine dominierende Rolle als Treibgase mehr spielen. Sie sind physiologisch indifferent und weisen nur sehr niedrige Toxizität auf. Mit steigendem Fluorgehalt und abnehmendem Gehalt an Wasserstoff sinkt das Lösungsvermögen. Der große Nachteil von Fluorchlorkohlenwasserstoffen ist ihre Umweltschädlichkeit. Sie gelangen durch Diffusion bis in die Stratosphäre, wobei durch Sonneneinstrahlung radikalische Zerfallsprodukte entstehen. Diese zerstören allmählich die Ozonschicht, die die Erde umgibt und sie vor intensiver UV-Einstrahlung schützt. Zudem leisten sie einen hohen Beitrag zum Treibhauseffekt. Den sich hieraus ableitenden potenziellen Gefahren für die Menschheit und den Möglichkeiten ihrer Verhinderung gelten derzeitige Forschungen. Das 1. Montrealer Protokoll von 1987 sieht vor, die FCKW-Produktion bis zum Jahr 1999 um die Hälfte zu vermindern. Die EU-Staaten einigten sich auf eine Ausstiegsfrist bis zum 31. 12. 1995. Dieses Ziel ist bis heute nicht vollständig erreicht. In medizinischen Aerosolpräparaten werden FCKW nur noch in Ausnahmefällen (Ausnahmegenehmigung) verwendet.

Dimethylether. Aus den oben genannten Gründen gewinnen die oben angeführten niederkettigen Kohlenwasserstoffe trotz ihrer Brennbarkeit wieder an Bedeutung. Als bereits erprobter möglicher Ersatzstoff gilt weiterhin der umweltfreundlichere, da schnell abbaubare, mit Wasser partiell mischbare Dimethylether, der allerdings gleichfalls in reiner Form brennbar ist. Die Brennbarkeit lässt sich jedoch durch zugeführte Wasseranteile verringern.

22

Fluorkohlenwasserstoffe oder Hydrofluoralkane (HFA). Diese werden als Alternative zu FCKW eingesetzt und stellen heute die am meisten verwendeten Treibmittel in Inhalationsaerosolen dar. Durch die Substitution des Chlors tragen sie nicht zum Abbau der Ozonschicht bei, leisten wohl aber einen Beitrag zum Treibhauseffekt. Ihre physikochemischen Eigenschaften unterscheiden sich von denen der FCKW, so dass die Umstellung der Produkte intensive Entwicklungsarbeiten erfordert. Als Treibmittel kommen heute die Hydrofluorkohlenwasserstoffe (HFKW) Apafluran (Heptafluorpropan) und Norfluran (Tetrafluorethan) zum Einsatz, die allerdings für die meisten Wirkstoffe ein sehr schlechtes Lösungsverhalten zeigen. Deshalb müssen Co-Solventien wie z. B. Ethanol im Falle der Corticosteroide (Konzentration hier ca. 8 %) zugesetzt werden. Bei Wirkstoffsuspensionen werden außerdem Hilfsstoffe wie Ölsäure, Sorbitantrioleat oder Lecithin eingesetzt, die als Suspensionsstabilisatoren wie auch als Ventilschmiermittel dienen. Ein weiterer Vorteil ist der kleinere mittlere Durchmesser der erzeugten Partikel gegenüber der Partikelgrößen unter Verwendung von FCKW.

22.2.3
Mehrphasenaerosole

22.2.3.1
Zweiphasenaerosol

Ist das verflüssigte oder gasförmige Treibmittel mit der Wirkstofflösung mischbar oder liegt der Wirkstoff im verflüssigten Treibmittel gelöst oder suspendiert vor, liegt ein Zweiphasenaerosol vor (Abb. 22.3a). Entscheidend für den Feinheitsgrad der Zerstäubung ist das Mengenverhältnis Treibmittel zu Wirkstofflösung, der Dampfdruck des Gemisches und die Löslichkeit des Treibmittels in der Wirkstoffmischung. Der als Gasphase vorliegende Anteil des Treibmittels presst bei Zweiphasenaerosolen die flüssige Treibgasphase, in der der Wirkstoff gelöst oder suspendiert vorliegt, durch das Ventil. Durch eine schnelle Verdampfung erfolgt eine mehrhundertfache Volumenvergrößerung und feinste Zerstäubung. Der Wirk-

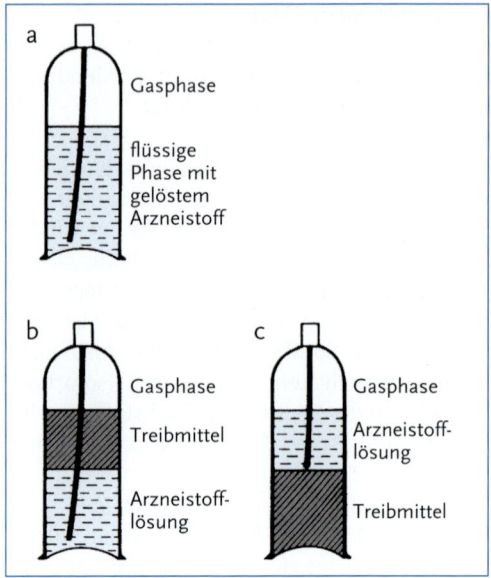

Abb. 22.3: Zwei- und Dreiphasenaerosol

stoffanteil beträgt etwa 5–15 %. Zur Herstellung von Lösungen sind wegen der Mischbarkeit nur organische Lösungsmittel anwendbar, insbesondere bewähren sich Ethanol bzw. Ethanol-Wasser-Mischungen. Bei Suspensionen werden Teilchen von 2–5 µm Durchmesser eingesetzt. Im Übrigen sind alle Kriterien dieser Arzneiform zu beachten (Sedimentation, Aufrahmen, Teilchenvergrößerung). Ein Zusatz von Stabilisierungsmittel kann erforderlich sein (Lecithin oder Ölsäure als Benetzungsmittel).

22.2.3.2
Dreiphasenaerosol

Ist die Wirkstofflösung in dem Treibmittel nicht oder nur in geringem Ausmaß löslich, liegt ein Dreiphasenaerosol vor (Gasphase, Wirkstofflösung, flüssiges Treibmittel). Ist die Dichte des verflüssigten Treibmittels größer als die der Wirkstofflösung (z. B. Hydrofluoralkane), so bildet der flüssige Anteil des Treibmittels die unterste Phase (Abb. 22.3c). In diesem Falle darf das Steigrohr nicht bis zum Boden der Sprühdose geführt sein. Leichtere Kohlenwasserstoffe befinden sich oberhalb der Wirkstofflösung (Abb. 22.3b). Im letzteren Fall ist eine sehr feine Aerosolisierung nicht gegeben. Da bei Dreiphasensystemen das Treibgas nur zur Druckwirkung dient und im Moment des Ausstoßens aus dem Behälter ohne Einfluss auf die Versprühung ist, werden spezielle Sprühköpfe mit mechanischer Durchwirbelung angewandt.

22.2.3.3
Puderaerosole

Sie enthalten häufig Antibiotika oder Antimykotika und haben weite Anwendung als Körper- und Fußspray gefunden. Ihre Formulierung bereitet in mehrfacher Hinsicht Schwierigkeiten.

Die Feststoffe einschließlich der notwendigen Hilfsstoffe (als Pudergrundlagen dienen modifizierte Stärken, Talkum, Kaolin) müssen auf eine Teilchengröße von $< 30–40\,\mu m$ gebracht werden und in einer Flüssigkeit, die mit dem Treibmittel mischbar ist, homogen verteilt sein. Die Feststoffkonzentration beträgt im Allgemeinen 10–15 %, um Ventilverstopfungen zu vermeiden. Der Treibgasanteil ist demnach bei Puderaerosolen sehr hoch (etwa 90 %). Allerdings lässt sich durch weitere Teilchenreduzierung (Teilchengröße $< 10\,\mu m$) der Feststoffgehalt steigern.

Bei hoher Feststoffkonzentration werden dem Füllgut häufig Glas- oder Metallkugeln zur Verbesserung der Aufschüttelbarkeit beigefügt.

22.2.3.4
Schaumaerosole

Schaumaerosole bestehen im Allgemeinen aus einer O/W-Emulsion. Die dispergierte Phase wird von einem flüssigen Treibmittel, das in einer Lipidkomponente (pflanzliches Öl oder flüssiges Paraffin) gelöst vorliegt, gebildet. Als Emulgatoren dienen anionische oder nichtionogene Tenside. Isopropylmyristat und -palmitat verbessern die Spreitbarkeit. Die Emulsion wird beim Entweichen aus einem speziellen Schaumventil, das wegen der Anwesenheit von Wasser im Füllgut einen besonders korrosionsbeständigen Ventilträger besitzen muss, durch die Expansion des in der inneren Phase gelös-

ten Treibgases aufgebläht. In Abhängigkeit von der Zusammensetzung ergeben sich stabile oder auch instabile wässrige Schäume.

Mit Hilfe der Treibgaskonzentration, die in Schaumaerosolen in der Regel wesentlich niedriger liegt als bei anderen Aerosolpräparaten (3–12 %), und durch die Wahl des Emulgators lassen sich alle gewünschten Schaumeigenschaften erzielen (da keine Versprühung von Lösung in feinste Partikel erfolgt, ist die allgemein übliche Bezeichnung Schaumaerosol nicht korrekt).

22.2.4
Füllen und Verschließen der Behältnisse

Komprimierte Gase müssen unter Druck eingefüllt werden. Bei verflüssigten Gasen bedient man sich zweier Verfahren. Bei der *Kaltfüllung* wird das unterkühlte Treibmittel und Sprühgut als Flüssigkeit eingeführt, anschließend erfolgt das Verschließen der Dose. Zur *Druckfüllung* wird zunächst der zu versprühende Wirkstoff eingefüllt, die Luft entfernt und der Behälter mit dem Ventil verschlossen. Die Druckgaspackung ist jetzt fertig zusammengesetzt. Das unter Druck stehende flüssige Treibmittel wird dann durch das Ventil eingepresst. Schließlich kann nach einem weiteren Verfahren *(Under-the-cap-Füllung)* das Behältnis mit Wirkstofflösung gefüllt und nach Anhebung des Ventils und Luftevakuierung das unterkühlte Treibmittel unter Druck zugegeben werden. Durch Aufsetzen des Ventils erfolgt der Verschluss.

22.2.5
Zweikammer-Druckgaspackungen

Der Innenraum der Zweikammer-Druckgaspackungen wird durch einen flexiblen Kunststoffbeutel (Hochdruckpolyethylen) in zwei Kammern getrennt. Der Beutel wird mit dem Füllgut beschickt, das Einpressen des komprimierten Gases (Stickstoff oder Luft) erfolgt über das Bodenloch, das mit einem verformbaren Gummistopfen zu verschließen ist.

Beim Öffnen des Ventils übt das Treibgas auf den Beutel einen Druck aus, der das Füllgut aus der Packung presst. In Abhängigkeit von Ventil und Sprühkopfsystem kann es zur Aus-

22

bildung eines Sprühnebels, eines Flüssigkeitsstrahls oder eines Salbenstrangs kommen. Da sich während der Entleerung der Dose das Volumen des Beutels verringert, sinkt der Betriebsdruck ab, so dass nach Leerung des Beutels nur noch ein Restdruck verbleibt.

Derartige Zweikammer-Druckgaspackungen haben den Vorteil, dass zwischen Füllgut, Behälter und/oder Treibgas keine Inkompatibilitäten zu befürchten sind. Dennoch werden sie die Flüssiggas-Aerosole nicht verdrängen können, denn eine vergleichbare Feinheit der Sprühteilchen und deren Konstanz wird nicht zu erreichen sein. Ein anderer Nachteil ist der Kostenaufwand durch erhöhten Materialeinsatz und komplizierte Abfülltechnologie. Sie eignen sich auch nicht zur Applikation von Pudern oder Schäumen.

22.2.6
Vernebler

Die Verneblung von in Wasser gelösten oder suspendierten Wirkstoffen kann durch Druckluft oder Ultraschall erfolgen. Das resultierende Partikelspektrum ist in seiner Lungengängigkeit den Treibgas- und Pulveraerosolen überlegen. Durch die geringe Wirkstoffkonzentration ist jedoch eine Inhalationszeit von 10–20 min notwendig. Diese Inhalationsart eignet sich für schwere Asthmaformen und ist, bedingt durch die einfache Inhalationstechnik, auch für Kinder und Patienten mit Problemen bei der Atemzugskoordination geeignet. Es gibt sowohl stationär einsetzbare Geräte als auch Kleinapparate für unterwegs. Diese sind natürlich immer noch größer als MDIs und DPIs. Unbedingt notwendig ist Hygiene im Umgang mit den Geräten, sonst ist das Infektionsrisiko sehr groß. Mundstück und Verneblerkopf müssen gereinigt werden. Die einsetzbaren Arzneiformen beschränken sich auf mikrobiologisch einwandfreie, wässrige, isotonische und pH-neutrale Lösungen oder Suspension.

Düsenvernebler.   Seit längerer Zeit finden zur Zerteilung von Lösungen einfache Geräte Verwendung, bei denen ein kräftiger Luftstrom über die Öffnung eines Kapillarröhrchens geleitet wird, durch das die Lösung gesaugt wird (Prinzip Parfümzerstäuber). Bei Handzerstäubern aus Glas (Nebulisator) wird der Luftstrom durch Zusammendrücken eines Gummiballs oder durch Pumpen (Pumpzerstäuber) erzeugt. Neuere stationäre Geräte zur Aerosoltherapie sind mit Druckluft arbeitende Vernebler, die einen Anteil von über 50 % im optimalen Größenbereich (1–5 µm) erzeugen können. Druckluft wird über eine Düse beschleunigt und reißt Wirkstofflösung durch Kapillaren mit (Bernoulli-Effekt), die dabei dispergiert wird. Eine hinter der Düse befindliche Prallplatte dient zusätzlich der Zerkleinerung. Besondere Sperrvorrichtungen sorgen dafür, dass nur die kleinsten Partikel entweichen, während die größeren in das Reservoir zurückfließen und erneut vernebelt werden können. Während der Inhalation kommt es zur starken Verdunstung, was, bedingt durch die Verdunstungskälte, zu einem kühlen Aerosol und einer Konzentrierung der Wirkstofflösung führt.

Ultraschallvernebler.   Ein Piezokristall wird durch hochfrequente Wechselspannung zu Schwingungen angeregt, die über ein Überträgermedium auf die Wirkstofflösung übertragen werden und aus ihr feinste Flüssigkeitströpfchen freisetzen, aber auch die Flüssigkeit dabei erwärmen. Diese Methode ist nicht für Suspensionen geeignet.

22.2.7
Pulverinhalatoren

22.2.7.1
Allgemeines

Pulverinhalatoren setzen das Aerosol durch den Inhalationsvorgang frei, wobei die Energie für die Dispergierung durch den inspiratorischen Fluss gewonnen wird. Diese Art der Aerosolerzeugung stellt besondere Anforderungen an die Pulververarbeitung. Um lungengängige Partikelgrößen zu erzeugen, muss das Pulver mikronisiert werden. Die extreme Zerkleinerung der Teilchen führt dabei zu einer Zunahme der Oberfläche und der Oberflächenenergie der Partikel. Dadurch kommt es zur Bildung von Agglomeraten, die schlecht fließfähig und nicht lungengängig sind und deshalb desagglomeriert werden müssen. Dazu dienen besondere Bauteile der Pulverinhalatoren (Ventilator, Verwirbelungskanäle). Die nötige Energie wird auch hierfür durch den inspiratorischen Fluss zugeführt. Es ergeben sich daraus folgende Nachteile des Pulverinhalators:

- der inspiratorische Fluss des Patienten muss ausreichend groß sein, um ein lungengängiges Partikelspektrum zu erzeugen,
- das Pulver verliert durch Feuchtigkeit seine feine Verteilung und muss deshalb davor durch aufwändige Verpackung geschützt werden.

Verbesserungen der Dosierung können durch folgende Schritte erreicht werden:

- *Interaktive Pulvermischungen* enthalten einen inerten, wesentlich gröberen Trägerstoff (Lactose), an den sich der mikronisierte Wirkstoff anlagert. Dadurch werden die Anziehungskräfte der mikronisierten Partikel untereinander durch wesentlich schwächere Bindungen zum Träger ersetzt. Während der Inhalation verbleibt der Träger im Mund-Rachenraum, der Wirkstoff löst sich ab und gelangt in den gewünschten Teil des Respirationstraktes.
- *Kontrollierte Agglomeration* überführt den mikronisierten Wirkstoff in größere Einheiten, die nicht zur Agglomeration neigen und während der Dosierung in die ursprüngliche Größe zerfallen (Turbohaler®, Astra Zeneca, Abb. 22.5).

Elektromechanische, d. h. batteriebetriebene Impeller, die via eingeatmete Luft bzw. die Einatmungsgeschwindigkeit aktiviert werden, verbessern die verfügbare Dosis und die Dosiergenauigkeit (Spiros®, Dura).

22.2.7.2
Einzeldosissysteme

Diese Pulverinhalatoren enthalten immer nur eine Wirkdosis, die sich in einer Hartgelatinekapsel befindet. Im Bedarfsfall wird die Kapsel angestochen und das Pulver inhaliert. Dabei wird das Pulver innerhalb des Inhalators dispergiert. Geräteabhängig handelt es sich um Propellersysteme (Spinhaler®) oder Verwirbelungskanäle. Je nach Wirkstoffmenge ist ein Träger notwendig. Der Dosisanteil an Pulver, der die Kapsel verlässt und dispergiert werden kann, ist sehr variabel (30–60 %) und beeinflusst dementsprechend die Dosiergenauigkeit.

22.2.7.3
Einzeldosierte Mehrdosensysteme

Wiederverwendbare Systeme. Hier kann der Pulverinhalator mit mehreren Einzeldosen gleichzeitig bestückt werden, das Pulver kann in Kapseln (Inhalator M®) oder Blistern (Diskhaler®) abgepackt vorliegen. Kapseln und Blister werden nach Entleerung ersetzt.

Einmalsysteme. Der Pulverinhalator Diskus® (Abb. 22.4) enthält das Pulver in einem Blisterband mit 60 Einzeldosen, das aufgerollt im Inhalator vorliegt. Über einen Transportmechanismus wird das Band transportiert, das obere

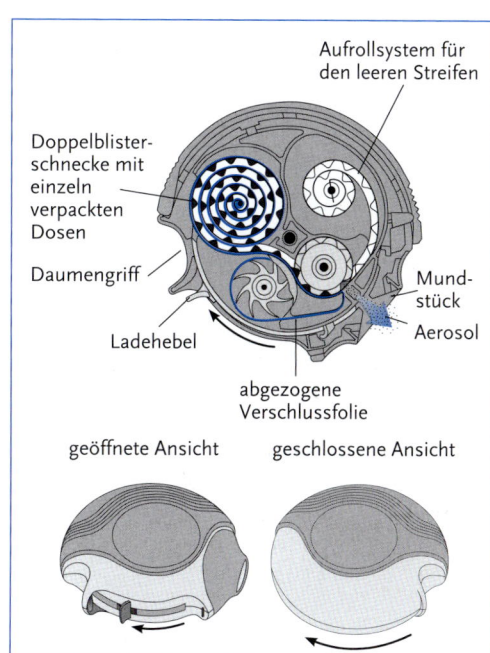

Abb. 22.4: Der Diskus® (Glaxo Wellcome GmbH & Co, Hamburg)

22

Blisterband entfernt und je eine Dosis vor den Luftkanal bewegt. Der entleerte Teil des Blisters wird erneut aufgerollt. Die noch enthaltenen Dosen können über ein Zählwerk abgelesen werden. Nach Entleerung des Blisters muss der gesamte Inhalator weggeworfen werden.

22.2.7.4
Mehrdosensysteme

Der Pulverinhalator enthält eine Pulvermenge für 200 Einzeldosen in einem Vorratsbehälter. Dabei kann das Pulver über ein Dosierrad durch Druck auf das Oberteil in den Inhalationskanal dosiert werden (Easyhaler®) oder durch einmaliges Hin- und Herdrehen des Dosierrades am unteren Teil des Inhalators dosiert und in den Verwirbelungskanal transportiert werden (Turbohaler®, Abb. 22.5).

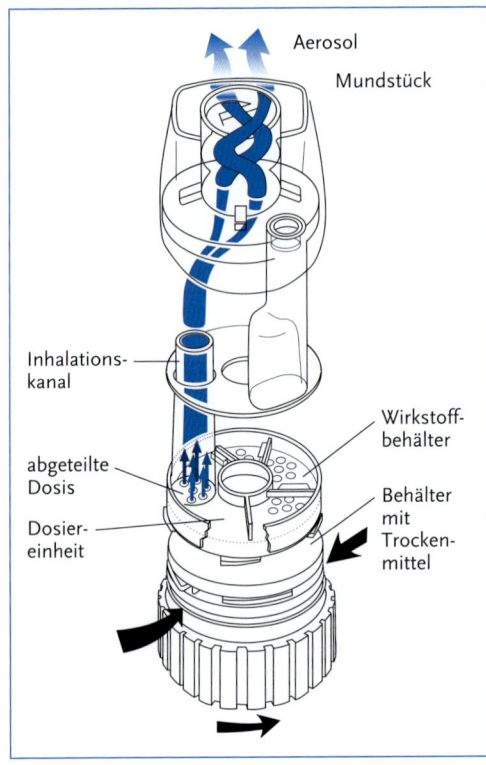

Abb. 22.5: Der Turbohaler® (Astra Zeneca)

22.2.8
Mikrobiologische Anforderungen

Aerosole müssen eine hohe mikrobielle Reinheit aufweisen. Für Präparate, die in der Chirurgie oder Ophthalmologie Anwendung finden, wie auch für Wund- und Verbrennungsverbände, wird Sterilität gefordert. Die Erzielung der Sterilität ist bei Aerosolen recht kompliziert. Hier können zwei Methoden eingesetzt werden: Die einzelnen Bestandteile, d. h. Behältnis, Ventil, Wirkstoffe, werden einzeln sterilisiert und die Packung unter aseptischen Bedingungen gefüllt. Die Packung kann aber auch unter Beachtung eines hohen Reinheitsgrades gefüllt und danach das Präparat sterilisiert werden (z. B. γ-Strahlen). Bei der Wahl der Methode ist die Art der Dichtungen und der Schutzhüllenmaterialien sowie der Resistenzgrad des Lackes und des Wirkstoffs zu berücksichtigen.

22.2.9
Prüfungen und gesetzliche Bestimmungen

Für Zubereitungen in Druckbehältnissen und zur Inhalation sind umfangreiche Prüfungen vorgeschrieben. Sie erstrecken sich auf die einzelnen Bestandteile, auf den Doseninhalt und auf das fertige Produkt. Besonders hervorgehoben seien die Prüfungen der Behältnisse auf Dichtigkeit und Verunreinigungen durch Fremdpartikel.

Die Behältnisse werden auf Innendruckbelastbarkeit (mindestens 1 MPa, 10 bar), auf Qualität und auf Vollständigkeit der Innenlackierung und der Ventile (Größe der Bohrung, Formbeständigkeit, Funktionstüchtigkeit, Dichtigkeit) untersucht. Bei der Stabilität des Wirkstoffes ist bei MDI besonders zu beachten, dass die FCKW und HFA eine sehr gute Löslichkeit für O_2 besitzen, dessen Konzentration bei der Eingangskontrolle bestimmt werden muss.

Die gefüllten Behälter unterliegen einer Innendruck-, Fall- und Dichtigkeitskontrolle. Mehrere Prüfungen betreffen die Brennbarkeit der fertigen Produkte, Sprühtests sichern Funktionstüchtigkeit, weitere Tests überprüfen das Druckhaltevermögen, die Dosierung und die Feinheit der Zerstäubung. Schließlich sind Prüfungen auf physiologische Verträglichkeit (Hautreizung, Reizung der Nasen-, Rachen- und Augenschleimhäute) erforderlich.

Zur Verhinderung von Brand- und Explosionsschäden durch Spraydosen existieren Sicherheitsbestimmungen für den Transport und die Lagerung. Darüber hinaus sind gegebenenfalls besondere Kennzeichnungen und Hinweise auf den Dosen anzubringen: Behälter steht unter Druck, nicht über 50 °C erwärmen; nicht gewaltsam öffnen oder beschädigen; vor direkter Sonneneinstrahlung schützen; nur in völlig entleertem Zustand wegwerfen; auch leere Behälter nicht ins Feuer werfen (Explosionsgefahr); nicht in die offene Flamme oder auf heiße Flächen sprühen (Bildung toxischer Zersetzungsprodukte).

Die Ph. Eur. lässt die Größe der zu inhalierenden Aerosolteilchen (Aerodynamische Beurteilung Ph. Eur. 2.9.18, s. 2.2.4), die Gleichförmigkeit der Dosis und die Anzahl der Sprühstöße je Behältnis prüfen. Neben dem Twin-Impinger (Gerät A der Ph. Eur.) findet besonders in der Industrie der Kaskadenimpaktor Anwendung (Abb. 2.15), da hier in gewissem Rahmen die Physiologie der Atmungswege simuliert wird.

22

Arzneiformen

Kapitel 23

Extrakte, Tinkturen, wässrige Auszüge

23.1
Allgemeines

Seit Urzeiten dienen pflanzliche und tierische Drogen bzw. hieraus durch Extraktion hergestellte Arzneiformen zur Heilung von Mensch und Tier. Auch wenn die moderne Pharmakotherapie immer mehr chemisch und pharmakologisch eindeutig charakterisierbare Arzneimittel einsetzt, werden Drogen immer noch in großem Umfang verwendet. Neben der Reinigung der Inhaltsstoffe und der anschließenden Verarbeitung als chemisch reine Substanzen werden auch aus den Drogen gewonnene Auszüge, Tinkturen und Extrakte zur Herstellung von Arzneimitteln eingesetzt. Zahlreiche Zubereitungsformen müssen als nicht mehr zeitgemäß betrachtet werden, da Haltbarkeit von Wirkstoffen und Stabilität der Arzneiform nicht sicherzustellen sind. Während die Abgabe von Arzneidrogen für Teezubereitungen in der Praxis eine große Rolle spielt, ist die Anwendung in Form von eingestellten Drogenpulvern (Pulveres titrati) sehr selten. Weiterhin werden Arzneidrogen als Fertigpräparate in Tabletten-, Kapsel- oder Drageeform auf den Markt gebracht. Des Weiteren dienen pflanzliche Drogen der Herstellung folgender Arzneiformen: *Aufgüsse, Dekokte, Mazerate, Tinkturen, Extrakte, aromatische Wässer, Arzneispirituosse, Arzneiöle, Arzneiweine, Sirupe, Auszugssalben.* Diese stellen dann entweder anwendbare Zubereitungen dar oder werden als Zwischenprodukt für die Herstellung weiterer Arzneiformen verwendet. Die Herstellung zeitgemäßer Arzneiformen, die Wirkstoffe aus pflanzlichem oder tierischem Material beinhalten, setzt die Einhaltung folgender Forderungen voraus:
- Sicherung der Gewinnung der Wirkstoffe in möglichst unveränderter Form aus hochwertigem und gleichförmigem Ausgangsmaterial, das den Arzneibuchanforderungen entspricht,
- Erzielen hoher Ausbeutewerte,
- Gewährleisten einer langfristigen Erhaltung des Wirkstoffgehalts (Stabilität der Wirkstoffe während des Herstellungsprozesses und während der Lagerung) durch Wahl geeigneter Herstellungstechnologien und entsprechender Arzneiformen,
- Schaffung einer standardisierten Arzneiform.

23.2
Die Droge als Ausgangsmaterial für Arzneiformen

Als Ausgangsmaterialien zum Herstellen von pflanzlichen Arzneiformen dienen *Frischpflanzen, getrocknete Pflanzen, Pflanzenteile* sowie *pflanzliche Rohprodukte* (Harze, Milchsäfte). Voraussetzung für die Herstellung vollwertiger Arzneiformen ist eine hohe Qualität der Drogen, die in den Monografien der Arzneibücher fixiert ist. Darüber hinaus geben die Arzneibücher Hinweise zur Lagerung der einzelnen Drogen. Besondere Lagervorschriften existieren für Drogen, die ätherische Öle enthalten. Sie dürfen nicht in Pulverform vorrätig gehalten werden, im Übrigen verhindern Metalldosen oder eine Lagerung in speziellen Kunststoffbeuteln, dass sich Anteile der ätherischen Öle verflüchtigen.

23.3
Vorbehandlung der Droge

Bei der Ernte angebauter oder beim Sammeln wildwachsender Arzneipflanzen wie auch bei deren Trocknen können die Drogen vielfältige Verunreinigungen erfahren, die vor dem Weiterverarbeiten zu beseitigen sind. Noch immer

23

gilt die visuelle Kontrolle und das Handverlesen am laufenden Band als günstigste Methode zum Erkennen und Entfernen von Verfälschungen, Verwechslungen und Beimischungen fremder Bestandteile. Anwesende Metallteile werden durch Metallabscheider ausgesondert.

Die Drogen enthalten stets mehr oder weniger natürlich vorkommende apathogene und pathogene Mikroorganismen und Schadinsekten (Staubläuse, Käfer, Motten) sowie deren Larven und Eier. Eine Keimreduzierung und eine Entwesung (Abtöten der Schadinsekten) ist somit aus hygienischen, aber auch aus ökonomischen Gründen zur Vermeidung von Verlusten bei der Drogenlagerung angezeigt. Früher wurde Ethylenoxid angewendet, dessen Vorteil darin besteht, dass es eine keimreduzierende und zugleich entwesende Wirkung besitzt. Problematisch ist die Entfernung von Restmengen des Gases sowie die Analytik auf Gasspuren in der Droge. Veränderungen der Drogeninhaltsstoffe durch Reaktion mit Ethylenoxid lassen sich durch geeignete Begasungsbedingungen, die durch Vorversuche zu ermitteln sind, zwar weitgehend verringern, wohl aber kaum völlig ausschließen. Ethylenoxid ist im Gemisch mit Luft explosiv, stark haut- und schleimhautreizend und kanzerogen. *Seine Anwendung zur Begasung von Drogen ist seit 1988 verboten.* Auch weiteren Verfahren, wie dem Einsatz von ionisierenden Strahlen, von Alkoholdämpfen oder der Dampfdrucksterilisation, haftet der Nachteil einer Veränderung der Droge an. Die CO_2-Druckbehandlung (**PEX**-Verfahren, **P**ressure, **Ex**pansion) wird in letzter Zeit empfohlen. Bei einer kurzzeitigen Druckbehandlung (10–30 bar) mit schnellem anschließenden Entspannen werden Käfer und ihre Larven abgetötet. Die Eier der Insekten erfordern einen höheren Druck (20–50 bar) oder eine längere Einwirkzeit. Vorteile dieses Verfahrens sind:

- keine gesundheitsschädlichen Restmengen in der Droge,
- keine Veränderungen der Drogeninhaltsstoffe,
- kostengünstig,
- umweltfreundlich.

23.4
Prinzipien zur Ausschaltung der Enzymaktivität (Drogenstabilisierung)

23.4.1
Allgemeines

Während enzymatische Prozesse in der lebenden Pflanze notwendig sind, da sie zu wertvollen, therapeutisch genutzten Pflanzeninhaltsstoffen führen, haben sie während der Trocknung und Lagerung der Drogen im Wesentlichen qualitätsmindernden Charakter. Das gilt besonders für solche enzymatische Reaktionen, die zur partiellen oder gänzlichen Inaktivierung pharmakologisch aktiver Verbindungen führen. Alle Maßnahmen, die auf eine Verhinderung, zumindest aber auf eine Verminderung derartiger enzymatisch gesteuerter Prozesse abzielen und somit zur Erhaltung der genuinen Pflanzeninhaltsstoffe während der Aufbewahrung dienen, werden als *Drogenstabilisierung* bezeichnet. Wasserhaltige Auszüge und Presssäfte müssen stabilisiert werden. Enzyme beschleunigen biologische Vorgänge und zeichnen sich durch hohe Wirkungs- und Substratspezifität aus. Alle Enzyme besitzen aktive Zentren, die für die chemischen Reaktionen verantwortlich sind. Typisch ist ihre Empfindlichkeit gegenüber höheren Temperaturen (> 60 °C) und Alkoholen. Hieraus ergeben sich Möglichkeiten zur Inaktivierung oder irreversiblen Schädigung der Enzyme. Die speziellen Eigenschaften der Enzyme werden zu deren Inaktivierung ausgenutzt.

23.4.2
Inaktivierung

Wasserentzug. Wird Wasser durch Wärmezufuhr entfernt, so ist es wichtig, dass das Temperaturoptimum der Enzyme schnell übersprungen wird. Enzyme sind außerdem in getrockneten Präparaten gegen hohe und tiefe Temperaturen wesentlich unempfindlicher.

Änderung des pH-Wertes. Durch Einstellen eines geeigneten pH-Wertes von Präparaten kann die Reaktionsfähigkeit der Enzyme verringert oder aufgehoben werden.

Ausfällen und Entfernung der Enzyme. Von der Ausfällung der Enzyme wird bei der Gewinnung von Naturstoffen weitgehend Gebrauch gemacht. Die Fällung kann z. B. mit Ammoniumsulfat (z. B. bei der Gewinnung von Reinglykosiden) oder durch organische, mit Wasser mischbare Lösungsmittel erfolgen. Bei Verwendung von organischen, wasserfreien Solvenzien zur Extraktion von Pflanzenstoffen werden Enzyme nicht erfasst.

23.4.3
Irreversible Schädigung

Destruktoren sind Stoffe, die das Coenzym angreifen oder das Enzymeiweiß irreversibel denaturieren.

Hitze. Das Wirkungsoptimum von pflanzlichen Enzymen liegt im Allgemeinen bei Raumtemperatur. So werden sie in wässrigen Lösungen bei Temperaturen über 60 °C irreversibel geschädigt.

Ethanol. Ethanol denaturiert Enzyme. Eine derartige Wirkung weist bereits kalter Alkohol auf. Besser geeignet sind siedender Alkohol bzw. Alkoholdämpfe. Die Schweizer Pharmakopöe lässt auf diese Weise einige Drogen stabilisieren (Baldrianwurzel, Wermutkraut). Ausländische Arzneibücher, z. B. Ph. Franc. IX, führen stabilisierte Alkoholaturen auf. Unzerkleinerte, frische Pflanzenteile werden hierbei zunächst mit siedendem Ethanol etwa 20 min stabilisiert, wobei bereits eine Teilextraktion erfolgt. Nach anschließendem Zerkleinern des Drogenmaterials wird unter Verwendung desselben Ethanols die Hauptextraktion durch weiteres 20-minütiges Erhitzen vorgenommen.

Enzymgifte (Enzyminhibitoren). Enzymgifte sind chemische Verbindungen, die Enzyme irreversibel schädigen und somit ganz allgemein Enzymreaktionen hemmen. Für pharmazeutische Zwecke sind sie wenig geeignet. Sie dürfen auf alle Fälle nur in Konzentrationen eingesetzt werden, die mit Sicherheit nicht gesundheitsschädigend sind. Neben Formaldehyd sind starke Säuren und Laugen zu nennen und alle eiweißfällenden Substanzen, z. B. Trichloressigsäure. Viele Enzyminhibitoren sind allgemeine Katalysatorengifte.

23.5
Die Droge als Vielstoffsystem

Bei der Überführung der Drogeninhaltsstoffe in Arzneiformen fallen unterschiedliche Gruppen von Naturstoffen an, die die Wirksamkeit des Präparats mehr oder weniger oder überhaupt nicht beeinflussen.

Wirkstoffe. Die Wirkstoffe können eingeteilt werden in Hauptwirkstoff und Nebenwirkstoffe. Insbesondere Alkaloide und Glykoside werden in Pflanzen in zahlreichen chemischen Variationen synthetisiert, so dass hier eine Unterteilung erfolgen kann (Hauptalkaloid/Nebenalkaloide bzw. Hauptglykosid/Nebenglykoside).

Nebenstoffe. Als Nebenstoffe werden Verbindungen bezeichnet, die den therapeutischen Effekt der Haupt- und Nebenwirkstoffe beeinflussen können (z. B. Saponine, die resorptionsbeschleunigend wirken).

Ballaststoffe. Ballaststoffe sind selbst völlig unwirksam. Sie gelangen durch den Herstellungsprozess zwangsläufig in die Arzneiform. Ihre Anwesenheit ist unerwünscht, u. U. können sie sogar die Arzneimittelwirkung negativ beeinflussen. Häufiger ist allerdings, dass sie lediglich von Einfluss auf Farbe, Geruch und Geschmack der Arzneiform sind, durch Trübungen das Aussehen des Präparats beeinträchtigen und oftmals dessen Stabilität verringern. Auch stören sie die analytische Erfassung der Wirkstoffe häufig erheblich. Zu den Ballaststoffen zählen Chlorophyll, Eiweiß- und Fettstoffe, Schleime, Harze usw.

Gerüststoffe. Während die vorher angeführten Stoffe in die Arzneiform gelangen können, bleiben die Cellulosegerüstsubstanzen im Pflanzenmaterial zurück.

23

23.6
Hinweise zur Überführung von Pflanzeninhaltsstoffen in Arzneiformen

Pflanzliche Arzneiformen können durch Pressverfahren oder Extraktionsverfahren hergestellt werden.

23.6.1
Pressverfahren

Pressverfahren dienen zur Gewinnung von Presssäften. Als Ausgangsmaterialien werden weitgehend zerkleinerte Frischpflanzen verwendet. Als Beispiel seien Möhren- und Tomatenpresssäfte genannt. Fruchtsäfte dienen zur Herstellung einiger offizineller Sirupe. Presssäfte sind wässrige Lösungen und weisen alle in der Frischpflanze enthaltenen wasserlöslichen Stoffe im gleichen Verhältnis wie im Ausgangsmaterial auf. Zurück bleiben lediglich nicht gelöste Stoffe.

Zur Gewinnung der Presssäfte verwendet man neben Spindelpressen zumeist hydraulische Pressen. Der Presssaft wird zur Klärung, insbesondere zur Entfernung von Eiweißbestandteilen, Dekantier-, Zentrifugier- oder Filtrationsprozessen unterworfen und anschließend zur Keimreduzierung einer *Uperisation* (Ultrakurzzeiterhitzung) zugeführt. Hierbei wird der Saft unter Druck durch Dampfinjektion für 2–3 s auf 150 °C erhitzt und anschließend bei etwa 70 °C in keimfreie Behältnisse gefüllt, die sofort einen Kühltunnel passieren. Auf diese Weise wird die Temperaturbelastung gering gehalten.

23.6.2
Extraktionsverfahren

Extraktionsverfahren haben eine große Bedeutung für die Herstellung von Zubereitungen aus Arzneipflanzen. Zerkleinerte Frischpflanzen oder getrocknete pflanzliche Materialien werden mit einer Auszugsflüssigkeit behandelt. Welche *Extraktionsart* und welche *Extraktionsmittel* (*Extraktionsflüssigkeit, Menstruum*) zur Anwendung kommen, hängt vor allem von der Löslichkeit der Inhaltsstoffe sowie von deren Stabilität ab.

Obwohl Presssaft und die die Extraktivstoffe enthaltende Extraktflüssigkeit Vielstoffsysteme darstellen, unterscheiden sie sich wesentlich. Während im ersten Falle alle im Zellsaft enthaltenen Stoffe im gleichen Mengenverhältnis schließlich auch im Presssaft vorliegen, hängen Menge und Art der in die Extraktionsflüssigkeit übergehenden Verbindungen vom Typ und der Zusammensetzung der Auszugsflüssigkeit ab. Es können somit einzelne im Presssaft vorhandene Stoffe fehlen oder auch andere in der Pflanze vorliegende Stoffe in Lösung gehen. Zur Gewinnung entsprechender Arzneiformen dienen zumeist Ethanol-Wasser-Mischungen als Extraktionsflüssigkeit.

23.6.3
Zerkleinerungsgrad der Drogen

Voraussetzung für die Gewinnung pflanzlicher Inhaltsstoffe ist eine entsprechende Zerkleinerung des Ausgangsmaterials. Mit zunehmender Zerkleinerung vergrößert sich die Oberfläche und damit die Angriffsfläche für die Extraktionsflüssigkeit. Drogenpulver besitzen somit eine besonders große Oberfläche und zudem in Abhängigkeit vom Pulverisierungsgrad eine Vielzahl verletzter Zellen, deren Inhalt direkt vom Lösungsmittel aufgenommen werden kann. Trotzdem ist eine besonders feine Pulverisierung der Droge nicht sinnvoll, weil sich das Auszugsmittel nach erfolgter Extraktion nur schwer vom Rückstand abtrennen lässt. Darüber hinaus werden Wirkstoffe sorptiv recht hartnäckig gebunden.

Verständlicherweise ist die Extraktion von Wirkstoffen aus Drogen von deren anatomischem Bau abhängig. Eine Wirkstoffdiffusion wird nur in sehr vermindertem Ausmaß möglich sein, wenn die äußeren Schichten der Droge für Wasser wenig durchlässig sind. Dies trifft insbesondere bei Epidermen mit dicker Cuticula und verkorkten Zellschichten zu. Daher ist eine entsprechende Zerkleinerung von Holz-, Rinden-, Samen-, Frucht-, Wurzel- und Wurzelstockdrogen unbedingt erforderlich. Das Gleiche gilt auch für Drogen, deren lipophile Wirkstoffe (z. B. ätherische Öle) sich in Exkretzellen und Exkretbehältern mit meist wenig durchlässigen Wänden in tieferen Gewebeschichten befinden. Ätherisches Öl in Drüsenschuppen und Drüsenhaaren ist dagegen leichter zugänglich. Bei Blättern sind die Extraktionsbedingungen erleichtert.

Die in toto oder in zerschnittener Form (jedoch nicht als Pulver!) gelagerte Droge wird entsprechend den Angaben des Arzneibuches auf den zur Bereitung der einzelnen Arzneiformen geforderten Zerkleinerungsgrad gebracht.

23.6.4
Angaben zur Löslichkeit und Stabilität pflanzlicher Inhaltsstoffe

Aus technologischer Sicht sind Löslichkeit und Stabilität pflanzlicher Inhaltsstoffe wesentliche Eigenschaften, deren Berücksichtigung zur Gewinnung entsprechender Arzneiformen unerlässlich ist. Da viele Pflanzenstoffe wasserlöslich oder alkohollöslich sind, werden Wasser oder Ethanol bevorzugt als Auszugsflüssigkeit eingesetzt.

Lipophile Lösungsmittel. Lipoidlösliche Naturstoffe lassen sich mit Lipoidlösungsmitteln extrahieren. Auszugsöle und Auszugssalben werden durch Extraktion mit fetten Ölen und geschmolzenen Fetten erhalten. Beispiele sind Johanniskrautöl, das durch Extraktion der löslichen Bestandteile mit Olivenöl gewonnen wird, und Majoransalbe.

Wasser. Wasser besitzt zwar eine beträchtliche Extraktionskraft für zahlreiche therapeutisch genutzte Drogeninhaltsstoffe, ist aber zugleich auch in der Lage, erhebliche Mengen an Ballaststoffen aufzunehmen. Nachteilig wirkt sich weiterhin aus, dass hydrolytische und enzymatische Spaltungsreaktionen zum schnellen Abbau von Wirkstoffen führen können. Wässrige Lösungen unterliegen zudem leicht einem mikrobiellen Befall. Schließlich besteht gelegentlich auch die Gefahr, dass die Quellung zu stark sein kann, so dass Wirkstoffe vom Drogenmaterial hartnäckig zurückgehalten werden.

Ethanol. Ethanol führt nicht zu einer Quellung der Zellmembranen und stabilisiert gelöste Wirkstoffe. Des Weiteren fällt Ethanol Proteine und hemmt somit auch die Aktivität von Enzymen.

Meist dienen als Extraktionsflüssigkeiten Mischungen verschiedener Lösungsmittel, insbesondere *Ethanol-Wasser-Mischungen*. Mit Ethanol (70 % [*V/V*]) lässt sich sehr häufig eine optimale Wirkstoffausbeute erzielen, wobei Ballaststoffe nur in geringem Ausmaß in die Extraktionsflüssigkeit übergehen.

Alkaloide. Alkaloide und andere stickstoffhaltige Basen sind im Allgemeinen in lipophilen, deren Salze in hydrophilen Lösungsmitteln löslich. In den Pflanzen liegen die Alkaloide meist als Salze organischer Säuren (Tartrate, Citrate) vor.
- Die *Alkaloidsalze* können direkt aus der Pflanze mit hydrophilen Lösungsmitteln (Wasser, Ethanol) isoliert werden. Zur Überführung von Alkaloidsalzen in Arzneiformen dienen im Allgemeinen Ethanol-Wasser-Mischungen.
- Nach *Laugenzusatz* liegen die Alkaloide in der Basenform vor. Die Extraktion erfolgt dann mit lipophilen Lösungsmitteln (Ether, Chloroform, Dichlormethan).
- Liegen die Alkaloide an Gerbstoffe oder an solche Pflanzensäuren gebunden vor, deren Salze schwer wasserlöslich oder unlöslich sind, lassen sie sich durch Zufügen eines Überschusses von Säuren (Salzsäure, Weinsäure, Citronensäure, Milchsäure) in wasser- bzw. ethanollösliche Salze überführen.

Auf Grund der heterogenen chemischen Strukturen der Alkaloide können keine allgemeinen Aussagen über deren Stabilität gemacht werden.

Glykoside. Glykoside sind im Allgemeinen in Wasser und Ethanol gut, in Lösungsmitteln wie Ether, Chloroform oder Benzol aber vielfach unlöslich. Verdünnte Säuren und Alkalien, Enzyme und oftmals schon das Erwärmen einer wässrigen Lösung führen zur Spaltung der Glykoside.

Saponine. In ähnlicher Weise wie Glykoside verhalten sich die Saponine, die kolloidlöslich sind und Glykosidcharakter besitzen. Hauptsächlich die Spirostanole sind durch Cholesterol ausfällbar.

23

Gerbstoffe. Gerbstoffe sind in Wasser, Aceton und Essigester leicht löslich, weniger gut in Ether, Chloroform und Benzol. In wässriger Lösung können Gerbstoffe assoziieren und dann teilweise als Kolloide vorliegen. Alkalien, Säuren, Luft- und Sauerstoffeinwirkung führen zu Abbauprozessen.

Bitterstoffe. Die Löslichkeit von Bitterstoffen ist auf Grund ihrer heterogenen chemischen Struktur sehr unterschiedlich. Einige sind in Wasser leicht löslich. Andere sind in organischen Lösungsmitteln löslich, wobei meistens Ethanol verwendet wird.

Ätherische Öle. Sie sind in absolutem Ethanol, Ether, Petrolether und Chloroform sowie in fetten Ölen leicht, in Wasser dagegen sehr wenig löslich. In verdünntem Ethanol ist die Löslichkeit sauerstoffhaltiger Bestandteile (Carbonsäuren, Alkohole, Ketone, Aldehyde) größer als die der Terpenkohlenwasserstoffe. Unter Licht-, Luft- und Wärmeeinfluss treten sehr leicht Veränderungen auf, insbesondere Polymerisationsvorgänge.

Ballaststoffe. *Wässrige Auszüge* aus Pflanzen und Pflanzenteilen können aus der Gruppe der Neben- bzw. Ballaststoffe auf Grund ihrer Löslichkeit Zucker, Schleimstoffe, Amine, Vitamine, organische Säuren, anorganische Salze sowie Eiweißabbauprodukte enthalten. *Ethanolische Auszüge* enthalten Harze, Balsame und Chlorophyll, aber teilweise auch organische Säuren, anorganische Salze und Zucker.

23.7
Prinzipien der Pflanzenextraktion

23.7.1
Extraktionsphasen

Beim Extraktionsprozess sind grundsätzlich zwei Phasen zu unterscheiden: Auswaschphase und Extraktionsphase (Abb. 23.1).

Auswaschphase. Bei Vereinigung der Extraktionsflüssigkeit mit dem Drogenmaterial sind die durch Zerkleinerungsoperationen beschädigten oder zertrümmerten Zellen dem Lö-

sungsmittel ohne weiteres zugänglich. Die hier vorliegenden Zellbestandteile werden somit von diesem leicht aufgenommen oder ausgewaschen. Hieraus folgt, dass in dieser ersten Phase der Extraktion ein Teil der Wirkstoffe nahezu schlagartig in das Lösungsmittel übergeht. Je feiner das Drogenpulver ist, desto größer ist die Bedeutung der Auswaschphase.

Extraktionsphase. Komplizierter sind die weiteren Vorgänge, da das Lösungsmittel zur Lösung der Bestandteile in den unverletzten Zellen in diese erst eindringen muss. Die in der Droge vorhandene eingetrocknete und geschrumpfte Zellwand muss zunächst in einen Zustand versetzt werden, der ein Passieren des Lösungsmittels in das Zellinnere gestattet. Das geschieht durch Quellung, wobei die Zellwand durch Aufnahme von Lösungsmittelmolekülen eine Volumenvergrößerung erfährt. Die Fähigkeit der Cellulosegerüstsubstanzen, Flüssigkeitsmoleküle zu binden, führt dazu, dass die Gerüststruktur aufgelockert wird, so dass Intermizellarräume entstehen, die es dem Extraktionsmittel gestatten, in den Zellinnenraum zu gelangen. Diese Quellvorgänge werden in besonders hohem Maße durch Wasser hervorgerufen. Alkohol-Wasser-Mischungen, wie sie bevorzugt zur Herstellung pharmazeutischer Zubereitungen angewendet werden, haben sich auch deshalb als besonders günstig erwiesen.

Beim Trocknen der Frischpflanzen ist das Protoplasma weitgehend geschrumpft. Im getrockneten Zustand der Pflanze bildet es nur noch eine dünne Schicht. Die Zellinhaltsstoffe

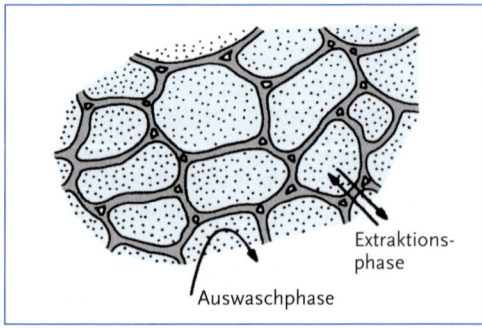

Abb. 23.1: Auswasch- und Extraktionsphase

werden abgeschieden und liegen in kristalliner oder amorpher Form vor. Durch das in den Zellraum eingeströmte Lösungsmittel kommt auch das Protoplasma zur Quellung, und die Zellinhaltsstoffe werden entsprechend ihrer Löslichkeit gelöst. Sie wandern, soweit sie molekular gelöst sind, infolge Diffusion durch die Intermizellarräume. Die treibende Kraft ist das Konzentrationsgefälle zwischen der Lösung in der Zelle und der sie umgebenden zunächst noch wirkstofffreien Auszugsflüssigkeit. Die Zellinhaltsstoffe gelangen nunmehr so lange durch Diffusion durch die Membran in die Außenflüssigkeit, bis ein Konzentrationsgleichgewicht zwischen der Lösung innerhalb und außerhalb der Zelle besteht. Inwieweit Kolloide durch die Zellmembran transportiert werden können, hängt von der Porenweite ab. Die dargelegten Prozesse spielen sich im Grundsätzlichen bei allen noch zu erörternden Extraktionsverfahren ab. Auf spezielle Vorgänge wird im Einzelnen hingewiesen.

23.7.2
Mazeration und hiervon abgeleitete Extraktionsverfahren

23.7.2.1
Mazeration

Die *Mazeration* (macerare = wässern, einweichen) ist das einfachste Auszugsverfahren. Das entsprechend den Arzneibuchvorschriften zerkleinerte Drogengut (meist geschnitten oder grob gepulvert) wird mit dem Extraktionsmittel versetzt. Der Ansatz wird vor direktem Licht geschützt (Verhinderung lichtkatalysierter Reaktionen oder Farbänderungen) aufbewahrt und wiederholt geschüttelt. Die Mazerationszeit ist unterschiedlich, die einzelnen Pharmakopöen sehen 4–10 Tage vor. Etwa 5 Tage reichen erfahrungsgemäß aus, um die dem Verfahren zu Grunde liegenden oben erörterten Vorgänge des Auswaschens und Extrahierens ablaufen zu lassen. Nach dieser Zeit hat sich ein Gleichgewicht zwischen den zu extrahierenden Stoffen im Zellinnern und der Flüssigkeit eingestellt. Voraussetzung hierfür ist aber ein wiederholtes Schütteln des Ansatzes (etwa dreimal täglich). Durch diese Maßnahme wird ein

schneller Konzentrationsausgleich der Extraktivstoffe in der Flüssigkeit gewährleistet. Ein Ruhezustand während der Mazeration bedingt eine Verlangsamung des Wirkstoffübergangs. Bei einer Mazeration ist eine erschöpfende und somit absolute Extraktion nicht möglich. Nach der Mazeration wird der Ansatz koliert (Koliertuch) und der Rückstand ausgepresst. Hierzu verwendet man sog. Tinkturenpressen (Spindelpressen) oder hydraulische Pressen. Die Mazerationsflüssigkeit und die durch Pressung gewonnene Flüssigkeit werden vereinigt und durch Nachwaschen des Pressrückstands mit dem Extraktionsmittel auf das vorgeschriebene Volumen gebracht. Der Nachwaschprozess dient zur Gewinnung zurückgehaltener Extraktivstoffe und zum Ausgleich der beim Kolieren und Auspressen auftretenden Verdunstungsverluste. Der Auszug wird einige Tage kühl aufbewahrt, danach wird die Flüssigkeit filtriert.

23.7.2.2
Dimazeration

Wird die Droge mit dem gleichen Lösungsmittel zweimal mazeriert, d.h. zunächst nur mit der einen Hälfte, dann mit der anderen, so spricht man von Dimazeration. Sie erbringt kaum bessere Ausbeuten. Günstiger wird das Verfahren beurteilt, wenn das Drogengut zunächst mit 20 % des Lösungsmittels und anschließend mit dem verbleibenden Rest ausgezogen wird.

23.7.2.3
Digestion

Unter Digestion ist eine *Mazeration bei erhöhter Temperatur* (30–50 °C) zu verstehen. Hiermit kann die Wirkstoffausbeute erhöht werden, doch scheiden sich nach Abkühlung des Ansatzes auf Raumtemperatur oft in großem Ausmaß Extraktivstoffe ab. Aufgüsse bzw. Abkochungen können als Sonderform einer Digestion angesehen werden.

23

23.7.2.4
Schüttelmazeration

→ für kürzere Extraktionszeiten

Durch intensives Schütteln des Ansatzes unter Benutzung einer Schüttelmaschine lassen sich zwar keine besseren Extraktionsergebnisse erzielen, durch Beschleunigung des Konzentrationsausgleichs ist es aber möglich, kürzere Extraktionszeiten zu erreichen. In Einzelfällen wird berichtet, dass ein Konzentrationsausgleich innerhalb von 10–30 min erfolgte.

23.7.2.5
Turboextraktion (Wirbelextraktion)

Bei diesem Verfahren wird die Droge nach Zusatz des Extraktionsmittels mit hochtourigen, mit Schlagmessern versehenen Mischgeräten (etwa 10 000 U/min) behandelt. Durch das intensive Wirbeln der Extraktionsflüssigkeit und der Droge werden die Lösungs- und Diffusionsvorgänge extrem beschleunigt, so dass eine Extraktionszeit von 5–10 min ausreicht. Das Verfahren ist besonders für kleinere Ansätze geeignet. Die rotierenden Schlagmesser sorgen für eine weitere Zerkleinerung des Drogenmaterials. Es ist darauf zu achten, dass durch geeigneten Verschluss des Ansatzgefäßes ein Verlust von Flüssigkeit ausgeschlossen ist. Die Temperatur darf während der Extraktion 40 °C nicht übersteigen. Die Turboextraktion liefert Auszüge, die den nach den Mazerations- oder Perkolationsverfahren hergestellten Auszügen vergleichbar oder sogar höherwertig sind.

23.7.2.6
Ultra-Turrax-Extraktion

Bei Ultra-Turrax-Geräten (Abb. 23.2) wird das Produkt in eine Wirbelkammer gesaugt, in der regelbare hochfrequente Scher-, Schlag- und Pralleffekte sowie hochfrequente, hydrodynamische Potenzialgefälle und hochwirksame Turbulenzen einwirken und einen wirtschaftlichen Aufschluss vegetabilischer und animalischer Materialien sichern. Ultra-Turrax-Geräte werden in sehr unterschiedlichen Größen angeboten. Die kleinsten dienen zur Verwendung im Reagenzglas, Geräte für die Industrie vermögen Mengen von 10 000 l Flüssigkeit zu bearbeiten.

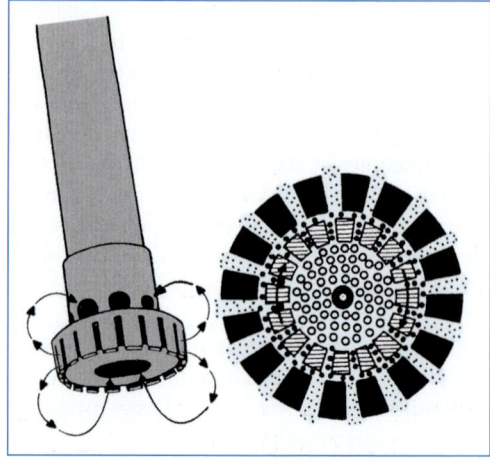

Abb. 23.2: Ultra-Turrax, Wirkungsweise (Janke & Kunkel GmbH & Co KG IKA-Labortechnik, Staufen)

23.7.2.7
Ultraschallextraktion

→ 5–15 min

Bereits eine Behandlung von Extraktionsansätzen mit Normalschall kann die Ausbeute positiv beeinflussen. Verständlicherweise hat ein derartiges Verfahren wegen der hiermit verbundenen Lärmbelästigung keinerlei praktische Bedeutung. Wesentlich günstiger ist die Anwendung von Ultraschall zu beurteilen. Vom menschlichen Ohr wird Schall von 16–20 000 Hz wahrgenommen. Schallwellen mit Schwingungszahlen, die oberhalb des menschlichen Hörbereichs liegen, werden als Ultraschall bezeichnet. Moderne Apparaturen können Ultraschallwellen bis zu Frequenzen von 1 GHz erzeugen.

Mit Ultraschall können in 5–15 min pflanzliche Extraktlösungen hergestellt werden. Allerdings muss in jedem Falle überprüft werden, ob die Wirkstoffe während der Ultrabeschallung nicht chemischen Veränderungen unterliegen. Hohe Wirkstoffausbeuten sprechen im Übrigen nicht unbedingt für die Zweckmäßigkeit des Verfahrens. Durch Ultraschall gewonnene Naturstoffe erwiesen sich in ihren Auszugsflüssigkeiten oftmals gegenüber hydrolytischen und oxidativen Prozessen als besonders anfällig.

23.7.3
Perkolation und hiervon abgeleitete Extraktionsverfahren

z.B. Kaffee [handwritten]

23.7.3.1
Perkolation

→ theoretisch Totalextraktion möglich, da immer frisches LM [handwritten]

Die *Perkolation* (percolare = durchtropfen) wird in zylindrischen oder konischen Gefäßen (Perkolatoren) durchgeführt, die geeignete Zu- und Ablaufvorrichtungen besitzen (Abb. 23.3). Das von oben kontinuierlich zugeführte Extraktionsmittel strömt langsam durch die im Allgemeinen grob gepulverte Droge. Durch ständige Erneuerung des Lösungsmittels erfolgt praktisch eine vielstufige Mazeration. Während bei der einfachen Mazeration eine völlige Erschöpfung der Droge nicht zu erreichen ist, da sich schließlich ein Konzentrationsgleichgewicht zwischen der Lösung in der Zelle und der sie umgebenden Flüssigkeit einstellt, ist bei der Perkolation durch ständige Zuführung neuen Lösungsmittels und mit der damit verbundenen Neueinstellung des Konzentrationsgefälles eine Totalextraktion theoretisch möglich. In der Praxis können 95 % der extrahierbaren Stoffe gewonnen werden. Bei stark quellenden oder sehr voluminösen Drogen ist das Verfahren weniger geeignet.

Lange Extraktionszeiten sichern eine gute Wirkstoffausbeute. Vor der Füllung des Perkolators wird die Droge mit Menstruum durchfeuchtet und der Quellung überlassen, um ein Eindringen des Extraktionsmittels in die Zellverbände während der Perkolation zu erleichtern. Würde nämlich die Vorquellung im Perkolator selbst durchgeführt werden, könnte der Perkolator verstopfen.

Das Füllen des Perkolators erfordert einiges Fingerspitzengefühl. Einerseits dürfen im Füllgut keine Hohlräume vorhanden sein. Diese würden die Gleichförmigkeit des Flüssigkeitsstroms stören und zur Verringerung der Extraktionsausbeuten führen. Andererseits kann eine zu kompakte Füllung den Durchfluss des Menstruums behindern oder gar verhindern. Nach Zuführung des Extraktionsmittels in der im Arzneibuch angegebenen Weise ist abzuwarten, bis die Extraktlösung abzutropfen beginnt, dann wird die Ablaufvorrichtung geschlossen

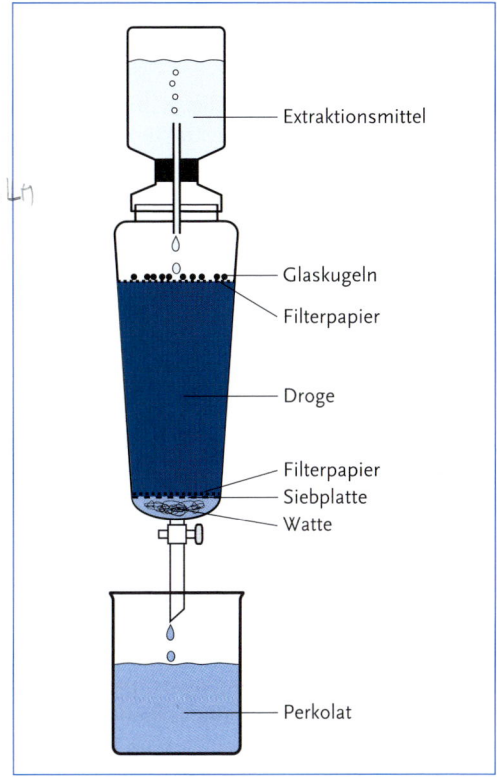

Abb. 23.3: Perkolation

Labels in figure:
- Extraktionsmittel
- Glaskugeln
- Filterpapier
- Droge
- Filterpapier
- Siebplatte
- Watte
- Perkolat

23

und erst wieder geöffnet, wenn das Extraktionsmittel 1–2 cm über der Drogenschicht steht. Während dieser Zeit erfolgen eine Nachquellung und eine Mazeration. Erst jetzt schließt sich die eigentliche Perkolation an, wobei die Tropfgeschwindigkeit so geregelt wird, dass je Zeiteinheit gleich viel Tropfen zu- und ablaufen. Nach Beendigung der Perkolation wird die Droge ausgepresst und die gewonnene Flüssigkeit dem Perkolat zugefügt und dann auf den erforderlichen Gehalt eingestellt.

Zur Gewinnung eines Trockenextraktes wird der Auszug eingedampft. Bei der Herstellung eines Fluidextraktes erfolgt eine mehrtägige Aufbewahrung, danach wird die Flüssigkeit abgegossen und filtriert.

Hohe Wirkstoffausbeuten, extraktreiche Auszüge und somit eine optimale Ausnutzung der Droge sowie kurze Herstellungszeiten gelten als Vorteile der Perkolation, allerdings erfordert sie eine kontinuierliche Wartung und Beobachtung. *Nachteil* [handwritten]

23.7.3.2
Reperkolation

Das in einigen Arzneibüchern, insbesondere zur Herstellung von Fluidextrakten aus ätherische Öle enthaltenden Drogen, aufgenommene Verfahren ist dadurch gekennzeichnet, dass die Droge in mehrere Teile aufgeteilt wird. Der erste Teil wird perkoliert, man fängt einen Vorlauf und einen Nachlauf auf. Der zweite Teil wird dann mit dem Nachlauf perkoliert. Wieder gewinnt man einen Vorlauf und einen Nachlauf, wobei der Nachlauf wiederum zur Extraktion des dritten Teiles Verwendung findet. Die jeweils aus Teil 1, 2 und 3 gewonnenen Vorläufe werden vereinigt und bilden das fertige Perkolat.

23.7.3.3
Soxhletverfahren

Das zu extrahierende Drogengut befindet sich in einer Extraktionshülse (Papier, Pappe usw.) innerhalb eines kontinuierlich arbeitenden gläsernen Extraktionsapparats. Das die Hülse enthaltende Glasgefäß ist zwischen einen Destillierkolben und einen Rückflusskühler gesetzt und durch ein Heberrohr mit dem Kolben verbunden. Der Kolben enthält das Lösungsmittel, dieses verdampft und gelangt durch das Heberrohr in den Rückflusskühler, in dem es kondensiert, auf das Extraktionsgut tropft und den zu extrahierenden Stoff herauslöst. Die Lösung sammelt sich in dem Glasgefäß an und wird nach Erreichen der größten Höhe automatisch in den Kolben gehebert, wo sich somit durch fortwährendes Verdampfen des reinen Lösungsmittels die extrahierte Substanz anreichert (Abb. 23.4). Bei diesem Verfahren benötigt man sehr wenig Lösungsmittel, auch wird der Droge stets neues, d.h. wirkstofffreies Lösungsmittel zugefügt (stete Erneuerung des Konzentrationsgefälles). Nachteilig wirkt sich allerdings aus, dass im Allgemeinen eine vielstündige Extraktion notwendig ist und somit der Energieverbrauch hoch ist. Weiterhin erwärmt sich die Droge im Mittelteil der Apparatur, der ja direkt mit dem Kolben verbunden ist, aus dem das Lösungsmittel verdampft wird. Die Erwärmung, die von der Extraktionsdauer,

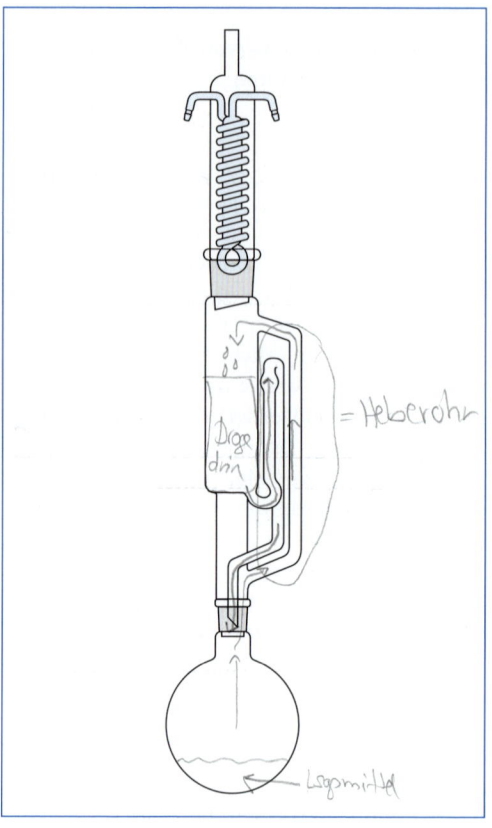

Abb. 23.4: Soxhletapparatur

insbesondere aber vom Siedepunkt des verwendeten Lösungsmittels abhängt, kann sich negativ auf die Stabilität temperaturempfindlicher Inhaltsstoffe (Glykoside, Alkaloide) auswirken. Auch sind die sich im Kolben anreichernden extrahierten Stoffe einer langfristigen Wärmebelastung ausgesetzt. Obgleich das Soxhletverfahren häufig in Forschungslaboratorien zur Pflanzenextraktion herangezogen wird, hat es zur Herstellung pflanzlicher Arzneiformen keine Bedeutung erlangt.

23.7.3.4
Gegenstromextraktion

Als kontinuierlich arbeitendes Extraktionsverfahren für den industriellen Bereich bietet sich die Gegenstromextraktion an (Abb. 23.5). Über eine Dosiereinrichtung wird hier die Droge einem Extraktionstrog zugeführt, in dem sie

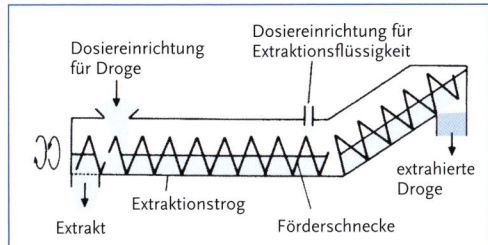

Abb. 23.5: Gegenstromextraktionsanlage

langsam von einer Förderschnecke mit regulierbarer Drehgeschwindigkeit vorwärts bewegt wird, und zwar gegen einen Strom der Extraktionsflüssigkeit, der vom hinteren Ende über ein Dosierventil eintritt und am vorderen Teil als Extrakt über ein Sieb abläuft. Die extrahierte Droge wird am Trogende ausgetragen. Die von ihr adsorbierte Flüssigkeit kann durch Abschleudern oder Abpressen zurückgewonnen werden. Bei speziellen Anlagen ist der Extraktionstrog ummantelt und kann beheizt oder gekühlt werden.

In zunehmendem Maße ist man bestrebt, die Gesetzmäßigkeiten der Extraktionsprozesse mathematisch zu formulieren. Auch diese Bemühungen werden dazu beitragen, die Verfahren technisch weiterzuentwickeln und zu optimieren.

23.7.3.5
Extraktion mit überkritischen Gasen

Gase besitzen nur ein sehr geringes Lösevermögen. Es lässt sich jedoch durch Komprimieren der Gase beträchtlich steigern, so dass diese zur Extraktion von Naturstoffen herangezogen werden können.

Bekanntlich lassen sich Gase unter geeigneten Bedingungen (Druck, Temperatur) verflüssigen. Oberhalb der sog. kritischen Temperatur ist dies allerdings selbst bei stärkster Druckanwendung nicht mehr möglich. Der der kritischen Temperatur entsprechende Druck ist der kritische Druck.

Oberhalb der kritischen Temperatur wird durch Druckerhöhung über den kritischen Druck hinaus ein überkritischer Zustand des Gases herbeigeführt. Durch die dabei auftre-

tende beachtliche Erhöhung der Dichte und der Dielektrizitätskonstanten (diese kennzeichnet die Löseeigenschaft) lässt sich das Lösungsvermögen steigern und durch Druckminderung wieder herabsetzen.

Geeignete Gase sind CO_2, NH_3, N_2O und auch Edelgase. Kohlendioxid steht im Vordergrund des Interesses, da es umweltfreundlich, unbrennbar und preisgünstig ist. Man arbeitet überwiegend im überkritischen Bereich zwischen 35 und 40 °C und im Druckbereich zwischen 7,3 und 35 MPa.

Extrahierbar sind lipophile organische Verbindungen mit relativ geringer Polarität (Ester, Ether, Lactone) bereits im Druckbereich zwischen 7,0 und 10 MPa. Verbindungen mit stark polaren funktionellen Gruppen (OH-, COOH-Gruppen) erschweren die Extrahierbarkeit, doch sind z. B. Benzolderivate mit drei phenolischen Gruppen oder mit einer COOH-Gruppe und zwei OH-Gruppen noch extrahierbar, nicht aber mit einer COOH- und drei und mehr OH-Gruppen. Gleichermaßen sind stark polare Substanzen, wie Zucker und Aminosäuren, nicht mehr extrahierbar. Bei Substanzen mit stärkeren Polaritätsunterschieden ist durch Änderung des Druckes eine Fraktionierung möglich.

Das neue Verfahren der Extraktion mit überkritischen Gasen *(Fluidextraktion)* hat erfolgreiche Anwendung gefunden bei der Gewinnung von Fetten und fetten Ölen (Sojaöl, Kakaobutter) und von Inhaltsstoffen aus Arzneipflanzen (Kamillenblüten, Baldrianwurzeln, Mohnkapseln) sowie zum Entkoffeinieren von Kaffeebohnen.

23

23.8
Arzneiformen

23.8.1
Wässrige Drogenauszüge

23.8.1.1
Allgemeines

Aus Drogen bereitete wässrige Auszüge zählen zu den ältesten Arzneibuchzubereitungen überhaupt. Da sie häufig mikrobiell stark kontaminiert sind und zudem viele Wirkstoffe im wässrigen Medium nur eine sehr begrenzte Haltbarkeit aufweisen, sollte diese Arzneiform in der Apothekenrezeptur nicht mehr angefertigt werden. Letztmalig wurden wässrige Drogenauszüge im DAB 8 erwähnt. Auch bei der Teebereitung wird ein heißer wässriger Pflanzenauszug gewonnen. Wenn nicht anders vorgeschrieben, werden wässrige Auszüge im Allgemeinen aus 1 Teil Droge und 10 Teilen Wasser hergestellt. Für verschreibungspflichtige Drogen gelten besondere Vorschriften. Zur Herstellung werden Dampfapparate, sog. *Dekoktorien*, verwendet, wobei sich der Auszug in meist aus Glas, Porzellan oder Steingut hergestellten Infundierbüchsen befindet, die vom Dampf umströmt werden. Die Auszüge sind frisch zu bereiten, vor Licht geschützt aufzubewahren und vor Gebrauch zu schütteln.

23.8.1.2
Aufgüsse, Abkochungen, Mazerate

Aufgüsse (Heißaufgüsse, Infusa).   Hierbei wird die Droge nach vorgeschriebener Zerkleinerung mit einer geringen Menge Wasser durchgeknetet und nach einer festgelegten Standzeit mit zum Sieden erhitztem Wasser übergossen. Das Gemisch wird 5 min unter wiederholtem Umrühren im Wasserbad belassen. Nach dem Erkalten bzw. nach Abkühlen auf etwa 30 °C wird koliert. Zur Erzielung des vorgeschriebenen Gehalts ist gegebenenfalls der Drogenrückstand mit der erforderlichen Menge kalten Wassers zu übergießen und schwach auszupressen.

Ein Kneten der mit Wasser vorgefeuchteten Droge bezweckt eine Quellung der geschrumpften Zellen und damit eine Verbesserung der Diffusion der Zellinhaltsstoffe. Bei Drogen, die ätherische Öle oder Glykoside enthalten, findet Ethanol (meist 70 % [V/V]) Verwendung. Durch Zusatz organischer Säuren werden die meist in gebundener Form (z. B. an Gerbstoffe) vorliegenden Alkaloide in die wasserlösliche Form überführt. Aus Geschmacksgründen wird oft Citronensäure verwendet.

Abkochungen (Decocta).   Die Droge wird wie vorgeschrieben zerkleinert und anschließend – je nach Angaben in dem Arzneibuch – entwe-

der mit kaltem oder 90 °C heißem Wasser angesetzt. Sie wird 30 min unter wiederholtem Umrühren im Wasserbad belassen.

Mazerate (Macerata).   Die Droge wird nach vorgeschriebener Zerkleinerung mit Wasser von Raumtemperatur übergossen und unter gelegentlichem Umrühren 30 min lang bei Raumtemperatur stehen gelassen. Nach dieser Zeit wird koliert und durch Nachspülen mit Wasser auf den vorgeschriebenen Gehalt eingestellt. Nach diesem Verfahren werden Auszüge aus schleimführenden Drogen (Eibischwurzel, Leinsamen) ohne jede Wärmebelastung gewonnen, die zu einer Verkleisterung der Zubereitung führen würde.

23.8.2
Tinkturen

23.8.2.1
Allgemeines

Die Bezeichnung Tinctura wird vom Lateinischen (tingere = benetzen, anfeuchten, eintauchen, färben) abgeleitet. Im antiken Griechenland verstand man unter Tinkturen Färbemittel. Nachdem später von Avicenna über Tinkturen im Zusammenhang mit der Heilkunst berichtet wurde, erfolgte ihre Einführung in die Therapie durch Paracelsus. Seit dem 17. Jahrhundert sind sie in den Pharmakopöen aufgeführt (Dispensatorium des Valerius Cordus, 1666). Der Begriff Tinktur hat allerdings im Laufe der Jahrhunderte manche Veränderung, insbesondere Einengung, erfahren. Unter Tinkturen versteht man heute im Allgemeinen ethanolische Auszüge aus pflanzlichem oder tierischem Material. Die Tinkturen werden vorzugsweise mit Ethanol (70 % [V/V]) hergestellt, das Verhältnis Droge zu Auszugsflüssigkeit beträgt zumeist 1:5 oder 1:10. Der Ethanolgehalt der erhaltenen Tinkturen ist unterschiedlich, bedingt durch Reste der Extraktionsflüssigkeit im Drogenrückstand.

Die Herstellung erfolgt nach Mazerations-, Perkolations- oder Turboextraktionsverfahren. Des Weiteren werden Tinkturen durch Verdünnen von Extrakten mit Extraktionsflüssigkeit hergestellt.

Für Trübungen oder Niederschläge bei Tinkturen sind unterschiedliche Faktoren verantwortlich. Bei kühler Aufbewahrung kann die Löslichkeitsgrenze von Stoffen überschritten werden, wobei es zu einer Abscheidung kommt. Das Gleiche kann auftreten, wenn Ethanolverluste durch Verdunstung entstehen. Nicht zuletzt bedingen auch chemische Veränderungen (z.B. hydrolytische, oxidative Prozesse) Trübungen oder Bodensatzbildungen. Da Lichteinwirkung derartige Alterungsvorgänge fördert, sind zur Aufbewahrung meistens Flaschen aus braunem Glas vorgeschrieben. Temperaturbedingte „Kellertrübungen" verschwinden bei Raumtemperaturlagerung. Es ist daher falsch, diese durch laufende Filtration zu entfernen. Abgesehen vom Filtrationseffekt würden die Tinkturen auch durch Adsorption am Filtermaterial wirkstoffärmer werden. Da nach Ph. Eur. Tinkturen jedoch bei der Abgabe klar sein sollten, werden sie erst bei Raumtemperatur filtriert.

23.8.2.2
Prüfung

Sinnes-, Identitäts- und Reinheitsprüfung

Die in den Arzneibüchern angeführten Sinnesprüfungen auf Farbe, Geruch und Geschmack dienen zwar zur Kennzeichnung der Tinkturen, doch ist zu berücksichtigen, dass derartige Angaben nicht nur individuell unterschiedlich ausgelegt werden können, sondern dass auch bei den Tinkturen selbst erhebliche Differenzierungen zu beobachten sind. Bereits die Ausgangsdroge unterliegt in Abhängigkeit von Herkunft, Erntetermin, Trocknungsverfahren, Aufbewahrung usw. Schwankungen, die zwangsläufig zu Zubereitungen mit unterschiedlichen organoleptisch wahrnehmbaren Eigenschaften führen. Es treten aber auch bei der Lagerung der Tinktur mitunter Änderungen im Farbton und Geruch auf. Durch allmähliche Zersetzung des Chlorophylls geht z.B. dessen grüne Farbe in braun über.

Exakte Wirkstoffbestimmungen und Reinheitsprüfungen werden heute mit chromatografischen Methoden durchgeführt. Von diesen eignet sich die Dünnschichtchromatografie auch für das Apothekenlabor. Weitere Prüfungen bei Drogenzubereitungen betreffen Gehalts- und Wertbestimmungen sowie die Prüfung auf Pestizidrückstände.

Bestimmung des Verdampfungsrückstands

Der Verdampfungsrückstand dient zur Qualitätsbestimmung von Pflanzenauszügen (Tinkturen, Fluidextrakten). Der nach dem Verdampfen des Lösungsmittels verbleibende Rückstand charakterisiert die Extraktionskraft des Auszugsmittels und gibt Aufschluss über die Leistungsfähigkeit des Extraktionsverfahrens.

Zur Bestimmung werden 3–5 g Tinktur genau gewogen und in einem bei 105 °C getrockneten, verschließbaren Wägegläschen bestimmter Höhe und Breite auf dem Wasserbad zur Trockne eingedampft. Der Rückstand wird 2 h lang im Trockenschrank bei 105 °C getrocknet. Sehr genaue Einhaltung aller Bedingungen ist unbedingt erforderlich, da bereits Größe und Form des Wägegläschens von Einfluss auf das Ergebnis sind. Das Wägeglas muss verschließbar sein, um eine Verdunstung des Alkohols während des Wägens sowie ein Anziehen von Luftfeuchtigkeit zu vermeiden.

Ein Trocknen bis zur Massekonstanz bei höheren Temperaturen ist nicht möglich, da sich die organischen Substanzen verflüchtigen oder unter Verminderung ihrer Masse zersetzen würden.

Bestimmung des Ethanolgehalts

Alle Pharmakopöen enthalten Vorschriften zur Bestimmung des Alkoholgehalts von Tinkturen und Fluidextrakten. Als optimales Verfahren wird die Ermittlung der Dichte nach Abtrennung des Ethanols durch Destillation angesehen. Hierzu wird eine vorgeschriebene Apparatur verwendet. Als Vorlage dient ein Enghalsmesskolben. Die Ermittlung der Dichte erfolgt mit diesem Enghalsmesskolben oder einem Pyknometer. Der Wert für den Ethanolgehalt der Ethanol-Wasser-Mischung wird aus einer in den Arzneibüchern angeführten Tabelle abgelesen. Die Angabe des Ethanolgehalts erfolgt normalerweise in Volumenprozent.

23

23.8.3
Extrakte

23.8.3.1
Einteilung

Bei der Extraktion des pflanzlichen Ausgangsmaterials wird in der Regel ein *Fluidextrakt (extractum fluidum)* erhalten. Hierbei entspricht im Allgemeinen ein Teil Droge einem Teil Fluidextrakt.

Wird das meist ethanolische Extraktionsmittel teilweise oder gänzlich verdampft, so erhält man Extrakte, die nach ihrer Beschaffenheit untergliedert werden in:

- *Dünnextrakte (Extractum tenue):* Diese Zubereitungen sind heute obsolet.
- *Zähflüssiger Extrakt, Dickextrakt (Extractum spissum):* Diese Zubereitungen sind in kaltem Zustand zäh und nicht gießbar. Der Wassergehalt beträgt bis zu 30 %. Auch diese Arzneiform entspricht im Allgemeinen nicht mehr den heutigen Anforderungen, ist jedoch in der Ph. Eur. noch mongraphiert. Der hohe Wassergehalt bedingt eine Instabilität der Arzneiform (Bakterienbefall) und gegebenenfalls der Wirkstoffe (chemische Zersetzung). Des Weiteren lassen sich Dickextrakte schlecht dosieren. Bedeutung besitzt nach wie vor der dickflüssige Süßholzextrakt.
- *Trockenextrakt (Extractum siccum):* Er besitzt trockene Konsistenz und ist leicht verreibbar. Durch Verdampfen der Extraktionsflüssigkeit und Trocknen des Rückstands entsteht ein Produkt, das nicht mehr als 5 % Feuchtigkeitsgehalt aufweisen soll.
- *Fluidextrakt* (s. 23.8.3.3)

Fluid-, Dick- und Trockenextrakte sind nach wie vor Arzneiformen, die Bestandteil vieler Pharmakopöen sind.

23.8.3.2
Trockenextrakte

Gewinnung der Extraktflüssigkeit

Trockenextrakte, Extracta sicca, sind pulverförmige Zubereitungen, die aus Drogenauszügen durch Verdampfen des Lösungsmittels hergestellt werden.

Trockenextrakte werden im Allgemeinen durch Perkolation gewonnen. Als Extraktionsflüssigkeit dient Ethanol unterschiedlicher Konzentration und Wasser. Im Kleinbetrieb kommen zumeist Glasperkolatoren zur Anwendung. In der Industrie sind die Perkolatoren aus Steingut, Porzellan oder auch Metall oder Kunststoff. Großperkolatoren können auch zu Perkolatorbatterien vereinigt sein.

Im Allgemeinen ist die Perkolation beendet, wenn aus 1 Teil Droge 4 Teile Auszug gewonnen sind. Hiermit hat zwar keine erschöpfende Extraktion der Droge stattgefunden, doch ist der überwiegende Teil der Extraktivstoffe in die Auszugsflüssigkeit gelangt. Zur Erschöpfung der Droge wäre die Gewinnung einer Anzahl weiterer Teilperkolate notwendig. Der Arbeits- und Energieaufwand, der zur Einengung derselben erforderlich wäre, steht jedoch in keinem Verhältnis zur Menge der auf diesem Wege zusätzlich gewinnbaren Wirkstoffe, wenn nicht, wie bei der industriellen Herstellung, insbesondere bei Verwendung von Perkolatorbatterien, der Nachlauf als Vorlauf für die nächste Charge verwendet wird.

Verdampfen der Extraktionsflüssigkeit

Das Verdampfen der Extraktionsflüssigkeit kann in einem Destilliergefäß auf einem Wasserbad, welches nicht wärmer als 50 °C sein sollte, durchgeführt werden. Ein flacher Boden des Gefäßes erleichtert die Entnahme des eingedickten Extraktes. Es ist weiterhin dafür zu sorgen, dass eine übermäßige Erhitzung, insbesondere des nur noch geringe Feuchtigkeitsanteile enthaltenden Produkts (oder gar ein Anbrennen), nicht stattfindet. Man beginnt grundsätzlich das Verdampfen mit dem letzten Perkolat, um die wirkstoffreicheren ersten Teilperkolate nicht mehr als erforderlich der Wärmeeinwirkung auszusetzen. Am vorteilhaftesten ist es, wenn die einzuengende Extraktflüssigkeit kontinuierlich in gleichem Maße dem Destilliergefäß zugeführt wird, wie andererseits die Flüssigkeit verdampft.

Beim *Vakuum-Rotationsverdampfer* (Abb. 23.6) bildet sich durch Drehung des Kolbens in

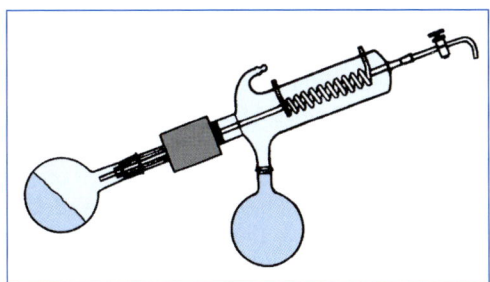

Abb. 23.6: Vakuum-Rotationsverdampfer

einem Heizbad an der Kolbenwand ein feiner Film der zu verdampfenden Flüssigkeit. Durch die Vergrößerung der Verdampfungsoberfläche erfolgt das Eindampfen in kurzer Zeit. Durch Regulierung der Eintauchtiefe in das Wasserbad, der Badtemperatur, des Vakuums und der Kühltemperatur lassen sich jeweils optimale Bedingungen schaffen.

Bei *Dünnschichtverdampfern,* die im industriellen Bereich Verwendung finden, handelt es sich um oft mehrere Meter lange, senkrecht stehende, beheizte Zylinder, die unter Vakuum stehen, und an deren Innenwand die Extraktlösung in dünner Schicht abwärts fließt. Durch umlaufende Wischblätter kann darüber hinaus dafür Sorge getragen werden, dass der Film die gesamte Innenfläche des Zylinders gleichmäßig bedeckt. Infolge der großen Oberfläche der Extraktflüssigkeit können bei schnellem Durchlauf in etwa 30 s bei einer Temperatur von nur 30–50 °C Konzentrate erhalten werden. Bei anderen Verdampfertypen wird die Oberflächenvergrößerung der zu verdampfenden Flüssigkeit dadurch erreicht, dass das einzudampfende Gut unter Vakuum stehende, mit Glaswolle oder entsprechendem Material ausgestattete Zylinder durchläuft. Die angeführten Verfahren eignen sich in besonderem Maße für Extraktlösungen mit thermolabilen und schäumenden Stoffen. Restfeuchte ist durch weitere Trocknungsprozesse zu entziehen. Die einfachste Möglichkeit hierzu besteht in der Entfernung des Wassers durch Aufbewahrung der eingedickten Extraktflüssigkeit in Trockenschränken. Zur Erzielung eines wasserfreien Produkts sind allerdings recht lange Trocknungszeiten bzw. entsprechend hohe

Temperaturen erforderlich, selbst dann, wenn das zu trocknende Gut in einer dünnen Schicht ausgebreitet wird. Die letzte Phase des Trocknungsprozesses stellt daher eine nicht geringe Belastung für thermolabile Wirkstoffe dar. Vakuumtrocknungsanlagen und -schränke sowie Walzentrockner oder Vakuumwalzentrockner sind vorzuziehen (s. 1.4.3). Noch schonender lässt sich ein Trockenextrakt durch Gefriertrocknung erhalten. Die Trocknung benötigt zwar einige Stunden, doch kann eine Wärmeanwendung umgangen werden. Besonders zweckmäßig ist die Zerstäubungstrocknung (Sprühtrocknung), da sie eine schonende Trocknung darstellt. Bei ihr wird in einem Arbeitsgang der Extrakt sehr schnell in ein Trockenpräparat überführt. Ein besonderes Verfahren zur Gewinnung von Extrakten in Pulver- oder Granulatform führt zu Instant-Präparaten. Die *Instantisierung* (engl. instant = Augenblick) führt zu leicht benetzbaren und sich schnell und vollständig ohne Klumpenbildung in Wasser auflösenden Produkten. Die Instanteigenschaften ergeben sich durch die Kapillarwirkung des hochporösen Körpers, der die Flüssigkeit aufzieht. Die Instantisierung erfolgt durch Wiederbefeuchtung von im Sprühverfahren (oder durch Walzentrocknung) aus wässrigen Extraktlösungen gewonnenem Pulver und anschließender Trocknung nach speziellen Verfahren oder in einem Einphasenprozess durch besondere Sprühtechniken bzw. durch spezielle Vakuumtrocknung. Als Füllmittel dienen Saccharose, Lactose oder Dextrine, deren Anteil zwischen 50–90 % betragen kann.

Instant-Extrakte von Heilpflanzen erfreuen sich als „Pulvertees" großer Beliebtheit. Instant-Tees von ätherischen Öldrogen lassen sich wegen der Flüchtigkeit des ätherischen Öls nicht ohne weiteres herstellen. Aus diesem Grunde wird das ätherische Öl dem sprühgetrockneten Pulver nachträglich meist in Form von Mikrokapseln zugefügt.

Komplikationen beim Verdampfen der Extraktionsflüssigkeit

Das Einengen des Drogenauszugs erfolgt mit dem letzten Perkolat. Beim Nachfüllen weite-

23

rer Perkolatanteile ist sehr vorsichtig zu verfahren, um ein Überschäumen zu vermeiden. Neu zugefügte Anteile des Auszugs weisen einen höheren Alkoholgehalt auf als die Flüssigkeit im Destilliergefäß. Sie sieden daher bei tieferer Temperatur. Bei Zugabe größerer Anteile kann ein Siedeverzug auftreten. Es empfiehlt sich daher, die Extraktflüssigkeit langsam und kontinuierlich mittels eines Hahnes tropfenweise zuzufügen. Kommt es beim Nachfüllen oder auch Einengen der Flüssigkeit zu kräftiger Schaumentwicklung, so verringert man vorübergehend das Vakuum. Besonders lästige Schaumbildung tritt beim Einengen von Extraktlösungen auf, die Saponine oder Eiweißstoffe enthalten. Sie kann so intensiv werden, dass ein Abdestillieren der Flüssigkeit unmöglich wird. Die Ausbildung von Schaum verstärkt sich während des Destillationsvorgangs, da mit der Abführung des Ethanols die Extraktflüssigkeit zunehmend wässriger wird und hiermit die Effekte der oberflächenaktiven Stoffe stärker zum Tragen kommen. Mit einer Verringerung des Vakuums wird man nicht immer die Schaumbildung unterdrücken können, zumal die Destillation hierdurch erheblich verlängert wird und die Siedetemperatur ansteigt. Gläserne Einrichtungen, die als sog. Schaumfänger in die Vakuumdestillationsanlage eingebaut werden, können sinnvoll sein. Günstiger wird ein Zusatz von Schaumzerstörern (Entschäumer, Antischaummittel) beurteilt, worunter man Verbindungen zu verstehen hat, die meist selbst oberflächenaktiv sind, sich an der Grenzfläche Flüssigkeit/Gas anreichern und dadurch die Stabilität der Schaumlamellen, die von der Oberflächenspannung und der Oberflächenviskosität abhängt, stark herabsetzen (z. B. Span®-Typen). Der Zusatz von Entschäumern bringt allerdings neue Probleme mit sich, so muss z. B. sichergestellt werden, dass sie nicht in den Trockenextrakt gelangen und diesen verunreinigen. Bewährt hat sich Octylalkohol, der mit abdestilliert, so dass zur Verminderung der Schaumbildung kontinuierlich erneute Zusätze notwendig werden. Besondere Vorteile bieten Siliconemulsionen. Sie sind bereits in Verdünnungen von 1:10000–1:20000 wirksam. Eine Entfernung aus dem Destillationsrückstand erscheint da-

her nicht zwingend. Grundsätzlich müssen zur Vermeidung des „Stoßens" der Flüssigkeit beim Arbeiten unter vermindertem Druck Siedesteine in das Destillationsgefäß eingelegt werden. Bei der Herstellung von Extrakten erscheinen die sonst beim chemischen Arbeiten üblichen Glasperlen nicht vorteilhaft, weil ihre Kleinheit die spätere Entfernung aus dem eingeengten Produkt erschwert.

Einstellen des Extrakts auf Wirkstoffgehalt und Aufbewahrung

Im gepulverten und nachgetrockneten Trockenextrakt wird der Wirkstoffgehalt bestimmt. Anschließend wird der Extrakt mit Lactose oder einem anderen Verdünnungsmittel auf den vorgeschriebenen Wirkstoffgehalt eingestellt und über einem Trockenmittel (Silicagel) vor Licht geschützt aufbewahrt.

Trockenextrakte sind meist hygroskopisch. Unkorrekte Lagerung kann somit leicht zu feuchten Präparaten führen. Dichte Verschlüsse sind daher unbedingt erforderlich. Während von der Industrie luftdichtverschlossene, oft vakuumverpackte Behältnisse (Blech- oder Glaspackungen) verwendet werden, sind in der Apotheke Glasstandgefäße mit Hohlstopfen, die mit einem Trockenmittel gefüllt sind, üblich. Auch hat sich ein Eintauchen des Gefäßoberteils in geschmolzenes Paraffin und der dadurch erhaltene Überzug als günstig erwiesen. Werden Trockenextrakte vorschriftsmäßig gelagert, stellen sie sehr wirkstoffstabile Arzneiformen dar.

Als indifferente, nicht hygroskopische Verdünnungsmittel zur Einstellung des Wirkstoffgehalts sind in den Arzneibüchern weiterhin Dextrin, Saccharose, Glucose, Stärke und Arabisches Gummi genannt. Als Trockenmittel für die Aufbewahrung von Trockenextrakten findet Calciumchlorid Verwendung. Standardisierte und haltbare Trockenextrakte mit entsprechender Löslichkeit stellen nach Angaben der Ph. Eur. und des DAB Ausgangsprodukte zur Herstellung von Tinkturen dar. Die Trockenextrakte werden hierzu in Ethanol vorgeschriebener Konzentration gelöst.

Prüfung

Die Arzneibücher enthalten für Extrakte zumeist eine Beschreibung der Arzneiform (Farbe, Geruch, Geschmack), eine dünnschichtchromatographische Identitätsprüfung, eine Bestimmung des Trocknungsverlustes und gegebenenfalls eine Bestimmung des Wirkstoffgehalts.

Zur Bestimmung des Trocknungsverlustes wird 1 g gepulverter Trockenextrakt in einem bei 105 °C getrockneten, verschließbaren Wägegläschen vorgeschriebener Größe und Form genau gewogen und 2 h bei 105 °C getrocknet. Man lässt es in einem Exsikkator erkalten und wägt erneut.

Der Trocknungsverlust (Feuchtigkeitsgehalt) wird von den meisten Pharmakopöen auf 3–5 % begrenzt.

23.8.3.3
Fluidextrakte

Fluidextrakte, Extracta fluida, sind Auszüge aus Drogen, die mit Ethanol verschiedener Konzentration, gegebenenfalls mit bestimmten Zusätzen, so hergestellt wurden, dass 1 Teil Droge 1 Teil oder 2 Teilen Fluidextrakt entspricht. Fluidextrakte werden im Allgemeinen durch Perkolation gewonnen.

Zahlreiche Vorschriften empfehlen, dass der zunächst erhaltene Auszug als Vorlauf beiseite gestellt wird. Dieser Vorlauf besteht aus 85 Teilen Fluidextrakt, wenn das eingesetzte getrocknete Pflanzenmaterial 100 Teilen entspricht. Nach Gewinnung von Nachläufen durch weitere Perkolation werden diese Nachläufe schließlich eingeengt und mit dem Vorlauf vereinigt, so dass schließlich 1 Teil Droge 1 Teil Fluidextrakt entspricht. Eine erschöpfende Extraktion der Droge ist aus wirtschaftlichen Gründen nicht vorgesehen, da das Einengen größerer Mengen an Nachläufen unökonomisch ist. Im Allgemeinen wird daher die Perkolation nach Erhalt von vier Nachläufen abgebrochen. Dies sichert einen weitgehenden Übertritt der Pflanzenstoffe.

Andere Methoden verzichten auf eine Gewinnung von Nachläufen und damit auf jegliches Einengen von Teilperkolaten. Hiernach wird so lange perkoliert, bis auf 1 Teil Droge 1 Teil oder 2 Teile Auszugsflüssigkeit erhalten werden. 1 Teil Droge entspricht demnach 1 Teil oder 2 Teilen Fluidextrakt.

23

Arzneiformen

Kapitel 24

Therapeutische Systeme (TS)

24.1
Allgemeines

Trotz des beträchtlichen Fortschritts, der mit Depotpräparaten erzielt worden ist, ergeben sich bei deren Anwendung begrenzende Faktoren. Im Allgemeinen beschränkt sich ihre Wirkungsdauer auf einige Stunden, gelegentlich auf einige Tage. Zum anderen erfordert ihr sinnvoller Einsatz vom Patienten ein hohes Maß an Zuverlässigkeit bei der Einhaltung des Therapieplans. Diese unbedingt notwendige Kooperationsbereitschaft (Compliance) des Patienten ist – wie Studien ergaben – bei 40–60 % der Patienten jedoch nicht gegeben, so dass bei Nichteinhaltung der vorgeschriebenen Applikationsintervalle der therapeutische Effekt ausbleibt oder aber toxische Wirkungen zu befürchten sind.

Ausgehend von der Erkenntnis, dass eine Arzneimittelwirkung über längere Zeiträume nicht durch chemische Veränderung des Wirkstoffmoleküls, sondern nur durch technologische Maßnahmen möglich ist, haben Bemühungen in den letzten Jahrzehnten zur Entwicklung völlig neuartiger Applikationssysteme geführt, die mit großer Präzision über längere Zeiträume kontinuierlich Wirkstoff freisetzen. Die Wirkstofffreisetzung erfolgt hier mit einer Kinetik 0. Ordnung (im Gegensatz zu den traditionellen Darreichungsformen, bei denen im Allgemeinen eine Freigabekinetik 1. Ordnung vorliegt). Hierdurch ist nicht nur eine Reduktion der zu applizierenden Wirkstoffmenge, sondern darüber hinaus eine Erhöhung der Therapiesicherheit möglich, zumal auch unerwünschte Nebenwirkungen auf diesem Wege zu minimieren sind. Die Applikationsform wird als Therapeutisches System (TS) bezeichnet und ist eine Vorrichtung bzw. Darreichungsform, die den enthaltenen Wirkstoff oder auch mehrere Wirkstoffe in vorausbestimmter Rate kontinuierlich über einen festgelegten Zeitraum an einen festgelegten Anwendungsort abgibt.

Während die konventionellen Arzneiformen durch ihren Wirkstoffgehalt gekennzeichnet sind, werden TS durch ein exaktes Behandlungsprogramm charakterisiert, nämlich durch die Abgabe eines Wirkstoffes (oder mehrerer) je Zeiteinheit und die Gesamtdauer der Wirkstoffabgabe.

Das TS besteht aus dem Wirkstoff, der Wirkstoffabgabeeinheit, dem Trägerelement und dem therapeutischen Programm. Die Wirkstoffabgabeeinheit setzt sich aus vier Elementen zusammen: dem Wirkstoffreservoir, dem Abgabekontrollelement (es überwacht für die Dauer der Funktion des Therapeutischen Systems die Einhaltung der programmierten Abgaberate), der Energiequelle (sie hält den Transport der Wirkstoffmoleküle vom Reservoir zur Abgabeöffnung aufrecht) und der Abgabeöffnung (durch die der Wirkstoff austritt; Größe und Gestalt der Öffnung entsprechend der jeweiligen therapeutischen Aufgabe). Wirkstoffabgabeeinheit wie auch Trägerelemente sind aus synthetischen Materialien. Die kontinuierliche Wirkstoffabgabe wird häufig über polymere Membranen realisiert, durch deren Mikroporen die Wirkstoffmoleküle hindurchtreten. Die Durchtrittszeit hängt von der Zahl der Mikroporen und somit von der Dichte der Membran ab.

Folgende Steuerungsmechanismen für die Freisetzung können bei TS unterschieden werden:

● Bei der *Diffusionssteuerung* findet eine membranpermeationskontrollierte, matrixdiffusionskontrollierte, mikroreservoirkontrollierte oder chemisch kontrollierte Freisetzung statt.

24

● Bei einer *Aktivierungssteuerung* erfolgt die Aktivierung durch osmotischen, hydrodynamischen oder Dampfdruck, durch Ultraschall, Magnetismus oder unter dem Einfluss des pH-Wertes oder der Ionenstärke.

Mit TS lassen sich sowohl systemische als auch lokale Effekte erzielen.

24.2
Perorale Therapeutische Systeme

Beim Peroralsystem Oros® *(Einkammersystem)*, das die Form einer konventionellen Tablette besitzt, dringt Wasser in konstanter Strömung durch eine selektive Membran (meist Ethylenvinylacetat) in den Formling ein, erreicht den in fester Form vorliegenden Wirkstoff und löst ihn auf. Der Wirkstoff selbst oder ein zugesetzter Hilfsstoff erzeugt den osmotischen Druck. Die Membran lässt lediglich Wassermoleküle passieren und verhindert den Eintritt von Verdauungsflüssigkeit. Die Abgaberate ist unabhängig von der Azidität und Motilität des Magen-Darm-Trakts. Das Oros-System verändert sich bei der Magen-Darm-Passage in seiner Gestalt nicht und wird schließlich ausgeschieden. Bei einer zu geringen Löslichkeit des Wirkstoffs reicht der erzeugte osmotische Druck für eine ausreichende Wirkstoffabgabe nicht aus. Andererseits wird bei zu hoher Löslichkeit die gesättigte Lösung zu rasch verdünnt, wobei die Pumpgeschwindigkeit gleichfalls absinkt. Eine Löslichkeit zwischen 20 und 40 % sichert genügend hohe Abgaberaten und einen entsprechend hohen osmotischen Druck. Entscheidend für die Präzision derartiger Pumpsysteme ist die Austrittsöffnung, die mittels Lasertechnik in die Membran eingebrannt wird (Ø 100–250 nm) (Abb. 24.1).
Als weiteres Beispiel sei ein als Einkammersystem konzipiertes Phenylpropanolaminhydrochlorid-Tablettenpräparat (Appetitzügler) angeführt. Es ist mit einer Cellulosetriacetatmembran überzogen, die eine mittels Laserstrahl erzielte Freigabeöffnung besitzt. Das System besitzt weiterhin eine Überzugsschicht mit Wirkstoff, die bei Kontakt mit Verdauungsflüssigkeit die Initialdosis entlässt, zugleich die

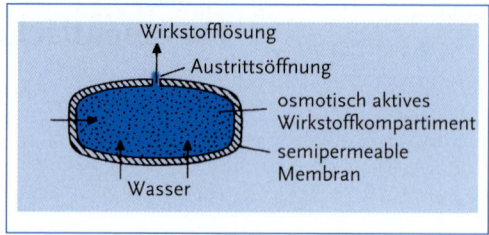

Abb. 24.1: Schematische Darstellung eines Einkammersystems

Freigabeöffnung freigibt und damit eine kontrollierte kontinuierliche Freisetzung der Erhaltungsdosis über 16 h sichert (in den USA: Acutrim®-Tablette).
Häufig wird statt der erörterten Einkammersysteme unter Verwendung von osmotisch aktiven Hilfsstoffen (Natriumchlorid, Mannit) ein *Zweikammersystem* (Push-pull-System) eingesetzt, dessen Arbeitsweise Abbildung 24.2 verdeutlicht (Cardular PP®, Diblocin PP®).
Über eine Dauer von 12 h bei einer Kinetik 0. Ordnung erfolgt auch die Freisetzung bei einem Kapselpräparat mit Levodopa/Benzerazid als Wirkstoff, bei dem sich die Gelatinehülle im Magen löst, nicht jedoch die in ihr enthaltene wirkstoffhaltige Matrix, die auf Grund ihrer Dichte auf dem Mageninhalt schwimmen soll und den Wirkstoff entlässt (s. 12.7.3).
Eine Anzahl weiterer Peroralsysteme, die meist Varianten der dargelegten Prinzipien

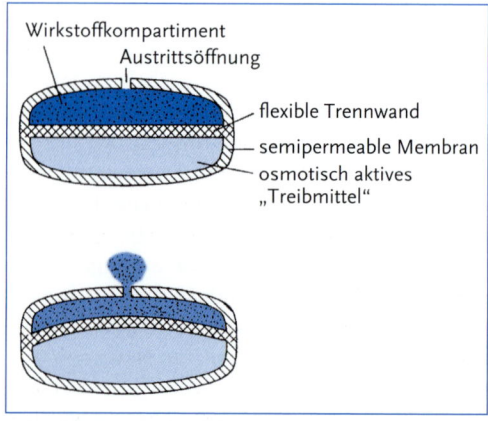

Abb. 24.2: Schematische Darstellung eines Zweikammersystems, push-pull Oros® **(oben)** in Funktion **(unten)**

verkörpern, sind bereits als Markenpräparate in verschiedenen Ländern im Handel oder in der klinischen Prüfung.

24.3
Transdermale Therapeutische Systeme (TTS)

24.3.1
Allgemeines

Der Aufbau der Haut charakterisiert diese als Schutz-, weniger als Resorptionsorgan. Die Hauptbarriere, die ein Eindringen von Wirkstoffen in die Haut behindert, bildet das Stratum corneum (s. 15.7.1). Die folgenden Prinzipien verdeutlichen den Aufbau von TTS. Mit einem TTS, das einem Pflaster ähnelt und auf eine vorgesehene Hautfläche (z. B. hinter das Ohr, auf die Brust) vom Patienten selbst aufgebracht wird, ist es möglich, aus einem Wirkstoffreservoir kontrolliert bestimmte Wirkstoffmengen pro Zeiteinheit mittels Diffusion durch die intakte Epidermis über die Kapillaren dem Blutkreislauf zuzuführen. Die im Reservoir vorliegende Wirkstoffkonzentration hat keinen direkten Einfluss auf die Plasmaspiegelwerte. Nur bei hochwirksamen Wirkstoffen mit ausreichender Lipophilie wird ein therapeutisch erforderlicher Blutspiegel zu erzielen sein. Voraussetzung für die Funktion der Steuermechanismen des Systems ist, dass die Freisetzungsgeschwindigkeit des Wirkstoffs geringer ist als seine Permeationsrate durch die Haut. Die Applikationsdauer der TTS ist unterschiedlich, sie beträgt 24, 72, gelegentlich auch 96 h oder 1 Woche.

Als Vorteile für die TTS sind die Umgehung des Magen-Darm-Traktes, die Verringerung eines First-pass-Metabolismus, vor allem aber die Steuerbarkeit des Resorptionsgeschehens zu sehen. Ein Vorzug besteht auch darin, dass mit dem Entfernen des TTS die Wirkstoffaufnahme durch den Körper gegebenenfalls unterbrochen werden kann. Als Nachteile sind zu vermerken: Es können irritierende und allergische Reaktionen auf der Haut auftreten, der Wirkungseintritt erfolgt meist verzögert und vor allem ist die Zahl der Wirkstoffe, die mit diesen Darreichungsformen ausreichend hohe Blutspiegel erbringen, sehr gering. Bisher haben u. a. folgende Wirkstoffe eine transdermale Anwendung gefunden: Scopolamin (Reisekrankheit), Nitroglycerol (Angina pectoris), Clonidin (Hypertonie), Estradiol (Menopausesyndrom, Osteoporose), Nicotin (Raucherentwöhnung), Fentanyl (Schmerztherapie), einige weitere sind in der Entwicklung oder befinden sich in der klinischen Prüfung. Umfangreiche Versuche, mit Enhancern (s. 15.7.3) die Permeationsrate so zu steigern, dass die Palette der Wirkstoffe für eine TTS-Anwendung wesentlich erweitert werden kann, führten zu keinem entscheidenden Erfolg.

24.3.2
Membransysteme

Das Membransystem (auch als Reservoirsystem bezeichnet) besitzt einen mehrschichtigen Aufbau, der schematisch in Abbildung 24.3 dargestellt wird.
- Die Stützschicht ist eine wasserdampf- und wirkstoffundurchlässige Folie, die das Wirkstoffreservoir nach außen hin abdichtet. Sie besteht z. B. aus Polyethylenterephthalat/Aluminiumfolie/Propylen- bzw. Polyvinylchlorid- oder Polyethylen-Laminat. Die Aluminiumfolie schafft Okklusionsbedingungen, die zur Quellung der Haut und zur Erhöhung der Permeationsrate – oft um ein Vielfaches – führen.
- Im Wirkstoffreservoir liegt der Wirkstoff gelöst oder suspendiert in einem flüssigen oder festen Medium vor.

24

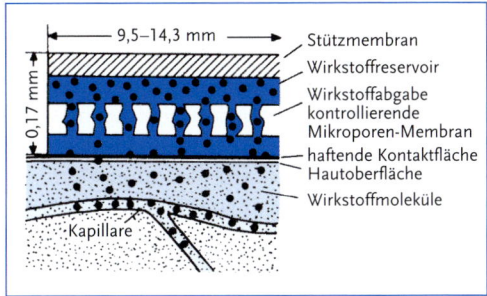

Abb. 24.3: Schematische Darstellung eines TTS, Typ Membransystem

- Das Abgabekontrollelement als Steuermembran kann nichtporös, mikroporös oder semipermeabel gestaltet sein (z. B. aus Polypropylen oder Polyvinylchlorid oder Celluloseacetat oder einem Ethylen/Vinylacetat-Copolymer).
- Die Adhäsivschicht verbindet pflasterartig das System mit der Hautoberfläche.
- Eine wirkstoffundurchlässige Schutzfolie ist vor der Applikation zu entfernen.

Bei einer nichtporösen Steuermembran mit Adhäsivschicht gilt für die Freigaberate aus dem Reservoir nach Einstellung des Fließgleichgewichts folgende mathematische Beziehung:

$$\frac{dQ}{dt} = \frac{c_r}{1/P_m + 1/P_a} \tag{24.1}$$

c_r Wirkstoffkonzentration im Reservoir (g $\cdot$ cm^{-3}),
P_m Permeabilitätskoeffizient der Membran (cm $\cdot$ s^{-1}),
P_a Permeabilitätskoeffizient der Adhäsivschicht (cm $\cdot$ s^{-1})

Durch Einsetzen von

$$P_m = \frac{K_{m/r} \cdot D_m}{h_m} \quad \text{und} \quad P_a = \frac{K_{m/a} \cdot D_a}{h_a} \tag{24.2}$$

$K_{m/r}$ Verteilungskoeffizient Membran/Reservoir,
$K_{m/a}$ Verteilungskoeffizient Membran/Adhäsivschicht,
D_m Diffusionskoeffizient Membran (cm$^2 \cdot$ s^{-1})
D_a Diffusionskoeffizient Adhäsivschicht(cm$^2 \cdot$ s^{-1})
h_m Dicke der Membran (cm),
h_a Dicke der Adhäsivschicht (cm)

ergibt sich

$$\frac{dQ}{dt} = \frac{K_{m/r} \cdot K_{a/m} \cdot D_m \cdot D_a \cdot C_r}{K_{m/r} \cdot D_m \cdot h_a + K_{a/m} \cdot D_a \cdot h_m} \tag{24.3}$$

Bei porösen Membranen mit Adhäsionsschicht ist beim Membran-Diffusionskoeffizienten der Porositätsgrad ε und bei der Membrandicke der Gewundenheitsfaktor τ für die Poren (Verhältnis von effektiver zu linearer Porenlänge) zu berücksichtigen. Unter Sink-Bedingungen ist mit diesem System eine Freigabekinetik 0. Ordnung zu realisieren. Während die membrankontrollierte Freigabe eine hohe Dosiergenauigkeit gewährleistet, ein eindeutiger Vorteil

dieses TTS-Typs, kann eine mechanische Beschädigung des Kontrollelements zu einer Spontanfreisetzung des Wirkstoffs führen (dose dumping). Berichtet wurde auch, dass bei längerer Lagerung, insbesondere bei hohen Temperaturen, Wirkstoff die Membran absättigen und in die Adhäsionsschicht gelangen kann, so dass eine unkontrollierte Initialfreisetzung erfolgt. Andererseits ist eine erhöhte Wirkstoffliberation nach Applikation des Systems als Initialdosis durchaus erwünscht, um das Fließgleichgewicht schneller zu erreichen und die Bindungsstellen in der Haut abzusättigen. Einige Handelspräparate besitzen daher in der Adhäsivschicht eine kalkulierte Initialdosis.

Beispiele für Membransysteme: Estraderm® (Estradiol), Nitroderm® (Glyceroltrinitrat).

24.3.3 Matrixsysteme

Das Wirkstoffreservoir besteht bei diesem TTS-Typ aus einer hydrophilen oder lipophilen Matrix, die den überwiegenden Teil des Wirkstoffs homogen dispergiert in Form von festen Partikeln enthält, ein geringerer Anteil liegt molekulardispers vor (Abb. 24.4). Wenn Sink-Bedingungen gegeben sind und der stationäre Zustand erreicht ist, wird die Freisetzungsrate durch die Diffusion des Wirkstoffs in der Matrix bestimmt, wie nachfolgende Beziehung zum Ausdruck bringt:

$$Q = \sqrt{D_p \cdot t \cdot C_p \cdot 2 \cdot (C_o - C_p)} \text{ und bei } C_o \gg C_p$$

$$\frac{Q}{\sqrt{t}} = \sqrt{2 \cdot D_p \cdot C_p \cdot C_o} \tag{24.4}$$

Q zur Zeit t pro Flächeninhalt freigesetzte Wirkstoffmenge (g $\cdot$ cm^{-2}).
D_p Diffusionskoeffizient der Polymermatrix (cm$^2 \cdot$ s^{-1}),
t Freisetzungszeit (s),
C_p Sättigungskonzentration in der Polymermatrix (g $\cdot$ cm^{-3}),
C_o Wirkstoffkonzentration in der Polymermatrix (g $\cdot$ cm^{-3}).

Obgleich die Gleichung verdeutlicht, dass eine Kinetik 0. Ordnung mit diesem Prinzip nicht

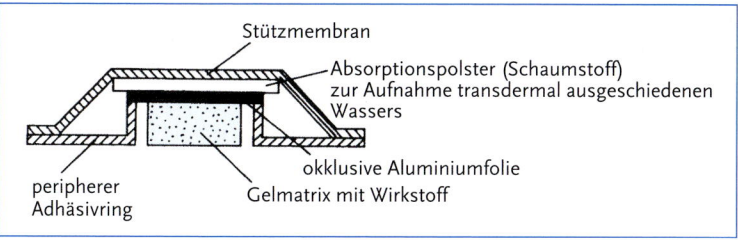

Abb. 24.4: Schematische Darstellung eines TTS, Typ Matrixsystem

ohne weiteres erzielt werden kann (mit speziellen Maßnahmen ist jedoch eine Annäherung an diese Kinetik möglich), gelten diese Matrixsysteme als besonders sicher, da ein Dosedumping nicht zu befürchten ist.

Im Handel befindliche Matrix-Systeme enthalten als Wirkstoff Glyceroltrinitrat, wobei die Matrix unterschiedlich gestaltet ist. So kann der an Lactose adsorbierte Wirkstoff zusammen mit Natriumcitrat, Glycerol und Wasser in einem Polyvinylalkohol/Polyvinylpyrrolidon-Gerüst verarbeitet sein (CH: Nitro-Dur I®). In einer anderen Version befindet sich der Wirkstoff dispergiert in einer Lösung von Klebstoff (z. B. auf Acrylatbasis) direkt auf der Stützschicht (CH: Nitro-Dur II®). Schließlich bildet ein Multischichtenlaminat, bestehend aus einer Anzahl von wirkstoffhaltigen Polymerlagen, auf der Basis eines Polyisobutylen/Harz-Gemisches das Reservoir. Während in den oberen, hautabgewandten Schichten an Lactose gebundener Wirkstoff vorliegt, verringert sich der Anteil des so fixierten Wirkstoffs von Schicht zu Schicht, so dass in den hautnahen Schichten überwiegend molekulardisperser Wirkstoff enthalten ist. Dieses Schichtsystem ist über eine Polymerschicht nach außen an eine okkludierende Aluminiumfolien-Stützschicht fixiert, während eine Adhäsivschicht einen engen Kontakt mit der Hautoberfläche bewerkstelligt (Deponit®).

24.3.4
Mikroreservoirsysteme

Bei diesem TTS-Typ enthält eine feste Polymermatrix zahlreiche wirkstoffhaltige Mikrokompartimente (Größenordnung $\leq 100\,\mu m$), die als Mikroreservoire anzusprechen sind (microsealed drug delivery systems, MDD-

Prinzip). Die Darreichungsform besitzt Freigabemechanismen sowohl nach dem Reservoir- als auch nach dem Matrixprinzip. Man bezeichnet sie als Hybrid-Systeme.

Abbildung 24.5 zeigt den schematischen Aufbau eines Mikroreservoirsystems. Gegebenenfalls kann durch eine zusätzliche poröse Membran die Freisetzung weiterhin modifiziert werden. Bei Nitradisk® (USA: Nitrodisc®) ist eine Suspension, bestehend aus einer Glyceroltrinitrat/Lactose-Verreibung in einer wässrigen Lösung von 40 % Polyethylenglykol 400 unter Zusatz von Isopropylpalmitat (Penetrationsverbesserer), dispergiert. Die Dispersion wird mittels einer Hochenergiedispersionstechnik in ein viskoses Siliconelastomer eingearbeitet, das durch einen zugefügten Katalysator eine feste Matrix ergibt. Die in der Matrix vorliegenden Mikrokompartimente enthalten die Wirkstoffpartikel in einer Polymerlösung. Einflussnahme auf die Wirkstofffreisetzung kann über den Lösungsvorgang innerhalb der Mikrokompartimente sowie über den Verteilungs- bzw. Diffusionskoeffizienten in der Matrix genommen werden. Ob die Freisetzung aus einem MDD-System verteilungs- oder matrixkontrolliert erfolgt, hängt vom Größenver-

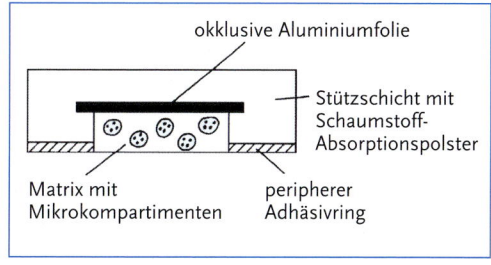

Abb. 24.5: Schematische Darstellung eines TTS, Typ Mikroreservoirsystem

24

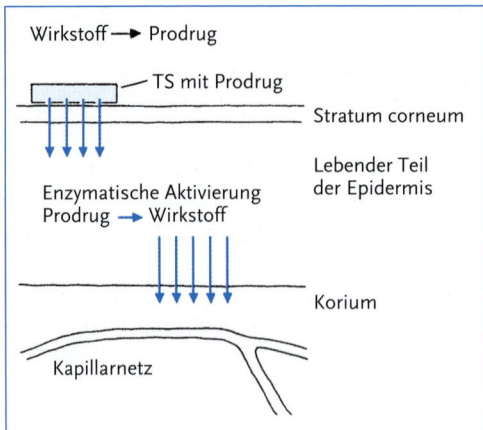

Abb. 24.6: Schematische Darstellung einer transdermalen Prodrug-Aufnahme

hältnis der Parameter Löslichkeit des Wirkstoffs im flüssigen Mikrokompartiment und Löslichkeit des Wirkstoffs in der Polymermatrix ab.

24.3.5 Prodrug-Systeme

Wirkstoffen fehlen oft die molekularen Voraussetzungen, um in Konzentrationen durch die Haut zu gelangen, die eine systemische Wirkung ermöglichen. Werden durch Derivatisierung die Bedingungen für den Hautdurchtritt verbessert, resultieren höhere Permeationsraten. Bisher wurde dieses Prinzip (Abb. 24.6) erfolgreich bei Estradiol und Metronizadol angewendet. Die Wirkstoffe werden in lipophilere Esterderivate überführt, die als inaktive Prodrugs das Stratum corneum leichter passieren. Nach Durchquerung der Hornschicht erfolgt durch körpereigene Enzyme die Esterspaltung und damit die Reaktivierung der Wirkstoffe (enzymatisch kontrollierte Systeme).

24.4 Oculare Therapeutische Systeme

Der erste therapeutische Einsatz eines TS erfolgte in der Ophthalmologie durch Ocusert® bei der Dauerbehandlung von Glaukomen. Heute ist dieses TS noch in den USA und in

Ph.Eur. 2.9.4 Wirkstofffreisetzung aus Transdermalen Pflastern

Die Blattrührer-Apparatur („Wirkstofffreisetzung aus festen Arzneiformen") wird auch zur Prüfung Transdermaler Pflaster benutzt. Die Ph.Eur. beschreibt drei Methoden zur Ausführung des Tests. Angelehnt an die Bedingungen auf der Hautoberfläche, wird in allen Fällen die Temperatur des Freisetzungsmediums bei 32 °C gehalten.

Freisetzungsscheibe

Das Pflaster – bei Matrixpflastern eventuell nur ein Ausschnitt davon – wird mit der Freisetzungsseite nach oben auf einer Scheibe, die ein Siebgewebe aus rostfreiem Stahl trägt, fixiert. Die Scheibe wird mit dem Pflaster nach oben, parallel zur Unterseite des Rührblatts in das Prüfgefäß eingelegt. Der Abstand zum Rührblatt beträgt 25 mm.

Extraktionszelle

Auch hier wird das Pflaster mit der Freisetzungsseite nach oben auf einem scheibenförmigen Träger fixiert, jedoch mit einer ringförmigen Scheibe bedeckt, deren innere Öffnung die Freisetzungsfläche auf ein definiertes Maß begrenzt. Zwischen dem Pflaster und der Abdeckung kann eine Membran eingespannt werden, die das Pflaster von der Prüfflüssigkeit isoliert, falls diese die Eigenschaften des Pflasters modifiziert oder ungünstig beeinflusst. Die Extraktionszelle wird mit der Freisetzungsseite nach oben in gleicher Weise, wie für die Freisetzungsscheibe beschrieben, in das Prüfgefäß eingebracht.

Rotierender Zylinder

Bei dieser Prüfmethode wird das Rührblatt durch einen rostfreien Stahlzylinder (Ø ca. 4,4 cm) ersetzt, auf dessen Oberfläche das Pflaster mit der Freisetzungsseite nach außen fixiert wird. Die klebende Seite wird mit einer inerten, porösen Membran abgedeckt, die nach allen Seiten ca. 1 cm größer als das Pflaster ist. Der so präparierte Zylinder wird in die Prüfflüssigkeit eingetaucht und in Rotation versetzt.

Großbritannien als Ocusert® Pilo-20 oder Pilo-40 erhältlich. Das zum Einlegen in den Unterlidsack bestimmte, ellipsenförmige, flexible und durchsichtige System enthält als den Augeninnendruck senkenden Wirkstoff Pilocarpin in einer Membran aus Alginsäure eingebettet (Wirkstoffreservoir). Die die Wirkstoffabgabe kontrollierende Membran besteht aus Ethylenvinylacetatcopolymer. Ein weißer Rand aus Titandioxid dient zur Ortung der Einheit im Auge (Abb. 24.7). Aus diesem System werden bei der Glaukombehandlung bei Ocusert® P 20 20 µg/h und bei Ocusert® P 40 40 µg/h Pilocarpin nach einer kurzen erhöhten Initialabgabe in konstanten Mengen über mindestens 7 d in die Tränenflüssigkeit freigesetzt. Das sind für die beiden Ocuserttypen 3,4 mg bzw. 6,7 mg. Damit die konstante Wirkstoffliberation nach dem Diffusionsprinzip aufrechterhalten bleibt, muss im Reservoir ein Wirkstoffüberschuss vorhanden sein. Die Ocuserts ent-

halten insgesamt 5,0 bzw. 11,0 mg Pilocarpin. Um den gleichen therapeutischen Effekt mit Pilocarpin-Augentropfen 2 %, 4 × tgl. zu erzielen, sind in 7 d 28 mg Wirkstoff erforderlich. Darüber hinaus reduziert die durch Ocusert erfolgende verminderte Wirkstoffzuführung Nebenwirkungen. Durch Einbetten von Pilocarpin in einen Polyvinylalkoholfilm (NODS®, **n**ew **o**phthalmic **d**elivery **s**ystem) konnte mit diesem neuen System eine achtfach höhere Bioverfügbarkeit gegenüber Augentropfen erzielt werden.

24.5
Intrauterine und intravaginale Therapeutische Systeme

Die Geschichte der intrauterinen Kontrazeptiva datiert an den Anfang des 20. Jahrhunderts, als deutsche Ärzte einen Nickel-Bronze-Draht um eine Darmsaite wanden und entsprechend einsetzten. Das erste wirkstoffhaltige intrauterine System wurde von Alza entwickelt und ist heute noch in den USA und in Frankreich auf dem Markt (Progestasert®). In Deutschland wurde dieses System (Biograviplan®) wegen dokumentierter Reizerscheinungen vom Markt genommen. Es bestand aus Ethylenvinylycetatcopolymer (EVA) und enthielt 24 mg Progesteron, von dem täglich 65 µg etwa ein Jahr lang in das Uteruslumen abgegeben wurde. In dem im Stamm lokalisierten Reservoir (Abb. 24.8) befindet sich das Hormon (insgesamt 38 mg). Es ist in Siliconöl dispergiert und zur röntgenologischen Erkennbarkeit mit Bariumsulfat versehen. Die Diffusionskontrolle erfolgt über eine EVA-Copolymermembran. Die Nylonfäden dienen zur Erleichterung der Einlage des Systems mittels Führungssonde.

Als intravaginales TS zur Kontrazeption dient ein vaginal zu applizierender Ring (NuvaRing®), der eingebettet in Ethylenvinylacetat gleich zwei Wirkstoffe, nämlich Ethinylestradiol (Estrogen) und Etonogestrel (Gestagen) enthält. Mit einer Kinetik 0. Ordnung werden beide Wirkstoffe, jedoch mit unterschiedlicher Freisetzungsrate, freigesetzt.

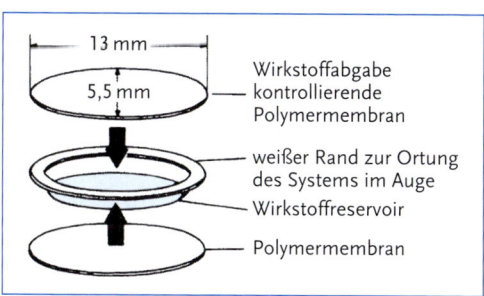

Abb. 24.7: Schematische Darstellung des TS Ocusert®

13 mm
5,5 mm
Wirkstoffabgabe kontrollierende Polymermembran
weißer Rand zur Ortung des Systems im Auge
Wirkstoffreservoir
Polymermembran

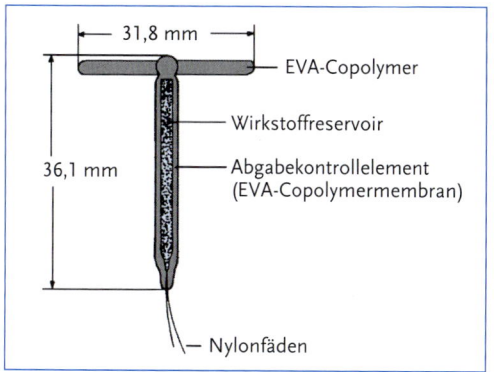

31,8 mm
EVA-Copolymer
Wirkstoffreservoir
36,1 mm
Abgabekontrollelement (EVA-Copolymermembran)
Nylonfäden

Abb. 24.8: Schematische Darstellung des intrauterinen kontrazeptiven TS Biograviplan®

24

24.6
Implantierbare Therapeutische Systeme

Eine implantierbare, osmotische Miniatur-pumpe (Verschiebepumpe Alzet®, Alza Corp. Palo Alto/USA) – für pharmakologische Unter-suchungen an kleinen Versuchstieren ent-wickelt – hat eine umfangreiche Anwendung in der Grundlagenforschung gefunden (Abb. 24.9). Durch eine permeable, starre Membran kann nach der Applikation Wasser in das System in einer kontrollierten Rate einströmen. Eine os-motisch aktive Substanz nimmt das Wasser auf und engt über eine flexible, impermeable Mem-bran das Reservoir, in dem sich der Wirkstoff als Lösung, Emulsion oder Dispersion befindet, ein, wodurch der Wirkstoff über die Abgabe-öffnung austritt. Wassereinstrom- und Wirk-stoffaustrittsrate sind konstant, solange ein Überschuss an osmotisch aktiver Substanz vorhanden ist. Die Pumpe kann mit einer Spritze und Nadel selbst erneut nachgefüllt werden. Die Minipumpen haben eine Kapazität von 200 µl und eine konstante Abgaberate von 1 µl/h bei einer Lebenszeit von 1 oder 2 Wochen. Vergleichbare osmotische Systeme mit höherer Kapazität (2 ml) und Abgaberate (bis 10 µl/h) sowie einer Lebenszeit bis zu 4 Wochen sind bekannt. Eine Weiterentwicklung der Alzet®-Pumpe für die humanmedizinische Anwen-dung ist das DUROS®-System, dessen Prinzip

ebenfalls auf osmotischem Wassereinstrom be-ruht. In Form des Viadur™-Implantates mit dem Wirkstoff Leuprorelinacetat ist das System zur Palliativtherapie des Prostatakarzinoms auf dem amerikanischen Markt verfügbar. Der Wirkstoff wird über einen Zeitraum von 12 Mo-naten kontinuierlich abgegeben.

Auch andere, mit Treibgas betriebene im-plantierbare Pumpen für die Humantherapie sind in den USA bereits zugelassen. Mit einer Abgaberate bis zu 3 ml/d finden sie zur Appli-kation von Zytostatika und Morphin in der Krebstherapie Anwendung.

24.7
Therapeutische Systeme zur Infusionstherapie

Auch für die langfristige Infusionstherapie sind TS konzipiert worden. Der Wirkstoff be-findet sich in einem unter Druck stehenden Re-servoir (max. 60 ml Wirkstofflösung) und wird vorprogrammiert kontinuierlich über 24 h in-travenös über ein Schlauchsystem abgegeben. Das System wird relativ unauffällig am Ober- oder Unterarm getragen. Es ist vor allem für die Antikoagulationsbehandlung, für die anti-biotische Therapie bei chronischen Nieren- und Harnwegsinfektionen und für die zytosta-tische Therapie anwendbar (z. B. Travenol®). Besonderes Interesse an tragbaren TS besteht für die Insulinverabreichung. In wenigen Jah-ren ist die Zahl derartiger Geräte weltweit be-trächtlich angestiegen.

Gegenwärtig existieren TS mit einem ge-schlossenen Regelkreis, das sind solche, die über Sensor, Rechner und Rückkoppelung ver-fügen, noch nicht in anwendungsbereiter Form, doch werden derartige Entwicklungen in der Zukunft für durchaus erreichbar gehalten. So gilt z. B. als realisierbares konzipiertes Fern-ziel, Glucosesensoren zu implantieren, die über einen Rechner aus einem TS dem Orga-nismus bedarfsweise Insulin zuführen. Solche Entwicklungen würden die Diabetes-Behand-lung revolutionierend beeinflussen.

Über weitere potenzielle Applikationsformen s. 25.

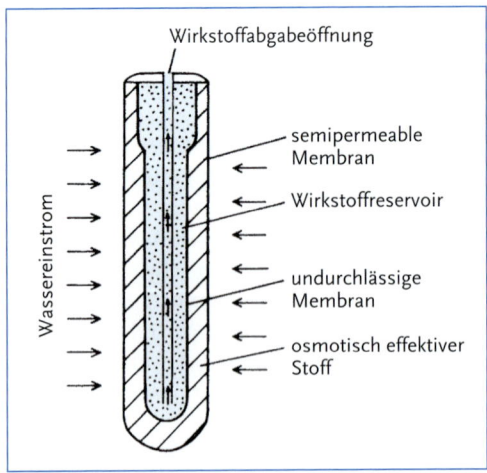

Abb. 24.9: Verschiebepumpe Alzet®

24.8
Probleme bei der Anwendung von TS und Ausblick

TS stellen einen beachtlichen Fortschritt in der Arzneiformenentwicklung und medizinischen Therapie dar. Rückschläge in den zwei Jahrzehnten ihrer Anwendung sind allerdings nicht ausgeblieben. So wurde z. B. in Einzelfällen von einer notwendig gewordenen operativen Entfernung ocularer Systeme berichtet. Peroralsysteme mit Indometacin mussten wegen schwerwiegender Nebenwirkungen vom Markt genommen werden. Durch die hohe örtliche Konzentration des falsch gewählten Hilfsstoffs Kaliumchlorid kam es im Gastrointestinaltrakt zur Darmperforation („Schneidbrennereffekt"). Bei Anwendung von Insulinpumpen waren Todesfälle zu beklagen. Zweifelsohne sind die TS durch Forschungserfolge der letzten Jahre wesentlich sicherer geworden. Fragen der Toleranzentwicklung und die Zweckmäßigkeit einer kontinuierlichen Wirkstofffreisetzung bleiben für einige Systeme noch offen.

24

Kapitel 25

Moderne und potenzielle Arzneiformen

25.1 Allgemeines

Der Besuch des „Freischütz" (Oper von Carl Maria von Weber) inspirierte Paul Ehrlich (1854–1915) zur Idee der Zauberkugel („magic bullet"), die den Wirkstoff an allem gesunden Gewebe vorbei direkt an den Ort der Krankheit bringt. Diese Idee ist bis heute Motivation der Forschung in der modernen Galenik, doch trotz vieler Anstrengungen scheint das Ziel immer noch in weiter Ferne, mit einer derartigen Arzneiform Wirkstoffe optimal auszunutzen und gleichzeitig deren Nebenwirkungen zu minimieren.

Die Aufgabe, die sich dem Galeniker dabei stellt, ist auch nicht leicht: Dieser treffliche Wirkstoffträger soll den eingeschlossenen Wirkstoff vom Applikationsort bis zum Zielort von der Körperumgebung abschirmen, am Zielort selbst (krankes Organ, kranke Zellen) soll der Wirkstoffträger den Wirkstoff freisetzen (*drug targeting*). Wünschenswert ist es auch, dass bei den stets an Bedeutung zunehmenden biotechnologischen Wirkstoffen diese auch noch durch den Wirkstoffträger direkt in die kranken Zellen eingeschleust werden, da viele dieser neuartigen Wirkstoffe nicht passiv durch die Zellmembran diffundieren können.

Ebenfalls weitgehend ungelöst ist das Problem, wie der Wirkstoffträger die Zielorte „finden" soll. Die nahe liegende Überlegung, an der Außenseite des Trägers Antikörper von Oberflächenantigenen der Zielzellen zu platzieren, die dann bei genügend langer Zirkulation des Trägers ihr Ziel finden, hat bisher zu keinen marktreifen Produkten geführt. Es scheint in diesem Falle so, als ob das Immunsystem den Antikörper als „fremd" erkennt und den komplexen Wirkstoffträger mitsamt dem Wirkstoff abfängt, bevor das Ziel erreicht ist oder die Wirkung einsetzen kann.

Eine nähere Analyse dieser Probleme zeigt, dass neben der Barrierewirkung der zahlreichen Zellmembranen (man überlege nur, wie viele Zellmembranen ein Wirkstoff wie Diazepam auf dem Weg vom Gastrointestinaltrakt bis zum Wirkort im ZNS überqueren muss) auch die strukturelle Komplexität des zielorientierten Wirkstoffträgers (oder auch moderner Wirkstoffe) einer einfachen Entwicklung zuwiderläuft. Diese komplexen Gebilde fordern geradezu eine Immunantwort des Körpers heraus, die dem gewünschten Effekt (mit Ausnahme z. B. bei immunstimulierenden Wirkstoffen) entgegenstehen.

All diese Schwierigkeiten kulminieren zur Zeit bei der Entwicklung von Wirkstoffträgern („Vektoren") in der Gentherapie, bei der ein hochmolekularer und hochpolarer Wirkstoff, die DNA, gezielt *in* Zellen, ja sogar in den Zellkern, eingebracht werden muss.

Andere Entwicklungen in der pharmazeutischen Technologie weisen in die Richtung lokaler Therapie, bei der Wirkstoffe im Trägersystem näher an den Ort der Krankheit gebracht werden und damit weniger Barrierestufen überwinden müssen. Weiterhin sind Fortschritte in der physikalisch-chemischen Galenik zu erkennen, die sowohl die Löslichkeit wie auch die Barrieregängigkeit von Wirkstoffen zu verbessern scheinen.

Auch wenn noch viel der zukünftigen Forschung anvertraut werden muss, sollen neben den modernen Arzneiformen, die sich Teilaspekten der geschilderten Probleme annehmen und zum Teil schon marktfähig sind, hier auch potenzielle Arzneiformen vorgestellt werden, um auch in einem Lehrbuch auf die möglichen Entwicklungen in der pharmazeutischen Technologie hinzuweisen.

25

25.2
Liposomen

Liposomen werden aus Phospholipiden (z. B. Eilecithin oder Sojalecithin) durch Dispergieren in wässrigen Medien gebildet. Durch anschließende Bearbeitung dieser so gebildeten multilamellaren Vesikelsuspension mit verschiedenen Methoden (z. B. Ultraschall, Extrusion durch Nuclepore®-Filter, s. Kap. 1.3.1.3) entstehen Liposomen mit definiertem Durchmesser, der zwischen 25 nm und mehreren 100 nm liegen kann. Die kleineren Liposomen (25 – ca. 200 nm) bestehen meistens nur aus einer Phospholipidmembrandoppelschicht, während die größeren (ca. 100 nm – 1 μm) mehrere dieser Doppelschichten aufweisen (Zwiebelschalenmodell, s. Abb. 25.1). Die Vielzahl verfügbarer Lipide mit unterschiedlichen Kopfgruppen und Fettsäureresten erlaubt eine große Variation der Lipidkomposition der Liposomen, die sich in den unterschiedlichen Eigenschaften äußern, wie pH-Stabilität, gel-/flüssigkristalliner Zustand. Die Oxidation der Lipide kann durch einen 0,1 %igen α-Tocopherol-Zusatz in der Dispersion verhindert werden, während die geringe Lipidhydrolyse vom pH der Dispersion abhängt.

Liposomen sind pharmazeutisch interessant, da hydrophile Wirkstoffe in das wässrige Innenvolumen wie auch in die wässrigen Zwischenschichten und hydrophobe Wirkstoffe in die Lipidschichten eingebaut werden können. Cholesterin stabilisiert, wie in Zellen, auch in Liposomen die Membranen und beeinflusst so die Wirkstoffliberation. Nach i. v.-Injektion werden die Liposomen schnell im Organismus verteilt und insbesondere von der Leber und der Milz aufgenommen.

Liposomen als Transportvehikel (Carrier) üben gegenüber den eingeschlossenen Wirkstoffen eine Schutzfunktion hinsichtlich des enzymatischen Abbaus während des Aufenthaltes im Körper aus. Diesem Vorteil steht allerdings der Nachteil gegenüber, dass die Liposomenphospholipide denselben Abbaumechanismen ausgesetzt sind wie körpereigene Zellmembranlipide.

Die Haltbarkeit liposomaler Dispersionen ist begrenzt (max. bisherige Stabilität ca. 6 Monate), während gefriergetrocknete Präparate eine gute Haltbarkeit aufweisen. Damit bei der Redispergierung Aggregatbildung vermieden wird, müssen bei der Gefriertrocknung geeignete Hilfsstoffe (z. B. Lactose oder Trehalose) der Dispersion zugesetzt werden.

Während der Kosmetikmarkt mit Liposomenpräparaten, vor allem für die Hautglät-

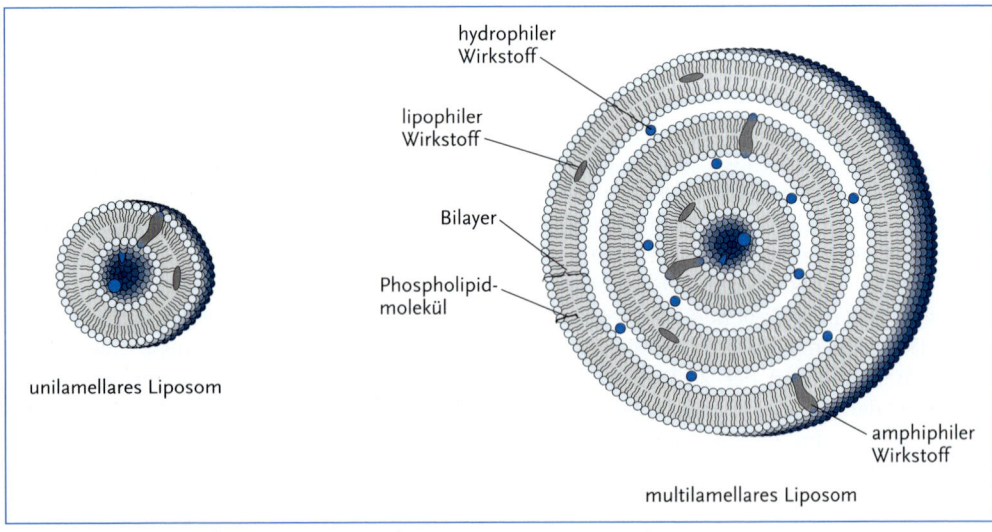

hydrophiler Wirkstoff

lipophiler Wirkstoff

Bilayer

Phospholipidmolekül

amphiphiler Wirkstoff

unilamellares Liposom

multilamellares Liposom

Abb. 25.1: Liposomen

tung, überschwemmt wird, ist die therapeutische Nutzung liposomaler Arzneimittel erst am Anfang. Als erstes i. v.-Präparat wurde in Deutschland eine Formulierung des Antimykotikums Amphotericin B (Ambisome®) zugelassen, die eine deutlich bessere Verträglichkeit gegenüber der bisherigen Formulierung (Amphotericin B in einer mizellaren Desoxycholsäure-Lösung) in Patienten zeigt. Doxil® und DaunoXome® sind liposomale Formulierungen der Zytostatika Doxorubicin und Daunomycin, die in diesen liposomalen Arzneiformen besser in das Tumorgewebe gelangen als in konventionellen Arzneiformen.

Ausblick. Liposomen zeigen ähnliche Oberflächenmerkmale wie Zellmembranen oder auch manche Virushüllen. Durch Modifikation der Liposomenoberfläche mit z. B. Antikörpern hofft man, kranke Zellen zielgerichtet erreichen zu können. Durch Beschichtung der Liposomenoberfläche mit Polymeren (z. B. Polyethylenglykol) erreicht man eine längere Verweildauer im Blut. Mit Forschungen wird versucht, diese Effekte zu kombinieren, um das sog. „drug targeting" zu verbessern oder um Liposomen im Blutstrom kreisend die Wirkstoffe kontinuierlich freisetzen zu lassen. Auch in der Gentherapie werden Liposomen als Trägersysteme für DNA in zunehmendem Maße erprobt.

25.3
Nanosysteme

25.3.1
Nanokapseln

Unter Nanoverkapselung versteht man das Umhüllen von kolloidalen Emulsionströpfchen oder Feststoffen (Grenzflächenpolymerisation) zu ultrafeinen Partikeln mit einem festen Überzug (Abb. 25.2). Die umhüllten Teilchen, deren Größe im Nanometerbereich (30–300 nm) liegt, lassen sich kolloidal dispergieren. Die bisher erzielten Ergebnisse und die noch laufenden Überprüfungen lassen vermuten, dass nanoverkapselte Wirkstoffe, aber auch Antigene, Antikörper und Toxine, für Injektionspräparate mit verlängerter Wirksamkeit eingesetzt werden können.

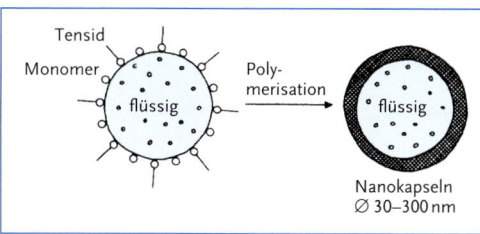

Abb. 25.2: Nanokapseln

Eines der möglichen Herstellungsprinzipien ist Folgendes: Die wässrige Wirkstofflösung wird in einer tensidhaltigen, hydrophoben Flüssigkeit (z. B. n-Hexan) durch intensives Rühren zerteilt, wobei feinste Tröpfchen in der Größenordnung von Nanometern entstehen. Mit der Zugabe eines geeigneten filmbildenden Monomers, eines Katalysators sowie von Vernetzungsmitteln, die sich an der Wasser/Lipoidlösungsmittel-Grenzschicht anlagern, wird eine Polymerisation eingeleitet. Nach Ersatz der als Dispersionsmittel dienenden hydrophoben Phase durch Wasser werden die Nanokapseln abgetrennt (Ultrafiltration, Zentrifugation) und einem Waschprozess unterworfen. Die Dichte der vernetzten Gelumhüllung ist steuerbar.

25.3.2
Nanopartikel

Zur Herstellung werden zumeist Wirkstoffe mit Makromolekülen (z. B. Gelatine, Albumin, synthetische Polymere) in Lösung assoziiert. Durch Zugabe von hydrophilen Stoffen z. B. Elektrolyten, Alkoholen (sog. Salting-out-Verfahren) oder Aceton (sog. Solvent-disposition-Verfahren), die dem Solsystem Lösungsmittelmoleküle entziehen, erfolgt eine Desolvatation, die eine ultrafeine Koazervation bewirkt, wobei die Wirkstoffe in die als enges Knäuel vorliegenden Nanopartikel (Abb. 25.3) eingeschlossen werden. Durch mikroskopische Überwachung und Steuerung wird in diesem Zustand (Präkoazervation) durch Zugabe von quervernetzenden Stoffen eine Härtung bewirkt. So wird z. B. eine wässrige Albuminlösung in Dichlormethan dispergiert; durch Behandlung in einem Ultraschallbad aggregiert das Albu-

25

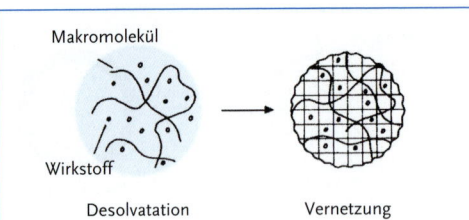

Abb. 25.3: Nanopartikel

min zu Nanopartikeln. Bei festen Lipiden (SLN=solid lipid **n**anoparticles) wird z.B. das Ausgangsmaterial (z.B. Fett oder Wachs) mittels Hochdruckhomogenisator verarbeitet. Oft werden die Nanopartikel durch zugesetzte Tenside oder Polymere stabilisiert. Die nach Anreicherung und Reinigung mittels Ultrafiltration erhaltenen Nanopartikel (150–500 nm) sind nach Gefriertrocknung lagerfähig und in wässrigen Systemen redispergierbar. Angestrebt wird eine intravenöse Verabreichung, die zu einer Anreicherung der Nanopartikel in Leber und Milz führt. Aktive Targetprinzipien sind (s. Kap. 25.1) ebenfalls in Erprobung. Die Wirkstoffe werden durch Abbau des Trägermaterials freigesetzt.

Durch Einsatz von Nanopartikeln aus Humanserumalbumin als kolloidale Trägerstoffe (< 1 µm) könnte eine Verwendung von Radiopharmaka in der Nuklearmedizin als Diagnostikum möglich werden, da Radiopharmaka in derartigen Trägerpartikeln sehr schnell einer Metabolisierung unterliegen und so zu einer Verringerung der Strahlungsdosen führen. Albuminnanopartikel haben sich physikalisch und chemisch als recht stabil erwiesen. Sie könnten als Träger für antikanzerogene Wirkstoffe Anwendung finden, besonders mit dem Ziel einer endozytotischen Aufnahme durch die maligne Zelle; dies ist aber nur mit Partikeln < 200 nm zu erreichen.

Ausblick. Es ist zu erwarten, dass diese Arzneiform auf dem Markt erscheinen wird, wenn die Bedenken gegen die Trägermaterialien (z.B. Toxizität der Trägersubstanz oder der Metabolite, Probleme der Bioabbaubarkeit) ausgeräumt werden können.

25.4 Mikropartikel

Mikropartikel sind kugelförmige Kunststoffträger, die je nach Verfahrensführung in Größenbereichen von 0,1–100 µm bis 1 mm anfallen (Abb. 25.4). Als Polymere sind bisher Acrylate, Acrylamide, Dextran, Styrol, Cellulosederivate sowie Polylactide (PL) und Polylactid-Coglykolide (PLGA) untersucht worden. Die beiden letztgenannten Polymere zeichnen sich durch genügende Bioabbaubarkeit und Verträglichkeit aus. Mit diesen Polymeren sind bereits Depot-Arzneiformen auf dem Markt erschienen (z.B. Profact Depot® (Wirkstoff: Buserelin), Parlodel LA® (Bromocriptin), Enantone Depot® (Leuprorelin)).

Ausblick. Es sind weitere Polymere für eine Vielzahl von Wirkstoffen in der Entwicklung. Probleme ergeben sich für verschiedene Polymere durch die ungenügende Bioabbaubarkeit, gegebenenfalls auch durch die Toxizität der Metabolite.

25.5 Mikroassoziate

Durch chemische und physikalische Bindung von Wirkstoffen an ultrafeine organische Polymere (untersucht sind Polymethacrylsäure,

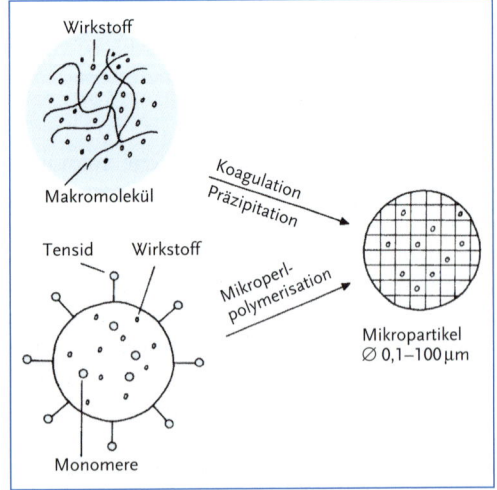

Abb. 25.4: Mikropartikel

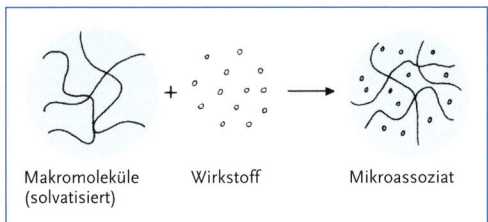

Abb. 25.5: Mikroassoziate

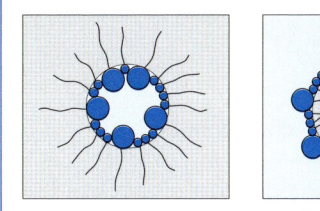

Abb. 25.6: Mikroemulsion

Polyvinylacetat, Celluloseacetat sowie Ether- und Esterbindung der Stärke) entstehen makromolekulare Assoziate kolloidaler Größenordnung (Abb. 25.5). Aus den schwerlöslichen Assoziaten kann der Wirkstoff als makromolekularer Komplex oder, nach Freisetzung aus der Bindung, auch durch enzymatische Spaltung wirksam werden. Assoziate mit Analgetika, Antibiotika, Sympathomimetika und Antimalariamitteln sind bekannt. In der Krebsforschung werden kolloidale Zytostatikaassoziate seit einiger Zeit untersucht. Die langsame Biodegradation und Exkretion der makromolekularen Trägerstoffe lässt zur Zeit eine Anwendung nur in geringer Dosierung bei einer Kurzzeitbehandlung als denkbar erscheinen.

25.6
Mikroemulsionen

Mikroemulsionen werden seit vielen Jahren in der Ölförderung und der Wachstechnik angewandt, stellen also kein neues System dar. Sie werden in der Pharmazie aber erst seit etwa 15 Jahren eingesetzt. Ihre Stellung zwischen Emulsionen (Mikroemulsionen haben Teilchengrößen meist kleiner 100 nm) und kolloider Lösung (keine messbare Oberflächenspannung) machen Mikroemulsionen für die Pharmazie interessant.

Zur Herstellung von Mikroemulsionen sind generell zwei verschiedene Tenside (Tensid und Kotensid, s. Abb. 25.6) notwendig. Wenn diese geeignet gewählt werden, ordnen sie sich so geschickt an der Grenzfläche an, dass die Grenzflächenspannung (s. 2.8.1) bis auf Werte nahe Null zurückgeht. Dies führt zu einer thermodynamischen (*also andauernden*) Stabilität, während klassische Emulsionen nur kinetisch (*also nur für eine begrenzte Zeit*) stabil sind. Wegen der eben beschriebenen geringen Grenzflächenspannung bilden sich Mikroemulsionen auch spontan aus, wenn z. B. das konzentrierte Tensid/Wirkstoff-Gemisch in wässriger Lösung verdünnt wird und dann insgesamt als einphasiges, transparentes oder opaleszierendes System vorliegt.

Mikroemulsionen besitzen naturgemäß einen hohen Tensidanteil, der bis jetzt die Anwendung in der Pharmazie auf perorale und topische Anwendungen beschränkt. Bei der Entwicklung von Mikroemulsionen ist auch zu beachten, dass sich der Wirkstoff zwischen den Tensidmolekülen anreichern kann und somit die Mikroemulsionsbildung beeinflusst. Der Wirkstoff muss deshalb bei der Entwicklung dieser Arzneiform berücksichtigt werden.

Mikroemulsionen vermögen sowohl hydrophile Verbindungen (z. B. Elektrolyte) zu lösen als auch lipophile Substanzen in bemerkenswertem Ausmaß zu solubilisieren.

So konnte die Bioverfügbarkeit des lipophilen Cyclosporins durch den Einsatz einer Mikroemulsion (Sandimmun® Optoral) verbessert werden. Die niedrige Grenzflächenspannung erlaubt bei topischen Anwendungen eine rasche Penetration in die oberen Schichten der Haut, so dass zugesetzte Wirkstoffe (z. B. Zinkpyrion) ebenfalls besser in die Haut eindringen können (z. B. Capsoft®).

Ausblick. Dieses besondere System wird sicher für weitere Wirkstoffe eingesetzt werden. Unter Umständen ist bei Ausnutzung des delikaten Zusammenspiels von Tensid, Kotensid, Wirkstoff und Lösungsmittel eine gesteuerte Freisetzung des Wirkstoffs denkbar. Mit geeig-

25

neten Tensiden könnten auch parenterale Arzneiformen möglich werden.

25.7
Schleimhaut-Adhäsivformen

Neben Haftformen mit angestrebter Lokalisierung im Magen-Darm-Trakt (s. 12.7.3) wird versucht, den nasalen, bukkalen oder auch vaginalen Applikationsweg zur Erzielung systemischer Wirkungen zu nutzen. Die hohe Bedeutung derartiger Forschungen resultiert aus der Einschätzung, dass Peptide, Proteine, ihre Derivate und Analoga in der Zukunft die Therapie revolutionierend verändern werden. Aus Stabilitätsgründen ist allerdings nur in Ausnahmefällen eine perorale Applikation möglich, so dass die Suche nach neuen Darreichungsmöglichkeiten zwingend notwendig erscheint.

Im Mittelpunkt von Forschungsbemühungen steht der nasale Applikationsweg und hierbei auch die Suche nach Penetrationsenhancern (s. 15.7.3), die auch bei Daueranwendung nicht ziliotoxisch sind. Trotz gewisser Fortschritte erscheint es fraglich, ob es z. B. einmal möglich sein wird, Insulin ständig nasal Diabetikern zuzuführen. Das gilt gleichermaßen für Systeme, die bukkal appliziert eine systemische Wirkung erbringen sollen. Neben anderen Arzneiformen (z. B. Sprays) sind Adhäsionsformen (kleine Tabletten oder Laminate) in der Entwicklung, von denen erwartet wird, dass sie einige Stunden auf der Schleimhaut haften. Eine dentale Adhäsivpaste (Solcoseryl®) ist bereits auf dem Markt.

Ausblick. Grundsätzlich wird von einer Bioadhäsivschicht auf Polymerbasis erwartet, dass diese mit den Polymeren des Glykoproteinmantels der Schleimhaut Wechselwirkungen eingeht (ionische, van-der-Waals-, Wasserstoffbrückenbindungen). Andererseits muss die Arzneiform wieder ohne Beschädigung der Schleimhaut entfernbar sein. Toxizität und Irritationen müssen ausgeschlossen werden. Hier liegen derzeit die Hauptprobleme. Zu bedenken ist in diesem Zusammenhang auch, dass solche Haftformen eine ständige Sekretion von Mucus sowie eine fortlaufende Erneuerung des Epithels verursachen. Intensive Anstrengungen, biologisch basierte Moleküle (z. B. Lektine) für die Adhäsion verwendbar zu machen, werden zur Zeit unternommen.

25.8
Iontophoretische, magnetische und schallkontrollierte Systeme

Unter *Iontophorese* versteht man ein Verfahren, bei dem ionogene Wirkstoffe unter dem Einfluss des elektrischen Stromes transdermal in den Körper gebracht werden können. Eine Stromquelle liefert hierbei einen Gleichstrom (der auch über größere Zeiträume zur Anpassung an zirkadiane Rhythmen entsprechend geregelt sein kann; s. 12.1). Eine Elektrode enthält ein Wirkstoffreservoir, die zweite Elektrode besitzt eine leitfähige Gelschicht (Abb. 25.7). Beim Aufsetzen der beiden Elektroden auf die Haut schließt sich der Stromkreis, und unter dem Einfluss des elektrischen Feldes wird die sonst geringe Permeabilität der Haut wesentlich erhöht, Wirkstoffionen können bis in das Kapillarnetz der Dermis wandern und systemisch aufgenommen werden.

Die erforderliche Stromstärke beträgt höchstens $600\,\mu\text{A/cm}^2$, die Ausgangsspannung 0,5–10 Volt, je nach sich ausbildendem Berührungswiderstand zwischen Elektroden und Haut. Nach diesem Prinzip lassen sich Wirkstoffe mit wesentlich höheren relativen Molekülmassen durch die Epidermis schleusen als mit anderen Trägersystemen. Wegen der Vielzahl der Einflussgrößen (Elektrolytkonzentration, Ionenstärke, Größe, Art, Zusammensetzung und Viskosität des Elektrodenmaterials, Stromstärke und -dauer, Hautwiderstand) ist die Festlegung der Permeationsrate mit Unsicherheiten verbunden.

Durch *magnetisch kontrollierte Systeme* lassen sich mehrfach pulsierende Freisetzungen erreichen. Polymere sind hierbei mit kleinen Eisenmagneten beschickt. Beim Anlegen eines magnetischen Wechselfeldes steigt die Freisetzungsgeschwindigkeit, beim Abschalten sinkt sie.

Ultraschall (etwa $1\,\text{W/cm}^2$) ist ebenfalls in der Lage, verstärkt Wirkstoffe transdermal durch

Abb. 25.7: Schematische Darstellung einer transdermalen Wirkstoffaufnahme durch Iontophorese

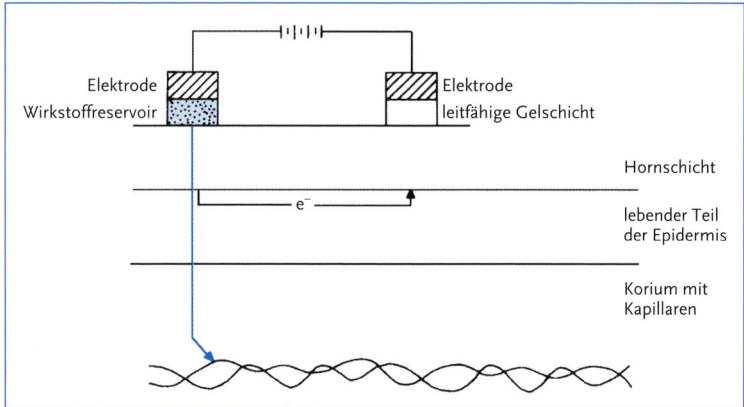

die Haut zu bringen. Eine bis zu 20fache Steigerung der Wirkstoffdiffusion ist mit Schallfrequenzen bis zu 3,6 MHz erreicht worden.

25.9
Gesteuerte Systeme

25.9.1
Allgemeines

Dem Patienten eine individuell angepasste Wirkstoffdosierung während einer Therapie zukommen zu lassen, erfordert heute noch eine Wirkstoffspiegel-Einstellung am Patienten mit zeit- und kostenintensiven Kontrollen. Der nahe liegende Gedanke, elektronische Systeme (womöglich mit wirkstoffspiegelgesteuerter Wirkstofffreisetzung) einzusetzen, konnte trotz beträchtlichem Forschungsaufwand noch nicht bis zur Serienreife entwickelt werden. Einige vielversprechende Ansätze sollen trotzdem vorgestellt werden. Weitergehende Überlegungen zu biologischen Rückkopplungsmechanismen (z. B. Implantate mit insulinproduzierenden Zellen, deren Insulinsezernierung glucosekonzentrationsgesteuert ist) haben zwar noch zu keinem Durchbruch in der Praxis geführt, aber sie zeigen zumindest eine der möglichen Entwicklungen in der pharmazeutischen Technologie auf.

25.9.2
Elektronische Freisetzungssteuerung

Die rasante technologische Entwicklung auf dem Gebiet der Herzschrittmacher (geringe Größe, Leistungsfähigkeit, Steuerung durch vorhandene Herzimpulse, Steuerung von außen) lässt auch zahlreiche Labors an ähnlichen Implantat-Systemen zur kontrollierten Wirkstofffreisetzung arbeiten. Hauptproblem ist hier die Konstruktion eines Sensors (z. B. Glucosesensor in der Diabetestherapie), der zwangsläufig in direktem Kontakt mit Körperflüssigkeiten oder Zellen stehen muss. Damit ist er den Abwehrreaktionen des Körpers ausgesetzt, die den Sensor in kurzer Zeit unbrauchbar machen, während bei den Herzschrittmachern eine einfache Elektrode ausreicht. Hingegen scheint die Miniaturisierung der Computersteuerung der Wirkstofffreisetzung keine großen Probleme mehr zu bereiten.

25.9.3
Inhalanda

Eine neue Generation von Verneblern, die eine Dosis blisterverpackten wässrigen Volumens durch die Einwirkung eines komprimierten Luftstoßes als Bolus ausstoßen, ist zur Zeit in technologischer und klinischer Entwicklung (AERx®, Aradigm Corp.). Die Flüssigkeit wird durch homogene Poren definierten Durchmessers ausgestoßen. Das Gerät produziert damit eine homogene Aerosolsäule von definierter Tröpfchengröße, deren Aufprall in bestimm-

25

ten Lungenabschnitten auf Grund der reproduzierbaren Tröpfchengröße damit praktisch programmiert werden kann. Das Gerät wird über einen Computerchip gesteuert und nur aktiviert, wenn der Patient in der Lage ist, eine Einatmungsgeschwindigkeit innerhalb gewisser Unter- und Obergrenzen zu erzeugen. Ein Fehlverhalten wird durch akustische (Pfeifton) und visuelle (rot/grün) Warnsignale angezeigt.

Arzneiformen

Kapitel 26

Stabilität und Stabilisierung

26.1 Allgemeines

Fragen der Stabilität und Stabilisierung von Wirkstoffen und Arzneiformen haben in den letzten Jahrzehnten immer größere Bedeutung erlangt. Das hat seinen Grund in der verstärkten Einführung moderner, hochwirksamer, leider aber oft instabiler Wirkstoffe, wie Antibiotika, Enzyme und Hormone, sowie in der verstärkten industriellen Produktion von Fertigarzneimitteln, die zur Gewährleistung der Lagerhaltung und unter Berücksichtigung des Transportweges eine befriedigende Haltbarkeit aufweisen müssen. Aber auch die uns heute zur Verfügung stehenden empfindlichen Analysenverfahren haben wesentlich dazu beigetragen, Stabilitätskriterien strenger zu fassen und erhöhte Haltbarkeitsforderungen zu stellen. Zudem sind Stabilitätsuntersuchungen nicht nur Grundlage für die Bestimmung und Festlegung von Haltbarkeitsfristen, sondern sind darüber hinaus für eine exakte Auswertung biopharmazeutischer Versuche unbedingte Voraussetzung.

Stabilitätsuntersuchungen sind daher bereits bei der Entwicklung neuer Arzneimittel unerlässlich. Erste orientierende Versuche, die mit der Substanz und der gelösten Substanz durchgeführt werden, haben zum Ziel abzuklären, ob die Verbindung so stabil ist, dass weitere Entwicklungsarbeiten vertretbar sind, und sollen Fehlinterpretationen der Ergebnisse der pharmakologischen und technologischen Testung ausschließen. Die zweite Stufe stellt ein Screening zur Auffindung der möglichst optimalen Rezeptur dar. Hier kommt es darauf an, die Stabilität des Wirkstoffs in Anwesenheit von Hilfsstoffen und unter Berücksichtigung der Herstellungstechnologie abzuklären und gegebenenfalls geeignete Stabilisierungsmaß-nahmen aufzufinden. Als rationelle Methode bietet sich die faktorielle Versuchsplanung an (s. 6.6). Schließlich muss das formulierte Arzneimittel einer abschließenden Stabilitätsprüfung unterzogen werden. Unter Stabilität ist zu verstehen, dass sich das Arzneimittel (Wirkstoff, Arzneiform), aufbewahrt unter definierten Lagerbedingungen, in seiner für die Lagerung und den Verkehr bestimmten Verpackung hinsichtlich seiner wesentlichsten Qualitätsmerkmale nicht oder nur in einem zulässigen Ausmaß verändert.

Wesentliche Qualitätsmerkmale sind der Wirkstoffgehalt, der galenische Zustand, einschließlich der sensorisch wahrnehmbaren Eigenschaften, die mikrobiologische und toxikologische Beschaffenheit und die therapeutische Aktivität. Das zulässige Ausmaß der Veränderungen ist für offizinelle Arzneimittel in den Arzneibüchern festgelegt. Für Fertigarzneimittel (Spezialitäten) und nichtoffizinelle Arzneimittel gelten die in den Gütevorschriften gemachten Angaben. Den Wirkstoffgehalt betreffend ist es international üblich, einen Rückgang von 10 %, d. h. auf 90 % des deklarierten Gehalts, zu tolerieren, sofern durch entstehende Zersetzungsprodukte die Gesamttoxizität nicht erhöht wird.

Für industriell hergestellte Fertigarzneimittel, die lange Lagerungszeiten durchlaufen, wird ein Haltbarkeitszeitraum von fünf Jahren angestrebt. Er sollte im ungünstigsten Falle drei Jahre betragen. Rezepturmäßig hergestellte Arzneien, die meist sofort den Patienten erreichen, sollten möglichst eine Stabilität für mindestens einige Monate aufweisen. Zwar fordert die Apothekenbetriebsordnung nur einen Hinweis auf die begrenzte Haltbarkeit. Laut Kommentar zur Apothekenbetriebsordnung wird diese Forderung jedoch nur durch Angabe eines konkreten Verfalldatums in der

26

Beschriftung des Arzneimittels erfüllt. Das Neue Rezepturformularium (NRF) nennen Richtlinien zur Aufbewahrungsdauer für jede Arzneiform.

Die Ursachen, die die Instabilität der Arzneiformen bedingen, sind zweifacher Natur. Einmal ist es die Labilität der Wirk- und Hilfsstoffe selbst, die letztlich aus ihrem chemischen und physikalisch-chemischen Bau resultiert, zum anderen sind es die äußeren Faktoren, wie Temperatur, Feuchtigkeit, Luft und Licht, die wertmindernde Reaktionen induzieren oder beschleunigen. Besondere Bedeutung kommt der Verpackung zu, vor allem dann, wenn es sich um Kunststoffbehältnisse handelt (s. 28.3.5). Das Ausmaß, in dem die genannten Faktoren wirksam werden, ist in hohem Maße vom galenischen Typ der Zubereitung abhängig. In festen Arzneien, wie Pulvern, Pudern und Tabletten, verlaufen haltbarkeitsbeschränkende Reaktionen oft so langsam, dass sie in dem interessierenden Zeitraum keine oder nur untergeordnete Stabilitätsprobleme aufwerfen. Hingegen sind flüssige, wässrige Präparationen, wie Injektions- und Infusionslösungen, Augen- und Nasenarzneien, Mixturen, Suspensionen und Emulsionen, aber auch wasserhaltige Systeme unterschiedlicher Konsistenz, wie Salben und Extrakte, für Zersetzungen prädestiniert.

Aus didaktischen Gründen wird zwischen physikalischen, chemischen und mikrobiellen Veränderungen unterschieden. Praktisch ist die exakte Zuordnung einer Instabilität zu einer dieser Kategorien oft nicht möglich, da es sich meist um ein komplexes Geschehen handelt, dessen Ergebnis erfassbar oder wahrnehmbar wird. So ist z. B. die Verfärbung einer Epinephrinlösung ihrem Erscheinungsbild nach eine physikalische Veränderung, die aber ihre Ursache in der Bildung gefärbter Zersetzungsprodukte hat, und die daher den chemischen Veränderungen zuzuordnen ist.

26.2
Methoden zur Stabilitätsbestimmung

Unabhängig vom Charakter der ablaufenden Zersetzungsprozesse (chemische, physikalische, mikrobiologische Veränderungen) ist es wichtig zu wissen, für welche Zeit der Wirkstoff bzw. das Wirkstoffsystem unter bestimmten Umweltbedingungen die angeführten Forderungen erfüllt. Zur Erfassung der Stabilitätsverhältnisse sind zwei Methoden gebräuchlich.

26.2.1
Langzeit-Haltbarkeitstest

Bei diesem „klassischen" Test geht man so vor, dass das Arzneimittel während des interessierenden Zeitraums unter den geforderten bzw. angestrebten Lagerbedingungen (Temperatur, Licht, Luft, Feuchtigkeit) in einem Klimaschrank oder Klimaraum aufbewahrt wird. In geeigneten Zeitabständen und am Versuchsende werden der Wirkstoffgehalt bzw. der Wirkwert, die mikrobiologische Beschaffenheit sowie der sensorisch und mit physikalischen Methoden erfassbare galenische Zustand kontrolliert. Das Verfahren ist langwierig – in der Regel fünf Jahre – und lässt im Allgemeinen keine Schlüsse auf den Zersetzungsmodus zu. Unter Verwendung der nach einjähriger Lagerung erhaltenen Versuchsergebnisse kann durch Hochrechnung eine Haltbarkeitsprognose für fünf Jahre getroffen werden.

26.2.2
Beschleunigte Haltbarkeitstests

Seit etwa 1950 werden beschleunigte Haltbarkeitstests (Stresstests), insbesondere solche unter thermischer Belastung, durchgeführt. Hierbei macht man sich reaktionskinetische Gesetzmäßigkeiten nutzbar, indem man die Zersetzung bei höheren Temperaturen als der Raumtemperatur studiert und dann auf die Aufbewahrungstemperatur extrapoliert. Bei dem üblichen *Stresstest unter isothermen Bedingungen* wird das Arzneimittel bei verschiedenen höheren, aber während des Versuches gleichbleibenden Temperaturen aufbewahrt. In geeigneten Zeitintervallen wird die Konzentration der Zersetzungsprodukte oder der Wirkstoffgehalt bestimmt. Als erste wichtige Grundgröße wird die Konzentrationsabhängigkeit der Zersetzungsgeschwindigkeit, als zweite die Temperaturabhängigkeit der Reaktionsgeschwindigkeit ermittelt.

Eine Weiterentwicklung stellt der *Stresstest unter nichtisothermen Bedingungen* dar, bei dem während des Versuchs die Temperatur kontinuierlich erhöht wird. Hierdurch ist es möglich, bereits aus den Ergebnissen einer einzigen Versuchsreihe Haltbarkeitsvorhersagen zu treffen. Die Methode ist mit einem erheblichen apparativen und Rechenaufwand verbunden. Sie wurde bisher nur an Lösungen erprobt.

Berechnungen der physikalischen Stabilität unter Nutzung der Ergebnisse beschleunigter Versuche sind nur in Ausnahmefällen möglich. Oft werden aber aus derartigen Stressversuchen wertvolle Hinweise zum Trend der Veränderungen erhalten.

26.2.2.1
Ermittlung der Reaktionsgeschwindigkeitskonstanten unter isothermen Bedingungen

Die Reaktionsgeschwindigkeit (υ) eines chemischen Systems ist definiert als Konzentrationsveränderung ($\mathrm{d}c$) der Reaktionspartner in Abhängigkeit von der Zeit (t).

$$\upsilon = \frac{\mathrm{d}c}{\mathrm{d}t} \qquad (26.1)$$

Die Konzentrationsveränderung kann als Abnahme der Ausgangsstoffkonzentration (Reaktanden) oder als Konzentrationszunahme der Reaktionsprodukte erfasst werden.

$$\upsilon = \frac{-\mathrm{d}c_{\mathrm{Reakt.}}}{\mathrm{d}t} \quad \text{bzw.} \quad \upsilon = \frac{\mathrm{d}c_{\mathrm{Prod.}}}{\mathrm{d}t} \quad (26.2)$$

Für eine Reaktion vom Typ
A → B + C
nimmt somit – unter der Voraussetzung, dass B und C die Reaktionsgeschwindigkeit nicht beeinflussen und die Abnahme der Konzentration der Reaktanden erfasst wird – die Reaktionsgeschwindigkeit folgenden Ausdruck an

$$\upsilon = - \frac{\mathrm{d}[A]}{\mathrm{d}t} = k[A] \qquad (26.3)$$

[A] Konzentration von A [mol · 1^{-1}],
k Reaktionsgeschwindigkeitskonstante,
t Reaktionszeit.

Die Geschwindigkeit der Reaktion ist proportional der Konzentration von A. Bei isothermen Bedingungen (bei gleicher Temperatur) stellt k

eine Konstante dar, die zur Charakterisierung der Reaktionsgeschwindigkeit geeignet ist.

Durch Integration unter den Bedingungen, dass die Konzentration von A zur Zeit $t = 0$ [A]$_0$ und die Konzentration zur Zeit t gleich [A] ist, wird aus obiger Gleichung die explizite Beziehung erhalten

$$\int\limits_{[A]_0}^{[A]} \frac{\mathrm{d}[A]}{[A]} = -k \int\limits_{0}^{t} \mathrm{d}t$$

$$\ln \frac{[A]}{[A]_0} = -k \cdot t \qquad (26.4)$$

$$\ln [A] = -k \cdot t + \ln [A]_0$$

Nach Umwandlung der natürlichen in die dekadischen Logarithmen wird erhalten:

$$\lg [A] = -\frac{k}{2,303} t + \lg [A]_0 \qquad (26.5)$$

Da bei reaktionskinetischen Untersuchungen die Konzentrationsabnahme des Reaktanden meist als die Menge A erfasst wird, die zur Zeit t bereits reagiert hat, also der Differenzbetrag von Ausgangskonzentration und der Konzentration zur Zeit t (bezeichnet als Umsatzvariable $x = [A]_0 - [A]$), lässt sich formulieren:

$$\lg ([A]_0 - x) = -\frac{k}{2,303} t + \lg [A]_0$$

$$k = \frac{2,303}{t} \lg \frac{[A]_0}{[A]_0 - x} \qquad (26.6)$$

Stellt man $\lg [A]$ bzw. $\lg ([A]_0 - x)$, die durch Konzentrationsbestimmungen experimentell zugänglich sind, als Funktion der Zeit, in einem Koordinatensystem (Abszisse = t, Ordinate = c) dar, so entsteht eine Gerade, deren Steigung k und deren Schnittpunkt mit der Ordinate $\lg [A]_0$ entspricht (Abb. 26.1).

Anstelle der Reaktionsgeschwindigkeitskonstanten wird oft eine anschaulichere Größe, die *Halbwertszeit* ($t_{1/2}$), benutzt. Die Halbwertszeit ist diejenige Zeit, in der die Hälfte des Ausgangsstoffs reagiert hat.

$$t_{1/2} = \frac{\ln 2}{k} = \frac{2,303 \cdot \lg 2}{k}$$

$$t_{1/2} = \frac{0,693}{k} \qquad (26.7)$$

26

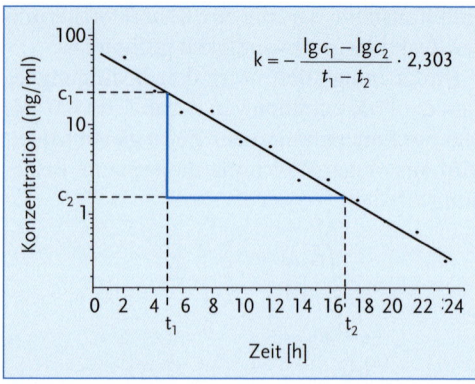

$$k = -\frac{\lg c_1 - \lg c_2}{t_1 - t_2} \cdot 2{,}303$$

Abb. 26.1: Konzentrations-Zeit-Diagramm für eine Reaktion 1. Ordnung

Die abgeleiteten Gesetzmäßigkeiten gelten für *Reaktionen 1. Ordnung*. Tabelle 26.1 gibt zusammenfassend die grundlegenden Geschwindigkeitsgesetze für verschiedene Reaktionsordnungen wieder, deren mathematische Ableitung den Rahmen dieser Darlegungen sprengen würde, und die in jedem einschlägigen Fachbuch für physikalische Chemie zu finden ist.

Für viele Wirkstoffzersetzungen, die keine monomolekularen Reaktionen darstellen (vor allem Hydrolysen), hat das Zeitgesetz für Reaktionen 1. Ordnung dennoch Gültigkeit. Sie treten auf, wenn ein Reaktionspartner in großem Überschuss vorliegt und daher während der Reaktion keine maßgebliche Konzentrationsänderung erfährt (z. B. Wasser bei der Invertierung von Saccharose) oder wenn die Konzentration eines Reaktionsteilnehmers konstant gehalten wird, und werden auch manchmal als Reaktionen pseudoerster Ordnung bezeichnet. Um aus den empirisch ermittelten Daten (Konzentrationsveränderung als Funktion der Reaktionszeit) die Reaktionsordnung und damit auch das für diese Reaktion gültige Zeitgesetz zu ermitteln, sind verschiedene Verfahren in Gebrauch, von denen zwei erwähnt seien.

Substitutionsverfahren. Die Versuchsdaten (t und c) werden in die integrierten Gleichungen für die verschiedenen Reaktionsordnungen eingesetzt. Die mathematische Gleichung, bei der die k-Werte – unter Berücksichtigung einer angemessenen Fehlergrenze – konstant sind, gibt die Reaktionsordnung an.

Grafische Methoden. Bei dieser Methode trägt man verschiedene Funktionen der Konzentration (Ordinate) gegen die Zeit (Abszisse) auf. Diejenige grafische Darstellungsform, bei der die Messpunkte auf einer Geraden liegen, entspricht der Reaktionsordnung. Aus ihrer Steigung lässt sich die Geschwindigkeitskonstante errechnen.

Eine weitere Möglichkeit ist durch rechne-

Tab. 26.1: Geschwindigkeitsgleichungen für Reaktionen 0., 1., 2., und 3. Ordnung

Ordnung	Ausgangs-konzentration	Differenzial-quotient	Integrierte Gleichung ($x=0$, wenn $t=0$)	Halbwertszeit	Gleichung für die Gerade	Steigung
0	a	$\dfrac{dx}{dt} = k$	$k = \dfrac{x}{t}$	$t_{1/2} = \dfrac{a}{2k}$	$x = kt$	k
1	a	$\dfrac{dx}{dt} = k(a-x)$	$k = \dfrac{2{,}303}{t} \lg \dfrac{a}{a-x}$	$t_{1/2} = \dfrac{0{,}693}{k}$	$\lg(a-x) = \lg a - \dfrac{kt}{2{,}303}$	$-\dfrac{k}{2{,}303}$
2	$a=b$	$\dfrac{dx}{dt} = k(a-x)^2$	$k = \dfrac{1}{t}\left(\dfrac{1}{a-x} - \dfrac{1}{a}\right)$	$t_{1/2} = \dfrac{1}{ak}$	$\dfrac{1}{a-x} = \dfrac{1}{a} + kt$	k
2	$a \neq b$	$\dfrac{dx}{dt} = k(a-x)(b-x)$	$k = \dfrac{2{,}303}{t(a-b)} \lg \dfrac{b(a-x)}{a(b-x)}$		$\lg\dfrac{a-x}{b-x} = \lg\dfrac{a}{b} + kt\dfrac{a-b}{2{,}303}$	$\dfrac{k(a-b)}{2{,}303}$
3	$a=b=c$	$\dfrac{dx}{dt} = k(a-x)^3$	$k = \dfrac{1}{2t}\left[\dfrac{1}{(a-x)^2} - \dfrac{1}{a^2}\right]$	$t_{1/2} = \dfrac{3}{2} \cdot \dfrac{1}{a^2k}$	$\dfrac{1}{(a-x)^2} = \dfrac{1}{a^2} + 2kt$	$2k$

rische oder grafische Ermittlung der Halbwertszeiten gegeben.

26.2.2.2
Ermittlung der Temperaturabhängigkeit der Reaktionsgeschwindigkeitskonstanten

Es ist allgemein bekannt, dass mit steigender Temperatur die Reaktionsgeschwindigkeit zunimmt. Als Faustregel gilt die Van't-Hoff-Beziehung, wonach bei einer Temperaturerhöhung von 10 K die Reaktionsgeschwindigkeit durchschnittlich um das Zwei- bis Vierfache ansteigt. Zur Ermittlung des Stabilitätszeitraums ist diese Regel zu ungenau. Die exakte Gesetzmäßigkeit für die Temperaturabhängigkeit der Reaktionsgeschwindigkeit ist durch die von Arrhenius gefundene Beziehung gegeben.

$$k = A \cdot e^{-\frac{E}{R \cdot T}}$$

$$\ln k = \ln A - \frac{E}{R \cdot T}$$

$$\lg k = \lg A - \frac{E}{2{,}303 \cdot R} \cdot \frac{1}{T}$$

$$\lg k = -\frac{E}{2{,}303 \cdot R} \cdot \frac{1}{T} + \lg A \qquad (26.8)$$

E Aktivierungsenergie ($J \cdot mol^{-1}$),
A Frequenzfaktor, Stoßzahlfaktor,
R universelle Gaskonstante,
T absolute Temperatur (K)
k Reaktionsgeschwindigkeitskonstante.

Zur Ermittlung der Temperaturabhängigkeit der Reaktionsgeschwindigkeit werden die Werte für k bei mehreren verschiedenen Temperaturen, mindestens jedoch bei drei, bestimmt. Beim Auftragen des Logarithmus der Reaktionsgeschwindigkeitskonstanten ($\lg k =$ Ordinate) als Funktion der reziproken Temperatur ($1/T =$ Abszisse) wird eine Gerade erhalten (Abb. 26.2), deren Anstieg

$$\frac{\Delta \lg k}{\Delta \left(\frac{1}{T}\right)} = -\frac{E}{2{,}303 \cdot R} \qquad (26.9)$$

ist. Dieser Ausdruck erlaubt die Aktivierungsenergie E zu berechnen, mit deren Hilfe der Stoßfaktor A zugänglich ist.

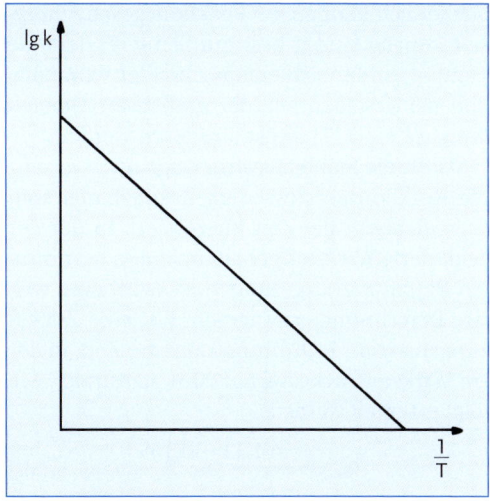

Abb. 26.2: Temperaturabhängigkeit der Reaktionsgeschwindigkeit

$$\lg A = \lg k + \frac{E}{2{,}303 \cdot R \cdot T} \qquad (26.10)$$

Bei Kenntnis dieser beiden thermodynamischen Größen ist es möglich, die Reaktionsgeschwindigkeitskonstante für unterschiedliche Temperaturen zu erhalten. Sie macht eine Aussage über das Ausmaß der Zersetzung.

$$\lg k = -\frac{E}{2{,}303 \cdot R \cdot T} + \lg A \qquad (26.11)$$

Es kann auch so vorgegangen werden, dass zur Berechnung von E die Arrhenius-Gleichung in abgewandelter Form, unter Zugrundelegung zweier unterschiedlicher Temperaturwerte (T_1 und T_2), herangezogen wird.

$$\lg k_1 = -\frac{E}{2{,}303 \cdot R \cdot T_1} + \lg A$$

$$\lg k_2 = -\frac{E}{2{,}303 \cdot R \cdot T_2} + \lg A \qquad (26.12)$$

Durch Subtraktion der beiden Gleichungen erhält man

$$\lg \frac{k_1}{k_2} = \frac{E}{2{,}303 \cdot R} \left(\frac{1}{T_2} - \frac{1}{T_1} \right) \qquad (26.13)$$

k_1 Reaktionsgeschwindigkeitskonstante bei der Temperatur T_1,
k_2 Reaktionsgeschwindigkeitskonstante bei der Temperatur T_2.

26

Schließlich können die Reaktionsgeschwindigkeitskonstanten für bestimmte interessierende Temperaturen nach entsprechender Extrapolation der Geraden aus der grafischen Darstellung $\lg k = f(1/T)$ direkt abgelesen werden.

Da für die Stabilitätsvorhersage nicht so sehr die Reaktionsgeschwindigkeitskonstante, sondern vielmehr die Zeit interessiert, in der der deklarierte Wirkstoffgehalt um einen bestimmten Betrag zurückgegangen ist, wird eine weitere Berechnung erforderlich. Für eine Zersetzungsreaktion 1. Ordnung kann die Zeit, in der ein Wirkstoffrückgang auf 90 % stattfindet, wie folgt ermittelt werden:

$$t_{90\%} = \frac{\ln 1{,}11}{k} = \frac{0{,}105}{k} \qquad (26.14)$$

Beschleunigte Haltbarkeitstests sind zur Stabilitätsvoraussage nicht universell einsetzbar. Sie besitzen nur dann Aussagekraft, wenn die Zersetzung bei höheren Temperaturen nach dem gleichen Mechanismus wie bei der Lagertemperatur erfolgt und die Aktivierungsenergie etwa 42–126 kJ · mol^{-1} (10 – 30 kcal · mol^{-1}) beträgt. In vielen Fällen sind diese wichtigen Kriterien jedoch nicht erfüllt. Da reaktionskinetische Gesetzmäßigkeiten nur für homogene Systeme (z. B. Lösungen) strenge Gültigkeit haben, ist ihre Anwendung auf Mehrphasensysteme, wie es die meisten Arzneiformen sind, nicht oder nur bedingt möglich. Zudem erfahren die meisten Arzneiformen bei der notwendigen thermischen Belastung nicht akzeptable Zustandsveränderungen (z. B. Veränderung der Konsistenz von Salben und Pasten, Beeinträchtigung des dispersen Zustands von Emulsionen und Suspensionen). In solchen Fällen ist der Stabilitätsnachweis bzw. die Ermittlung des Haltbarkeitszeitraums nur als Langzeittest durchführbar.

26.3
Physikalische Veränderungen

26.3.1
Stabilitätsbeeinträchtigende Vorgänge

Die folgende Übersicht fasst, ohne Anspruch auf Vollständigkeit zu erheben, die wichtigsten Instabilitäten dieser Art zusammen.

Änderung der Kristallstruktur

Viele Wirkstoffe zeigen polymorphes Verhalten (s. 2.1.1), d.h., sie sind befähigt, in verschiedenen Modifikationen aufzutreten. Während der Lagerung können, bedingt durch Milieuveränderungen in der Arzneiform, polymorphe Umwandlungen stattfinden, die organoleptisch nicht wahrnehmbar sind, aber meist Veränderungen im Liberations- und Resorptionsverhalten bedingen. Als Beispiele für Stoffe, bei denen Kristallstrukturveränderungen möglich sind, seien genannt: Barbitursäurederivate, Steroide (Cortison und Prednisolon) und Antibiotika (Chloramphenicol, Rifamycin). Die Bildung von Prednisolonhydrat in wasserhaltigen Salben, die zu einer beachtlichen Teilchenvergrößerung führt, ist ein Beispiel für Pseudopolymorphie.

Änderung des Verteilungszustands

Durch das Wirksamwerden der Gravitation kommt es bei flüssigen Mehrphasensystemen zu Entmischungserscheinungen, die sich anfänglich nur als mikroskopisch wahrnehmbare Dispersitätsgradverschiebung bemerkbar machen, im fortgeschrittenen Stadium aber auch makroskopisch als Sedimentation oder Aufrahmung sichtbar werden. Bekannte Beispiele sind das Brechen von Emulsionen und Sedimentationserscheinungen bei Suspensionen. Durch diese Veränderungen ist eine exakte Dosierbarkeit der Wirkstoffe nicht mehr gegeben.

Den Dispersitätsgradveränderungen ist weiterhin das Teilchenwachstum in Suspensionssalben, Pasten und flüssigen Suspensionen zuzuordnen.

Hiermit muss gerechnet werden, wenn der suspendierte Feststoff ein breites Korngrößenspektrum aufweist. Bedingt durch die höhere Löslichkeit kleiner Partikel (s. 2.6.4) kommt es in deren Umgebung zur Ausbildung eines höher konzentrierten Sättigungszustands als bei großen, der sich durch Diffusionsvorgänge ausgleicht und schließlich zur Übersättigung in der Umgebung der großen Teilchen und damit zum Kristallwachstum führt. Das Suspensionssystem verarmt ständig an kleinen Teilchen, während die größeren Partikel anwachsen.

Als weiteres Beispiel sei die Rekristallisation von Wirkstoffen bei Lösungssalben genannt, die bei übersättigten Zubereitungen auftritt.

Kolloide Lösungen zeigen beim Lagern häufig Alterungserscheinungen, die sich als Ausflockungen zu erkennen geben.

Änderung der Konsistenz bzw. des Aggregatzustands

Halbfeste Arzneiformen, wie Salben und Pasten, können während der Aufbewahrung eine Nachhärtung erleiden, die im Extremfall zu einer Verfestigung und damit zu einer Einbuße der Applikationsfähigkeit führt. Aber auch feste Wirkstoffsysteme, wie Tabletten, Dragees und Suppositorien, unterliegen Alterungsvorgängen, die sich nachteilig in verlängerten Zerfalls-, Auflösungs- bzw. Durchschmelzzeiten äußern.

Änderung der Löslichkeitsverhältnisse

Bei molekulardispersen Systemen (z. B. Wirkstofflösungen) kann es durch Konzentrationsveränderungen infolge der Verdunstung des Lösungsmittels (ungenügend verschlossene oder gasdurchlässige Behältnisse) oder durch Temperaturveränderungen zur Überschreitung des Löslichkeitsprodukts und damit zur Abscheidung (Kristallisation, Ausfällung) der gelösten Stoffe kommen. Diese Gefahr ist besonders bei annähernd gesättigten Lösungen gegeben.

Änderung der Hydratationsverhältnisse

Durch Aufnahme bzw. Abgabe von Wasser werden die Hydratationsverhältnisse von Verbindungen und damit ihre Eigenschaften maßgeblich beeinflusst. Das markanteste Beispiel ist wohl die Verflüssigung bzw. das Schmierigwerden von Trockenextrakten infolge der ausgeprägten Hygroskopizität dieser Zubereitungen. Aber auch viele Arznei- und Hilfsstoffe sind mehr oder weniger hygroskopisch und zeigen in Abhängigkeit von der herrschenden Luftfeuchtigkeit unterschiedliche Wassergehalte. Salze, die in verschiedenen kristallwas-serhaltigen Formen auftreten, können gleichfalls in Abhängigkeit von der relativen Luftfeuchtigkeit einen unterschiedlichen Wasseranteil besitzen.

26.3.2
Stabilisierungsmaßnahmen

Zur Stabilisierung physikalisch labiler Systeme werden physikalische Methoden und physikalische Stabilisatoren eingesetzt. So lässt sich z. B. die Sedimentation von Suspensionen durch extreme Stoffzerteilung, Dichteangleichung beider Phasen und durch Zusätze viskositätserhöhender Stoffe, das Brechen von Emulsionen durch Homogenisieren und Beigabe geeigneter Emulgatoren in optimalen Konzentrationen beheben bzw. zurückdrängen. Die Hygroskopizität von Substanzen ist durch Zugabe sorptionsaktiver Hilfsstoffe, wie z. B. hochdispersem Siliciumdioxid, bis zu einem gewissen Grade zu beseitigen.

Welche Stabilisierungsmaßnahmen als optimal anzusehen sind, lässt sich nicht allgemeingültig beantworten. Ihre Wahl ist vielmehr abhängig von der Art der Wirkstoffe, des galenischen Systems und dem Verwendungszweck. In vielen Fällen (z. B. Alterung von Gelen, Nachhärten von Tabletten) ist es nach dem Stand unseres heutigen Wissens nicht oder nur in recht unzulänglichem Maße möglich, ohne größere Änderungen in der Auswahl der Hilfsstoffe physikalisch bedingten Instabilitäten zu begegnen.

26.4
Chemische Veränderungen

26.4.1
Allgemeines

Haltbarkeitsbeeinträchtigende chemische Reaktionen, wie Hydrolysen, Oxidationen, Reduktionen, sterische Umlagerungen, Decarboxylierungen, Polymerisationen u. a., können in homogenen Systemen (z. B. Lösungen) oder in heterogenen Systemen (Mehrphasensysteme, wie z. B. Emulsionen, Suspensionen und Salben) ablaufen. Während erstere, sofern es sich um Zersetzungen mit überschaubaren Mecha-

26

nismen handelt, reaktionskinetischen Untersuchungen zugänglich sind, lassen sich Reaktionsabläufe in Mehrphasensystemen nicht oder nur bedingt erfassen. Man ist hier darauf angewiesen, durch empirische Verfahren (Erfassung der Veränderungen, die während der Lagerung auftreten) Aufschlüsse über die Haltbarkeit zu gewinnen.

Aber auch Wirkstoffzersetzungen in homogenen Systemen stellen oft ein komplexes Geschehen von unterschiedlichen Reaktionstypen dar, die als Folgereaktionen nacheinander oder als Simultanreaktionen (Parallelreaktionen) nebeneinander ablaufen. Als Beispiel eines aufgeklärten, komplexen Zersetzungsmechanismus sei die Degradation von Barbitursäurederivaten angeführt.

$$
\begin{array}{c}
\text{O} \diagdown \overset{\text{H}}{\underset{}{\text{N}}} \diagup \text{O} \\
R^1 \\
R^2 \quad \text{NH} \\
\text{O}
\end{array}
$$

$$
\begin{array}{c}
R^1 \quad \text{COOH} \\
\diagdown \text{C} \diagup \\
R^2 \quad \text{CONHCONH}_2
\end{array}
$$

Malonursäure (I)

$$
\begin{array}{c}
R^1 \quad \text{CONH}_2 \\
\diagdown \text{C} \diagup \\
R^2 \quad \text{CONHCOOH}
\end{array}
$$

(III)

$$
\begin{array}{c}
R^1 \quad \text{H} \\
\diagdown \text{C} \diagup \\
R^2 \quad \text{CONHCONH}_2
\end{array}
$$

Monoacetylharnstoff (II)

$$
\begin{array}{c}
R^1 \quad \text{CONH}_2 \\
\diagdown \text{C} \diagup \\
R^2 \quad \text{CONH}_2
\end{array}
$$

Malonsäurediamid (IV)

Die ersten beiden Reaktionen stellen Simultanreaktionen (Hydrolysen) dar. Die beiden Spaltprodukte (I, III) erfahren durch Folgereaktionen (Sekundärreaktionen) eine Decarboxylierung zu II und IV.

Ähnlich komplizierte Abbaumechanismen sind auch für andere Wirkstoffe (z. B. Vitamine, Hormone und Antibiotika) bekannt.

26.4.2
Hydrolytische Vorgänge

26.4.2.1
Allgemeines

Dieser Typ der Instabilität stellt neben den oxidativen wertmindernden Veränderungen wohl die wichtigste Zersetzungsreaktion dar. Die folgende Aufzählung nennt Beispiele für Wirkstoffe, die hydrolytischen Abbaureaktionen unterliegen können.

- *Ester.* Acetylcholin, Acetylsalicylsäure und deren Ester, Lokalanästhetika vom Typ der p-Aminobenzoesäureester (z. B. Benzocain, Procain, Oxyprocain, Tetracain, Dimethocain), Cocain; Esteralkaloide (z. B. Atropin, Hyoscyamin, Scopolamin) u. a.
- *Amide und Thioamide.* Nicotinamid, Chloramphenicol, Barbitursäurederivate (z. B. Barbital, Phenobarbital), Glutethimid, Phenytoin, Cinchocain, Lidocain, Penicillin und seine Derivate, Trimethadon, Thiamin, Pantothensäure.
- *Ether, Glykoside.* Diphenhydramin, Streptomycin, Glykoside (z. B. Digitalisglykoside, Rutin).
- *Lactone und Lactame.* Penicilline, Cycloserin, Ascorbinsäure und ihre Derivate.

Hydrolytische Zersetzungsreaktionen laufen nach mehr oder minder gleichen Reaktionsmechanismen ab. Prinzipiell ist zwischen säure- und basekatalysierter Hydrolyse zu unterscheiden.

Während die saure Hydrolyse eine Gleichgewichtsreaktion darstellt, verlaufen basekatalysierte Hydrolysen infolge der Bildung eines ladungsstabilisierten Säureanions nur in einer Richtung. Säureamide, die im Vergleich zur Estergruppierung eine geringe Elektronegativität besitzen, erweisen sich gegenüber hydrolytischen Einflüssen als beständiger. Etherhydrolysen verlaufen nur säurekatalysiert, d. h., Ether sind im alkalischen Milieu stabil.

Hydrolysebedingte Degradationsvorgänge sind also stark pH-abhängig.

26.4.2.2
Einflussgrößen und Stabilisierungs-
maßnahmen

pH-Wert und pH-Wert-Einstellung

Eine der wichtigsten Stabilisierungsmaßnahmen hydrolysegefährdeter Systeme besteht in der Einstellung eines optimalen pH-Wertes. Am Beispiel einer intensiv untersuchten Esterhydrolyse, der Procainzersetzung, sei die Problematik verdeutlicht. Procain erleidet in wässriger Lösung eine hydrolytische Spaltung in p-Aminobenzoesäure und Diethylaminoethanol.

Aus dem in Abbildung 26.3 dargestellten pH-Zersetzungsdiagramm (Abhängigkeit der Hydrolysegeschwindigkeit vom pH-Wert) ist ersichtlich, dass die Zersetzungskurve ein Minimum bei pH 3,5 aufweist, d.h., die Stabilität ist dort am größten. Die Einstellung dieses pH-Wertes würde somit maximale Stabilität des Procains gewährleisten. Das ist jedoch nur in den wenigsten Fällen realisierbar, da der pH-Wert des Stabilitätsmaximums oft nicht im akzeptierbaren physiologischen Bereich liegt oder andere wichtige Faktoren, wie Löslichkeit und Wirksamkeit oder Zersetzungsreaktionen weiterer Mischungskomponenten berücksichtigt werden müssen. Der optimale pH-Wert für die Stabilisierung stellt somit einen Kompromiss zwischen allen für die Arzneiform wichtigen Aspekten dar.

Die pH-Einstellung wird meist mit Pufferlösungen vorgenommen. Bei deren Auswahl ist zu beachten, dass Hydrolysereaktionen durch die Puffersubstanzen eine allgemeine Säure-Base-Katalyse erfahren können. Unter allgemeiner Katalyse ist zu verstehen, dass nicht nur Hydroxyl- und Hydroniumionen katalytisch

---

Säurekatalysierte Esterhydrolyse:

Basekatalysierte Esterhydrolyse:

26

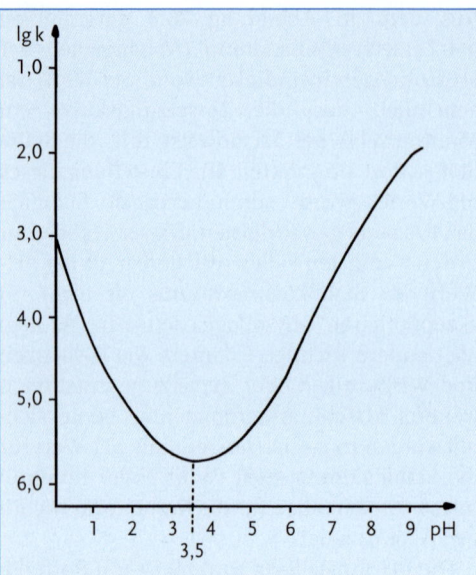

Abb. 26.3: pH-Abhängigkeit der Procain-Zersetzung (wässrige Lösung)

wirksam sind, sondern dass darüber hinaus auch die Salzkomponenten des Puffers, die im Sinne der Brönstedt-Theorie auch Säuren und Basen darstellen, einen katalysierenden Effekt besitzen können. Die allgemeine Katalyse ist daran erkenntlich, dass die Zersetzung bei konstantem pH-Wert und gleicher Ionenstärke in Anwesenheit verschiedener Salze bzw. Salzgemische (Puffer) unterschiedliche Geschwindigkeitswerte aufweist.

Ein typisches Beispiel für eine hydrolytische Zersetzung, die der allgemeinen Säure-Base-Katalyse unterliegt, ist Chloramphenicol. Chloramphenicol wird in wässriger Lösung in Dichloressigsäure und die entsprechende Aminoverbindung (1-[4-Nitrophenyl]-2-aminopropandiol-(1,3)) gespalten.

Während Salzsäure und Citronensäure bei gleichem pH-Wert keinen Einfluss auf die Hydrolysegeschwindigkeit haben, sinkt die Halbwertszeit bei Anwesenheit von Essigsäure bzw. Hydrogenphosphat auf 6 bzw. 3 h (Tab. 26.2).

Vor einer kritiklosen Verwendung von Puffern bzw. Salzzusätzen muss daher gewarnt werden. Der allgemeinen Säure-Base-Katalyse unterliegen vor allem Säureamide, während sie bisher bei pharmazeutisch verwendeten Estern nicht beobachtet wurde.

Temperatur

Bei Temperaturerhöhung kommt es erwartungsgemäß zu einem Anstieg der Hydrolysegeschwindigkeit. Werden wässrige Systeme (z. B. Injektions- bzw. Infusionslösungen) einer thermischen Belastung (z. B. Sterilisation) ausgesetzt, so ist neben der temperaturbedingten Geschwindigkeitserhöhung eine verstärkte hydrolytische Zersetzung registrierbar, die ihre Ursache in der Veränderung der Dissoziationsverhältnisse des Wassers hat. Mit steigender Temperatur nimmt nämlich die Ionisation des Wassers stark zu. So ist Wasser bei 100 °C 110mal stärker ionisiert als bei 20 °C, so dass Base-Säure-katalysierte Reaktionen in der Hitze beschleunigt ablaufen. Bei organischen Wirkstoffen mit entsprechenden funktionellen Gruppen kann sich der pK-Wert in der Hitze bis zu 1,5 Einheiten verringern und damit die Reaktionsfähigkeit des Wirkstoffes stark erhöhen. Bei wässrigen gepufferten Zubereitungen kommen weitere Einflussgrößen hinzu. So ist hier das Zusammenspiel zwischen der temperaturabhängigen Ionisierung des Wassers, der temperaturabhängigen pK-Verschiebung beim Wirkstoff und die Temperaturabhängigkeit des Puffersystems für eine degradations-

$$O_2N-\!\!\!\bigcirc\!\!\!-\overset{\overset{\displaystyle OH}{|}}{CH}-CH-CH_2OH$$
$$\underset{\displaystyle NH-CO-CHCl_2}{|}$$

$\downarrow\ H^+/OH^-$

$$O_2N-\!\!\!\bigcirc\!\!\!-\overset{\overset{\displaystyle OH}{|}}{CH}-CH-CH_2OH\ +\ Cl_2CH-COOH$$
$$\underset{\displaystyle NH_2}{|}$$

Tab. 26.2: Einfluss von Elektrolyten auf die Zersetzungsgeschwindigkeit von Chloramphenicol

Elektrolyt	$t_{1/2}$ (h)
HCl	10,5
$C_6O_7H_8$ (Citronensäure)	10,5
CH_3COOH	6,0
HPO_4^{2-}	3,0

arme Sterilisierung wichtig. Deshalb ist eine Verwendung eines der üblichen Puffersysteme nicht immer sinnvoll. Zum Beispiel führt die Anwendung eines auch bei höheren Temperaturen pH-konstanten Phosphatpuffers (aber entsprechend der Ionisation des Wassers höherer OH⁻-Konzentration) bei p-Aminobenzoesäure–N,N–Diethylleucinolester–Methansulfonat zu einem schnelleren Abbau in der Hitze (pH 6, 100 °C, Halbwertszeit des Zerfalls $t_{1/2} = 83{,}4$ min) als bei einem Puffer, bei dem die OH⁻-Konzentration im System weniger zunimmt ($t_{1/2} = 8$ d, siehe Abb. 26.4). In diesem Fall ist sogar eine ungepufferte Lösung günstiger ($t_{1/2} = 76$ h) als das Phosphatpuffersystem!

Polarität des Mediums und Ionenstärke

Die Polarität des Lösungsmittels, ausgedrückt als Dielektrizitätskonstante, nimmt Einfluss auf die Reaktionsgeschwindigkeit und oft auch auf die Gleichgewichtslage von Reaktionen. Wie Tabelle 26.3 ausweist, ist der Effekt je nach der Polarität der Reaktionspartner differen-

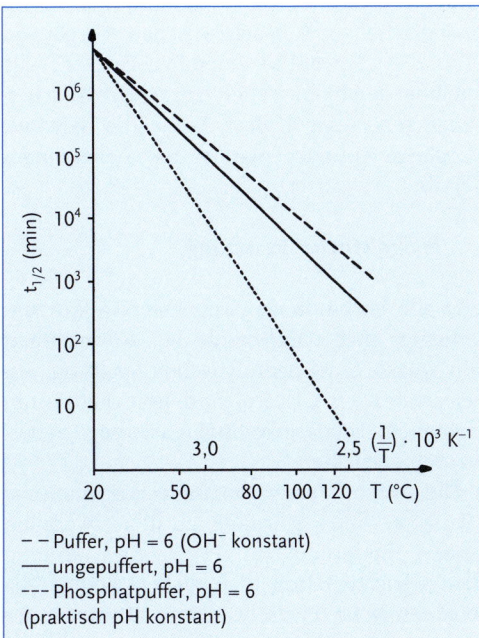

Abb. 26.4: Einfluss verschiedener Puffer auf die Zersetzung von p-Aminobenzoesäure – N, N – Diethylleucinolester – Methansulfonat bei thermischer Belastung

ziert. Eine Stabilisierung von Arzneiformen durch Apolarisierung des Mediums (z. B. Austausch des Wassers gegen Alkohol oder Polyalkohole) ist somit, entgegen früheren Vorstellungen, nicht in jedem Falle gegeben. Bei Reaktionen zwischen Ionen muss außerdem die Ionenstärke der Lösung unbedingt berücksichtigt werden.

26.4.3
Oxidative Vorgänge

26.4.3.1
Allgemeines

Neben Hydrolysen sind es vor allem oxidative Vorgänge, die Zersetzungen von Wirkstoffen und Wirkstoffsystemen bedingen. Oxidationsgefährdete Wirkstoffe gehören vor allem folgenden Verbindungsklassen an:
- *Phenole*: Resorcinol, Hydrochinon, Naphthole, Epinephrin, Physostigmin u. a.,
- *Olefine*: Polyene (z. B. Carotine, Vitamin A), ungesättigte Fettsäuren und ihre Derivate, ätherische Öle (z. B. Terpene),
- *Endiole*: Ascorbinsäure,
- *Ether*: Diethylether, Polyethylenglykole,
- *Hydroxymethylketone*: Prednisolon und seine Derivate,
- *Amine*: Morphin, Atropin.

Insbesondere unterliegen *Alkaloide* (z. B. Morphin, Apomorphin, Physostigmin und Reserpin) einer oxidativen Zersetzung.

Als Folge oxidativer Reaktionen entstehen Zersetzungsprodukte, die meist keine oder nur eine geminderte Wirksamkeit besitzen und zudem toxischer Natur sein können. Die entstehenden Abbaustoffe führen, oft bedingt durch Folgereaktionen, zu Veränderungen der wahrnehmbaren Eigenschaften, wie Geschmack, Geruch und Aussehen. So färben sich z. B. wässrige Apomorphinlösungen in kurzer Zeit grün. Die Feinmechanismen der oxidativen Zersetzungsreaktionen sind noch weitgehend unbekannt. In vielen Fällen handelt es sich um radikalische Reaktionen vom Autoxidationstyp (s. 26.4.3.2).

Die Bereitschaft, mit der ein Oxidationsvorgang abläuft, findet ihren Ausdruck im Nernst-Redoxpotenzial, das für oxidative Wirk-

26

Reaktionstypus	Einfluss der Zunahme der	
	Dielektrizitätskonstanten	Ionenstärke
Dipol-Dipol → polares Produkt Ion-Ion	Zunahme	keine
Ionen gleichen Vorzeichens	Zunahme	Zunahme
Ionen entgegengesetzten Vorzeichens	Abnahme	Abnahme
Ion + Neutralmoleküle	Abnahme	Zunahme

Tab. 26.3: Einfluss der Dielektrizitätskonstanten und der Ionenstärke des Reaktionsmediums auf die Reaktionsgeschwindigkeit

stoffzersetzungen, die meist mit einem Protonenübergang verbunden sind, wie folgt zu formulieren ist:

$$E = E_0 + \frac{R \cdot T}{n \cdot F} \ln \frac{[Ox] \cdot [H^+]^m}{[Red]} \qquad (26.15)$$

Nach Umformung unter Berücksichtigung der Zahlenwerte von R und F wird das Redoxpotenzial für 25 °C ($T = 298$ K) erhalten

$$E = E_0 + \frac{0{,}059}{n} \lg \frac{[Ox] \cdot [H^+]^m}{[Red]} \qquad (26.16)$$

E Redoxpotenzial (V),
E_0 Normalpotenzial (V) (konzentrationsunabhängige Größe),
R universelle Gaskonstante,
n Anzahl der überführten Elektronen,
m Anzahl der reaktionsbeteiligten Protonen,
T absolute Temperatur (K),
F Faraday-Konstante.

Aus der Gleichung ist zu entnehmen, dass das Redoxpotenzial von der Konzentration der Reaktionspartner, der Temperatur und vor allem von der Wasserstoffionenkonzentration, also vom pH-Wert, abhängig ist.

26.4.3.2
Fettverderb

Fragen der Fettzersetzung sind aus verschiedenen Gründen für die Arzneiformung von Interesse. Fette und Öle sind wichtige Grund- und Hilfsstoffe, deren einwandfreie Beschaffenheit für die Wirkstoffstabilität Voraussetzung ist. Die beim Fettverderb entstehenden Spaltprodukte führen nicht nur durch das organoleptisch wahrnehmbare Erscheinungsbild, die Ranzigkeit, zur Ablehnung derartiger Produkte, sondern es kann darüber hinaus durch unkontrollierte Reaktionen mit Arznei- und Hilfsstoffen zu Qualitätsminderungen kommen. Zum anderen sind die im Zuge des Fettabbaus entstehenden Spalt- und Folgeprodukte physiologisch nicht indifferent. Sie vermögen Sensibilisierungen und krankhafte Hautveränderungen hervorzurufen. Die Kenntnis der beim Fettverderb ablaufenden Reaktion ist aber auch wichtig zur Lösung von Stabilisierungsfragen von Wirkstoffen mit Polyenstruktur (z. B. Vitamin A, Carotine), die auf Grund ihres ähnlichen chemischen Baues einen analogen Abbau erfahren.

Beim Fettverderb handelt es sich um ein komplexes Geschehen von chemischen Umsetzungen (Hydrolysen, Oxidationen) und mikrobiologischen bzw. biochemischen Vorgängen (Tab. 26.4). Sowohl bei den rein chemischen als auch bei den biologischen bzw. enzymatischen Prozessen laufen hydrolytische und oxidative Vorgänge teils nacheinander, teils nebeneinander ab.

Hydrolytische Zersetzung

Wie alle Verbindungen von Esterstruktur unterliegen auch Triglyceride bei Anwesenheit von Wasser einer hydrolytischen Spaltung, wobei schließlich Glycerol und freie Fettsäuren entstehen. Letztere bedingen das sog. Sauerwerden der Fette.

Die durch Lipasen bedingte enzymatische Hydrolyse führt gleichfalls zu den erwähnten beiden Endprodukten. Hydrolasen können dem tierischen und pflanzlichen Fettgewebe (biochemische Hydrolyse) entstammen oder native Bestandteile von Mikroorganismen (mikrobielle Hydrolyse) sein. Ausgeprägte Lipaseproduzenten sind Pilze der Gattung *Penicillium* und *Aspergillus*. Optimale Bedingungen

Tab. 26.4: Hauptwege des Fettverderbs

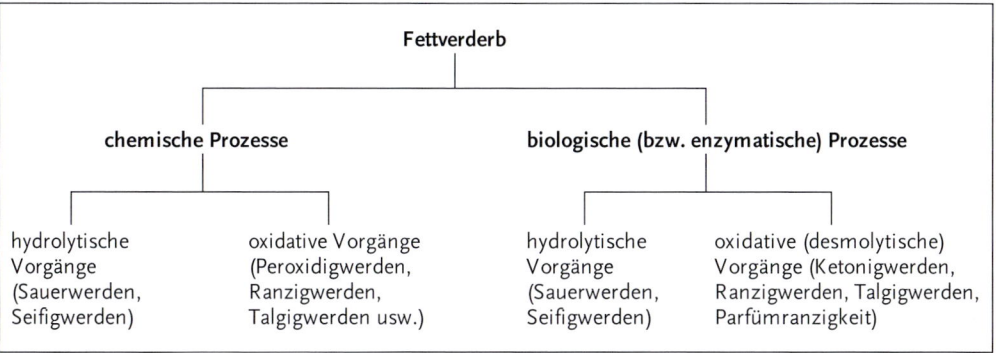

für eine enzymatische Hydrolyse existieren bei 37 °C und im pH-Bereich von etwa 7. Je ungesättigter die Fettsäuren der Triglyceride sind, um so forcierter erfolgt die hydrolytische Spaltung.

Oxidative Zersetzung

Öle und Fette, insbesondere solche mit einem hohen Gehalt an ungesättigten Fettsäuren, unterliegen weiterhin einer oxidativen Zersetzung. Die hierbei entstehenden Endprodukte, vor allem Ketone, Säuren und Aldehyde geringer Kettenlänge, zeichnen sich durch intensiven Geruch und Geschmack aus. Bereits minimale Mengen (µg-Mengen) reichen aus, um das Erscheinungsbild der Ranzigkeit augenfällig werden zu lassen.

Hinweise auf qualitätsmindernde oxidative Veränderungen von Fetten, fetten Ölen und anderen in Betracht kommenden Substanzen gibt die *Peroxidzahl*. Die Peroxidzahl gibt die Peroxidmenge in Milliäquivalenten aktivem Sauerstoff an, die in 1000 g Fett, fettem Öl usw. enthalten sind. Die Bestimmung wird meist iodometrisch vorgenommen. Mit dieser Kennzahl erfasst man den peroxidisch gebundenen Sauerstoff (vor allem der Hydroperoxide). Da aber die Peroxide als labile Zwischenprodukte einem weiteren Zerfall unterliegen, sind mit der Peroxidzahl nur bedingt, Aussagen über das Ausmaß des Verdorbenseins erhältlich. Bei weit fortgeschrittenem Fettverderb nimmt die Peroxidzahl wieder ab.

Der oxidative Fettabbau wurde in seinen An-

fangsstadien als radikalisch verlaufende Autoxidation erkannt (s. Abb. 26.5).

In der ersten Stufe (I), der Initialphase, wird an dem durch Energieeinwirkung (Licht, Wärme) aktivierten, einer Doppelbindung benachbarten Kohlenstoffatom (α-Stellung) ein H-Atom unter Bildung von Alkylradikalen abgelöst. In der zweiten Stufe (II) reagiert das Diradikal Sauerstoff unter Bildung von Alkylperoxidradikalen, die unter Einbeziehung eines weiteren intakten Fettsäuremoleküls zu Alkylperoxiden umgewandelt werden, während das entstandene Radikal die Kettenfortführung bewirkt. In der dritten Stufe (III), dem Molekülabbau, kommt es schließlich zum Zerfall der energiereichen Alkylhydroperoxide, wobei als Endprodukte der Zersetzung Aldehyde (Aldehydbildung), Ketone (Ketonbildung), Säuren (Sauerwerden), Hydroxy- und Ketosäuren (Talgigwerden), Alkohole u. a. entstehen. In dieser Phase kann zusätzlich ein Molekülaufbau durch Polymerisations- und Kondensationsvorgänge stattfinden, der zur Verdickung und Firnisbildung der Produkte führt.

Enzymatisch-oxidativer Fettabbau

Er ist zweifacher Natur. Beim biochemischen Abbau werden Lipoxidasen wirksam, die im pflanzlichen Ausgangsmaterial enthalten sind. Diese fettspaltenden Enzyme greifen spezifisch nur mehrfach ungesättigte Fettsäuren an. Sie sind auch bei niedrigen Temperaturen noch aktiv. Eine weitere oxidative Zersetzung findet durch die in Schimmelpilzen *(Aspergil-*

26

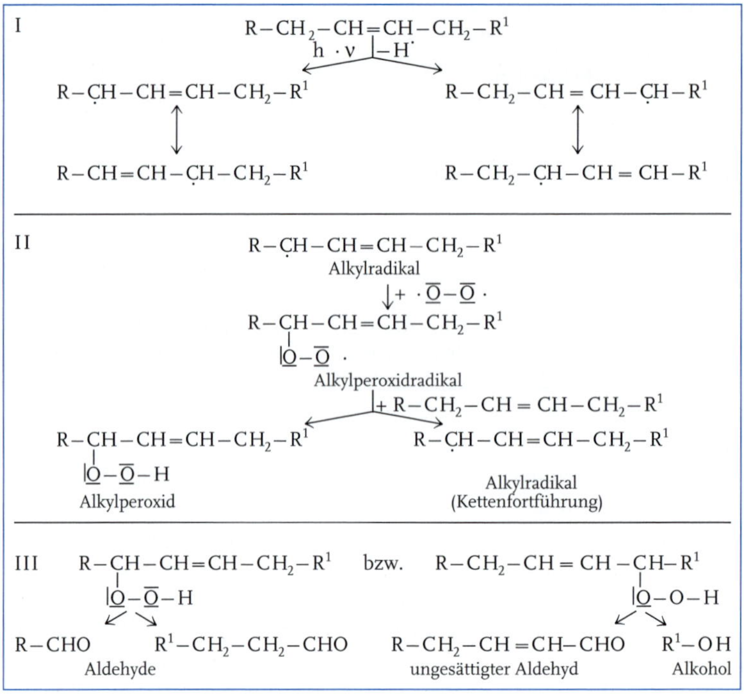

I

$$R-CH_2-CH=CH-CH_2-R^1$$
$$h \cdot v \mid -H^{\cdot}$$

$$R-\overset{\cdot}{C}H-CH=CH-CH_2-R^1 \qquad\qquad R-CH_2-CH=CH-\overset{\cdot}{C}H-R^1$$

$$R-CH=CH-\overset{\cdot}{C}H-CH_2-R^1 \qquad\qquad R-CH_2-\overset{\cdot}{C}H-CH=CH-R^1$$

II

$$R-\overset{\cdot}{C}H-CH=CH-CH_2-R^1$$
Alkylradikal
$$\downarrow + \cdot\overline{O}-\overline{O}\cdot$$
$$R-CH-CH=CH-CH_2-R^1$$
$$\overset{|}{\underset{|}{\overline{O}-\overline{O}}}\cdot$$
Alkylperoxidradikal
$$\downarrow + R-CH_2-CH=CH-CH_2-R^1$$

$$R-CH-CH=CH-CH_2-R^1 \qquad\qquad R-\overset{\cdot}{C}H-CH=CH-CH_2-R^1$$
$$\overset{|}{\underset{|}{\overline{O}-\overline{O}}}-H$$
Alkylperoxid $\qquad\qquad\qquad\qquad\qquad$ Alkylradikal
(Kettenfortführung)

III

$$R-CH-CH=CH-CH_2-R^1 \quad bzw. \quad R-CH_2-CH=CH-\overset{\cdot}{C}H-R^1$$
$$\overset{|}{\underset{|}{\overline{O}-\overline{O}}}-H \qquad\qquad\qquad\qquad\qquad \overset{|}{\underset{|}{\overline{O}-O}}-H$$

$$R-CHO \qquad R^1-CH_2-CH_2-CHO \qquad R-CH_2-CH=CH-CHO \qquad R^1-OH$$
Aldehyde $\qquad\qquad\qquad\qquad\qquad\qquad$ ungesättigter Aldehyd $\qquad\qquad$ Alkohol

Abb. 26.5: Oxidativer Fettabbau

---

lus, Penicillium) enthaltenen Enzyme statt, die nach dem Schema einer β-Oxidation verläuft. Als Zersetzungsprodukte entstehen verschiedene, geruchlich wahrnehmbare Methylketone (Parfümranzigkeit).

26.4.3.3
Einflussgrößen und Stabilisierungsmaßnahmen

pH-Wert und pH-Wert-Einstellung

Auch für die Stabilisierung oxidationsgefährdeter Wirkstoffe kommt der Einstellung eines möglichst niedrigen pH-Wertes große Bedeutung zu. Je höher der pH-Wert der Lösung ist, desto niedriger ist nach der Nernst-Gleichung das Redoxpotenzial, d. h. desto schneller und vollständiger verlaufen Oxidationsreaktionen. So ist z. B. die oxidative Zersetzung von Epinephrin (Abb. 26.6), die zur Bildung von Adrenochrom und damit zur Verfärbung der Lösungen führt, durch Einstellung auf pH 3,0 zu minimieren.

Ein niedriger pH-Wert ist aus physiologischen Gründen und wegen der gleichfalls statt-findenden Razemisierung, die bei pH-Werten < 3 stark zunimmt, nicht akzeptabel. So ist die Wahl des pH-Wertes immer ein Kompromiss zwischen allen Einflussfaktoren.

Licht und Lichtschutz

Da radikalisch verlaufende Reaktionen durch Licht, insbesondere durch kurzwellige Strahlung, initiiert werden, ist die Lagerung oxidationsempfindlicher Stoffe in lichtundurchlässigen Behältnissen (Porzellankruken, Behältnisse aus braunem Glas) unbedingt erforderlich. Andere Energieträger, wie Ultraschall und ionisierende Strahlen, die zur Herstellung bzw. Sterilisation von Arzneiformen Verwendung finden, sind gleichfalls beim Vorliegen oxidationsgefährdeter Stoffe zu meiden.

Luftsauerstoff und seine Beschränkung

Das Ablaufen oxidativer Zersetzungsreaktionen ist, bis auf wenige Ausnahmen, an die Anwesenheit von Sauerstoff gebunden. Ein wirksamer Schutz besteht daher im Ausschluss bzw. in einer Beschränkung des Luftzutritts.

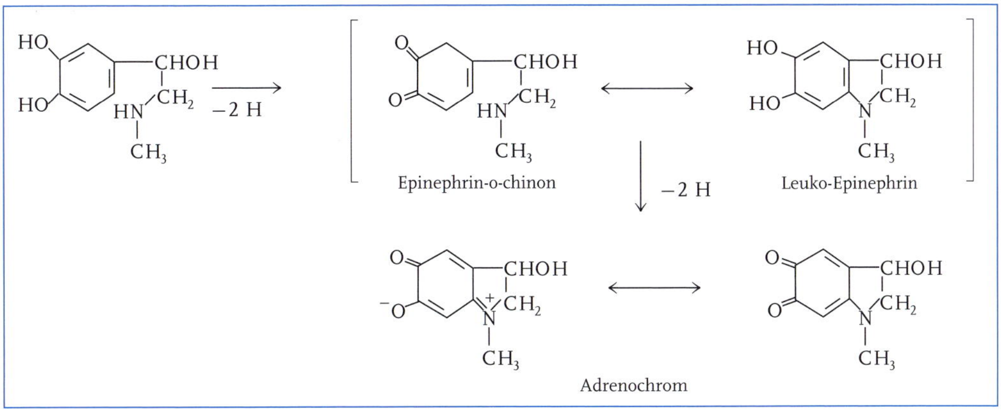

Abb. 26.6: Oxidative Zersetzung von Epinephrin

In Tabelle 26.5 sind die gebräuchlichen Methoden, die zur Reduzierung des Sauerstoffgehalts wässriger Arzneiformen (Injektions- und Infusionslösungen, Augentropfen) Verwendung finden, angeführt. Wie ersichtlich, ist das Auskochen des Wassers wenig effektiv, da sich während des Abkühlungsvorgangs Luftsauerstoff reversibel löst.

Zu befriedigenden Resultaten führt die Schaffung einer Inertgasatmosphäre in bzw. über dem Arzneipräparat. Als Schutzgase sind vor allem CO_2 und N_2 gebräuchlich. An sich ist Kohlendioxid günstiger als Stickstoff zu beurteilen, da es eine wesentlich bessere Löslichkeit in Wasser (CO_2 1690 mg/l, N_2 18,6 mg/l Wasser bei 20 °C) besitzt und somit recht schnell in der Lösung befindliche Luft zu verdrängen vermag. Als weiterer Vorteil kann seine größere Dichte im Vergleich zu Luft angesehen werden, so dass es die Luft aus den Ampullen leicht herausdrücken kann. Leider verleiht Kohlendioxid wässrigen Lösungen eine saure Reaktion, die nicht von allen Wirkstoffen vertragen wird, so dass Zersetzungen und Niederschlagsbildungen die Folge sein können. Schließlich ist zu bedenken, dass saure parenterale Lösungen erst vom Blut auf den physiologischen pH-Wert gebracht werden müssen. Aus diesem Grunde verwendet man Kohlendioxid im Allgemeinen nur bei solchen Injektionslösungen, die lediglich in wenigen Millilitern zur Applikation gelangen.

Zur technischen Durchführung der Fremdbegasung sind verschiedene Apparaturen entwickelt worden. Abbildung 26.7 zeigt eine Vorrichtung zum Abfüllen von Injektionslösungen unter Schutzgasatmosphäre. Allen Apparaturen ist gemeinsam, dass sowohl das Arzneibehältnis als auch die abzufüllende Lösung während und nach der Filtration intensiv vom Fremdgas durchströmt werden. In Abbildung 26.8 ist der stabilisierende Effekt einer CO_2-Begasung am Beispiel der Epinephrinzersetzung demonstriert.

Autoxidationsempfindliche Verbindungen (Fette, ätherische Öle und Salben mit entspre-

26

Tab. 26.5: Methoden zur Reduzierung des Sauerstoffgehalts von Wasser

Verfahren	Sauerstoffgehalt (ml/l)
mit Sauerstoff gesättigt	6,4
aus Metall- oder Glasapparatur destilliert	6,0
destilliert, 5–15 min ausgekocht	2,2
destilliert, mit Stickstoff gesättigt	1,1
destilliert, mit Kohlendioxid gesättigt	0,5

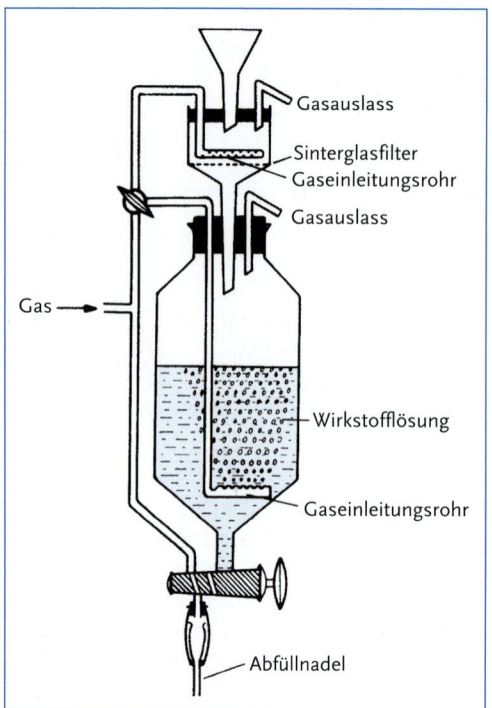

Abb. 26.7: Apparatur zur Abfüllung von Lösungen unter Schutzgasatmosphäre

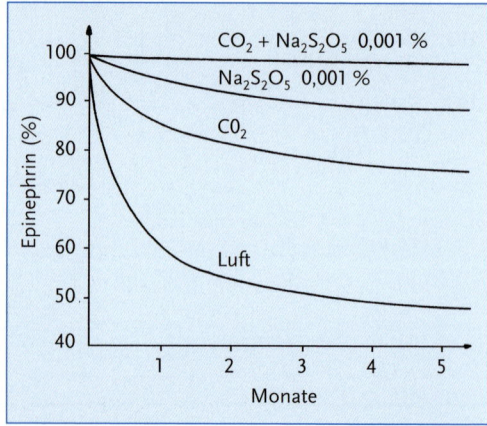

Abb. 26.8: Effektivität von Stabilisierungsmaßnahmen (Schutzgas, Antioxidans) bei Epinephrin (Procain 0,01 g, Epinephrin 0,0002 g, Wasser zur Injektion ad 1,0 ml sterilisiert)

chenden Bestandteilen) sind zur Verminderung der Luftatmosphäre in bis zum Rand gefüllten, dicht schließenden Gefäßen aufzubewahren. Auch sollte die freie Oberfläche so klein wie möglich gehalten werden.

Schwermetallionen

Schwermetallionen, vor allem Cu^{2+}-, $Fe^{2+/3+}$- und Mn^{2+}-Ionen, besitzen einen ausgeprägten prooxidativen katalytischen Effekt, der bereits in Spuren zum Tragen kommt. Schwermetallionen werden durch Wirk- und Hilfsstoffe und durch Arbeitsgeräte und Behältnisse in die Arzneiform eingeschleppt. Zur Entfernung von Schwermetallionenspuren sind die üblichen, in der anorganischen Analyse gebräuchlichen Fällungsreaktionen nicht geeignet. Auch durch wiederholte Destillation gelingt es infolge Bildung wasserdampfflüchtiger Metallhydride nicht, Spuren von Schwermetallen aus Wasser zu entfernen. Ihre Inaktivierung wird

mit Komplexbildnern vorgenommen. Als pharmazeutisch wichtige Schwermetallionenfänger, die befähigt sind, den ionogenen Charakter dieser Verbindungen aufzuheben, seien Weinsäure, Citronensäure, 8-Hydroxychinolin, Phosphate und Polyphosphate und Ethylendiamintetraessigsäure (EDTA) genannt. Vor allem das Dinatriumsalz der EDTA, Natriumedetat (Titriplex®) und das Mg-EDTA hat sich als besonders antikatalytisch wirksam erwiesen. Es bildet im sauren Milieu stabile Metallchelate. Natriumedetat soll auch resorptionsfördernd wirken. In den angewendeten Konzentrationen von 0,01–0,07 % zeigt es keine Nebenwirkungen.

Antioxidanzien

Der wirksamste, aber auch problematischste Schutz oxidationsempfindlicher Systeme besteht in der Zugabe von Antioxidanzien. Antioxidanzien sind Stoffe, die geeignet sind, Oxidationsvorgänge zu hemmen, da sie, bedingt durch ihr niedriges Redoxpotenzial, bevorzugt oxidiert werden. Darüber hinaus fungieren sie als Wasserstoffdonatoren, wodurch, gemäß dem Massenwirkungsgesetz, das Gleichgewicht des Wirkstoffsystems nach links verschoben wird.

Wirkstoffsystem: $\text{Red} \rightleftharpoons \text{Ox} + 2\,\text{H}$

Antioxidanssystem: $\text{Red} \rightleftharpoons \text{Ox} + 2\,\text{H}$

Die zur Stabilisierung wässriger Zubereitungen eingesetzten Antioxidanzien müssen ein wesentlich niedrigeres Redoxpotenzial besitzen als das zu schützende Wirkstoffsystem. Die antioxidative Aktivität im nichtwässrigen Milieu ist mit dem Redoxpotenzial nicht erklärbar. Antioxidanzien von phenolischem Charakter, wie z. B. einfache Diphenole (Hydrochinon), sind befähigt, in den Radikalmechanismus der Autoxidation direkt einzugreifen, indem sie die gebildeten Radikale abfangen und in stabile Produkte überführen (Inhibitoren, Radikalfänger). Das Prinzip des Kettenabbruchmechanismus besteht im Übergang eines Wasserstoffatoms auf das Alkylperoxidradikal. Hierdurch werden die zur Kettenfortführung benötigten Radikale abgefangen.

In Abbildung 26.9 ist der antioxidative Wirkungsmechanismus des Hydrochinons dargestellt.

Der erste Schritt besteht in der Bildung eines Semichinonradikals, das mit einem weiteren Alkylperoxidradikal zu einem stabilen Produkt reagiert. Die Wirkung der Antioxidanzien ist stoffspezifisch und milieubedingt. Das optimal geeignete Antioxidans muss daher für jedes Wirkstoffsystem experimentell ermittelt werden. Beim Einsatz von Antioxidanzien ist zu berücksichtigen, dass sie im Verlauf der Oxidation verbraucht werden. Eine Liste der gebräuchlichen Antioxidanzien ist in Kap. 5 zu finden.

26.4.4
Sterische Umlagerungen

26.4.4.1 Allgemeines

Die pharmakologische Wirksamkeit vieler Arzneimittel ist an ihren stereospezifischen Bau gebunden. Oft ist es nur eine isomere Form, der eine hohe Wirkungsstärke zukommt, während die andere nur wenig aktiv ist. Als qualitätsmindernde, sterische Umlagerungen sind bei Wirkstoffen insbesondere Razemisierungen zu beachten. Konformeren-Umlagerungen

und cis-trans-Isomerisierungen kommen untergeordnete Bedeutung zu.

Razemisierungsreaktionen laufen über eine symmetrische Zwischenstufe, aus der sich zu gleichen Teilen die beiden optischen Antipoden (Razemat) bilden. Als Beispiele für Razemisierungen seien L-Epinephrin, L-Hyoscyamin, L-Cocain und L-Methadon angeführt.

Eine zweifache stereomere Umlagerung können Mutterkornalkaloide (Ergotamin, Ergometrin, Alkaloide der Ergotoxingruppe) erleiden.

D-Lysergsäurederivate $\rightleftharpoons$ D-Isolysergsäurederivate

$\downarrow\uparrow$ $\downarrow\uparrow$

aci-Lysergsäurederivate $\rightleftharpoons$ aci-Isolysergsäurederivate

Neben der Epimerisierung, die zu den pharmakologisch äußerst wenig wirksamen D-Isolysergsäurederivaten (Ergotaminin, Ergometrinin usw.) führt, findet unter Säureeinfluss eine Umlagerung im Peptidteil der Mutterkornalkaloide statt, die als aci-Umlagerung bezeichnet wird. Die entstandenen aci-Formen sind gleichfalls von geringer Wirksamkeit.

26.4.4.2
Einflussgrößen und Stabilisierungs-maßnahmen

Razemisierungsvorgänge sind als pH-abhängige Reaktionen durch Einstellen auf einen günstigen pH-Wert zurückdrängbar. Allerdings lassen sich keine generellen Aussagen über die pH-Stabilitätsbeziehung treffen. Vielmehr muss für jeden Arzneistoff auf empirischem Wege die günstigste Wasserstoffionenkonzentration ermittelt werden.

Im Falle von L-Epinephrin wurde der pH-Wert optimaler Stabilität zu 3,5 – 5,5 ermittelt. Bei der pH-Einstellung müssen die gleichfalls stattfindende oxidative Zersetzung wie auch die physiologische Verträglichkeit berücksichtigt werden. Die Polarität des Lösungsmittels spielt für Umlagerungen meist eine nicht zu unterschätzende Rolle. So erfährt die angeführte Epimerisierung von Ergotamin zu Ergotaminin in der Reihenfolge Aceton < Methylenchlorid < Chloroform < Ethanol eine Zunahme. Mehrwertige Alkohole, z. B. Glycerol, üben so-

26

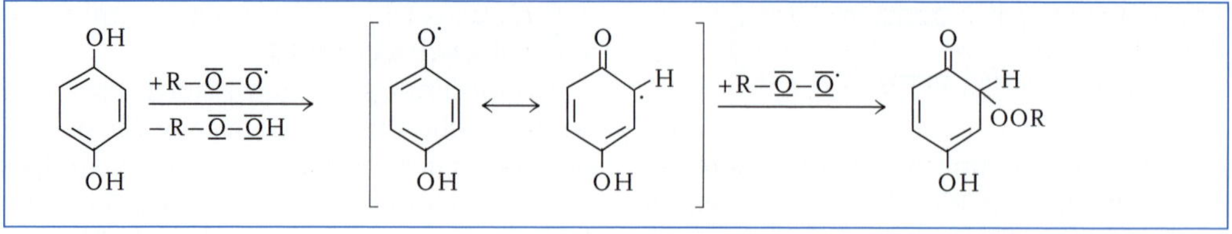

Abb. 26.9: Antioxidativer Wirkungsmechanismus von Hydrochinon

wohl auf die Razemisierung als auch auf die aci-Umlagerung einen stabilisierenden Einfluss aus.

26.4.5
Weitere Reaktionen

Neben den bisher genannten Zersetzungsvorgängen können Wertminderungen auch durch Decarboxylierungen und Polymerisationen bedingt sein.

26.4.5.1
Decarboxylierungen

Als Beispiel einer Decarboxylierungsreaktion sei die Zersetzung von p-Aminosalicylsäure angeführt. Die Substanz erfährt, insbesondere unter thermischer Belastung, einen Abbau zum Aminophenol, das toxisch ist und infolge oxidativer polymerisierender Vorgänge zu einer Gelbfärbung der Lösungen führt.

Decarboxylierungen sind pH-abhängig. Eine Stabilisierung ist durch Einstellen der Lösungen auf den pH-Bereich minimaler Zersetzung, durch Lichtschutz und durch Vermeidung jeglicher Wärmeeinwirkung (keine Hitzesterilisation, sondern keimfreie Filtration) möglich. Decarboxylierungen sind vor allem als Folgereaktionen hydrolytischer Abbauvorgänge (z. B. Acetylsalicylsäure, Derivate der p-Aminobenzoesäure, Barbitursäurederivate) bedeutungsvoll.

26.4.5.2
Polymerisationen

Polymerisationsvorgänge als Sekundärreaktionen hydrolytischer und autoxidativer Reaktionen sind in zahlreichen Fällen für das Entstehen gefärbter Abbauprodukte verantwortlich. Während die Feinmechanismen dieser kompliziert ablaufenden Reaktionen schwer zu erfassen sind, wurden Dimerisationsprodukte erkannt, die z. B. im Zuge der radikalisch verlaufenden Morphinzersetzung (Pseudomorphin) oder im Falle der Atropinzersetzung (Belladonnin) entstehen. Auch die Verfärbung von Glucoselösungen ist auf eine Polymerisation der Spaltprodukte zurückzuführen. Zur Stabilisierung derartiger Systeme muss das Augenmerk auf das Zurückdrängen der Primärreaktionen gerichtet werden. Des Weiteren ist strenger Lichtschutz erforderlich. Im Falle der Bildung von Paraformaldehyd in wässrigen Lösungen des Formaldehyds liegen die Verhältnisse überschaubarer. Die Polymerisation des Formaldehyds verläuft nach einem anionoiden Ionenkettenmechanismus.

$$H_2C = O \xrightarrow{+ OH^-} HO - CH_2 - O^-$$

$$\xrightarrow{+ n\, CH_2 = O} HO - [CH_2 - O -]_n\, CH_2 - O^-$$

Die Bildung der linear gebauten Umwandlungsprodukte, die sich als weißer Niederschlag zu erkennen geben, wird durch Methanolzusatz (5 – 15 %) weitgehend zurückgedrängt.

26.5
Mikrobielle Veränderungen

26.5.1
Allgemeines

Durch das ubiquitäre Vorkommen von Mikroorganismen (Bakterien, Hefen, Pilze) ist während der Herstellung, Abpackung, Lagerung und Anwendung von Arzneimitteln die Gefahr der mikrobiellen Verunreinigung gegeben, wobei Mensch, Umgebung (Räume, Luft), Wirk- und Hilfsstoffe, Arbeitsgeräte (Maschinen) und primäre Packmittel Hauptkontaminationsquellen darstellen.

Je nach der Zusammensetzung und dem physikalischen Zustand sind die Arzneiformen unterschiedlich für einen mikrobiellen Befall prädestiniert. Insbesondere flüssige und halbfeste Arzneiformen, vor allem wasserhaltige Systeme, bieten Mikroorganismen gute Lebensbedingungen. Als Beispiele seien Emulsionen, Cremes, Säfte, Suspensionen, Parenteralia u.a. genannt. Bei festen peroralen Arzneiformen reicht ein Wassergehalt von 12–20 % für das Überleben von Mikroorganismen aus. Bakterien treffen im pH-Bereich 6–8, Pilze bei 4–6 optimale Wachstumsbedingungen an, vermögen aber in einem breiten pH-Bereich (etwa 1,5–11) zu überleben.

Mikroorganismen verursachen mannigfaltige unerwünschte Veränderungen der Arzneiformen. Neben dem Auftreten von Schimmel, Trübungen, Geruchsbildungen und Gärungen ist eine direkte Infektionsgefahr durch pathogene Mikroorganismen und das Entstehen toxischer Stoffwechselprodukte (Pyrogene) gegeben. Zudem sind Bakterien und niedere Pilze befähigt, chemische Veränderungen an Wirk- und Hilfsstoffen herbeizuführen oder aber zumindest zu induzieren bzw. zu forcieren (z.B. ranzig werden), was gleichfalls zu einer verminderten Stabilität führen kann.

Wesentliche Maßnahmen zur Verminderung des Keimgehalts bestehen im Fernhalten (Produktionshygiene), Beseitigen (Filtration) und Inaktivieren (physikalische und chemische Verfahren) von Mikroorganismen. Zur Aufrechterhaltung der produzierten mikrobiologischen Reinheit während der Aufbewahrung und Anwendung ist eine Stabilisierung mit antimikrobiellen Stoffen (Konservierung) erforderlich. Das gilt in besonderem Maße für sterilisierte Mehrdosenarzneimittel. Aber auch Zubereitungen, an die geringere mikrobielle Reinheitsanforderungen gestellt werden, die aber für Mikroorganismen günstige Wachstumsbedingungen bieten, müssen konserviert werden.

26.5.2
Konservierungsmittel

26.5.2.1
Wirkungsmechanismen

Die Fähigkeit chemischer Stoffe, auf Mikroorganismen schädigend zu wirken, ist auf ihre primäre Toxizität, d.h. auf ihre allgemeine Zellgiftwirkung zurückzuführen, die sie an der Zellwand oder auch im Zellinnern entfalten. Je nach der vorliegenden Konservierungsmittelkonzentration lassen sich verschiedene Stadien unterscheiden.

- In sehr geringen Konzentrationen findet eine Anreicherung der Stoffe an der Zellmembran statt, die zu einer erhöhten Permeabilität der Zytoplasmabarriere führt, ohne dass ein zellschädigender Effekt auftritt. Oft kommt es sogar durch die verbesserte Membrandurchlässigkeit zu einer erhöhten Lebenstätigkeit der Mikroorganismen.
- In mikrobistatischen Konzentrationen, d.h. in Konzentrationen, die eine Wachstumsblockierung verursachen, sind die Zellmembranveränderungen toxischer Natur. Offensichtlich führt die Permeationserhöhung zu einer verstärkten Anhäufung des antimikrobiellen Stoffes in der Zellmembran, evtl. auch im Zellinnern.
- In mikrobiziden Konzentrationen, d.h. in Konzentrationen, die den Zelltod herbeiführen, ist die Durchlässigkeit der Zellmembranen derart fortgeschritten, dass die ins Zellinnere eingedrungenen Konservierungsmittel eine Desorganisierung des kolloid-physikalischen Systems (Desemulgierung, Koagulation, Präzipitation) bewirken, die im extremen Fall zur Autolyse (Austritt intrazellulärer Bestandteile) führt.

Zu diesen für alle Konservanzien gültigen Wirkungsmechanismen kommen zudem noch spezifische Reaktionen, wie z.B. bei den quecksilberhaltigen Konservanzien die Blockierung lebenswichtiger Enzymsysteme.

26

26.5.2.2
Aktivitätsbeeinflussung

Verteilungsverhalten

Das Verteilungsverhalten der Konservierungsmittel ist von dominierender Bedeutung für ihre Wirkung. Sie müssen eine amphiphile Struktur aufweisen; die Hydrophilie sichert, dass die Substanzen an die Mikroorganismenmembran transportiert werden; die Lipophilie hingegen ist die Voraussetzung für ihr Eindringen in bzw. Durchdringen der Zytoplasmamembranschranke. Antimikrobika müssen daher ein ausgewogenes Lipophilie-Hydrophilie-Verhältnis besitzen. Eine hohe Affinität zur lipophilen Phase, gekennzeichnet durch einen großen Verteilungskoeffizienten (7.6.2.6), führt bei Mehrphasensystemen zu erheblichen Konzentrationsminderungen des Konservierungsmittels in der wässrigen Phase, die den mikrobiellen Schutz in Frage stellt.

So wird die Konzentration von Chlorocresol in der wässrigen Phase im System Erdnussöl/Wasser (1:1) infolge des ungünstigen Verteilungskoeffizienten von 117 von ursprünglich 0,1 % auf 0,0017 % herabgesetzt.

pH-Wert

Bei Konservierungsmitteln, die sowohl im undissoziierten als auch im dissoziierten Zustand existent sind, ist der Dissoziationsgrad im starken Maße vom pH-Wert abhängig (s. 7.6.2.5). Da dem undissoziierten Anteil die höhere Lipophilie zukommt, ist die zu beobachtende pH-Wert-Wirkungsbeziehung mit der Verschiebung des Verteilungskoeffizienten erklärbar. Sehr ausgeprägt tritt dieser Effekt bei den organischen Säuren und phenolischen Antimikrobika auf.

Die Regel, dass dem nichtdissoziierten, d.h. dem lipophileren Teil höhere Wirksamkeit zukommt, hat jedoch keine absolute Gültigkeit, sondern scheint auch von der vorliegenden Mikroorganismenspezies abhängig zu sein. So wurde bei Phenolen, entsprechend dieser Regel, im sauren Bereich gegenüber gramnegativen Bakterien die größte Wirksamkeit gefunden, gegenüber grampositiven Formen aber,

entgegen dem zu erwartenden Effekt, tritt im alkalischen Milieu (pH 8,5) eine höhere Aktivität auf.

Konzentration

Der Zusammenhang zwischen Konzentration und antimikrobieller Aktivität wird mit dem Verdünnungskoeffizienten charakterisiert.

$$\left(\frac{c_1}{c_2}\right)^n = \frac{t_2}{t_1} \qquad (26.17)$$

n Verdünnungskoeffizient,
t_1 bzw. t_2 erforderliche Zeit zur 99 %igen Reduzierung der Keimzahl bei der Konzentration c_1 bzw. c_2

Der Verdünnungskoeffizient ist von der chemischen Struktur des Konservierungsmittels abhängig und weist beträchtliche Unterschiede von $n = 0,5$ für organische Quecksilberverbindungen bis $n = 6$ für Phenole auf. So führt bei phenolischen Verbindungen eine Konzentrationsherabsetzung auf die Hälfte zu einer beträchtlichen Aktivitätsminderung, die sich in einer 64fachen Verlängerung der Abtötungszeit ausdrückt. Derartige Konzentrationsminderungen sind bei Emulsionszubereitungen leicht möglich und daher praktisch bedeutsam. Hervorgerufen werden sie durch ungünstige Verteilung des Konservierungsmittels zwischen lipophiler und zu konservierender hydrophiler Phase, durch Sorption von Konservanzien an elastische Verschlussmaterialien und Kunststoffbehältnisse, durch Bindung an makromolekulare Hilfsstoffe oder Einschluss in Tensidmizellen.

Temperatur

Mit steigender Temperatur nimmt die Wirksamkeit in Abhängigkeit von der Natur der Konservierungsmittel generell zu. Zur Charakterisierung dieses Effekts wird der Temperaturkoeffizient (Verkürzung der erforderlichen Einwirkungszeit bei einer Temperaturerhöhung um 10 K) herangezogen. Der wirkungssteigernde Effekt wird bei der chemothermischen Behandlung praktisch genutzt.

26.5.2.3
Anforderungen und Klassifizierung

An chemische Substanzen, die zur mikrobiellen Stabilisierung von Arzneiformen Verwendung finden, sind folgende Anforderungen zu stellen:

- Physiologische Verträglichkeit: In den gebräuchlichen Konzentrationen dürfen keine toxischen, allergischen und Sensibilisierungserscheinungen auftreten.
- Kompatibilität mit den Wirk- und Hilfsstoffen: Hierunter ist auch die Forderung nach keiner bzw. nur geringfügiger Inaktivierung durch Behälter- und Verschlussmaterialien wie auch durch tensidbedingten Mizelleinschluss zu verstehen (s. 2.6.6).
- Chemische Stabilität: Erwünscht ist eine gewisse Hitzestabilität.
- Geruch und Geschmack: Konservanzien, die für Zubereitungen zum peroralen Gebrauch bestimmt sind, sollen geschmack- und geruchlos sein.
- Wirkungsspektrum: Konservanzien sollen sowohl bakteriostatisch bzw. bakterizid als auch fungistatisch bzw. fungizid wirksam sein. Die Aktivität soll in kurzer Zeit eintreten und geringe pH-Wert-Abhängigkeit aufweisen.

Nach ihrem chemischen Bau werden die pharmazeutisch gebräuchlichen Konservierungsmittel in fünf Gruppen eingeteilt:

- Phenol und Phenolderivate,
- aliphatische und aromatische Alkohole,
- organische Quecksilberverbindungen,
- quartäre Ammoniumverbindungen,
- Carbonsäuren.

Die Eigenschaften der als Konservierungsmittel eingesetzten Substanzen werden in Kap. 5 beschrieben.

26.5.3
Prüfung

26.5.3.1
Prüfung auf ausreichende Konservierung

Moderne Pharmakopöen fordern den Nachweis einer ausreichenden Konservierung (Konservierungsbelastungstest). Die mikrobiologische Prüfung (insbesondere im Rahmen der Präparateentwicklung) wird durch Kontamination der Zubereitung im Endbehältnis mit Bakterien und Pilzen vorgenommen. Nach Ph. Eur. dienen als Test-Mikroorganismen *Escherichia coli, Pseudomonas aeruginosa, Staphylococcus aureus, Candida albicans* und *Aspergillus niger,* wobei die Keimdichte auf $10^5 - 10^6$ Mikroorganismen je Milliliter oder Gramm der Zubereitung einzustellen ist. Diese hohe Keimdichte hat arbeitsmethodische Gründe und orientiert sich nicht am Keimgehalt der Präparate, der wesentlich niedriger liegt. Der konservierende Effekt der bei 25 °C gelagerten Zubereitungen wird durch die Bestimmung der Zahl der koloniebildenden Einheiten (KBE) erfasst. Die antimikrobielle Wirksamkeit ist ausreichend, wenn eine Verminderung der Keimzahl entsprechend aufgeführten Tabellen der Ph. Eur. erreicht wird. Dabei unterscheidet man Parenteralia und Ophthalmika, Zubereitungen zur topischen Anwendung und Zubereitungen zur oralen Anwendung.

26.5.3.2
Mikrobiologische Qualität
pharmazeutischer Zubereitungen

Mikrobiologische Reinheitsanforderungen an pharmazeutische Zubereitungen sind in Tabelle 26.6 aufgelistet.

26.6
Allgemeine Stabilisierungsmaßnahmen

Die Spezifität der Wirkstoffe und Arzneiformen macht verständlich, dass es keine Maßnahmen gibt und geben kann, die für alle Wirkstoffsysteme eine befriedigende Haltbarkeit gewährleisten, d.h., die Frage nach optimal wirksamen Stabilisierungsmaßnahmen stellt sich für jede

26

Tab. 26.6: Mikrobiologische Qualität pharmazeutischer Zubereitungen (Ph. Eur 5.1.4)

Kategorie	Zubereitung Typ	Anforderungen
1	Zubereitungen, die gemäß Monografie steril sein müssen andere Zubereitungen, die als steril gekennzeichnet sind, z. B.: Pulver zur Wundbehandlung	müssen der „Prüfung auf Sterilität" (Ph. Eur. 2.6.1) entsprechen
2	Zubereitungen zur topischen Anwendung und zur Anwendung im Respirationstrakt, mit Ausnahme von Zubereitungen, die steril sein müssen.	je Gramm oder Milliliter: höchstens 10^2 aerobe Bakterien und Pilze (2.6.12) höchstens 10 Enterobakterien und bestimmte andere gramnegative Bakterien (2.6.13) kein *Pseudomonas aeruginosa* (2.6.13) kein *Staphylococcus aureus* (2.6.13)
3A	Zubereitungen zur oralen oder rektalen Anwendung	je Gramm oder Milliliter: höchstens 10^3 aerobe Bakterien (2.6.12) höchstens 10^2 Pilze (2.6.12) kein *Escherichia coli* (2.6.13)
3B	Zubereitungen zur oralen Anwendung, die Rohmaterial natürlicher Herkunft enthalten (für die eine antimikrobielle Vorbehandlung nicht möglich ist und für die die zuständige Behörde eine Keimzahl des Rohmaterials von mehr als 10^3 vermehrungsfähigen Einheiten je Gramm oder Milliliter zulässt). Die unter Kategorie 4 beschriebenen pflanzlichen Arzneimittel sind ausgenommen	höchstens 10^4 aerobe Bakterien (2.6.12) höchstens 10^2 Pilze (2.6.12) höchstens 10^2 Enterobakterien und bestimmte andere gramnegative Bakterien (2.6.13) keine Salmonellen (2.6.13) kein *Escherichia coli* (2.6.13) kein *Staphylococcus aureus* (2.6.13)
4A	pflanzliche Arzneimittel, denen vor der Anwendung siedendes Wasser zugesetzt wird	je Gramm oder Milliliter: höchstens 10^7 aerobe Bakterien (2.6.12) höchstens 10^5 Pilze (2.6.12) höchstens 10^2 *Escherichia coli* (2.6.13)
4B	pflanzliche Arzneimittel, denen vor der Anwendung kein siedendes Wasser zugesetzt wird	je Gramm oder Milliliter: höchstens 10^5 aerob wachsende Bakterien (2.6.12) höchstens 10^4 Pilze (2.6.12) höchstens 10^3 Enterobakterien und andere gramnegative Bakterien (2.6.13) kein *Escherichia coli* (2.6.13) keine Salmonellen (2.6.13)

Die Angaben in Klammern verweisen auf die jeweils anzuwendenden Prüfungsvorschriften des Ph. Eur.

Präparation erneut. Die folgenden Angaben sind daher als allgemeine Hinweise zu werten, die im speziellen Fall einer Präzisierung bedürfen.

26.6.1
Vorschrift der Aufbewahrungsbedingungen und Limitierung der Aufbewahrungszeit

Eine Verbesserung der Haltbarkeit ist durch Lagerung bei tiefen Temperaturen (Verringe-rung der Zersetzungsgeschwindigkeit) möglich. Alle Arzneibücher schreiben daher für stabilitätsgefährdete Wirkstoffe und Arzneiformen verbindliche Lagerungstemperaturen vor. Der Aufbewahrung bei tiefsten Temperaturen sind jedoch in der Praxis durch Veränderungen des physikalischen Zustands der Arzneiformen (z. B. Zerstörung des dispersen Zustands von Emulsionen und Suspensionen beim Einfrieren usw.) Grenzen gesetzt.

Da viele Zersetzungen durch Licht eine wesentliche Beschleunigung erfahren, müssen Wirkstoffe und deren Präparationen gegebenenfalls unter Lichtschutz aufbewahrt werden. Nicht nur Oxidations- und Polymerisationsvorgänge werden durch Licht induziert bzw. gefördert, auch Hydrolysen, Isomerisierungen usw. stellen oft photochemische, wertmindernde Reaktionen dar. Manchmal ist durch die angeführten speziellen und allgemeinen Schutzmaßnahmen nur eine zeitlich begrenzte Haltbarkeit zu erreichen. In diesen Fällen muss Frischherstellung erfolgen, oder die Aufbewahrungs- bzw. Gebrauchsdauer muss limitiert werden. Arzneipräparate mit beschränkter Haltbarkeit (z. B. Augentropfen) sind mit einem Verfallsdatum oder einer anderen geeigneten Signatur (z. B. Herstellungsdatum mit dem Hinweis, dass die Zubereitung nach einer bestimmten Zeit zu verwerfen ist) zu versehen.

26.6.2
Pharmazeutisch-technologische Maßnahmen

Schließlich gelingt es auch durch technologische Maßnahmen und Verfahren, eine Stabilisierung vorzunehmen. Durch Mizelleinschluss ist es möglich, hydrolysebedingte Degradationsvorgänge zurückzudrängen (s. 2.6.6). Oxidationsgefährdete Pharmaka, wie z. B. Vitamin K lassen sich durch Bildung von Einschlussverbindungen mit Cyclodextrinen stabilisieren. Auch die gebräuchlichen Umhüllungsverfahren, wie z. B. die Mikroverkapselung, sind als Schutzmaßnahmen geeignet. Es ist jedoch zu beachten, dass durch derartige Maßnahmen meist auch das biopharmazeutische Verhalten eine Veränderung erfährt.

Da Zersetzungsreaktionen bevorzugt in flüssigen Medien ablaufen, besteht ein wesentliches Stabilisierungsverfahren im Wasserentzug. Sehr labile Arzneiformen, wie z. B. flüssige und dickflüssige Extrakte, lassen sich durch Überführung in einen Trockenextrakt stabilisieren. Allerdings ist damit die Preisgabe der ursprünglichen Arzneiform verbunden. In einigen Fällen, wie z. B. bei Trockenampullen (z. B. Na-Thiopentalampullen), erfolgt die „Frischbereitung" der applizierfähigen Arzneiform, d. h. der injizierbaren Lösung, erst unmittelbar vor der Applikation. Bereits während der Herstellung derartiger Trockenpräparate muss jede thermische Belastung vermieden werden. So ist anstelle einer Wärmetrocknung die Gefriertrocknung anzuwenden.

26.6.3
Stabilitätsausgleich durch Mehrgehalt

Viele Wirkstoffe, wie Antibiotika und Vitamine, weisen ungenügende Stabilität auf, der nach dem Stand heutiger wissenschaftlicher Erkenntnisse nicht befriedigend begegnet werden kann. In solchen Fällen ist es möglich, durch Fabrikationszuschläge, auch Mehrgehalt genannt, einen Stabilitätsausgleich, d. h. einen Ausgleich der während der Lagerung auftretenden Wirkstoffgehaltsabnahme vorzunehmen. Diese Verfahrensweise ist nur dann gerechtfertigt, wenn es sich um nicht stark wirksame Pharmaka handelt, keine wirksamen Stabilisierungsmaßnahmen bekannt bzw. praktizierbar sind und aus dem erhöhten Wirkstoffgehalt wie auch durch die entstehenden Zersetzungsprodukte keine Zunahme der Gesamttoxizität resultiert. Die Höhe des Mehrgehalts sollte so gering wie möglich sein. Der Fabrikationszuschlag, im Allgemeinen nicht mehr als 15 %, muss bei der Zulassung des Arzneimittels angegeben und genehmigt werden.

26

Kapitel 27

Inkompatibilitäten

27.1
Allgemeines

Unter Inkompatibilitäten im pharmazeutischen Sprachgebrauch sind Wechselwirkungen zwischen zwei oder mehreren Bestandteilen einer Zubereitung zu verstehen, die den therapeutischen Erfolg des Präparates in Frage stellen oder zunichte machen. Es handelt sich bei Inkompatibilitäten somit um wertmindernde, nicht beabsichtigte Veränderungen, die die Wirkung beeinträchtigen, eine exakte Dosierung nicht gewährleisten oder das Erscheinungsbild der Arzneiform so nachteilig beeinflussen, dass aus ästhetischen Gründen solche Präparate abzulehnen sind. Unverträglichkeitsreaktionen können zwischen Wirkstoffen, Hilfsstoffen, Wirk- und Hilfsstoffen sowie zwischen Wirk- bzw. Hilfsstoffen und den Behältnissen und Verschlussmaterialien auftreten. Nicht immer sind es jedoch die Wirk- und Hilfsstoffe an sich, die Unverträglichkeiten hervorrufen. In manchen Fällen sind diese auf Verunreinigungen oder Begleitstoffe der zur Arzneiformung eingesetzten Substanzen zurückzuführen. Sie sind vermeidbar durch Verwendung von hochgereinigten Produkten. Beispiele hierfür sind die Trübung öliger Lösungen bei Verwendung kristallwasserhaltiger Verbindungen, die Oxidation von phenolischen Verbindungen durch die im Arabischen Gummi enthaltenen Oxidasen und Peroxidasen sowie reduktive Veränderungen von Wirkstoffen in Anwesenheit peroxidenthaltender Polyethylenglykole bzw. ethoxilierter Tenside.

Nach der Art der Verursachung und der Äußerung ist zu unterscheiden zwischen:
- physikalischen Inkompatibilitäten
- chemischen Inkompatibilitäten
- physikalisch-chemischen Inkompatibilitäten
- therapeutischen Inkompatibilitäten

Zwischen diesen einzelnen Typen bestehen gleitende Übergänge. Eine Inkompatibilität, die sich durch Veränderung der physikalischen Eigenschaften der Zubereitung zu erkennen gibt, wie z.B. die Störung des dispersen Zustands einer Emulsion, kann ihre Ursache in einer chemischen Reaktion mit dem Emulgator haben. Auch ist eine scharfe Abgrenzung der Inkompatibilitäten von den Instabilitäten nicht möglich. Im Folgenden werden Vorgänge, die durch die in der Zubereitung anwesenden Komponenten einschließlich der mit der Arzneiform im direkten Kontakt stehenden Verpackung bedingt sind, als Inkompatibilitäten angesehen. Durch Umweltfaktoren (äußere Faktoren), wie Luft, Licht, Temperatur usw., ausgelöste Vorgänge sind den Stabilitätsproblemen zuzuordnen (s. 26.1).

Inkompatibilitäten können manifest oder larviert auftreten. *Manifeste Inkompatibilitäten* sind Veränderungen, die sich durch wahrnehmbare Erscheinungen, wie Löslichkeits- und Dispersitätsveränderungen (z.B. Trübung, Fällung, Koagulation, Aggregierung), Viskositäts- und Konsistenzveränderungen (z.B. Verfestigung, Verflüssigung) und Verfärbung, Geruchs- und Geschmacksveränderung (z.B. Gasentwicklung, Missfärbung), zu erkennen geben.

Larvierte (unsichtbare) Inkompatibilitäten sind Veränderungen, die durch Sinnesprüfung nicht wahrnehmbar sind. Ihr Nachweis ist nur mit geeigneten Aktivitäts- und Liberationstests möglich, wie z.B. mit dem Agarplattentest. Vor allem die physikalisch-chemischen wertmindernden Vorgänge (Bildung löslicher Komplexe und Assoziate, Sorptionen) stellen larvierte Unverträglichkeiten dar.

Aussagen über Kompatibilität und Inkompatibilität sind stets konzentrationsbezogen. Zwei Stoffe, die in höheren Konzentrationen unverträglich sind, können in niedrigeren Konzen-

27

trationen durchaus verträglich sein. Des Weiteren ist zu beachten, dass manifeste Inkompatibilitäten bei Verringerung der Stoffkonzentration in larvierte Inkompatibilitäten übergehen können.

27.2
Physikalische Inkompatibilitäten

27.2.1
Viskositäts- und Konsistenzveränderungen

27.2.1.1
Veränderung des rheologischen Verhaltens hydrokolloidhaltiger Zubereitungen

Zubereitungen, die als viskositätssteigernde Hilfsstoffe organische und anorganische Hydrokolloide enthalten, erfahren durch mannigfaltige Zusätze meist drastische Viskositätsveränderungen.

Einfluss von Ethanol. Während Ethanol in höheren Konzentrationen meist eine Ausflockung der Hydrokolloide in wässrigen Zubereitungen bewirkt, führen Ethanolzusätze unterhalb der Fällungskonzentration im Falle von Natriumcarboxymethylcellulose- und Dextrinschleimen zu einer leichten Erhöhung, im Falle der Methylcellulose bei Ethanolzusätzen < 30 % zu einem wesentlichen Anstieg der Quasiviskosität. Bei höheren Ethanolkonzentrationen ist ein erheblicher Viskositätsrückgang zu beobachten. Viskositätssteigernde Eigenschaften für Methylcellulosezubereitungen kommen auch dem Glycerol zu.

Einfluss des pH-Wertes. Arzneiformen mit semisynthetischen Cellulosederivaten, wie Methyl-, Hydroxyethyl- und Natriumcarboxymethylcellulose, zeigen im pH-Bereich 3–11 praktisch keine Veränderung ihrer Quasiviskosität. Zubereitungen aus Arabischem Gummi, wie auch solche mit Tragant und Polyacrylsäure, sind wesentlich pH-empfindlicher. Präparationen mit Arabischem Gummi reagieren auf Lauge- und Säurezusatz mit einer Viskositätserniedrigung. Das Viskositätsoptimum liegt für Tragantschleime bei pH 7–8 und für Polyacrylsäurezubereitungen bei pH 6–8.

Einfluss verschiedener Elektrolytzusätze. Beim Zusatz von Elektrolyten muss mit Dehydratisierungseffekten gerechnet werden. Zudem können die zugesetzten Ionen auf Grund ihrer mehr oder weniger ausgeprägten Hydratationsaffinität eine Desolvatation der Hydrokolloide bewirken. Beide Vorgänge führen zu einer Entquellung, die einen Viskositätsrückgang nach sich zieht. Bei höheren Salzkonzentrationen erfolgt eine Fällung des Schleimstoffs. So bewirken mehrwertige Ionen, wie Ca^{2+}- und Mg^{2+}-Ionen, bei fast allen Schleimstoffen eine Viskositätsminderung. Besonders ausgeprägt ist der viskositätsreduzierende Effekt von Natriumcitrat (1 %) auf Natriumcarboxymethyl- und in geringerem Ausmaß auch auf Methylcellulosezubereitungen. Elektrolyte können aber auch die Viskosität erheblich steigern. So bewirkt ein Zusatz von Aluminiumchlorid zu Präparationen aus Arabischem Gummi eine deutliche Viskositätszunahme.

Einfluss von Konservierungsmitteln und Tensiden. Antimikrobiell wirksame Stoffe und Tenside nehmen gleichfalls Einfluss auf die Viskosität. Ihr Effekt ist jedoch meist nicht stark ausgeprägt, sofern es nicht zu Fällungsreaktionen kommt (s. 27.3.1.3). Im Allgemeinen wird durch konservierende Stoffe die Grundviskosität lediglich in geringem Umfang herabgesetzt. Gleiches gilt für nichtionogene Tenside vom Typ des Polysorbate (Tween®). Quartäre Ammonium- und Pyridiniumverbindungen besitzen jedoch gegenüber Zubereitungen aus hochdispersem Siliciumdioxid einen differenzierten Effekt auf das rheologische Verhalten. Im Bereich der kritischen Mizellbildungskonzentration steigt die Quasiviskosität stark an, während sie bei weiter erhöhtem Zusatz auf den ursprünglichen Wert zurückgeht.

Einfluss anderer Hydrokolloide. Mischungen von Hydrokolloiden führen in der Regel zu Zubereitungen, die eine geringere Viskosität aufweisen als die zu erwartende Zähigkeit. Oft ist die Viskosität niedriger als die der Einzelkomponenten. Verträgliche Mischungen stellen Zubereitungen von Polyacrylsäure mit Hydroxyethylcellulose und von Polyacrylsäure mit Tragant dar.

27.2.1.2
Veränderung des rheologischen Verhaltens von Salben

Einige Wirkstoffe beeinflussen das rheologische Verhalten der Salben in nicht zu erwartender Weise. Durch Einarbeitung von Bituminosulfonaten (Ichthyol®, Tumenol®) in Konzentrationen von mehr als 5 % in hydriertes Erdnussöl wird die Quasiviskosität der reinen Grundlage um ein Mehrfaches überschritten. Nach dreimonatiger Lagerung haben die Salben ihre Streichfähigkeit vollständig eingebüßt.

Während Benzocainsalbe (10 %), hergestellt mit hydriertem Erdnussöl, an der Grenze der Streichfähigkeit liegt, zeigt die gleichkonzentrierte Zubereitung mit Polyethylenglykolsalbe eine um die Hälfte niedrigere Quasiviskosität als die reine Salbengrundlage. Andererseits bewirkt ein 1 %iger Zusatz von Hydrocortisonacetat zu Polyethylenglykolsalbe das Entstehen eines nicht mehr streichbaren Präparates.

Die Ursachen dieser unterschiedlichen Viskositätsbeeinflussung sind unbekannt. Sie sind wahrscheinlich auf das Lösungsverhalten der Wirkstoffe in der Grundlage und auf physikalische Wechselwirkungen zurückzuführen.

27.2.2
Beeinträchtigung bzw. Zerstörung des dispersen Zustands

Emulsionen, sowohl flüssige Zubereitungen als auch Cremes, können durch Anreicherung von Wirk- und Hilfsstoffen an den Grenzflächen eine Beeinträchtigung ihres dispersen Zustands erfahren. Im Extremfall kommt es hierdurch zu einem vollständigen Zusammenbruch des Emulsionssystems (Phasentrennung). Die Ursachen für das Brechen von Emulsionssystemen lassen sich im Allgemeinen auf eine der beiden nachfolgend beschriebenen Ursachen zurückführen.

- Der Emulgator reagiert mit einem Arzneibestandteil unter Bildung eines schwerlöslichen Salzes. So ist z. B. der in der wasserhaltigen hydrophilen Salbe enthaltene anionische Emulgator (Natriumalkylsulfat)

mit kationischen Verbindungen, wie quartären Ammoniumbasen, Ephedrinhydrochlorid, Alkaloidsalzen, Procain- und Tetracainhydrochlorid, inkompatibel, da er durch die Bildung eines schwerlöslichen Salzes seine emulgierenden Eigenschaften einbüßt. Diese Unverträglichkeit kann durch die Verwendung nichtionogener Emulgatoren umgangen werden.
- Wirkstoffe von Tensidcharakter treten in Konkurrenz mit dem an der Grenzfläche fixierten Emulgator und bewirken so eine Schwächung des Emulgatorfilms. Ein typisches Beispiel hierfür ist die Unverträglichkeit des anionischen Ammoniumsulfobituminats mit anionenaktiven Tensiden (z. B. Natriumalkylsulfate). Aber auch mit Emulsionssystemen vom Typ W/O, die nichtionogene Tenside enthalten, sind phenolische Körper, wie das bereits angeführte Ammoniumsulfobituminat und des Weiteren auch Tumenol® und Teere, unverträglich.

27.2.3
Beeinträchtigung der Löslichkeit

27.2.3.1
Zusatz ungeeigneter Solvenzien zu Zubereitungen makromolekularer Stoffe

Durch Zugabe von polaren Lösungsmitteln, vor allem von Ethanol und Aceton, zu wässrigen Zubereitungen makromolekularer Stoffe findet eine Flockung des Hydrogelbildners statt. Diese Ausfällung ist auf Dehydratisierung der Makromoleküle zurückzuführen. So tritt die Flockung von Polyacrylsäure bereits bei 35 %–40 % Ethanol auf, während z. B. Hydroxyethylcellulose erst bei ca. 80–90 % Ethanol (abhängig von Konsistenz und dem Substitutionsgrad der Cellulose) ausflockt.

27.2.3.2
Zusatz von Elektrolyten zu Zubereitungen makromolekularer Stoffe

Ähnlich wie Alkohole bewirken Salze in höheren Konzentrationen infolge dehydratisierender Vorgänge eine Ausfällung des makromole-

27

kularen Stoffes. Dieser Aussalzeffekt folgt der lyotropen Ionenreihe nach Hofmeister, d. h., gut hydratisierbare Ionen besitzen einen stärker ausgeprägten Aussalzeffekt als solche, die nur geringfügig zur Hydratation befähigt sind. So führt z. B. Gerbsäure bei einer ausgewählten Methylcellulose bereits bei einer 20fach geringeren Konzentration als Natriumsulfat zu Aussalzeffekten des Makromoleküls. Darüber hinaus kann es bei makromolekularen Stoffen, die Carboxylgruppen besitzen, wie z. B. Natriumcarboxymethylcellulose, Natriumcarboxymethylamylopectin und Polyacrylsäure, auch mit mehrwertigen Kationen durch Bildung schwerlöslicher Salze zu einer Ausfällung kommen.

27.2.4
Veränderung des Aggregatzustands

Einige Gemische von Wirkstoffen sind durch die Ausbildung eines Eutektikums (s. 2.1) charakterisiert. Solche Pulvermischungen können sich unter bestimmten Bedingungen verflüssigen. Wie aus Abbildung 27.1 ersichtlich ist, weist das Zustandsdiagramm des Systems Propyphenazon/Acetylsalicylsäure ein Eutektikum auf, das durch ein bestimmtes Mischungsverhältnis beider Komponenten und die eutekti-

sche Temperatur charakterisiert wird. Für das angeführte Beispiel beträgt die Zusammensetzung des eutektischen Gemisches 1:1, die eutektische Temperatur 55 °C.

Liegt der Schmelzpunkt des eutektischen Gemisches in der Nähe oder unterhalb der Zimmertemperatur bzw. der Arbeitstemperatur, so findet eine Verflüssigung der Mischung statt. In Tabelle 27.1 sind einige pharmazeutisch wichtige eutektische Gemische aufgeführt. Ein sehr ausgeprägtes Eutektikum besitzt das System Thymol/Campher. Die Mischung liegt im Konzentrationsbereich von 30–70 % (*m/m*) Thymol noch bei –15 °C in verflüssigter Form vor.

Die Ausbildung eutektischer Gemische ist meist mit einer Änderung der physikalischen und physikalisch-chemischen Eigenschaften der Systeme verbunden, die oft auch ein verändertes biopharmazeutisches Verhalten nach sich zieht.

Das Feuchtwerden von Pulvern muss nicht immer auf die Bildung eines Eutektikums zurückzuführen sein. Auch die Freisetzung von Wasser aus kristallwasserhaltigen Salzen, die Bildung von Wasser als Ergebnis chemischer Umsetzungen oder ein ausgeprägtes hygroskopisches Verhalten der Substanzen kommen als Ursachen in Frage (s. Kap. 26.3.1).

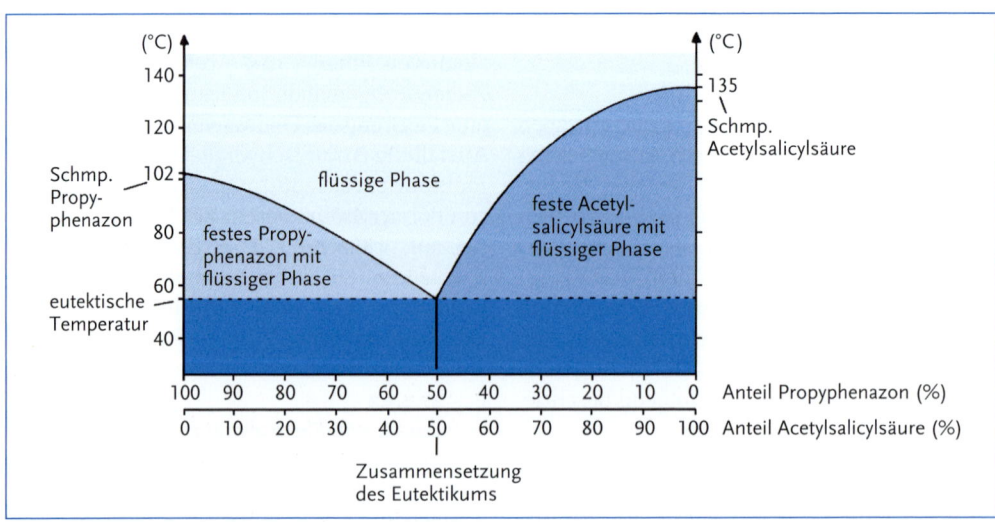

Abb. 27.1: Schmelzdiagramm Propyphenazon/Acetylsalicylsäure (Ausbildung eines Eutektikums). Angaben in Massen-%

Tab. 27.1: Eutektische Gemische

Komponente I	Komponente II	Konzentration der Komponente I (Gew.-%)	Eutektische Temperatur (°C)
Propyphenazon	Acetylsalicylsäure	50,0	55,0
Propyphenazon	Paracetamol	35,0	65,0
Thymol	Harnstoff	95,5	43,0
Thymol	Acetanilid	65,0	16,5
Thymol	Phenol	48,2	6,7
Thymol	Salicylsäure	96,2	46,2

27.3
Chemische Inkompatibilitäten

27.3.1
Bildung schwerlöslicher Verbindungen

27.3.1.1
Fällung schwacher schwerlöslicher Säuren und Basen infolge pH-Wert-Verschiebung

Eine schwache schwerlösliche Säure (HA) erfährt in Wasser eine Protolyse zu

$$HA + H_2O \rightleftharpoons H_3O^+ + A^-$$

Die Gleichgewichtskonstante dieses nach dem Massenwirkungsgesetz formulierten Vorgangs stellt die Dissoziationskonstante (K_a) dar

$$K_a = \frac{[H_3O^+] \cdot [A^-]}{[HA]} \qquad (27.1)$$

$$[A^-] = \frac{[HA] \cdot K_a}{[H_3O^+]}$$

Da die Konzentration der nichtdissoziierten Säure in einer gesättigten Lösung konstant ist, ergibt sich die Löslichkeit (L) zu

$$L = [HA] + [A^-]$$

Durch Einsetzen von (27.1) ergibt sich nach entsprechender mathematischer Umformung

$$L = [HA] + \frac{K_a \cdot [HA]}{[H_3O^+]} \qquad (27.2)$$

Aus der Gleichung ist zu entnehmen, dass mit fallender Hydroniumionenkonzentration (steigendem pH-Wert) die Löslichkeit infolge der Änderung des Dissoziationsgrads ansteigen muss. Durch weitere Umformung ist schließ-

lich derjenige pH-Wert rechnerisch zugänglich, bei dem eine Ausfällung der schwerlöslichen Säure erfolgt.

$$pH = pK_a + \lg \frac{L - [HA]}{[HA]} \qquad (27.3)$$

Kommen Salze schwacher Säuren zur Anwendung, was bei der Arzneiformung meist der Fall ist, wie z. B. Natriumsalicylat, Natriumbenzoat, Penicillin G-Natrium u. a., so ist deren Löslichkeit so hoch, dass die geringe Löslichkeit der undissoziierten Säure praktisch vernachlässigt werden darf. Unter dieser Bedingung ($L \gg [HA]$) vereinfacht sich die Gleichung zu

$$pH = pK_a + \lg \frac{L}{[HA]} \qquad (27.4)$$

Der Fällungs-pH-Wert, auch kritischer pH-Wert genannt, d. h. der pH-Wert, bei dem die schwerlösliche Säure abgeschieden wird, ist somit bei Kenntnis des pK-Wertes der Verbindung, der Konzentration [HA] und der maximalen Löslichkeit rechnerisch zugänglich und kann zur Inkompatibilitätsvoraussage genutzt werden.

Wie aus der letzten Gleichung hervorgeht, ist der kritische pH-Wert eine von der Stoffkonzentration abhängige Größe. Nimmt die Konzentration um eine Zehnerpotenz zu, so steigt der Fällungs-pH-Wert um eine Einheit. Tabelle 27.2 informiert über die pH-abhängige Löslichkeit einiger pharmazeutisch wichtiger schwacher schwerlöslicher Säuren. Bei Unterschreitung des angegebenen pH-Wertes fällt die schwerlösliche Säure aus. In analoger Weise ist die Ableitung des Fällungs-pH-Wertes für schwache schwerlösliche Basen (B) möglich.

27

Säure	pK$_a$-Wert	Löslichkeit (g/l H$_2$O)	Benötigter pH-Wert für eine Löslichkeit von			
		a	a	$2a$	$11a$	$101a$
p-Aminosalicylsäure	3,6	1	< 2,9	3,7	4,7	5,7
Barbital	7,9	6	< 6,9	7,9	8,9	–
Benzoesäure	4,2	3	< 3,2	4,2	5,2	6,2
Hexobarbital	8,2	0,3	< 7,2	8,2	9,2	10,2
Morphinhydrochlorid	9,8	0,2	< 8,8	9,8	10,8	11,8
Phenobarbital	7,3	0,9	< 6,3	7,3	8,3	9,3
Salicylsäure	3,0	2	< 2,4	3,2	4,1	5,1
Sulfanilamid	10,6	5	< 9,6	10,6	11,6	–
Sulfapyridin	8,5	0,3	< 7,5	8,5	9,5	10,5
Sulfathiazol	7,2	0,3	< 6,2	7,2	8,2	9,2
Theobromin	10,0	0,6	< 9,0	10,0	11,0	12,0
Theophyllin	8,6	5	< 7,6	8,6	9,6	–

Tab. 27.2: Abhängigkeit der Löslichkeit von schwachen schwerlöslichen Säuren vom pH-Wert

$$pH = pK_a + \lg \frac{[B]}{L - [B]} \qquad (27.5)$$

Wird berücksichtigt, dass beim Vorliegen der wasserlöslichen Salze (z. B. Alkaloidhydrochloride) die Bedingung $L \gg [B]$ erfüllt ist, vereinfacht sich die Gleichung zu

$$pH = pK_a + \lg \frac{[B]}{L} \qquad (27.6)$$

Auch für schwache schwerlösliche Basen ist somit die Voraussage pH-bedingter Fällungsinkompatibilitäten möglich. Die Gleichung erlaubt abzulesen, dass der kritische pH-Wert von der Konzentration der Verbindung abhängt. Nimmt die Konzentration um eine Zehnerpotenz zu, so nimmt der Fällungs-pH-Wert um eine Einheit ab. In Tabelle 27.3 sind einige pharmazeutisch wichtige schwache

Säure	pK$_a$-Wert	Löslichkeit (g/l H$_2$O)	Benötigter pH-Wert für eine Löslichkeit von			
		a	a	$2a$	$11a$	$101a$
Atropin	9,7	1,5	> 10,7	9,7	8,7	7,7
Dihydrocodein	8,0	1,3	> 9,0	8,0	7,0	–
Ephedrin	9,6	50,0	> 10,6	9,6	(8,6)	–
Codein	8,0	8,0	> 9,0	8,0	(7,0)	–
Cocain	8,4	1,2	> 9,4	8,4	7,4	6,4
Methadon	9,5	0,1	> 10,5	9,5	8,5	7,5
Morphin	9,8	0,2	> 10,8	9,8	8,8	7,8
Narcotin	6,2	0,02	> 7,2	6,2	5,2	4,2
Papaverin	6,4	0,02	> 7,4	6,4	5,4	4,4
Pethidin	8,7	3,8	> 9,7	8,7	7,7	6,7
Procain	9,0	1,3	> 10,0	9,0	8,0	7,0
Tetracain	8,5	0,16	> 9,5	8,5	7,5	6,5

Tab. 27.3: Abhängigkeit der Löslichkeit von schwachen schwerlöslichen Basen vom pH-Wert

Tab. 27.4: pH-Werte einiger sauer reagierender Wirkstoffe in wässriger Lösung (Wirkstoffkonzentration 1 %)

Wirkstoff	pH-Wert	Wirkstoff	pH-Wert
Ammoniumchlorid	5,0	Isoniazid	6,5
Ascorbinsäure	2,5	Methadonhydrochlorid	5,0
Chininhydrochlorid	6,1	Morphinhydrochlorid	4,8
Citronensäure	2,0	Nicotinsäure	3,1
Cocainhydrochlorid	4,5	Papaverinhydrochlorid	4,0
Codeinphosphat	5,0	Pilocarpinhydrochlorid	4,0
Coffein-Natriumsalicylat	6,2	Procainhydrochlorid	5,4
DL-Ephedrinhydrochlorid	5,4	Quecksilber(II)-chlorid	4,5
Ethylmorphinhydrochlorid	5,0	Thiaminhydrochlorid	2,8

schwerlösliche Basen und ihre pH-abhängige Löslichkeit aufgeführt. Beim Überschreiten des angegebenen pH-Wertes findet Ausfällung der schwerlöslichen Base statt.

pH-Veränderungen von Lösungen sind nicht nur durch direkten Säuren- bzw. Laugenzusatz möglich. pH-bedingte Fällungen werden insbesondere durch Zusätze von sauer oder basisch reagierenden Salzen zu Wirkstofflösungen verursacht. Zur Voraussage und Klärung von Inkompatibilitätsreaktionen ist somit die Kenntnis der pH-Verhältnisse erforderlich.

Die Tabellen 27.4 und 27.5 informieren über die pH-Werte einiger sauer bzw. basisch reagierender Wirkstoffe in 1 %iger wässriger Lösung.

27.3.1.2
Fällung infolge gleichionigen Zusatzes

Bei Zubereitungen, die als gesättigte oder nahezu gesättigte Lösung vorliegen, kann es durch einen Zusatz von Salzen, die ein Ion mit der

Tab. 27.5: pH-Werte einiger alkalisch reagierender Wirkstoffe in wässriger Lösung (Wirkstoffkonzentration 1 %)

Wirkstoff	pH-Wert
Barbital-Natrium	9,2
Dinatriumhydrogenphosphat	8,5
Methenamin	8,3
Phenobarbital-Natrium	8,5
Theobromin-Natriumsalicylat	9,8
Theophyllin-Natriumacetat	9,6

gelösten Verbindung gemeinsam haben, zum Überschreiten des Löslichkeitsprodukts des Salzes und damit zur Fällung kommen. Die Möglichkeit ist z. B. bei der Herstellung hydrochlorid- bzw. nitrathaltiger Lösungen, die durch Natriumchlorid bzw. Natriumnitrat isotonisiert werden, zu beachten. Auch durch fremddionigen Zusatz ist eine Ausfällung infolge Überschreitung der Löslichkeitsgrenze des Salzes prinzipiell möglich (*Aussalzeffekt*). Oft wird jedoch durch Salzzusatz auch eine Verbesserung der Substanzlöslichkeit erzielt (*Einsalzeffekt*).

27.3.1.3
Fällung infolge Bildung schwerlöslicher Salze

Dieser Typ der Inkompatibilität ist durch eine Ionenreaktion der in dem Wirkstoffsystem enthaltenen Komponenten verursacht, die zur Bildung eines schwer bzw. wenig löslichen Salzes führt, das durch Überschreitung seines Löslichkeitsprodukts einen Niederschlag oder eine Trübung hervorruft. Oft ist das Auftreten einer Fällung auf eine chemische Reaktion (doppelte Umsetzung) zurückzuführen. Reaktionen dieser Art sind als Ursachen für Inkompatibilitäten insofern von großer Bedeutung, da viele wichtige Wirkstoffe in Salzform verarbeitet werden, deren Anionen bzw. Kationen mit ionogenen Wirk- und Hilfsstoffen schwerlösliche Salze bilden können. Als Beispiele seien genannt:

Bildung schwerlöslicher Alkaloidsalze. Alkaloide werden häufig in Form ihrer Hydrochlo-

27

ride oder Nitrate zur Arzneimittelherstellung verwendet. Da die entsprechenden Hydrobromide und Hydroiodide eine geringere Löslichkeit als diese besitzen, führen Zusätze derartiger Ionen infolge der Überschreitung des Löslichkeitsprodukts zu Ausfällungen. Desgleichen können Salicylat-, Acetat-, Benzoat-, Tannat-, Citrationen u. a. die Bildung schwerlöslicher Alkaloidsalze bedingen.

Bildung schwerlöslicher Salze synthetischer Stickstoffbasen. Die als Konservierungsmittel und Tenside verwendeten kationogenen stickstoffhaltigen Verbindungen vom Typ der Invertseifen und des Cetylpyridiniums können mit anorganischen und organischen Anionen schwerlösliche Salze bilden. So reagiert Benzalkoniumchlorid mit Nitraten, Salicylaten und Iodiden unter Ausfällung. Gleiches gilt für Cetylpyridiniumchlorid. Benzalkoniumsalze sind weiterhin inkompatibel mit Fluorescein-Natrium, Benzylpenicillinsalzen und Natriumlaurylsulfat u. a.

Bildung schwerlöslicher Verbindungen mit Phenylquecksilberderivaten. Phenylquecksilbernitrat, -acetat und -borat geben Fällungen mit Iodiden und Bromiden. Bereits in Konzentrationen der Konservierungsmittel von etwa 0,005 % kommt es zur Ausfällung von sehr schwer löslichem Phenylquecksilberiodid bzw. -bromid.

Bildung schwerlöslicher Verbindungen mit anionogenen Tensiden. Natriumlaurylsulfat, wie auch andere anionogene Tenside, sind unter Niederschlagsbildung inkompatibel mit kationenaktiven Wirkstoffen, wie Ephedrinhydrochlorid, Codeinphosphat, Procainhydrochlorid, Tetracainhydrochlorid, mit Calcium-, Barium- und Schwermetallionen sowie mit Acriflavin. Offensichtlich kann Natriumlaurylsulfat durch Bildung eines schwerlöslichen Kaliumsalzes gleichfalls ausgefällt werden. Teilweise sind die Niederschläge in einem Überschuss an Natriumlaurylsulfat, wahrscheinlich infolge Komplexbildung, wieder löslich.

Diese wenigen Beispiele sollen für viele ähnliche Inkompatibilitätsreaktionen stehen. Auf eine Aufzählung ladungsbedingter Inkompatibilitäten von anorganischen Verbindungen wurde verzichtet.

Auch die Bildung schwerlöslicher Komplexe (z. B. Chelate von Tetracyclin mit Calciumionen) ist als Inkompatibilitätsreaktion zu berücksichtigen.

27.3.2
Weitere Reaktionen

Neben den aus der anorganischen Chemie bekannten Redoxreaktionen sind vor allem Veresterungs- und Substitutionsreaktionen als Inkompatibilitäten zu berücksichtigen.

Als Beispiele seien genannt:

- Bildung von Prednisolonacetat aus Prednisolon in Anwesenheit von Acetylsalicylsäure,
- Entstehen eines unwirksamen Procainglykosids in glucosehaltigen Procainhydrochloridlösungen,
- Reaktion von Procainhydrochlorid mit Natriumformaldehydsulfoxylat (Antioxidans) in wässriger Lösung zu einem unwirksamen Substitutionsprodukt

$$R-NH_2 + HO-CH_2-SO_2Na \longrightarrow$$
$$R-NH-CH_2-SO_2Na + H_2O,$$

- Sulfonierung von Epinephrin u.ä. Verbindungen durch Sulfite (Antioxidanzien),

- Spaltung von Thiamin durch Hydrogensulfite

Wie bedeutungsvoll das Beachten chemischer Reaktionsfähigkeit scheinbar inerter Hilfsstoffe ist, zeigen auf den ersten Blick überraschende Verfärbungen bei der Arzneiformung. So führt die Mischung von Isoniazid und Lactose zu gelber Verfärbung und braunfleckigem Aussehen. Die Begründung ist die bekannte Reaktion von Säurehydraziden mit Aldehyden. Desgleichen verursachen Amine, wie z. B. Amphetamin oder Thiamin, mit Lactose in Anwesenheit alkalisch wirkender Mengen Magnesium- bzw. Natriumstearat Verfärbungen (Maillard-Reaktion).

27.4
Physikalisch-chemische Inkompatibilitäten

27.4.1
Allgemeines

Makromolekulare Hilfsstoffe, wie Polyvinylpyrrolidon, Polyethylenglykole, semisynthetische Cellulosederivate, natürliche Hydrokolloide, aber auch Tenside und Kunststoffe, sind zur Bildung intermolekularer Assoziate mit Wirk- und Hilfsstoffen befähigt. Nach Art der wirksam werdenden zwischenmolekularen Kräfte, wie auch nach der Struktur der Assoziate, ist zu unterscheiden zwischen Molekülkomplexen, Einschlussverbindungen und Mizellassoziaten. Da Einschlussverbindungen im wässrigen Medium keine oder nur geringe Stabilität aufweisen, kommen sie als Inkompatibilitäten kaum in Frage.

Trotz intensiver Forschungen sind die molekularen Mechanismen der Inkompatibilitätserscheinungen weitgehend unverstanden und nicht vorhersagbar. Dies liegt zum großen Teil an den komplexen, sich oft überlagernden Prozessen, die dazu schlecht mess- und simulierbar sind.

27.4.2
Tensidbedingte Wertminderung

Die Fähigkeit grenzflächenaktiver Verbindungen, durch Mizelleinschluss, aber auch durch Bildung einfacherer Assoziate Wirk- und Hilfsstoffe zu binden (s. Kap. 2.2.3.8), führt oft zu einer mehr oder minder ausgeprägten Wirkungseinbuße. Die Auswirkung der Assoziierung auf das Resorptionsverhalten wird als biopharmazeutisches Problem abgehandelt

(s. Kap. 7.6.3). Die Minderung der antimikrobiellen Aktivität von Konservierungs- und Desinfektionsmitteln stellt hingegen ein echtes Inkompatibilitätsproblem dar. Besonders aufschlussreich sind Untersuchungen über die Abschwächung des antibakteriellen Effekts phenolischer Konservierungs- und Desinfektionsmittel.

Nichtionogene Tenside vom Typ des Tween® setzen die Hemmwirkung von Hexachlorophen, p-Hydroxybenzoesäurederivaten (Methyl- bzw. Propylparaben) und p-Chlorxylenol wesentlich herab. So erfahren Methyl- bzw. Propylhydroxybenzoat in wässrigen Lösungen mit 5 % Tween 80® eine etwa 80 %ige bzw. 90 %ige Inaktivierung. Neben Mizelleinschluss ist dieser Effekt auf Wasserstoffbrückenbildung zwischen der phenolischen Hydroxylgruppe des Konservans und dem Sauerstoff der Polyoxyethylengruppe des Tensids zurückzuführen. Auch mit anderen nichtionogenen Tensiden treten wirkungsmindernde intermolekulare Assoziatbildungen auf. Polyethylenglykolstearate besitzen in Konzentrationen oberhalb der kritischen Mizellbildungskonzentration einen ausgeprägten Hemm- bzw. Inaktivierungseffekt auf die antibakterielle Wirksamkeit phenolischer Substanzen. Um die antibakterielle Wirksamkeit zu gewährleisten, ist eine wesentliche Erhöhung der Konservierungsmittelkonzentration erforderlich (Tab 27.6).

27.4.3
Wertminderung durch Adsorption an Hydrokolloide

Unter Adsorption ist die Anlagerung von Stoffen an die Phasengrenzfläche eines anderen Stoffes zu verstehen. Es entstehen Adsorptionskomplexe, deren mehr oder minder ausgeprägte Stabilität durch das Wirksamwerden unspezifischer Bindungskräfte und Wasserstoffbrückenbindungen, im Falle der Ionenaustauschadsorption durch Coulomb-Kräfte, bedingt ist. Das Ausmaß der Adsorption ist von der Natur des Adsorbens und des Sorptivs (z. B. Elektronegativität bzw. Polarität), vor allem aber von den Milieufaktoren, wie pH-Wert, Polarität, Oberflächenspannung u. a., abhängig.

27

Phenole	Polyethylenglykol-X-stearat		
	X = 9	X = 20	X = 50
	erforderliche Erhöhung (Vervielfältigungsfaktor)		
Phenol	1,9	2,3	2,0
Cresol	4,3	4,9	4,1
o-Chlor-m-cresol	8,5	10	7
Thymol	39	34	18
o-Chlor-m-xylenol	42	45	26
Hexachlorophen	500	840	1000

Tab. 27.6: Erforderliche Erhöhung der Konzentration phenolischer Verbindungen zur Aufrechterhaltung gleicher antibakterieller Wirksamkeit in Gegenwart von Polyethylenglykolstearaten (5 %)

27.4.3.1
Bildung von Adsorptionskomplexen mit anorganischen Hydrokolloiden

Anorganische Hydrokolloide, wie hochdisperses Siliciumdioxid, weißer Ton und Bentonit, die in der Arzneiformung als Viskositätserhöher, Thixotropierungsmittel, Zerfalls- und Gleitmittel wie auch als Grund- und Hilfsstoffe zur Herstellung von Hydrogelen mannigfache Verwendung finden, sind zur Assoziatbildung mit Wirk- und Hilfsstoffen befähigt. Hochdisperses Siliciumdioxid besitzt eine hohe Affinität zu Wasser. Ausgeprägte Inaktivierungsprozesse sind daher im Allgemeinen nicht zu befürchten, da gebundene Stoffe in Anwesenheit von Wasser sofort von der Grenzfläche des Adsorbens verdrängt werden. Allerdings findet eine weitgehend reversible Bindung von kationischen Tensiden (Invertseifen) in Konzentrationen oberhalb der kritischen Mizellbildungskonzentration statt, die die bakteriostatische Wirksamkeit verringert bzw. eine verzögerte Abgabe bedingt. Die Sorption ist mit der Ausbildung von Wasserstoffbrücken, hydrophoben Wechselwirkungen und durch die schwachen Kationenaustauschereigenschaften der negativ geladenen Oberfläche des kolloiden Siliciumdioxids erklärbar. Auf ähnliche Ursachen ist die beobachtete Bindung von kationischen Farbstoffen (Malachitgrün, Kristallviolett und Ethacridin) zurückzuführen. Tyrothricin und Bacitracin erleiden als stark basische Polypeptide eine vollständige Inaktivierung. Ton weist nur geringe Sorptionsneigung auf. Die äußerst geringe Bindung von Invertseifen gehorcht einer Langmuir-Adsorptionsisotherme.

Die ausgeprägte wertmindernde Adsorption von organischen, kationischen Wirkstoffen an Bentonit ist vor allem auf Kationenaustausch zurückzuführen. Kationische Konservanzien erfahren bereits bei Bentonitkonzentrationen von 1–2 % eine vollständige Inaktivierung. Hingegen ist das Bindungsvermögen des Bentonits für anionische und nichtionogene Verbindungen gering.

27.4.3.2
Bildung von Adsorptionskomplexen mit organischen Hydrokolloiden

Makromolekulare Hydrogelbildner vom ionogenen Typ, wie Natriumcarboxymethylcellulose, Alkalisalze der Alginsäure und Polyacrylsäure, weisen ladungsbedingte Inkompatibilitäten mit organischen, kationischen Substanzen auf. Hierdurch kann es zur Viskositätsverringerung, in höheren Konzentrationen sogar zur Ausfällung kommen. Bereits unterhalb der Fällungskonzentration treten Komplexbildungen auf, die eine Wertminderung der Wirk- und Hilfsstoffe bedingen können. Im Agardiffusionstest erwiesen sich kationische Antiseptika vom Typ der quartären Ammoniumverbindungen und Acridinderivate mit Natriumcarboxymethylcellulose als inkompatibel. Wie Abbildung 27.2 zeigt, ist in 1 %igen Zubereitungen von Natriumcarboxymethylcellulose ein Rückgang der antibakteriellen Wirkung von 80–90 % zu verzeichnen. Auch nichtkationische Verbindungen, wie z. B. das anionische Sulfisomidin-Natrium, Ethylmercurithiosalicylat-Natrium, und nichtionogene Körper, wie z. B. Nitrofural, werden an Natriumcarboxymethylcellulose unter wesentlicher Reduzierung ihres antibakteri-

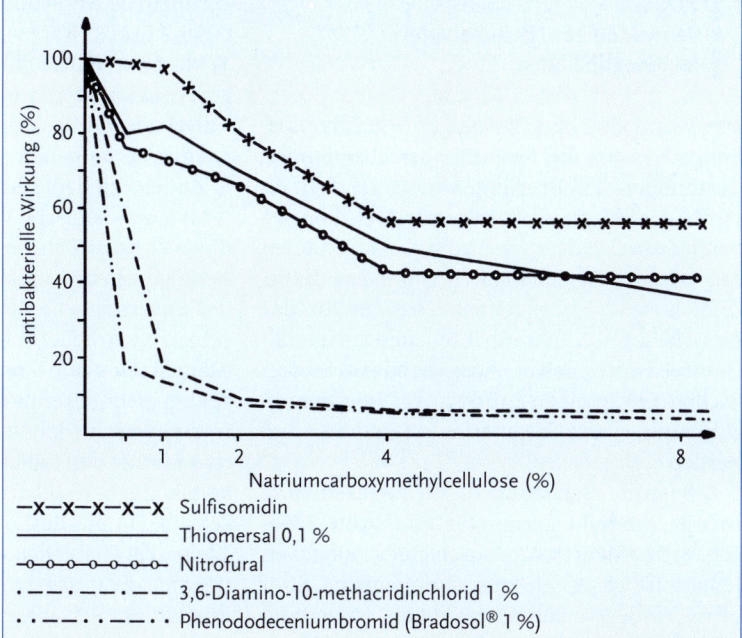

Abb. 27.2: Minderung der antibakteriellen Wirkung von Antiseptika und Chemotherapeutika durch Natriumcarboxymethyl-cellulose

—x—x—x—x—x Sulfisomidin
————— Thiomersal 0,1 %
-o-o-o-o-o-o-o- Nitrofural
·—·—·—·—·— 3,6-Diamino-10-methacridinchlorid 1 %
··—·—··—·—·· Phenododeceniumbromid (Bradosol® 1 %)

ellen Effekts gebunden. Die Bindungsmöglichkeit bleibt somit nicht auf ionisierte Verbindungen beschränkt.

Polyvinylpyrrolidon, Methylcellulose und andere nichtionogene semisynthetische Cellulosederivate besitzen gleichfalls nicht zu vernachlässigende Assoziationstendenzen. Methylcellulose besitzt zwar einen geringeren Einfluss auf die antibakterielle Wirksamkeit verschiedener Antiseptika als Natriumcarboxymethylcellulose, sie ist jedoch nicht indifferent, wie lange Zeit angenommen wurde. Vor allem gegenüber den kationischen Invertseifen zeigt Methylcellulose ein ausgeprägtes Bindungsvermögen, während das anionische Thiomersal zum Beispiel in geringerem Maße eine Wirkungsbeeinflussung erfährt.

27.4.4
Wirkungsminderung durch Sorption an Kunststoffe

Kunststoffe gewinnen als moderne Packmittel für Arzneiformen, vor allem für flüssige Zubereitungen wie Injektions-, Infusions- und Augenarzneien, immer mehr an Bedeutung. Einer universellen Verwendung dieser Stoffe sind je-

doch, nicht zuletzt durch die bestehenden Inkompatibilitätserscheinungen, Grenzen gesetzt. Ähnlich wie Hydrokolloide sind viele Kunststoffe befähigt, Wirk- und Hilfsstoffe (z. B. Konservierungsmittel, Antioxidanzien) sorptiv zu binden. Hierdurch kann es zu beträchtlichen Aktivitätsminderungen der Wirk- und Hilfsstoffe kommen (Tab. 27.7).

Neben der sorptionsbedingten Inaktivierung sind Inkompatibilitäts- und Instabilitätserscheinungen auf die aus den Kunststoffen in die Arzneilösungen gelangenden Extraktivstoffe zurückzuführen.

Tab. 27.7: Konservierungsmittelverluste (%) bei der Aufbewahrung von Lösungen in Behältnissen aus Polyvinylchlorid (PVC) und Polyethylen (PE) Lagerung: 12 Wochen bei 20 °C

Verbindung	Konz. (%)	PVC	PE
Benzalkoniumchlorid	0,1	0,2	2,5
Benzylalkohol	2,0	1,3	15,5
Chlorcresol	0,1	8,3	57,8
Chlorhexidindiacetat	0,05	0	2,2

27

27.5
Vermeiden bzw. Beheben von
Inkompatibilitäten

Das Vermeiden bzw. Beseitigen von Inkompatibilitäten setzt die Kenntnis der ablaufenden wertmindernden Vorgänge voraus. Da die meisten Arzneiformen komplizierte Mehrkomponentensysteme darstellen und die Reaktionen von schwer überschaubarer komplexer Natur sind, lassen sich allgemeine Regeln für das Ausschalten von Inkompatibilitäten verständlicherweise nicht geben. Ausgehend von theoretischen Erwägungen müssen die Störfaktoren auf empirischem Wege ermittelt und beseitigt werden.

Oft ist die Behebung durch zweckentsprechende Auswahl geeigneter Hilfsstoffe möglich, wie z.B. durch Austausch eines ionogenen Hilfsstoffs gegen einen nichtionogenen Stoff beim Vorliegen ladungsbedingter Unverträglichkeiten, oder im Falle fällungsbedingter Inkompatibilitäten der Austausch des Wirkstoffsalzes gegen ein solches, das mit den anwesenden Verbindungen keine Fällung zeigt. Auch durch die Wahl einer geeigneten Herstellungstechnologie können Inkompatibilitäten vermieden werden (z.B. getrennte Granulierung unverträglicher Wirkstoffe).

In anderen Fällen müssen drastischere Maßnahmen ergriffen werden. Da Inkompatibilitätsreaktionen vor allem in flüssigen, insbesondere wässrigen Systemen ablaufen, gelingt es, durch Entfernen des Solvens bzw. Dispersionsmittels eine Qualitätsverbesserung herbeizuführen. Das bedeutet jedoch, dass die ursprüngliche Arzneiform verloren geht. Anstelle einer Lösung wären z.B. die unverträglichen Wirk- bzw. Hilfsstoffe als Pulver zu verabfolgen. Zum anderen ist das Feuchtwerden von Pulvermischungen durch das Bereiten einer Lösung zu umgehen.

Zudem stehen heute moderne pharmazeutisch-technologische Verfahren zur Verfügung, die auch zum Beheben von Inkompatibilitäten herangezogen werden können. Zwei miteinander unverträgliche Stoffe lassen sich als Komprimat verarbeiten, wenn man Schicht- oder Manteltabletten herstellt (s. 12.6). Die Stoffe befinden sich getrennt durch eine Isolierschicht in den verschiedenen Schichten bzw. im Kern und Mantel der Tablette. Eine weitere Möglichkeit ist das Umhüllen (z.B. durch Mikroverkapseln, s. 11.6). Bei Zäpfchen ist in analoger Weise das Herstellen von Schichtsuppositorien möglich. Es muss jedoch beachtet werden, dass durch diese Verfahren das biopharmazeutische Verhalten verändert wird.

Ist durch die angeführten Maßnahmen kein befriedigendes Beheben der Unverträglichkeit möglich, so müssen die Wirkstoffe getrennt appliziert werden. Erweisen sich z.B. zwei Wirkstoffe, die zu einer Infusion verarbeitet werden sollen, als unverträglich, so muss auf das Herstellen einer Mischinfusionslösung verzichtet werden. Es sind zwei getrennte Lösungen herzustellen, die nacheinander zu infundieren sind. Falls akzeptabel, kann natürlich auch ein Austausch des inkompatibilitätsverursachenden Wirkstoffs gegen ein therapeutisch gleich wirksames und verträgliches Pharmakon vorgenommen werden.

Kapitel 28

Verpackungsmaterialien und -technologie

28.1
Allgemeines

Unter *Verpackung* versteht man das Behältnis, den Verschluss und die äußere Umhüllung, d.h. die Gesamtheit der *Packmittel,* mit denen das Arzneimittel in den Verkehr gebracht und/oder gelagert wird. Die Packung ist die Vereinigung von *Packgut* (= Füllgut) und Verpackung. Packmittel, die direkten Kontakt mit dem Packgut haben, werden als *Primärpackmittel* bezeichnet, im Gegensatz zu den weiteren Umhüllungen, wie Faltschachteln, Kartons usw. (*Sekundärpackmittel*) Um die Produktstabilität und Schutz vor Verlust des Inhalts sowie vor äußeren Einflüssen zu gewährleisten, müssen besonders strenge Anforderungen an Primärpackmittel gestellt werden, die häufig, so bei allen flüssigen und halbfesten Füllgütern, mit diesen eine Einheit bilden. Sekundärpackmittel haben im Allgemeinen auf die Haltbarkeit keinen wesentlichen Einfluss.

Als Packmittel genutzte Materialien sind sehr unterschiedlicher Natur. Verwendet werden Glas, Porzellan, Metalle, Celluloseprodukte (Papier, Pappe, Zellglas), Gummiarten, Kunststoffe u.a. Die wichtigsten werden in den nächsten Abschnitten vorgestellt.

Als besonderer Verpackungstyp sind *kindergesicherte Packungen* anzusehen. Sie haben die Aufgabe, eine Entnahme von Arzneimitteln durch Kleinkinder zu verhindern bzw. zu erschweren und damit die Gefahr von Arzneimittelvergiftungen zu verringern. Bei kindergesicherten Packungen soll das Öffnen und Schließen für Erwachsene ohne weiteres möglich sein, während Kindern der Zugriff zum Arzneimittel verwehrt ist. Diese Forderung wird z.B. bei Tropflösungen durch vielfältige, oft patentierte Verschlussmechanismen, bei festen Peroralpräparaten mittels Durchdrück-

packungen (s. 28.3.6.6), bei denen das Öffnen eine gewisse Kraft erfordert, realisiert.

28.2
Glas

28.2.1
Allgemeines

Glas wird durch Zusammenschmelzen von Soda, Kalkstein und Quarz gewonnen und stellt eine unterkühlte Schmelze dar, die aus einem Gitter von SiO_4-Tetraedern besteht, in dessen Zwischenräume Na^+- und Ca^{2+}-Ionen eingelagert sind. Das normale Natronkalkglas besteht aus etwa 75 % SiO_2, 15 % Na_2O und 10 % CaO. Zur Herstellung von Ampullenglas und von Infusionsbehältnissen ist das Natronkalkglas nicht zu verwenden, da es gegen Wasser und wässrige Lösungen nur eine geringe Resistenz aufweist. Es gibt Na^+-Ionen an das Wasser ab und nimmt H^+-Ionen des Wassers auf. Die Alkaliionen bedingen eine alkalische Reaktion des Wassers und verursachen einen Bruch des Siliciumskeletts an der Oberfläche des Glases, so dass nun neue Glasschichten dem Angriff der wässrigen Lösung ausgesetzt werden. Glas fungiert somit als Ionenaustauscher. In geringen Quantitäten können auch andere Bestandteile des Glases, z.B. Calcium- und Kieselsäureionen, gegen H^+-Ionen des Wassers oder gegen in einer wässrigen Lösung vorliegende Kationen ausgetauscht werden. Trübungen, die in Lösungen von Alkalicitrat, -tartrat oder -phosphat auftreten, sind gleichfalls auf einen Ionenaustausch (Na^+ der Lösungen gegen Ca^{2+} des Glases) zurückzuführen. Dabei bilden sich schwerlösliche Calciumsalze, die sich abscheiden.

Die Oberflächenresistenz des Natronkalkglases lässt sich durch Änderung der prozen-

28

tualen Zusammensetzung des Glases günstig beeinflussen, wobei die Anteile an Oxiden (Na_2O und CaO) wesentlich zugunsten von Zuschlägen an Borsäure, Aluminiumoxid, Zinkoxid sowie weiterer Bestandteile in meist geringen Prozentsätzen verringert werden. Solche Glassorten finden vielfältige Verwendung, z. B. als Geräte- und Apparategläser in der Chemie und Technik und sind zur Aufnahme von Injektions- und Infusionslösungen geeignet. Zwar ist auch hier ein Ionenaustausch nicht völlig zu unterbinden, doch werden beim mehrmaligen Spülen mit Wasser zunächst Na^+-Ionen vom Glas abgegeben, wodurch die Oberfläche des Glases allmählich saurer wird. Auf diese Weise kommt bei Qualitätsgläsern ein weiterer Auslaugprozess allmählich zum Stillstand.

Die Abgabe von Alkali aus dem Glas beeinträchtigt die Stabilitäten gelöster Wirkstoffe in mehrfacher Weise. Bereits durch die resultierenden pH-Verschiebungen können Alkaloide aus ihren Salzen zur Fällung oder Oxide aus Salzlösungen zur Abscheidung gebracht sowie Ester und Glykoside gespalten werden. Auch ist mit Razemisierungs- und Umlagerungsprozessen sowie verstärkt mit Oxidationsreaktionen zu rechnen. Auf die Möglichkeit einer Inaktivierung von Antibiotika sei besonders hingewiesen.

Die unterschiedlichen Glasqualitäten werden in *hydrolytische Klassen* oder *Resistenzgruppen* eingeteilt. Diese Güteklassen legen die Verwendungsart der Gläser fest.

Durch Oberflächenbehandlung lässt sich die hydrolytische Resistenz von Gläsern wesentlich verbessern (vergüten). Die Alkaliabgabe ist durch Ausschwefeln der Gläser mit Schwefeldioxid oder Behandlung mit Wasserdampf (Ausdämpfen) bei hohen Temperaturen stark zu reduzieren. Einfacher ist eine mehrstündige Einwirkung von Mineralsäure (insbesondere Salzsäure und Schwefelsäure). Konzentrierte Natronlauge, die zur Reinigung von Ampullengläsern vorgeschlagen wurde, ist abzulehnen. Das Gleiche gilt für alle alkalisch reagierenden Reinigungsmittel, da hierbei ein gegenteiliger Effekt erzielt wird. Siliconüberzüge werden durch Behandlung der von der Reinigung noch feuchten Gefäße mit einer Siliconemulsion, die anschließend eingebrannt wird, erhalten. Sie vermindern zwar die Alkaliabgabe, doch wird ihre Zweckmäßigkeit im Hinblick auf Erhöhung der Resistenz unterschiedlich beurteilt. Eine Siliconisierung kann sinnvoll sein, wenn durch die Herabsetzung der Benetzbarkeit des Glases eine restlose Entleerung der Ampulle (z. B. bei teuren Wirkstofflösungen) gewährleistet sein soll. Am Rande sei erwähnt, dass Siliconüberzüge auf der Außenfläche der Ampullen geeignet sind, ihre Bruchfestigkeit zu erhöhen.

Gefärbte Gläser, die zur Aufbewahrung lichtempfindlicher Wirkstoffe dienen, erhält man durch Zusätze an Metalloxiden.

28.2.2
Prüfung

Die Alkaliabgabe aus Gläsern lässt sich nach verschiedenen Verfahren erfassen. Vor allem werden hierzu zwei Methoden eingesetzt: die *Glaspulvermethode* (Grießmethode) und die *Oberflächenmethode*. Bei der Glaspulvermethode wird das Glas gepulvert, mit Aceton geschlämmt, nach Zusatz von Wasser *R* einer Hitzebehandlung im Autoklaven unterworfen und nach Zugabe eines Indikators (Methylrot) mit 0,01 M Salzsäure titriert.

Bei der Oberflächenmethode werden die Glasbehältnisse mit Wasser gefüllt und nach einem genau vorgegebenen Verfahren autoklaviert. Die Auslaugflüssigkeit wird nach Zugabe des Indikators Methylrot mit 0,01 M Salzsäure titriert. In Abhängigkeit von der Glasqualität darf nur ein bestimmtes Volumen Salzsäure bis zum Farbumschlag verbraucht werden. Mit dieser Methode kann man auf Glasqualität I/II und III prüfen, nicht jedoch Glasqualität I und II unterscheiden. Zur Unterscheidung der Glasarten I und II wird zusätzlich die Glasoberfäche mit Flusssäure behandelt und dann erneut die Oberflächenmethode durchgeführt. Sind die Ergebnisse beider Prüfungen identisch, handelt es sich um Glasqualität I, unterscheiden sie sich, ist es Glasqualität II.

Zur Erfassung der Alkalität lässt sich auch die Leitfähigkeitsmessung heranziehen.

28.3
Thermoplaste, Duroplaste

28.3.1
Allgemeines

Unter *Kunststoffen* wird eine große Gruppe von Hochpolymeren verschiedener physikalischer und chemischer Eigenschaften zusammengefasst. Es sind Werkstoffe, die halbsynthetisch durch Veränderung hochmolekularer Naturprodukte (z. B. Cellulose) oder vollsynthetisch aus reaktionsfreudigen Grundverbindungen hergestellt werden. Mit ihrer Synthese wird bezweckt, die Eigenschaften eines Naturstoffs nachzuahmen. Es ist möglich, den Kunststoff durch bestimmte Modifikationen seinem Verwendungszweck anzupassen, wodurch er vielfach dem Naturprodukt überlegen sein wird.

Kunststoffe sind feste, vorwiegend aus hochmolekularen, organischen Substanzen bestehende, unter bestimmten Bedingungen plastisch verformbare Stoffe oder auch daraus hergestellte Gegenstände. Für das physikalische Verhalten der Kunststoffe ist neben der Größe des Polymerisationsgrads die Art des Molekülaufbaus von entscheidender Bedeutung. Es werden Thermoplaste (z. B. Polyvinylchlorid, Polyethylen, Polyamide) und Duroplaste (z. B. Phenol-, Polyesterharze) unterschieden. *Thermoplaste* werden durch Erwärmen plastisch und können in diesem Zustand in die gewünschte Gestalt gebracht werden. Beim Abkühlen erstarrt der Werkstoff und ist dann formstabil. Bei den *Duroplasten* werden unvernetzte Vorprodukte in beheizten Formen einem Druck ausgesetzt, wobei infolge chemischer Reaktionen eine Vernetzung und damit eine Härtung erfolgt und sie die endgültige Form erhalten. Duroplaste spielen in der Verpackungstechnologie eine untergeordnete Rolle. Sie dienen zur Fertigung von Dichtungen, Verschlusskappen usw.

Kunststoffe werden in steigendem Maße als Verpackungsmaterial verwendet, obwohl die herkömmlichen Materialien, wie z. B. Glas und Metall, viele Vorzüge haben. Für die Kunststoffe sprechen u. a. geringe Masse, Unzerbrechlichkeit, z. T. hohe chemische Indifferenz und Preisgünstigkeit. Nachteilig können sich allerdings eine Durchlässigkeit in beiden Richtungen auswirken, die Möglichkeit eines Übergangs von Kunststoffbestandteilen und -hilfsstoffen an das Packgut wie auch umgekehrt eine Adsorption von Stoffen durch das Kunststoffmaterial. Schließlich kann in manchen Fällen durch chemische oder physikalische Reaktionen zwischen den Bestandteilen des Kunststoffs und dem Inhalt eine Niederschlagsbildung bzw. Verfärbung oder eine Deformierung des Behältnisses resultieren. Dabei ist zu beachten, dass das Packgut über längere Zeit und bei verschiedenen äußeren Bedingungen (z. B. Temperatur, Luftfeuchtigkeit, Licht) mit dem Kunststoff in direktem Kontakt steht und somit unerwünschte Wechselwirkungen zwischen Kunststoff und Arzneimittel ohne weiteres möglich sind.

Kunststoffe sind aus mehr oder weniger struktureinheitlichen Makromolekülen aufgebaut, die Bindungsart der einzelnen Atome entspricht den Hauptvalenzkräften der niedermolekularen Verbindungen. Kunststoffe sind amorph oder teilkristallin. Synthetische Hochpolymere bestehen niemals aus Molekülen völlig gleicher Größe und Struktur. Polydispersität, Verzweigung, Art der Verknüpfung der Monomere und die Endgruppen ergeben eine Vielfalt von Variationsmöglichkeiten.

Homopolymere liegen vor, wenn sie aus gleichartigen Monomeren hervorgegangen sind. Demgegenüber sind *Copolymere* aus unterschiedlichen Monomeren aufgebaut. Sind die Monomere in einem Copolymer regelmäßig abwechselnd angeordnet, spricht man von *alternierenden* (A-B-A-B-A-B), bei gemischter statistischer Reihenfolge (A-B-B-A-B-A-A-B) von *statistischen Copolymerisaten,* bei blockweise miteinander verbundenen Monomeren (A-A-A-A-B-B-B-B) von *Blockcopolymeren* (s. 5.3.6.3) und bei linearer Anordnung gleichartiger Monomere (A) zu einer Kette, wobei das Comonomer (B) mit dieser in Form von Seitenketten verbunden ist, von *Pfropfcopolymeren.*

Nach ihrer Bildung unterscheidet man bei Kunststoffen Polymerisations-, Polyadditions- und Polykondensationsprodukte. Bei der *Polymerisation* lagern sich die ungesättigten Monomere nach Aktivierung der Mehrfachbindung durch Initiatoren zu polymeren Molekülen zu-

28

sammen. Dabei wird die überwiegend verwendete Doppelbindung zu einer Einfachbindung umgesetzt. Dieser Vorgang stellt eine Kettenreaktion dar, deren Geschwindigkeit und Ausmaß über die Wahl der Reaktionsbedingungen gesteuert werden kann. Bei Verwendung mehrfach ungesättigter Ausgangssubstanzen können auch Kettenverzweigungen auftreten. Polymerisationsprodukte sind z. B. Polyethylen, Polypropylen, Polyvinylchlorid.

Die Polymerisation kann in *homologer Phase* ablaufen. Das ist bei der *Bulkpolymerisation* der Fall, bei der das reine unverdünnte Monomer direkt polymerisiert wird. Zur Polymerisation in *heterogener Phase* zählen demgegenüber folgende Verfahren: Bei der *Lösungspolymerisation* erfolgt die Polymerisation in einem Lösungsmittel, in dem das Monomer und auch das entstehende Polymer gelöst vorliegen, während die *Fällungspolymerisation* gleichfalls in einem Lösungsmittel vonstatten geht, in dem zwar die Monomere gelöst enthalten sind, nicht jedoch das sich bildende Polymer. Bei der *Perl- oder Suspensionspolymerisation* findet der Polymerisationsprozess in einer flüssigen Phase (vorwiegend Wasser) statt, wobei Monomere in Form feinster Partikel unter starkem Rühren dispergiert werden. Dispergiermittel bzw. Schutzkolloide sorgen dafür, dass die sich bildenden Perlpolymerisate im suspendierten Zustand gehalten werden. Genutzt wird diese Methode auch zum Einschluss von Wirkstoffen in ein Perlpolymerisat, wobei sich Möglichkeiten zur Entwicklung von Retardpräparaten ergeben. Die *Emulsionspolymerisation* hat gleichfalls pharmazeutisch-technologische Bedeutung, vor allem zur Gewinnung von wässrigen Filmbildnerdispersionen für die Überzugstechnik bei festen Arzneiformen (s. 5.3.4.3). Die *Gasphasenpolymerisation,* eine Polymerisation in der Gasphase bei hohem Druck und hoher Temperatur, findet nur noch selten Anwendung (bei Ethylen und Acrylnitril).

Durch *Polyaddition* entstehen u. a. Polyurethane und Epoxidharze. Bei diesem Herstellungsprozess lagern sich niedermolekulare, polyfunktionelle Verbindungen unter Umlagerung bestimmter Molekülbestandteile zu Makromolekülen zusammen. Niedermolekulare Reaktionsprodukte werden dabei nicht abgespalten. Die Reaktion verläuft so lange, bis ein Additionspartner aufgebraucht ist.

Bei der *Polykondensation* erfolgt die Verknüpfung zweier Monomere stets unter Austritt eines niedermolekularen Reaktionsprodukts (z. B. HCl, NaCl, NH_3, H_2O). Es entstehen stufenweise Zwischenprodukte, die sowohl isolierbar als auch weiter kondensationsfähig sind. Mit fortschreitender Reaktionsdauer nimmt der Kondensationsgrad der Verbindung zu. Vertreter der Polykondensate sind z. B. Phenoplaste, Aminoplaste, Polyester und einige Polyamide. Polymerisation und -kondensation unterscheiden sich dadurch, dass beim Fortschreiten der erstgenannten Reaktion die Anzahl der Makromoleküle zunimmt, während bei der Polykondensation der Polymerisationsgrad der einzelnen Moleküle wächst.

In vielen Fällen ist die Anwendung von Weichmachern und Stabilisatoren unvermeidlich. Dadurch wird das an sich breite Spektrum der Kunststofftypen für den pharmazeutischen Bereich stark eingeschränkt und darüber hinaus eine umfassende Prüfung des jeweiligen Kunststoffmaterials vor dem Einsatz unumgänglich.

28.3.2
Hilfsstoffe

Zur Herstellung von Hochpolymeren sind häufig Katalysatoren und Polymerisationsregler erforderlich. Darüber hinaus sind in der Regel Hilfsstoffzusätze erforderlich, um einen Kunststoff zu erzielen, der den Gegebenheiten seines Einsatzes entspricht. Da eine Anzahl dieser Hilfsstoffsubstanzen physiologisch nicht unbedenklich ist, kommt es bei Kunststoffen für pharmazeutische und medizinische Zwecke sowie für solche, die in der Lebensmittelindustrie Verwendung finden, darauf an, die Zuschläge grundsätzlich so gering wie möglich zu halten und nur derartige Stoffe auszuwählen, die möglichst keine oder doch nur geringe Toxizität aufweisen.

Weichmacher. Sie dienen zur Erzeugung der notwendigen Plastizität, Dehnbarkeit und

Biegsamkeit. Hierzu zählen Glycerol, Glykol, höhere Alkohole, Ester von Dicarbonsäuren (Phthalsäure, Adipinsäure, Sebacinsäure). Für pharmazeutische Zwecke wird das früher verwendete Tricresylphosphat wegen seiner Toxizität nicht mehr eingesetzt.

Weichmacher gehen in der Regel keine chemische Bindung mit den Makromolekülen ein. Leicht aus den Kunststoffen herauslösbare Weichmacher können die Migration anderer Hilfsstoffe begünstigen. Sie können weiterhin die Permeabilität des Materials für Wasserdampf und Gase wesentlich beeinflussen. Polyethylene benötigen keine Weichmacher.

Stabilisatoren. Sie dienen zum Schutz gegen Licht, Wärme, Sauerstoff, Feuchtigkeit, ionisierende Strahlung sowie zur Verbesserung der Alterungsbeständigkeit. Sie wirken als Antioxidanzien und als Hemmstoffe für eine Entmischung der Kunststoffe. Verwendung finden anorganische Alkali- und Erdalkalisalze, Salze von Fettsäuren, Dialkylzinnverbindungen (Organozinnstabilisatoren werden vor allem bei der Herstellung glasklarer PVC-Erzeugnisse verwendet), Harnstoffderivate, β-Aminocrotonsäureester, aliphatische Alkohole, substituierte Phenole, aromatische Amine und epoxidierte Fette.

Füllstoffe. Eingesetzt werden z. B. Titandioxid und vor allem Calciumcarbonat, Letzteres, um die Kosten zu senken. Unter Umständen können derartige Hilfsstoffe auf Grund ihrer Hydrophilie dazu führen, dass durch Wasseranlagerung die makromolekularen Ketten auseinander gedrückt werden und dass die Permeabilität für hydrophile Stoffe gesteigert wird.

UV-Absorber. Sie setzen die Permeabilität für große Bereiche des UV-Lichts herab und sind ein Schutz für UV-empfindliche Wirkstoffe. Zur Anwendung kommen Benzotriazol-, Benzophenon-, Salicylsäurederivate und substituierte Acrylnitrile.

Farbstoffe. Vorrangige Bedeutung besitzen Pigmente.

Als weitere Hilfsstoffe können Katalysatoren, Tenside und Härtemittel enthalten sein.

28.3.3
Herstellungstechnologie

Die Verarbeitung von Thermoplasten erfolgt im Wesentlichen durch Spritzgießen, Extrudieren und Extrusionsblasen.

Beim *Spritzgießen* gelangt das Rohstoffgranulat durch einen Fülltrichter dosiert in einen beheizten Zylinder, in dem der Kunststoff geschmolzen wird. Ein Kolben, der zugleich den Rohstoffzufluss unterbricht, presst dann die plastische Masse in eine kalte Form, in der das Formstück erstarrt. Die Plastifizier- bzw. Spritztemperatur beträgt je nach Kunststoff 100–300 °C bei einer Kurzzeitbelastung von nur etwa 3 s. Automaten liefern bis zu 100 000 Formlinge/h.

Beim *Extrudieren* wird durch einen Extruder – hierunter ist eine rotierende Schnecke (Schneckenpresse) in einem beheizbaren Zylinder zu verstehen – das durch einen Fülltrichter zugeführte Material vorwärts transportiert, komprimiert, plastifiziert und durch ein Mundstück gepresst. Die Schmelzwärme wird nur zum Teil von außen zugeführt, zum anderen entsteht sie durch innere Reibung im Zylinder.

Das *Extrusionsblasen* stellt das wichtigste Verfahren zur Herstellung von Hohlkörpern dar. Der Extruder presst hierbei die plastische Masse durch eine Ringdüse, so dass ein Schlauch entsteht, der sich durch Einblasen von Pressluft an die Wandung von Hohlformen anlegt und so zu Behältnissen geformt wird (s. 28.3.6.2.1).

Die Herstellung von Folien kann ebenfalls mittels Schneckenpresse unter Verwendung von Breitschlitz- bzw. Ringdüsen, nach dem Schlauchblasverfahren sowie durch Kalandrieren (vorplastifizierte Masse wird durch den Spalt achsenparalleler, gegenläufiger Walzen gegeben) oder durch Gießverfahren (in Lösungsmittel gelöster Kunststoff gelangt über einen Gießrahmen auf ein endloses Metallband, Lösungsmittel verdampft in einem Trockenkanal) erfolgen.

Thermoplaste lassen sich durch Wärmeeinwirkung miteinander verbinden (verschweißen). Im einfachsten Fall erwärmt man die Berührungszonen beider Flächen über die

28

Fließtemperatur des Kunststoffs und drückt sie zusammen. Oft verwendet man zur Bildung von Schweißnähten Heizelemente.

28.3.4
Kunststofftypen

28.3.4.1
Polyolefine

Typen

Polyolefine sind organische Hochpolymere, deren Bildung darauf beruht, dass die Kohlenstoffatome des Olefinmoleküls fähig sind, sich fortlaufend zu langen Kettenmolekülen zu verbinden.

Polyethylen (PE). Je nach dem Herstellungsverfahren entsteht Hochdruckpolyethylen (Polyethylen niederer Dichte, PE-LD) oder Niederdruckpolyethylen (Polyethylen hoher Dichte, PE-HD).

$$\left[CH_2-CH_2\right]_n$$

Polyethylen (PE)
z. B. Hochdruck-PE: Lupolen H®
　　Niederdruck-PE: Lupolen N®, Hostalen®

Die nach dem Hochdruckverfahren hergestellten Polymerisate bestehen aus gesättigten, methylverzweigten Paraffinen. Sie zeichnen sich durch hohe Elastizität und Biegsamkeit aus und sind meist ohne Zusatz von Weichmachern in der Wärme verformbar. Das Hochdruck-PE wird auch als Weich-PE bezeichnet.

Die Niederdruckpolymerisationsverfahren führen zu linearen Ketten mit 3–5 bzw. 1–2 Verzweigungen je 1000 Kohlenstoffatome. Das Niederdruck- oder Hart-PE besitzt größere Härte und Thermostabilität als das Weich-PE.

Die chemische Zusammensetzung und die atomaren Bindungen sind weiterhin maßgebend für das Verhalten gegenüber Chemikalien, elektrischen und optischen Einflüssen sowie gegen Witterungseinflüsse. An den Verzweigungspunkten in linearen Polyolefinketten befinden sich sog. Schwachstellen der Kette (tertiäre C-Atome), die gegen Alterung emp-

findlich sind. Die Molekülketten des PE können sich beim Übergang von der Schmelze zum festen Zustand zu kristallinen Bereichen ordnen. Der Kristallinitätsgrad ist um so größer, je mehr Ketten sich einander nähern können, d. h. je geringer der Verzweigungsgrad ist. Kristalline Bereiche verursachen eine Erhöhung der Dichte gegenüber dem amorphen Anteil (Tab. 28.1).

Artikel aus PE sind leicht, fest, steif, zäh, unzerbrechlich und gegen kochendes Wasser beständig. Sehr hochmolekulares PE zeichnet sich durch unübertreffliche Schlagzähigkeit auch bei tiefen Temperaturen aus. Bei der Schlagzähigkeit handelt es sich um den Widerstand des Materials gegen einen durch einen Schlag oder Aufprall hervorgerufenen Bruch. Sie ist die Kenngröße für die Festigkeit eines Materials unter Gebrauchsbedingungen. Unter anderem hängt die Schlagzähigkeit von der Dissipation der durch den Schlag erzeugten Spannung ab. Polymere mit nicht verhakten Polymerketten, d. h. mit niedrigen Molmassen, weisen eine sehr niedrige Schlagzähigkeit auf. Durch Verhakungen können auftretende Spannungen elastisch relaxieren.

In der Medizin wird PE unter anderem für die Herstellung von Blutplasmabehältnissen verwendet.

Polypropylen (PP). Polypropylen bietet bei der Polymerisation die Möglichkeit verschiedener sterischer Anordnungen der Methylgruppe. Daraus ergeben sich Produkte mit unterschiedlichen Eigenschaften.

$$\left[CH_2-CH\atop\quad\ |\atop\quad CH_3\right]_n$$

Polypropylen (PP)
z. B. Hostalen PP®, Dapten®, Nacrolen®

Nach dem Eingasverfahren unter Verwendung stereospezifischer Katalysatoren entsteht das *isotaktische Polypropylen* mit symmetrischem Aufbau und hohem Kristallinitätsgrad. Alle Methylgruppen befinden sich geordnet auf der gleichen Seite der Kohlenstoffkette. Beim *syndiotaktischen PP* liegen die CH₃-Gruppen in regelmäßiger Folge abwechselnd auf verschiede-

Tab. 28.1

	Kristallinitäts-grad (%)	Dichte (g/cm³)
Hochdruck-PE	40–50	0,915–0,930
Niederdruck-PE	60–80	0,94–0,96

nen Seiten der Kohlenstoffkette, während sie beim *ataktischen PP* regellos angeordnet sind. Syndiotaktisches und ataktisches PP werden bisher technisch nicht verwendet.

Polypropylen ist weitgehend kristallin aufgebaut und zeigt deshalb eine ausgezeichnete Thermostabilität. Mit $0,910$ g/cm³ hat dieser Kunststoff die niedrigste Dichte der Polyolefine. Er zeichnet sich durch Festigkeit, Härte, Steifigkeit und Formbeständigkeit in der Wärme aus. Sogar kurzfristiges Erwärmen bis 140 °C soll möglich sein. Der Nachteil einer Versprödung bei 0 °C lässt sich durch geeignete Copolymerisation von Propylen mit Ethylen beseitigen. Pharmazeutische Verwendung findet Polypropylen als Behältnismaterial. Beim Einsatz für Arzneischachteln wird die Möglichkeit geschätzt, Ober- und Unterteil in einem Stück, verbunden durch sog. Filmscharniere, herstellen zu können.

Polytetrafluorethylen (PTFE). Die Moleküle des Polytetrafluorethylens sind weitgehend linear gebaut. Die Substanz hat eine hohe Dichte ($2,2$ g/cm³), ist außerordentlich temperaturresistent (bis 280 °C) und beständig gegen chemische Einflüsse. Da ihre Oberfläche von wachsartiger Beschaffenheit ist, nimmt sie keine Feuchtigkeit auf.

$$\left[CF_2-CF_2\right]_n$$

Polytetrafluorethylen (PTFE)
z. B. Teflon®

Polytetrafluorethylen wird als Verschlussmaterial für Infusionsflaschen (Dichtungsplatte unter der Schraubkappe) verwendet. Bei Vialstopfen ist es nur als Überzugsschicht über Elastomere geeignet, da das Material eine zu geringe Haftfähigkeit und Dehnbarkeit besitzt.

Eigenschaften. Die physikalischen und chemischen Eigenschaften der Polyolefine werden durch den Verzweigungsgrad (Dichte, Kristalli-

nität) und den Polymerisationsgrad bestimmt. Mit steigender Dichte nehmen Zugfestigkeit, Härte, Steifigkeit, Chemikalienbeständigkeit und Undurchlässigkeit für Gase und Dämpfe zu; Transparenz und Widerstand gegen Spannungskorrosion nehmen dagegen ab. Innerhalb des gleichen Dichtebereichs steigt der Widerstand gegen Spannungskorrosion mit wachsender Molekülmasse. Damit wird jedoch das Verarbeiten schwieriger. Es werden deshalb bevorzugt PE-Typen mit niederer Molekülmasse verarbeitet. Die physikalischen Eigenschaften der Polyolefine zeigt Tabelle 28.2. Die Dichtigkeit von Kunststoffbehältnissen ist abhängig von der Wanddicke, vom Verhältnis von Oberfläche zu Inhalt, vom Partialdruckunterschied, von der Temperatur, der Zeit und der Art des Gases. Die Durchlässigkeit kann z. B. durch Lackieren oder Kaschieren im gewünschten Sinne beeinflusst werden. Alle unbehandelten Polyolefine weisen für leicht flüchtige Stoffe und niedrig siedende Lösungsmittel, wie Ether, Aceton, Benzin usw., eine relativ hohe Durchlässigkeit auf. Die Durchlässigkeit für Wasserdampf ist gering.

Für Polyethylen nimmt die Gasdurchlässigkeit in der Reihenfolge CO_2, O_2, N_2 ab, allerdings muss hierbei der Einfluss der Dichte des PE-Typs beachtet werden. Transparente Polymere müssen gegen einen Lichtabbau geschützt werden. Im UV-Bereich absorbieren nur Mehrfachbindungen (Beispiel Polystyrol). Diese Polymere können direkt von UV-Licht unter Bildung von Radikalen abgebaut werden, aber auch im Dunkeln geht der Prozess weiter. Gesättigte Polymere (Polyethylen) sollten eigentlich weder durch UV-Licht noch durch Licht einen Abbau erleiden. Die verwendeten Polymere absorbieren jedoch immer UV-Licht, hervorgerufen durch Strukturfehler oder Verunreinigungen.

Gegen diesen Abbau können UV-Absorber zugesetzt werden. Sie müssen bei Wellenlängen unterhalb von 420 nm absorbieren. Die Ph. Eur. lässt einige Antioxidanzien mit dieser Funktion zu, außerdem sieht sie eine Prüfung der Absorption der Kunststoffe zwischen 220 und 340 nm vor und limitiert sie auf 0,2. Zum Lichtschutz darf einzelnen Kunststoffen Titandioxid zugesetzt werden.

28

Tab. 28.2: Physikalische Eigenschaften von Polyolefinen

| Eigenschaften | Einheit | Polyethylen | | Polypropylen |
		Hochdruck (weich)	Niederdruck (hart)	
Dichte	(g/cm^3)	0,915–0,930	0,94-0,96	0,91
Zugfestigkeit an der Streckgrenze	(N/mm^2)	9,5	24,0	31,0
Elastizitätsmodul (Zug-E-Modul)	(N/mm^2)	450	1000	1200
max. Gebrauchs-temperatur ohne mechanische Beanspruchung	(°C)	80	100 (für $\varrho = 0,94$) 110 (für $\varrho \sim > 0,96$)	140
sterilisierbar		nein	ja	ja
Verhalten gegen Kälte		zäh	zäh	bei 0 °C Hochpolymere Versprödung

Auch durch andere energiereiche Strahlung werden Polyolefine geschädigt.

In reiner Form sind Polyolefine physiologisch unbedenklich. Wie alle Kunststoffe enthalten sie jedoch Zusatzstoffe (Antioxidanzien, UV-Stabilisatoren, Gleitmittel u.a.), die die physiologische Unbedenklichkeit entscheidend beeinträchtigen können.

Die Chemikalienbeständigkeit der Polyolefine als hochmolekulare Kohlenwasserstoffe ist besonders ausgeprägt. Sie sind bis zu 60 °C in allen Lösungsmitteln praktisch unlöslich. Polare Flüssigkeiten (Alkohole, organische Säuren, Ester, Ketone) führen bei Raumtemperatur nur zu geringer Quellung, aliphatische und aromatische Kohlenwasserstoffe und deren Halogenderivate zu stärkerer Quellung, ebenso Öle, Fette und Wachse. Die mechanische Festigkeit nimmt durch Quellung ab. Nach dem Verdunsten dieser Stoffe stellen sich jedoch die ursprünglichen Werte wieder ein. Die Quellung ist bei Polyethylen um so größer, je höher die Dichte ist.

28.3.4.2
Polyvinylverbindungen

Die Polymerisationsprodukte des Vinylchlorids haben als Kunststoffe große wirtschaftliche Bedeutung. Sie sind vorwiegend als PVC-Kunststoffe bekannt geworden.

Polyvinylchlorid (PVC). Vinylchlorid, das unter Normalbedingungen gasförmig ist, wird in Druckkesseln polymerisiert. Die Polymerisation wird durch freie Radikale ausgelöst (Peroxide, Redoxsysteme).

$$\left[CH_2 - \underset{\underset{Cl}{|}}{CH_2} \right]_n$$

Polyvinylchlorid (PVC)
z.B. Ekadur®, Hostalit®

Der Polymerisation bei tiefen Temperaturen (unter 0 °C) kommt steigende Bedeutung zu, weil man Polymerisate mit regelmäßiger sterischer Anordnung erhält. Das Tieftemperatur-PVC hat außerdem einen höheren Erweichungspunkt und eine verbesserte Thermostabilität als das PVC, das beispielsweise nach dem Suspensions- oder Emulsionsverfahren hergestellt wird. Durch spezielle Führung der Polymerisation (Initiatorkonzentration, Polymerisationstemperatur, Reglerzusatz) können die Molekülmasse und die Kornstruktur des Produkts dem Verwendungszweck angepasst werden.

PVC ist hart, steif und mäßig spröde. Es erweicht beim Erwärmen bei etwa 80 °C ohne scharfen Schmelzpunkt. Beim Erhitzen unter Sauerstoff- und Lichteinwirkung spaltet PVC Chlorwasserstoff ab. Chlorwasserstoffakzeptoren oder Antioxidanzien dienen als Stabilisatoren (Harnstoffderivate, Stearate, epoxidierte Pflanzenöle, Dialkylzinnverbindungen). Mit fallender Temperatur wird es spröder, mit steigender Molekülmasse nimmt die Zähigkeit zu. Reines PVC besitzt eine ausgezeichnete Transparenz, die durch Zusatzstoffe meist ungünstig beeinflusst wird. Hydrophile Zusätze können durch Wasseraufnahme eine Trübung des Kunststoffmaterials hervorrufen. Kristalline Strukturbereiche liegen, abgesehen vom Tieftemperatur-PVC, nicht vor.

Gegen pflanzliche und mineralische Öle, Alkohol und anorganische Chemikalien ist PVC sehr beständig, nur stark oxidierende Stoffe und starke Basen greifen das Material an. Ester, einige Ketone und Ether sowie aromatische oder halogenierte Kohlenwasserstoffe quellen oder lösen es.

In Abhängigkeit vom Herstellungsverfahren muss zwischen Hart- und Weich-PVC unterschieden werden. Hart-PVC spielt vorwiegend im Apparatebau eine Rolle, während Weich-PVC als Verpackungsmaterial (Flaschen, Dosen, Folien) Bedeutung erlangt hat. Bei Behältern für alkoholische und ölige Flüssigkeiten muss besonders geprüft werden, ob nicht evtl. Verarbeitungshilfsstoffe herausgelöst werden können. Allerdings wird PVC in steigendem Maße verdrängt, weil die Entsorgung in Müllverbrennungsanlagen und auf Deponien problematisch ist.

Polyvinylidenchlorid (PVDC). Die Polymerisation des Vinylidenchlorids erfolgt in ähnlicher Weise wie beim Vinylchlorid. Für technische Zwecke wird meist eine Mischpolymerisation des Vinylidenchlorids mit anderen Vinylverbindungen durchgeführt.

Polyvinylidenchlorid (PVDC)

Aus Polyvinylidenchlorid bestehen Schrumpfkapseln, die in feuchtem Zustand weich sind und sich über Stopfen und Verschlüsse ziehen lassen. Nach dem Trocknen werden sie hart und schließen völlig gas- und wasserdampfdicht ab.

28.3.4.3
Polyester

Polyester (Trevira®, Diolen®, Dacron®) werden durch Mischpolykondensation verschiedener Dicarbonsäureanhydride mit verschiedenen zweiwertigen Alkoholen hergestellt. Sie sind sterilisierbar, beständig gegen Kälte und Chemikalien. Härtbare, ungesättigte Polyester sind besonders nach Verstärkung mit Glasfasern mechanisch stark belastbar. Medizinisch dienen sie als Material für orthopädische Prothesen, als chirurgisches Nahtmaterial und als Blutgefäßersatz. Polyester können zu Folien verarbeitet werden.

Polyethylenterephthalat (PETP). Polyethylenterephthalsäureester ist als dünne Folie (0,05 mm) im Handel und hat viele Vorzüge: Die Folie ist glasklar, glänzend, beständig gegen mechanische Einflüsse, Chemikalien, Kälte, sterilisierbar, wasserunempfindlich, öl- und fettdicht, geruch- und geschmacklos, weichmacherfrei und physiologisch unbedenklich.

Polyethylenterephthalat (PETP)

28.3.4.4
Polycarbonate (PC)

R_1, R_2 H bzw. organische Reste
z. B. Makrolon®, Makrofol®, Merlon®

Polycarbonate stellen Ester der Kohlensäure dar. Das handelsübliche Polycarbonat hat eine extrem hohe Molekülmasse (>1 Mill.). Es ist gegen physikalische Veränderungen in einem breiten Temperaturbereich (von $-215\,°C$ bis $275\,°C$) resistent und wurde wegen seiner außerordentlichen Stabilität, hohen Bruchfestigkeit, Resistenz gegenüber Farbstoffen, der niedrigen Wasserabsorption und Transparenz

28

bekannt. Allerdings besitzt Polycarbonat eine relativ hohe Gas- und Wasserdampfdurchlässigkeit (WDD). Nachteilig bei der industriellen Verarbeitung ist die schlechte Schweißfähigkeit der Polycarbonate. Ursprünglich wurde die Ansicht vertreten, dass Polycarbonate völlig amorph sind, heute weiß man, dass auch hier ein bestimmter Kristallinitätsgrad vorliegt. Es dient u. a. zur Herstellung von Flaschen.

28.3.4.5
Polyamide (PA)

$$\left[NH-(CH_2)_{n1}-NH-CO-(CH_2)_{n1}-CO \right]_n$$

z. B. Perlon®, Nylon®

Das Charakteristikum dieses Kunststofftyps ist, dass im Molekülaufbau in periodisch wiederkehrenden Abständen die Peptidgruppierung enthalten ist. Diese hochmolekularen, seidenartigen Kunstfasern weisen ähnliche mechanische Eigenschaften auf wie Naturseide. Polyamide sind temperaturbeständig, sterilisierbar, zugfest und resistent gegen chemische Einflüsse. In dünner Schicht zeichnen sie sich durch weitgehende Transparenz und große Geschmeidigkeit aus. Weiterhin sind sie öl- und fettdicht. Einen erheblichen Nachteil stellt ihre Wasserdampf- und Gasdurchlässigkeit dar. Es findet Verwendung zur Herstellung von Behältnissen und Folien.

28.3.4.6
Polystyrol (PS)

$$\left[CH_2-CH \right]_n$$

z. B. Polystyrol BW, P60, P70®, Styrofan®, Styroflex®, Vestyron®, Stiromer®, Stirocell®

Polystyrol ist als einer der ältesten Kunststoffe bekannt. Polystyrol ist aus Homopolymeren des Styrol aufgebaut und wird durch Polymerisation von Styrol in Gegenwart geeigneter Katalysatoren (z. B. Peroxide) dargestellt. Es ist ein harter amorpher Stoff von glasartiger Transparenz, der sich aufschäumen lässt (Styropor®).

Polystyrol darf nur bis etwa 75 °C erhitzt werden. Bei 95 °C wird es weich und kittähnlich. Durch verschiedene Strukturveränderungen kann entweder eine Erhöhung oder Erniedrigung der Erweichungstemperatur erzielt werden. Die Sprödigkeit des gebräuchlichen Polystyrols kann z. B. durch Vereinigung mit verschiedenen Gummisorten beseitigt werden. Allerdings ist dieser Prozess mit einem Verlust der Transparenz verbunden. Die Beständigkeit des Polystyrols gegen Chemikalien, organische Lösungsmittel, Fette und Öle bedarf einer genauen Überprüfung. Seine Wasserdampf- und Gasdurchlässigkeit ist extrem hoch. Besondere Empfindlichkeit zeigt es gegenüber chlorierten Kohlenwasserstoffen. Auch mit einzelnen Bestandteilen von Cremes sollen Inkompatibilitäten auftreten. Es ist Ausgangsmaterial für Behältnisse, Folien und Injektionsspritzen.

28.3.4.7
Polyacrylate, Polymethacrylate (PMMA)

$$\left[CH_2-\underset{\underset{COOR_2}{|}}{\overset{\overset{R_1}{|}}{C}} \right]_n$$

R_1 H bzw. CH$_3$
R_2 CH$_3$, C$_2$H$_5$, C$_3$H$_7$

z. B. Plexiglas®

Diese Verbindungen finden in der Orthopädie, als Zahnprothesen, Zahnfüllmaterial sowie als Verbandfixiermittel, Pflasterklebstoff, Filmüberzüge und als Ionenaustauscher Anwendung. Monomere vermögen auf Geweben zu polymerisieren und werden als Gewebekleber in der Chirurgie eingesetzt.

28.3.4.8
Phenolharze, Melaminharze

z. B. Plastadur®, Meladur®, Doroplast®, Melardor®, Trolitan®, Albamit®

Sie dienen zur Herstellung von Schraubverschlüssen für Arzneigläser.

28.3.4.9
Epoxidharze (EP)

z. B. Epolix®, Widox®

Diese Duroharze entstehen durch Umsetzen von Epichlorhydrin mit aromatischen Hydroxyverbindungen unter Zusatz von Alkalilauge. Als Harze oder Lacke finden sie zahlreiche technische Verwendung, u. a. in der pharmazeutischen Industrie als lufttrocknende korrosionsfeste Anstriche und Reinraumbodenbeläge bzw. als Grundbestandteil hochbeanspruchter Rohrleitungen oder Behälter.

28.3.4.10
Polyurethane (PUR)

X z. B. (CH₂)₄   Y z. B. (CH₂)₆,

z. B. Moltopren®

Es sind Thermoplaste, die durch Polyaddition von Diisocyanaten und hydroxylgruppenhaltigen Verbindungen (mehrwertige Alkohole) gewonnen werden. Sie dienen als Faserstoffe, Schaumstoffe, Lacke oder Festkörper. Polyurethane können auch zur Herstellung von Elastomeren (s. Kap. 28.4) dienen.

28.3.4.11
Silicone (SI)

Als makromolekulare, siliciumorganische Verbindungen sind zu unterscheiden: Siliconharze (Duroplaste), Siliconöle (Fluidoplaste) und Siliconkautschuk (s. Kap. 28.4). Silicone finden als Lacke, Wärmeübertragungsflüssigkeiten, Schmiermittel, Isoliermittel, Entschäumer sowie als Hydrophobisierungsmittel für Glas (z. B. für Ampullen, s. Kap. 28.2), Fasern und Gewebe (z. B. Pflaster) und als Bestandteil von Salben (s. Kap. 15.8.1) sowie zur Hy-

28

drophobisierung von Packmaterialien Verwendung.

28.3.5
Eigenschaften und pharmazeutische Eignung

Die Anwendung der Kunststoffe auf pharmazeutischem und medizinischem Sektor setzt eine genaue Kenntnis der Materialeigenschaften sowie die Beachtung möglicher Wechselbeziehungen mit dem Füllgut voraus.

Zu berücksichtigen sind:
- mechanische Eigenschaften (z. B. bei starren oder flexiblen Behältnissen),
- optische Eigenschaften (bei lichtempfindlichen Substanzen),
- Temperatur- und Druckbeständigkeit,
- Permeabilität für Gase, Wasserdampf und flüchtige Stoffe.

Die zahlreichen möglichen Wechselwirkungen zwischen Verpackungsmaterial und Füllgut sind außerdem abhängig von:
- den physikalischen und chemischen Eigenschaften des Füllguts,
- den physikalischen und chemischen Eigenschaften des Verpackungsmaterials,
- der Größe und Kontaktfläche von Füllgut und Packmittel,
- der Dauer des Kontakts,
- der Temperatur.

Die Stabilität von Pharmaka kann bei der Lagerung weiterhin durch viele Faktoren ungünstig beeinflusst werden.

In den nachfolgenden Abschnitten werden die wesentlichsten Faktoren erörtert, die die Gebrauchseigenschaften von Kunststoffmaterialien bedingen.

28.3.5.1
Permeabilität

Die Permeabilität von Kunststoffen kann zu Verlusten von Wirkstoffen führen. Weiterhin ist eine Reihe äußerer Faktoren (Einwirkung von z. B. Wasser, Gasen, Strahlung, Mikroorganismen) von Bedeutung. Hierin liegt einer der Hauptvorteile von Glasbehältnissen und Alu-

minium-Aluminium-Blistern gegenüber solchen aus Kunststoffen. Diesen Verpackungen fehlt jegliche Permeation von Molekülen aus dem Inhalt durch das Material oder umgekehrt, während sie bei Kunststoffbehältnissen in beiden Richtungen auftritt. Auf die Durchlässigkeit der Hochpolymeren nehmen folgende Faktoren Einfluss:
- Konzentrationsgefälle,
- molekularer Aufbau des Kunststoffs,
- Temperatur,
- diffundierender Stoff (Hydrophilie, Lipophilie),
- Quellung und Solvatation,
- Hilfsstoffe,
- ionisierende Strahlen,
- Dicke der Kunststoffschicht.

Konzentrationsgefälle. Hauptursache für den Durchtritt von Stoffen durch Kunststoff ist das Bestehen eines Konzentrationsunterschieds zwischen den beiden Außenseiten der Kunststoffschicht. Meist permeieren Stoffe durch intakte Kunststofffilme nur als Gase oder Dämpfe. In diesen Fällen sind der Gas- bzw. Dampfdruck und seine Beziehungen zur Oberfläche des Materials, ausgedrückt durch das Henry-Gesetz, die Ursache für die Permeation. Wenn sich Gase oder Dämpfe innerhalb eines Kunststofffilms befinden, sind die Moleküle des Gases bestrebt, sich an der Oberfläche des Films zu lösen und hindurchzudiffundieren. Die Permeation ist um so größer, je größer das Konzentrationsgefälle ist. Mathematisch wird diese Beziehung zwischen Permeation und Konzentrationsgefälle durch das Gesetz nach Fick ausgedrückt.

Molekularer Aufbau, Temperatureinfluss. Die langen, kettenförmigen Moleküle der Hochpolymere werden durch Nebenvalenzkräfte zusammengehalten. Die Kräfte können z. B. Wasserstoffbrücken oder van-der-Waals-Kräfte sein. Die Permeation wird wesentlich durch die Kristallinität beeinflusst. Nicht alle hochpolymeren Verbindungen können sich jedoch kristallin ordnen. Meist tritt die Kristallinität nur in einer Anzahl von kristallinen Bezirken auf, zwischen denen mehr oder weniger ungeordnete Bereiche bestehen. Außerdem ist die Kristallinität bei vollsynthetischen Werkstoffen temperaturabhängig. Bei Temperatursteigerung kann die Energie der Moleküle so weit zunehmen, dass durch Zusammenbruch der Ordnungskräfte die Kristallinität gestört wird und sich der flüssig-amorphe Zustand bildet. Grundsätzlich ist die Permeabilität bei kristallinen Polymeren kleiner als bei den entsprechenden amorphen Verbindungen. Mit höherem Kristallinitätsgrad nimmt also die Dichtigkeit des Polymers zu.

Hydrophilie, Lipophilie des diffundierenden Stoffes. Sowohl die einzelnen Packgüter als auch die verschiedenen Kunststoffe weisen unterschiedliche hydrophile und lipophile Eigenschaften auf. Die Polymere sind teils mehr lipophil (z. B. Polyolefine), teils mehr hydrophil (z. B. Celluloseetherfolien, Zellglas, Polycarbonate). Hydrophile Kunststoffe zeigen erhöhte Permeabilität für hydrophile Stoffe und lipophile entsprechend für lipophile Verbindungen. So ist z. B. in einem hydrophilen Kunststoffbehälter die Permeabilität für das polare Wasser groß, in einem lipophilen Gefäß ist sie dagegen für apolare Stoffe (z. B. ätherische Öle) erhöht.

Quellung, Solvatation. Wirken auf Kunststoffe Dämpfe oder Gase von ähnlicher Lipophilie oder Hydrophilie ein, so werden Dampfmoleküle durch Nebenvalenzkräfte an das Kunststoffmolekül angelagert. Diese Erscheinung führt zur Quellung, deren Ausmaß nicht unbedingt von den Polaritäten der Quellmittel abhängt. Chloroform ist z. B. wegen seiner Chloratome stärker polar, wirkt aber bedeutend stärker quellend auf gewisse apolare Polymere als das weniger polare Benzol.

Hilfsstoffe. Vielfach erreichen Kunststoffe bei der Herstellung erst unter Verwendung bestimmter Hilfs- und Zusatzstoffe die gewünschten Eigenschaften. Weichmacherzusätze (z. B. Glycerol, Glykol) steigern die Beweglichkeit der Kettenmoleküle des Kunststoffs und dadurch dessen Permeabilität.

Über den Einfluss von Stabilisatoren (z. B. Zinn) auf die Durchlässigkeit ist bisher wenig bekannt. Füllstoffe erhöhen meist die Permea-

bilität, können sie aber auch erniedrigen. Sie wirken je nach ihrer Art, Form und Wechselbeziehung zum Polymer und zum Permeanten verschiedenartig.

Ionisierende Strahlen. Ionisierende Strahlen führen zu einer Vernetzung der Makromoleküle unter Bildung von C-C-Brücken. Gleichzeitig entstehen unter Freisetzung von Wasserstoff und niedermolekularen Kohlenstoffketten Unterbrechungen in Haupt- und Seitenketten sowie Doppelbindungen, was u. U. zu Porenvergrößerungen führen kann. In der Regel wird jedoch die Gaspermeabilität durch Bestrahlung mit ionisierenden Strahlen infolge Vernetzung erniedrigt.

Dicke der Kunststoffschicht. Die Dicke der Kunststoffwand spielt für die Permeabilität eine wesentliche Rolle. Während dünne Folien z. T. durchlässig sind, kann die gleiche Folie in größerer Schichtdicke u. U. als undurchlässig gelten; z. B. wachsen Keime durch 40 µm dicke Folien hindurch, nicht aber durch 100 µm dicke Folien. Im Allgemeinen gilt, dass die Durchlässigkeit homogener Kunststofffolien von der Foliendicke und der Stoffklasse abhängig ist. Bei gleicher Qualität sind die Durchlässigkeitswerte umgekehrt proportional zur Foliendicke. Auffallend sind bei allen Materialien die erheblichen Differenzen zwischen den Durchlässigkeitswerten für die verschiedenen Gase (O_2, N_2, CO_2). Die O_2-Durchlässigkeit liegt etwa 3–5mal so hoch wie die N_2-Permeabilität. Daraus folgt, dass die O_2-Durchlässigkeit einer Kunststoffpackung stets 2–3mal stärker als ihre Luftdurchlässigkeit sein muss. Polyethylen und Polypropylen können als durchlässiges, weichmacherfreies Hart-PVC und Polyamid dagegen als kaum sauerstoffdurchlässiges Material bezeichnet werden (Tab. 28.3). Die Werte der Wasserdampfdurchlässigkeit (WDD) beziehen sich auf eine 40 µm starke Folie und eine Versuchsdauer von 24 h bei 20 °C und 85 % relatives Luftfeuchtigkeitsgefälle. Die übrigen Gasdurchlässigkeitswerte beziehen sich auf eine 40 µm starke Folie und eine Versuchsdauer von 24 h bei 20 °C und ein Druckgefälle von 101,3 kPa (~1 bar). Die WDD

28

(g/m²) lässt sich nach folgender Formel errechnen:

$$WDD = \frac{\Delta m \cdot 24 \cdot 10\,000}{t \cdot F} \qquad (28.1)$$

Δm Massedifferenz (g) von zwei in der Zeit t aufeinanderfolgenden Wägungen,

t Zeit (h) zwischen zwei Wägungen, aus denen die Massedifferenz Δm gebildet wird,

F Prüffläche der Probe (cm²).

Eine allgemeine Methode zur Verringerung der Permeabilität ist die Anwendung von Verbundfolien. Dabei kann beispielsweise ein lipophiler mit einem hydrophilen Kunststoff durch Verschweißen oder Verkleben verbunden werden. Als Verbundmaterialien finden Verwendung: Zellglas-Polyethylen, Zellglas-PVDC, Polyethylen-Polyamid, Polyethylen-Polyvinylchlorid.

28.3.5.2
Adsorption

Unter Adsorption ist die Anlagerung von Gasen, Dämpfen oder gelösten Stoffen an die Oberfläche der Kunststoffbehältnisse zu verstehen. Die Sorption wird beeinflusst von
- der Struktur des Kunststoffmaterials,
- der Größe der inneren Oberfläche des Behältnisses,
- der Konzentration, der Art der Bestandteile und vom pH-Wert der Lösung,
- der Temperatur.

Der bestimmende Schritt dieses Vorgangs ist die Diffusion. Zur Ermittlung der adsorbierten Flüssigkeitsmenge wird vor und nach dem Kontakt mit der Lösung eine Differenzwägung durchgeführt. Die Differenz zwischen beiden Wägungen stellt die adsorbierte Menge dar. Die Adsorption von Wirkstoffen aus der Lösung führt zu einer Abnahme des Gehalts. Bei Fertigspritzen wurde z. B. gefunden, dass bei Verwendung von Nylon®-Zylindern bereits nach einwöchiger Lagerung der überwiegende Teil des Konservierungsmittels gebunden war. Bei Ersatz von Nylon® durch Polyethylen oder Polystyrol traten mit dem gleichen Konservierungsmittel dagegen keine Verluste auf.

Eine Sorption von Konservierungsmitteln in Kunststoffbehältern war weiterhin weder bei den stark O_2-durchlässigen Materialien HPE, NPE und PP noch bei den weniger O_2-durchlässigen Stoffen Hart-PVC und Polyamid zu beobachten. Weichmacherzusätze wirken sich auch auf die Sorption negativ aus, wie vergleichende Untersuchungen mit weichmacherhaltigem und -freiem PVC zeigten.

28.3.5.3
Chemische Reaktivität, Alterung

Verfärbungen im Kunststoffmaterial können das Ergebnis von Reaktionen der Kunststoffzusatzstoffe mit Bestandteilen der Lösung sein, wobei sich auch die Lösung selbst verfärben kann. Besonders bei PVC sind Unverträglichkeiten mit Arzneimitteln möglich. Einige sind in der Lage, Polystyrol zu lösen. Den gleichen lösenden Effekt üben ölige Produkte auf Polyethylen aus. Vorgänge wie Permeation,

Material	WDD (g/m²)	Luft (cm²/m²)	O_2 (cm²/m²)	CO_2 (cm²/m²)	N_2 (cm²/m²)	Sterilisierbarkeit (Dampf)
HPE	2,9	2600	5700	28000	1900	nur bei hoher Dichte
NPE	0,8	700	1500	7000	450	nur bei hoher Dichte
PP	1,4	500	1500	4800	300	ausgezeichnet
PVC	5	40	130	250	40	nur bestimmte Sorten
PVDC	0,4	3	10	30	3	ausgezeichnet
PS	33	750	2900	20500	500	nicht geeignet
PETP	5,3	10	35	150	7	geeignet

Tab. 28.3: Unterschiedliche Wasserdampf-(WDD-) bzw. Gaspermeabilität der einzelnen Kunststofftypen

Sorption und chemische Reaktivität haben zweifellos Einfluss auf die physikalischen Eigenschaften der Kunststoffe. Bei Polyethylen ist ein Quellen oder ein teilweises Zusammenfallen infolge Wanderung von Gas oder Dampf aus dem Inhalt zu beobachten. Ebenso können Temperaturveränderungen den Alterungsprozess der Kunststoffe beschleunigen, wodurch das Material spröde, rissig oder weich wird.

28.3.5.4
Sterilisierbarkeit

In der pharmazeutischen Verpackungstechnologie stellt die Sterilisierbarkeit der Packstoffe ein großes Problem dar. In vielen Fällen wird von Arzneibüchern eine Sterilisation im gespannten Wasserdampf vorgeschrieben. Verständlicherweise sind nur solche Kunststoffe für die Sterilisation geeignet, deren plastische Bereiche bzw. Erweichungspunkte über den geforderten Sterilisationstemperaturen liegen. Folgende Typen kommen in erster Linie in Frage:
- Niedordruck-Polyethylen, Polycarbonat,
- Polypropylen, Polyester (Polyterephthalsäureester),
- Polyamid, Polyvinylchloride (bes. Hart-PVC).

Die maximale Temperaturbeständigkeit der einzelnen Kunststoffe ist insofern problematisch, als sie weitgehend von den während der Erwärmung auftretenden Beanspruchungen abhängig ist. Feste, pastenförmige oder flüssige Füllgüter haben eine gewisse tragende, formerhaltende Wirkung, durch die einerseits eine Deformation der Packung vermieden wird, andererseits bei leicht flüchtigen Füllgütern zusätzlich Druckkräfte innerhalb der Verpackung auftreten können.

Die Sterilisation dünnwandiger Kunststoffpackungen in der Hitze ist schwierig, da durch den beim Abkühlen herrschenden Überdruck Deformationen und Zerstörungen (besonders an den Nähten) auftreten können. Auch ein Gas- bzw. Dampfverlust ist durch Herausdiffundieren möglich. Dadurch entsteht beim Abkühlen in der Packung ein Unterdruck, der durch unerwünschte Verformung bemerkbar wird. Außerdem kommt es in der Packung zu einem Volumenschwund, der mit einer unerwünschten Konzentrationsänderung verbunden ist. Dünnwandige Packungen sind ohne Deformation sterilisierbar, wenn das sog. Stützdruckverfahren (s. 29.2.4.2) angewendet wird.

Bei der Sterilisation tritt besonders das Problem der Durchlässigkeit für flüchtige Stoffe in Abhängigkeit von den physikalischen Eigenschaften des Materials in den Vordergrund. Für PE wurde festgestellt, dass der Verlust flüchtiger Bestandteile bei 115 °C doppelt so groß ist wie bei 100 °C. Bei der Sterilisation im Autoklaven beträgt er ungefähr 30 %.

Für eine Dampfsterilisation ist PE-HD geeignet, dessen maximale thermische Belastung bei etwa 125 °C liegt. Bei 121 °C ist selbst eine einstündige Sterilisation möglich, ohne dass erkennbare Schäden auftreten. Dennoch sind die Auffassungen über die Eignung von PE-HD als Behältnismaterial für Infusionslösungen unterschiedlich. Mit steigender Sterilisationstemperatur verringert sich nämlich die Durchsichtigkeit des Materials und damit die Möglichkeit, Schwebeteilchen in der Lösung zu erkennen. PE-LD weist diesen Nachteil nicht auf, ist aber über 100 °C nicht sterilisierbar.

PP verträgt sogar eine noch höhere Temperatur als PE-HD. Unter Anwendung des Druckkühlungsverfahrens ist es möglich, z. B. Ampullen aus PE-LD, das mit geringen Mengen PE-HD verschnitten ist, zu sterilisieren.

Eine Sterilisation von Polyesterfolien bis 121 °C ist möglich, während die in der Literatur angeführten Temperaturen bis zu 140 °C für Weich-PVC angezweifelt werden.

Im Hinblick auf die Sterilisierbarkeit, Gasdichte und Geschmacksbeeinflussung hat sich eine Kombination aus PVC-Mischpolymerisation, Aluminium und Polyethylenterephthalsäureester am besten bewährt.

Für die Heißluftsterilisation (180 °C) scheiden nahezu alle Kunststoffe aus. Für zahlreiche Kunststoffe bietet sich eine Ethylenoxidsterilisation an. Voraussetzung hierfür ist, dass Ethylenoxid in das zu sterilisierende Material eindringt und sich anschließend wieder daraus entfernen lässt. In zunehmendem Maße werden auch ionisierende Strahlen (insbesondere

28

γ-Strahlen) zur Sterilisation eingesetzt. Die Sterilisationsdosis wird unterschiedlich angegeben. Es muss sichergestellt sein, dass die zur Keimabtötung notwendige Strahlendosis nicht zu Veränderungen des Kunststoffmaterials führt.

28.3.6
Einsatz von Kunststoffen als pharmazeutische Packmittel

28.3.6.1
Forderungen an pharmazeutisch verwendete Kunststoffe

- Kunststoffmaterialien müssen so dickwandig sein, dass eine Durchwanderung für Mikroorganismen nicht möglich ist. Sie sollten undurchlässig für Dämpfe und Gase sein.
- Sie müssen im leeren und gefüllten Zustand gegebenenfalls sterilisierbar sein.
- Sie dürfen bei der Lagerung und Sterilisation keine Fremdstoffe an den Inhalt abgeben (Migration) oder Stoffe dem Inhalt entziehen (Adsorption, Absorption). Toxische oder andere Bestandteile des Kunststoffs dürfen höchstens in so geringen Mengen in den Inhalt übergehen, dass sie nicht schaden.
- Sie sollen eine absolute Beständigkeit gegenüber Wirkstoffen, galenischen Hilfsstoffen und Lösungsmitteln aller Art aufweisen. Konservierungsmittel dürfen nicht in einem Maße sorbiert werden, dass ihre Konzentration zur Konservierung nicht mehr ausreicht.
- Es darf keine Konzentrationsänderung eintreten, die den therapeutischen Effekt des Präparats beeinflusst.
- Kunststoffe für Injektionslösungen müssen wegen der Sichtkontrolle eine gute Transparenz besitzen.
- Der Kunststoff muss je nach Verwendungszweck eine ausreichende Elastizität, Druck- oder Reißfestigkeit haben und alterungsbeständig sein.
- Der Kunststoff muss gut verschweißbar sein.
- Er muss billig herstellbar sein.

Alle diese Forderungen werden von keinem Verpackungsmaterial erfüllt. Aus diesem Grunde muss jeweils berücksichtigt werden, was abgefüllt werden soll. Wässrige Lösungen stellen andere Anforderungen als ölige Lösungen, Tabletten oder halbfeste Zubereitungen. So gliedert sich die Erprobung von Arzneibehältern aus Kunststoffen in Sichtung und Prüfung der zur Verfügung stehenden Materialien und in eine Prüfung auf Beständigkeit des Arzneimittels während der Lagerung. Die Eigenschaften des Packguts müssen zur Auswahl eines geeigneten Kunststoffs genau bekannt sein, besonders dessen Empfindlichkeit gegen Licht, Luft, Feuchtigkeit und Wärme. Weitere Beachtung verdienen die Lagerdauer und die Umweltbedingungen. Bei Lösungen ist weiterhin die Berücksichtigung des pH-Wertes notwendig.

28.3.6.2
Lösungen

Von einem Kunststoffbehältnis wird gefordert, dass es das Arzneimittel selbst bei ungünstigen äußeren Bedingungen und längerer Lagerzeit nicht in nachteiliger Weise beeinflusst. Bei flüssigen Arzneimitteln bzw. Wirkstofflösungen ist eine Überwachung von Wechselbeziehungen zwischen Verpackungsmaterial und Lösung besonders wichtig. Ein besonderes Problem stellt der Verschluss dar. Bei Glasflaschen ist als Vorteil anzusehen, dass ihre kritischste Stelle, der Gummistopfen, nur eine kleine Oberfläche gegenüber dem Inhalt hat und diese außerdem bei aufrechter Lagerung nicht in direktem Kontakt mit dem Inhalt steht. Bei Kunststoffbehältnissen ist dagegen die Berührungsfläche und -zeit zwischen Lösung und Wandmaterial sehr groß.

Blutkonserven, Injektions- und Infusionslösungen

Bei kleinvolumigen Behältnissen, wie Ampullen, hat Neutralglas sich gegenüber Kunststoff behaupten können. Die Unzerbrechlichkeit wäre zur Zeit wohl als größtes Positivum für Kunststoff zu werten. Dagegen setzt sich Kunststoff als Behältnismaterial für Infusionslösungen immer stärker durch. Sind die Behältnisse aus weichem Kunststoffmaterial hergestellt, so besitzen sie Beutelform, bei Verwendung härterer Materialien und einer stärkeren Wanddicke Flaschen- oder Kanisterform. Sie werden im Hinblick auf ihre lediglich einmalige Verwendung als „Wegwerfbeutel" oder „Einwegflasche" bezeichnet. Während bei Infusionsflaschen ein Belüftungsfilter im Entnahmesystem notwendig ist, um am Krankenbett einen kontinuierlichen Ausfluss zu gewährleisten, ist bei Kunststoff-Beuteln eine solche Einrichtung nicht notwendig, da der Luftdruck hier das Material beim Ausfließen deformiert.

Polyethylengefäße eignen sich als Behälter für Parenterallösungen, sofern die Sterilisation dieser Materialien beherrscht wird. Hart- und Weichpolyethylen sind weitgehend beständig gegen organische und anorganische Chemikalien, wasserunempfindlich, geruch- und geschmacklos und physiologisch indifferent. Außerdem wirkt sich als weiterer Vorzug aus, dass sie ohne Weichmacher hergestellt werden und sich gut verschweißen lassen. Hochdruckpolyethylen ist zwar transparenter, geschmeidiger und kälteresistenter (−50 °C) als Niederdruckpolyethylen, ist ihm aber bezüglich der Sterilisierbarkeit unterlegen, da nur Temperaturen bis 80 °C vertragen werden, im Gegensatz zu etwa 120 °C bei Niederdruckpolyethylen. Gleichzeitig besitzt Hochdruckpolyethylen auch eine große Durchlässigkeit für Fette, Öle und Aromastoffe.

Zur Lagerung von Injektions- und Infusionslösungen wird deshalb ein Gemisch von Hochdruck- und Niederdruckpolyethylen empfohlen, das transparent und sterilisierbar (bei 115 °C) ist. Auch bei starker und langer thermischer Belastung werden keine Stoffe über das zulässige Maß hinaus aus dem Packmittel extrahiert. Bei PVC-Folien hingegen ist mit einer Extraktion zu rechnen, die etwa das 50fache der zulässigen Menge an extrahierten Stoffen übersteigt. Ebenfalls wird die Sorption von Arzneistoffen in das Behältnismaterial beobachtet. Aus diesem Grunde sind lediglich sehr wenige Typen von PVC-Folien als Material für Injektions- und Infusionsbehältnisse geeignet. Zu der nachteiligen Fremdstoffabgabe kommt eine

hohe Wasserdampf- und Gasdurchlässigkeit des Weich-PVC hinzu. Bei einjähriger Lagerung bei Zimmertemperatur wurden Flüssigkeitsverluste bis zu 10 % ermittelt. Als führendes Verpackungsmaterial für Infusionslösungen gilt derzeit EVA. Die Kennzeichnung steht für elastomere Copolymere aus Ethylen und Vinylacetat.

Nicht nur für Glasflaschen, sondern auch für Kunststoffflaschen, die zur Aufnahme von Infusionslösungen bestimmt sind, bleibt das Problem eines geeigneten Verschlusses bestehen.

Immer stärker setzen sich Kunststoffspritzen (Zylinder, Kolben, Stempel) durch, die leer und steril in den Handel kommen. Ihr Herstellungspreis ist sehr niedrig (weniger als 0,10 €). Sie können auch mit Injektionsnadel komplettiert geliefert werden. Problemreicher sind Kunststoffspritzen, die mit Injektionsflüssigkeit gefüllt spritzfertig sind oder erst durch eine Injektionsnadel vervollständigt werden müssen. Kunststoffspritzen sind vorwiegend aus Polypropylen/Polyethylen oder aus Polystyrol/Silicongummi gefertigt.

Bottle-pack-Verfahren. Große industrielle Bedeutung bei der Verpackung von Lösungen im pharmazeutischen Bereich, insbesondere von Infusionslösungen, hat das Bottle-pack-Verfahren erlangt. Es stellt eine besonders rationelle Methode der Flüssigkeitskonfektionierung dar. In Bottle-pack-Automaten erfolgt sowohl die Herstellung von Kunststoffbehältnissen als auch die Füllung und der Verschluss derselben. Es ergeben sich im Einzelnen folgende Arbeitsgänge.

Ein Extruder wird mit dem thermoplastischen Kunststoffmaterial (z. B. mit Polyethylen) gespeist und erzeugt in einem Schlauchkopf kontinuierlich einen Kunststoffschlauch entsprechender Länge und Stärke (Abb. 28.1a). Unter dem Schlauchkopf bewegt sich eine vierteilige Flaschenblasform, die aus zwei Unterformhälften zur Bildung des Flaschenrumpfes und zwei Kopfbackenformen besteht. Die Unterformen schließen sich und nehmen den noch heißen Kunststoffschlauch in sich auf. Eine Schneideeinrichtung trennt den Schlauch vom Schlauchkopf ab. Ein Formwagen fährt

28

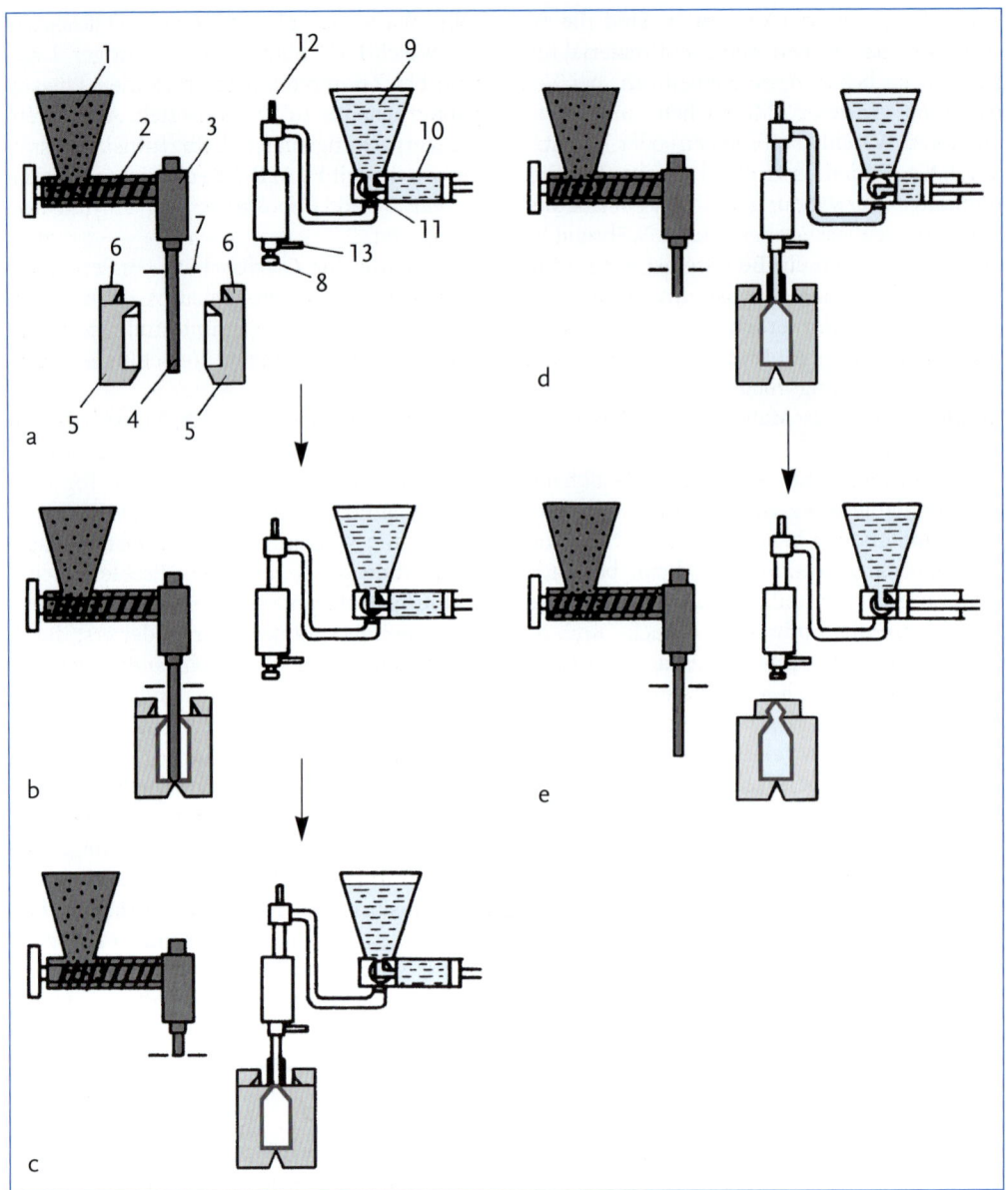

Abb. 28.1 a–e: Bottle-pack-Verfahren (Arbeitsphasen): **1** Kunststoffgranulattrichter, **2** Extruderschnecke, **3** Schlauchkopf, **4** heißer Kunststoffschlauch, **5** Flaschenunterform, **6** Flaschenkopfform, **7** Messer, **8** Blas- und Fülldorn, **9** Füllguttrichter, **10** Kolbendosiermaschine, **11** Dreiwegehahn, **12** Blasluftanschluss, **13** Abluftleitung

zur Füllstation (Abb. 28.1b), wo ein Fülldorn in den offen gehaltenen noch heißen Kunststoffschlauch einfährt, so dass er dem konisch gehaltenen Halsteil der Flaschenform aufsitzt. Der Fülldorn besteht aus drei Kanälen, einem Blasluftkanal (zum Aufblasen des Schlauchs), einem Füllkanal (durch den die Flüssigkeit gefüllt wird) und einem Abluftkanal (durch den Luft und eventuell Schaum entweicht). Die Bildung der Flasche erfolgt durch einen Luftstoß, wobei sich der heiße, plastische Kunststoffschlauch an die Flaschenform anschmiegt. Das erfolgt in 0,5 s (Abb. 28.1c). Nun gelangt durch den Füllkanal des Fülldorns die in einer Dosiermaschine abgemessene Füllflüssigkeit in die geformte Flasche und kühlt diese dabei ab. Die in der Flasche befindliche Luft entweicht durch den Abluftkanal (Abb. 28.1d). Nach der Füllung hebt sich der Fülldorn und gibt den Platz frei für die Kopfbacken, die über zwei Schließzylinder zusammenfahren und dabei die Flasche dicht verschließen und unter Vakuum einen Kopf anformen (Abb. 28.1e). Wenn der Kopf eine ausreichende Formstabilität erreicht hat, öffnet sich die Form und trennt den Bodenabfall von der Flasche. Die gefüllte Flasche verlässt über einen Ausfallschacht die Maschine. In der Zwischenzeit hat der Extruder wieder ein Schlauchstück gebildet, und der Vorgang wiederholt sich.

Viele Arbeitsgänge, z. B. die Vorbehandlung der Flaschen (Waschen, Sterilisieren), entfallen, da unter diesen Arbeitsbedingungen sterile Behältnisse hergestellt werden. Es stehen unterschiedliche Maschinentypen zur Verfügung, die eine Abfüllung in den verschiedensten Gebindegrößen ermöglichen. In der Standardmaschine (Bottle-pack 301) können beispielsweise Ampullen von 3–10 ml Inhalt mit einer Stundenleistung von etwa 2500 Stück, Flaschen von 50–200 ml Inhalt mit einer Stundenleistung von etwa 800–900 Stück und Flaschen von 700–1000 ml mit einer Stundenleistung von etwa 500 Stück hergestellt und gefüllt werden.

Lösungen, die nicht zur parenteralen Applikation bestimmt sind

Für diesen Zweck werden Kunststoffflaschen aus Hochdruck-Niederdruckpolyethylen eingesetzt. Wenn Behältnisse aus Hochdruckpolyethylen mit einer Wandstärke von 0,8–1,2 mm verwendet werden, bewegen sich die unerwünschten Eigenschaften noch in Grenzen, und die Vorteile (geringe Masse, Bruchfestigkeit, Chemikalienbeständigkeit) überwiegen. Durch vorsichtiges Zusammendrücken der Hohlkörperwandungen können genau abgemessene Volumina tropfenweise entnommen werden. Die Möglichkeit einer exakten Dosierung ist besonders für stark wirkende Arzneimittel von Bedeutung.

Ophthiolen sind z. B. PE-Fläschchen für wässrige Augentropfen. Sie sind selbst für längere Lagerung auch unter tropischen Bedingungen geeignet. Eine Stoffabgabe aus der Wandung an den Inhalt kann nicht erfolgen, ebensowenig eine Stoffaufnahme durch die Wandung. Auch die Wasserverdunstung kann vernachlässigt werden. Als Behälter für ölige Lösungen verwendet, nimmt die Wand 5–10 % ihrer Masse an Öl auf, welches dann als Weichmacher wirkt. Eine weitere Aufnahme erfolgt dann nicht mehr. Diese Menge kann vernachlässigt werden. Bei festen Fetten findet keine Wanderung statt, da sich zwischen dem Fett und dem Polyethylen eine Luftschicht ausbildet. Die Flexibilität, Unzerbrechlichkeit und Möglichkeit besonderer Sterilisiermethoden zeigen, dass vor allem für wässrige Lösungen das Material für Ophthiolen Vorzüge gegenüber Glas aufweist.

28.3.6.3
Zäpfchen

In steigendem Maße ist man in der industriellen Fertigung bemüht, für Zäpfchen Verpackungen auf den Markt zu bringen, die nicht nur ansprechend sind, sondern darüber hinaus den Formlingen auch einen Schutz gegenüber mechanischer Beanspruchung verleihen und ihnen Formbeständigkeit sichern. Ein einfaches Einwickeln in Zellglas usw. reicht im Allgemeinen nicht aus, um den zuletzt genannten Forderungen zu genügen. Kriterium für eine zweckmäßige Verpackung durch Umhüllen mit Folien verschiedenster Art (Aluminium-, Polyethylen-, PVC-Folien) muss sein, dass diese die Zäpfchen „hauteng" umhüllen und damit Verformungen durch erhöhte Temperatur während des Transports, bei der Lagerung oder bei Versand in tropische Länder verhindert werden.

Meist werden als lichtundurchlässige und gasdichte Packmittel Verbundfolien benutzt, bei denen konventionelle Packstoffe, wie Aluminium, Papier oder Zellglas, zur Verbesserung ihrer Eigenschaften mit Kunststoffen (PE, PP, PVC, PVDC) beschichtet, kaschiert oder lackiert sind. Bei Verwendung von PE als Packstoff ist zu beachten, dass in Suppositorien

28

inkorporierte Wirkstoffe, wie Campher und ätherische Öle, durch den Kunststoff diffundieren können. Zu berücksichtigen ist weiterhin die geringe Wärmeleitfähigkeit des Materials, die eine oft erhebliche Verzögerung der Erstarrungszeit bedingt.

28.3.6.4
Drogen

Halbsynthetische und vollsynthetische Stoffe in Form von Folien und Beuteln als Verpackungen von Drogen verhalten sich in bestimmten Punkten teilweise anders als die traditionellen Packmaterialien. Es handelt sich dabei um direkte Wechselwirkungen mit Drogen und deren Wirkstoffen, die Durchlässigkeit von hydrophilen und lipophilen Stoffen sowie die Auswirkungen von Energie (UV-Licht, Wärme). Die Wechselbeziehungen zwischen Droge und dem Kunststoff setzen erst bei der Lagerung ein, da die pflanzlichen Wirkstoffe selten auf der Oberfläche liegen, sondern meistens von mehreren Zellschichten bedeckt werden. Außerdem ergibt sich durch die unregelmäßige Oberfläche der Droge ein unmittelbarer Kontakt mit dem Behälter nur an bestimmten Punkten. Die Kontaktfläche ist allerdings abhängig vom Feinheitsgrad der Droge. Das Behältnismaterial kann den Wirkstoffgehalt in folgender Weise beeinflussen:

- durch eventuelle Durchlässigkeit und Speicherfähigkeit des Materials für die Wirkstoffe,
- durch die Durchlässigkeit des Materials für Energie sowie für Wasserdampf, Sauerstoff und für andere gasförmige Stoffe.

Kunststoffbeutel zur Drogenaufbewahrung sind praktisch unzerreißbar. Sie lassen sich gut beschriften und bedrucken und bieten Schutz vor Insektenbefall und Staubeinwirkung.

Besondere Aufmerksamkeit gilt der Aufbewahrung von Drogen, die ätherisches Öl enthalten. Kunststoffe vermögen hier durchaus die bisher üblichen Blechbehältnisse zu verdrängen. Bei vergleichenden Untersuchungen erwies sich Polyamid und mit PVDC beschichtetes Papier (Diofan®-Papier) als sehr geeignetes Material, während PE und PVC erhebliche

Mengen ätherischen Öls aufnehmen. Das Ausmaß des Ölverlustes ist stark abhängig von der chemischen Zusammensetzung des ätherischen Öls und von der anatomischen Lokalisation der Öldrüsen. Generell lässt sich feststellen, dass stark lipophile Kunststoffe (besonders PE) zu größeren Wirkstoffverlusten führen als weniger lipophile (Polyamid, Cellophan®). Völlig ungeeignet für die Lagerung derartiger Drogen sind Papierbeutel.

28.3.6.5
Fette und Öle

Ein Verpackungsmaterial für Fette und Öle soll möglichst undurchlässig für Sauerstoff sein, da diese Lipide einer Autoxidation unterliegen, die zur Bildung von Aldehyden und Ketonen führt (Ranzigwerden). Stabilitätsprüfungen von pflanzlichen fetten Ölen in verschiedenen Kunststoffbehältern bei unterschiedlichen Temperaturen zeigten, dass die Peroxidzahlen in Abhängigkeit von der O_2-Durchlässigkeit des Kunststoffs anstiegen. Bei Neutralöl (Miglyol 812®) erfolgte keine Veränderung der Peroxidzahlen, doch wirkt sich hier die Wasserdampfdurchlässigkeit der Kunststoffe negativ auf die Lagerfähigkeit aus.

28.3.6.6
Tabletten, Kapseln und Dragees

Für Röhrchen und Dosen zur Aufnahme peroraler Arzneiformen wird vorzugsweise Polystyrol verwendet, das ohne Füll- oder Farbstoffe eine einwandfreie Transparenz besitzt. Eine Reinigung der Behälter mit Wasser kann hier entfallen, wenn vom Hersteller eine staubdichte Verpackung erfolgt. Bruchverluste, die für Glasröhrchen gewöhnlich nicht unerheblich sind, fallen nicht mehr an. Nachteilig macht sich bei empfindlichen und hygroskopischen Produkten die Wasserdampfdurchlässigkeit des Polystyrols bemerkbar, die sich durch entsprechende Dimensionen der Wandstärke vermindern, aber nicht beseitigen lässt. Auch für perorale Arzneiformen gibt es kein Kunststoffmaterial, das den Idealforderungen entspricht. In jedem Falle sind entsprechende Eignungsprüfungen durchzuführen.

Tabletten, Kapseln und Drogen werden häufig in Folien eingesiegelt. Neben Folien aus Zellglas, Aluminium und Papier haben sich besonders Folien aus Kunststoffen gut bewährt. Im Allgemeinen dient PE (Polymerisationsgrad von 3000–4000) als Material für derartige Packmittel. Es besitzt eine geringe Wasserdampfdurchlässigkeit, ist frei von Zusätzen und gut siegelfähig. Da unbeschichtete PE-Folien hohe Durchlässigkeiten für Gase und Sauerstoff aufweisen, werden vielfach Verbundfolien benutzt. Der Verbund Aluminiumfolie mit Kunststofffolie (PP, Polyester, Polyamid) hat als Aluminiumblisterstreifenpackung (Servac®) dank hoher Dehnbarkeit, Wasserdampf-, Sauerstoff- und Geruchsdichte weite Anwendung gefunden. Das Prinzip der Einsiegelung von Tabletten oder Dragees verdeutlicht die Abbildung 28.2.

Bewährt haben sich zur Verpackung von Tabletten und Dragees (aber auch Zäpfchen) Durchdrückpackungen, bei denen auf eine Kunststofffolie beispielsweise eine Aluminiumfolie aufgesiegelt ist. Die zwischen beiden Folien befindlichen Arzneikörper lassen sich zur Entnahme durch die nur eine geringe Dehnbarkeit aufweisende Aluminiumfolie leicht hindurchdrücken.

An Bedeutung gewinnen Schrumpfpackungen. Ausgangsmaterial hierfür sind Schrumpffolien, die als „gereckte" Folien aufzufassen sind. Werden sie auf die für sie charakteristische Schrumpftemperatur gebracht, so werden die Molekülketten beweglich und kehren in ihre geknäuelte Ausgangslage zurück, die Folie schrumpft. Das Prinzip dieser Verpackungstechnologie ist wie folgt: Das Packgut wird zwischen zwei Folienbänder gebracht und mittels Trennnahtschweißung beutelartig umhüllt. Anschließend durchläuft die Packung einen Tunnel mit Heißluftstrom, in dem der Schrumpfprozess erfolgt, so dass sich die Folie schließlich an das Packgut anschmiegt. Damit lassen sich nicht nur Sekundärpackungen mit einem Klarfilm gegen Verschmutzen schützen, sondern auch elegant Bündelpackungen herstellen.

28.3.6.7
Dickflüssige und pulverförmige Arzneimittel

Im Gegensatz zu Flüssigkeiten oder Gasen ist bei dickflüssigen oder pulverförmigen Wirkstoffen (Feinchemikalien) eine wechselseitige Beeinflussung von Behältermaterial und Füllgut nicht so ausgeprägt. Lediglich bei sehr hygroskopischen Substanzen ist u. U. mit einem Feuchtwerden oder Zusammenbacken zu rechnen. Deshalb sollten nur Kunststoffe mit geringer Wasserdampfdurchlässigkeit eingesetzt werden. Der Kunststoff der Wahl für Sprühpuderflaschen ist PP („squeeze bottles") wegen seiner hohen Rückstellkraft (Rückgang in die ursprüngliche Form). Für diesen Zweck werden Polypropylengefäße mit Wandstärken von 0,5 mm hergestellt.

Abb. 28.2: Schema der Versiegelung

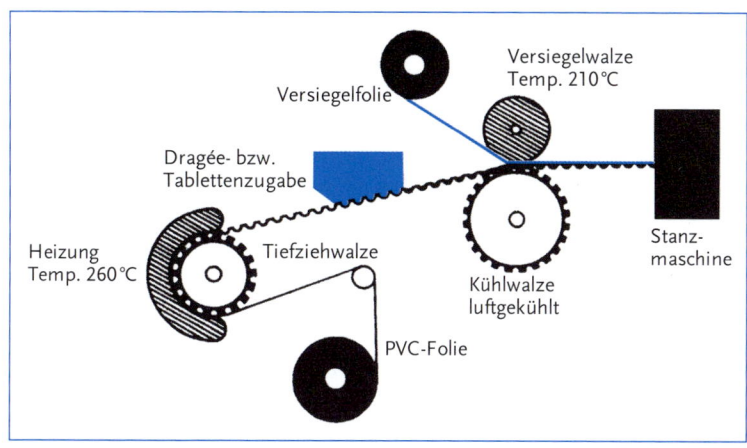

28

28.4
Elastomere

28.4.1
Allgemeines

Elastomere dienen auf pharmazeutischem Sektor vor allem als Verschlüsse für Infusions- und Durchstechflaschen sowie für Schlauchmaterialien (auch für die Infusionstherapie).

Elastomere sind feste, vorwiegend aus hochpolymeren, organischen Substanzen bestehende Stoffe, die ein kautschukelastisches Verhalten aufweisen. Zu ihnen zählen alle Produkte aus natürlichem und synthetischem Kautschuk sowie kautschukähnliche Stoffe. Die Kautschukelastizität lässt sich wie folgt charakterisieren: Durch relativ geringe äußere Zugkräfte ($0{,}1-1$ N/mm^2) erfolgt eine starke Dehnung von etwa $800-1000$ %, wobei eine $10-100$fache Verfestigung eintritt. Die Dehnung bleibt für längere Zeit erhalten, ohne dass die anliegende Endspannung abnimmt. Bei Aufhebung der angreifenden Kräfte geht der Körper in Bruchteilen einer Sekunde praktisch vollständig in seinen Ausgangszustand zurück (reversible Dehnbarkeit). Bleibende Verformungen (Differenz zwischen unbeanspruchtem Zustand und Zustand nach Zugbelastung) liegen unterhalb 1 % (Formänderungsrest). Elastomere sind im ungedehnten Zustand amorph, bei Dehnung treten Kristallisationserscheinungen auf. Entscheidend für das kautschukelastische Verhalten eines Hochpolymers ist die Existenz langer Molekülketten, die unter sich verknäuelt sind, jedoch bei mechanischer Beanspruchung beliebige Gestalt annehmen können. Zugkräfte führen zur Streckung und zu einer Parallelausrichtung der kettenförmigen Makromoleküle.

Die mechanisch oder durch Wärmeeinwirkung erfolgende Verformung des Rohkautschuks ist nur z. T. reversibel (Übergang in den plastischen Zustand infolge Depolymerisation) und führt zur Klebrigkeit. Deshalb erfolgt eine Vulkanisierung mit Schwefel (Heißluftvulkanisation) bzw. mit Dischwefeldichlorid (Kaltvulkanisation), die zur Bildung von Disulfidbrücken zwischen den Molekülen führt. Die intermolekulare Brückenausbildung vermehrt die Haftstellen und verringert die Beweglichkeit der Molekülketten. Die Verformung ist nunmehr begrenzt, und es sind dafür größere Kräfte notwendig, aber sie ist reversibel. Zur Vulkanisierung anderer Elastomere dienen Oxide, Peroxide und zweiwertige Metalle (Einführung von Etherbrücken). Bei synthetischen Produkten lässt sich die chemische Bindung zwischen den makromolekularen Ketten während des Polymerisationsprozesses durch vernetzende Verbindungen erreichen. Zuschläge an Ruß, Siliciumdioxid u. a. bewirken darüber hinaus durch Ausbildung kristalliner Bereiche eine Verstärkung der physikalischen Bindung.

28.4.2
Hilfsstoffe

Durch Vulkanisieren von Rohgummi, d. h. durch Zusatz von Schwefel und Erhitzen unter Druck, erhält Gummi seine Elastizität, Festigkeit und Widerstandsfähigkeit gegen Hitzeeinwirkung, wobei sich in Abhängigkeit vom Schwefelzusatz Weich- ($5-10$ % Schwefel) und Hartgummi ($30-50$ % Schwefel) herstellen lassen. Auch synthetische Kautschukprodukte können vulkanisiert werden. Gleichzeitig werden eine Reihe von Stoffen zugesetzt, die für die Qualität des Endprodukts entscheidend sind. Vor allem sind zu nennen:

Katalysatoren. Sie beschleunigen den Polymerisationsprozess (z. B. Peroxide als Sauerstoffüberträger).

Vulkanisationsbeschleuniger. Hierzu zählen organische Stickstoff- oder Schwefelverbindungen, wie sekundäre Amine, Xanthogenate, Dithiocarbamate, Thiazole, oder anorganische Stoffe, wie Magnesiumoxid, Calciumhydroxid, Antimontri- oder -pentasulfid.

Inhibitoren. Sie beenden den katalytisch gesteuerten Vulkanisierungsprozess nach Erreichen der gewünschten Härte (z. B. Blei-, Nickel- und Eisensalze).

Stabilisatoren bzw. Alterungsschutzmittel (Antioxidanzien). Es finden insbesondere Phenole und Amine, z. B. Hydrochinon, Pyrogallol,

Phenylnaphthylamin, Phenylendiamin, Verwendung.

Modifikatoren. Sie fungieren als Härtungsmittel, Weichmacher oder Porenabdichter, z. B. flüssiges Paraffin, Teer, Phthalate, Sebazate, und haben wesentlichen Einfluss auf die Beschaffenheit des Endprodukts.

Füllstoffe. Sie finden zum Teil lediglich als Streckmittel Verwendung, verbessern oft aber auch die mechanischen Eigenschaften, wie Festigkeit, Kerbzähigkeit, Abriebbeständigkeit. Beispiele sind Kreide, Ruß, Sand, kolloidales Siliciumdioxid, Zinkoxid und Bariumsulfid.

Farbstoffe. Hierher gehören die Pigmente und echten Farbstoffe. Darüber hinaus können noch Lichtschutzmittel, geruchverbessernde und in speziellen Fällen schwer brennbare Mittel den Produkten zugeschlagen werden.

28.4.3
Eigenschaften und pharmazeutische Eignung

Den hervorragenden Eigenschaften des Naturgummis, insbesondere seiner Elastizität, stehen erhebliche Schwierigkeiten bei seiner Standardisierung gegenüber. Als Naturprodukt ist die Zusammensetzung des Rohgummis je nach Herkunftsland unterschiedlich, sie variiert oft schon von Plantage zu Plantage. In dieser Hinsicht sind synthetische Kautschukarten (z. B. Polymerisationsprodukte des Butadiens, Methylbutadiens, 2-Chlorbutadiens) exakter zu definieren. Auch Kunstgummiarten werden gehärtet und zum Erreichen der gewünschten Eigenschaften mit Zuschlägen von solchen Hilfsstoffen versehen, die auch bei der Naturkautschukverarbeitung zur Anwendung kommen.

Voraussetzung für die Eignung als Verschlussmaterial bei Behältnissen für Injektions- und Infusionslösungen ist, dass die Gummi- (bzw. Kunststoff-)Arten eine genügende Elastizität aufweisen und damit einen hermetischen Abschluss der Behältnisse garantieren und gegen Temperatureinflüsse (Hitzesterilisation, Kältelagerung, Gefriertrocknung) weitgehend beständig sind. Insbesondere muss bei Verschlüssen für Durchstechflaschen gefordert werden, dass beim Einführen der Injektionsnadel keine Stopfenteilchen in die zu injizierende Flüssigkeit gelangen und dass die Durchstechstelle sich nach Herausziehen der Kanüle wieder fest schließt, so dass die Sterilität der Lösung gesichert bleibt. Besondere Schwierigkeiten ergeben sich bei der Erfüllung der Forderung, dass die Stopfenmaterialien keine Substanzen an die Lösung abgeben und andererseits aus dieser keine aufnehmen dürfen. Besonders unter Einfluss der Hitzesterilisation besteht erhöhte Gefahr, dass Vulkanisierhilfsstoffe aus dem Verschluss in die Lösung gelangen, wo sie chemische Reaktionen auslösen können, die die Stabilität der Wirkstoffe (Fällungen, Verfärbungen) beeinträchtigen. Derartige Reaktionen können zudem zu toxischen Verbindungen führen. Bekannt ist, dass aus Gummistopfen durch die sie berührende Lösung auch Stoffe herausgelöst werden können, die Fieber erzeugen. Derartige Verbindungen gelangen gegebenenfalls auch aus dem Innern des Stopfens beim Durchstechen in die Lösung. Hierbei handelt es sich um Eiweißprodukte (bei Naturgummi) oder um Schwermetallionen. Veränderungen am Gummi treten durch Aufnahme von Stoffen aus der Lösung auf. Wasser führt zur Quellung, was in wesentlich stärkerem Maße bei Kontakt mit öligen Lösungen der Fall ist. Diese Quellung führt schließlich zur Zerstörung des Gummimaterials. So müssen an Verschlüsse für Behältnisse, die zur Aufnahme von öligen Flüssigkeiten dienen, besonders hohe Anforderungen gestellt werden. Zahlreiche Wirkstoffe können auch durch das Verschlussmaterial sorbiert werden. Besonders von Konservierungsmitteln ist bekannt, dass sie an Gummi gebunden werden.

28.4.4
Elastomertypen

28.4.4.1
Naturkautschuk

$$\left[CH_2 - \underset{\underset{CH_3}{|}}{C} = CH - CH_2 - CH_2 - \underset{\underset{CH_3}{|}}{C} = CH - CH_2 \right]_n$$

28

Die Gewinnung des Rohkautschuks erfolgt aus dem Latex (Milchsaft) von *Hevea brasiliensis* und anderer Euphorbiaceae. Kautschukliefernde Pflanzen gehören auch den Familien der Apocynaceae, Maroceae und Asteraceae an.

Die Zusammensetzung des Naturkautschuks ist nicht einheitlich. Rohkautschuk besteht zu 93,3–93,6 % aus Kohlenwasserstoffen. Alle Naturkautschukarten stellen chemisch Polyisopren (C_5H_8) mit einer fast 100%igen cis-1,4-Konfiguration dar und weisen eine Molekülmasse zwischen 300 000 und 700 000 auf.

28.4.4.2
Umwandlungsprodukte des Naturkautschuks

Chlorkautschuk. Chlorkautschuk erhält man durch Chlorierung von in Kohlenstofftetrachlorid gelöstem Rohkautschuk bei Temperaturen von 80–110 °C. Der Chlorgehalt beträgt bis 65 %. Bei Temperaturen über 80 °C erfolgt Zersetzung (HCl-Abspaltung). Sein Vorteil besteht in der Härte, Unentflammbarkeit und in guter Alkali- und Säurebeständigkeit.

Cyclokautschuk. Zyklisierungsprodukte entstehen durch Erhitzen des Rohkautschuks mit Sulfonsäure oder Sulfochloriden. Cyclokautschuk ist gegen Fette, verdünnte Säuren und Alkalien beständig, wird jedoch von aliphatischen und aromatischen Kohlenwasserstoffen angegriffen.

Cyclokautschuk

Er findet Verwendung zur Herstellung von Überzügen, z. B. bei Verpackungsmaterialien.

28.4.4.3
Synthesekautschuk

Synthetische Kautschuke ähneln dem Naturkautschuk im chemischen Aufbau oder sie entsprechen in ihren physikalisch-chemischen Eigenschaften dem Naturprodukt. Auch im Gemisch mit Naturkautschuk finden sie Verwendung.

Polybutadien und Butadienmischpolymerisate. Ausgangsprodukt für Polybutadienkautschuk ist 1,3-Butadien. Im Gegensatz zum Naturkautschuk existieren im Kunstprodukt 1,2- und 1,4-Verknüpfungen, so dass gerade und verzweigte Kettenglieder nebeneinander vorliegen. Wegen der geringen Festigkeit des Produkts und aus ökonomischen Erwägungen finden heute fast ausschließlich Mischpolymerisate Anwendung. Von besonderer Bedeutung sind Butadien-Styrol- und Butadien-Acrylnitril-Polymerisate. Diese Produkte zeigen gute mechanische Widerstandsfähigkeit, eine mittlere Wasserdampf- und Gasdurchlässigkeit, z. T. auch eine gute Beständigkeit gegen fette Öle und Paraffine. Sie finden in der Gummiindustrie vielfache Verwendung. Pharmazeutisch sind sie besonders als Schlauch- und Verpackungsmaterialien interessant.

Polybutadien

Butadien-Styrol-Polymerisate

Butadien-Acrylnitril-Polymerisate

Polychlorbutadien (Chloroprenkautschuk). Die Herstellung erfolgt durch Polymerisation des Chloroprens (2-Chlor-1,3-butadien). Die Produkte weisen eine große Härte auf, sie sind beständig gegen oxidative Einflüsse, gegen Mineralöle, fette Öle, verdünnte Säuren und Basen. Die Wasser- und Gasdurchlässigkeit ist nur gering. Sie erweichen bereits bei etwa 60 °C.

Polyisopren (Isoprenkautschuk, Methylkautschuk). In den Eigenschaften und der Verwendung weitgehend identisch mit Naturkautschuk, entsteht Polyisopren durch Polymerisation von Isopren.

$$\left[CH_2 - \underset{\underset{CH_3}{|}}{C} = CH - CH_2 - CH_2 - \underset{\underset{CH_3}{|}}{C} = CH - CH_2 \right]_n$$

Polyisobutylen (Butylkautschuk). Butylgummi gewinnt man durch Mischpolymerisation von Isobuten (M) mit wenig Isopren oder Butadien in Methylenchlorid bei Temperaturen um etwa −100 °C. Die Produkte sind witterungs- und oxidationsbeständig, weisen nur geringe Wasserdampf- und Gasdurchlässigkeit auf und werden von verdünnten Säuren und Basen nicht angegriffen.

$$\cdots - CH_2 - \underset{\underset{CH_3}{|}}{\overset{\overset{CH_3}{|}}{C}} = CH - CH_2 - CH_2 - \underset{\underset{CH_3}{|}}{\overset{\overset{CH_3}{|}}{C}} - \cdots$$

Polysulfidkautschuk. Thioelaste stellen Polykondensate aus Alkalipolysulfiden und aliphatischen Dihalogeniden dar. Sie besitzen eine Quellbeständigkeit gegenüber Lösungsmittel, sind alterungs- und oxidationsbeständig, ihre mechanische Festigkeit ist relativ gering.

$$\left[CH_2 - CH_2 - \underset{}{\overset{\overset{S}{\|}}{S}} - \overset{\overset{S}{\|}}{S} \right]_n$$

Siliconkautschuk. Siliconkautschuk ist beständig gegenüber Ölen und Fetten sowie temperaturunempfindlich. Die Gasdurchlässigkeit ist extrem hoch. Er wird u. a. eingesetzt für medizinisch und pharmazeutisch genutzte Schlauchmaterialien und Stopfen sowie für Kunststoffteile zur Implantation.

$$\left[\underset{\underset{CH_3}{|}}{\overset{\overset{CH_3}{|}}{Si}} - O \right]_n$$

Polyurethane. Kautschukähnliche Polyurethane gewinnt man durch Umsetzung von Diisocyanaten mit langkettigen, hydroxylgruppenhaltigen Polyestern und anschließende Vernetzung. Sie sind nicht beständig gegenüber Säuren, Laugen und siedendem Wasser, besitzen aber hohe Öl- und Abriebfestigkeit.

28.5
Prüfungen

Das in der Ph. Eur. enthaltene neue Kapitel Behältnisse lässt zwei Kategorien prüfen: die Ausgangsstoffe zur Herstellung der Behältnisse und die Behältnisse selbst. Dabei werden die Materialien und Behältnisse aufwändig geprüft, die verwendeten Materialien müssen der Monografie entsprechen. Andere Materialien dürfen nur noch im Einzelfall nach Genehmigung der zuständigen Behörde verwendet werden.

Die Prüfung der Ausgangsstoffe erfolgt auf Identität und Reinheit. Hier wird, neben den üblichen Prüfungen, mit Hilfe von Kunststoffadditiven als Referenzsubstanzen auf Zusatzstoffe geprüft. Die Prüfung der Behältnisse enthält insbesondere Prüfungen auf notwendige Eigenschaften, wie Reißfestigkeit, Dichtigkeit, Entleerung unter Druck und Widerstand gegenüber Temperaturveränderungen.

Zum Nachweis toxischer Substanzen reichen physikalische und chemische Prüfungen nicht aus, so dass biologische Prüfungen erforderlich werden.

28

Kapitel 29

Sterilisation von Arzneiformen
Verfahren zur Verminderung der Keimzahl

29.1
Allgemeines

Arzneiformen, die dem Organismus nicht über den Magen-Darm-Trakt zugeführt werden, müssen sehr oft steril sein. Dazu zählen insbesondere die Injektions- und Infusionszubereitungen; aber auch für andere wird stets oder bei besonderer Indikation Sterilität gefordert, z. B. bei Lösungen für Blasenspülungen, Augentropfen, Salben, Puder. Sterilität wird weiterhin verlangt für Spritzen, Kanülen, Verbandstoffe, Wäsche usw. Schließlich müssen auch die Behältnisse, die zur Aufnahme steriler Arzneimittel und Arzneiformen vorgesehen sind, sterilisiert sein.

Mikroorganismen der verschiedensten Art sind Krankheitserreger. Ihr Wachstum und ihre Vermehrung setzen entsprechende Lebensbedingungen voraus (Nährstoffe, Temperatur, pH-Wert, osmotischer Druck, Sauerstoffgehalt, Feuchtigkeit, Licht u.a.). Sind diese Voraussetzungen nicht gegeben, kommt es im Allgemeinen zu ihrem Tod. Einige Mikroorganismen (aerobe Bacillus-Arten, anaerobe Clostridien) sind in der Lage, Sporen zu bilden. Sporen sind Dauerformen, die gegenüber äußeren Einflüssen eine hohe Widerstandsfähigkeit besitzen und sich bei günstigen Umweltbedingungen als Fortpflanzungsformen wieder zu vegetativen Bakterienzellen entwickeln, die sich dann durch Teilungsvorgänge vermehren.

Die Resistenz der Mikroorganismen gegenüber schädlichen Einwirkungen ist sehr differenziert. Um Mikroorganismen abzutöten, bedient man sich verschiedenartiger Verfahren. Im Vordergrund stehen solche, bei denen hohe Temperaturen zur Anwendung kommen. Zum Erfolg führen trockene Hitze und im stärkeren Maße feuchte Hitze (Wasserdampf).

Die abtötende Wirkung höherer Temperaturen auf Mikroorganismen wurde Ende des 18. Jahrhunderts von Spallanzani nachgewiesen. Eine praktische Nutzung dieser Sterilisierversuche erfolgte allerdings nicht, wobei zu berücksichtigen ist, dass zu jener Zeit noch nicht bekannt war, dass Mikroorganismen Erreger von Infektionskrankheiten sein können. Pasteur wandte um 1860 erstmalig die Heißluftsterilisation an, doch unternahmen erst Koch und Wolffhügel 1881 systematische Versuche zur Sporenabtötung. Koch erkannte auch, dass strömender Wasserdampf bei der Abtötung von Mikroorganismen Vorteile aufweist gegenüber trockener und ruhender Heißluft, die eine längere Einwirkzeit erfordert. Die Anwendung von trockener Heißluft in der chirurgischen Praxis erfolgte erstmalig 1884 durch den Franzosen Terrilon, während sein Landsmann Redard 1887 gespannten, gesättigten Wasserdampf einsetzte.

Eine Abgrenzung der Methoden, die zur Abtötung, Beseitigung und Fernhaltung von Mikroorganismen bzw. zur Verhütung einer mikrobiellen Ansteckung herangezogen werden, ergibt sich aus den folgenden Definitionen.

Sterilisieren heißt Abtöten oder Entfernen der an Stoffen, Zubereitungen und an Gegenständen vorkommenden lebensfähigen Formen von Mikroorganismen. Als steril dürfen Stoffe, Zubereitungen oder Gegenstände nur dann bezeichnet werden, wenn sie frei sind von lebensfähigen Formen von Mikroorganismen, die unter den Züchtungsbedingungen einer Prüfung auf Sterilität nachgewiesen werden können.

Diese Definition wird in den meisten Arzneibüchern dahingehend konkretisiert, dass die Verfahren und Maßnahmen derart sein sollen, dass die Wahrscheinlichkeit für Unsterilität (SAL-Wert, Sterility Assurance Level) $\leq 10^{-6}$ ist, d.h. bei einer Charge von 1 Million sterilisier-

29

ten Einheiten (z. B. Infusionsbehältnissen) darf nicht mehr als 1 Behältnis kontaminiert sein. Bei der Berechnung und Bewertung der Wirksamkeit von Sterilisationsverfahren wird diese auch international akzeptierte hohe Sicherheit für die Sterilität zu Grunde gelegt.

Desinfizieren heißt, totes oder lebendes Material in den Zustand versetzen, in dem es nicht mehr infizieren kann. Die Desinfektion ist im Gegensatz zur Sterilisation eine Maßnahme zur Verhinderung der Infektion durch pathogene Mikroorganismen. Die Definition beinhaltet nicht die Zerstörung von Sporen.

Desinfektionsmaßnahmen im Bereich der pharmazeutischen Herstellung dienen nicht nur zur Inaktivierung pathogener, sondern aller Keime. Der Ausdruck „Sanitarisierung" (engl. *sanitization*) ist daher in diesem Zusammenhang eher angemessen.

Bei der Wahl des Desinfektionsmittels sind das Wirkungsspektrum, insbesondere die Aktivität gegen Problemkeime (Pseudomonaden, Salmonellen, Staphylokokken), die erforderliche Einwirkungszeit, aber auch die Materialverträglichkeit und der Grad der Umweltbelastung zu berücksichtigen. Um einer Selektion resistenter Keime vorzubeugen, sollte die Art des Desinfektionsmittels monatlich gewechselt werden.

Zur Händedesinfektion werden bevorzugt aliphatische Alkohole (Ethanol, Propanol), Formaldehyd und quartäre Ammoniumverbindungen enthaltende Mittel eingesetzt.

Zur Desinfektion von Arbeitsflächen und Geräten stehen phenolische Verbindungen, Peressigsäurezubereitungen und Aldehyde in Kombination mit quartären Ammoniumverbindungen im Vordergrund, wobei die arbeits- und zeitsparende desinfizierende Flächenreinigung, d.h. Reinigen und Desinfizieren in einem Arbeitsgang, bei geringem Verschmutzungsgrad vertretbar ist.

Zur Raumdesinfektion mit gasförmigen oder verdampfbaren Stoffen wird neben Formaldehyd heute vor allem Wasserstoffperoxid eingesetzt.

Unter *Antiseptik* wird die Abtötung von Mikroorganismen auf Schleimhäuten und Wunden mit Desinfektionsmitteln verstanden, während der Begriff *Aseptik* eine Fülle von Maßnahmen beinhaltet, die das Ziel haben, Mikroorganismen von lebenden Geweben fernzuhalten, und damit zur Verhütung einer mikrobakteriellen Ansteckung geeignet sind. Aseptisches Arbeiten ist für den Arzt (Verwendung steriler Instrumente, Gummihandschuhe, Verbandmaterialien, Operationskleidung, Mundschutz, Desinfektion der Luft, des Operationsraumes usw.) in vielen Fällen genauso unerlässlich wie für den Pharmazeuten (aseptische Herstellung von Zubereitungen).

Unter *Entwesung* versteht man die Vernichtung von schädlichen Kleintieren und Insekten, z. B. Ratten, Mäuse, Läuse, Flöhe, Wanzen, Fliegen, Mücken, die oftmals als Überträger von Krankheiten fungieren.

Hitze spielt bei der Sterilisation eine dominierende Rolle. Bei hohen Temperaturen werden Mikroorganismen infolge Eiweißdenaturierung abgetötet. Wesentlich ist die Dauer der Hitzeeinwirkung, Alter und Dichte der Bakterienkultur, der pH-Wert des Mediums, die Gegenwart chemischer Substanzen, die Anwesenheit von Blut, Eiter (Umhüllung der Keime, dadurch Veränderung der Hitzeresistenz). Feuchte Hitze (Wasserdampf) ist der trockenen Hitze (Heißluft) in der Sterilisierkraft überlegen. Gründe hierfür sind Folgende: im feuchten Zustand nehmen wegen der latenten Verdampfungs/Kondensationswärme Stoffe wesentlich schneller die Umgebungstemperatur an als im trockenen, auch erfolgt die Koagulation des Eiweißes schneller. Heißluft benötigt vergleichsweise eine beachtlich längere Zeitspanne, um das Objekt zu durchdringen. Allgemein gilt, dass Mikroorganismen gegenüber schädlichen Einwirkungen, insbesondere gegenüber Hitze, eine erhöhte Resistenz besitzen, wenn sie im getrockneten Zustand vorliegen. Die unterschiedliche Widerstandsfähigkeit der Mikroorganismen gegenüber feuchter Hitze wird durch vier Resistenzstufen gekennzeichnet (Tab. 29.1).

Wenn physikalische oder chemische Noxen auf Mikroorganismen einwirken, werden nicht alle sofort abgetötet. Die Abtötung unterliegt biologischen Gesetzmäßigkeiten, die durch die Absterbeordnung gekennzeichnet sind. Diese ist von der Art (z. B. Temperatur, Strahlung) und Intensität der Noxen, deren Einwirkzeit,

Tab. 29.1: Widerstandsfähigkeit von Mikroorganismen gegenüber Sterilisationsbedingungen

Resistenz-stufe	Widerstandsfähigkeit	Mikroorganismen
1	sofortige Abtötung im strömenden Wasserdampf (100 °C)	nichtsporenbildende Bakterien vegetative Formen der Sporenbildner
2	Abtötung innerhalb von 20 min im strömenden Wasserdampf (100 °C)	Milzbrandsporen Kultursporen von apathogenen Sporenbildnern (Hoffmann-Sporen)
3	keine Abtötung innerhalb von 20 min in strömendem Wasserdampf, jedoch nach 5 min in gespanntem, gesättigtem Wasserdampf bei 121 °C	Erdsporen (native und genuine Sporen)
4	Abtötung in strömendem Wasserdampf (100 °C) praktisch nicht möglich und in gespanntem, gesättigtem Wasserdampf bei 134 °C erst nach etwa 30 min	höchstresistente native Sporen thermophiler Sporenbildner

von der Widerstandsfähigkeit der verschiedenen Arten und Formen der Mikroorganismen und von der Anzahl derselben abhängig.

29.2
Verfahren

29.2.1
Allgemeines

Die Arzneibücher führen verschiedene Entkeimungsverfahren an. Generell ist zu unterscheiden zwischen Verfahren, die eine sichere Sterilisation im Endbehältnis gewährleisten, und Verfahren zur Entkeimung von Gütern, deren Sterilisation im Endbehältnis nicht möglich ist.

Zur Sterilisation im pharmazeutischen und medizinischen Bereich sind die folgenden Methoden üblich:

- *Dampfsterilisation:* Behandlung mit gespanntem, gesättigtem Dampf im Autoklaven bei mind. 121 °C während 15 min (Standardverfahren) oder bei anderen geeigneten Temperatur-Zeit-Kombinationen.
- *Sterilisation mit trockener Hitze:* Behandlung mit trockener Hitze (Heißluft) bei 160, 170 bzw. 180 °C während 120, 60 bzw. 30 min oder einer anderen geeigneten Temperatur-Zeit-Kombination (Standardverfahren der Ph. Eur. min. 2 h bei min. 160 °C). Hingewiesen sei auf das *Ausglühen* (Rotglut

von etwa 500 °C) als einfache und sichere, aber materialbelastende Maßnahme zur Keimfreimachung von Impfösen, Spateln u. a. und auf das *Abflammen (Flambieren),* worunter ein mehrfaches langsames Durchziehen von hitzebeständigen Arbeitsgeräten (Spatel, Pinzetten, einfache Glas- oder Steingutgeräte) zu verstehen ist. Das Abflammen stellt keine wirksame Entkeimungsmaßnahme dar und ist daher abzulehnen.

- *Sterilisation mit mikrobiziden Gasen:* Behandlung mit Ethylenoxid oder Formaldehyd im Gassterilisator.
- *Strahlensterilisation:* Behandlung mit γ-Strahlen oder Elektronenstrahlen.

Verfahren, die eingesetzt werden müssen, wenn eine Sterilisation im Endbehältnis aus Gründen der Materialverträglichkeit, insbesondere bei unzureichender thermischer Stabilität der Güter nicht möglich ist, sind stets Bestandteil eines aseptischen Regimes. Sie besitzen nicht die hohe Sicherheit der Sterilisationsverfahren und sind eher als Behelfsmaßnahmen anzusehen, auf deren Einsatz mangels besserer Verfahren nicht verzichtet werden kann.

Zu diesen Verfahren gehören:

- *Entkeimungsfiltration:* Filtration durch bakterienzurückhaltende Filter unter Einhaltung aseptischer Arbeitsbedingungen.

29

- *Aseptische Herstellung:* Komplexe Maßnahmen zur Vermeidung des Einschleppens von Keimen während des Herstellungsprozesses.
- *Thermische Behelfsverfahren:* Hierunter sind Methoden zu verstehen, die bei niedrigeren Temperaturen als thermische Sterilisationsverfahren zu einer deutlichen, aber oft selektiven Abtötung von Mikroorganismen führen. Beim *Pasteurisieren,* das bevorzugt zur Haltbarmachung von Lebensmitteln dient, werden die Zubereitungen einer Temperatur von 80–85 °C während 5 s (Hochpasteurisierung) ausgesetzt. Eine weitere Methode stellt die *Tyndallisation (fraktionierte „Sterilisation")* dar, die gleichfalls im pharmazeutischen Bereich lediglich als Zusatzmaßnahme in Sonderfällen zur Anwendung kommt. Hierbei geht man so vor, dass die zu entkeimende Zubereitung an mindestens vier aufeinanderfolgenden Tagen auf etwa 100 °C erhitzt und in den Zwischenzeiten bei Raumtemperatur aufbewahrt wird, damit vorhandene Sporen keimen bzw. so weit quellen, dass sie bei der erneuten Wärmebehandlung abgetötet werden. Bei der *chemothermischen Behandlung,* die zur Keimverarmung von Konservierungsmittel enthaltenden Lösungen herangezogen werden kann, wird die Zubereitung im siedenden Wasserbad oder strömenden Wasserdampf während etwa 30 min einer Hitzeeinwirkung ausgesetzt. Durch die Temperaturerhöhung kommt es zu einer wesentlichen Aktivitätssteigerung des Konservierungsmittels.
- *Entkeimung mit mikrobiziden Flüssigkeiten:* Behandlung (Einlegen) von Gegenständen und Geräten mit Lösungen von mikrobiziden Stoffen, wie Peressigsäure, Formaldehyd oder Glutaraldehyd.

29.2.2
Berechnung und Bewertung der Wirksamkeit von Sterilisationsverfahren

Die Abtötung von Mikroorganismen bei einer bestimmten Temperatur folgt den Gesetzmäßigkeiten einer Reaktion 1. Ordnung (s. Kap. 26.2.2.1), d.h. es besteht ein linearer Zu-

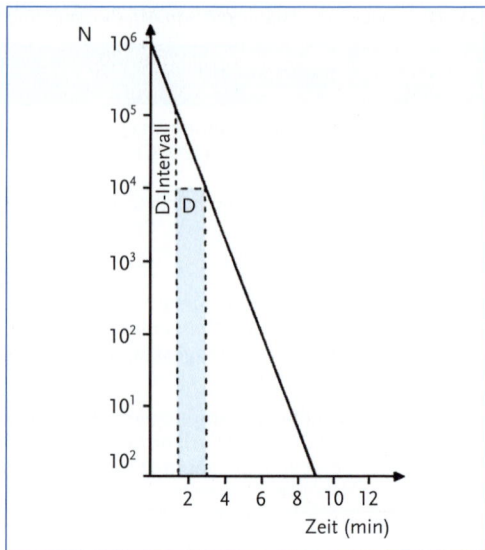

Abb. 29.1: Definition des *D*-Wertes am Beispiel der Abtötungskurve für *Bacillus stearothermophilus* (Sporen) in gespanntem und gesättigtem Wasserdampf bei 121°C

sammenhang zwischen dem Logarithmus der Keimzahl *N* und der Zeit (Abb. 29.1). Zur Charakterisierung der Geschwindigkeit des Abtötungsprozesses wird üblicherweise der *D*-Wert herangezogen. Der *D-Wert* (Dezimalreduktionswert) ist die Zeit, die erforderlich ist,

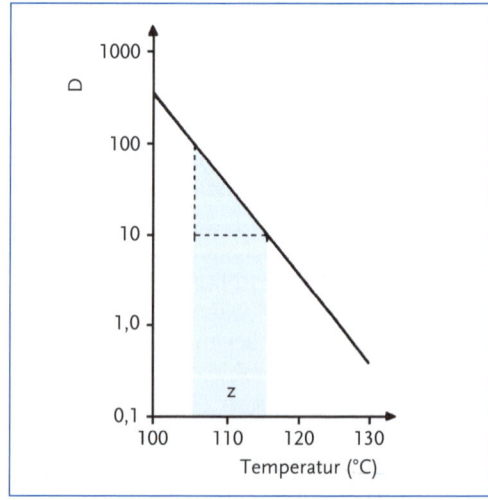

Abb. 29.2: Definition des z-Wertes am Beispiel der Abtötungskurve für *Bacillus stearothermophilus* (Sporen) in gespanntem und gesättigtem Wasserdampf

Tab. 29.2: *D*- und *z*-Werte für einige Bakteriensporen bei der Behandlung mit gespanntem, gesättigtem Wasserdampf

Bakterienart (Sporen)	D-Wert (min) bei 115 °C	D-Wert (min) bei 121 °C	z-Wert (K)
Bacillus stearothermophilus	10–24	1,5–4,0	6–7
Bacillus subtilis	2,2	0,4–0,7	8–13
Clostridium sporogenes	2,8–3,6	0,8–1,4	13
Clostridium botulinum		0,2	10

um die Keimzahl um eine Zehnerpotenz zu reduzieren. Bei der Strahlensterilisation dient als Bewertungsgröße für den *D*-Wert unter analog definierten Bedingungen die absorbierte Strahlendosis. Der *D*-Wert stellt ein keim- und verfahrensspezifisches Charakteristikum dar und ist nur dann aussagekräftig, wenn die genauen experimentellen Bedingungen bekannt sind.

Zur Beschreibung der Temperaturabhängigkeit des Abtötungsprozesses einer Mikroorganismenpopulation dient der gleichfalls keim- und verfahrensspezifische *z-Wert* (Temperaturkoeffizient). Er stellt die Temperaturdifferenz in K (Kelvin) dar, die erforderlich ist, um den *D*-Wert um den Faktor 10 zu verändern (Abb. 29.2). In Tabelle 29.2 sind die *D*- und *z*-Werte für einige sporenbildende Bakterien für die Dampfsterilisation bei 115 °C und 121 °C aufgeführt. Beide Kenngrößen ermöglichen, die Wirksamkeit (*Effektivität, Letalität*) von (thermischen) Sterilisationsverfahren als *F*-Wert (min) nach

$$F = (\log N_0 - \log N) \cdot D = \log \frac{N_0}{N} \cdot D = n \cdot D \tag{29.1}$$

zu berechnen, wobei N_0 die Ausgangskeimzahl, *N* die Keimzahl am Ende der keimtötenden Behandlung und *n* die Gesamtzahl an Zehnerpotenzen für die Keimzahlreduktion bedeuten. Da für die Sterilisationsverfahren eine Sicherheit von 10^6 gefordert wird, d.h. $N = 10^{-6}$ beträgt, nimmt die obige Formel folgenden Ausdruck an:

$$F = (\log N_0 - \log 10^{-6}) \cdot D \tag{29.2}$$

Bei einer Dampfsterilisation wird der F-Wert bei einem D-Wert von 1 min und einer mikrobiologischen Grundlast (bioburden) der zu sterilisierenden Produkte von 10^6 Keimen/Behälter folgendermaßen berechnet:

$$F = (\log 10^6 - \log 10^{-6}) \cdot 1,0 \text{ min} = 12 \text{ min.} \tag{29.3}$$

Die erforderliche Sterilisationszeit beträgt somit 12 min. Sterilisationsverfahren, die unter Zugrundelegung eines *D*-Wertes von 1 min eine Herabsetzung der Keimzahl von mindestens 12 Zehnerpotenzen (*n = 12*) bewirken, werden international als *Overkill-Verfahren* bezeichnet. Gemäß dieser Auffassung stellt die von den meisten Arzneibüchern als *Standard-* und *Referenzverfahren* favorisierte Dampfsterilisation bei 121 °C während 15 min ein derartiges Verfahren dar. Erfahrungsgemäß ist im pharmazeutischen Bereich mit der Anwesenheit von mesophilen Keimen zu rechnen, die einen *D*-Wert von < 1 min besitzen, so dass das Standardverfahren und *Äquivalenzverfahren,* die bei anderen Temperatur-Zeit-Kombinationen arbeiten, aber die gleiche (äquivalente) Effektivität wie das Standardverfahren besitzen, eine hohe Sicherheit gewährleisten.

Für Äquivalenzverfahren errechnet sich der *F*-Wert (F_T-Wert) als erforderliche Sterilisierzeit unter den gewählten Temperaturbedingungen zu

$$F_T = \frac{F_{121}}{10^{\frac{T-121}{z}}} \tag{29.4}$$

Alternativverfahren, die eingesetzt werden müssen, wenn die Hitzelabilität der Güter eine Behandlung bei den Temperaturen des Standard- bzw. der Äquivalenzverfahren nicht zulässt, weisen bei gleicher Sterilisationssicherheit von 10^6 eine geringere Effektivität auf. Der Einsatz von Alternativverfahren setzt voraus, dass die mikrobiologische Grundlast der zu sterilisierenden Güter hinsichtlich Art, Menge und Temperaturempfindlichkeit der Keime ermittelt werden muss, was mit einem hohen Arbeitsaufwand verbunden ist.

29

29.2.3
Validierung und Kontrolle von Sterilisationsverfahren

Da der Sterilisationserfolg maßgeblich von der Ausgangskeimzahl der Produkte abhängt, ist durch GMP-gerechte Gestaltung des gesamten Herstellungsprozesses zu gewährleisten, dass die mikrobielle Verunreinigung von Ausgangsstoffen (Arznei- und Hilfsstoffe), der Herstellungsausrüstung und aller weiteren verwendeten Materialien so niedrig wie möglich ist und die mikrobiologisch kontrollierten Arbeitsbedingungen so beschaffen sind, dass ein Einschleppen und Vermehren von Keimen vermieden wird. Besondere Aufmerksamkeit ist hierbei solchen Ausgangsstoffen zu schenken, die als besonders mikrobiell gefährdet angesehen werden müssen (Tab. 29.3).

Jedes Sterilisationsverfahren ist produktbezogen zu validieren. Hierunter ist zu verstehen, dass durch geeignete Prüfmethoden der Nachweis erbracht wird, dass das Entkeimungsverfahren für den vorgesehenen Zweck geeignet ist und bei Einhaltung der ermittelten methodisch-apparativen Bedingungen Sterilität sichert.

Die Validierung des Verfahrens beinhaltet als *Qualifizierung* den Nachweis der technischen Funktionstüchtigkeit des Sterilisators, einschließlich des Kalibrierens der Mess-, Steuer- und Regeleinrichtungen.

Die Validierung ist periodisch zu wiederholen, wobei der Zeitabstand in Abhängigkeit von der Art des Produktes und dem Sterilisationsverfahren festzulegen ist (Revalidierung). Eine Revalidierung ist erforderlich, wenn wesentliche Veränderungen der Zusammensetzung oder der Herstellung der Produkte, des Sterilisiermodus (Größe der Sterilisatorladung u.a.) oder Reparaturen am Sterilisator, insbesondere an Mess-, Regel- und Steuereinrichtungen, vorgenommen worden sind.

Zur Validierung werden vor allem *Bioindikatoren* verwendet. Unter Bioindikatoren sind Sporen von Mikroorganismen zu verstehen, die eine hohe Resistenz gegen das keimtötende Agens aufweisen. Meist handelt es sich um Zubereitungen, die auf einem geeigneten Träger (Papier-, Glas- oder Metallblättchen) eine definierte Menge von möglichst nicht pathogenen Mikroorganismen enthalten (Tab. 29.4). Die Indikatoren, die deutlich erkennbar gekennzeichnet sein müssen, um Verwechslungen mit dem Sterilisiergut auszuschließen, sind an solchen Stellen der Sterilisatorladung zu plat-

	Aerobe MO max. KBE/g Substanz	Abwesenheit von
Agar	10^3	Salmonellen *Escherichia coli*
Aluminiumoxid, wasserhaltig	10^3	Enterobakterien bestimmte andere gramnegative Bakterien *Escherichia coli*
Arabisches Gummi	10^4	*Escherichia coli*
Gelatine	10^3	*Escherichia coli* Salmonellen
Lactose	10^2	*Escherichia coli*
Pankreaspulver	10^4	*Escherichia coli* Salmonellen
Stärken	10^3 10^2	*Escherichia coli* Pilze
Tragant	10^4	*Escherichia coli* Salmonellen
Weißer Ton	10^3	

Tab. 29.3: Mikrobielle Reinheitsforderung für Wirk- und Hilfsstoffe (Ph. Eur.) [MO: Mikroorganismen; KBE: koloniebildende Einheiten]

zieren, die erfahrungsgemäß von dem keimtötenden Agens nur schwer erreicht werden. Nach Beendigung des Sterilisierprozesses werden die Träger auf ein Nährmedium gebracht und bebrütet. Bioindikatoren als Testampullen, die bereits das Nährmedium enthalten, stellen eine wesentliche Arbeitserleichterung dar.

Zur Validierung und insbesondere zur Prozesskontrolle sind auch physikalische Messmethoden geeignet und meist besser zu handhaben als Bioindikatoren. Für thermische Sterilisationsverfahren werden vorteilhaft Thermofühler eingesetzt, die zur Ermittlung der Temperaturverteilung im Nutzraum des Sterilisators bzw. zur Lokalisierung des „Kältepunktes" der Ladung an den thermisch kritischen Stellen positioniert werden. Zur Verfahrens- und In-Prozess-Kontrolle der Strahlensterilisation sind Dosimeter geeignet, mit denen die absorbierte Strahlendosis unmittelbar im bzw. am Sterilisiergut gemessen wird.

Im Unterschied zu Bioindikatoren zeigen *Sichtindikatoren* als nicht biologische Materialien lediglich an, dass die Produkte dem Sterilisationsprozess unterworfen worden sind. Sie werden eingesetzt, um Verwechslungen zwischen sterilisierten und nicht sterilisierten Gütern vorzubeugen.

Tab. 29.4: Bioindikatoren zur Überprüfung von Sterilisationsmethoden (Ph. Eur. 5.1.2)

Methode		Testkeim (Sporen)	Sporen/ Indikator- einheit	D-Wert	Abtötungs- verhalten
Dampf- sterilisation		*Geobacillus stearo- thermophilus*	$>5 \cdot 10^5$	1,5 min (121 °C)	Wachstum nach 6 min Behandlung, kein Wachstum nach 15 min Behandlung
Sterilisation durch trockene Hitze		*Bacillus atrophaeus*	$>10^5$	5–10 min (160 °C)	
Zusätzl. Depy- rogenisierungs- wirkung bei ≥ 220 °C		hitzeresistente Bakterien- endotoxin- Zubereitung			Reduzierung über 3 log-Stufen
Sterilisation durch ionisierende Strahlen		*Bacillus pumilus*	$>10^7$	$>1,9$ kGy	kein Wachstum nach Behandlung mit 25 kGy (geringste absorbierte Dosis)
Sterilisation durch mikrobiozide Gase	Wasserstoff- peroxid	*Geobacillus stearo- thermophilus*	$>5 \cdot 10^5$		
	Peressig- säure	*Geobacillus stearo- thermophilus*	$>5 \cdot 10^5$		
	Ethylenoxid	*Bacillus atrophaeus*	$>5 \cdot 10^5$	$>2,5$ min bei 54 °C und 60 % rF für 1 Testzyklus mit 0,6 g/l	kein Wachstum nach 1 Testzyklus für 60 min. Wachstum nach 1 Testzyklus für 15 min bei 30 °C
	Formaldehyd	*Bacillus atrophaeus*	$>5 \cdot 10^5$		

29

29.2.4
Dampfsterilisation

29.2.4.1
Allgemeines

Bei der Dampfsterilisation kommt gespannter, gesättigter und im Allgemeinen luftfreier Wasserdampf zur Anwendung. Die Sterilisation erfolgt in Dampfsterilisatoren (Sterilisierautoklaven). Die Dampfsterilisation beruht auf folgenden physikalischen Grundlagen: Der Siedepunkt des Wassers hängt bekanntlich vom Luftdruck ab, so siedet Wasser in einem offenen Gefäß bei 0,1 MPa (760 mm Hg) bei 100 °C und geht in den gasförmigen Zustand über. Andere Verhältnisse liegen vor, wenn Wasser in einem geschlossenen Gefäß erhitzt wird. Hier steigt die Temperatur des Wassers und des Dampfes auf über 100 °C an, gleichzeitig steigt der Dampfdruck (Spannung), und es liegt *gespannter Dampf* vor. Während der Dampf von offen siedendem Wasser (*strömender Dampf*) einen Druck von 0,1 MPa (1 bar) aufweist, besitzt gespannter Dampf von 121 °C einen Druck von 0,2 MPa (2 bar). Von *gesättigtem Dampf* (*Sattdampf*) spricht man, wenn Wasserdampf mit Wasser im Gleichgewicht steht. Solange Wasser vorhanden ist, das verdampfen kann, nimmt bei steigender Temperatur der Dampfdruck zu. *Ungesättigter Dampf* liegt dann vor, wenn ein mit Wasserdampf gesättigter Raum, der kein Wasser mehr enthält, vergrößert wird, da der gesättigte Dampf nunmehr auch den zusätzlichen Raum füllt und dabei in ungesättigten Dampf übergeht, dessen Spannkraft nicht mehr der gegebenen Temperatur entspricht. *Überhitzter Dampf* (*Heißdampf*) entsteht in einem gegebenen Raum, in dem keine Flüssigkeit mehr vorhanden ist, durch weitere Wärmezufuhr. Ungesättigter und insbesondere überhitzter Dampf besitzen gegenüber Mikroorganismen nur noch eine ungenügende Tötungskraft. Kondensiert ein Teil des gesättigten Dampfes bei der Abkühlung an den Wandungen der Sterilkammer bzw. auf dem Sterilisiergut, so liegt *Nassdampf* vor.

Die Sterilisation wird mit *gespanntem und gesättigtem Wasserdampf* durchgeführt, der folgendermaßen im Dampfdrucktopf erreicht wird:

- In der Anheiz- und Steigzeit bleibt das Dampfventil des Autoklaven offen, so dass die Luft aus dem Sterilisierraum entweichen kann,
- wenn ein kräftiger Dampfstrahl aus dem Dampfventil austritt, lässt man das Ventil noch 5 min geöffnet, so dass Restluft aus dem Sterilisierraum verdrängt wird,
- das Dampfventil wird geschlossen. Daraufhin steigen Druck und Temperatur an. Es wird gewartet, bis der Druck 2 bar und die Temperatur 121 °C beträgt.

Nur luftfreier Dampf erreicht auch wirklich diese Druck-Temperatur-Kombination. Ist noch Restluft im Sterilisierraum vorhanden, so dehnt sich diese aus. Die Folge ist, dass der Druck schneller als die Temperatur steigt. Weiterhin muss genügend Wasser in den Autoklaven eingefüllt sein, damit sich ein Gleichgewicht zwischen flüssigem und gasförmigem Wasser ausbilden kann. Der Sterilisationseffekt ist vermindert, wenn noch Luft im Sterilisierraum vorhanden ist.

Dampfphase und wässrige Phase stehen miteinander in einem Kondensations-Verdampf-Gleichgewicht. Die bei der Kondensation von Wasser auf dem Sterilisiergut frei werdende Wärme ist der Energieüberträger bei der Sterilisation, der zur Abtötung der Mikroorganismen führt.

Da Luft-Wasserdampf-Gemische bei einer bestimmten Temperatur einen höheren Druck als luftfreier Dampf besitzen, ist es durch gleichzeitige Kontrolle der Thermometer- und Manometerwerte möglich, Aussagen zum Luftgehalt des gespannten Dampfes zu erhalten, wobei ein zu hoher Druck auf eine unvollständige Entfernung der Luft hinweist.

Bevorzugt findet die Dampfsterilisation Anwendung für Verbandstoffe, Zellstoff, Papier, Wäsche, Arbeitskleidung, Instrumente, Leergefäße usw. (Oberflächensterilisation), Wasser und wässrige Lösungen thermostabiler Substanzen (Sterilisation verschlossener Behältnisse).

29.2.4.2
Apparate

Einfache und kleine Dampfdrucksterilisatoren sind einwandig (Abb. 29.3). Das im unteren Teil befindliche Wasser ist vom eigentlichen Sterilisierraum durch eine Siebplatte, die gleichzeitig Bodenplatte für das zu sterilisierende Gut ist, abgetrennt. Die Beheizung erfolgt – wie auch bei größeren Autoklaven – grundsätzlich elektrisch. Das entstehende Dampf-Luft-Gemisch, das von unten her zunächst die Sterilisierkammer durchströmt, wird durch das zumeist oben angebrachte Ventil abgelassen, bis etwa 5 min lang ein kräftiger Dampfstrahl austritt. Nun kann damit gerechnet werden, dass eine weitgehende Verdrängung der Luft erfolgt ist. Erst jetzt wird das Ventil geschlossen, wobei der Druck und die Temperatur ansteigen.

Von wesentlich größerer Bedeutung sind doppelwandige Dampfsterilisatoren, deren Bauprinzipien daher eingehender erörtert werden (Abb. 29.4). Das zur Dampfentwicklung dienende Speisewasser befindet sich im unteren Teil des Mantelgefäßes. Ein Wasserstandglas dient zur Kontrolle, dass sich eine ausreichende Menge Wasser im Autoklaven befindet. Der Dampf strömt von oben her in den Sterilisierraum ein und ermöglicht dadurch eine sichere Austreibung der spezifisch schweren Kaltluft, die sich im unteren Teil ansammelt und über einen hier angebrachten Luft- und

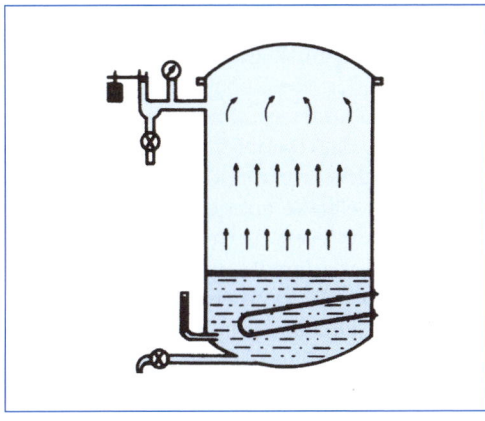

Abb. 29.3: Autoklav, einwandig

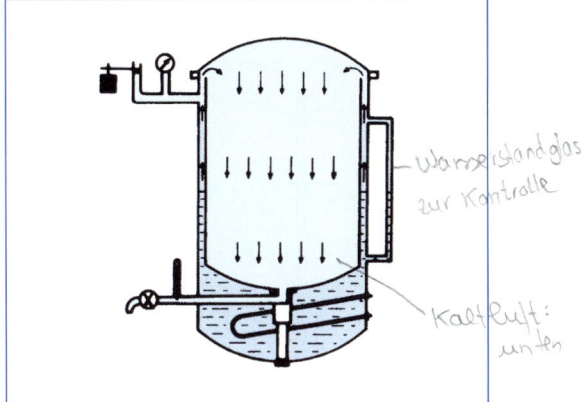

Wasserstandglas zur Kontrolle

Kaltluft: unten

Abb. 29.4: Autoklav, doppelwandig

Dampfablasshahn ausströmen kann. Zu den weiteren Bauelementen zählen ein Manometer, das an verschiedenen Stellen montiert sein kann (meist am Deckel oder am Luft-Dampf-Ablassstutzen) und eine Kontrolle des Überdrucks gestattet, ein Thermometer und ein Sicherheitsventil. Bei anspruchsvolleren Autoklaven sorgen Temperaturfühler und Regelmechanismen für eine automatische Energiezufuhr. Die Luftaustreibung wird begünstigt durch Luftabscheider, die manche Konstruktionen aufweisen (Abb. 29.5). Hierbei handelt es sich um eine Kühlschlange, durch die der Dampf geleitet wird, bevor er über den Luft- und Dampfablasshahn den Autoklaven verlässt. Hier kondensiert sich der Wasserdampf unter Volumenverminderung, wobei ein Sog entsteht, der Luft aus dem Sterilisierraum heraussaugt. Bei derartigen Geräten wird das Ventil geschlossen, sobald Wasserdampf austritt. Eine Vakuumluftabsaugung lässt sich mittels Vakuumpumpe (Vorvakuumautoklav) erzielen. Der Unterdruck sollte mindestens 55 mbar betragen.

Größere Autoklaven besitzen zur Trocknung des Sterilisierguts Einrichtungen zum Absaugen des Dampfes in der Abkühlungsphase und zum Durchsaugen heißer steriler Luft. Problematisch ist die lange Abkühlungszeit der Autoklaven, die mehrere Stunden betragen kann. Dadurch ist die Gesamtsterilisation mit einem hohen Zeitaufwand verbunden, und eine sofortige Neubeschickung des Autoklaven nach Be-

29

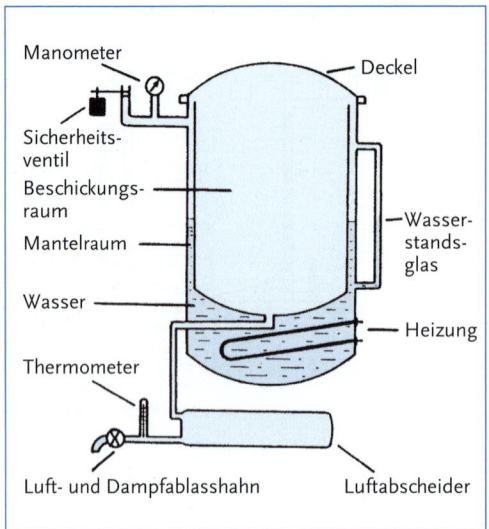

Manometer

Deckel

Sicherheits-
ventil

Beschickungs-
raum

Mantelraum

Wasser-
stands-
glas

Wasser

Heizung

Thermometer

Luft- und Dampfablasshahn   Luftabscheider

Abb. 29.5: Autoklav mit Luftabscheider

endigung der Abtötungszeit ist nicht möglich. Außerdem unterliegen die Wirkstoffe dadurch zwangsläufig einer langen Thermobelastung, die zu einer Zersetzung führen kann. Größere Autoklaven verfügen aus diesem Grund über Kühl- und Druckausgleichseinrichtungen. Die Abkühlung kann erreicht werden mittels Durchlauf von kaltem Wasser durch in die Autoklavenwandung eingebaute Rohrsysteme. Dieses Prinzip ist jedoch ohne weiteres nur für die Oberflächensterilisation anwendbar. Bei der Sterilisation von Injektionslösungen würde hierdurch infolge des schnellen Druckabfalls im Dampfraum erhöhte Berstgefahr auftreten, sofern nicht durch gleichzeitige Zufuhr von Druckluft ein Ausgleich erzielt wird. Wenn es das Sterilisiergut zulässt, sind daher Konstruktionen günstiger einzuschätzen, bei denen durch Düsen Wasser in den Nutzraum und damit auf die Injektionsbehältnisse gesprüht wird. Auch hierbei kann – zumindest bis in den Gefäßen 100 °C erreicht sind – ein Einblasen von Druckluft zweckmäßig sein, um dem langsameren Druckabfall in den Behältnissen gegenüber dem im Nutzraum Rechnung zu tragen. Eine Sterilisation von Lösungen in Kunststoffflaschen ist unter den genannten Bedingungen nicht möglich, da mit steigender Temperatur der sich verstärkende Innendruck

zu einem Aufreißen der Behältnisse führen würde. Zur Erzeugung eines entsprechenden Gegendrucks wird im Rototherm-Verfahren das Heiz- bzw. Kühlmedium in einer druckfesten Kammer mittels starker Ventilatoren umgewälzt. Die Abkühlung erfolgt durch sterilfiltrierte Druckluft.

Für Industriebetriebe, Zentralsterilisationsabteilungen und Krankenhausapotheken sind Dampfsterilisierautomaten geeignet. Diese enthalten oftmals Sterilisatoren verschiedener Leistung, die nach dem Baukastenprinzip zu einem System zusammengefügt sind. Besonders zweckmäßig für den Arbeitsablauf sind solche Typen, die als Durchreichesterilisatoren konstruiert und in eine Wand eingebaut sind. Von einem Raum aus erfolgt die Beschickung des Autoklaven, von einem anderen die Entnahme des Sterilguts. Der Betriebsablauf kann programmiert werden.

Großraumautoklaven sind mit Temperatur- und Druckmesseinrichtungen ausgerüstet, die eine lückenlose Erfassung und Registrierung dieser wichtigen Prozessparameter gewährleisten.

Als Verfahren, die anstelle von gespanntem, gesättigtem Dampf mit Wasser oder Dampf-Luft-Gemischen als Wärmeüberträger arbeiten, haben Heißwasserberieselungs-Verfahren und Dampf-Luft-Gemisch-Verfahren Bedeutung erlangt. Bei diesen Verfahren wird durch Kreislauf- und Verteilersysteme (Umwälzpumpen bzw. Gebläse) eine gleichmäßige Temperaturverteilung im Nutzraum und eine wesentliche Verkürzung der Abkühlzeit erreicht. Das Heißwasserberieselungs-Verfahren weist eine hohe Temperatur-Regelgenauigkeit auf. Für die Sterilisation von Zubereitungen in Folienbeuteln und anderen dünnwandigen Gefäßen eignet sich das Dampf-Luft-Gemisch-Verfahren (Stützdruckverfahren). Im Innern geschlossener Gefäße entwickelt sich nach dem Dalton'schen Gesetz ein Gesamtdruck, welcher der Summe aus dem Dampfdruck des Wassers und dem Druck der überstehenden Luft entspricht und demzufolge höher ist als der Druck in einer nur mit Wasserdampf gefüllten Autoklavenkammer. Durch Anwendung eines Dampf-Luftgemisches lässt sich außerhalb der Gefäße ein erhöhter „Stützdruck" aufbauen, der dem Innendruck entspricht und so ein Bersten der Behältnisse verhindert.

29.2.4.3
Durchführung

Für die Durchführung der Sterilisation ist die Kenntnis der Definition einiger Begriffe, die den Betriebsablauf charakterisieren, hilfreich.

Die *Betriebszeit* als der Zeitabschnitt vom Beginn des Sterilisationsprozesses bis zu seiner Beendigung setzt sich aus folgenden Phasen zusammen:

- *Anheizzeit*: Zeit vom Beginn der kontinuierlichen Wärmezufuhr bis zum Erreichen der vorgeschriebenen Sterilisationstemperatur am Messort des Anzeigethermometers.
- *Ausgleichszeit*: Zeitspanne, die erforderlich ist, um an allen Stellen des zu sterilisierenden Gutes die geforderte Temperatur zu erreichen.
- *Sterilisierzeit:* Zeit, während der die Sterilisiertemperatur auf das zu sterilisierende Gut einwirkt. Die Sterilisierzeit beginnt erst nach Ablauf der Ausgleichszeit und stellt den von den Arzneibüchern geforderten Zeitwert für ein bestimmtes Verfahren dar. Traditionsgemäß setzt sich die Sterilisierzeit aus der Abtötungszeit und einem Sicherheitszuschlag, der meist 50 % der Abtötungszeit beträgt, zusammen.

- *Abkühlzeit*: Zeitspanne von der Beendigung der Energiezufuhr bis zur Entnahme des Gutes.

Besondere Bedeutung kommt der Ausgleichszeit zu, die je nach Art der Sterilisiergüter, dem Beladungsgrad und der Beschaffenheit der Ladung unterschiedlich ist und mithilfe von Temperaturmessfühlern ermittelt und berücksichtigt werden muss. Abbildung 29.6 zeigt ein Temperatur-Zeit-Diagramm für eine Dampfsterilisation. Die Ausgleichszeit beträgt für einen Autoklaven mit 12 Liter Nutzraum, welcher mit zwei 500-ml-Infusionsflaschen beschickt ist, 8 min. Für dünnwandige Glasbehältnisse mit 10 ml Fassungsvermögen sind etwa 3–5 min, für dickwandige großvolumige Glasbehältnisse mit einem Volumen von 1000 ml etwa 18–20 min als Ausgleichszeit zu berücksichtigen.

Nach beendeter Sterilisierzeit und Abschaltung der Energiezufuhr lässt man zunächst bei weiterhin geschlossenem Ventil erkalten, bis das Thermometer für den Nutzraum 95 °C anzeigt. Nun wird das Ventil geöffnet und eine weitere Abkühlung abgewartet. Abbildung 29.6 demonstriert, dass der Temperaturabfall im Nutzraum beachtlich schneller erfolgt als in der Kontrollflasche. Verständlicherweise können kleinere Ampullen und Oberflächenmaterial bald entnommen werden, während das bei Infusionslösungen erst erfolgen darf, wenn die

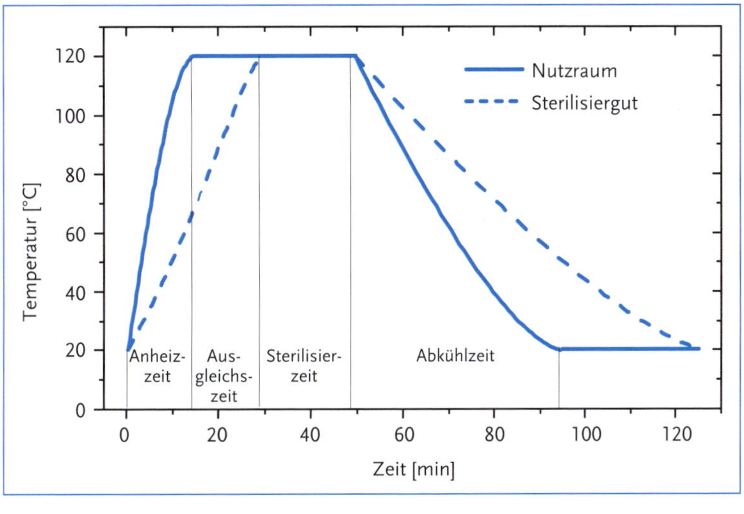

Abb. 29.6: Temperatur-Zeit-Diagramm des Verlaufs der Hitzesterilisation (schematisch)

29

Temperatur im Nutzraum auf 50 °C abgesunken ist.

Vorfälle in der Praxis geben Veranlassung, mit besonderem Nachdruck darauf hinzuweisen, dass ein Öffnen des Autoklavs und eine Entnahme des Gutes nur nach entsprechender Abkühlungszeit geschehen darf. Da Infusionslösungen in Flaschen eine höhere Temperatur aufweisen, als das Thermometer des Dampfraumes anzeigt, stehen sie unter einem erhöhten Druck. Kommt es beim Öffnen des Autoklaven zu einem Glasbruch, so besteht Gefahr, dass hiervon nicht nur eine Flasche betroffen ist, sondern dass sich die Explosion in Form einer Kettenreaktion fortsetzt und eine Anzahl oder alle im Autoklaven befindlichen Flaschen erfasst. Abgesehen vom auftretenden Sachschaden weiß die Literatur über sehr ernste Verletzungen zu berichten (tödliche Verletzungen, Schnittverletzungen, Verlust des Augenlichts usw.), die sich bei Explosionsunfällen durch Nichtbeachtung der erforderlichen Wartezeit vor Herausnahme des Gutes ereigneten.

Besonders lange Zeiten erfordern sterilisierte Infusionslösungen, die einen zusätzlichen CO_2-Druck aufweisen, z. B. Natriumhydrogencarbonatlösungen. Sie sind daher vollständig auf Raumtemperatur abzukühlen. Dann ist weitere 2 h zu warten, bis der Autoklav geöffnet werden darf. Die Druckverhältnisse, die bei wässrigen Lösungen in fest verschlossenen Gefäßen zu berücksichtigen sind, stellt Tabelle 29.5 dar. Der sich beim Erhitzen bildende Innendruck setzt sich additiv aus den Teildrücken des Wasserdampfs, der Luft und der sich ausdehnenden Flüssigkeit zusammen. Ist eine Flasche > 95 % gefüllt, so steigt der Druck gegen „unendlich" an. Bis zu einem Füllgrad der Flaschen von 90 % werden die auftretenden Druckdifferenzen zum Nutzraum, sofern keine Materialfehler im Glas enthalten sind, zu keinem Glasbruch führen.

Bei Oberflächenmaterial (z. B. Operationsbesteck) sind Sterilisierumhüllungen zu verwenden, die dampfdurchlässig, aber keimdicht sind und eine Kontaminierung des sterilen Gutes nicht zulassen. Hierzu eignen sich dichte Papiere sowie z. B. Polyester-PET-Folien. Sterilisationspapier verengt die Poren während des Sterilisationsprozesses, so dass ein Bakterienfilter entsteht. Deshalb sind reine Textilverpackungen hier nicht zu empfehlen. Die Umhüllung der Gegenstände soll aus Sicherheitsgründen bei Papier und Folien doppelt, bei Textilien vierfach erfolgen. Bewährt haben sich auch verschließbare Sterilisationsbehälter aus Chromstahl mit perforierten Deckeln.

Die Verfahrenskontrolle (z. B. Dampfdurchdringung) erfolgt mit Temperaturmessfühlern in mindestens 2 Behältnissen oder Bioindikatoren. Hierzu sind auch Thermoindikatoren, wie der Vier-Felder-Farbindikator (Abb. 29.7) geeignet, die durch Farbumschlag der einzelnen Felder eine Aussage zur Einwirkungsdauer der Sterilisiertemperatur machen (*Bowie-Dick-Test*).

29.2.4.4
Kontinuierliche Sterilisation

In der pharmazeutischen Industrie finden seit einigen Jahren statt Autoklaven vollautomatische, kontinuierlich arbeitende Sterilisatoren (Hydromatic) Verwendung. Auch hier werden zu sterilisierende Lösungen mit Sattdampf behandelt. Die Konstruktion eines Kontinu-Sterilisators beruht auf dem hydrostatischen Prinzip. Der Druck im Innenraum steht im Gleichgewicht mit der Höhe der angrenzenden Wassersäulen. Durch Wahl der Höhe der Was-

Füllung des Gefäßes (%)	Binnendruck bei 120 °C (MPa)	Druckdifferenz zum Nutzraum (MPa)
50	0,34	0,14
68	0,35	0,15
85	0,4	0,2
90	0,48	0,28
> 95	→ ∞	→ ∞

Tab. 29.5: Binnendruck und Druckdifferenz zum Nutzraum bei der Sterilisation im Autoklaven bei 120 °C und 2 bar in Abhängigkeit von der Gefäßfüllung

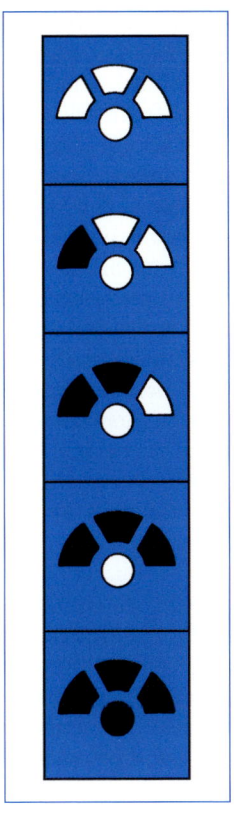

Abb. 29.7: Vierfelder-Farbindikator

sersäulen und Einstellung der gewünschten Durchlaufgeschwindigkeit durch die Sterilisierzone lässt sich für jedes Erzeugnis eine optimale Behandlung erzielen. Die Regelung von Sterilisierdruck und -temperatur erfolgt automatisch.

Der Prozess findet in etwa 17 m hohen Türmen statt. Die zu sterilisierenden Behältnisse durchlaufen mittels Endlosketten (Paternosterprinzip) einige Temperaturzonen mit den Medien Wasser, Dampf oder Luft (Abb. 29.8). Während des Durchlaufs erfolgt Vorwärmung, Sterilisation und anschließend Abkühlung. Die Sterilisationstemperatur kann auf jeden Wert zwischen 105 und 130 °C eingestellt werden. Durch Veränderung der Wassersäulenhöhe lässt sich der Druck und damit die Temperatur verändern. Die Wassersäulen dienen zugleich zur Vorwärmung und zur Abkühlung der Behältnisse. Durch Veränderung der Laufgeschwindigkeit der Transportketten ist der Verbleib der Behälter in der Sterilisierzone zu steuern. Kontinu-Sterilisatoren sind mit Stundenleistungen zwischen 1000–12000 1-l-Flaschen verfügbar.

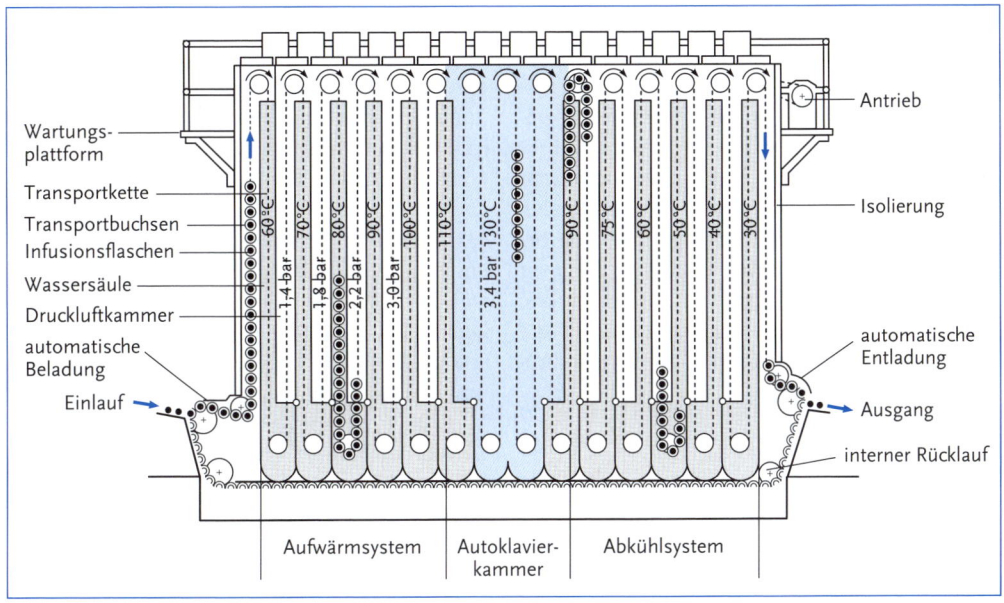

Abb. 29.8: Kontinu-Sterilisator (Hydromatic)

29

29.2.5
Sterilisation durch trockene Hitze

29.2.5.1
Apparate

Konventionelle Heißluftsterilisatoren sind schrankförmige Apparate, die eine runde oder rechteckige Kammer besitzen und zur Kontrolle der Temperatur im Nutzraum mit einem Thermometer ausgerüstet sind. Die Beheizung erfolgt meist elektrisch. Größere Heißluftsterilisatoren verfügen über Mess- und Regeleinrichtungen, die über Temperaturmessfühler eine kontinuierliche Überwachung und Dokumentation der Prozessführung gewährleisten. Die Sterilisatoren müssen mit Ventilationseinrichtungen versehen sein, die durch aktive Luftumwälzung eine gleichmäßige Hitzeverteilung im gesamten Sterilisiergut sichern. Die mechanische Luftbewegung wird entweder durch außerhalb des Nutzraumes installierte Ventilatoren oder durch im oberen Teil der Kammer befindliche Rotoren realisiert.

Kleingeräte, insbesondere solche älterer Bauart, die meist keine derartigen Einrichtungen besitzen, sind für pharmazeutische Zwecke ungeeignet. Infolge der lediglich thermisch bedingten Luftbewegung erwärmt sich das Sterilisiergut nur langsam und ungleichmäßig, wobei es meist zur Ausbildung von „Kaltluft-Inseln" kommt, die im Vergleich zur Thermometeranzeige eine bis zu 30 K niedrigere Temperatur aufweisen.

Heißluftsterilisatoren, die mit Laminarstromtechnik ausgerüstet sind, gewährleisten eine Sterilisation und Entpyrogenisierung bei gleichzeitigem Schutz der Sterilisiergüter vor partikulären Verunreinigungen. Meist werden Doppelkammer-Sterilisatoren eingesetzt, die aus einer laminar belüfteten Heiz- und Abkühlkammer bestehen.

29.2.5.2
Durchführung

Der Prozessablauf ist durch die bei der Dampfsterilisation (s. 29.2.4.3) beschriebenen Phasen charakterisiert. Besondere Beachtung kommt der Ausgleichszeit zu, die in Abhängigkeit von der Art der Sterilisiergüter und der Beschickung des Nutzraumes infolge der schlechten Wärmeübertragung beträchtlich sein kann und bei Pulvern, Fetten und fetten Ölen ein Mehrfaches der Sterilisierzeit beträgt. Zur Verkürzung der Ausgleichszeit sollten derartige Güter daher vor dem Einbringen in den Sterilisator erwärmt werden. Das trifft besonders für Pulver zu, die zudem in möglichst dünner Schicht (z. B. in Petrischalen) sterilisiert werden sollten. Öle sind vor der Sterilisation durch Erhitzen auf etwa 120 °C zu entwässern. Bei Beschickung des Nutzraumes ist eine lockere Packung der Sterilisiergüter zu gewährleisten und eine Überbelegung zu vermeiden. Die Sterilisation von Instrumenten (Pinzetten, Kanülen, Spritzen, Pipetten) erfolgt in Metallbehältnissen, die eine Rekontamination nicht zulassen.

Bei der Verfahrenskontrolle, die mit Bioindikatoren oder Temperaturmessfühlern (an mindestens 2 Punkten) vorgenommen werden sollte, ist zu berücksichtigen, dass der von den Arzneibüchern vorgeschriebene Bioindikator (Sporen von *Bacillus subtilis* var. *niger*) nur für Prozesstemperaturen bis etwa 180 °C geeignet ist, da der D-Wert oberhalb dieser Temperatur auf Grund seines niedrigen Wertes nicht mehr exakt erfasst werden kann. In derartigen Fällen sind Endotoxine, die gleichzeitig eine Aussage zum Entpyrogenisierungseffekt erlauben, günstiger einzuschätzen.

Bevorzugter Anwendungsbereich der Heißluftsterilisation ist die Sterilisation von leeren Glasbehältnissen (Ampullen, Injektionsfläschchen und Infusionsflaschen), Geräten und Instrumenten (Injektionsspritzen, Operationsbestecke, Glas-, Porzellan- und Metallgegenstände), thermostabilen Pulvern (Pudergrundlagen), Fetten, fetten Ölen, Paraffinen, Wachsen (z. B. auch Salbengrundlagen). Gummi- und Kunststoffmaterialien, Wäsche, Watte und Mull sowie die meisten Arzneiformen sind auf Grund der hohen Temperaturbelastung durch trockene Hitze nicht sterilisierbar.

29.2.5.3
Trocknungs- und Sterilisiertunnel

In der pharmazeutischen Industrie haben sich kontinuierlich arbeitende Trocknungs- und Sterilisiertunnel zur Sterilisation und Entpyrogenisierung von Leerbehältnissen für parenterale Zubereitungen bewährt.

In Abbildung 29.9 ist der Aufbau eines *Heißluftsteriltunnels* dargestellt. Die Beschickung der Anlage mit den zu sterilisierenden Hohlkörpern (Injektions- und Infusionsflaschen) erfolgt entweder kontinuierlich durch eine vorgeschaltete Reinigungsmaschine oder von Hand in der Einlaufzone auf einem Transportband.

In der Aufheiz- und Sterilisationszone werden die Behältnisse getrocknet und 3 min einer Hitzeeinwirkung von ≥ 300 °C unterworfen, die zu einer sicheren Keimabtötung und Zerstörung von Endotoxinen führt. Als Wärmequelle dienen quer zur Laufrichtung des Transportbandes installierte stabförmige Infra-

rot-Quarzglasstrahler, die zur Erhöhung des Strahlungs- und Wärmewirkungsgrades rückseitig vergoldete Reflektorflächen besitzen. Die Hohlkörper durchlaufen anschließend eine Kühlzone, wo sie auf eine zur Weiterverarbeitung geforderte Temperatur gekühlt werden, und gelangen schließlich über einen Drehtisch zur Füllmaschine.

Sowohl Einlauf als auch Kühlzone sind mit Laminarstromeinrichtungen ausgerüstet. Durch diese laminare Belüftung und die Führung der über HEPA-Filter (s. Kap. 29.2.8) aufbereiteten Luft aus der Kühlzone in Richtung Tunneleinlauf (counter flow) werden extrem partikelarme Bedingungen im gesamten Tunnelbereich realisiert.

Mess- und Registriereinrichtungen, die in einem separaten Schaltschrank installiert sind, gewährleisten durch Erfassung und Regelung der Temperatur in der Aufheiz- und Sterilisationszone und der Messung der Geschwindigkeit des laminaren Luftstromes in der

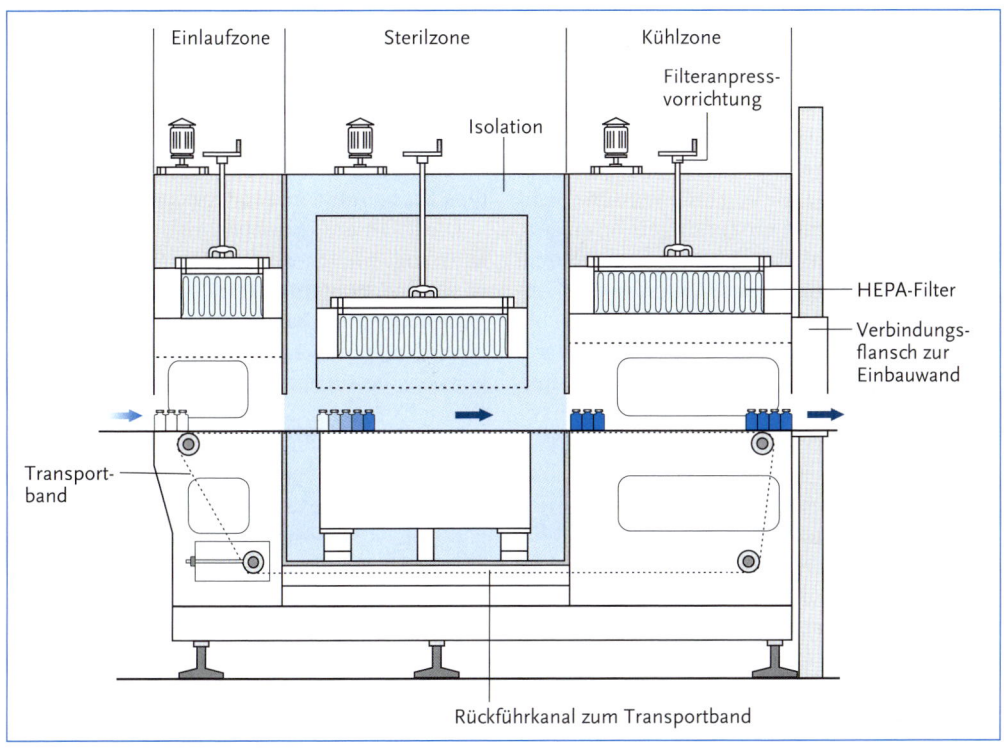

Abb. 29.9: Heißluftsteriltunnel

29

Kühlzone eine kontinuierliche Prozessüberwachung. Auch ist eine In-Prozess-Partikelmessung über eingebaute Luftabsaugröhrchen mit separaten Messgeräten (Partoscop) möglich.

Die Maximalleistung wird für kleindimensionierte Behältnisse mit etwa 36 000 Einheiten/h angegeben.

Gleichfalls zur kontinuierlichen Sterilisation und Entpyrogenisierung von leeren Glasbehältnissen wird in der Pharmaindustrie der *Heißluft-Tunnel* (Laminar-flow-Heißluft-Tunnel) eingesetzt. Im Unterschied zum Sterilisiertunnel erfolgt hier die Wärmeübertragung durch 250–350 °C heiße, über HEPA-Filter entkeimte Luft, die in turbulenzarmer Strömung als Fallstrom mit etwa 0,7 m/s durch die Sterilisationszone geführt wird.

29.2.6
Strahlensterilisation

Von den ionisierend wirkenden Korpuskularstrahlen (α- und β-Strahlen) und elektromagnetischen Strahlen (γ- und Röntgenstrahlen) werden bevorzugt γ-Strahlen und in untergeordnetem Umfang β-Strahlen für Sterilisationszwecke genutzt. Die Vorzugstellung der γ-Strahlen ist auf ihr besseres Eindringvermögen zurückzuführen. Während β-Strahlen mit einer Energie von 1 MeV in eine Wasserschicht nicht tiefer als 5 mm einzudringen vermögen, erfahren γ-Strahlen gleicher Energie durch eine 30 cm dicke Wasserschicht lediglich eine Abschwächung von 50 %. Beide Strahlenarten besitzen ähnliche mikrobizide Wirksamkeit gegen Bakterien, Pilze und Viren, wobei Viren mit *D*-Werten von bis zu 4 kGy (Enzephalitisviren) und sporenbildende Bakterien mit *D*-Werten bis zu 3 kGy (*Bacillus subtilis*) eine hohe Strahlenresistenz aufweisen. Strahlung wird als Energiedosis gemessen. Sie ist ein Maß für die von einem Material aufgenommene Strahlenenergie. Diese kann in lebendem Gewebe nicht direkt gemessen werden. 1 Gray (Gy) Strahlung bedeutet, dass 1 kg Material eine Energie von 1 J aufgenommen hat. Diese aufgenommene Energiemenge lässt sich kalorimetrisch bestimmen, indem die Erwärmung des bestrahlten Gutes gemessen wird. Der Keimab-

tötungseffekt hängt zudem von einer Vielzahl von Faktoren ab. Als wichtigste seien Art und Alter der Keime, Keimdichte, Sauerstoffkonzentration (bei Anwesenheit von Sauerstoff etwa 2–3mal empfindlicher) und der Feuchtigkeitsgehalt genannt.

Einige Stoffe, wie z. B. Proteine, Aminosäuren, Thioharnstoff und Sulfite, besitzen eine Strahlenschutzwirkung, so dass bei ihrer Anwesenheit mit einer Abschwächung des Abtötungseffektes gerechnet werden muss.

Die erforderliche Strahlendosis sollte produkt- und prozessbezogen ermittelt werden. Auch muss die mikrobiologische Grundlast der Sterilisiergüter so niedrig wie möglich gehalten werden, um die Sterilitätssicherheit von 10^6 bei der meist verwendeten Strahlendosis von 25 kGy zu gewährleisten.

Zur praktischen Durchführung der Sterilisation wird das zu entkeimende Gut an der Strahlenquelle mittels eines Transportbandes vorbeigeführt. Für die Erzeugung von Elektronenstrahlen dient der van-de-Graaff-Beschleuniger, als γ-Strahler wird fast ausschließlich das Radionuklid ^{60}Co eingesetzt. Während des Sterilisationsprozesses sollte die absorbierte Strahlendosis unmittelbar im bzw. am Sterilisiergut mit Dosimeterverfahren kontrolliert werden. Eine derartige Prüfung ist auch bei einer Änderung der Strahlungsquelle, mindestens aber einmal im Jahr vorzunehmen.

Die Strahlensterilisation eignet sich zur Entkeimung von thermolabilen Produkten und wird zur Behandlung von chirurgischen Nahtmaterialien, Verbandstoffen, Transplantaten, Implantaten u.Ä. herangezogen. Des Weiteren können bestimmte thermolabile Wirkstoffe (Benzylpenicillin, Streptomycin, Polymyxin sowie Atropin) als Pulver oder verarbeitet in einer Salbengrundlage sterilisiert werden. Von Vorteil ist, dass die Sterilisation in der Endverpackung vorgenommen werden kann. Allerdings ist zu beachten, dass es durch die Bestrahlung zu Materialschädigungen und radiolytischen Zersetzungen kommen kann, die sich oft in Verfärbungen äußern. So erleiden bei der üblichen Strahlendosis von 25 kGy Glas und einige Kunststoffe (Polypropylen = PP, Polyvinylidenchlorid = PVDC) Verfärbungen und Versprödungen. Andere Kunststoffe, wie

Epoxidharze und Polystyrol, unterliegen keiner Wertminderung.

Die Strahlensterilisation von Arzneimitteln ist nur erlaubt, wenn keine anderen Sterilisationsverfahren angewendet werden können.

29.2.7
Sterilisation mit mikrobiziden Gasen

29.2.7.1
Ethylenoxid

Ethylenoxid (Oxiran), das bevorzugt zur Gassterilisation herangezogen wird, ist ein farb- und geruchloses, sehr reaktives Gas, das in Konzentrationen ab 3–80 Vol-% mit Luft explosible Gemische bildet. Die Verbindung ist kanzerogen, verursacht bereits in geringen Konzentrationen Reizungen der Haut und Schleimhäute und führt zu Übelkeit, Kopfschmerzen und Erbrechen. Die letale Dosis für den Menschen wird mit 100–200 mg/l Luft angegeben.

Ethylenoxid wirkt sowohl gegen Vegetativformen und Sporen von Bakterien als auch gegen Pilze und Viren. Der Letaleffekt ist von der Ethylenoxidkonzentration, dem Druck (mit steigendem Druck nimmt die mikrobizide Wirkung zu), der Temperatur und von der Gutfeuchte abhängig, die mindestens 55 % (rel. Feuchte) betragen sollte. Meist muss das Sterilisiergut zu Beginn des Sterilisierprozesses auf diese Feuchte konditioniert werden, da sonst der keimtötende Effekt in Frage gestellt ist.

Für Entkeimungszwecke werden meist Ethylenoxid-Kohlendioxid-Gemische eingesetzt, z.B. eine Mischung aus 90 % (*V/V*) Ethylenoxid und 10 % (*V/V*) Kohlendioxid (T-Gas). Die Behandlung erfolgt in schrankähnlichen geschlossenen und explosionsgeschützten Geräten, die mit Normal-, Unter- oder Überdruck betrieben werden. Ein Arbeiten mit Überdruck ist bei Verwendung von niedrigkonzentriertem Ethylenoxidgas unverzichtbar. Die Wirksamkeit des Verfahrens ist im Rahmen von Validierungsmaßnahmen mittels Bioindikatoren möglichst für jede Charge zu erbringen. Auch fordern Pharmakopöen und Richtlinien, dass die Verfahrensparameter gemessen und aufgezeichnet werden müssen.

Besondere Bedeutung kommt der Entfernung von Ethylenoxid aus den sterilisierten Gütern zu. Durch ausreichend lange Desorptionszeiten ist zu sichern, dass Ethylenoxidrückstände und Ethylenoxid-Abwandlungsprodukte, insbesondere Ethylenchlorhydrin, so weit entfernt worden sind, dass die Produkte gefahrlos verwendet werden können. In Deutschland wird gefordert, dass bei Einsatz von validierten Analysenmethoden mit einer Nachweisempfindlichkeit von mindestens 1 ppm kein Ethylenoxid nachweisbar ist und der Restgehalt an halogenierten Verbindungen 150 ppm nicht überschreitet. Die notwendigen Desorptionszeiten sind materialabhängig und können bei Gummi und Kunststoffen bis zu 70 h betragen. Durch Desorption unter vermindertem Druck lässt sich diese Zeit wesentlich verkürzen.

Ethylenoxid ist geeignet zur Sterilisation von medizinischen Geräten, chirurgischen Instrumenten, Infusionsbestecken, Entkeimungsfiltern sowie von Behältnis- und Verschlussmaterialien aus Kunststoff, weniger zur Entkeimung von Wirkstoffen, da auf Grund der Reaktivität des Gases oft chemische Wertminderungen (Alkylierungsreaktionen) auftreten. Ein wesentliches Einsatzgebiet der Ethylenoxidsterilisation ist die Behandlung von Produkten, die in gas- und wasserdampfdurchlässige Folien direkt in der Abgabepackung eingeschweißt sind. Als Umhüllungsmaterialien sind Folien aus Weichpolyethylen (Dicke etwa 100 µm) geeignet.

Die Ph. Eur. schreibt vor, dass eine Sterilisation mit Ethylenoxid nur erfolgen darf, wenn kein anderes geeignetes Sterilisationsverfahren zur Verfügung steht.

29.2.7.2
Formaldehyd

Formaldehyd wird als Gas-Luft-Gemisch zur Sterilisation von Behältnis- und Verschlussmaterialien in Konzentrationen von 1,6–2,0 mg/l empfohlen. Von Vorteil sind die Nichtbrennbarkeit der Gasgemische und die geringe Sorptionsneigung gegenüber Kunststoffen, von Nachteil die äußerst geringe Tiefenwirkung und chemische Reaktivität. Die Sterilisation

29

muss daher – ähnlich wie beim Arbeiten mit Ethylenoxid – in geschlossenen Systemen durchgeführt werden.

29.2.7.3
Sterilisation mit H_2O_2-Dampf und -Plasma

Da das Betreiben herkömmlicher Gassterilisatoren auf Grund der Rückstandsproblematik mit erheblichen gesetzlichen Auflagen verbunden ist, besteht ein großes Interesse an Verfahren für die Sterilisation thermolabiler Instrumente auf der Basis von rückstandsfrei zersetzbaren Agenzien.

Bereits seit langer Zeit ist flüssiges Wasserstoffperoxid als Desinfektionsmittel in Gebrauch. Erst lange Zeit später erkannte man, dass auch gasförmiges H_2O_2 bereits in sehr geringer Konzentration (<5 mg/l) Mikroorganismen und sogar deren Sporen abtötet. Seitdem haben Methoden, die verdampftes Wasserstoffperoxid, mit oder ohne Überführung in eine Plasmaphase, für die Sterilisation von medizinischen Geräten, aber auch von aseptischen Arbeitsumgebungen verwenden, zunehmend an Bedeutung gewonnen.

Eines dieser Verfahren ist die Niedrigtemperatur-Plasmasterilisation (Sterrad®-Verfahren, Fa. Johnson & Johnson). Hierbei verdampft man 58 %iges Wasserstoffperoxid und injiziert den Dampf bei 45 °C in die evakuierte Sterilisationskammer (Injektionsphase), welcher daraufhin alle Flächen und Lumina des Sterilgutes umflutet (Diffusionsphase). Anschließend wird, je nach Programm, für einen Zeitraum von 45–80 min. ein Hochfrequenzfeld erzeugt, wodurch das Wasserstoffperoxid in einen Plasmazustand übergeht (Plasmaphase). Unter Plasma versteht man ein ionisiertes Gas, bestehend aus Ionen und Elektronen. Es wird häufig als vierter Aggregatzustand vom flüssigen, festen und gasförmigen Zustand der Materie unterschieden. Das Wasserstoffperoxid zerfällt dabei in hochreaktive Radikale. Die Plasmaphase ist die eigentliche Sterilisationsphase. Es folgt eine Belüftungsphase, in der das verbliebene H_2O_2 abgeführt wird und sich unter Feuchtigkeitseinwirkung in der Atmosphäre schnell zersetzt. Die Vorteile des Verfahrens liegen darin, dass man keine toxischen Neben-

effekte wie bei der Gassterilisation befürchten muss und dass das Sterilgut nach Ablauf des Sterilisationsprogramms entnommen und sofort eingesetzt werden kann. Nachteile sind, dass das Verfahren nicht für cellulosehaltige Produkte, Textilien, OP-Abdeckung und Kleidung und nicht für Artikel mit endständig geschlossenen Lumina geeignet ist.

Ein neueres Verfahren ist das VHP®-Verfahren (Fa. Steris Corporation), das ebenfalls mit H_2O_2-Dampf, allerdings ohne dessen Überführung in eine Plasma-Phase arbeitet. Bei dieser Methode werden Temperaturen zwischen 30 und 40 °C angewandt, der Sterilisationsprozess dauert zwei Stunden.

Ein anderes Niedertemperatur-Gas-Plasma-Verfahren (AbTox System) verwendet eine verdampfte Mischung aus Peressigsäure und Wasserstoffperoxid, die anschließend mittels eines Sauerstoff-Wasserstoff-Argon-Gemisches entfernt wird.

29.2.8
Entkeimungsfiltration

29.2.8.1
Allgemeines

Die Entkeimungsfiltration, auch als *bakterienfreie Filtration, Filtration durch Bakterien zurückhaltende Filter* oder *Sterilfiltration* bezeichnet, wird erforderlich, wenn die Wirkstofflösungen auf Grund der Thermolabilität der Wirk- oder Hilfsstoffe keinem Hitzesterilisationsverfahren unterzogen werden können. Bei Injektions- und Infusionslösungen, die eine Schlusssterilisation erfahren, wird sie zur Reduzierung der Ausgangskeimzahl genutzt, um die Bildung von Pyrogenen zu vermeiden.

Die Abtrennung der Keime erfolgt durch mechanischen Siebeffekt oder/und durch Adsorption. Viren sowie zellwandlose Mikroorganismen (Mykoplasmen) werden meist nicht zurückgehalten. Die Abtrennung von pyrogen wirkenden bakteriellen Endotoxinen ist mit sorptiv wirksamen Filtern möglich. Filtrationsmethoden sind geeignet zur Entkeimung von niedrigviskosen echten Lösungen. Ungeeignet ist die Filtration für kolloidale und hochviskose flüssige Zubereitungen.

Eine gewisse Sonderstellung nimmt die Entkeimungsfiltration der Luft ein, die bei der Belüftung aseptischer Arbeitsräume und Laminarstromeinrichtungen von großer Bedeutung ist (s. Kap. 29.3.4). Zur Filtration werden aus plissierten Glasfaservliesen bestehende **H**ochleistungsschwebstofffilter (Hosch-Filter), englisch als **H**igh **E**fficiency **P**articulate **A**ir Filter (HEPA-Filter) bezeichnet, verwendet, die ein hohes Rückhaltevermögen (Partikel $\geq 0,5$ μm Durchmesser werden zu 99,99 % zurückgehalten) besitzen. Diese außerordentlich hohe Abscheiderate ist auf Siebeffekte (Partikel > 1 μm), Trägheitseffekte (Partikel von $0,2-1$ μm) und Diffusionseffekte (Partikel $< 0,2$ μm) zurückzuführen (vgl. Kap. 22.2.1).

29.2.8.2
Geräte

Zur Entkeimungsfiltration werden die bereits beschriebenen Geräte eingesetzt (s. 1.3.1). Die Auswahl des Apparatetyps richtet sich nach Art und Menge der zu filtrierenden Lösung. Im Kleinbetrieb finden Geräte aus Glas oder Metall (z. B. aus nichtrostendem Stahl) Verwendung, im industriellen Maßstab meist mehrschichtige Filter (Modulfilter). Für den Routinebetrieb, z. B. zur Filtration größerer Mengen von Infusionslösungen, werden vorteilhaft kontinuierlich arbeitende Durchflussfiltrationsvorrichtungen (Filtriergeräte der Firmen Sartorius, Millipore u.a.) benutzt, die gleichzeitig eine Filtration direkt in das Aufnahmegefäß ermöglichen. Hierdurch entfällt ein Umfüllen, und die Kontaminationsgefahr wird herabgesetzt. Der Druckfiltration wird meist der Vorzug gegeben, um einer Kontamination auf der Filtratseite vorzubeugen. Als Druckgase sind gereinigte Druckluft, zur Filtration von Lösungen, die oxidationsempfindliche Wirkstoffe enthalten, Stickstoff oder Kohlendioxid gebräuchlich. Durch Druckfiltration lassen sich zudem leicht flüchtige Flüssigkeiten, wie Ether und Alkohole, zur Schaumbildung neigende Lösungen und höher viskose Medien filtrieren. Die Filtrationsgeschwindigkeit nimmt nach längerem Gebrauch der Filter ab. Es ist daher vorteilhaft, mit relativ niedrigen Anfangsdrücken von $0,12-0,15$ MPa zu arbeiten und den Druck bis maximal $0,25-0,3$ MPa zu steigern.

Alle Filtrationsgeräte, wie auch die Filter, sind vor ihrem Gebrauch zu sterilisieren. Die geeigneten Sterilisierbedingungen und Verfahren sind den Geräteunterlagen zu entnehmen. In den meisten Fällen führt ein Autoklavieren der mit dem Filter versehenen Geräte, die in geeigneter Weise mit Papier umhüllt sind, bei 120 °C zum Erfolg. Filter und Geräte, die zur Filtration von öligen Lösungen dienen, sind durch Heißluft zu sterilisieren.

29.2.8.3
Filtermaterialien

Von den bekannten Filtern finden vor allem Membran-, Glassinter- sowie Cellulose-Filter Verwendung. Von untergeordneter Bedeutung sind Keramikfilter.

Membranfilter zur bakterienfreien Filtration dürfen einen Porendurchmesser von nicht mehr als $0,2-0,22$ μm aufweisen. Bei der Bewertung des Keimrückhaltevermögens ist zu berücksichtigen, dass die vom Hersteller angegebenen Porenweiten errechnete Werte unter Zugrundelegung idealisierter Bedingungen sind. Alle Filter enthalten aber produktionsbedingt auch größere Poren als die deklarierten, die eine Passage kleiner Keime ermöglichen, wie Überprüfungen von Membranfiltern der Porenweite 0,2 μm mit dem Testkeim *Brevundimonas diminuta* bzw. mit Polystyroleichpartikeln vom Durchmesser 0,23 μm belegen. Zunehmend werden deshalb auch von der FDA 0,1-μm-Filter gefordert.

Doppelschichtfilter, die Kombinationen von zwei Filtern mit unterschiedlichen Porenweiten, z. B. eines Filters der Porenweite 0,2 μm mit einem Filter der Porenweite 0,45 μm oder 0,65 μm, darstellen, gewährleisten infolge der partiellen Abdeckung der „großen" Poren eine praktisch vollständige Abtrennung von Bakterien. Die nach diesem Prinzip hergestellten Schichtfilter und Filterkerzen (z. B. Sartobran® II) besitzen zudem eine hohe Durchflussleistung und Belastbarkeit, da die obere größerporige Membran wie ein Vorfilter wirkt. Cellulosenitrat- und Celluloseacetatfilter sind mit einigen Lösungsmitteln, wie Ethern, Ketonen

29

und Estern, unverträglich. In diesen Fällen müssen Filter aus regenerierter Cellulose, Polytetrafluorethylen (PTFE) oder Polyamid Verwendung finden. Die Sterilisation wird zusammen mit dem Filtrationsgerät durch Autoklavieren bei 121 °C (20 min) vorgenommen. Um ein vorzeitiges Verstopfen des Entkeimungsfilters zu vermeiden, ist es vorteilhaft, bei stark verunreinigten Lösungen ein Vorfilter (Porendurchmesser etwa 10–12 μm) zu benutzen.

Asymmetrische Filter bestehen aus einem homogenen Material, dessen Porengröße innerhalb der Schicht abnimmt, z. B. von 10 μm auf 0,1 μm, wodurch die oberen Schichtebenen wie ein Vorfilter wirken und diesen Filtern ein hohes Rückhaltevermögen bei guten Durchflussleistungen verleihen.

Bei *Zeta-Plus-Filtern,* die über ein positives elektrisches Potenzial verfügen, wird der mechanische Siebeffekt an der Filteroberfläche durch Adsorption der negativ geladenen Mikroorganismen und bakterieller Endotoxine in der Filtermatrix ergänzt.

Glassinterfilter (s. 1.3.1.2) zeichnen sich durch hohe Thermoresistenz und große chemische Widerstandsfähigkeit aus. Als Ganzglasfilter sind bei ihnen keine Gefahrenquellen durch eventuell unsachgemäße Dichtungen und Ähnliches gegeben. Sie besitzen als Aufgussfilter nur ein geringes Fassungsvermögen (maximal 1 l), was sich z. B. bei der Filtration größerer Mengen von Infusionslösungen nachteilig bemerkbar macht. Für Entkeimungszwecke sind nur Fritten mit einer fiktiven Porenweite von

< 1,6 μm verwendbar. Die Sterilisation der Geräte ist mit gespanntem Dampf oder mit Heißluft möglich. Glasfilter sind nach entsprechender gründlicher Reinigung und Sterilisation wiederholt einsetzbar.

Cellulose-Kieselgur-Filter (Seitz® EK-1) werden anstelle asbesthaltiger Filter eingesetzt. Diese weisen ein ähnliches Rückhaltevermögen für Keime und pyrogen wirkende bakterielle Endotoxine auf. Diese Filtermaterialien sind ebenfalls dampfsterilisierbar.

29.2.8.4
Prüfung von Filtern und Filtrationssystemen

Zur Prüfung von Entkeimungsfiltern auf ordnungsgemäße Qualität dient der *Blasendrucktest* (Bubble point test). Der Bubble point (B. P.) entspricht dem Druck, der erforderlich ist, um durch die wassergefüllten Poren des Filters Luft derart zu drücken, dass ein deutlicher Luftblasenstrom zu erkennen ist. Dieser Druck ist von der Oberflächenspannung des Wassers, der Porenweite und dem Benetzungswinkel Wasser/Filtermaterial abhängig:

$$p = \frac{4 \, k \, \sigma \cdot \cos \theta}{d} \qquad (29.5)$$

k Formkorrekturfaktor,
p Blasendruck,
d Porendurchmesser,
σ Oberflächenspannung,
θ Benetzungswinkel.

Der Blasendruck stellt für jeden Filtertyp in Abhängigkeit vom Material und der Herstellungstechnologie eine charakteristische Größe dar (Tab. 29.6) und gibt einen Hinweis auf den Durchmesser der „größten Pore".

Zur Integritätsprüfung der Filtrationseinrichtungen (sterilisiertes Filtrationsgerät mit eingebautem Filter) als In-Prozess-Kontrolle wird bevorzugt der *Druckhaltetest* herangezogen, der sowohl vor als auch nach erfolgter Entkeimungsfiltration durchzuführen ist. Hierbei lässt man auf das nasse Filter von der unsterilen Seite her während 3–5 min einen Druck, der etwa 60 % des Blasendruckes beträgt, einwirken. Bei nichtordnungsgemäßer Beschaffenheit des Filtrationssystems (Lecks durch defekte

Tab. 29.6: Blasendruckwerte für Membranfilter

Nenn-porenweite (μm)	Filtermaterial	Bubble point (bar)
0,1	Celluloseacetat	4,2
	Cellulosenitrat	9,0
	Polycarbonat	> 7,0
0,2	Celluloseacetat	3,4
	Cellulosenitrat	4,8
	Polycarbonat	4,2
0,45	Celluloseacetat	> 2,0
	Cellulosenitrat	3,1
	Polyamid	2,3

oder verrutschte Dichtungen, mechanische Beschädigung des Filters, defekte Klebestellen bei Filterkerzen u. Ä.) tritt ein deutlicher Druckabfall ein.

Eine weitere Möglichkeit zur Integritätsprüfung des Filtrationssystems stellt der „Forwardflow"-Test dar, bei dem gleichfalls ein Prüfdruck, der etwa 80 % des Blasendruckes entspricht, auf das nasse Filter einwirkt. Als Messgröße dient die Geschwindigkeit, mit der die Luft durch die Filterporen diffundiert. Da zur Bestimmung der Gas-flow-Rate das Luftvolumen nach Passage des Filters auf der „Sterilseite" gemessen werden muss und zudem zuverlässige Werte nur bei großflächigen Filtern erhalten werden, ist die Methode meist weniger gut geeignet als der Druckhaltetest.

Zur rationellen Durchführung der angeführten Tests stehen selbst registrierende Geräte zur Verfügung (z. B. Sartochek®).

Als mikrobiologische Methode zur Beurteilung der Effektivität von Entkeimungsfiltern ist der *Bakterienrückhaltetest* gebräuchlich. Bei diesem Test wird mit Mikroorganismen geeigneter Größe bestimmt, um wieviel Zehnerpotenzen die Ausgangskeimzahl durch den Filtrationsprozess vermindert wird. Für die meist verwendeten Entkeimungsfilter der Porenweite 0,2 µm sollte die mit *Brevundimonas diminuta* bestimmte Rückhaltequote mindestens $10^7/cm^2$ Filterfläche betragen.

29.3
Aseptisches Arbeiten

29.3.1
Allgemeines

Lässt die Thermolabilität der Wirkstoffe eine Hitzesterilisation nicht zu, wird das Arbeiten unter striktem Ausschluss von Keimen erforderlich.

Unter aseptischer Herstellung von Arzneiformen ist zu verstehen, dass die notwendigen Wirk- und Hilfsstoffe, soweit das möglich ist, sterilisiert zum Einsatz kommen und dass ihre Verarbeitung mit sterilisierten Gerätschaften und das Abfüllen in sterilisierte Behältnisse erfolgt. Alle diese Arbeitsgänge sind in keimarmer, d. h. fast keimfreier Atmosphäre durchzuführen, um die während des Fertigungsprozesses zwangsläufig auftretenden Asepsislücken möglichst gefahrlos zu überbrücken. Alle aseptischen Maßnahmen sind also darauf ausgerichtet, die Gefahr einer Kontamination, die durch die Keimquellen (nicht sterilisierbarer Wirkstoff, manipulierender Mensch und Arbeitszone, in der die Herstellung der Arznei erfolgt) gegeben sind, zu mindern oder auszuschalten. Hieraus ergeben sich hohe Anforderungen an die räumliche und apparative Ausstattung sowie die Arbeitsvorbereitung und Arbeitsdurchführung. Bei der aseptischen Herstellung wird ein Kontaminationsrisiko von 10^{-3} akzeptiert, d. h. von 1000 zubereiteten Flaschen darf eine unsteril sein. Für endsterilisierte Zubereitungen wird eine Sicherheit von 10^{-6} gefordert. Arzneimittel dürfen jedoch nur dann als „Steril" bezeichnet werden, wenn der Nachweis der Keimfreiheit erbracht ist. Anderenfalls sind Arzneimittel als „Aseptisch hergestellt" zu deklarieren.

29.3.2
Räumliche und apparative Voraussetzungen

Die Forderungen, die im Hinblick auf den Gehalt der Luft an unbelebten Partikeln und Keimen bei der Herstellung und Abfüllung von Zubereitungen erfüllt sein müssen, sind in Standards und Richtlinien festgelegt. Nach dem EU-Leitfaden zur guten Herstellungspraxis (Anhang 1) werden bei der Herstellung von sterilen Produkten vier Reinheitsklassen unterschieden (Tab. 29.7).

Für Arbeiten im kleineren Umfang bewähren sich Isolatoren (Sterilkästen, Sterilkapellen). Ihre Abmessungen und Konstruktionen sind unterschiedlich. Diese mit großen Glas- oder Plexiglaswänden ausgerüsteten Metall-, Leichtmetall- oder Kunststoffschränke sorgen für einen luftdichten Abschluss, so dass keine Mikroorganismen aus dem Arbeitsraum in die Kammer hineingelangen können. Sie besitzen an der Vorderseite zwei Öffnungen, an denen keimdicht Gummihandschuhe befestigt sind, mit deren Hilfe man in den Kasten hineingreifen kann, um die nötigen aseptischen Arbeiten durchzuführen. Durch doppeltürige Schleusen

29

Tab. 29.7: Klassifizierung reiner Räume nach dem EU-Leitfaden für die gute Herstellungspraxis (Anhang 1: Herstellung steriler Arzneimittel)

Arbeitsprozesse in den Reinraumklassen						
Klasse	Belüftung	Max. Partikelzahl/m³ im Ruhezustand		Max. Keimzahl/m³	Beispiele von Arbeitsgängen	
		>0,5 µm	>5 µm		Im verschlossenen Endbehältnis sterilisierte Produkte	Zubereitungen ohne Endsterilisation
A	Turbulenzarme Verdrängungsstömung (LAF) HEPA-Filter	3 500	1	<1	Abfüllen von Produkten mit hohem Kontaminationsrisiko	Aseptische Zubereitung und Abfüllung
B	Turbulente Verdünnungsströmung HEPA-Filter	3 500	1	10	Umgebungsbereich für Zone A	Umgebungsbereich für Zone A
C	Turbulente Verdünnungsströmung HEPA-Filter	350 000	2 000	100	Zubereitung von Produkten mit hohem Kontaminationsrisiko, Abfüllen von Produkten mit normalem Kontaminationsrisiko	Zubereitung von zu filtrierenden Lösungen
D	Turbulente Verdünnungsströmung	3 500 000	20 000	200	Zubereitung von Produkten mit normalem Kontaminationsrisiko	Handhabung von Bestandteilen nach dem Waschen

werden die zuvor sterilisierten Gerätschaften für die Herstellung (Waagen, Reibschalen, Trichter, Löffel u.a.) sowie die zu verarbeitenden Arznei- und Hilfsstoffe eingebracht, nachdem die Kammer durch Versprühen mit Desinfektionsmittel behandelt wurde. Der Innenraum enthält weiterhin eine UV-Lampe, deren Strahlung zur Entkeimung beiträgt.

Aseptische Herstellungsabteilungen, die in Krankenhausapotheken und pharmazeutischen Fabrikationsstätten unentbehrlich sind, verfügen neben dem aseptischen Produktionsbereich über arbeitsvorbereitende Räume, in denen die Reinigung aller zur aseptischen Herstellung von Arzneiformen erforderlichen Behältnisse, Arbeitsgeräte und Materialien erfolgt. Derartige Räume müssen so beschaffen sein, dass eine leichte Sauberhaltung gewährleistet ist.

An die bauliche Beschaffenheit des aseptischen Raumes sind folgende grundlegende Forderungen zu stellen:

- Wände, Decken und Fußböden sowie die Arbeitsflächen müssen glatte, leicht zu reinigende und zu desinfizierende Oberflächen aufweisen.
- Fenster und Türen müssen dicht verschließbar sein und während des Produktionsprozesses geschlossen gehalten werden.
- Der Zutritt zum aseptischen Bereich muss über Doppelschleusen erfolgen, wobei in der Vorschleuse (Grauzone) die Straßenkleidung abgelegt und in der zweiten Schleuse (Weißzone) nach gründlicher Reinigung und Desinfektion der Hände und Unterarme sterilisierte Arbeitskleidung aus nicht faserndem Material angelegt wird.
- Die Tür zur Vorschleuse und die zum aseptischen Raum müssen zwangsverriegelt sein.
- Die Belüftung muss mit keimfrei filtrierter und klimatisierter Luft erfolgen, wobei die Luftführung so zu regulieren ist, dass im Produktionsraum ein leichter Überdruck (mindestens 15 Pa) herrscht, der ein Eindringen von keimhaltiger Luft minimiert.

● Der Materialtransport sollte über gesonderte Schleusen erfolgen.

Das *Hygieneregime* ist in Arbeitsanordnungen, die den betriebsspezifischen Belangen Rechnung tragen, festzulegen.

Generell ist zu fordern, dass Fußböden und Arbeitsflächen mindestens täglich, Wände, Türen und Beleuchtungskörper etwa monatlich bis vierteljährlich einer gründlichen Nassreinigung und Desinfektion unterzogen werden.

Bakterien sind normalerweise 500 nm–1 µm groß, *Bacillus*-Arten bis 5 µm. Die Keime können sich in der Luft auf Staubpartikeln befinden. Feste oder flüssige Partikel in der Luft (Gesamtschwebestaub) haben einen Durchmesser von 20 nm–100 µm. Es besteht allerdings keine Korrelation zwischen Keimzahl und Schwebstoffgehalt der Luft.

Die Bestimmung der Partikelzahl in der Luft erfolgt durch *Laserpartikelzähler*. Zur Bestimmung des mikrobiellen Status der Luft werden folgende Methoden durchgeführt:

● Bei der *Filtration* wird Luft durch ein Filter gesaugt und dann das Filter inkubiert (s. 29.4.2). Dieses Verfahren erlaubt eine quantitative Bestimmung der Keimzahl und wird oft eingesetzt.

● Mittels *Impaktoren* (s. 2.2.4) werden die keimhaltigen Partikel auf Agarplatten bzw. Gelatinemembranfilter niedergeschlagen und anschließend inkubiert. Mit dieser Methode ist eine Aussage über die Verteilung der Keime in Abhängigkeit von der Partikelgröße möglich.

● Beim *Reuter-Centrifugal-Sampler* wird die Luft durch einen engen Schlitz angesaugt, die Keime werden auf einen gebrauchsfertigen Universal- oder Selektivnährboden, der sich auf einer langsamdrehenden Trommel befindet, geschleudert. Keimzahlgrenzen von < 1 KBE/m^3 können nachgewiesen werden.

● Beim *Sedimentationsverfahren* werden Agarplatten ausgestellt. Durch Sedimentation setzen sich Keime auf den Agarplatten ab. Nach Bebrüten der Platte kann dann die Auswertung erfolgen, wobei eine quantitative Keimzahlbestimmung der Luft mit

dieser Methode nicht möglich ist, da das Niedersinken der Keime auf die Platten von der Größe der sedimentierenden Partikel abhängig ist. Nur Keime oder Staubteilchen, die größer als ca. 1 µm sind, werden sich durch Sedimentation niederschlagen. Kleinere Partikel oder Bakterien neigen nicht zur Sedimentation. Mit dieser Methode werden erfahrungsgemäß nur 30–40 % der Keime erfasst.

Es gibt keine Vorschriften, die bestimmen, wie oft der Keimgehalt der Luft zu bestimmen ist. Die Frequenz liegt im Verantwortungsbereich des Arzneimittelherstellers. Eine Untersuchung im Rhythmus von zwei Wochen ist sinnvoll.

29.3.3
Personalhygiene

Die größte Kontaminationsquelle im aseptischen Bereich ist der Mensch, der für eine große Zahl verschiedener Mikroorganismen ein ausgezeichnetes Lebensmilieu darstellt und ständig Keime an seine Umwelt abgibt (Tab. 29.8).

Es ist daher eine Reihe von Maßnahmen erforderlich, die das Kontaminationsrisiko minimiert, wobei die Schulung der Mitarbeiter im Hinblick auf produktionsgerechtes Verhalten und hohes Hygienebewusstsein sowie sorgfältige Planung aller Produktionsschritte zur Gewährleistung eines zügigen Arbeitsablaufs von grundlegender Bedeutung sind.

Auf die Einhaltung der folgenden Maßnahmen ist besonders zu achten:

● Waschen und Desinfizieren der Hände und

Tab. 29.8: Keimabgabe und Keimgehalt des Menschen

	Anzahl der Keime
Fingerkuppe	20–100/cm^2
Hand	1000–6000
Speichel	10^6–10^8/ml
Nasensekret	10^6–10^7/ml
1 x Niesen	10^4–10^6

29

Unterarme vor Arbeitsbeginn und nach
Arbeitsunterbrechungen,

● Tragen von sterilisierter Arbeitskleidung
einschließlich Kopf- und Mundschutz,
letzterer muss Mund und Nase bedecken
und ist nach mindestens 2 h zu wechseln,

● Verwendung von sterilisierten Einmalge-
brauchshandtüchern und Taschentüchern,
die nach Benutzung in verschließbare
Abfallbehältnisse geworfen werden,

● Vermeidung von Niesen, Husten und
unnötigem Sprechen,

● Verbot des Tragens von Schmuckgegenstän-
den und Armbanduhren an Händen und
Unterarmen.

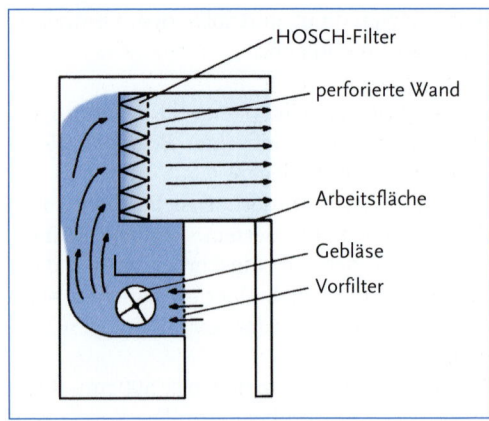

Abb. 29.10: Horizontalstrom LAF-Werkbank

29.3.4
Laminarstromprinzip

Einen revolutionierenden Fortschritt in der
aseptischen Arbeitstechnik brachte das in den
Jahren 1961/62 in der Raumfahrtindustrie entwickelte und in die Praxis überführte Laminar-
flow-System (Laminar air flow). Mit ihm lassen
sich sterile Arbeitszonen in einem unsterilen
Bereich schaffen.

Bei diesem System bewegt sich durch ein
Hochleistungsschwebstofffilter (Hosch-Filter)
fast partikelfrei und somit fast mikroorganis-
menfrei filtrierte Luft in laminarer Strömung
mit gleichförmiger Geschwindigkeit durch einen abgeschlossenen Bereich (Abb. 29.10). Die
Strömungsgeschwindigkeit soll etwa 0,45 m/s
betragen, entsprechend einem Luftwechsel von
etwa 170–200mal je Stunde, der jedoch nicht
als Zugluft empfunden wird. Bei turbulenter
Strömung (herkömmliche Sterilraumbelüf-
tung) ist dagegen bereits ein 20facher Wechsel
je Stunde als unangenehm wahrnehmbar. Der
laminare Luftstrom – exakter ist die Bezeichnung turbulenzarme Verdrängungsströmung
– führt innerhalb von Sekunden emittierte
Partikel kontinuierlich ab und verhindert ihr
Eindringen von außen. Die außerordentliche
Leistungsfähigkeit dieses Verfahrens sei an einigen Zahlen verdeutlicht. Außenluft in Städ-
ten weist je nach Jahreszeit und Standort eine
Partikelzahl der Größenklasse $\geq 0,5$ µm von
etwa 50–200 Millionen/m³ auf, die Konzentration an belebten Partikeln beträgt etwa

100–500/m³. In geschlossenen Räumen muss
hingegen in Abhängigkeit vom Personenbesatz
mit einer Keimzahl von 500–2000/m³ Luft gerechnet werden. In konventionellen, turbulenz-
belüfteten Sterilräumen muss die Anzahl der
Partikel, die $\geq 0,5$ µm sind, mit 10000–
3000000/m³, die Keimzahl mit 20–50 Kei-
men/m³ veranschlagt werden. Mit Laminarstromeinrichtungen gelingt es, den Partikelge-
halt der Luft auf kleiner als 3500 Teilchen $\geq 0,5$
µm und die Zahl der Keime auf $<1/m^3$ zu reduzieren.

Der laminare Luftstrom kann vertikal, d.h.
die Strömung verläuft von der Decke zum Boden (Fallstrom, down-flow), oder horizontal,
d.h. die Strömung verläuft von der einen zur
gegenüber liegenden Seite (Querstrom, cross
flow), geführt werden. Der Luftstrom kann zudem aktiv abgesaugt werden, oder er verlässt
passiv den aseptischen Bereich. Ersteres System mit zusätzlich installiertem Abluftfilter ist
einzusetzen, wenn mit toxischem oder infek-
tiösem Material gearbeitet wird.

Laminarstromeinrichtungen sind je nach
Verwendungszweck unterschiedlich konstruiert. Neben ortsveränderlichen Einrichtungen,
die ohne Mühe zu mikrobiell gefährdeten Zonen, wie z.B. Abfüllstationen von Ampullier-
einrichtungen, transportiert werden können
und dort eine aseptische Arbeitsatmosphäre
schaffen, sind für die aseptische Herstellung
von Arzneiformen im subindustriellen Maßstab (Herstellung von Augenarzneien und pa-

renteralen Darreichungsformen) sowie zur Sterilitätsprüfung LAF-Boxen (reine Werkbänke, clean benches) geeignet. Für die aseptische Arzneimittelherstellung sowie die Prüfung auf Sterilität müssen die Geräte in einer Umgebung der Reinraumklasse B aufgestellt sein. Es ist zu beachten, dass wärmespendende Geräte (Bunsenbrenner) Luftturbulenzen verursachen können. Auch sollte sich in einer Laminarbox nur das unbedingt erforderliche Arbeitsgerät befinden, da sonst der laminare Luftstrom merklich gestört wird und eine kontinuierliche Abführung der Keime nicht mehr gewährleistet ist. Die übrigen Grundsätze des aseptischen Arbeitens, vor allem Händedesinfektion, Sterilisation der benötigten Geräte, Materialien und Behältnisse sowie eine regelmäßige Nassreinigung und Desinfektion der Arbeitsfläche und der Seitenwände der Box sind selbstverständlich einzuhalten.

Zur Überwachung der Funktionstüchtigkeit derartiger Einrichtungen sind die Strömungsgeschwindigkeit der Luft mit Anemometern (Flügelrad- oder besser Hitzdrahtanemometer), die Parallelität des Luftstroms mit geeigneten Rauchentwicklern und der mikrobielle Status der Luft mit Membranfiltergeräten (notfalls Fangplatten) zu bestimmen.

29.4
Prüfungen auf Sterilität und mikrobielle Verunreinigungen

29.4.1
Allgemeines

Nach Ph. Eur. werden die Arzneiformen nach den mikrobiellen Reinheitsanforderungen in Kategorien eingeteilt (s. a. Tab. 26.6), wobei *Kategorie I* sterile Arzneiformen enthält (z. B. alle Parenteralia). Die *Kategorie II* (z. B. Dermatika, Zubereitungen für Nase und Ohren) und *Kategorie III* (Peroralia) müssen frei von bestimmten Keimen (*Pseudomonas aeruginosa*, *Staphylococcus aureus* und *Escherichia coli* als Fäkalindikator) sein. Die aeroben Keime dürfen 10^2/g (Kategorie II) bzw. 10^4/g (Kategorie III) nicht überschreiten.

29.4.2
Prüfung auf Sterilität

29.4.2.1
Allgemeines

Stoffe, Zubereitungen oder Gegenstände dürfen nur dann als steril bezeichnet werden, wenn sich bei der Prüfung auf Sterilität kein Wachstum von Mikroorganismen unter den genannten Versuchsbedingungen nachweisen lässt.

Die Prüfung auf Sterilität erlaubt nur eine stark eingeschränkte Aussage über den tatsächlichen mikrobiologischen Qualitätszustand einer Charge. Da zur Kontrolle lediglich eine Stichprobe (meist n = 20) herangezogen werden kann, ist die Übertragung des Testergebnisses auf die gesamte Charge problematisch und nur dann erlaubt, wenn jede Einheit der Charge in allen Phasen der Herstellung und Behandlung den gleichen Maßnahmen ausgesetzt war. Aus statistischer Sicht beträgt die Wahrscheinlichkeit, bei der Überprüfung einer Stichprobe von n = 20 einer Charge, die einen Kontaminationsgrad von 2 % aufweist, diese als nicht steril zu erkennen und die Charge abzulehnen, lediglich etwa 33 %.

Die Aussagekraft der registrierten physikalischen Kenngrößen eines validierten Sterilisationsprozesses ist in Bezug auf die Sterilität einer Charge größer als das Ergebnis eines Steriltestes.

Nach wie vor ist aber die Prüfung auf Sterilität in den Arzneibüchern aufgeführt und hat für aseptisch hergestellte Produkte ihre Berechtigung.

In den Arzneibüchern werden für die Sterilitätsprüfung verschiedene Kulturmedien (Nährmedien) vorgeschrieben, die erforderlich sind, da die unterschiedlichen Bakterien, Pilze und Hefen sehr differenzierte Anforderungen an das Substrat stellen. Da Bakterien normalerweise bei 37 °C optimal wachsen und Pilze bei 20–25 °C, wird die Bebrütungstemperatur entsprechend vorgeschrieben.

Da bestimmte Wirkstoffe (Antibiotika, Zytostatika), Konservierungsmittel, aber auch Schwermetallspuren, die in der Zubereitung vorliegen, eine Hemmwirkung auf das Wachs-

29

Ph.Eur. 2.6.1 Prüfung auf Sterilität

Die Prüfung auf Sterilität ist unter aseptischen Bedingungen durchzuführen z. B. in einer LAF-Werkbank der Klasse A, aufgestellt in einer Umgebung der Reinraumklasse B oder in einem Isolator.

Die Prüfung kann als Membranfilter- oder Direktbeschickungsmethode durchgeführt werden.

Bei der Membranfiltermethode wird von dem zu prüfenden, flüssigen Produkt der Gesamtinhalt eines oder mehrerer Behältnisse durch ein steriles Membranfilter der Porengröße 0,45 μm filtriert. Die Membranen werden anschließend in geeignete Nährmeden überführt oder mit diesen in den Filtrationsgeräten überschichtet und mindestens 14 Tage lang bei 30 bis 35 °C zur Erfassung einer Bakterienkontamination bzw. bei 20 bis 25 °C zum Nachweis einer Pilzkontamination bebrütet.

Bei der Direktbeschickungsmethode wird eine vorgeschriebene Menge (Gesamtinhalt des Behältnisses bei ≤1 ml, sonst bis max. 20 ml, bei Feststoffen bis 150 mg) der Zubereitung direkt in das Nährmedium übertragen und ebenfalls mindestens 14 Tage bei den genannten Temperaturen inkubiert. Falls erforderlich, kann ein steriles Verdünnungsmittel (z. B. Fleisch- oder Caseinpepton-Lösung), ein geeigneter Emulgator (z. B. Polysorbat 80) oder ein Inaktivierungsmittel für antimikrobiell wirkende Bestandteile der Probe zugesetzt werden.

Als Nährmedien nennt das Arzneibuch „Flüssiges Thioglycolat-Medium" für anaerobe, daneben aber auch aerobe Bakterien sowie „Sojapepton-Caseinpepton-Medium" für den Nachweis aerober Bakterien und Pilze. In einer Negativkontrolle muss die Sterilität der Medien sichergestellt werden. Weiterhin ist nachzuweisen, dass die Medien sowohl in Abwesenheit als auch in Anwesenheit des zu prüfenden Produkts mikrobielles Wachstum ermöglichen. Dazu werden den Nährmediengefäßen in einer Validierungsprüfung je 10 bis 100 koloniebildende Einheiten geeigneter Stämme der folgenden Testorganismen

zugesetzt: *Staphylococcus aureus*, *Bacillus subtilis*, *Brevundimonas aeruginosa*, *Clostridium sporogenes*, *Candida albicans*, *Aspergillus niger*. Innerhalb einer Bebrütungszeit von 3 Tagen (Bakterien) bzw. 5 Tagen (Pilze) muss visuell ein deutlich sichtbares Wachstum zu erkennen sein.

tum von Mikroorganismen ausüben, müssen derartige keimhemmende Substanzen durch besondere Prüfung erkannt und gegebenenfalls entfernt oder durch Verdünnung inaktiviert werden. Die Prüfung auf Sterilität erfordert aseptisches Arbeiten.

Die Auswertung erfolgt durch makroskopische Prüfung auf sichtbares Wachstum von Mikroorganismen (s. Ph. Eur. 2.6.1).

Membranfiltermethode. Eine besondere Variante der Prüfung auf Sterilität ist die Membranfiltermethode, die sich in einer Reihe von Anwendungsgebieten sehr vorteilhaft einsetzen lässt. Die Apparatur besteht aus einem abgeschlossenen Aufgussraum, der durch ein Membranfilter (Porenweite ≤0,45 μm) vom Auffanggefäß getrennt ist. Die komplette Filtrationseinrichtung ist dampfsterilisierbar. Die zu prüfende Substanz muss in einer sterilen Flüssigkeit gelöst oder suspendiert vorliegen. Die Membranfiltermethode eignet sich für wässrige Lösungen, lösliche Pulver, Öle und Salben nach Verdünnung mit Isopropylmyristat. Nach erfolgter Filtration durch das sterile Membranfilter wird das Filter auf ein halbfestes Nährmedium aufgelegt oder in ein flüssiges Nährmedium eingebracht. Ergeben die makroskopischen Überprüfungen während und nach Beendigung der Inkubationszeit kein Wachstum von Mikroorganismen, gilt die Probe als steril. Es besteht die Möglichkeit, das Filter mit einer sterilen Schere zu zerschneiden und Filterfragmente in verschiedenen Nährmedien zu prüfen.

Direktbeschickungsmethode. Die Direktbeschickung kann mit wässrigen Lösungen, löslichen Pulvern und suspendierbaren bzw. emulgierbaren unlöslichen Zubereitungen erfolgen. Bei öligen Lösungen wird als Emulgator Polysorbat 80 zugesetzt, wobei in Blindproben zu zeigen ist, dass der Emulgator keine antimikrobiellen Eigenschaften aufweist. Ist das Produkt antimikrobiell, so wird mit Nährmedium verdünnt, bis die Zubereitung keine antimikrobiellen Eigenschaften mehr aufweist. Eine aseptisch hergestellte Verdünnung der zu prüfenden Substanz wird direkt in das Nährmedium überführt. Anschließend erfolgt eine Bebrütung für mindestens 14 Tage.

29.4.3
Prüfung auf mikrobielle Verunreinigung bei nichtsterilen Produkten

29.4.3.1
Bestimmung der Keimzahl

Die Keimzahl ist ein Kriterium für die mikrobiologische Reinheit von Stoffen, Zubereitungen oder Gegenständen. Für alle Arzneiformen, bei denen Sterilität nicht vorgeschrieben ist, wird eine Begrenzung der Keimzahl und die Abwesenheit spezieller Keime gefordert.

Bei der Bestimmung der Keimzahl werden die gesamten, vermehrungsfähigen und aerob wachsenden Keime erfasst, wobei als Methoden Membranfiltration, Zählung auf Agarplatten und Zählung mit Hilfe von Verdünnungsreihen vorgeschrieben sind. Die Membranmethode ist die Methode mit der besseren Nachweisempfindlichkeit und der Möglichkeit, störende Einflüsse auszuschließen.

Probenvorbereitung. Die Bestimmung muss unter aseptischen Bedingungen erfolgen, um das Einschleppen von Keimen zu verhindern. Das zu prüfende Produkt wird durch Lösen, Suspendieren oder Emulgieren aseptisch verdünnt. Dabei ist auch sicherzustellen, dass antimikrobielle Eigenschaften des Produktes durch den Verdünnungsschritt aufgehoben werden. Polysorbat 80 kann als Benetzer bei Suspensionen zugesetzt werden. Fettartige Produkte werden bis maximal 45 °C erhitzt und mit dem Medium emulgiert, wobei der Zusatz eines Emulgators nicht vorgeschrieben ist.

Membranfiltermethode. Das entsprechend vorbereitete Produkt wird durch ein 0,45 μm-Membranfilter filtriert, das Membranfilter wird auf Agarmedium gelegt, und nach Inkubation werden die Bakterien- und Pilzkolonien ausgezählt. Es sind zwei Prüfungen durchzuführen, eine für Bakterien und eine für Pilze, mit unterschiedlichen Medien und Inkubationsbedingungen.

Zählung auf Agarplatten. Das Produkt wird so verdünnt, dass maximal 300 Bakterienkolonien bzw. 100 Pilzkolonien auf einer Agarplatte wachsen. Als Keimzahl wird die Anzahl der koloniebildenden Einheiten (KBE) bezeichnet, die unter Prüfbedingungen in 1 ml bzw. 1 g der geprüften Substanz ermittelt wird. Hier wird ebenfalls in zwei Parallelversuchen auf Bakterien und Pilze geprüft.

Zählung mit Hilfe von Verdünnungsreihen. Das vorbereitete Produkt wird 1:10, 1:100 und 1:1000 verdünnt. Von jeder Verdünnung werden 3 Proben in Kulturröhrchen überführt und dabei erneut 1:10 verdünnt. Es wird eine Blindkontrolle mit dem Verdünnungsmedium als Dreifachbestimmung mitgeführt. Aus der Anzahl der getrübten Röhrchen kann dann die wahrscheinliche Anzahl der Keime nach Tabelle 29.9 abgelesen werden.

29.4.3.2
Prüfung auf Abwesenheit bestimmter Keime

Neben einer Beschränkung der Keimzahl in nichtsterilen Produkten wird auch die Abwesenheit von bestimmten Keimen gefordert, die auf Grund ihrer Pathogenität in keinem Falle in einer Arzneiformulierung anwesend sein dürfen:

- Enterobakterien und bestimmte andere gramnegative Bakterien,
- *Escherichia coli*,
- Salmonellen,
- *Pseudomonas aeruginosa*,
- *Staphylococcus aureus*,
- Clostridien.

Die Substanz wird, erforderlichenfalls wie zur Bestimmung der Keimzahl, gelöst, emulgiert oder suspendiert und unter Verwendung von selektiven Kulturmedien geprüft.

29

Zahl der Röhrchen, in denen ein mikrobielles Wachstum in jeder Gruppe bezogen auf die angegebene Menge des Produktes beobachtet wurde			Wahrscheinliche Zahl der Mikroorganismen je Gramm oder Milliliter
100 mg oder 0,1 ml je Röhrchen	10 mg oder 0,01 ml je Röhrchen	1 mg oder 0,001 ml je Röhrchen	
3	3	3	>1100
3	3	2	1100
3	3	1	500
3	3	0	200
3	2	3	290
3	2	2	210
3	2	1	150
3	2	0	90
3	1	3	160
3	1	2	120
3	1	1	70
3	1	0	40
3	0	3	95
3	0	2	60
3	0	1	40
3	0	0	23

Tab. 29.9: Wahrscheinliche Zahl der Mikroorganismen (Ph. Eur.)

Sowohl bei der Bestimmung der Keimzahl als auch bei der Prüfung auf Abwesenheit spezieller Keime müssen durch die Prüfbedingungen eine Hemmwirkung auf das Wachstum der Mikroorganismen ausgeschlossen und die Eignung der Nährmedien im Vorversuch nachgewiesen werden.

Anhang

Die Quellenangabe erfolgt in Klammern hinter den entsprechenden
Angaben, fehlt die Angabe, wird die Ph. Eur. zitiert.

Monographien über Darreichungsformen
(in der Ph. Eur. Zubereitungen genannt)

1.
Arzneimittel-Vormischungen zur veterinärmedizinischen Anwendung (Präadmixta ad alimenta medicata ad usum veterinarium)

Bei Arzneimittel-Vormischungen zur veterinärmedizinischen Anwendung handelt es sich um Pulver oder Granulate, aus denen durch Vermengen mit bestimmten Mischfuttermitteltypen Fütterungsarzneimittel zum Einsatz in der Massentierhaltung zubereitet werden. Sie bestehen aus Wirk- und Trägerstoffen, wobei Letztere häufig keine im Arzneibuch monographierten Hilfsstoffe darstellen (z. B. Weizengrießkleie, Weizennachmehl). Von Ausnahmen abgesehen, muss die Konzentration der Arzneimittel-Vormischung im Fütterungsarzneimittel mindestens 0,5 % betragen.

2.
Flüssige Zubereitungen zum Einnehmen (Praeparationes liquidae peroraliae)

Flüssige Zubereitungen zur peroralen Anwendung sind in der Regel Lösungen, Emulsionen oder Suspensionen mit einem oder mehreren Wirkstoffen in einem geeigneten Vehikel, die verdünnt oder unverdünnt eingenommen oder vor ihrer Anwendung aus konzentrierten flüssigen Zubereitungen, aus Pulvern oder Granulaten hergestellt werden. Einige bestehen nur aus einem flüssigen Wirkstoff. Sie werden in Mehrdosen- oder Einzeldosenbehältnissen in den Verkehr gebracht.

Flüssige Zubereitungen zum Einnehmen werden unterschieden in:
- Lösungen zum Einnehmen, Emulsionen zum Einnehmen und Suspensionen zum Einnehmen,
- Pulver und Granulate zur Herstellung von Lösungen und Suspensionen zum Einnehmen,
- Tropfen zum Einnehmen,
- Pulver zur Herstellung von Tropfen zum Einnehmen,
- Sirupe,
- Pulver und Granulate zur Herstellung von Sirupen.

Pulver und Granulate werden vor der Anwendung in Wasser oder einer anderen geeigneten Flüssigkeit (Vehikel) aufgelöst bzw. dispergiert. Die applikationsfähige Form muss den Anforderungen der jeweils korrespondierenden flüssigen Zubereitung entsprechen. Bei Zubereitungen in Mehrdosenbehältnissen werden die flüssigen Darreichungsformen mit einer geeigneten Messeinrichtung (z. B. Messlöffel, Messbecher, Spritze, Tropfeinsatz) verabreicht. Emulsionen und Suspensionen können eine Phasentrennung bzw. eine Sedimentbildung zeigen, wenn die Zubereitungen durch Schütteln leicht redispergierbar sind und anschließend genügend lange stabil bleiben, um die Entnahme der genauen Dosis zu gewährleisten.

Flüssige Zubereitungen zum Einnehmen können geeignete Konservierungsmittel, Antioxidanzien und andere Hilfsstoffe wie Mittel zum Benetzen, Dispergieren, Emulgieren, Puffern, Suspendieren, Verdicken sowie Lösungsvermittler, Stabilisatoren, Geschmackskorrigenzien, Süßungsmittel und zugelassene Farbmittel enthalten.

Prüfungen

- Suspensionen in Einzeldosisbehältnissen: Gleichförmigkeit des Gehalts (Ph. Eur. 2.9.6), Prüfung B.

- Lösungen oder Emulsionen in Einzeldosis-behältnissen: Gleichförmigkeit der Masse
  Bei höchstens 2 von 20 Einheiten darf die Masse um mehr als 10 % und bei keiner um mehr als 20 % von der Durchschnitts-masse abweichen.
- Tropfen zum Einnehmen: Dosierung und Gleichförmigkeit der Dosierung
  Die Masse keiner Dosis darf um mehr als 10 % vom Mittelwert von 10 Dosen abweichen. Die errechnete Masse aus 10 Dosen darf höchstens um 15 % von der nominellen Masse von 10 Dosen abwei-chen.
- Flüssige Zubereitungen zum Einnehmen in Einzeldosisbehältnissen: Entnehmbare Masse oder entnehmbares Volumen (Ph. Eur. 2.9.28).

3. Flüssige Zubereitungen zur kutanen Anwendung (Praeparationes liquidae ad usum dermicum)

Flüssige Zubereitungen zur kutanen Anwen-dung sind Lösungen, Emulsionen oder Sus-pensionen zur Anwendung auf der Haut (einschließlich der Kopfhaut) und/oder den Nägeln, mit dem Ziel, eine lokale oder trans-dermale Wirkung zu erreichen. Dazu zählen neben alkoholhaltigen Lösungen (z. B. ethanol-haltige Iodlösung), Suspensionen (Schüttel-mixturen) und Emulsionen auch Shampoos und Schäume zur kutanen Anwendung. Letz-tere können auch in Druckbehältnissen abge-füllt sein und müssen dann den Anforderun-gen für „Zubereitungen in Druckbehältnissen" entsprechen.

Flüssige Zubereitungen zur kutanen An-wendung können Konservierungsmittel, Anti-oxidanzien und weitere Hilfsstoffe wie Stabili-satoren, Emulgatoren und Viskositätserhöher enthalten. Bestimmte Zubereitungen werden als Lotionen oder Linimente bezeichnet. Sus-pensionen können ein Sediment aufweisen, das aber durch Umschütteln leicht dispergier-bar sein muss. Emulsionen können Anzei-chen von Phasentrennung aufweisen, die aber durch Umschütteln leicht zu beheben sein müssen. Zubereitungen, die auf schwer ge-

schädigter Haut angewendet werden, müssen steril sein.

Shampoos

Shampoos sind flüssige oder dickflüssige Zube-reitungen zur Anwendung auf der Kopfhaut und zum anschließenden Auswaschen mit Was-ser. Es sind wirkstoffhaltige Emulsionen, Sus-pensionen oder Lösungen, die üblicherweise oberflächenaktive Stoffe, geeignete Konservie-rungsmittel, Antioxidanzien und andere Hilfs-stoffe wie Verdickungsmittel, Puffersubstan-zen, Stabilisatoren und Farbstoffe enthalten.

Kutan anzuwendende Schäume

Sie müssen den Anforderungen der Monogra-phie „Wirkstoffhaltige Schäume" entsprechen.

Prüfungen

- Flüssige Zubereitungen zur kutanen Anwendung in Einzeldosisbehältnissen: Entnehmbare Masse oder entnehmbares Volumen (Ph. Eur. 2.9.28).
- Wenn die Zubereitung als steril bezeichnet wird, muss sie der Prüfung auf Sterilität (Ph. Eur. 2.6.1) entsprechen.

4. Flüssige Zubereitungen zur kutanen Anwendung am Tier (Praeparationes liquidae veterinariae ad usum dermicum)

Flüssige Zubereitungen zur kutanen Anwen-dung am Tier werden unterschieden in:
- kutan anzuwendende Schäume,
- Konzentrate zum Herstellen eines Tauch-bads,
- Zubereitungen zum Übergießen,
- Shampoos,
- Zubereitungen zum Auftropfen,
- Sprays,
- Zitzentauchmittel,
- Zitzensprays,
- Euterwaschmittel.

Dabei handelt es sich um wirkstoffhaltige Lö-sungen, Suspensionen oder Emulsionen. Unter die Monographie fallen auch Konzentrate in Form von Pulvern, Pasten, Lösungen oder Suspensionen zur Herstellung applikationsfähiger Flüssigkeiten.

5.
Granulate (Granulata)

Granulate sind Zubereitungen, die aus festen und trockenen Körnern bestehen, wobei jedes Korn ein Agglomerat aus Pulverpartikeln darstellt.

Granulate im Sinne dieser Monographie sind Darreichungsformen zur Einnahme, die geschluckt, gekaut oder vor der Verabreichung in Flüssigkeit gelöst oder zerfallen gelassen werden. Sie werden unterteilt in
- Brausegranulate,
- überzogene Granulate,
- magensaftresistente Granulate und
- Granulate mit veränderter Wirkstofffreisetzung.

Die Zubereitungen enthalten einen oder mehrere Wirkstoffe mit oder ohne Hilfsstoffe, gegebenenfalls Farb- und Aromastoffe. Granulate können in Einzeldosis- oder Mehrdosisbehältnissen vorliegen, in letzterem Fall ist eine Dosiereinrichtung erforderlich.

Brausegranulate enthalten saure Substanzen und Carbonate oder Hydrogencarbonate, die in Wasser rasch Kohlendioxid freisetzen. Sie müssen in 200 ml Wasser von 15 bis 25 °C innerhalb von 5 min zerfallen.

Prüfungen

- Granulate in Einzeldosisbehältnissen mit weniger als 2 mg oder 2 % Wirkstoff, bezogen auf die Gesamtmasse, müssen der Prüfung auf „Gleichförmigkeit des Gehalts" (Ph. Eur. 2.9.6), Prüfung B entsprechen.
- Granulate in Einzeldosisbehältnissen (ausgenommen überzogene Granulate) müssen der Prüfung auf „Gleichförmigkeit der Masse" (Ph. Eur. 2.9.5) entsprechen. (Kann entfallen, wenn die „Prüfung auf Gleichförmigkeit des Gehalts" für alle Wirkstoffe vorgeschrieben ist.)

6.
Halbfeste Zubereitungen zur kutanen Anwendung (Praeparationes molles ad usum dermicum)

Halbfeste Zubereitungen zur kutanen Anwendung sind streichfähige, in der Regel wirkstoffhaltige Systeme zur lokalen oder transdermalen Wirkstofffreisetzung. Ebenfalls zu dieser Monographie zählen wirkstoffhaltige Pflaster, bei denen eine klebstoffhaltige Grundlage auf eine Trägerschicht aufgebracht und durch eine vor Gebrauch zu entfernende Schutzfolie abgedeckt ist.

Man unterscheidet:
- Salben,
- Cremes,
- Gele,
- Pasten,
- Umschlagpasten,
- medizinische Pflaster (= wirkstoffhaltige Pflaster).

Die Grundlagen sind Ein- oder Mehrphasensysteme mit hydrophilen oder hydrophoben Eigenschaften. Sie können die Wirkung der Zubereitung beeinflussen, aber auch selbst eine die Haut erweichende oder schützende Eigenwirkung entfalten. In der Grundlage liegen die Wirkstoffe gelöst oder dispergiert vor. Die Zubereitungen können geeignete Hilfsstoffe wie Konservierungsmittel, Antioxidanzien, Stabilisatoren, Emulgatoren, Verdickungsmittel und Penetrationsbeschleuniger enthalten.

Zubereitungen zur Anwendung auf großen, offenen Wunden oder auf schwer geschädigter Haut müssen steril sein.

Salben

Salben bestehen aus einer einphasigen Grundlage, in welcher feste oder flüssige Substanzen gelöst oder suspendiert sein können.

Hydrophobe Salben. Hydrophobe Salben haben nur eine geringe Wasseraufnahmefähigkeit. Zu ihrer Herstellung werden insbesondere flüssiges Paraffin, Hartparaffin, Vaselin, pflanzliche Öle, tierische Fette, synthetische

Glyceride, Wachse und Polyalkylsiloxane verwendet.

Wasseraufnehmende Salben. Wasseraufnehmende Salben sind hydrophobe Salben mit einem zugefügten Emulgator vom Typ Wasser-in-Öl (Wollwachsalkohole, Sorbitanester, Monoglyceride, Fettalkohole) oder Öl-in-Wasser (sulfatierte Fettalkohole, Polysorbate, Macrogolcetostearylether, Ester von Fettsäuren mit Macrogolen).

Hydrophile Salben. Hydrophile Salben bestehen aus Grundlagen, die mit Wasser mischbar sind. Gewöhnlich bestehen sie aus einer Mischung von flüssigen und festen Macrogolen. Sie können geeignete Mengen Wasser enthalten.

Cremes

Cremes sind mehrphasige Zubereitungen, die aus einer lipophilen und einer wässrigen Phase bestehen.

Lipophile Cremes. Bei lipophilen Cremes ist die zusammenhängende Phase lipophil. Sie enthalten Wasser-in-Öl-Emulgatoren wie Wollwachsalkohole, Sorbitanester und Monoglyceride.

Hydrophile Cremes. Bei hydrophilen Cremes ist die zusammenhängende Phase wässrig. Sie enthalten Öl-in-Wasser-Emulgatoren wie Natrium- oder Triethanolaminseifen, Fettalkoholsulfate, Polysorbate oder Ester von Polyethoxyfettsäuren und Polyethoxyfettsäurealkoholen, falls erforderlich auch in Mischung mit Wasser-in-Öl-Emulgatoren.

Gele

Gele bestehen aus Flüssigkeiten, die durch Zusatz von geeigneten Gelbildnern Gelkonsistenz erhalten.

Lipophile Gele. Lipophile Gele (Oleogele) sind im Allgemeinen zusammengesetzt aus flüssigem Paraffin mit Polyethylenen oder fetten Ölen, die mit kolloidalem Siliciumdioxid, Aluminium- oder Zinkseifen verdickt (geliert) werden.

Hydrophile Gele. Hydrophile Gelgrundlagen (Hydrogele) bestehen im Allgemeinen aus Wasser, Glycerol oder Propylenglykol; diese werden mit Quellstoffen wie Stärke, Cellulosederivaten, Carbomeren oder Magnesium-Aluminium-Silikaten geliert.

Pasten

Pasten enthalten große Feststoffmengen, die in der Grundlage fein verteilt vorliegen.

Umschlagpasten. Umschlagpasten bestehen aus einer hydrophilen, hitzespeichernden Grundlage, in der feste oder flüssige Wirkstoffe dispergiert sind. Sie werden üblicherweise in dicker Schicht auf ein geeignetes Tuch aufgestrichen und vor Auflegen auf die Haut erhitzt.

Wirkstoffhaltige Pflaster. Bei den Wirkstoffhaltigen Pflastern ist eine klebstoffhaltige Grundlage, die einen oder mehrere Wirkstoffe enthält, als gleichmäßige Schicht auf eine flexible Trägerfolie aufgetragen. Eine Schutzfolie, die vor der Anwendung abgezogen wird, bedeckt die Klebstoffschicht. Beim Entfernen der Schutzfolie darf sich die Wirkstoffschicht nicht von der Trägerfolie ablösen. Wirkstoffhaltige Pflaster sind dazu bestimmt, Wirkstoffe über längere Zeit in engem Kontakt mit der Haut zu halten, so dass diese, u. U. unter Ausnutzung eines Okklusionseffektes, langsam absorbiert werden können oder eine schützende oder keratolytische Wirkung entfalten.

Prüfungen

● Halbfeste Zubereitungen zur kutanen Anwendung in Einzeldosisbehältnissen: Entnehmbare Masse oder entnehmbares Volumen (Ph. Eur. 2.9.28).
● Wenn die Zubereitungen auf dem Etikett als „steril" bezeichnet werden, müssen sie der „Prüfung auf Sterilität" (Ph. Eur. 2.6.1) entsprechen.
● Wirkstoffhaltige Pflaster können einer geeigneten Wirkstofffreisetzungsprüfung

unterzogen werden, z. B. der Prüfung auf „Wirkstofffreisetzung aus Transdermalen Pflastern" (Ph. Eur. 2.9.4).

7.
Kapseln (Capsulae)

Kapseln im Sinne dieser Monographie sind einzelndosierte Arzneiformen, die zur Einnahme bestimmt sind. Damit werden zum einen Mikrokapseln, zum anderen Rektal- und Vaginalkapseln ausgeschlossen. Ein Wirkstoff oder eine wirkstoffhaltige Zubereitung ist bei dieser Arzneiform in eine Hülle eingeschlossen, die aus Gelatine oder aus anderen Substanzen, wie Cellulosederivaten oder ungesäuertem Reismehlbrot, besteht und von den Verdauungssäften aufgelöst wird.

Man unterscheidet:
- Hartkapseln,
- Weichkapseln,
- magensaftresistente Kapseln,
- Kapseln mit veränderter Wirkstofffreisetzung,
- Oblatenkapseln.

Die Konsistenz der Kapselhüllen kann durch Zugabe von Substanzen wie Glycerol oder Sorbitol verändert werden. Als weitere Bestandteile können oberflächenaktive Stoffe, Opakisierungsmittel, Konservierungsmittel, Süßungsmittel, Farbstoffe und gegebenenfalls Aromatisierungsstoffe zugegeben werden. Die Kapseln können mit einem Aufdruck versehen sein. Der Kapselinhalt (Füllgut) kann fest, flüssig oder pastös sein. Er besteht aus einem oder mehreren Arzneistoffen mit oder ohne weitere Hilfsstoffe wie Lösungsmittel, Verdünnungsmittel, Fließverbesserer und zerfallsbeschleunigenden Stoffen. Diese Stoffe dürfen die Kapselhülle nicht nachteilig beeinflussen.

Hartkapseln

Hartkapselhüllen bestehen aus zwei vorgefertigten zylindrischen Teilen, deren eines Ende halbkugelig gerundet und geschlossen und das andere offen ist. Die Formulierung wird meist in fester Form, als Pulver oder als Granulat (in Einzelfällen auch ölige Flüssigkeiten oder pas-

töse Massen), in das Kapselunterteil gefüllt, welches durch Aufsetzen des Kapseloberteils verschlossen wird.

Weichkapseln

Die Kapselhüllen sind dicker als bei Hartkapseln und bestehen nur aus einem Teil. Weichkapseln werden in einem Arbeitsgang geformt, gefüllt und verschlossen; es ist aber auch eine rezepturmäßige Herstellung mit vorgefertigten Kapselhüllen möglich. Das Kapselmaterial kann einen Arzneistoff enthalten. Flüssigkeiten können direkt verkapselt werden; Feststoffe werden im Allgemeinen in einer geeigneten Trägersubstanz gelöst oder dispergiert und ergeben so ein Füllgut von pastöser Konsistenz. Bedingt durch die Natur des verwendeten Materials und infolge des Kontaktes mit der Oberfläche kann eine teilweise Migration von Bestandteilen des Kapselinhaltes zur Kapselhülle und umgekehrt erfolgen.

Kapseln mit veränderter Wirkstofffreisetzung

Die Kapseln sind Hart- oder Weichkapseln, bei denen Umfang, Geschwindigkeit oder Ort der Wirkstofffreisetzung gezielt verändert sind. Dies wird dadurch erreicht, dass der Kapselinhalt oder die Kapselhülle unter Verwendung besonderer Hilfsstoffe oder spezieller Verfahren hergestellt werden, die die Arzneistofffreisetzung modifizieren. Die angemessene Freisetzung des oder der Wirkstoffe ist mit einer geeigneten Methode zu prüfen.

Magensaftresistente Kapseln

Magensaftresistente Kapseln sind im Magensaft beständig und setzen den oder die Wirkstoffe im Darm frei. Die Hart- oder Weichkapseln haben eine magensaftresistente Hülle oder sind mit magensaftresistenten Granulaten oder Teilchen gefüllt. Eine geeignete Prüfung auf Zerfallszeit bzw. angemessene Freisetzung ist durchzuführen.

Oblatenkapseln

Oblatenkapeln bestehen aus zwei zusammengesteckten, flachen, zylindrischen Teilen, die aus ungesäuertem Brot hergestellt werden und eine Einzeldosis eines oder mehrerer Wirkstoffe enthalten. Um die Einnahme zu erleichtern, werden Oblatenkapseln vor der Einnahme einige Sekunden lang in Wasser eingetaucht.

Prüfungen

● Kapseln mit weniger als 2 mg oder 2 % Wirkstoff, bezogen auf die Gesamtmasse, müssen der Prüfung auf „Gleichförmigkeit des Gehalts" (Ph. Eur. 2.9.6), Prüfung B entsprechen.
● Kapseln müssen der Prüfung auf „Gleichförmigkeit der Masse" (Ph. Eur. 2.9.5) entsprechen. (Kann entfallen, wenn die „Prüfung auf Gleichförmigkeit des Gehalts" für alle Wirkstoffe vorgeschrieben ist.)
● Wirkstofffreisetzung (Ph. Eur. 2.9.3): Die Prüfung ist für „Kapseln mit veränderter Wirkstofffreisetzung" und solche, die mit magensaftresistenten Granulaten oder Teilchen gefüllt sind, verpflichtend.
● Im Falle von Hartkapseln, Weichkapseln und Magensaftresistenten Kapseln wird die Prüfung auf „Zerfallszeit von Tabletten und Kapseln" (Ph. Eur. 2.9.1) gefordert. Sie kann entfallen, wenn die Prüfung Wirkstofffreisetzung vorgeschrieben ist.

8. Wirkstoffhaltige Kaugummis (Masticabilia gummis medicata)

Wirkstoffhaltige Kaugummis sind feste Einzeldosis-Zubereitungen, die beim Kauen Wirkstoffe in den Speichel abgeben, welche lokal in der Mundhöhle wirksam werden oder nach Absorption durch die Mundschleimhaut oder den Verdauungstrakt eine systemische Wirkung entfalten. Sie sind nicht zum Schlucken bestimmt. Als Grundlagen finden geschmacklose, knetbare Gummis aus natürlichen oder synthetischen Elastomeren Verwendung. Am häufigsten wird Polyisobutylen eingesetzt. Die Grundlagen werden durch Verpressen, Erweichen oder Schmelzen verarbeitet.

Prüfungen

● Wirkstoffhaltige Kaugummis mit weniger als 2 mg oder 2 % Wirkstoff, bezogen auf die Gesamtmasse, müssen der Prüfung auf „Gleichförmigkeit des Gehalts" (Ph. Eur. 2.9.6), Prüfung A entsprechen.
● Wirkstoffhaltige Kaugummis (ausgenommen überzogene wirkstoffhaltige Kaugummis) müssen der Prüfung auf „Gleichförmigkeit der Masse" (Ph. Eur. 2.9.5) entsprechen. (Kann entfallen, wenn die „Prüfung auf Gleichförmigkeit des Gehalts" für alle Wirkstoffe vorgeschrieben ist.)
● Wirkstofffreisetzung aus wirkstoffhaltigen Kaugummis: Die im Europäischen Arzneibuch beschriebene Edelstahlapparatur besteht aus einer 40 ml fassenden Kaukammer, in die aus horizontaler Richtung zwei gegenüberliegende Kolben hineinragen. Diese bewegen sich mit einer Frequenz von ca. 60 Zyklen pro Minute synchron gegeneinander und können sich im Verlauf des dadurch simulierten Kauvorganges auch um ihre eigene Achse drehen. Ein dritter, vertikal angeordneter Kolben, die so genannte Zunge, schiebt sich jedesmal, wenn die beiden horizontalen Kolben auseinanderweichen, in die Kaukammer und sorgt so für eine erneute Längsverformung der durch die vorangehende Bewegung in Querrichtung gestauchten Kaugummiprobe. In der auf 37 °C temperierten Kaukammer befinden sich 20 ml Pufferlösung mit einem dem Milieu der Mundhöhle entsprechenden pH-Wert von etwa 6. Nachdem die Kammer mit einer genau gewogenen Kaugummiprobe beschickt wurde, wird die Apparatur in Bewegung gesetzt. In festgelegten Zeitabständen werden Proben zur Bestimmung der freigesetzten Wirkstoffe entnommen. Vor der eigentlichen Messung dient ein zweiminütiger Betrieb nur mit Pufferlösung der Rückstandskontrolle aus vorhergehenden Messungen.

9.
Parenteralia (Parenteralia)

Parenteralia sind sterile Zubereitungen, die zur Injektion, Infusion oder Implantation in den menschlichen oder tierischen Körper bestimmt sind. Die in dieser Monographie gestellten Anforderungen gelten nicht notwendigerweise für Blutkonserven und Blutprodukte, immunologische und radioaktive Präparate oder bestimmte tiermedizinische Präparate.

Folgende Untermonographien werden unterschieden:

- Injektionszubereitungen,
- Infusionszubereitungen,
- Konzentrate zur Herstellung von Injektionszubereitungen und Konzentrate zur Herstellung von Infusionszubereitungen,
- Pulver zur Herstellung von Injektionszubereitungen und Pulver zur Herstellung von Infusionszubereitungen,
- Implantate.

Alle Parenteralia müssen der Prüfung auf Sterilität entsprechen. Für wässrige Injektionszubereitungen in Mehrdosenbehältnissen ist, falls die Zubereitung selbst keine ausreichenden antimikrobiellen Eigenschaften hat, der Zusatz eines geeigneten Konservierungsmittels vorgeschrieben. Empfehlenswert ist eine Konservierungsmittelzugabe auch im Falle von wässrigen Injektionszubereitungen, die unter aseptischen Bedingungen hergestellt werden und nicht im Endbehältnis sterilisiert werden können. Hingegen ist eine Konservierung nicht erlaubt, wenn das Volumen einer Einzeldosis 15 ml überschreitet – dies ist insbesondere bei allen Infusionslösungen der Fall – und wenn medizinische Gründe, wie z. B. die epidurale, intrathekale oder intraokuläre Verabreichung, den Zusatz eines Konservierungsmittels verbieten.

Zur Erzielung der Blutisotonie, zur Einstellung der Wasserstoffionenkonzentration, zur Verbesserung der Löslichkeit, um die Zersetzung von Wirkstoffen zu verhindern oder um die entsprechenden antimikrobiellen Eigenschaften sicherzustellen, ist der Einsatz von Hilfsstoffen notwendig. Diese Substanzen dürfen weder der beabsichtigten medizinischen Wirkung entgegenwirken, noch dürfen sie in der verwendeten Konzentration eine toxische Wirkung oder eine unerwünschte lokale Reizung verursachen.

Suspensionen zur Injektion können ein Sediment zeigen, das durch Schütteln leicht dispergierbar sein muss. Emulsionen zur Injektion oder Infusion dürfen keine Anzeichen einer Phasentrennung aufweisen.

Abgesehen von Implantaten, müssen Parenteralia soweit wie möglich in Behältnisse abgefüllt werden, die genügend durchsichtig sind, um eine visuelle Prüfung des Inhalts zu ermöglichen. In der Regel sind dies Glasampullen, Glasflaschen, Kunststoffflaschen und -beutel oder vorgefüllte Einmalspritzen. Das Behältnismaterial darf keine Zersetzung der Zubereitung infolge Diffusion in oder durch das Material des Behältnisses oder durch Abgabe von Fremdsubstanzen an die Arzneizubereitung verursachen. Glasampullen werden durch Zuschmelzen verschlossen, und ihr Inhalt ist zum einmaligen Gebrauch bestimmt. Flaschen werden mit geeigneten Verschlüssen versehen, die eine gute Dichtigkeit garantieren, das Eindringen von Verunreinigungen verhindern und das Aufziehen eines Teiles oder des gesamten Inhaltes ermöglichen, ohne dass der Verschluss zu entfernen ist. Das Plastikmaterial oder das Elastomer, aus dem der Verschluss besteht, muss mit den Zubereitungen verträglich sein. Es muss das Durchstechen mit einer Kanüle ohne nennenswertes Ausstanzen von Teilchen ermöglichen und bei Mehrdosenbehältnissen einen Wiederverschluss der Einstichstelle nach dem Herausziehen der Nadel gewährleisten. Das Volumen in Einzeldosisbehältnissen muss genügend groß sein, um die Entnahme und Verabreichung der angegebenen Dosis unter Verwendung der üblichen Technik zu gewährleisten.

Injektionszubereitungen (Injectabilia)

Injektionszubereitungen sind sterile Lösungen, Emulsionen oder Suspensionen. Sie werden durch Lösen, Emulgieren oder Suspendieren der Wirkstoffe und eventueller Hilfsstoffe im „Wasser für Injektionszwecke" oder einer geeigneten nichtwässrigen Flüssigkeit oder einer Mischung beider hergestellt.

Infusionszubereitungen (Infundibilia)

Infusionszubereitungen sind sterile, wässrige Lösungen oder Öl-in-Wasser-Emulsionen. Sie sind pyrogenfrei, normalerweise blutisotonisch und grundsätzlich dazu bestimmt, in großen Mengen verabreicht zu werden. Sie dürfen keine Konservierungsmittel enthalten.

Konzentrate zur Herstellung von Injektionszubereitungen und Konzentrate zur Herstellung von Infusionszubereitungen

Die Zubereitungen sind konzentrierte, sterile Lösungen, die nach Verdünnen mit einer vorgeschriebenen Flüssigkeit zur Injektion zu einem vorgeschriebenen Volumen oder Infusion bestimmt sind.

Pulver zur Herstellung von Injektionszubereitungen und Pulver zur Herstellung von Infusionszubereitungen

Pulver zur Herstellung von Injektionszubereitungen und Infusionszubereitungen sind feste, sterile Substanzen, die im Endbehältnis abgefüllt sind und die beim Schütteln mit der vorgeschriebenen Menge einer geeigneten, sterilen Flüssigkeit innerhalb kurzer Zeit praktisch klare und schwebstofffreie Lösungen oder gleichmäßige Suspensionen ergeben.

Implantate

Implantate sind feste, sterile Zubereitungen geeigneter Größe und Form zur parenteralen Implantation, die eine Freigabe der Wirkstoffe über einen längeren Zeitraum gewährleisten.

Prüfungen

- Die Zubereitungen müssen der „Prüfung auf Sterilität" (Ph. Eur. 2.6.1) entsprechen.
- Bakterien-Endotoxine/Pyrogene. Wenn eine Einzeldosis 15 ml oder mehr beträgt und in einer Menge von 0,2 ml oder mehr je Kilogramm Körpermasse verabreicht wird – was insbesondere für alle Infusionspräparate gilt –, muss die Zubereitung der Prüfung

auf Bakterien-Endotoxine oder der Prüfung auf Pyrogene entsprechen (Ph. Eur. 2.6.8, 2.6.14). Auch Konzentrate und Pulver zur Herstellung von Injektions- und Infusionszubereitungen müssen diesen Anforderungen genügen, nachdem sie zu dem jeweils vorgeschriebenen Volumen verdünnt, gelöst oder suspendiert worden sind.

- Injektions- und Infusionslösungen müssen bei visueller Prüfung klar und praktisch frei von Teilchen sein.
- Handelt es sich um Zubereitungen zur Anwendung am Menschen in Behältnissen mit einem Nennvolumen von mehr als 100 ml, ist darüber hinaus eine Prüfung auf nicht-sichtbare Partikel gefordert (Ph. Eur. 2.9.19). Eine Ausnahme bilden Zubereitungen, die durch ein Endfilter verabreicht werden.
- Pulver zur Herstellung von Injektions- und Infusionszubereitungen mit weniger als 2 mg oder 2 % Wirkstoff, bezogen auf die Gesamtmasse, und solche, deren Gesamtmasse kleiner als 40 mg ist, müssen der Prüfung auf „Gleichförmigkeit des Gehalts" (Ph. Eur. 2.9.6), Prüfung A entsprechen.
- Pulver zur Herstellung von Injektions- und Infusionszubereitungen müssen der Prüfung auf „Gleichförmigkeit der Masse" (Ph. Eur. 2.9.5) entsprechen. (Kann entfallen, wenn die „Prüfung auf Gleichförmigkeit des Gehalts" für alle Wirkstoffe vorgeschrieben ist.)

10. Pulver zum Einnehmen (Pulveres perorales)

Pulver zum Einnehmen liegen entweder als Pulver im Einzeldosisbehältnis oder als Pulver im Mehrdosisbehältnis vor; bei Letzteren ist eine Dosiervorrichtung erforderlich. Pulver zur Einnahme werden in der Regel in oder mit Wasser oder einer anderen geeigneten Flüssigkeit eingenommen. In bestimmten Fällen können sie als solche geschluckt werden.

Brausepulver enthalten saure Substanzen und Carbonate oder Hydrogencarbonate, welche in Wasser rasch Kohlendioxid freisetzen. Sie werden vor der Einnahme in Wasser gelöst oder dispergiert.

Prüfungen

- Pulver zum Einnehmen in Einzeldosis-behältnissen mit weniger als 2 mg oder 2 % Wirkstoff, bezogen auf die Gesamtmasse: Prüfung auf „Gleichförmigkeit des Gehalts, Prüfung B" (Ph. Eur. 2.9.6)
- Pulver zum Einnehmen in Einzeldosis-behältnissen: Prüfung auf „Gleichförmig-keit der Masse" (Ph. Eur. 2.9.5) (Kann entfallen, wenn die „Prüfung auf Gleichför-migkeit des Gehalts" für alle Wirkstoffe vorgeschrieben ist.)

11.
Pulver zur kutanen Anwendung
(Pulveres ad usum dermicum)

Sie liegen als Pulver in Einzeldosisbehältnissen oder in Mehrdosenbehältnissen vor und sind frei von tastbaren Teilchen. Für die Verwen-dung auf großen offenen Wunden oder auf schwer erkrankter Haut müssen sie der „Prü-fung auf Sterilität" entsprechen. Zur Abfüllung werden Streu- oder Spraydosen bevorzugt.

Prüfungen

- Wenn die Teilchengröße eines Pulvers vorgeschrieben ist, wird sie mit Hilfe der „Siebanalyse" (Ph. Eur. 2.9.12) oder mit einem anderen geeigneten Verfahren bestimmt.
- Pulver zur kutanen Anwendung in Einzeldosisbehältnissen mit weniger als 2 mg oder 2 % Wirkstoff, bezogen auf die Gesamtmasse: Prüfung auf „Gleichförmig-keit des Gehalts, Prüfung B" (Ph. Eur. 2.9.6)
- Pulver zur kutanen Anwendung in Einzeldosisbehältnissen: Prüfung auf „Gleichförmigkeit der Masse" (Ph. Eur. 2.9.5) (Kann entfallen, wenn die „Prüfung auf Gleichförmigkeit des Gehalts" für alle Wirkstoffe vorgeschrieben ist.)
- Wenn in der Beschriftung angegeben ist, dass die Zubereitung steril ist, muss sie der „Prüfung auf Sterilität" (Ph. Eur. 2.6.1) entsprechen.

12.
Wirkstoffhaltige Schäume
(Musci medicati)

Wirkstoffhaltige Schäume sind Zubereitun-gen, bei denen ein großes Volumen Gas in einer flüssigen Phase dispergiert ist, wobei eine oberflächenaktive Substanz die Schaumbil-dung gewährleistet. Im Allgemeinen sind die Zubereitungen in flüssiger Form in Druck-behältnissen abgefüllt, die durch ein Ventil mit aufgestecktem Sprühkopf verschlossen sind. Durch Expansion des Gases entsteht der Schaum beim Entweichen der Zubereitung aus dem Behältnis. Zubereitungen zur Anwen-dung auf großen, offenen Wunden oder auf schwer geschädigter Haut müssen steril sein.

Prüfungen

- Relative Schaumdichte: Über ein an den Sprühkopf angeschlossenes, dünnes Rohr wird eine ca. 60 ml fassende Kristallisier-schale gleichmäßig mit Schaum gefüllt und der über den Rand ragende Anteil mit einem Spatel abgestrichen. Die vollständig gefüllte Schale wird zur Bestimmung der Masse des Schaums gewogen. Das Volu-men der Schale wird bestimmt, indem diese mit Wasser gefüllt und erneut gewogen wird. Der Quotient aus Schaummasse und Masse des gleichen Volumens Wasser ist die relative Schaumdichte.
- Expansionsdauer: Über einen Kunststoff-schlauch wird der Sprühkopf des Druck-behältnisses mit dem geöffneten Hahn einer 50-ml-Bürette verbunden und etwa 30 ml Schaum mit einem einzigen Sprüh-stoß eingefüllt, wonach der Hahn verschlos-sen wird. Unmittelbar nach dem Einfüllen und weiterhin in 10-Sekunden-Abständen wird das sich vergrößernde Schaumvolu-men abgelesen, bis die maximale Expansion erreicht ist.
- Wenn in der Beschriftung angegeben ist, dass die Zubereitung steril ist, muss sie der „Prüfung auf Sterilität" (Ph. Eur. 2.6.1) entsprechen.

13.
Stifte und Stäbchen (Styli)

Stifte und Stäbchen sind zylindrisch oder konisch geformte, feste, wirkstoffhaltige Zubereitungen zur lokalen Anwendung, z. B. zum Einführen in die Urethra, die Vagina, die Nasenöffnung, den Gehörgang sowie in Wundkanäle. Sie können den Wirkstoff aus einer unlöslichen Matrix freisetzen, sich auflösen oder bei Körpertemperatur schmelzen.

Stäbchen zur Anwendung in der Urethra und solche zum Einlegen in Wunden müssen steril sein.

Prüfungen

- Gleichförmigkeit der Masse einzeln dosierter Arzneiformen (Ph. Eur. 2.9.5).
- Gleichförmigkeit des Gehalts einzeln dosierter Arzneiformen (Ph. Eur. 2.9.6).
- Wenn in der Beschriftung angegeben ist, dass die Zubereitung steril ist, muss sie der „Prüfung auf Sterilität" (Ph. Eur. 2.6.1) entsprechen.

14.
Tabletten (Compressi)

Tabletten sind feste Arzneizubereitungen mit einer Einzeldosis von einem oder mehreren Arzneistoffen, die durch Pressen gleichgroßer Pulvervolumina erhalten werden. Sie sind im Allgemeinen zur oralen Anwendung bestimmt, werden entweder zerkaut oder unzerkaut geschluckt, vor der Einnahme in Wasser gelöst oder zerfallen gelassen, andere werden im Mund behalten, und der Wirkstoff wird dort freigesetzt. Tabletten, die nicht in dieser Weise angewendet werden, zum Beispiel als Tabletten zur Implantation, als Tabletten für Inhalationslösungen oder als Vaginaltabletten, müssen nicht unbedingt den Beschreibungen und Prüfungen dieser Monographie entsprechen. Diese Zubereitungen können – entsprechend ihrer besonderen Verwendung – spezielle Formulierungen, besondere Herstellungsverfahren oder besondere Darreichungsformen notwendig machen.

Die zu verpressenden Pulver bestehen aus einem oder mehreren Wirkstoffen und Hilfsstoffen, soweit notwendig, z. B. Füll-, Binde-, Spreng-, Gleit- und Schmiermittel, Stoffe, die das Verhalten der Wirkstoffe im Verdauungstrakt beeinflussen können, Farbstoffe und gegebenenfalls Geschmackskorrigenzien. Wenn die Pulverteilchen auf Grund ihrer physikalischen Eigenschaften, z. B. Fließverhalten und Agglomeration unter Druck, keine Tablettierung erlauben, werden sie einer geeigneten Vorbehandlung, z. B. einer Granulation, unterzogen. Tabletten sind flach oder konvex, können Kerben, Bruchrillen, Prägungen oder andere Markierungen aufweisen und können überzogen sein. Sie sind ausreichend fest, um einer Handhabung ohne zu bröckeln oder zu brechen zu widerstehen.

Folgende Typen von Tabletten zum Einnehmen werden als Untermonographien unterschieden:

- nichtüberzogene Tabletten,
- überzogene Tabletten,
- Brausetabletten,
- Tabletten zur Herstellung einer Lösung zum Einnehmen,
- Tabletten zur Herstellung einer Suspension zum Einnehmen,
- magensaftresistente Tabletten,
- Tabletten mit veränderter Wirkstofffreisetzung,
- Tabletten zur Anwendung in der Mundhöhle.

Nichtüberzogene Tabletten

Zu den nichtüberzogenen Tabletten zählen Einschichttabletten, die man durch einmaliges Pressen von Partikeln erhält, und Mehrschichttabletten, die man durch aufeinander folgendes Pressen verschiedener Teilchenarten erhält.

Die verwendeten Substanzen dienen nicht speziell dazu, die Wirkstofffreigabe aus der Tablette in die Verdauungssäfte zu beeinflussen. Die Tabletten werden nach der Kompression nicht weiter behandelt. Unter der Lupe betrachtet, zeigt ein abgebrochenes Stück entweder eine ziemlich gleichmäßige Beschaffenheit (Einschichttablette) oder eine geschichtete Struktur, jedoch keine Anzeichen einer Umhüllung.

Überzogene Tabletten

Überzogene Tabletten sind Tabletten, die mit einer oder mehreren Schichten aus einer Mischung verschiedener Substanzen, wie natürlichen oder synthetischen Harzen, Gummen, Gelatine, inaktiven und unlöslichen Füllmitteln, Zuckern, Weichmachern, Polyolen, Wachsen, zugelassenen Farbstoffen, manchmal auch Geschmackskorrigenzien und Wirkstoffen, überzogen werden. Die zur Herstellung eines Überzugs verwendeten Substanzen werden üblicherweise als Lösung oder Suspension in einer leicht flüchtigen Flüssigkeit angewendet, bzw. unter Bedingungen verwendet, bei denen Lösungs- oder Dispersionsmittel verdunsten. Bei einem dünnen Überzug spricht man von Filmtabletten, Tabletten mit dickeren, zuckerhaltigen Überzügen sind Dragees. Überzogene Tabletten haben eine glatte, meist polierte und oft gefärbte Oberfläche; ein abgebrochenes Stück zeigt, unter der Lupe betrachtet, einen Kern, der von einer zusammenhängenden Schicht unterschiedlicher Beschaffenheit umgeben ist.

Brausetabletten

Brausetabletten stellen nichtüberzogene Tabletten dar, die üblicherweise Säuren und Carbonate oder Hydrogencarbonate enthalten. In Gegenwart von Wasser entwickeln sie unter Aufbrausen Kohlendioxid. Vor dem Einnehmen müssen sie in Wasser gelöst oder dispergiert werden.

Tabletten zur Herstellung einer Lösung zum Einnehmen

Tabletten zur Herstellung einer Lösung zum Einnehmen sind nichtüberzogene Tabletten oder Filmtabletten, die vor der Anwendung in Wasser aufgelöst werden. Die entstehende Lösung kann schwach getrübt sein.

Tabletten zur Herstellung einer Suspension zum Einnehmen

Es sind nichtüberzogene Tabletten oder Filmtabletten, die vor der Anwendung in Wasser dispergiert werden, wobei sich eine homogene Suspension bilden muss.

Magensaftresistente Tabletten

Magensaftresistente Tabletten sind im Magensaft beständig und setzen den oder die Wirkstoffe erst im Darm frei. Sie werden mit magensaftresistenten Schichten überzogen oder aus bereits magensaftresistenten Granulaten oder Teilchen hergestellt.

Tabletten mit modifizierter Wirkstofffreisetzung

Tabletten mit modifizierter Wirkstofffreisetzung sind überzogene oder nichtüberzogene Tabletten, die mit besonderen Zusätzen oder mit Hilfe spezieller Verfahren hergestellt werden, mit dem Zweck, die Freisetzungsgeschwindigkeit oder den Ort der Freisetzung des oder der Wirkstoffe im Magen-Darm-Trakt zu ändern. Die angemessene Freisetzung der Wirkstoffe ist zu prüfen.

Tabletten zur Anwendung in der Mundhöhle

Tabletten zur Anwendung im Mund sind im Allgemeinen nichtüberzogene Tabletten. Sie werden so hergestellt, dass eine langsame Freigabe und eine lokale Wirkung des Wirkstoffes oder der Wirkstoffe oder eine Freisetzung und Absorption des oder der Wirkstoffe in einem bestimmten Teil der Mundhöhle stattfindet.

Folgende Typen werden unterschieden:
- Sublingualtabletten,
- Buccaltabletten,
- mukoadhäsive Tabletten,
- Kautabletten.

Prüfungen

- Tabletten mit weniger als 2 mg oder 2 % Wirkstoff, bezogen auf die Gesamtmasse: Prüfung auf „Gleichförmigkeit des Gehalts, Prüfung A" (Ph. Eur. 2.9.6)
- Prüfung auf „Gleichförmigkeit der Masse" (Ph. Eur. 2.9.5) (Kann entfallen, wenn die „Prüfung auf Gleichförmigkeit des Gehalts" für alle Wirkstoffe vorgeschrieben ist.)

- Wirkstofffreisetzung (Ph. Eur. 2.9.3). Eine Prüfung der Wirkstofffreisetzung kann durchgeführt werden; für „Tabletten mit veränderter Wirkstofffreisetzung" und „Magensaftresistente Tabletten" ist sie verpflichtend vorgeschrieben.
- Zerfallszeit. Die Prüfung auf Zerfallszeit kann entfallen, wenn die Prüfung auf Wirkstofffreisetzung vorgeschrieben ist. Nichtüberzogene Tabletten müssen unter den Bedingungen der Prüfung auf „Zerfallszeit von Tabletten und Kapseln" (Ph. Eur. 2.9.1) nach 15 min zerfallen sein. Überzogene Tabletten, mit Ausnahme von Filmtabletten, müssen innerhalb von 60 min zerfallen sein, Filmtabletten bereits nach 30 min.
  Kautabletten, Tabletten mit veränderter Wirkstofffreisetzung und Tabletten zur Anwendung in der Mundhöhle müssen dieser Prüfung nicht entsprechen.
  Bei magensaftresistenten Tabletten erfolgt die Prüfung zunächst 2 h lang mit 0,1 M Salzsäure als Inkubationsmedium. Die Tabletten dürfen weder Anzeichen von Zerfall aufweisen, abgesehen von Bruchstücken des Überzugs, noch Risse, die den Austritt des Inhalts erlauben. Die Zeit, innerhalb welcher der Überzug dem sauren Milieu widersteht, variiert je nach Zusammensetzung der zu prüfenden Tabletten. Sie beträgt normalerweise 3 h, darf aber auch bei zulässigen Abweichungen nicht weniger als 1 h betragen. Anschließend wird 60 min mit Phosphat-Puffer-Lösung pH 6,8 geprüft. Die Tabletten haben die Anforderungen erfüllt, wenn alle 6 Einheiten nach dieser Zeit zerfallen sind. Tabletten zur Herstellung einer Lösung zum Einnehmen und Tabletten zur Herstellung einer Suspension zum Einnehmen müssen unter den Bedingungen der Prüfung auf „Zerfallszeit von Tabletten und Kapseln" innerhalb von 3 min in Wasser von 15–25 °C zerfallen sein. Zur Prüfung der Zerfallszeit von Brausetabletten bringt man eine Tablette in ein Becherglas mit 200 ml Wasser von 15–25 °C. Hierbei bilden sich zahlreiche Gasblasen. Wenn die Gasentwicklung um die Tablette oder um Bruchstücke derselben aufhört, sollte die Tablette zerfallen oder im Wasser gelöst sein, so dass keine Agglomerate von Teilchen zurückbleiben. Dieser Vorgang ist mit fünf weiteren Tabletten zu wiederholen. Die Tabletten entsprechen der Vorschrift, wenn jede der fünf im Test benutzten Tabletten in der oben beschriebenen Weise innerhalb von 5 min zerfallen ist.

- Friabilität von nichtüberzogenen Tabletten (Ph. Eur. 2.9.7).
- Bruchfestigkeit von Tabletten (Ph. Eur. 2.9.8).
- Feinheit der suspendierten Teilchen (nur bei Tabletten zur Herstellung einer Suspension zum Einnehmen).

15.
Wirkstoffhaltige Tampons (Tamponae medicatae)

Wirkstoffhaltige Tampons sind feste, einzeldosierte Zubereitungen, die dazu bestimmt sind, für einen begrenzten Zeitraum in Körperhöhlen eingeführt zu werden. Sie bestehen z.B. aus Cellulose, Kollagen oder Silicon, das mit einem oder mehreren Wirkstoffen imprägniert ist. Zusätzliche Anforderungen können sich in den jeweils zutreffenden Monographien, z.B. Rectalia, Vaginalia oder Auricularia, finden.

16.
Transdermale Pflaster (Emplastra transcutanea)

Transdermale Pflaster sind flexible, mehrschichtige, wirkstoffhaltige Systeme zum Aufkleben auf die unverletzte Haut, die einen oder mehrere Wirkstoffe nach Passage der Hautbarriere an den Blutkreislauf abgeben. Im Allgemeinen besitzen sie eine äußere, wasserundurchlässige Trägerschicht, der eine Stütz- und Schutzfunktion zukommt. Auf die Trägerschicht ist die wirkstoffhaltige Zubereitung aufgebracht, bei der es sich um eine ein- oder mehrschichtige, feste oder halbfeste Matrix handeln kann. Falls die Trägerschicht größer als die Zubereitung ist, ist der überlappende

Rand mit einer selbstklebenden Haftschicht überzogen, die der Fixierung des Pflasters auf der Haut dient. Zu diesem Zweck kann auch die Matrix der Zubereitung selbstklebende Substanzen enthalten. Die Wirkstoffabgabe wird entweder durch die diffusionskontrollierende Zusammensetzung und Struktur der Matrix bestimmt oder durch eine Membran, welche das Wirkstoffreservoir hautseitig überspannt und die Wirkstofffreisetzung steuert. Auch diese Membran kann vollflächig oder an bestimmten Stellen mit selbstklebenden Substanzen überzogen sein. Die transdermalen Pflaster sind auf der Freisetzungsseite mit einer Schutzfolie aus Kunststoff oder Metall bedeckt, die vor der Anwendung auf der Haut entfernt wird. Durch das Entfernen darf weder die Zubereitung noch die Haftschicht beschädigt werden. Die Pflaster sind im Allgemeinen einzeln in versiegelten Beuteln verpackt.

Prüfungen

- Gleichförmigkeit des Gehalts (Ph. Eur. 2.9.6): Prüfung C.
- Wirkstofffreisetzung: eine geeignete Prüfung ist die Prüfung auf „Wirkstofffreisetzung aus Transdermalen Pflastern" (Ph. Eur. 2.9.4).

17.
Zubereitungen für Wiederkäuer
(Präparationes intraruminales)

Zubereitungen für Wiederkäuer sind feste Zubereitungen zur oralen Anwendung bei wiederkäuenden Tieren, die durch einen längeren Verbleib im Pansen den Wirkstoff über einen Zeitraum von mehreren Tagen bis Wochen (bei derzeitigen Handelsprodukten bis zu 300 Tagen) ununterbrochen oder sequentiell freisetzen. Einige Zubereitungen sind dazu bestimmt, auf der Oberfläche der Pansenflüssigkeit zu schwimmen, während andere auf den Grund des Pansens oder Netzmagens absinken. Die Wirkstofffreisetzung kann durch Erosion, Korrosion, Diffusion, Osmose oder mit Hilfe anderer chemischer oder physikalischer Vorgänge gesteuert werden. Erfolgt die Freisetzung aus mehreren zu einer Einheit zusammengefassten Wirkstoffreservoirs sequenziell, kommt es zu einer gepulsten Wirkstoffabgabe.

Prüfungen

- Enthalten die einzelnen Tabletten von Zubereitungen für Wiederkäuer weniger als 2 mg oder 2 % Wirkstoff, bezogen auf die Gesamtmasse, ist die Prüfung auf „Gleichförmigkeit des Gehalts, Prüfung A" (Ph. Eur. 2.9.6) vorgeschrieben.
- Die einzelnen Tabletten von Zubereitungen für Wiederkäuer müssen der Prüfung auf „Gleichförmigkeit der Masse" (Ph. Eur. 2.9.5) entsprechen. (Kann entfallen, wenn die „Prüfung auf Gleichförmigkeit des Gehalts" für alle Wirkstoffe vorgeschrieben ist.)

18.
Zubereitungen in Druckbehältnissen
(Praeparationes pharmaceuticae in vasis cum pressu)

Zubereitungen in Druckbehältnissen sind wirkstoffhaltige Zubereitungen, die in speziellen Behältnissen unter dem Druck eines Gases stehen und bei Betätigung eines geeigneten Sprühventils in Form eines Aerosols (Dispersion fester oder flüssiger Teilchen in einem Gas) oder in flüssiger oder halbfester Form (z.B. als Schaum) freigesetzt werden. Die Zubereitung besteht aus einer Lösung, Emulsion oder Suspension, die zur lokalen Anwendung auf der Haut, auf Schleimhäuten oder zur Inhalation bestimmt ist. Als Treibgase werden Gase, die unter Druck verflüssigt sind, komprimierte Gase, Flüssigkeiten mit niedrigem Siedepunkt oder Mischungen verschiedener Treibmittel verwendet. Die Partikelgröße der bei der Zerstäubung erhaltenen Teilchen muss der vorgesehenen Anwendung angepasst sein. Die Eigenschaften der Zerstäubung, wie z.B. die Zerteilung des Aerosols, hängen u.a. von der Sprüheinrichtung ab. Der Applikator muss daher für den Anwendungszweck geeignet sein. Neben Ventilen, die eine fortlaufende Freisetzung ermöglichen, gibt es Dosierventile, die bei jeder Betätigung nur eine bestimmte Menge der Zubereitung abgeben. Zusätzliche

Anforderungen können in anderen Monographien über Darreichungsformen aufgeführt sein, zum Beispiel „Zubereitungen zur Inhalation", „Flüssige Zubereitungen zur kutanen Anwendung", „Pulver zur kutanen Anwendung", „Zubereitungen zur nasalen Anwendung" und „Zubereitungen zur Anwendung am Ohr".

19.
Zubereitungen zum Spülen
(Praeparationes ad irrigationem)

Zubereitungen zum Spülen sind sterile, wässrige Zubereitungen von großem Volumen, die zum Spülen von Körperhöhlen, Wunden und Oberflächen, z.B. bei einem chirurgischen Eingriff, dienen. In der Regel sind es blutisotone Lösungen von Wirkstoffen, Elektrolyten oder osmotisch aktiven Substanzen in Wasser für Injektionszwecke. Die Zubereitung kann auch nur aus Wasser für Injektionszwecke bestehen. In diesem Fall trägt sie die Bezeichnung „Wasser zum Spülen". Zubereitungen zum Spülen müssen der Prüfung auf Sterilität entsprechen und bei visueller Prüfung klar und praktisch frei von Teilchen sein. Ihr zulässiger Gehalt an Bakterien-Endotoxinen ist auf weniger als 0,5 I. E. begrenzt. Sie werden in Einzeldosisbehältnissen in Verkehr gebracht, die den Anforderungen an Behältnisse für Parenteralia entsprechen. Die Öffnung des Behältnisses muss inkompatibel mit Bestecken für die intravenöse Infusion sein.

Prüfungen

- Zubereitungen zum Spülen in Einzeldosisbehältnissen müssen der „Prüfung auf entnehmbare Masse oder entnehmbares Volumen" (Ph. Eur. 2.9.28) entsprechen.
- Prüfung auf Sterilität (Ph. Eur. 2.6.1).
- Bakterien-Endotoxine (Ph. Eur. 2.6.14): weniger als 0,5 I. E. Bakterien-Endotoxine je ml.
- Pyrogene (Ph. Eur. 2.6.8): Zubereitungen, bei denen keine validierte „Prüfung auf Bakterien-Endotoxine" durchgeführt werden kann, müssen der Prüfung entsprechen.

20.
Zubereitungen zur Anwendung am Auge
(Ophthalmica)

Zubereitungen zur Anwendung am Auge sind sterile, flüssige, halbfeste oder feste Zubereitungen eines oder mehrerer Arzneistoffe, die zur Anwendung am Auge bestimmt sind.

Man unterscheidet folgende Zubereitungen:
- Augentropfen,
- Augenbäder,
- Pulver für Augentropfen und Pulver für Augenbäder,
- halbfeste Zubereitungen zur Anwendung am Auge,
- Augeninserte.

Zubereitungen zur Anwendung am Auge müssen so hergestellt werden, dass Sterilität gewährleistet ist und eine Kontamination und das Wachstum von Mikroorganismen ausgeschlossen wird. Zubereitungen in Mehrdosenbehältnissen müssen ein geeignetes Konservierungsmittel enthalten, es sei denn, die Zubereitung weist selbst antimikrobielle Eigenschaften auf. Werden Zubereitungen ohne Konservierungsmittel verordnet, sollten sie möglichst in Einzeldosenbehältnissen abgegeben werden. Zubereitungen zur Verwendung bei chirurgischen Eingriffen dürfen keine Konservierungsmittel enthalten und werden in Einzeldosenbehältnissen abgegeben. Zubereitungen zur Anwendung am Auge können Hilfsstoffe zur Erzielung der Isotonie, zur Steuerung der Viskosität, zum Einstellen oder zur Erhaltung eines bestimmten pH-Wertes, zur Verbesserung der Löslichkeit des Wirkstoffs oder zur Stabilisierung enthalten. Die zugesetzten Hilfsstoffe dürfen die Wirkung nicht beeinträchtigen und nicht zu lokalen Reizungen führen. Das Behältnismaterial darf keine Zersetzung der Zubereitung infolge Diffusion in oder durch das Material des Behältnisses oder durch Abgabe von Fremdsubstanzen an die Arzneizubereitung verursachen.

Augentropfen, Guttae ophthalmicae

Augentropfen sind sterile wässrige oder ölige Lösungen oder Dispersionen eines oder mehrerer Arzneistoffe, die zur Anwendung am Auge durch Einträufeln bestimmt sind. Soweit es sich um Lösungen handelt, müssen Augentropfen bei visueller Prüfung unter geeigneten Bedingungen praktisch klar und frei von Partikeln sein. Augentropfen in Form von Suspensionen dürfen ein Sediment aufweisen, das leicht aufschüttelbar ist. Die so erhaltene Suspension muss ausreichend lange stabil sein, um eine genaue Dosierung zu gewährleisten. Behältnisse für Augentropfen dürfen nicht mehr als 10 ml enthalten. Mehrdosenbehältnisse müssen eine genaue Dosierung der Tropfen ermöglichen. Sie müssen einen Hinweis enthalten, dass die Zubereitung nach Anbruch höchstens 4 Wochen verwendet werden darf.

Augenbäder

Augenbäder sind sterile, wässrige Lösungen, die zum Baden oder Spülen der Augen oder zum Tränken von Augenverbänden bestimmt sind. Augenwässer müssen unter geeigneten Prüfbedingungen praktisch frei von Partikeln sein.

Von begründeten Ausnahmefällen abgesehen, dürfen die Mehrdosenbehältnisse höchstens 200 ml enthalten. Einzeldosisbehältnisse müssen den Hinweis tragen, dass der Inhalt nur zur einmaligen Anwendung bestimmt ist, bei Mehrdosenbehältnissen gibt die Beschriftung an, dass die Zubereitung nach Anbruch höchstens 4 Wochen lang verwendet werden darf.

Pulver für Augentropfen und Pulver für Augenbäder

Pulver für Augentropfen und Pulver für Augenbäder sind sterile Pulver, die unmittelbar vor Gebrauch in einer geeigneten Flüssigkeit gelöst oder suspendiert werden. Nach dem Lösen oder Suspendieren muss die erhaltene Zubereitung den Anforderungen an „Augentropfen" bzw. „Augenbäder" entsprechen.

Halbfeste Zubereitungen zur Anwendung am Auge

Halbfeste Zubereitungen zur Anwendung am Auge sind sterile Salben, Cremes oder Gele, die zur Anwendung auf der Augenbindehaut bestimmt sind. Sie enthalten einen oder mehrere Arzneistoffe in einer geeigneten Grundlage gelöst oder dispergiert. Augensalben müssen von gleichmäßiger Beschaffenheit sein. Sie entsprechen der Monographie „Halbfeste Zubereitungen zur kutanen Anwendung". Die Grundlage darf die Bindehaut nicht reizen. Augensalben werden in kleine, sterilisierte Tuben mit einer Applikationstülle abgefüllt. Der Inhalt darf maximal 5 g betragen. Die Tuben müssen gut verschlossen sein, um eine mikrobielle Verunreinigung zu vermeiden. Augensalben können auch in Einzeldosisbehälter abgepackt werden.

Augeninserte

Augeninserte sind sterile, feste oder halbfeste Zubereitungen, die in den Bindehautsack eingebracht werden und eine Wirkung am Auge hervorrufen. Der Wirkstoff befindet sich in einem Reservoir, das in eine Matrix eingebettet ist oder durch eine die Freigabegeschwindigkeit bestimmende Membran begrenzt wird. Er wird über eine vorbestimmte Zeit freigesetzt. Augeninserte werden einzeln in sterilen Behältnissen in den Verkehr gebracht.

Prüfungen

- Prüfung auf Sterilität (Ph. Eur. 2.6.1) (Dies gilt auch für getrennt beigegebene Applikatoren.)
- Zubereitungen zur Anwendung am Auge in Einzeldosisbehältnissen mit weniger als 2 mg oder 2 % Wirkstoff, bezogen auf die Gesamtmasse und, falls anwendbar, Augeninserte: Prüfung auf „Gleichförmigkeit des Gehalts, Prüfung B" (Ph. Eur. 2.9.6)
- Zubereitungen zur Anwendung am Auge in Einzeldosisbehältnissen: Prüfung auf „Gleichförmigkeit der Masse" (Ph. Eur. 2.9.5) (Kann entfallen, wenn die „Prüfung auf Gleichförmigkeit des Gehalts" für alle Wirkstoffe vorgeschrieben ist.)

- Flüssige und halbfeste Zubereitungen zur Anwendung am Auge in Einzeldosisbehältnissen müssen der Prüfung auf „Entnehmbare Masse oder entnehmbares Volumen" (Ph. Eur. 2.9.28) entsprechen.
- Teilchengröße bei Augentropfen in Form von Suspensionen und halbfesten Zubereitungen zur Anwendung am Auge, die dispergierte feste Teilchen enthalten: Unter dem Mikroskop wird bei 50facher, gegebenenfalls auch 200- bis 500facher Vergrößerung die Fläche eines Ausstrichs der Zubereitung ausgewertet, die etwa 10 µg Wirkstoff enthält. Hierbei dürfen höchstens 20 Teilchen größer als 25 µm sein, wobei höchstens 2 Teilchen größer als 50 µm sein dürfen; kein Teilchen darf eine größere Abmessung als 90 µm haben.

21.
Zubereitungen zur Anwendung am Ohr (Auricularia)

Zubereitungen zur Anwendung am Ohr sind wirkstoffhaltige, flüssige, halbfeste oder feste Zubereitungen, die z. B. durch Einträufeln, Zerstäuben oder Einblasen in den Gehörgang eingebracht oder zu Ohrenspülungen verwendet werden. Folgende Arten von Zubereitungen werden unterschieden:
- Ohrentropfen und Ohrensprays,
- halbfeste Zubereitung zur Anwendung am Ohr,
- Ohrenpulver,
- Ohrenspülungen,
- Ohrentampons.

Die Zubereitungen können Hilfsstoffe zur Einstellung der Tonizität, des pH-Wertes oder der Viskosität, zur Stabilisierung, Löslichkeitsverbesserung oder Konservierung enthalten. Zubereitungen zur Anwendung am verletzten Ohr, besonders bei Trommelfellperforationen, oder vor einem chirurgischen Eingriff, müssen steril, unkonserviert und in Einzeldosisbehältnissen abgefüllt sein. Zubereitungen in Mehrdosenbehältnissen sind zu konservieren, sofern sie selbst nicht ausreichende antimikrobielle Eigenschalten besitzen.

Falls erforderlich, werden Zubereitungen zur Anwendung am Ohr mit einem geeigneten Applikator versehen, der so beschaffen sein sollte, dass eine Kontamination des Inhalts vermieden wird.

Ohrentropfen und Ohrensprays

Die Zubereitungen sind Suspensionen, Emulsionen oder Lösungen mit einem oder mehreren Wirkstoffen in geeigneten Flüssigkeiten (z. B. Wasser, Glycole, fette Öle), die zur Anwendung im Gehörgang geeignet sind und keinen schädlichen Druck auf das Trommelfell ausüben. Die Zubereitungen werden üblicherweise in Mehrdosenbehältnissen in den Verkehr gebracht, die mit einem geeigneten Applikator versehen sind. Sie können auch in Form eines mit der Flüssigkeit getränkten Tampons im Gehörgang angewandt werden. Suspensionen mit Sediment müssen leicht dispergierbar sein. Ohrensprays in Druckbehältnissen müssen den Anforderungen der Monographie „Zubereitungen in Druckbehältnissen" entsprechen.

Halbfeste Zubereitung zur Anwendung am Ohr

Halbfeste Zubereitungen zur Anwendung am Ohr sind zur Anwendung im äußeren Gehörgang bestimmt. Sie werden in Behältnissen mit einem geeigneten Applikator in den Verkehr gebracht und müssen den Anforderungen der Monographie „Halbfeste Zubereitung zur kutanen Anwendung" entsprechen.

Ohrenpulver

Ohrenpulver müssen den Anforderungen der Monographie „Pulver zur kutanen Anwendung" entsprechen. Sie werden in Behältnissen mit einem geeigneten Applikator in den Verkehr gebracht.

Ohrenspülungen

Ohrenspülungen sind im Allgemeinen wässrige Lösungen mit einem im physiologischen Bereich liegenden pH-Wert. Sie werden zur Reinigung des äußeren Gehörganges angewandt.

Ohrentampons

Medizinisch angewendete Ohrentampons sind zur Anwendung im äußeren Gehörgang bestimmt. Sie müssen den Anforderungen der Monographie „Wirkstoffhaltige Tampons" entsprechen.

Prüfungen

- Prüfung auf Sterilität (Ph. Eur. 2.6.1), falls als steril deklariert.
- Zubereitungen zur Anwendung am Ohr in Einzeldosisbehältnissen mit weniger als 2 mg oder 2 % Wirkstoff, bezogen auf die Gesamtmasse und, falls anwendbar, Augeninserte: Prüfung auf „Gleichförmigkeit des Gehalts, Prüfung B" (Ph. Eur. 2.9.6).
- Zubereitungen zur Anwendung am Ohr in Einzeldosisbehältnissen: Prüfung auf „Gleichförmigkeit der Masse" (Ph. Eur. 2.9.5) (Kann entfallen, wenn die „Prüfung auf Gleichförmigkeit des Gehalts" für alle Wirkstoffe vorgeschrieben ist.)
- Ohrenspülungen in Einzeldosisbehältnissen müssen der Prüfung auf „Entnehmbare Masse oder entnehmbares Volumen" (Ph. Eur. 2.9.28) entsprechen.

22. Zubereitungen zur Inhalation (Inhalanda)

Zubereitungen zur Inhalation sind flüssige oder feste Darreichungsformen, die als Dampf oder Aerosol im unteren Teil des Respirationstraktes angewendet werden, um eine lokale oder systemische Wirkung zu erzielen. Man unterscheidet:
- flüssige Zubereitungen zur Inhalation,
- Pulver zur Inhalation.

Zubereitungen zur Inhalation können Treibmittel, Cosolvenzien, Konservierungsmittel, Lösungsvermittler u.a. enthalten. Die Hilfsstoffe dürfen keine unerwünschten Wirkungen auf die Funktion der Schleimhaut des Respirationstraktes und ihrer Zilien haben. Die Größe der Teilchen sollte so bemessen sein, dass diese vorwiegend im unteren Teil des Re-

spirationstraktes abgelagert werden. Zubereitungen zur Inhalation werden in Mehrdosen- oder Einzeldosisbehältnissen in den Verkehr gebracht, die, falls erforderlich, mit einer Dosiervorrichtung versehen sind. Zubereitungen, die als Aerosole angewendet werden sollen, werden mit Hilfe folgender Vorrichtungen verabreicht:
- Inhalatoren mit Zerstäuber,
- Druckgas-Dosierinhalatoren,
- Pulverinhalatoren.

Flüssige Zubereitungen zur Inhalation

Flüssige Zubereitungen zur Inhalation sind Lösungen oder Dispersionen, die als Dampf oder Aerosol inhaliert werden. Um die Löslichkeit der Wirkstoffe zu verbessern, können Cosolvenzien oder Lösungsvermittler zugesetzt werden. Bei Dispersionen muss die disperse Phase durch Umschütteln schnell dispergierbar sein und ausreichend lange dispergiert bleiben, so dass die Entnahme einer genauen Dosis ermöglicht wird.

Man unterscheidet drei Arten von Zubereitungen:
- Zubereitungen, die in Dampf überführt werden,
- Flüssigkeiten zur Zerstäubung,
- Zubereitungen für Druckgas-Dosierinhalatoren.

Zubereitungen, die in Dampf überführt werden

Zubereitungen, die dazu bestimmt sind, in Dampf überführt zu werden, sind Lösungen, Dispersionen oder feste Zubereitungen. Sie werden heißem Wasser zugesetzt und der erzeugte Dampf wird inhaliert.

Flüssigkeiten zur Zerstäubung

Flüssige Zubereitungen zur Inhalation, die dazu bestimmt sind, durch regulierbare Zerstäuber in Aerosole verwandelt zu werden, sind Lösungen, Suspensionen oder Emulsionen. Zerstäuber überführen die Flüssigkeit durch unter Druck stehende Gase, Ultraschallvibrationen oder andere Methoden in Aerosole. Die

Geräte können die Flüssigkeit kontinuierlich vernebeln oder die zerstäubten Flüssigkeitsvolumina so bemessen, dass die Aerosoldosis mit einem Atemzug inhaliert werden kann. Konzentrate werden vor der Anwendung zum vorgeschriebenen Volumen verdünnt. Flüssigkeiten zur Verwendung in Zerstäubern mit kontinuierlicher Abgabe müssen einen pH-Wert zwischen 3 und 8,5 aufweisen. Wässrige Zubereitungen in Mehrdosenbehältnissen sollten konserviert sein, sofern sie nicht selbst ausreichende antimikrobielle Eigenschaften besitzen.

Zubereitungen in Druckgas-Dosierinhalatoren

Zubereitungen in Druckgas-Dosierinhalatoren sind Lösungen, Suspensionen oder Emulsionen. Die Behältnisse sind mit einem Dosierventil versehen und werden mit einem geeigneten Treibgas oder Mischungen von verflüssigten Treibgasen, die auch als Lösungsmittel dienen können, unter Druck gehalten. Zubereitungen in Druckbehältnissen müssen den Anforderungen der Monographie „Zubereitungen in Druckbehältnissen" entsprechen.

Pulver zur Inhalation

Pulver zur Inhalation sind Pulver in Einzeldosis- oder Mehrdosenbehältnissen. Die Wirkstoffe können mit geeigneten Trägerstoffen kombiniert werden. Im Allgemeinen werden die Zubereitungen mit Hilfe von Pulver-Inhalatoren verabreicht. Man unterscheidet vordosierte Systeme, bei denen die Pulver in Kapseln oder anderen geeigneten Darreichungsformen vordosiert sind, und mehrfach dosierende Systeme, bei denen die Dosis aus einem Vorratsbehälter entnommen und mittels eines Dosiermechanismus im Inhalator abgemessen wird.

Prüfungen

● Gleichförmigkeit der abgegebenen Dosis von Druckgas-Dosierinhalatoren: Zur Durchführung der Prüfung wird eine Vorrichtung verwendet, mit der es möglich ist, die vom Dosier-Inhalator abgegebenen Dosen quantitativ aufzufangen. Die in der Ph. Eur. spezifizierte Apparatur besteht aus einem Mundstück, einer Auffangröhre, einer Filterscheibe und einer Vakuumpumpe, die ein Luftvolumen von 28,3 l/min durch die Apparatur saugt. Der Inhalator wird nach Anweisung vorbereitet und danach die Anzahl der Sprühstöße aufgefangen, die einer zur Anwendung empfohlenen Mindestdosis (im Folgenden als „Dosis" bezeichnet) entspricht. Der Vorgang wird für zwei weitere Dosen wiederholt, anschließend wird das Dosieraerosol gemäß der in der Beschriftung angegebenen Anzahl entnehmbarer Sprühstöße zur Hälfte entleert und weitere 4 Dosen gesammelt. Nach weiterer Entleerung werden auch die drei letzten der laut Deklaration entnehmbaren Dosen aufgefangen. Die Zubereitung entspricht der Prüfung, wenn 9 der 10 Werte zwischen 75 und 125 % bezogen auf den Durchschnittswert und alle Werte zwischen 65 und 135 % liegen. Wenn 2 oder 3 Werte außerhalb der 75- und 125 %-Grenzen liegen, wird die Prüfung mit 2 weiteren Inhalatoren wiederholt. Höchstens 3 der 30 Werte dürfen außerhalb der 75- und 125 %-Grenzen und kein Wert darf außerhalb der Grenzen von 65 und 135 % liegen.

● Gleichförmigkeit der abgegebenen Dosis von Pulverinhalatoren: Die zu verwendende Apparatur entspricht derjenigen zur Prüfung von Druckgas-Dosieraerosolen. Der durch die Vakuumpumpe erzeugte Luftstrom muss so eingestellt werden, dass der Druckabfall innerhalb des Inhalators 4,0 kPa beträgt, die Durchflussrate jedoch nicht höher als 100 l/min liegt. Die Durchflussdauer wird so festgelegt, dass ein Luftvolumen von 4 l durch den Inhalator strömt. Über einen Adapter wird der Inhalator mit der Apparatur verbunden und entsprechend der genannten, voreingestellten Bedingungen Luft hindurchgesaugt. Dies wird so oft wiederholt, bis die Anzahl der Pulverabgaben erreicht ist, die der zur Anwendung empfohlenen Mindestdosis entspricht (im Folgenden als „Dosis" bezeichnet). Anschließend wird die in der

Apparatur gesammelte Wirkstoffmenge bestimmt. Der Vorgang wird bei vordosierten Pulverinhalator-Systemen für 9 weitere Dosen wiederholt. Bei mehrfach dosierenden Systemen mit Vorratsbehälter werden auf diese Weise 3 Dosen aufgefangen, anschließend wird der Inhalator gemäß der in der Beschriftung angegebenen Anzahl entnehmbarer Pulverabgaben zur Hälfte entleert und weitere 4 Dosen gesammelt. Nach weiterer Entleerung werden auch die drei letzten der laut Deklaration entnehmbaren Dosen aufgefangen. Die Zubereitung entspricht der Prüfung, wenn 9 der 10 Werte zwischen 75 und 125 % bezogen auf den Durchschnittswert und alle Werte zwischen 65 und 135 % liegen. Wenn 2 oder 3 Werte außerhalb der 75- und 125 %-Grenzen liegen, wird die Prüfung mit 2 weiteren Inhalatoren wiederholt. Höchstens 3 der 30 Werte dürfen außerhalb der 75- und 125 %-Grenzen und kein Wert darf außerhalb der Grenzen von 65 und 135 % liegen.

- Feinanteil der Dosis: Der Feinanteil der Dosis wird mit Hilfe der Methode „Zubereitungen zur Inhalation: Aerodynamische Beurteilung feiner Teilchen" (Ph. Eur. 2.9.18, Gerät C oder D) bestimmt.
- Anzahl der Sprühstöße je Inhalator: Der Inhalt eines Inhalators wird in Abständen von mindestens 5 s ins Leere gesprüht. Die Anzahl der abgegebenen Sprühstöße muss mindestens der angegebenen Anzahl entsprechen.
- Anzahl der Pulverabgaben je mehrfach dosierendem System: Mittels der unter „Gleichförmigkeit der abgegebenen Dosis" beschriebenen Apparatur werden mit den jeweils geeigneten Voreinstellungen bezüglich Durchflussrate und Luftvolumen so viele Dosen aus dem Inhalator entnommen, bis dieser leer ist. Die Anzahl der Pulverabgaben muss mindestens der angegebenen Anzahl entsprechen.
- Druckgas-Dosierinhalatoren müssen auf Dichtigkeit und alle Inhalatoren auf Verunreinigung durch Fremdpartikel geprüft werden.

23.
Zubereitungen zur intramammären Anwendung für Tiere
(Praeparationes intramammariae ad usum veterinarium)

Zubereitungen zur intramammären Anwendung für Tiere sind sterile, wirkstoffhaltige Lösungen, Emulsionen, Suspensionen oder halbfeste Zubereitungen zum Einführen in die Milchdrüse durch den Zitzenkanal. Zwei Hauptgruppen werden unterschieden:
- Zubereitungen zur Anwendung bei milchgebenden Tieren,
- Zubereitungen zur Anwendung bei Tieren am Ende der Laktation oder bei nichtmilchgebenden Tieren zur Behandlung oder Verhinderung von Infektionen.

Die Zubereitungen werden in Einzeldosisbehältnissen zur Applikation in einen einzelnen Zitzenkanal in Verkehr gebracht. Werden in Ausnahmefällen Mehrdosenbehältnisse zugelassen, muss der Zubereitung ein Konservierungsmittel zugesetzt sein.

Prüfungen

- Entnehmbare Masse oder entnehmbares Volumen.
- Prüfung auf Sterilität (Ph. Eur. 2.6.1).

24.
Zubereitungen zur nasalen Anwendung (Nasalia)

Zubereitungen zur nasalen Anwendung sind wirkstoffhaltige, flüssige, halbfeste oder feste Zubereitungen, die für eine Anwendung in den Nasenhöhlen zur lokalen oder systemischen Wirkung bestimmt sind. Folgende Zubereitungen werden unterschieden:
- Nasentropfen und flüssige Nasensprays,
- Nasenpulver,
- halbfeste Zubereitungen zur nasalen Anwendung,
- Nasenspülungen,
- Nasenstifte.

Die Zubereitungen sollten nicht reizen und keine unerwünschten Wirkungen auf die Funktionen der Nasenschleimhaut und ihrer Zilien haben. Wässrige Zubereitungen sind in der Regel isotonisch und enthalten ein geeignetes Konservierungsmittel, wenn sie in Mehrdosenbehältnissen abgefüllt sind. Die Behältnisse sind, falls erforderlich, mit einem Applikator versehen, der so beschaffen sein soll, dass eine Kontamination der Zubereitung vermieden wird.

Nasentropfen und flüssige Nasensprays

Die Zubereitungen sind Lösungen, Emulsionen oder Suspensionen, die zum Eintropfen oder Einsprühen in die Nasenhöhlen bestimmt sind. Emulsionen sollten keine Anzeichen einer Phasentrennung aufweisen und müssen nach dem Umschütteln homogen aussehen. Suspensionen können ein Sediment zeigen, das schnell dispergierbar sein muss. Nasentropfen werden in der Regel in Glas- oder Kunststoffbehältnissen in den Verkehr gebracht, die mit geeigneten Anwendungsvorrichtungen versehen sind. Nasensprays werden entweder in Behältnissen mit Sprühvorrichtung oder in Druckbehältnissen in den Verkehr gebracht, die den Anforderungen der Monographie „Zubereitungen in Druckbehältnissen" entsprechen. Die Teilchengröße der versprühten Zubereitungen muss so beschaffen sein, dass ihre Ablagerung lokal in den Nasenhöhlen erfolgt.

Nasenpulver

Nasenpulver sind Pulver, die zum Einblasen in die Nasenhöhlen bestimmt sind. Die Zubereitungen müssen der Monographie „Pulver zur kutanen Anwendung" entsprechen. Die Teilchengröße sollte so beschaffen sein, dass die Ablagerung der Teilchen lokal in die Nasenhöhle erfolgt.

Halbfeste Zubereitungen zur nasalen Anwendung

Halbfeste Zubereitungen zur nasalen Anwendung müssen den Anforderungen der Mono-

graphie „Halbfeste Zubereitungen zur kutanen Anwendung" entsprechen. Die Behältnisse sollten eine Vorrichtung haben, um die Salbe an den Anwendungsort zu bringen.

Nasenspülungen

Nasenspülungen sind im Allgemeinen wässrige, isotonische Lösungen zum Reinigen der Nasenhöhlen. Werden derartige Lösungen bei Verletzungen oder vor chirurgischen Eingriffen angewendet, müssen sie steril sein.

Nasenstifte

Nasenstifte müssen der Monographie „Stifte und Stäbchen (Styli)" entsprechen.

Prüfungen

- Nasentropfen in Form von Lösungen werden auf „Gleichförmigkeit der Masse" geprüft.
- Dosiernasensprays in Form von Lösungen werden auf „Gleichförmigkeit der Masse" bezüglich der einzelnen Sprühstöße geprüft. Dabei wird jeweils eine Differenzwägung vor und nach einem Sprühstoß an 10 Behältnissen vorgenommen. Die Zubereitung entspricht der Prüfung, wenn höchstens 2 Einzelwerte um mehr als 25 % vom Mittelwert abweichen, jedoch keiner um mehr als 35 % abweicht.
- Nasentropfen in Form von Suspensionen oder Emulsionen müssen der „Prüfung auf Gleichförmigkeit des Gehalts einzeldosierter Arzneiformen", Prüfung B (Ph. Eur. 2.9.6) entsprechen.
- Dosiernasensprays in Form von Suspensionen oder Emulsionen werden auf „Gleichförmigkeit der abgegebenen Dosis" bezüglich der einzelnen Sprühstöße geprüft. Dabei weden 10 Behältnisse getestet, indem jeweils eine Dosis in ein Auffanggefäß abgegeben wird. Nach dem Spülen des Auffanggefäßes wird jeweils die Wirkstoffmenge in den Waschflüssigkeiten bestimmt. Die Zubereitung entspricht der Prüfung, wenn 9 der 10 Werte zwischen 75 und 125 % bezogen auf den Durchschnitts-

wert und alle Werte zwischen 65 und 135 % liegen. Wenn 2 oder 3 Werte außerhalb der 75 und 125 %-Grenzen, aber noch zwischen 65 und 135 % liegen, wird die Prüfung mit 20 weiteren Behältnissen wiederholt. Höchstens 3 der 30 Werte dürfen außerhalb der 75 und 125 %-Grenzen und kein Wert darf außerhalb der Grenzen von 65 und 135 % liegen.

- Wenn in der Beschriftung angegeben ist, dass die Zubereitung steril ist, muss sie der „Prüfung auf Sterilität (Ph. Eur. 2.6.1) entsprechen.

25.
Zubereitungen zur rektalen Anwendung (Rectalia)

Zubereitungen zur rektalen Anwendung sind dazu bestimmt, eine systemische oder lokale Wirkung auszuüben, oder sie dienen zu diagnostischen Zwecken. Es werden unterschieden:
- Zäpfchen (Suppositorien),
- Rektalkapseln,
- Rektallösungen, Rektalemulsionen und Rektalsuspensionen,
- Pulver und Tabletten zur Herstellung von Rektallösungen oder Rektalsuspensionen,
- halbfeste Zubereitungen zur rektalen Anwendung,
- Rektalschäume,
- Rektaltampons.

Zäpfchen (Suppositorien)

Suppositorien sind einzeldosierte Arzneizubereitungen von fester Konsistenz. Form, Größe und Konsistenz sind für eine Anwendung im Rektum angepasst. Suppositorien wiegen normalerweise 1–3 g. Die Arzneistoffe liegen dispergiert oder gelöst in einer Grundmasse vor, die in Wasser löslich oder dispergierbar ist oder bei Körpertemperatur schmilzt. Hilfsstoffe wie Füllmittel, Adsorptionsmittel, oberflächenaktive Substanzen, Gleitmittel, Konservierungsmittel und Farbmittel dürfen erforderlichenfalls zugesetzt werden. Suppositorien werden durch Pressen oder Gießen hergestellt. Als Grundmassen sind Hartfett, Macrogole,

Kakaobutter und verschiedene Gelatinemassen geeignet.

Rektalkapseln

Rektalkapseln entsprechen im allgemeinen Weichkapseln. Sie haben eine längliche Form, sind glatt und zeigen eine gleichmäßige äußere Beschaffenheit. Um das Einführen zu erleichtern, können sie mit einem gleitenden Überzug versehen sein.

Rektallösungen, Rektalemulsionen und Rektalsuspensionen

Rektallösungen, Rektalemulsionen und Rektalsuspensionen sind einzeldosierte, wirkstoffhaltige, flüssige Zubereitungen zur rektalen Anwendung, deren Volumina im Bereich von 2,5 bis 2000 ml liegen. Emulsionen, die eine Phasentrennung zeigen, und Suspensionen, die ein Sediment aufweisen, müssen durch Schütteln leicht homogenisierbar sein und für eine Entnahme der genauen Dosis ausreichend lange dispergiert bleiben. Zugesetzte Hilfsstoffe dürfen weder die pharmakologische Wirkung beeinträchtigen noch eine unzulässige lokale Reizung hervorrufen. Das Behältnis ist so beschaffen, dass die Zubereitung in das Rektum eingebracht werden kann, oder ein geeigneter Applikator wird mitgeliefert.

Pulver und Tabletten zur Herstellung von Rektallösungen oder Rektalsuspensionen

Pulver und Tabletten zur Herstellung von Rektallösungen oder Rektalsuspensionen sind einzeldosierte Zubereitungen, die unmittelbar vor der Anwendung in Wasser gelöst oder dispergiert werden. Nach dem Lösen bzw. Dispergieren entsprechen sie den Anforderungen an Rektallösungen bzw. Rektalsuspensionen.

Halbfeste Zubereitungen zur rektalen Anwendung

Halbfeste Zubereitungen zur rektalen Anwendung sind Salben, Cremes oder Gele. Häufig werden sie in Einzeldosisbehältnissen mit einem geeigneten Applikator in Verkehr gebracht. Sie müssen den Anforderungen an „Halbfeste Zubereitungen zur kutanen Anwendung" entsprechen.

Rektalschäume

Rektalschäume müssen den Anforderungen der Monographie „Wirkstoffhaltige Schäume" entsprechen.

Rektaltampons

Rektaltampons müssen den Anforderungen der Monographie „Wirkstoffhaltige Tampons" entsprechen.

Prüfungen

- Feste, einzeln dosierte Zubereitungen zur rektalen Anwendung mit weniger als 2 mg oder 2 % Wirkstoff, bezogen auf die Gesamtmasse, müssen der Prüfung auf „Gleichförmigkeit des Gehalts" (Ph. Eur. 2.9.6) entsprechen, wobei im Falle von Tabletten die Prüfung A und im Falle von Suppositorien und Rektalkapseln die Prüfung B durchgeführt wird.
- Feste, einzeln dosierte Zubereitungen zur rektalen Anwendung müssen der Prüfung auf „Gleichförmigkeit der Masse" (Ph. Eur. 2.9.5) entsprechen. (Kann entfallen, wenn die „Prüfung auf Gleichförmigkeit des Gehalts" für alle Wirkstoffe vorgeschrieben ist.)
- Suppositorien und Rektalkapseln müssen der Prüfung auf „Zerfallszeit von Suppositorien und Vaginalzäpfchen" (Ph. Eur. 2.9.2) entsprechen, sofern sie nicht für eine veränderte Wirkstofffreisetzung oder für eine verlängerte lokale Wirkung bestimmt sind.
- Bei Suppositorien und Rektalkapseln mit veränderter Wirkstofffreisetzung oder verlängerter lokaler Wirkung kann eine Prüfung auf „Wirkstofffreisetzung aus festen Arzneiformen" (Ph. Eur. 2.9.3) durchgeführt werden.
- Erweichungszeit von lipophilen Suppositorien (Ph. Eur. 2.9.22)
- Bruchfestigkeit von Suppositorien und Vaginalzäpfchen (Ph. Eur. 2.9.24)

- Tabletten zur Herstellung von Rektallösungen oder Rektalsuspensionen müssen innerhalb von 3 min zerfallen, wenn die Prüfung auf „Zerfallszeit von Tabletten und Kapseln" (Ph. Eur. 2.9.1) mit Wasser von 15 bis 25 °C durchgeführt wird.
- Flüssige und halbfeste Zubereitungen zur rektalen Anwendung in Einzeldosisbehältnissen müssen der Prüfung auf „Entnehmbare Masse oder entnehmbares Volumen" (Ph. Eur. 2.9.28) entsprechen.

26.
Zubereitungen zur vaginalen Anwendung (Vaginalia)

Zubereitungen zur vaginalen Anwendung sind flüssige, halbfeste oder feste Zubereitungen, die in der Regel eine lokale Wirkung ausüben. Sie enthalten im Allgemeinen einen oder mehrere Wirkstoffe in geeigneter Grundlage. Man unterscheidet:
- Vaginalzäpfchen,
- Vaginaltabletten,
- Vaginalkapseln,
- Vaginallösungen, Vaginalemulsionen und Vaginalsuspensionen,
- Tabletten zur Herstellung von Vaginallösungen, Vaginalemulsionen und Vaginalsuspensionen,
- halbfeste Zubereitungen zur vaginalen Anwendung,
- Vaginalschäume,
- Vaginaltampons,
- Vaginalinserte.

Vaginalzäpfchen

Vaginalzäpfchen sind wirkstoffhaltige, feste, im Allgemeinen eiförmige Einzeldosiszubereitungen, die aus einer in Wasser löslichen oder dispergierbaren oder bei Körpertemperatur schmelzenden Grundmasse bestehen. Sie haben ein Volumen und eine Konsistenz, die für die vaginale Anwendung geeignet ist, und werden üblicherweise durch Gießen hergestellt. Als Grundmassen können z. B. Hartfett, Macrogole, Kakaobutter oder Gelatinemassen verwendet werden.

Vaginaltabletten

Vaginaltabletten entsprechen im Allgemeinen der Definition von „Nichtüberzogenen Tabletten" oder „Filmtabletten".

Vaginalkapseln

Vaginalkapseln entsprechen in ihren Eigenschaften im Allgemeinen Weichkapseln. Sie sind in der Regel eiförmig und zeigen eine glatte, gleichmäßige äußere Beschaffenheit.

Vaginallösungen, Vaginalemulsionen und Vaginalsuspensionen

Vaginallösungen, Vaginalemulsionen und Vaginalsuspensionen sind einzeldosierte, wirkstoffhaltige, flüssige Zubereitungen, die zu lokalen therapeutischen oder diagnostischen Zwecken in die Vagina eingebracht werden oder zum Spülen dienen. Emulsionen, die eine Phasentrennung zeigen, und Suspensionen, die ein Sediment aufweisen, müssen durch Schütteln leicht homogenisierbar sein und für eine Entnahme der genauen Dosis ausreichend lange dispergiert bleiben. Zugesetzte Hilfsstoffe dürfen weder die pharmakologische Wirkung beeinträchtigen noch eine unzulässige lokale Reizung hervorrufen. Das Behältnis ist so beschaffen, dass die Zubereitung in die Vagina eingebracht werden kann, oder ein geeigneter Applikator wird mitgeliefert.

Tabletten zur Herstellung von Vaginallösungen und Vaginalsuspensionen

Tabletten zur Herstellung von Vaginallösungen und Vaginalsuspensionen sind einzeldosierte Zubereitungen, die unmittelbar vor der Anwendung in Wasser gelöst oder dispergiert werden. Ausgenommen die Prüfung auf „Zerfallszeit", gilt für sie die Monographie „Tabletten". Nach dem Lösen bzw. Dispergieren müssen die Zubereitungen den Anforderungen an Vaginallösungen bzw. Vaginalsuspensionen entsprechen.

Halbfeste Zubereitungen zur vaginalen Anwendung

Halbfeste Zubereitungen zur vaginalen Anwendung sind Salben, Cremes oder Gele. Häufig werden sie in Einzeldosisbehältnissen mit einem geeigneten Applikator in Verkehr gebracht. Sie müssen den Anforderungen an „Halbfeste Zubereitungen zur kutanen Anwendung" entsprechen.

Vaginalschäume

Vaginalschäume müssen den Anforderungen der Monographie „Wirkstoffhaltige Schäume" entsprechen.

Vaginaltampons

Vaginaltampons müssen den Anforderungen der Monographie „Wirkstoffhaltige Tampons" entsprechen.

Prüfungen

- Feste, einzeln dosierte Zubereitungen zur vaginalen Anwendung mit weniger als 2 mg oder 2 % Wirkstoff, bezogen auf die Gesamtmasse, müssen der Prüfung auf „Gleichförmigkeit des Gehalts" (Ph. Eur. 2.9.6) entsprechen, wobei im Falle von Vaginaltabletten die Prüfung A und im Falle von Vaginalzäpfchen und Vaginalkapseln die Prüfung B durchgeführt wird.
- Feste, einzeln dosierte Zubereitungen zur vaginalen Anwendung müssen der Prüfung auf „Gleichförmigkeit der Masse" (Ph. Eur. 2.9.5) entsprechen. (Kann entfallen, wenn die „Prüfung auf Gleichförmigkeit des Gehalts" für alle Wirkstoffe vorgeschrieben ist.)
- Vaginalzäpfchen, Vaginaltabletten und Vaginalkapseln müssen der Prüfung auf „Zerfallszeit von Suppositorien und Vaginalzäpfchen" (Ph. Eur. 2.9.2) entsprechen, sofern sie nicht für eine veränderte Wirkstofffreisetzung oder für eine verlängerte lokale Wirkung bestimmt sind. Die Prüfdauer beträgt 60 min für Vaginal-

zäpfchen und 30 min für Vaginaltabletten und -kapseln.

- Bei Vaginalzäpfchen, Vaginaltabletten und Vaginalkapseln mit veränderter Wirkstofffreisetzung oder verlängerter lokaler Wirkung kann eine Prüfung auf „Wirkstofffreisetzung aus festen Arzneiformen" (Ph. Eur. 2.9.3) durchgeführt werden.

- Vaginalzäpfchen werden, falls erforderlich, der Prüfung auf „Bruchfestigkeit von Suppositorien und Vaginalzäpfchen" (Ph. Eur. 2.9.24) unterzogen.

- Flüssige und halbfeste Zubereitungen zur vaginalen Anwendung in Einzeldosisbehältnissen müssen der Prüfung auf „Entnehmbare Masse oder entnehmbares Volumen" (Ph. Eur. 2.9.28) entsprechen.

Weiterführende Literatur

AKTORIES, K., FÖRSTERMANN, U., HOFMANN, F.B. und K. STARKE (Hrsg.) / FORTH, W., HENSCHLER. D. und W. RUMMEL (Begr.), Allgemeine und spezielle Pharmakologie und Toxikologie, 9. Aufl., Urban & Fischer, 2005

ASCHE, H., D. ESSIG und C. SCHMIDT (Hrsg.), Technologie von Salben, Suspensionen und Emulsionen (Seminar der APV), Deutscher Apotheker Verlag, Stuttgart 1984

ATTWOOD, D. und A.T. FLORENCE, Surfactant Systems (Their Chemistry, Pharmacy and Biology), Chapman and Hall, London – New York 1983

AULTON, M.E. (Hrsg.), Pharmaceutics – The Science of Dosage Form Design, Churchill Livingstone, 2002

BAUER, K.H., K. LEHMANN, H.P. OSTERWALD und G. ROTHGANG, Überzogene Arzneiformen (Grundlagen, Herstellungstechnologien, biopharmazeutische Aspekte, Prüfungsmethoden und Hilfsstoffe), Wiss. Verlagsgesellschaft mbH, Stuttgart 1988

BLUME, H. und M. SIEVERT, Qualitätsbeurteilung von wirkstoffgleichen Fertigarzneimitteln (Generika), Wiss. Verlagsgesellschaft mbH, Stuttgart 1988

BRANDAU, R. und B. LIPPOLD (Hrsg.), Dermal and Transdermal Adsorption, Wiss. Verlagsgesellschaft mbH, Stuttgart 1982

DERENDORF, H., GRAMATTÉ, T. und G. SCHÄFER, Pharmakokinetik, 2. Aufl., Wiss. Verlagsgesellschaft mbH, Stuttgart 2002

DÖRFLER. H.-D., Grenzflächen und kolloid-disperse Systeme, Springer, Berlin – Heidelberg 2002

DOLDER, R. und F.S. SKINNER, Ophthalmika (Pharmakologie, Biopharmazie und Galenik der Augenarzneimittel), 4. Aufl., Wiss. Verlagsgesellschaft mbH, Stuttgart 1990

EHRHARDT, L. und E. SCHINDLER, Pharmazeutische Granulate (Optimierung und Verarbeitungseigenschaften), Editio Cantor Verlag, Aulendorf 1980

ELSTE, U. (Hrsg.), Haltbarkeit von Grundstoffen und Zubereitungen in der Apotheke (APV-Kurs), Wiss. Verlagsgesellschaft mbH, Stuttgart 1989

ESSIG, D. und H. STUMPF (Hrsg.), Flüssige Arzneiformen schwerlöslicher Arzneistoffe (APV-Seminar), Wiss. Verlagsgesellschaft mbH, Stuttgart 1990

FAHRIG, W. und U. HOFER (Hrsg.), Die Kapsel (Grundlagen, Technologien und Biopharmazie einer modernen Arzneiform), Wiss. Verlagsgesellschaft mbH, Stuttgart 1983

FIEDLER, H.P., Lexikon der Hilfsstoffe für Pharmazie, Kosmetik und angrenzende Gebiete, 5. Aufl., Band 1 und 2, Editio Cantor Verlag, Aulendorf 2002

FLORENCE, A.T. und D. ATTWOOD, Physicochemical Principles of Pharmacy, 3. Aufl., Macmillan Press Ltd., London 1998

GÖBER, B. und P. SURMANN (Hrsg.), Arzneimittelkontrolle – Drug Control, Wiss. Verlagsgesellschaft mbH, Stuttgart 2005

GRIMM, W. und G. SCHEPKY, Stabilitätsprüfung in der Pharmazie, Editio Cantor Verlag, Aulendorf 1980

GUNDERT-REMY, U. und H. MÖLLER, Oral Controlled Release Products (Therapeutic and Biopharmaceutic Assessment), Wiss. Verlagsgesellschaft mbH, Stuttgart 1989

HAGERS Handbuch der pharmazeutischen Praxis, 5. Aufl., Springer, Berlin 1990

HANKE, G., Qualität pflanzlicher Arzneimittel, Wiss. Verlagsgesellschaft mbH, Stuttgart 1984

HARTKE, K., H. HARTKE, E. MUTSCHLER, G. RÜCKER und M. WICHTL, Arzneibuchkommentar, Wiss. Verlagsgesellschaft mbH, Stuttgart 2005

HARTUNG, J., B. ELPELT und K. H. KLÖSENER, Statistik (Lehr- und Handbuch der angewandten Statistik), 11. Auflage, Oldenbourg Verlag, München 1997

HASLER, CH., (Hrsg.), Dosiergenauigkeit einzeldosierter fester Arzneiformen, Wiss. Verlagsgesellschaft mbH, Stuttgart 1981

HEILMANN, K., Therapeutische Systeme (Konzept und Realisation programmierter Arzneimittelverabreichung), 3. Aufl., Ferdinand Enke Verlag, Stuttgart 1983

HELBIG, J. und E. SPRINGER, Kunststoffe für die pharmazeutische Verpackung, Wiss. Verlagsgesellschaft mbH, Stuttgart 1985

HERZFELDT, C.-D. und J. KREUTER (Hrsg.), Grundlagen der Arzneiformenlehre – Galenik 2, Springer, Berlin – Heidelberg – New York 1999

JUNGINGER, H. E. und R. GURNY, Bioadhesion – Possibilities and Future Trends, Wiss. Verlagsgesellschaft mbH, Stuttgart 1990

KAMMERL, E. und P. VERHEYEN (Hrsg.), Just-In-Time (APV-Symposium), Wiss. Verlagsgesellschaft mbH, Stuttgart 1990

KOCH, H. P. und W. A. RITSCHEL, Synopsis der Biopharmazie und Pharmakokinetik, ecomed Verlagsgesellschaft Landsberg, München 1986

LACHMANN, L., H. A. LIEBERMANN und J. L. KANIG, The Theory and Practice of Industrial Pharmacy, 2. Aufl., Lea and Febinger, Philadelphia 1986

LANGGUTH, P., FRICKER, G. und H. WUNDERLI-ALLENSPACH, Biopharmazie, Wiley-VCH, Weinheim 2004

LEUENBERGER, H. (Hrsg.), Martin Physikalische Pharmazie, 4. Aufl., Wiss. Verlagsgesellschaft mbH, Stuttgart 2002

LIEBERMANN, H. A. und L. LACHMANN, Pharmaceutical Dosage Forms: Tablets, Volume 1, Marcel Dekker Inc., New York und Basel 1980

LIPPOLD, B. C., Biopharmazie. Eine Einführung zu den wichtigsten Arzneiformen, 2. Aufl., Wiss. Verlagsgesellschaft mbH, Stuttgart 1984

LIST, P. H. und P. C. SCHMIDT, Technologie pflanzlicher Arzneizubereitungen, Wiss. Verlagsgesellschaft mbH, Stuttgart 1984

MARTIN. A., Physical Pharmacy, 4. Aufl., Lippincott Williams & Wilkins, 1993

MOEST, TH. und J. WERANI (Hrsg.), In-Prozeß-Kontrolle fester Arzneiformen, Wiss. Verlagsgesellschaft mbH, Stuttgart 1990

MOLL, F. und H. BENDER, Biopharmazeutische Untersuchungsverfahren, Wiss. Verlagsgesellschaft mbH, Stuttgart 1994

MÜLLER, B.W. (Hrsg.), Suppositorien, Pharmakologie, Biopharmazie und Galenik rektal und vaginal anzuwendender Arzneiformen, Wiss. Verlagsgesellschaft mbH, Stuttgart 1986

MÜLLER, R.H. und G.E. HILDEBRAND, Pharmazeutische Technologie: Moderne Arzneiformen 2. Aufl., Wiss. Verlagsgesellschaft mbH, Stuttgart 1998

MUTSCHLER, E., GEISSLINGER, G., KROEMER, H.K. und M. SCHÄFER-KORTING, Mutschler Arzneimittelwirkungen, Lehrbuch der Pharmakologie und Toxikologie, 8. Aufl., Wiss. Verlagsgesellschaft mbH, Stuttgart 2001

NIEDNER, R. und J. ZIEGENMEYER, Dermatika, Wiss. Verlagsgesellschaft mbH, Stuttgart 1992

RICHTER, H.J. und M. BÖHM, Pharmazeutisch Medizinisches Lexikon, 2 Bände, Gustav Fischer Verlag, Stuttgart 1989

RITSCHEL, W.A. und A. BAUER-BRANDL, Die Tablette, Editio Cantor Verlag, Aulendorf 2002

ROBINSON, J.R., Sustained and controlled release drug delivery Systems, Marcel Dekker Inc., New York 1978

SCHEER, R., Der Limulustest, Wiss. Verlagsgesellschaft mbH, Stuttgart 1989

SCHEFFER, EBERHARD: Statistische Versuchsplanung und -auswertung (Eine Einführung für Praktiker), 3. Aufl., Deutscher Verlag Grundstoffindustrie, 1997

SCHRANK, J. und F.S. SKINNER (Hrsg.), Arzneimittelhygiene von der Herstellung bis zur Verabreichung, Wiss. Verlagsgesellschaft mbH, Stuttgart 1982

STAHL, P.H., Feuchtigkeit und Trocknen in der pharmazeutischen Technologie, Dr. Dietrich Steinkopff-Verlag GmbH und Co. KG, Darmstadt 1980

SUCKER, H., P. FUCHS und P. SPEISER, Pharmazeutische Technologie, 2. Aufl., Georg Thieme Verlag Stuttgart 1991

SUCKER, H. (Hrsg.), Praxis der Validierung unter besonderer Berücksichtigung der F.I.P.-Richtlinien für gute Validierungspraxis, Wiss. Verlagsgesellschaft mbH, Stuttgart 1983

SWARBRICK, J. und J.C. BOYLAN (Hrsg.), Encyclopedia of Pharmaceutical Technology, 2. Aufl., Marcel Dekker, New York 2002

THOMA, K., Augenarzneimittel, Werbe- und Vertriebsgesellschaft Deutscher Apotheker mbH, München, Frankfurt (Main) 1980

THOMA, K., Arzneiformen zur rektalen und vaginalen Applikation, Werbe- und Vertriebsgesellschaft mbH, Frankfurt (Main) 1980

THOMA, K. (unter Mitarbeit von G.H. PAETZOLD, H. TRONNIER, H. HILMER, B. MERK, R. OSCHMANN, E. SIEMER), Dermatika, 2. Aufl., Werbe- und Vertriebsgesellschaft Deutscher Apotheker mbH, Frankfurt (Main) 1983

THOMA, K., Apothekenrezeptur und -defektur, Deutscher Apotheker Verlag, Stuttgart 2004

WALLHÄUSER, K.H., Praxis der Sterilisation, Desinfektion, Konservierung, 5. Aufl., Georg Thieme Verlag, Stuttgart 1995

WASHINGTON, C., Particle Size Analysis in Pharmaceutics and other Industries. Theory and Practice. Ellis Horwood Ltd., London 1992

Nachweis der Abbildungen und Tabellen

Den Verlagen wird für die Genehmigung zur Übernahme von Abbildungen, den Firmen für die Überlassung reproduktionsfähiger Fotos freundlich gedankt.

Abbildungen

Abb. 1.19–1.21 Pall Filtrationstechnik Ges.mbH Dreieich; Abb. 1.22 Corning Costar, Bodenheim; Abb. 2.1 Brockhaus ABC Chemie, VEB F.A.Brockhaus, Leipzig 1965; Abb. 5.1 Werkprospekt, Jenaer Glaswerk, Schott u. Gen., Jena; Abb. 7.6–7.8 nach W.A.Ritschel, Österr. Apotheker-Ztg. **27**, 65 (1973) nach Angewandte Biopharmazie, Wiss. Verlagsgesellschaft mbH, Stuttgart 1973; Abb. 7.15 R.M.Athinson, C.Bedford, K.J.Child und E.G.Tomich, Nature [London] **193**, 588 (1962); Abb. 7.16 K.Münzel, Formgebung und Wirkung von Arzneimitteln in E.Jucker, und Abb. 7.18 Fortschritte der Arzneimittelforschung, Vol. 10, Birkhäuser-Verlag, Basel/Schweiz, 1970; Abb. 7.17 nach A.H.Beckett in 23. Kongreß der pharmazeutischen Wissenschaften, Münster (Westf.) 1963, Govi-Verlag GmbH, Frankfurt (Main) 1964; Abb. 9.15 Wilhelm Fette GmbH, Schwarzenbeck, Abb. 9.18 W.Parmentier, Privatmitteilung, C.Führer, Dtsch. Apotheker-Ztg. **102**, 827 (1962); Abb. 9.25 Sartorius-Membranfilter GmbH, Göttingen; Abb. 9.27 H.Koch, Österr. Apotheker-Ztg. **31**, 353, 942 (1977), **32**, 177 (1978), **33**, 681 (1979); Abb. 9.32–9.34 Erweka GmbH, Heusenstamm, Abb. 10.1 H.Schneider und P.Speiser, Pharm. Acta Helvetiae **43**, 400 (1968); Abb. 10.2 und 10.4 W.Rothe und G. Groppenbächer, Pharmaz. Ind. **35**, 723 (1973); Abb. 10.3 G.Steinberg Processing GmbH Kressbronn/Bodensee; Abb. 10.5 nach U.E.Matter, H.Hüttlin, D.Lenkeit, J.F.Pickard und S.Contini, Pharmaz. Ind. **35**, 815 (1973); Abb. 10.6 Manesty Machines LTD, Speke, Liverpool; Abb. 10.7 und 10.8 Werkangaben, Fa. Glatt GmbH, Binzen; Abb. 11.3 Werkangaben, Globex International Limited, St. Helier, Jersey (Kanalinseln); Abb. 11.4 nach K.H.Bauer in W.Fahrig und U.Hofer, Die Kapsel, Wiss. Verlagsgesellschaft mbH, Stuttgart 1983; Abb. 11.7 P.Speiser, Schweizer Apotheker-Ztg. **111**, 629 (1973), Acta pharmac. suec. **10**, 381 (1973); Abb. 12.2 nach E.Lang, Schweiz. Apotheker-Ztg. **96**, 773 (1958); Abb. 12.6 nach M.Dittgen, H.Kala und H.Moldenhauer, Pharmazie **25**, 349 (1970); Abb. 12.13 W.A.Ritschel, Österr. Apotheker-Ztg. **22**, 813 (1958); Abb. 13.1 Wepa Apothekenbedarf, Höhr-Grenzhausen, Abb. 15.4 H.Junginger, Pharmazie **39**, 610 (1984), H.Junginger und W.Heering, Acta pharmac. technol. **29**, 85 (1983), H.Junginger, A.A.M.D.Akkermanns und W.Heering, J. Soc. Cosmet. Chem. **35**, 45 (1984); Abb. 15.16 aus Hensel, Cartellieri, Memopharm für die Kitteltasche, 2. Aufl., Deutscher Apotheker Verlag, Stuttgart 2003; Abb. 15.18 E.Brode, Arzneimittelforschung **18**, 580 (1968); Abb. 19.4 und Abb. 19.5 F.Briner und K.Steiger-Trippi, Pharmac. Acta Helvetia **36**, 549 (1961); 20.3 Robert Bosch GmbH, Crailsheim; Abb. 22.4 Glaxo

Wellcome GmbH & Co, Hamburg, Abb. 22.5 pharma-stern GmbH, We-
del; Abb. 23.2 Janke & Kunkel GmbH & Co KG IKA Labortechnik, Staufen i. Brsg.; Abb. 23.4 und 23.5 Jenaer Glaswerk Schott und Gen., Jena;
Abb. 24.2, 24.3, 24.7–24.9 nach K. Heilmann, Therapeutische Systeme,
Ferdinand Enke Verlag, Stuttgart, 1983; Abb. 25.2–25.6 nach P. Speiser,
Österr. Apotheker-Ztg. **35**, 805 (1981); Abb. 26.4 nach P. Speiser, Phar-
mac. Acta Helvetiae **43**, 693 (1968); Abb. 26.7 nach Münzel, Büchi,
Schulz, Galenisches Praktikum, Wiss. Verlagsgesellschaft mbH, Stutt-
gart 1959; Abb. 26.8 J. Büchi und Th. Hörler, Pharmac. Acta Helvetiae
20, 274 (1945); Abb. 27.2 nach E. Ullmann, Mitt. Dtsch. Pharmaz. Ges.
37, 89 (1967); Abb. 28.1 Verpackungsrundschau Heft 12/1966; Abb. 28.2
G. Dertinger und R. Eckert, Pharmaz. Ind. **38**, 1050 (1976) Abb. 29.7
Firma Merz und Dade AG, Bern/Schweiz; Abb. 29.8 nach K. Ruig,
Pharma International 1/1968; Abb. 29.9 Rota Verpackungstechnik
GmbH & Co KG, Wehr

Tabellen

Tab. 3.1 nach M. C. R. Johnson, Pharmac. Acta Helvetiae **47**, 546 (1972);
Tab. 5.4 und 5.5 aus Ph. Eur.; Tab. 5.6 Prospektmaterial Röhm GmbH
Chemische Fabrik, Darmstadt; Tab. 5.11 J. Tiedt und Mitarbeiter, J. Ap-
plied. Chem. **2**, 633 (1952); Tab. 5.18 Anhang zur „Arzneimittelfarb-
stoffverordnung"; Tab. 7.5 C. A. M. Hogben, D. J. Tocco, B. B. Brodie und
L. S. Schanker, J. Pharm. Exp. Therap. **125**, 275 (1959); Tab. 9.3
H. Rumpf, Chem. Ing. Techn. **30**, 144 (1958); Tab. 10.1 Werkangaben,
Röhm und Hass GmbH, Darmstadt; Tab. 12.1 E. Lang, Schweiz. Apo-
theker-Ztg. **96**, 773 (1958); Tab. 12.3 K. Münzel, Arch. pharmaz. **293**, 766
(1960); Tab. 15.3 W. A. Ritschel, Dtsch. Apotheker-Ztg. **108**, 1029 (1968);
Tab. 26.1 X. Perlia, Pharmac. Acta Helvetiae **42**, 265 (1967); Tab. 26.5
J. Büchi, Pharmac. Acta Helvetiae **42**, 673 (1967); Tab. 27.2–27.4 nach
G. Schill Farm. Rev. **55**, 504 (1956); Tab. 27.6 nach K. Thoma und Mit-
arb., Arch. pharmaz. **303**, 289 (1970); Tab. 28.2 H. Dominghaus, Infor-
mationsdienst APV **15**, 23 (1969); Tab. 28.3 H. Raßbach, Pharm. Ind. **25**,
644 (1963), S. Sacharow, Pharm. Ind. **28**, 819 (1966); Tab. 29.1, 29.3, 29.4
und 29.7 aus Ph. Eur; Tab. 29.5 F. H. Christensen, Farm. Tid. **62**, 309,
363, 390 (1952), ref. Schweiz. Apotheker-Ztg. **92**, 33 (1954).

Sachregister

- -A-Strahlung 410, 412
- -B-Filter 411
- -B-Strahlung 410
- -C-Strahlung 410
- -Lampe 646
- -Stabilisatoren 606
- -Strahlung 409 ff., 513

V

Vaginalemulsionen 676 f.
Vaginalia 666, 676
Vaginalinserte 676
Vaginalkapseln 321, 368, 676 f.
Vaginalkugeln 110
Vaginallösungen 676 f.
Vaginalschäume 368, 676 f.
Vaginalsuspensionen 676 f.
Vaginaltabletten 252, 273, 280, 368, 664, 676 ff.
Vaginaltampons 368, 676 f.
Vaginalzäpfchen 363 ff., 367, 676 ff.
–, Bruchfestigkeit 365
Vakuum-Rotationsverdampfer 536
Vakuumtrocknung 537
Vakuumwalzentrockner 537
Validierung 113, 237
–, von Sterilisationsverfahren 630 f.
van-de-Graaff-Beschleuniger 640
van-der-Waals-Adsorption 242
– -Anziehungskräfte 118
van't-Hoff-Beziehung 567 f.
– -Faktor 468
Varianzanalyse 195, 198, 201, 207
–, einfache 199
Variject® 462
Vaselin 120, 156 f., 374 f., 381, 395 f., 403, 410, 657
Vasokonstriktionsmethode 409
Vasokonstriktoren 480
Vcaps™ 317
Veegum® 457
VegaGels™ 317
Vehikeleigenschaften 404
Ventilsystem 511
Veränderungen, chemische 82, 330, 530, 535, 569 f.
–, physikalische 568
Verbackung 457
Verbandmittel 510
Verbindungen, amphiphile 432, 453
–, autoxidationsempfindliche 577

–, grenzflächenaktive 120, 235, 595
–, hydrophile 276
–, oberflächenaktive 81 f., 276, 440
–, phenolische 182, 582, 587, 626
–, schwefelhaltige 187 f.
–, siliciumorganische 609
Verbundfilter 644
Verbundfolien 612, 617, 619
Verdampfen 22, 535 ff.
Verdampfungsrückstand 535
Verdampfungstrocknung 22
Verdauungssäfte, künstliche 295
Verdickungsmittel 386, 441
Verdrängungsfaktoren 356 f.
Verdrängungsströmung, turbulenzarme 648
Verdrillungswinkel 92
Verdünnungskoeffizient 582
Verdünnungsmethode 447
Verdunsten 22
Verdunstungstrocknung 22
Verfälschungen 524
Verfahren, diskontinuierliches 255, 399
–, gravimetrisches 68
–, komplexometrisches 125
–, kontinuierliches 255, 399
– zur Entkeimung 627
– zur Verminderung der Keimzahl 625
– nach Starke 358
Verfahrenskontrolle 636, 638
Verflüssigung 375, 569, 590
Verformbarkeit, elastische 269
–, plastische 253, 371, 387
Verformung, elastische 38, 268 ff.
–, plastische 37 f., 254, 268 ff., 275
Verformungsanteil 270
Verformungsenergie 271
Verformungsstadien 268
Verfügbarkeit 216
–, in-vitro 212
–, pharmazeutische 212 f.
Verfügbarkeitsbeeinflussung 361
Verhalten, thixotropes 100, 387
Verkapselung 319
Verkleisterung 142, 534
Verkleisterungstemperatur 142
Verlustausgleich 357
Vermengen 8
Verminderung der Keimzahl 583, 625

Vernebelung 509
Vernebler 53, 516
Verpackung 358, 400 f., 462, 599 ff., 615, 619
Verpackungsmaterialien 599 ff.
Verpackungstechnologie 599 ff.
Verreibungen 241
Verreibungsmaschinen 241
Verschiebepumpe 550
Verschließautomaten 359
Verseifung 159, 444
Versiegelung 619
Versprühen 25 f., 87, 325, 509
Versuchspersonen 216, 219 f.
Versuchsplanung 191
–, faktorielle 563
–, statistische 203
Verteilung, Anzahl 41
–, monomodale 41
Verteilungs- und Diffusionsverhalten 404
Verteilungsbilanz 224
Verteilungskoeffizient 233, 408
Verteilungsmodelle 288
Verteilungsverhalten 233, 582
–, von Konservierungsmitteln 582
Verteilungsvorgang 116
Verteilungszustand 355, 361, 394, 407
Vertikalplattenmethode 93
Verträglichkeit, physiologische 185, 372, 433, 489, 497, 500, 519, 579, 583
Vertrauensbereich 195 ff.
Vertrauensintervall 193 ff.
Verunreinigungen, endogene 493
–, exogene 493
–, mikrobielle 133, 649, 651
–, partikuläre 125, 493, 638
–, pyrogene 475, 495
–, ungelöste 493
–, wechselseitige 112
Vesikelsuspension 554
Vestyron® 608
VHP®-Verfahren 642
Vials 462
Vielstoffsystem 525
Vinylacetat-Vinylpyrrolidon-Copolymer 156
Vinylchlorid 606
Vinylpyrrolidon 154
Virusimpfstoffe 492
Virustatika 218, 497
Viskoelastizität 106
Viskosimeter 102 ff.